PHARMACOLOGY

カラー 新しい薬理学

■監修■

石井 邦明　　西山 成

西村書店

序　文

　くすり（薬）を全く使用しない医師・薬剤師はいません。薬を使うのは臨床の場においてですが，薬の基本的なことを学ぶのは薬理学においてです。そのため，薬理学は基礎と臨床を橋渡しする重要な位置にある学問と言えます。しかし，残念なことに，学生諸君にとって薬理学はどちらかというと苦手な学問に入るようです。その理由はいろいろあると思われますが，覚える薬の数が膨大だということをよく耳にします。また，生理学を理解できていないため，薬理学に苦手意識があるという声も聞かれます。薬理学の試験において，薬物の作用機序と臨床適用の関係を問うと，正解率の低さに驚くことが多々あります。その関係がわからず薬を使用するのは，草根木皮を用いて治療を行っていたはるか昔の人たちと同じレベルです。教え方が悪いために理解ができていないのだろうかと悩まされることもしばしばです。

　そのような悩みを抱えているときに，薬理学の教科書をつくらないかというお話しを山梨大学名誉教授・橋本敬太郎先生よりいただきました。新たに教科書をつくることなどできるだろうかと思いながらも，その後，西村書店からご連絡があり，教科書作成に向けての具体的な動きが始まりました。いくつもの定評のある教科書が世の中に存在する現状において，なぜ新たな薬理学の教科書をつくるのかという問いに関しては，日常的に薬理学の講義を行っている執筆陣による内容の up to date，さらには国から医学教育・薬学教育のコアカリキュラムが示され CBT・OSCE が行われている今の時代において，学生の効率的な学習に資するものを目指す，ということがそのときの答えでした。そのような教科書をつくるべく，盛り込む内容および執筆者の選定を行うことから始め，この度やっと上梓にこぎ着けることができました。

　本書では，学生諸君の効率的な学習のために，各項目のはじめにその項目で理解する「目標」を示し，また終わりには「その項目で扱った薬物一覧」として，薬物名および特徴などを示しました。一線で教育を行っている先生方に，専門とする研究分野の執筆をお願いしたため，当初より詳しい内容を含む教科書になったように思います。

　本書が，学生諸君が薬理学を嫌いにならず，より良く薬理学を理解するための助けとなれば望外の幸せです。やっと産声を上げた本書を今後皆さんと成長させていかなければならないと考えておりますが，そのためにはフィードバックが必要です。どんな些細なことでも，お気づきの点などありましたらご連絡をいただけると，大変有り難く思います。

　最後に，本書の執筆にご尽力いただいた先生方，および西村書店に心より感謝いたします。

監修者

執筆者一覧

●監修者

石井　邦明（いしい・くにあき）　山形大学医学部薬理学講座 教授

西山　　成（にしやま・あきら）　香川大学医学部薬理学 教授

●執筆者（執筆順・初回のみ）

石井　邦明	1章1，2章1，3章2・3，11章10
吉栖　正典	奈良県立医科大学医学部薬理学講座 教授　1章2〜4
大喜多　守	大阪薬科大学薬学部病態分子薬理学研究室 准教授　2章2・3
髙井　真司	大阪医科大学大学院医学研究科創薬医学教室 教授　2章4・5
久場　敬司	秋田大学大学院医学系研究科分子機能学・代謝機能学講座 教授　3章1・4
今井由美子	医薬基盤・健康・栄養研究所感染病態制御ワクチンプロジェクト プロジェクトリーダー　4章1〜4
上野　義之	山形大学医学部内科学第二（消化器内科学）講座 教授　5章1〜6
阿部　靖彦	山形大学医学部附属病院光学医療診療部 准教授　5章1〜6
佐々木　悠	山形大学医学部内科学第二（消化器内科学）講座 助教　5章1〜6
西山　　充	高知大学医学部内分泌代謝・腎臓内科 准教授　6章1
吉本　卓生	香川大学医学部附属病院内分泌代謝・先端医療・臨床検査医学講座 助教　6章2
武重　由依	昭和大学横浜市北部病院内科 助教　6章3
緒方　浩顕	昭和大学横浜市北部病院内科 准教授　6章3
服部　裕一	富山大学大学院医学薬学研究部分子医科薬理学講座 教授　6章4・10
三明淳一朗	鳥取大学医学部医学科薬理学・薬物療法学分野 准教授　6章5・6
今村　武史	鳥取大学医学部医学科薬理学・薬物療法学分野 教授　6章5・6
安西　尚彦	千葉大学大学院医学研究院薬理学 教授　6章7，7章1
大内　基司	獨協医科大学医学部薬理学講座 准教授　6章7，7章1
池田　惠一	東京慈恵会医科大学総合医科学研究センター基盤研究施設（分子細胞生物学）講師　6章8・9
中野　大介	香川大学医学部薬理学 助教　7章2・4〜6
西山　　成	7章2〜8，9章4・5，10章1〜4
山﨑　大輔	香川大学医学部附属病院 医員　7章3・7・8
清水　孝洋	高知大学医学部薬理学講座 准教授　7章9〜11
齊藤　源顕	高知大学医学部薬理学講座 教授　7章9〜11
池田　康将	徳島大学大学院医歯薬学研究部薬理学分野 准教授　8章1・2
堀ノ内裕也	徳島大学大学院医歯薬学研究部薬理学分野 助教　8章2
村上　　学	弘前大学大学院医学研究科病態薬理学講座 教授　9章1・2・6
平　　英一	岩手医科大学医学部薬理学講座 教授　9章3・7〜11
北村　裕亮	香川大学医学部麻酔科　9章4・5
小坂　信二	香川大学医学部附属病院薬剤部 副薬剤部長　10章1〜4
吉岡　孝志	山形大学医学部臨床腫瘍学講座 教授　11章1〜11
冨田　修平	大阪市立大学大学院医学研究科分子病態薬理学 教授　12章1
松永　慎司	大阪市立大学大学院医学研究科分子病態薬理学 講師　12章1

目　次

序　文　iii
執筆者一覧　iv

1章　総論

1　薬理学とは　3
- 薬理学の始まり　3
- 薬物の作用と薬物に対する作用　3
- 薬物の作用対象　3
- 薬物の吸収と分布　4
- 薬物の代謝と排泄　4

2　薬理作用と作用機序　5
- 薬物受容体　5
  - イオンチャネル内蔵型受容体／Gタンパク質共役型受容体／キナーゼ共役型受容体／核内受容体／酵素／トランスポーター
- 薬力学の基本　7
  - 用量反応曲線と濃度反応曲線／アゴニストとアンタゴニスト

3　薬物の生体内動態　11
- 薬物動態学の基本　11
- 血中薬物濃度曲線　11
- 薬物の投与経路　11
  - 静脈内投与／皮下投与，筋肉内投与／経口投与／舌下投与／直腸内投与／経皮投与／吸入投与／その他／ADME

4　新薬の開発と臨床試験　22
- 医薬品の開発　22
  - 前（非）臨床試験／臨床試験と治験／医薬品製造販売の承認と許可
- プラセボ，無作為割りつけ，二重盲検法　24

2章　自律神経系

1　自律神経薬理学序論　27
- 解剖と機能の概略　27
- 伝達物質と神経伝達　28
  - 運動神経系
- 受容体　29
  - アセチルコリン受容体／アドレナリン受容体
- 自律神経系の機能　30
  - 眼／心臓／血管／肺／唾液腺／消化管／肝臓／腎臓／膀胱／生殖器／皮膚

2　コリン作用薬　34
- アセチルコリンとアセチルコリン受容体　34
- ムスカリン受容体作用薬　35
  - コリンエステル類と天然アルカロイド／ムスカリン受容体作用薬（直接型）
- ニコチン受容体作用薬　40
  - コリンエステラーゼ／コリンエステラーゼによるアセチルコリン分解
- コリンエステラーゼ阻害薬　41
  - 可逆的コリンエステラーゼ阻害薬／コリンエステラーゼ阻害薬の薬理作用／非可逆的コリンエステラーゼ阻害薬

3 抗コリン作用薬　47

ムスカリン受容体拮抗薬　47
トロパンアルカロイド／合成ムスカリン受容体拮抗薬／ムスカリン受容体拮抗薬の薬理作用と臨床適用／アトロピンによる解毒／副作用／禁忌／中毒

ニコチン受容体拮抗薬　53
自律神経節遮断薬／神経筋接合部遮断薬

4 アドレナリン作用薬　60

アドレナリン受容体の分類　60
α_1受容体／α_2受容体／β_1受容体／β_2受容体／β_3受容体

アドレナリン作用薬　62
カテコールアミン類／アドレナリン／ノルアドレナリン／ドパミン／チラミン／メタンフェタミン／コカイン／エフェドリン／オキシメタゾリン／フェニレフリン／クロニジン／イソプレナリン／ドブタミン／サルブタモール／サルメテロール／ミラベグロン

5 抗アドレナリン作用薬　71

アドレナリン受容体遮断　71
アドレナリン反転　72
抗アドレナリン作用薬の種類　73
α遮断薬／β遮断薬

3章　循環器系

1 心不全の薬物治療　83

病態生理　83
3つの因子／急性心不全／慢性心不全

薬物治療　87
急性心不全／慢性心不全

2 虚血性心疾患の薬物治療　96

病態生理　96
慢性冠動脈疾患／急性冠症候群

薬物治療　98
慢性冠動脈疾患／急性冠症候群

3 不整脈の薬物治療　104

心臓興奮性の生理学　104
活動電位

病態生理　107
不整脈の成因

薬物治療　109
抗不整脈薬の分類

4 高血圧の薬物治療　113

病態生理　113
本態性高血圧／二次性高血圧

薬物治療　116
本態性高血圧／二次性高血圧

4章　呼吸器系

1 咳嗽の薬物治療　125
病態生理　125
薬物治療　126

2 痰の薬物治療　127
病態生理　127
薬物治療　127

3 気管支喘息の薬物治療　129
病態生理　129
薬物治療　130
気管支拡張薬

4 慢性閉塞性肺疾患の薬物治療　135

病態生理　135

薬物治療　135
治療の原理／急性悪化

5章　消化器系

1 悪心・嘔吐の薬物治療　139

病態生理　139
中枢性／末梢性

薬物治療　140
ドパミン D_2 受容体拮抗薬（D_2 受容体拮抗薬）／セロトニン 5-HT_3 受容体拮抗薬（5-HT_3 受容体拮抗薬）／ヒスタミン H_1 受容体拮抗薬（H_1 受容体拮抗薬）／フェノチアジン系鎮静薬／ベンゾジアゼピン系薬／抗コリン作用薬／選択的ニューロキニン NK_1 受容体拮抗薬（NK_1 受容体拮抗薬）／副腎皮質ステロイド／その他

2 食欲不振の薬物治療　143

病態生理　143
腹部内臓由来のもの／中毒性因子によるもの／中枢性のもの／その他

薬物治療　144
消化管運動改善薬／グレリン／漢方薬／定型抗精神病薬

3 便秘，下痢の薬物治療　146

病態生理　146

便秘の薬物治療　146
緩下剤／糖類下剤／クロライドチャネル活性化薬／グアニル酸シクラーゼ C 受容体作用薬／刺激性下剤／その他

下痢の薬物治療　147
吸着剤，収斂剤／オピオイド／その他

4 胃食道逆流症の薬物治療　149

病態生理　149
診断　149
薬物治療　149
胃酸分泌抑制薬／制酸薬／消化管運動改善薬／タンパク質分解酵素阻害薬，消化酵素薬

5 胃・十二指腸潰瘍の薬物治療　153

はじめに　153
病態生理　153
薬物治療　154
胃酸分泌抑制薬／防御因子増強薬

H. pylori 除菌治療　156

6 炎症性腸疾患（潰瘍性大腸炎，クローン病）の薬物治療　159

病態生理　159
潰瘍性大腸炎／クローン病

薬物治療　159
5-アミノサリチル酸薬／副腎皮質ステロイド／免疫調整薬

6章　内分泌・栄養・代謝系

1 視床下部・下垂体疾患の薬物治療　165

病態生理　165
下垂体前葉機能亢進症／下垂体前葉機能低下症／下垂体後葉疾患

薬物治療　172
下垂体前葉機能亢進症／下垂体前葉機能低下症／下垂体後葉疾患

2 甲状腺疾患の薬物治療　179

バセドウ病　179
　甲状腺クリーゼ
慢性甲状腺炎　184
　橋本脳症
亜急性甲状腺炎　185
甲状腺機能低下症　187

3 カルシウム代謝異常, 副甲状腺疾患の薬物治療　189

カルシウム代謝異常　189
　カルシウム代謝／高カルシウム血症／低カルシウム血症
副甲状腺疾患　192
　副甲状腺ホルモン／副甲状腺機能亢進症／副甲状腺機能低下症

4 ステロイドホルモン　202

ステロイドホルモンの合成　202
副腎皮質ホルモン　204
　分泌機構／グルココルチコイド／ミネラルコルチコイド
性ホルモン　210
　卵胞ホルモン／黄体ホルモン／男性ホルモン

5 糖代謝異常の薬物治療　215

病態生理　215
　1型糖尿病／2型糖尿病／特定の原因による糖尿病／低血糖症
薬物治療　217
　1型糖尿病／2型糖尿病／特定の原因による糖尿病／低血糖症

6 脂質代謝異常の薬物治療　227

病態生理　227
　原発性家族性高LDLコレステロール血症／続発性（二次性）高脂血症

薬物治療　230
　高LDLコレステロール血症／高トリグリセリド血症, 低HDLコレステロール血症

7 高尿酸血症（痛風）の薬物治療　236

ヒトの尿酸バランス　236
病型分類　237
痛風治療薬　237
　高尿酸血症治療薬（尿酸降下薬）／痛風発作治療薬

8 骨粗しょう症の薬物治療　241

骨の生理と骨粗しょう症　241
　骨の生理／骨粗しょう症の定義と原因
骨粗しょう症に用いられる薬物と作用機序　243

9 ビタミンの欠乏と過剰　248

ビタミンの生理的役割　248
　脂溶性ビタミン／水溶性ビタミン
薬物としてのビタミン　251
　脂溶性ビタミン／水溶性ビタミン

10 非ステロイド性抗炎症薬　256

作用機序　256
COX-1とCOX-2　257
化学構造による分類　258
薬物動態　259
副作用　260
　胃腸障害／腎障害／出血傾向／アスピリン喘息／インフルエンザ脳症／胎児動脈管早期閉鎖／肝障害
薬物相互作用　261
　ニューキノロン系抗菌薬／炭酸リチウム／その他
アスピリン　262
　アスピリンの歴史／アスピリンの薬物動態／アスピリンジレンマ／アスピリン不耐症／サリチル酸中毒
ピリン系薬物　263
アセトアミノフェン　264

7章　腎・泌尿器系

1 利尿薬　269

腎臓の構造と機能　269
腎臓の構造／腎臓の機能

病態生理　271
浮腫

利尿薬の種類と選択　272
ループ利尿薬／チアジド系利尿薬／炭酸脱水酵素阻害薬／ミネラルコルチコイド受容体拮抗薬／K^+保持性利尿薬／V_2受容体拮抗薬／浸透圧利尿薬

2 急性・慢性腎不全の薬物治療　277

急性腎不全　277
症状／診断／予後（経過の見通し）／治療

慢性腎不全　279
症状／診断／予後（経過の見通し）／治療

3 原発性糸球体疾患の薬物治療　284

はじめに　284

病態生理　284
タンパク尿の発生機序／免疫学的機序／糸球体内圧の上昇

糸球体疾患の薬物治療総論　286
RAS阻害薬／副腎皮質ステロイドホルモン薬／免疫抑制薬／抗血小板薬，抗凝固薬／抗脂質異常症薬

原発性糸球体疾患の各論　292
急性糸球体腎炎／IgA腎症／特発性膜性腎症／膜性増殖性糸球体腎炎／急速進行性糸球体腎炎／ネフローゼ症候群

4 腎血管性高血圧の薬物治療　301

腎動脈閉塞　301
原因／症状／診断／治療，予後

5 腎盂腎炎の薬物治療　305

原因　305
症状　306
診断　306
治療　306
腎盂腎炎の治療で使う代表的な抗生剤／好発因子の治療

6 急性・慢性尿細管間質性腎炎の薬物治療　311

原因　311
症状，診断　312
治療，予後　312
鎮痛薬性腎症／代謝性腎症／慢性尿酸腎症／高シュウ酸尿症／高カルシウム血症／慢性低カリウム血症／重金属腎症／逆流性腎症

7 二次性糸球体疾患の薬物治療　315

はじめに　315
ループス腎炎　316
病態生理／治療

血管炎　318
病態生理／治療

IgA血管炎（紫斑病性腎炎）　319
病態生理／治療

その他の膠原病類縁疾患　320
関節リウマチに伴う腎疾患／強皮症に伴う腎疾患／シェーグレン症候群に伴う腎疾患

クリオグロブリン血症に伴う腎疾患　321
病態生理／治療

アミロイド腎症　322
病態生理／治療

糖尿病性腎症　323
病態生理／治療

8 常染色体優性遺伝多発性囊胞腎の薬物治療　326

はじめに　326
病態生理　326
治療　326
降圧治療／バソプレッシンV_2受容体拮抗薬／ソマトスタチンアナログ／mTOR阻害薬

9 膀胱尿管逆流の治療　329

先天異常による膀胱尿管逆流　329
病態生理／治療

10 勃起不全の薬物治療　331

病態生理　331
薬物治療　331
ホスホジエステラーゼ5阻害薬／その他

11 尿路疾患の薬物治療　333

過活動膀胱　333
病態生理／薬物治療
前立腺肥大症　334
病態生理／薬物治療

8章　血液・造血器・リンパ系

1 貧血の薬物治療　341

分類，症状　341
病態生理　341
赤血球の分化機構／生体内鉄代謝機構／エリスロポエチン産生機構／ビタミン B_{12} と葉酸代謝
貧血を呈する代表的疾患　345
鉄欠乏性貧血／再生不良性貧血／溶血性貧血／巨赤芽球性貧血／腎性貧血
薬物治療　347
経口鉄剤／静注用鉄剤／赤血球造血因子製剤／ビタミン B_{12} ／葉酸／鉄キレート剤

2 血液凝固異常の薬物治療　351

病態生理　351
血栓塞栓症／急性冠症候群／心房細動／脳梗塞／深部静脈血栓症／肺血栓塞栓症／出血性疾患
薬物治療　356
抗血小板薬／抗凝固薬／出血治療薬

9章　神経・精神系

1 中枢神経序説　365

化学的神経伝達　365
古典的神経伝達　367
逆行性情報伝達システム／シナプスを介さない神経伝達／階層系システム／拡散系システム
各神経系について　368
アセチルコリン神経／アミン系神経／ドパミン神経／ノルアドレナリン神経／アドレナリン神経／セロトニン神経／ヒスタミン神経
神経伝達物質　371
グルタミン酸／GABA とグリシン（Cl^- チャネル）
神経ペプチド　372
エンケファリン／オレキシン系

2 認知症の薬物治療　374

原因，臨床的特徴　374
DSM-5 による認知症の概観
所見　374
アルツハイマー病：老人斑と神経原線維変化／遺伝性のアルツハイマー病／アポリポタンパク質とアルツハイマー病
アルツハイマー病の診断と病期　378
アルツハイマー病の薬物治療　378
ワクチン／免疫療法／β-セクレターゼ阻害薬／γ-セクレターゼ阻害薬／アセチルコリンを標的とする治療／グルタミン酸を標的とする治療

3 パーキンソン病の薬物治療　385

病態生理　385
ドパミン作動性神経
薬物治療　386
抗パーキンソン病薬／抗コリン作用薬／アマンタジン

4 骨格筋弛緩薬　389

筋収縮　389
筋弛緩薬　389
脱分極性筋弛緩薬／ダントロレン／非脱分極性筋弛緩薬／非脱分極性筋弛緩薬の拮抗薬

まとめ 394

5 麻酔薬　396

全身麻酔薬 396
　作用機序／吸入麻酔薬／静脈麻酔薬
局所麻酔薬 401
　作用機序／薬理作用／化学構造／臨床適用／副作用／各論

6 てんかんの薬物治療　407

分類 407
　部分発作／全般発作／てんかんの重積発作／高齢者てんかん
原因 410
　GABA 仮説
薬物治療 411
　抗てんかん薬の作用機序／代表的な抗てんかん薬／抗てんかん薬の薬物治療における注意点

7 不安症，不眠症の薬物治療　417

病態生理 417
薬物治療 417
　抗不安薬／睡眠薬

8 統合失調症の薬物治療　421

病態生理 421
薬物治療 421
　ドパミン作動性神経

9 気分障害の薬物治療　424

うつ病 424
　病態生理／薬物治療
双極性障害（躁うつ病） 425
　病態生理／薬物治療
精神刺激薬 427
　精神刺激薬が治療に用いられる疾患の病態生理

10 依存性薬物　430

依存性薬物 430
　中枢興奮薬／中枢抑制薬／睡眠導入薬／幻覚薬／それ以外の依存性薬物

11 中枢性鎮痛薬　433

痛みの神経路 433
治療薬 433
　麻薬性鎮痛薬／非麻薬性鎮痛薬／モルヒネ拮抗薬
偏頭痛 435
　病態生理／偏頭痛治療薬

10 章　感染症

1 感染症治療薬　439

感染症とは 439
抗菌作用のしくみ 439
スペクトル 440
耐性 440
　耐性の機構／外部からの遺伝子獲得
PK-PD 理論 441
最適（標的）治療，de-escalation 443
　臓器移行性と感受性／empiric therapy と de-escalation
抗菌薬の予防投与 444
　免疫能の低下した患者への予防投与／術前の予防投与

2 ウイルス感染症の薬物治療　446

単純ヘルペスウイルス，
　水痘・帯状疱疹ウイルス 446
　治療薬と作用機序および副作用
サイトメガロウイルス 447
　治療薬と作用機序および副作用
インフルエンザウイルス 449
　治療薬と作用機序および副作用
B 型・C 型肝炎ウイルス 449
　治療薬と作用機序および副作用
HIV 452
　治療薬と作用機序および副作用

3 細菌感染症の薬物治療　457

β-ラクタム系抗菌薬　457
ペニシリン系抗菌薬／セフェム系抗菌薬／モノバクタム系抗菌薬／カルバペネム系抗菌薬

テトラサイクリン系抗菌薬　462
マクロライド系抗菌薬　463
リンコマイシン系抗菌薬　464
アミノグリコシド系抗菌薬　464
キノロン系抗菌薬　465
グリコペプチド系抗菌薬　467
オキサゾリジノン系抗菌薬　468
環状リポペプチド系抗菌薬　469
抗結核薬　470
ST合剤　471
その他の抗感染症薬　472
メトロニダゾール／ホスホマイシン／コリスチン

4 真菌感染症，寄生虫症の薬物治療　477

真菌感染症　477
主に深在性真菌症の治療に用いられる抗真菌薬／表在性真菌症の治療にのみ用いられる抗真菌薬

寄生虫症　481
抗原虫薬／駆虫薬

11章　腫瘍

1 抗悪性腫瘍薬　487

2 アルキル化薬，抗腫瘍性抗生物質　489

アルキル化薬　489
マスタード類／ニトロソウレア類／アジリジン類／トリアジン類

抗腫瘍性抗生物質　492
ブレオマイシン／アクチノマイシンD

3 白金製剤　493

シスプラチン　493
カルボプラチン　494
ネダプラチン　494
オキサリプラチン　495

4 代謝拮抗薬　496

葉酸代謝拮抗薬　496
メトトレキサート
ピリミジン代謝拮抗薬　497
フッ化ピリミジン類／シタラビンおよび誘導体
プリン代謝拮抗薬　499
その他　500

5 トポイソメラーゼ阻害薬　501

トポイソメラーゼⅠ阻害薬　501
トポイソメラーゼⅡ阻害薬　502
DNAインターカレター／DNA非インターカレター

6 微小管阻害薬　504

ビンカアルカロイド　504
タキサン　505
パクリタキセル／ドセタキセル／カバジタキセル
その他の微小管阻害薬　506
エリブリン／トラスツズマブエムタンシン／エポチロン

7 内分泌療法薬　508

選択的エストロゲン受容体調節薬　508
タモキシフェン／トレミフェン
選択的エストロゲン受容体抑制薬　508
アロマターゼ阻害薬　509
性腺刺激ホルモン放出ホルモンアナログ　509
性腺刺激ホルモン放出ホルモン拮抗薬　509
抗アンドロゲン薬　509
その他　510
エストラムスチン／メドロキシプロゲステロン／オクトレオチド

8 サイトカイン　512

インターフェロン　512
インターロイキン-2　512

9 分子標的治療薬　514

抗体薬　516
　血球成分の表面抗原に対する抗体薬／抗EGFR抗体薬／抗HER2抗体薬／血管新生に関わるシグナル伝達系を阻害する抗体薬／がんの骨新陳代謝調節阻害を阻止する抗体薬

小分子薬　521
　EGFRチロシンキナーゼ阻害薬／EGFR・HER2阻害薬／BCR/ABL阻害薬／mTOR阻害薬／ALK阻害薬／血管新生阻害薬，多標的阻害薬／プロテアソーム阻害薬／エピジェネティクス標的薬／その他の小分子薬

10 免疫チェックポイント阻害薬　530

抗CTLA-4抗体薬　530
抗PD-1抗体薬　531
抗PD-L1抗体薬　532

11 その他の抗がん薬　533

サリドマイド関連薬　533
　サリドマイド／レナリドミド／ポマリドミド

分化誘導薬　533
　トレチノイン／タミバロテン／三酸化ヒ素

その他の抗悪性腫瘍薬　534
　L-アスパラギナーゼ／トラベクテジン／トリフルリジン・チピラシル配合剤

12章　免疫・アレルギー疾患

1 免疫・アレルギー疾患の薬物治療　539

アレルギー疾患の薬物治療　539
　アレルギー反応の分類と病態／抗アレルギー薬

免疫関連疾患の薬物治療：免疫機能を調節する薬　545
　生体における免疫系の役割／特異的免疫抑制薬／細胞毒性薬／免疫賦活薬

和文索引　553
欧文索引　564

1章 総論

1. 薬理学とは ……………………………………… 3
2. 薬理作用と作用機序 …………………………… 5
3. 薬物の生体内動態 ……………………………… 11
4. 新薬の開発と臨床試験 ………………………… 22

1 薬理学とは

目　標
- 薬理学を学ぶための基本を理解する。

薬理学のはじまり

薬理学（pharmacology）は，化学物質（薬物）と生体との相互作用を研究する学問である。なぜ薬理学という学問が必要なのであろうか？

人類は太古の昔から，体の具合が悪くなったとき（病気のとき）には，自然界に存在する草根木皮などを用いて治療を行っていたと考えられている。どのようにして病気が良くなるのかは不明であったとしても，それは経験に基づく治療であり，人間の知恵のすばらしさを感じることができる。しかし，そのような治療は試行錯誤を重ねながら行われたものであり，長い歴史の間には，治療が原因で死を招いたことも数多くあったものと思われる。もちろん，人間の体がどのような構造で，どのような機能を有しているか不明であった時代において，薬物の作用を理解し安全に使用することは不可能である。そう考えるとわかるように，薬理学は生理学の急速な発展とともに誕生した学問であり，時代としては19世紀後半からである。薬理学は，より安全かつより効果的な薬物治療の基盤を確立し，人類の健康に寄与するために必要な学問である。

薬物の作用と薬物に対する作用

薬理学は薬物と生体との相互作用を研究する学問であるが，薬物の生体に対する作用を研究する**薬力学**（pharmacodynamics）と，生体の薬物に対する作用を研究する**薬物動態学**（pharmacokinetics）に分けられる（図 1-1-1）。浸透圧利尿薬など例外はあるが，薬物が作用を発揮するには，ほとんどの場合，生体内に存在する分子に結合する必要がある。結合した後，その分子の働きを強めたりあるいは弱めたりして薬理作用を発揮する。それらに関する学問が薬力学であり，本章 2「薬理作用と作用機序」で詳細に述べられている。また，体外から投与された薬物は，結合する分子にまで到達する必要があるとともに，生体にとって異物である薬物は代謝され，最終的に体外に排出される。それらに関する学問が薬物動態学であり，本章 3「薬物の生体内動態」で詳細に述べられている。

薬物の作用対象

広い意味において，薬物が作用する対象はすべて**受容体**であり，そこには，狭義の薬物受容体，イオンチャネル，トランスポーター，酵素などが含まれている。しかし，薬理学が誕生した初期の頃においては，受容体は実体ではなく概念であった。ホルモン，薬物などの生体における作用を理解する上で，それらを受け取る「もの」の存在を仮定する必要が生じ，receptive substance（受容物質）という概念が提唱されたのである。

概念であった受容体の構造は，1980年代からの分子生物学の隆盛によって次々と明らかにされ，今では薬物の作用を分子レベルで考えること

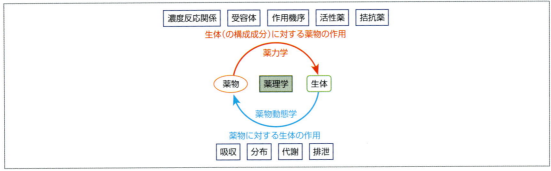

図 1-1-1 薬理学で学ぶことの概要

が可能となっている。受容体の一次構造は，いわゆる分子クローニングによって明らかにされたわけであるが，その分野での日本の貢献は大きく，特に初期段階における京都大学・沼正作教授のグループの功績は顕著である。

薬物の吸収と分布

薬物が作用対象に到達するまでには，いくつかの関門がある。薬物の投与方法によって通るべき関門には違いがあるが，例えば，経口で投与された薬物は消化管から吸収されて門脈に入り，肝臓での代謝を経て，目的の場所に到達する。

昔，南米の原住民はクラーレという矢毒を用いて狩をしていたが，クラーレが骨格筋に働くことにより，矢で射られた動物は骨格筋が麻痺をして動けなくなってしまう。獲物を捕まえた人間はその骨格筋（クラーレが存在している）を食べるわけであるが，自分の筋肉が麻痺してしまうことはない。それは，クラーレが消化管から吸収されにくいことが理由とされている。一方，他の組織と比べ，脳には薬物が移行しにくいように血液脳関門といわれる構造が存在している。しかし，日常嗜好品として摂取されるアルコール類は消化管から容易に吸収され，脳にも速やかに分布して影響を与える。それはアルコール類の脂溶性の高さが原因である。これらは一例であるが，薬物が作用を発揮するために対象にまで到達する仕方は，各薬物によって異なっている。

薬物の代謝と排泄

体内に入った薬物は，ずっと体の中に存在するわけではなく，通常水溶性の高いものへと代謝されて，排泄される。もし，薬物を代謝する酵素が阻害されることがあれば，その薬物の作用発現は強くなり，排泄も遅延することになる。本章3で述べられているが，そのようなことを起こす有名なものとして，グレープフルーツによる薬物代謝酵素の阻害が知られている。また，薬物は弱酸性あるいは弱アルカリ性であり，存在する環境のpHによってイオン化度合いが異なる。非イオン化型の薬物が受動的に細胞膜を透過できるため，pHは薬物の吸収に影響するとともに，腎尿細管における受動的な再吸収にも影響する。すなわち排泄にも影響する。弱酸性物質であるフェノバルビタールやサリチル酸による中毒の場合には，腎臓からの排泄を促進する目的で尿のアルカリ化が行われる。

前述したように，薬理学は，安全で効果的な薬物療法の基盤を確立するために必要な学問であるが，各薬物の作用機序，臨床適用などを学ぶ前提として，薬力学，薬物動態学の基本を学ぶ必要がある。

【石井 邦明】

2 薬理作用と作用機序

目 標

- 薬物の受容体と薬力学，用量反応曲線を理解する。
- アゴニスト，アンタゴニストを理解する。

薬物は生体内に入ってさまざまな臨床効果を発揮するが，そのためには臓器・器官・細胞の特定の分子に結合して特異的な反応を引き起こさなければならない（図1-2-1）。この特定の分子を**薬物標的**といい，その多くはタンパク質で，内因性生理活性物質の受容体やイオンチャネル，酵素，トランスポーターなどである。

薬理作用は薬物がこの薬物標的に結合して発揮されるが，薬理学上これを**薬物受容体**（drug receptor）とよび，受容体に結合する特異的な物質は**リガンド**（ligand）とよばれる。受容体とは本来，神経伝達物質やホルモンなどの内因性リガンドと結合し，その情報を細胞内に伝達する分子のことを指す。しかし，薬理学の発展に伴い多くの化学物質が生体内の受容体に作用することが明らかになり，また多くの新薬開発も内因性受容体を薬物標的として進められてきた。したがって今日では，薬物受容体はより広義に理解され，薬物による化学的な刺激を特異的に受容・認識する標的分子のすべてを指すようになっている。

薬物受容体

上述のように，薬物の多くは内因性受容体を標的として作用する。ここでは，受容体の構造と機能から①イオンチャネル内蔵型受容体，②Gタンパク質共役型受容体，③キナーゼ共役型受容体，④核内受容体，に分けて解説する（図1-2-2）。

イオンチャネル内蔵型受容体

このタイプの受容体は，ニコチン性アセチルコリン受容体やベンゾジアゼピン系の薬物が作用する$GABA_A$受容体などを代表とする，速いシナプス情報伝達などに関わる受容体である（図1-2-2A）。多量体の膜貫通タンパク質がチャネルポアを形成し，受容体にリガンドが結合するとチャネルポアが開口してイオンが流入する。細胞膜の脱分極によって開口する**膜電位依存性イオンチャネ**

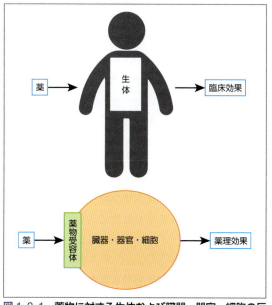

図1-2-1 薬物に対する生体および臓器・器官・細胞の反応

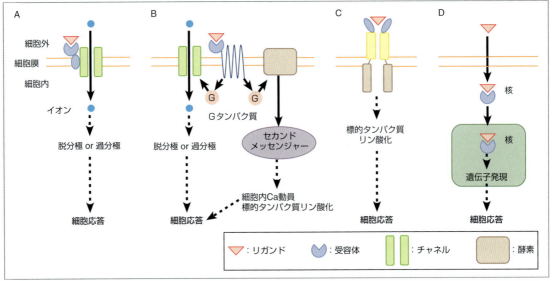

図 1-2-2　薬物受容体の種類
A：イオンチャネル内蔵型受容体．リガンドが受容体に結合すると，チャネルが開口してイオンが細胞内に流入し，脱分極または過分極を引き起こす．その後に下流の細胞内情報伝達系を介して細胞応答が起こる．B：Gタンパク質共役型受容体．リガンドが受容体に結合すると，三量体のGタンパク質を介して他のタンパク質に情報が伝達される．標的タンパク質はイオンチャネルや膜酵素であり，膜酵素はセカンドメッセンジャーなどを産生して細胞応答が起こる．C：キナーゼ共役型受容体．リガンドが受容体に結合すると，細胞内のキナーゼ（酵素）部位が活性化され，自身のあるいは他の標的タンパク質をリン酸化することによって下流に情報を伝達して細胞応答が起こる．D：核内受容体．脂溶性の高いリガンドが細胞膜を透過して受容体に結合すると，リガンドと受容体の複合体が核内に移行して，さまざまなタンパク質の遺伝子発現を制御することによって細胞応答する．

ルも，高血圧や不整脈治療薬であるカルシウム拮抗薬などの薬物受容体になりうるが，イオンチャネル内蔵型受容体の場合は神経伝達物質の結合によってチャネル活性が制御されるので，**リガンド依存性イオンチャネル**ともよばれる．

Gタンパク質共役型受容体

GPCR（G-protein coupled receptor）とよばれるこの受容体は，アドレナリンやアンジオテンシンⅡなど多くの生理活性物質をリガンドとし，生理的リガンドが不明な **orphan（孤児）受容体** も含めて700種以上が同定されている（図1-2-2B）．N末端が細胞外に，C末端が細胞内に存在する細胞膜7回貫通型の一本鎖ペプチド構造をもち，リガンドや薬物が細胞外の結合部位に結合すると三量体のGTP結合タンパク質（Gタンパク質）を介して他の標的タンパク質に情報が伝達される．

キナーゼ共役型受容体

細胞膜1回貫通型の受容体で，成長因子やサイトカインなどの生理活性物質やインスリンなどのホルモンをリガンドとする（図1-2-2C）．代表的なものは受容体自身がチロシンキナーゼ活性をもつ**受容体型チロシンキナーゼ**（receptor tyrosine kinase）である．リガンドや薬物が細胞外のリガンド結合部位に結合すると多くは二量体を形成して，細胞内の酵素活性部位または酵素結合部位が活性化される．その結果，受容体自身のキナーゼ活性化，他のタンパク質キナーゼとの結合などを介して標的タンパク質をリン酸化して情報を下流に伝達し，遺伝子発現や細胞応答を調節する．

核内受容体

ステロイドホルモンや甲状腺ホルモン，ビタミンD_3などは脂溶性が高く，容易に細胞膜を通過して細胞内の受容体に結合する（図1-2-2D）．ホル

モンまたはホルモン-受容体複合体は核内に移行して二量体となって，DNA上のホルモン応答配列（hormone response element：HRE）特異的に結合して下流遺伝子の転写を制御する。そのため，この受容体は**核内受容体**あるいは**転写調節因子受容体**とよばれる。この受容体の活性化は，mRNA転写の誘導あるいは抑制を介して細胞のタンパク質発現を変化させるので，細胞機能の変化には数時間から数日を要する。

酵素

生体内での生化学的な反応を触媒する**酵素タンパク質**も，薬物標的になりうる。心筋細胞や気管支平滑筋細胞に存在するアデニル酸シクラーゼはcAMPを産生するが，その分解酵素であるホスホジエステラーゼを阻害する薬物は，**強心薬**や**気管支拡張薬**として臨床使用されているほか，アンジオテンシンIIを産生するアンジオテンシン変換酵素（angiotensin converting enzyme：ACE）を阻害するACE阻害薬は，**高血圧治療薬**として用いられている。

トランスポーター

生体内にはさまざまな**トランスポーター**（輸送担体，transporter）が存在し，物質の取り込み，輸送や排泄に関わっている。中枢神経系に存在する**モノアミントランスポーター**は，シナプス間隙に遊離されたセロトニンやノルアドレナリンなどの神経終末への再取り込みに関与しているが，多くの**抗うつ薬**がこのトランスポーターを阻害し，シナプス間隙でのモノアミン濃度を高めて抗うつ効果を発揮する。そのほか，腎臓で**グルコーストランスポーター**を阻害する**糖尿病治療薬**や消化管粘膜での**コレステロールトランスポーター**を阻害する**脂質異常症治療薬**が臨床応用されている。

そのほか，DNAやRNAなどの**核酸**も**細胞傷害性抗がん薬**の薬物標的となりうることから，広義の薬物受容体ともいえる。また，**抗生物質**や**抗ウイルス薬**が**病原微生物**や**ウイルス感染症**に用いられるが，これらは薬物受容体というよりも薬物標的というべきであろう。

薬力学の基本

薬理学を化学物質（薬物）と生体（全身，臓器，器官から細胞，分子レベルまで）との間での特異的な相互作用と考えると，薬物側からみて生体にどのような生化学的・生理学的な作用，すなわち薬理作用を及ぼすかを研究する学問が**薬力学**（pharmacodynamics）である。ここでは薬力学を理解する上での基本となる**用量反応曲線**と**アゴニスト**，**アンタゴニスト**について述べる。

用量反応曲線と濃度反応曲線

薬物が受容体と反応した結果の反応率を縦軸にとり，薬物濃度の変化を横軸にとると，薬物反応は薬物濃度の関数として表される。この場合，薬物反応の最大値をみるためには広い範囲での薬物濃度で検討する必要があることと，薬物間での効力の比較が容易になるため，一般に横軸は対数表記され，その曲線はS字状となる。薬物による薬理効果には個体差があるため，薬物の有効性と危険性（中毒や死亡）を評価するためには，多くの個体数を用いた動物実験が必要になる。この際，薬理効果の判定のほかに，薬物による中毒や死亡の発生数についても統計学的処理が行われる。

ある薬物を実験動物に投与し，その用量を増加させていった際の**用量反応曲線**（dose-response curve）の縦軸は，その薬物の効果が観察された個体数の割合となり，投与された動物の半数に効果が現われる用量を**50%有効量**（50% effective dose：ED_{50}）といい，この場合doseとは投与された薬物の用量のことを指す。同様に，投与された動物の半数に中毒が現われる用量を**50%中毒量**（50% toxic dose：TD_{50}），投与された動物の半数が死亡する用量を**50%致死量**（50% lethal dose：LD_{50}）という（図1-2-3）。LD_{50}をED_{50}で除した値を**治療係数**または**安全域**といい，薬物の安全性の指標として用いられている。臨床に用い

られる薬物は治療係数が10以上でないと使いづらいが，ベンゾジアゼピン系の催眠薬は治療係数が1000以上あり，安全な薬物として頻用されている。一方，細胞傷害性抗がん薬など安全域が狭い薬物もあり，投与に注意が必要である（図1-2-4）。用量反応曲線の横軸には，実験動物に投与された薬物の用量が用いられたが，研究室レベルでの細胞や器官を用いた実験などでは，試験管や培

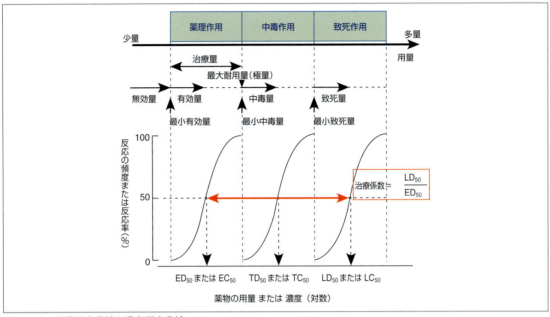

図1-2-3　用量反応曲線と濃度反応曲線
生体に薬物を投与しても何の効果も現さない量を無効量という。薬物投与量を増加して，治療効果の発現する最小用量を最小有効量という。さらに投与量を増すと薬理効果が増強していくが，過量になるとさまざまな中毒症状が出現してくる。中毒が現われる範囲の用量を中毒量といい，その直前の用量を最大耐用量（極量）という。中毒量を超えて死に至る用量範囲を致死量といい，その最小用量を最小致死量という。通常の薬物療法では，薬物は最小有効量と最大耐用量の範囲で投与され，これを治療量（臨床用量）という。
ED_{50}：50%有効量，EC_{50}：50% effective concentration，TD_{50}：50%中毒量，TC_{50}：50% toxic concentration，LD_{50}：50%致死量，LC_{50}：50% lethal concentration

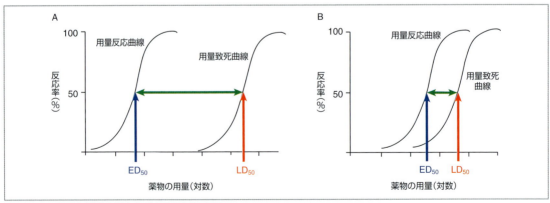

図1-2-4　安全な薬物と投与に注意が必要な薬物
治療係数（LD_{50}/ED_{50}）は薬の安全性を示し，Aは安全な薬，Bは投与に注意が必要な薬を示している。
LD_{50}：50%致死量，ED_{50}：50%有効量

養皿での薬物濃度を一定にすることができ，**濃度反応曲線**（concentration-response curve）が描かれる。この場合，縦軸は薬物に対する反応率（例えば，血管の収縮率など）などで表され，50%有効量の値は用量を示すdoseではなく薬物濃度を示すconcentrationで表記されるため，EC_{50}(50% effective concentration)という。同様に，濃度反応曲線ではTD_{50}はTC_{50}，LD_{50}はLC_{50}となる。

アゴニストとアンタゴニスト

受容体に薬物が結合した際に，内因性のリガンドと同様に受容体の活性化を引き起こす薬物を**アゴニスト**（作用薬，作動薬〈agonist〉）という。作用薬の薬理効果は一様なものではなく効力に強弱（薬物の固有活性）があり，臓器・器官・細胞の最大反応を引き起こすものを**完全作用薬**（full agonist），完全作用薬よりも弱い効力を示すものを**部分作用薬**（partial agonist）という。近年の薬理学研究の進歩によって**逆アゴニスト**（inverse agonist）の存在も知られるようになってきた。この種類の薬物は，受容体と結合すると受容体を不活性化状態で安定化させ，受容体以下の情報伝達を低下させるものである。

一方，アゴニストとは逆に，受容体に結合するものの受容体の活性化作用はもたず，内因性のリガンドや作用薬の結合を阻害することによって受容体の活性化を阻害する薬物を**アンタゴニスト**（**拮抗薬**〈antagonist〉）とよぶ。薬物と受容体との結合には，非常に強い結合である共有結合から弱い結合である水素結合や疎水性結合まで，その強弱はさまざまであり，一般にその結合の強弱の程度から，アンタゴニストは**競合的拮抗薬**（competitive antagonist）と**非競合的拮抗薬**（non-competitive antagonist）に分けられている（図1-2-5）。競合的拮抗薬は，受容体との結合力が弱いために可逆的に受容体に結合し，受容体の結合部位でアゴニストと競合することでアゴニストの作用を阻害する。このように競合的拮抗薬は，生理的リガンドやアゴニストと受容体部位での奪い合いが起こり，拮抗薬の薬理作用の強さは作用薬と拮抗薬の受容体部位での濃度や比率で決定する。そのため，アゴニストの濃度を上昇させると競合的拮抗薬は受容体から外れて拮抗作用が弱くなり，やがては最大反応が回復する（図1-2-6）。一方，非競合的拮抗薬は，受容体の結合部位に強く不可逆的に結合することや，リガンド結合部位以外のアロステリック部位などへの結合によって受容体の構造変化を引き起こすことによって拮抗

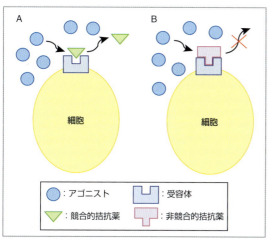

図1-2-5　競合的拮抗薬と非競合的拮抗薬
アゴニストの濃度が高くなると，競合的拮抗薬は受容体から外れてしまう（A）。非競合的拮抗薬はアゴニストの濃度を上昇させていっても受容体から外れない（B）。

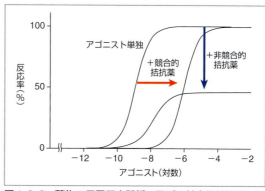

図1-2-6　薬物の用量反応関係に及ぼす競合的拮抗薬と非競合的拮抗薬の影響
競合的拮抗薬の用量反応曲線は，濃度依存的に右方へ平行移動する。漸近線最大値の変化はみられない（赤→）。非競合的拮抗薬の場合，アゴニストの用量反応曲線の最大反応（漸近線最大値）が低下する（青↓）。すなわち，競合的拮抗薬はアゴニストの親和性に影響を与え，非競合的拮抗薬はアゴニストの固有活性に影響を与える。

作用を示す薬物である。この種類の薬物は，アゴニストの濃度を上昇させていっても受容体から外れることがないため，アゴニストは受容体に十分に作用することができなくなり，最大反応が低下する（図 1-2-6）。

参考文献
1) 柳澤輝行ほか監訳：カッツング薬理学エッセンシャル，丸善出版，2012
2) 田中千賀子ほか編：NEW 薬理学 改訂第 6 版，南江堂，2011
3) 吉岡充弘ほか：系統看護学講座 専門基礎 薬理学 疾病のなりたちと回復の促進③，医学書院，2014

【吉栖 正典】

3 薬物の生体内動態

目標
- 薬物の投与方法，投与経路によって血中薬物濃度の推移が異なることを理解する。
- 人体に投与された薬物の吸収・分布・代謝・排泄を理解する。

薬物動態学の基本

薬物側からみて，生体にどのような薬理作用を及ぼすかを研究する学問が**薬力学**（pharmacodynamics）であるのに対して，**薬物動態学**（pharmacokinetics）は，生体側からみて薬物をどのように**吸収**（absorption），**分布**（distribution），**代謝**（metabolism），**排泄**（excretion）するかを研究する学問である。薬理学の用語ではこの4つの英文字の頭文字をつなげて**ADME**（アドメ）とよぶ。

患者に投与された薬物が適切な臨床効果を発揮するためには，標的となる作用部位において有効な薬物濃度に達している必要がある。一方，副作用や中毒作用を回避するためには，関係のない臓器，器官において長時間薬物が留まっていないほうがよい。実際の薬物の臨床使用では，さまざまな**投与経路**から薬物が体内に入るので，その後の薬物の動態を理解することが重要になる（図1-3-1）。

血中薬物濃度曲線

体内での薬物の動態を理解する上で有効な手立てとなるのが，**血中薬物濃度**の測定である。一般に，多くの被験者に薬物を投与して継時的に採血し，血中薬物濃度を測定することによって**血中薬物濃度曲線**が描かれる（図1-3-2）。横軸に薬物投与後の時間経過，縦軸に薬物の血中濃度をプロットした曲線であり，臨床使用されている医療用医薬品の公文書である添付文書にも記載されている。

この図の中で，血中薬物濃度の最大到達点を**最高血中薬物濃度**（C_{max}）といい，その到達時間を**最高血中薬物濃度到達時間**（t_{max}）という。また，血中薬物濃度がC_{max}の半分になるのに要する時間を**生物学的半減期**（biological half-life：$t_{1/2}$）という。そして，この血中薬物濃度曲線とグラフのX軸で囲まれた部分の面積を**血中薬物濃度時間曲線下面積**（area under the curve：AUC）といい，体内に吸収された薬物総量の指標となる。

薬物の投与経路

薬物は，治療の目的に応じてさまざまな剤形があり（図1-3-3），剤形に応じて投与経路が選択される。投与経路が異なると，たとえ同じ薬物であっても血中薬物濃度曲線は大きく異なる（図1-3-4）。そのため，薬効の発現に要する時間や最高血中薬物濃度，薬効の持続時間や副作用の発現などさまざまな点で投与経路による違いを理解しておくことは重要である。

静脈内投与

薬物を直接循環血液中に投与するので，吸収によるロスを考える必要がなく，血中薬物濃度曲線も急速に立ち上がり，即効性があり確実な投与方

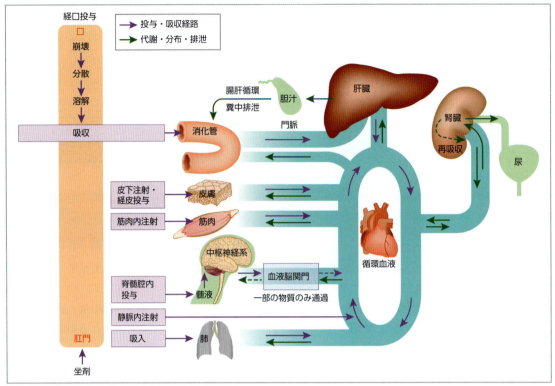

図 1-3-1　薬物の投与経路による生体内動態の違い
どの経路で投与された薬物も血中に吸収された後，主として肝臓での代謝，各臓器・組織への分布を経て，主として腎臓から尿中へ，消化管から糞便として排泄される。

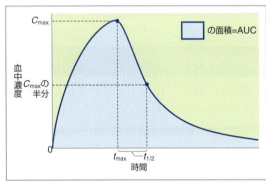

図 1-3-2　血中薬物濃度曲線
AUC：血中薬物濃度時間曲線下面積

法である。一方，誤薬があった場合には投与された薬物を回収する手立てがなく，有害事象につながる可能性が高いので，投与する際に患者名・薬物名・用量・投与方法の確認を怠ってはならない。

静脈内投与には，1回で全用量を投与する**瞬時静脈内投与**（bolus intravenous injection：i.v.）（**ワンショット静注**）と点滴やシリンジポンプによって持続的に薬物を投与する**持続静脈内投与**（continuous intravenous injection：c.i.v.）がある。一定の速度で持続静脈内投与を開始した場合には，おおよそ半減期の3倍程度の時間で血中薬物濃度は定常状態に達すると考えてよい（図 1-3-4）。持続静脈内投与の利点は，瞬時静脈内投与による高い最高血中薬物濃度を避けて比較的高い血中薬物濃度を維持することができ，点滴速度を加減することで投与量を調節できることである。強心薬のカテコールアミン類などは，生理食塩水などで希釈されてシリンジポンプによって持続静脈内投与される。一方，不利な点としては，長時間の持続静脈内投与による患者の行動制限や点滴ルートの感染症の危険などがあげられる。

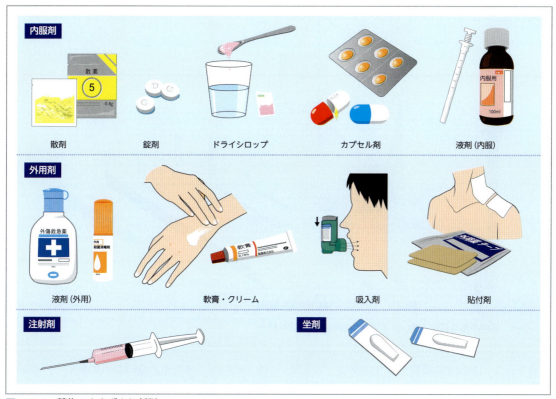

図 1-3-3　薬物のさまざまな剤形

皮下投与，筋肉内投与

　いずれの投与法も注射にて薬物が投与される。**皮下注射**（subcutaneous injection：s.c.）は皮下の脂肪組織に，**筋肉内注射**（intramuscular injection：i.m.）は上腕筋や大殿筋の筋肉内に注射される。皮下注射としては，ワクチンなどの予防接種が一般的である。筋肉内注射は，アミノグリコシド系抗菌薬など消化管から吸収されない薬物の投与法として用いられる。薬物の吸収には投与部位の血流などが影響を与えるが，血中薬物濃度の上昇は静脈内投与よりも緩徐で，そのピークも低いのが一般的である。

経口投与

　消化管手術後の患者など経口摂取できない特殊な場合を除いては，最も一般的な投与方法である。**経口投与**（per os：p.o., 「口から（by mouth）」を意味するラテン語からきており薬物のみならず経口摂取すべてに関して使用される医療用語）された薬物は消化管内で崩壊，分散，溶解の過程を経て，主として上部小腸で吸収される。この投与法の利点は，無菌操作が不要であるため医師や看護師によらず患者自らが薬物を服用できる点である。また，血中薬物濃度の上昇は注射投与よりも緩徐になるため，比較的安全で簡便な投与方法といえる。この投与法の不利な点としては，静脈内投与に比較して即効性に欠けることや胃内容排出速度など食事の影響を受けやすいこと，消化管内で分解されるためにタンパク質製剤などの生物製剤やホルモンが投与できないことである。

舌下投与

　狭心症治療薬として用いられるニトログリセリ

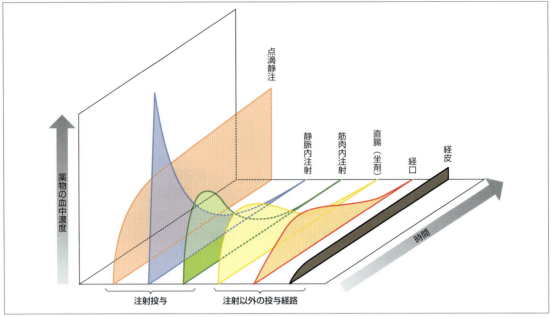

図1-3-4　薬物の投与経路の違いによる血中薬物濃度曲線の変化

ン舌下錠を代表とする薬物の投与方法で，舌下部の口腔粘膜から薬物が吸収される．経口投与の場合は，消化管から吸収された薬物は門脈に入り，肝臓の薬物代謝酵素により一部代謝される（これを**初回通過効果**〈first-pass effect〉という．後述）．**舌下投与**の場合はこれと異なり，口腔粘膜から吸収された薬物は直接循環血液中に入るので，効果の発現が経口投与に比べると迅速である．また，肝臓での初回の代謝をまぬがれるために薬物投与量を減らしたり，肝臓を介した薬物有害作用を回避できる利点がある．

直腸内投与

主として**坐薬・坐剤**（suppository）という剤形で投与され，直腸粘膜から吸収され薬効を発揮する．舌下投与と同様に直腸静脈から吸収された薬物は直接循環血液中に入るので，初回通過効果を受けないため効果の発現は迅速である．経口投与が困難な患者や，小児・高齢者への薬物投与経路として用いられることが多い．ただし，小児・高齢者への解熱鎮痛薬の坐剤の投与は，急激な薬効の発現や予期せぬ薬物有害作用に注意が必要である

る．その他，痔疾患治療のための坐剤や，剤形は異なるが浣腸剤なども直腸内投与される．

経皮投与

皮膚疾患の治療に際して，**軟膏**や**クリーム**が直接塗布されて投与される．ガーゼなどに薬物を塗布して貼付する治療法や，整形外科疾患に対する消炎鎮痛剤の**テープ剤**，**湿布剤**などがある．局所投与だけでなく全身性疾患に対してもテープ剤，**パッチ剤**が使用されており，狭心症治療のための**硝酸薬**，気管支喘息治療のためのβ_2受容体刺激薬，疼痛治療のための**麻薬性鎮痛薬**などが臨床使用されている．この投与経路による薬物の吸収は緩徐であるが，0次速度論に従い一定であり，血中薬物濃度のピークは異なるものの，持続静脈内注射と同様の血中薬物濃度曲線を描く（図1-3-4）．

吸入投与

気管支喘息治療薬や**吸入麻酔薬**などの薬物は，微粒子や気体として吸気とともに吸収される．ドライパウダーの吸入ステロイドや液剤・エアロゾルなどのβ_2受容体刺激薬を気管支に直接局所投

与する目的で，**吸入投与**が用いられる。吸入麻酔薬は亜酸化窒素（笑気）などのガス性麻酔薬やセボフルランなどの揮発性麻酔薬などがあるが，いずれも吸入投与され，肺胞でのガス交換を経て循環血液中に入り，中枢神経系に到達して麻酔効果を発揮する。

その他

下半身の手術の際の**脊椎麻酔（腰椎麻酔）**のために，等比重～高比重の局所麻酔薬が**脊髄腔内投与**される。これは，循環血液中から中枢神経系の間に生体内バリアの1つである**血液脳関門**（blood-brain barrier：BBB，後述）が存在し，薬物が容易に中枢神経系に移行しないために取られる投与法の1つである。また，変形性関節症などの整形外科疾患にヒアルロン酸ナトリウムが**関節腔内注射**されるほか，経皮投与と同様に体外から直接薬物が投与される**点眼投与**，**点鼻投与**，**膣内投与**などの局所投与法もある。

ADME

このようにさまざまな経路で投与された薬物は体内で吸収された後に，薬物の作用部位を含めた各臓器・器官に分布して薬効を発揮した後，やがて代謝され体外に排泄される。ここでは**薬物動態学**の中心をなすADME（absorption〈吸収〉，distribution〈分布〉，metabolism〈代謝〉，excretion〈排泄〉）の各項目について解説する。

◆吸収◆

さまざまな経路で投与された薬物が血中に移行する過程を，薬理学では**吸収**（absorption）という。薬物が循環血液中に直接投与される静脈内注射では，投与された薬物の全量が吸収されるが，それ以外の投与方法では，循環血液中に移行するまでに，ある程度吸収効率が低下する。薬物の吸収と排泄には，水と脂質への溶解率の差を理解することが重要である。多くの薬物は弱酸性か弱塩基性であり，そのような分子の**イオン化率（イオン型/非イオン型）**は，薬物の存在している溶液（胃液や腸液，血液，体液や尿）のpHによって決定される。弱塩基性薬物は溶液のpHが低下すると水素イオン（陽子）を得てイオン型が増え，水に溶けやすくなり，脂質には溶けにくくなる。反対に，溶液のpHが上昇すると水素イオン（陽子）を失って非イオン型が増え，より脂質に溶けやすく，水に溶けにくくなる。一般に，薬物は極性基の少ない高脂溶性のものが吸収されやすく，水溶性の薬物は非イオン型のものが吸収される。このため，薬物の極性の違いによってpHの異なる胃や腸での吸収に差が出ることになる。

初回通過効果と生体利用率

経口投与された薬物は上部小腸から吸収され，腸間膜静脈を経て門脈に集められて肝臓に到達する。この際，薬物の一部は肝臓の**薬物代謝酵素**（一部は小腸粘膜上皮細胞にも存在する）により代謝されて薬理活性を失う。この際，投与された薬物がはじめて肝臓（＋小腸粘膜上皮細胞）を通過し，代謝を受けることを**初回通過効果**（first-pass effect）という（図1-3-5）。薬物代謝酵素の活性は肝臓の機能に依存しているので，高齢者や肝機能低下のある患者では，初回通過効果が減弱して薬効が強く現われたり，薬物有害事象が増えたりする可能性があるので注意が必要である。初回通過効果を受けずに未変化体のまま心臓に到達した薬物は，全身循環に入ってその効果を発揮する。この際，投与された薬物が未変化体のまま循環血液中に到達する割合を**バイオアベイラビリティ**という。先に述べたように，静脈内注射された薬物はその全量が循環血液中に移行するのでそのAUCを100％とし，同じ用量の薬物を他の経路から投与した際のAUCとの比率で，その投与経路による生体利用率が計算できる。

$$生体利用率（\%）= \frac{任意の投与経路によるAUC}{静脈内投与によるAUC} \times 100$$

薬物の細胞膜透過（浸透）

生体内に投与された薬物は，静脈内注射以外の経路では，生体内を移行して循環血液内に到達す

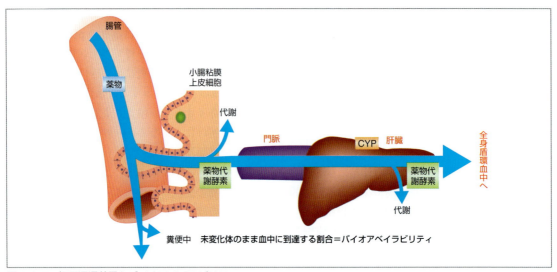

図 1-3-5　初回通過効果とバイオアベイラビリティ
経口投与された薬物は，全身循環に入る前に肝臓の薬物代謝酵素による初回通過効果を受けて，一部分代謝される。代謝をまぬがれて未変化体のまま血中に到達する割合をバイオアベイラビリティという。
CYP：シトクロム P450

るまでに細胞膜を透過，あるいは浸透しなければならない。この細胞膜透過には，いくつかの機構が存在する。

①脂溶性薬物の受動拡散

大部分の脂溶性薬物の生体膜透過は，濃度勾配に基づく受動拡散による。消化管では，ある程度の脂溶性のある薬物のみが吸収され，その吸収部位では薬物濃度が高いので，受動拡散によって腸粘膜上皮細胞を透過して，濃度の低い生体内に吸収される。

②トランスポーターによる能動輸送

拡散によって細胞膜を容易に透過できない薬物は，別の機構によって細胞膜を透過し輸送されることがある。生体内には，生存のために必要な**トランスポーター（輸送担体〈transporter〉）**が備わっていて（例えば，イオン，神経伝達物質，グルコース，アミノ酸，コレステロール等），これらは薬物標的としても重要である。これらの生体内分子と似た構造の薬物は，例えば**パーキンソン病治療薬**の L-ドパがアミノ酸トランスポーターで，**βラクタム系抗菌薬**がペプチドトランスポーターで輸送され，吸収される。

その他，特殊な細胞膜透過の様式として，タンパク質のような巨大分子を細胞内に取り込む**エンドサイトーシス**や，細胞外液を細胞内に取り込む**ピノサイトーシス（飲作用）**などがある。

◆分布◆

生体内に投与された薬物は，作用部位となる臓器・組織に到達して効果を発揮するが，組織の細胞内へ移行するまでの過程を**分布**（distribution）という。分布には薬物の脂溶性，タンパク質結合率，臓器血流量，血液臓器関門などさまざまな因子が影響する。

分布容積

薬物が組織へ移行する動態学的指標として，**分布容積**（volume of distribution：Vd）がある。これは体内の薬物総量を血中薬物濃度で除した値で示され，薬物の種類による組織移行率の違いを相対的に比較できる。一般に，タンパク質結合率の高い薬物は血中に多く留まっていて分布容積が小さくなり，脂溶性の高い薬物は組織移行率が高いので血中濃度は低くなって分布容積が大きくなる。また脂溶性の高い薬物は，脂肪組織に高い濃度で蓄積され，脂肪組織が貯蔵庫となって新たな

薬物供給源となるため，薬物の作用時間が持続し排泄が遅延する。

薬物のタンパク質結合率

循環血液中の薬物は，アルブミンなどの血漿タンパク質と結合した**結合型**（bound form）か，結合していない**遊離型**（free form）のどちらかの形で存在する。この際，遊離型の薬物のみが血中から組織に移行して薬効を発揮できるが，結合型の薬物は高分子であるタンパク質と結合していて血管外へ移行できないか，薬物受容体に結合できないなどの理由で薬理作用を発揮できない。

アルブミンには抗血液凝固薬のワルファリンが結合するsite Ⅰと，抗不安薬・催眠薬の**ベンゾジアゼピン系**の薬物が結合するsite Ⅱの2つの結合部位が知られており，主に酸性薬物が結合する。ワルファリンは非常にタンパク質結合率の高い薬物で，薬効を発揮できる遊離型の割合が少ない。このとき，他のタンパク質結合率の高い薬物を併用すると，タンパク質結合は可逆的なために結合部位での奪い合いが起こり，遊離型のワルファリンの血中濃度が急激に上昇し，思わぬ副作用を引き起こしたりすることがあるので注意が必要である（図1-3-6）。その他，いくつかの高脂溶性で塩基性の薬物は，**α_1-酸性糖タンパク質**や**リポタンパク質**と結合する。

血液臓器関門

生体のほとんどの臓器・組織では，薬物は速やかに吸収されて移行するが，ある種の重要臓器では，薬物や生体異物の移行を妨げる**障壁**（バリア）が存在している。

血液脳関門（blood-brain barrier：BBB）は，静脈注射された色素が他のほとんどの組織を染めたにもかかわらず，脳が全く染まらなかったことから，その障壁の存在が推定された。BBBの実体は，他の組織と異なり毛細血管の内皮細胞の接合が密着していて，まわりを囲むグリア細胞と共同して薬物の血管外への移行を妨げている。このため，薬物は細胞間の間隙を通過できないため，細

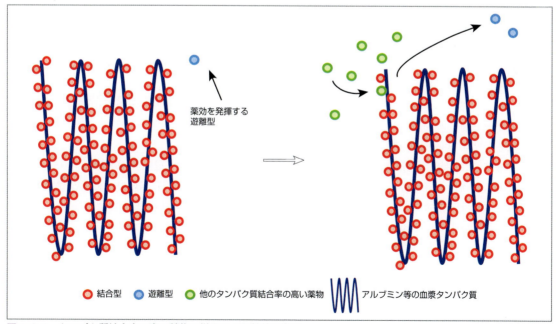

図1-3-6　タンパク質結合率の高い薬物の併用による薬効の増強
例えば，ワルファリンのタンパク質結合率を仮に99%として，他のタンパク質結合率の高い薬物を併用して競合が起こりタンパク質結合率が98%に減少したとする。この際，タンパク質結合率の減少はわずかであるが，薬効を発揮する遊離型の割合は1%から2%に，2倍に上昇し，思わぬ副作用の原因になることがある。

胞膜を透過して脳細胞に移行する。したがって，中枢神経系には脂溶性の高い薬物は移行できるが，水溶性の薬物はほとんど移行しない。最近，脳血管内皮細胞に薬物排泄に関与する**P糖タンパク質**（P-glycoprotein）の発現が確認されており，脳内に移行した薬物を再び血中に排泄する機構として機能している。

その他の血液臓器関門としては，**血液胎盤関門**（blood-placenta barrier），**血液精巣関門**（blood-testis barrier）が知られ，薬物の胎児や精子への移行を妨げている。BBBほど厳しい関門ではない血液胎盤関門は，胎盤の血管内皮細胞とトロホブラストからなり，消化管から吸収される程度の脂溶性のある薬物は，ほとんど通過できる。この関門の薬物透過性は，胎児の奇形発生に関与する点で重要である。血液精巣関門はBBBと血液胎盤関門の中間の薬物透過性を示し，薬物の通過には中程度の脂溶性が必要となるが，水溶性の薬物は通過しにくいという特性がある。

◆**代謝**◆

生体は常に，環境中に含まれる外来性化合物に曝露されており，進化の過程で薬物も含めた**生体異物**（xenobiotics）を排除する機構を備えるようになった。生体は**代謝**（metabolism）することによって，薬物の薬理活性や毒物の毒性を減弱または消失させる。多くの薬物は脂溶性であり，前述のようにそれが細胞膜を透過して吸収されるための条件になっている。一方，脂溶性の薬物は，未変化体のままでは容易に腎臓の尿細管から再吸収されるために，排泄が遅延してしまう。そのため生体には，薬物を水溶性の物質に代謝して排泄を促進する機構が備わっている。薬物の種類によっては，代謝の過程で**活性代謝物**になり作用の持続する薬物や，代謝を受けてはじめて薬理活性を得る**プロドラッグ**（prodrug）などもある。

薬物代謝の様式と薬物代謝酵素

薬物代謝に関わる主要臓器は肝臓である。腎臓も一部代謝に関与するが，エステル類などの薬物は代謝酵素が広く分布するため，肝臓，血液，腸管など多くの臓器で代謝される。脂溶性の薬物は，肝臓の酵素によって代謝を受け，水溶性の物質になって体外に排泄される。このうち，**酸化・還元・加水分解**により極性基を薬物に付加して水溶性を高める反応を**第Ⅰ相反応（異化反応）**という。また，グルクロン酸，グルタチオンや硫酸，アセチル基などの極性基を薬物に結合して水溶性を高めた**抱合体**を形成する反応を**第Ⅱ相反応（合成反応）**という。代謝によって水溶性の高くなった薬物は肝臓から胆汁中へ，また腎臓から尿中へ排泄される。

薬物の代謝に最も多く関与している第Ⅰ相の酸化反応には，肝細胞のミクロソーム分画に存在する**シトクロムP450**（cytochrome P450：CYP）酵素系が重要な役割を果たしている。CYPは基質特異性が低く，比較的少数のアイソフォームが数千以上の薬物を代謝し，また1つの薬物は複数のCYPの基質となる。第Ⅰ相反応のCYPにより代謝される薬物のうち約75％は，CYP3A4とCYP2D6という2つのアイソフォームにより代謝される。CYPは多くの化学物質によって酵素誘導を受けて薬物代謝活性が上昇する一方，他の化学物質によって酵素阻害され薬物代謝活性が低下するという特徴をもつ。このことは，複数の薬物の服用による薬物相互作用の原因として重要であり（図1-3-7），食品やハーブなどの嗜好品との相互作用の原因ともなっている。

シトクロムP450の遺伝的多型性

種差・性差・民族差等のさまざまなファクターによるシトクロムP450の**遺伝的多型**（genetic polymorphism）があり，薬物代謝研究が困難な原因の1つになっている。このため，動物実験の結果や外国での研究結果を100％日本人に当てはめることはできない。シトクロムP450の遺伝的多型により，薬物代謝酵素活性の低い個体群（poor metabolizer：PM）と高い個体群（extensive metabolizer：EM），その中間の個体群（intermediate metabolizer：IM）に分けることができる。

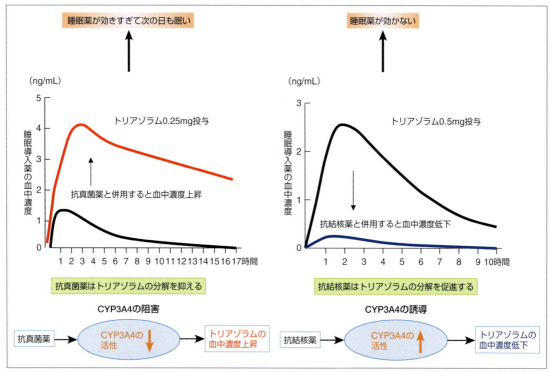

図 1-3-7　シトクロム P450（CYP）の酵素阻害あるいは酵素誘導による薬物相互作用の例
睡眠導入薬（トリアゾラム）の血中濃度に対する抗真菌薬（イトラコナゾール）および抗結核薬（リファンピシン）の併用の影響を示す。

　CYP2D6 は多くの薬物の代謝に関与しているが、遺伝的に多くの多型が存在することが知られており、酵素活性に大きな個人差が存在する。欧米では、CYP2D6 の遺伝子変異に起因した PM の頻度は 5〜10％であると報告されている。日本人においては、CYP2D6 の遺伝子変異に起因した PM の頻度は約 1％であると報告されている。また、PM と定義されるまでには至らない中間型の IM の原因となる変異遺伝子（CYP2D6*10、CYP2D6*36）も同定されている。一方、別の薬物代謝酵素 CYP2C19 では、欧米人の PM の頻度は 3％であるが、日本人では 20％と多い。このため、CYP2C19 により代謝される胃潰瘍治療薬のオメプラゾールの血中濃度と AUC は、EM に比べて PM で高い。また、オメプラゾール投与時の胃酸抑制の程度とヘリコバクター・ピロリ菌の除菌率も、PM 群で有意に高いことが報告されている。

腸粘膜上皮細胞での代謝

　腸粘膜上皮細胞にも弱いながらも薬物代謝酵素活性が認められ、経口投与された薬物の代謝に関与している。主なものは CYP3A4 であり、降圧薬の**カルシウム拮抗薬**や免疫抑制薬の**シクロスポリン**を基質とする。食品と薬物の相互作用の例として、グレープフルーツジュースとカルシウム拮抗薬の場合が知られている。グレープフルーツジュースは消化管上皮の CYP3A4 活性を阻害するために、消化管でのカルシウム拮抗薬の代謝が抑制され、カルシウム拮抗薬の吸収量が増加して降圧作用が増強する。また、一部の薬物は腸内細菌によって代謝される。グルクロン酸抱合された薬物が腸内細菌によって加水分解を受け、脱抱合した薬物は再び薬理活性を得て腸管から吸収される。このことを薬物の**腸肝循環**（図 1-3-1）とよび、薬物血中濃度の再上昇をきたして薬理作用を遷延化させる可能性がある。

◆排泄◆

生体に投与された薬物は，未変化体のまま排泄されるか，代謝されて水溶性の代謝物に変化して排泄される．排泄（excretion）の主要経路は**尿中排泄**であり，その他の経路では胆汁中に排泄されるほか，胃液・腸液とともに糞便中に排泄される．揮発性の麻酔薬などは呼気中に排泄される．また，涙や汗，唾液などの体液からも一部の薬物は排泄されるが，その排泄量は少ない．薬物の尿中排泄に関わる臓器は腎臓である．腎臓での薬物排泄に関わる機構として，**糸球体ろ過**，**尿細管分泌**，**尿細管再吸収**がある（図 1-3-8）．

糸球体ろ過

糸球体ろ過（glomerular filtration）を規定する因子は，薬物の分子量，タンパク質結合率や荷電状態などである．糸球体の毛細血管において，分子量 5000 以下の遊離型の薬物はそのままろ過されて尿細管腔に移行するが，血漿のアルブミンと結合している薬物はろ過されない．このため，タンパク質結合率の高い薬物は糸球体ろ過を受けにくく，半減期が長くなる．すなわち，糸球体ろ過における薬物排泄はタンパク質結合率に大きく影響され，結合率がわずかに変化するだけで糸球体ろ過量は大きく変わる．一般に，糸球体ろ過量は腎血流量に依存しているので，腎血流量が増えれば薬物の尿中排泄も増加する．

尿細管分泌

尿細管分泌（secretion）は，近位尿細管上皮細胞の側底膜と刷子縁膜に存在する**トランスポーター**による**能動輸送**（active transport）である．比較的極性の高い水溶性の薬物が尿細管分泌される．酸性薬物は**有機アニオントランスポーター**（organic anion transporter：OAT）により排泄され，塩基性薬物は**有機カチオントランスポーター**（organic cation transporter：OCT）により排泄される．このトランスポーターは基質特異性が低いために，1 つの担体が複数の種類の薬物を輸送す

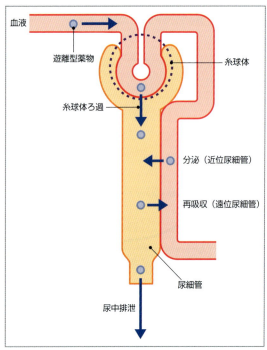

図 1-3-8　腎臓での薬物排泄機構

る．そのため，同じトランスポーターで尿細管分泌される薬物を併用した場合には，競合が起こって薬物相互作用の原因となることがある．その他，がん細胞の多剤耐性化に関わるトランスポーターである MDR（multidrug resistance）は**P 糖タンパク質**の 1 つであるが，尿細管上皮細胞に発現している．P 糖タンパク質の基質となる**ジゴキシン**などは，このトランスポーターによって尿細管分泌される．

尿細管再吸収

糸球体ろ過か尿細管分泌によって尿細管に排泄された薬物は，原尿とともに受動的に**再吸収**（reabsorption）を受ける．尿細管での薬物の再吸収を規定するのは，尿の流量，尿の pH，薬物の脂溶性などである．一般に，尿流量が増加すると再吸収は減少するので，薬物の尿中排泄は増加する．また，薬物の脂溶性が高く，「吸収」の項で述べた非イオン型であるほうが再吸収を受けやすい．酸性薬物は酸性の尿中では非イオン型の比率

が高く，再吸収される量が増えて尿中排泄は減少する．逆に，アルカリ性の尿中ではイオン型の比率が高くなり，薬物の再吸収量が減って尿中排泄は増加する．このことは，尿中での酸性薬物のイオン化率を高めれば，薬物排泄を促進して血中薬物濃度を下げることができることを意味しており，この方法を**イオントラッピング**（ion trapping）という．例として，催眠作用をもつ弱酸性薬の**フェノバルビタール**を過量服用した場合，**炭酸水素ナトリウム**を静脈注射して尿をアルカリ化させる．この結果，フェノバルビタールの尿中でのイオン化率が高まって尿中排泄が増え，血中薬物濃度を低下させることができる．また，その他の尿細管再吸収機構として，一部の薬物ではトランスポーターによって再吸収される．

尿細管における薬物の分泌や再吸収の程度は，**糸球体ろ過量**（glomerular filtration rate：GFR）に依存している．したがって，腎不全などの腎機能障害のある患者に対する腎排泄型の薬物投与では，GFRを指標にして投与量や投与間隔が調節される．

参考文献

1) 柳澤輝行ほか監訳：カッツング薬理学エッセンシャル，丸善出版，2012
2) 田中千賀子ほか編：NEW薬理学 改訂第6版，南江堂，2011
3) 吉岡充弘ほか：系統看護学講座 専門基礎 薬理学 疾病のなりたちと回復の促進③，医学書院，2014
4) 藤村昭夫ほか編：研修医に役立つ臨床薬理の実際，永井書店，2003

【吉栖 正典】

新薬の開発と臨床試験

目標
- 新薬がどのような過程を経て，臨床現場にもたらされるかを理解する。
- 薬物の薬効評価のためのプラセボ，二重盲検法を理解する。

　毎年，多くの新薬が開発され，さまざまな疾患の治療に用いられているが，いまだに有効な治療薬のない疾患も多く存在し，新しい薬の開発が望まれている。新しい薬理効果をもった化合物が発見され，医薬品として臨床使用されるまでには10〜15年の歳月と250億〜400億円の開発費用が必要とされている。従来の新薬開発方法では5000〜10000の候補化合物から，わずか1つの新薬が生まれる確率であり，このような長い年月と莫大な費用を必要とした。しかし，ヒトゲノムの全構造が明らかにされ，これに合わせて新薬開発の方法も変化しつつある。

医薬品の開発

　医薬品の開発では，薬の候補物質の発見から，実際に医薬品となって市販，臨床使用されるまでに，多くの段階で有効性と安全性が科学的に検証されるが，それぞれのプロセスは法律によって規制されている。医薬品の開発は基礎調査から始まり，物質創製研究や物理化学的性質・構造決定を経て，医薬品の候補化合物のスクリーニングに至る。

前（非）臨床試験

　医薬品の候補化合物が絞り込まれると，その薬物の化学的・物理的な性質や安定性を検討するために，ヒトを対象とした臨床試験の前に，**前（非）臨床試験**が行われる。動物や細胞，微生物などを用いて，薬理研究，薬物動態研究，毒性研究，製剤化研究などが行われる。その他，変異原性や催奇形性，抗原性などの有害作用の有無についても検討される。

臨床試験と治験

　薬の候補物質の，ヒトに対する有効性や安全性を検討するために**臨床試験**が行われる。このうち，新薬の開発のために行われる臨床試験を**治験**（clinical trial）という。新薬の候補は，最終的にヒトに投与することによってのみ，その有効性の評価や副作用の確認ができる。このため，治験を行う医療関係者には，安全面と倫理面に十分な配慮が求められ，治験の計画，進行過程と結果には厳密な科学性が要求される。1964年の世界医師会総会で採択された「**ヒトを対象とする医学研究の倫理的原則（ヘルシンキ宣言）**」が臨床試験の倫理的な指針となっている。厚生労働省も「医薬品医療機器法」と，これに基づいて定めた「**医薬品の臨床試験の実施に関する基準**」（Good Clinical Practice：GCP）に関する省令で，治験を行う製薬会社，病院，医師に規則の順守を求めている。この規則は欧米諸国をはじめ国際的に認められており，1998年にGCP-ICH（International Conference on Harmonization of Technical Requirements for Registration of Pharmaceuticals for Human Use）の合意が得られ，「**臨床試験の一般指針**」が

表1-4-1 法律，医薬品の臨床試験の実施に関する基準（GCP）で定められているルール

治験の内容を国に届け出ること
- 製薬会社は，治験を担当する医師が合意した「治験実施計画書」（「くすりの候補」の服薬量，回数，検査内容・時期などが記載された文書）を厚生労働省に届け出る。厚生労働省は，この内容を調査し，問題があれば変更等の指示を出す。

治験審査委員会（Institutional Review Board：IRB）で治験の内容をあらかじめ審査すること
- 治験審査委員会では「治験実施計画書」が，治験に参加される患者の人権と福祉を守って「くすりの候補」のもつ効果を科学的に調べられる計画になっているか，治験を行う医師は適切か，参加される患者に治験の内容を正しく説明するようになっているか，などを審査する。
- 治験審査委員会には，医療を専門としない者と病院と利害関係がない者が必ず参加する。
- 製薬会社から治験を依頼された病院は，この委員会の審査を受けて，その指示に従わなければならない。

同意（Informed Consent：IC）が得られた患者のみを治験に参加させること
- 治験の目的，方法，期待される効果，予測される副作用などの不利益，治験に参加しない場合の治療法などを文書で説明し，文書による患者の同意を得なければならない。

重大な副作用は国に報告すること
- 治験中に発生したこれまでに知られていない重大な副作用は，治験を依頼した製薬会社から国に報告され，参加している患者の安全を確保するため，必要に応じて治験計画の見直しなどが行われる。

製薬会社は，治験が適正に行われていることを確認すること
- 治験を依頼した製薬会社の担当者（モニター）は，治験の進行を調査して，「治験実施計画書」やGCPの規則を守って適正に行われていることを確認する。

厚生労働省「治験」ホームページより一部改変。

策定された。GCPで求められている主な規則を**表1-4-1**に示した。

治験は主に4つの相に分けられ，段階的に進行する。

①第Ⅰ相試験

初めてヒトに新薬の候補（治験薬）が投与される段階をいう。通常は100名以内のボランティアを対象に実施されることが多い。第Ⅰ相試験では**臨床薬理試験**が主となるが，ヒトに投与したときの安全性（忍容性）や予期される副作用，薬物動態などが検討される。抗がん薬などの毒性の強い薬物は，この第Ⅰ相で実際の患者を対象にして行われる。

②第Ⅱ相試験

第Ⅱ相の前期試験は比較的少数の標的疾患のみに罹患している患者を対象とした**探索的試験**を主とする。治験薬の有効性と安全性，用量範囲などが検討される。同時に，次相以降で用いられるエンドポイント，治療方法，対象となる患者群などが探索される。後期試験は，比較的多数の治療対象患者に対して行われる。主として治験薬の有効性や，最適な用量反応関係の確認，用法などが検討される。治験薬の有効性を科学的に厳密に検証するため，薬理活性をもたない**偽薬**（プラセボ〈placebo〉，後述）や既存の治療薬を対照とした**二重盲検法**（後述），対象となる患者を無作為に治験薬と対照薬の2群に割り付ける**比較試験**などが行われる。

③第Ⅲ相試験

数千人の治療対象患者に対して，治療上の利益を証明，確認することを主目的とした**検証的試験**である。治療目的となる適応や対象患者群において，第Ⅱ相で予想された治験薬の有効性と安全性データの詳細な検討，より広い対象患者や病態の異なるステージでも検証される。試験は，二重盲検法や無作為割りつけによる比較試験など，科学的に厳密な方法で行われる。治験薬の投与方法，投与間隔，投与量，薬物相互作用や長期投与した際の影響，薬物有害作用など，治験薬が市販される際の**添付文書**に記載される必要事項がすべて検討される。

医薬品製造販売の承認と許可

治験薬の有効性・安全性に問題のないことが第Ⅲ相試験で確認されると，医薬品メーカーは，治療薬として製造・販売する承認と許可を厚生労働省に申請する。厚生労働省は，「**薬事・食品衛生審議会**」で申請された医薬品の品質・有効性・安全

性等を審査したうえで「承認」し，申請された医薬品製造所の構造・設備・人員などを審査したうえで製造を「許可」する。このようなプロセスを経て，ようやく新薬を必要とする患者にもたらされる。

④第Ⅳ相試験

医薬品の承認後に行われる，**市販後調査**（post-marketing surveillance）を含めた**治療的使用**の段階である。臨床の現場で，より広く多い患者で新薬が使用され，薬物相互作用試験，用量反応試験，安全性試験，疫学試験などが行われる。新薬は承認の6年後に，再び有効性と安全性について審査が行われる。また，新薬の市販後に重篤な有害事象が発生した場合には，厚生労働省の指示によって医薬品メーカーから**緊急安全性情報（イエローレター）**が出される。

プラセボ，無作為割りつけ，二重盲検法

治験では，治験薬の対照物質として**偽薬（プラセボ）**が用いられることが多い。プラセボは，外見は治験薬と同じであるが，薬効成分の入っていない不活性物質のことを指す。成分として，少量ではヒトに対してほとんど薬理効果のないデンプン，ブドウ糖や乳糖が含まれていることが多い。**プラセボ効果**（偽薬効果）とは，偽薬を患者に投与しても，患者が薬だと信じ込むことによって何らかの病状の改善がみられることをいう。この改善は自覚症状に留まらず，客観的に測定可能な病態の改善として現われることもある。プラセボを対照とする試験では，治験薬を患者に投与したときの薬理効果が統計学的に有意にプラセボ効果を上回っているときにはじめて有効な薬物であると判定される（図1-4-1）。実際の治験では，統計学的検討が可能な数の対象疾患患者集団を，プラセボを投与する群と治験薬を投与する群の2つに分け（割りつけ），それぞれの群の薬理効果を比較

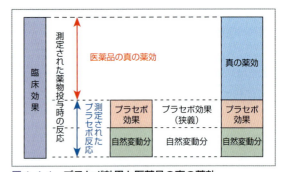

図1-4-1 プラセボ効果と医薬品の真の薬効
医薬品を患者に投与したときに測定される反応，すなわち臨床効果にはプラセボ効果が含まれている。測定されたプラセボ反応には，狭義のプラセボ効果と自然変動分（例えば血圧の日内変動など）が含まれている。したがって，医薬品の真の薬効を評価するためには，観察された臨床効果から狭義のプラセボ効果と自然変動分を差し引く必要がある。

検討する。この際，厳密に科学的な効果判定を行うため，2つの群が恣意的に分けられないようにランダムに**無作為割りつけ**を行う。この方法で行われる臨床試験を**ランダム化比較試験**（randomized controlled trial：RCT）という。RCTは，疾病の治療法や予防法の有効性を検討する上で最も質（妥当性）の高い試験方法であるとされている。また，治験薬の種類によってはプラセボ効果が大きくなり，臨床試験の結果に心理的な影響が及ぶことが懸念される。このため治験では，治験薬を投与される患者側と投与する医師側の双方の心理的な影響を除外するような方法がとられる。科学的に精度の高い臨床試験のために，投与された患者側も投与する医師側もその薬が治験薬かプラセボかわからない方法で行うことを**二重盲検法**（double blind test）という。

参考文献
1) 田中千賀子ほか編：NEW 薬理学 改訂第6版，南江堂，2011
2) 吉岡充弘ほか：系統看護学講座 専門基礎 薬理学 疾病のなりたちと回復の促進③，医学書院，2014
3) 藤村昭夫ほか編：研修医に役立つ臨床薬理の実際，永井書店，2003

【吉栖 正典】

2章 自律神経系

1. 自律神経薬理学序論 …………………………… 27
2. コリン作用薬 …………………………………… 34
3. 抗コリン作用薬 ………………………………… 47
4. アドレナリン作用薬 …………………………… 60
5. 抗アドレナリン作用薬 ………………………… 71

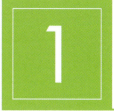

自律神経薬理学序論

目標
- 交感神経系と副交感神経系の解剖ならびに機能を理解する。

神経系は中枢神経系（脳，脊髄）と末梢神経系に分類される。末梢神経系は中枢神経系と各臓器をつなぐ神経であり，大きく**体性神経系**と**自律神経系**に分けられる。それぞれに，末梢の情報を中枢に伝える求心性神経と，中枢から末梢に情報を伝える遠心性神経とがある。体性神経系，自律神経系とも，求心性神経は感覚（知覚）神経とよばれる。そして，体性神経系の遠心性神経が骨格筋を支配する運動神経であり，自律神経系の遠心性神経が**交感神経**と**副交感神経**である。一般に自律神経系というと，これら遠心性神経である交感神経系と副交感神経系を指すことが多い。

自律神経は，身体中の臓器に張り巡らされており，意識にのぼらない自律機能を制御している。例えば，暑いときに体温調節の目的で汗をかくのも自律神経系の働きであり，運動のときに骨格筋への血液供給を増やす目的で，心拍数が上昇し，心筋収縮力が増強するのも自律神経系の働きによっている。薬理学的には，交感神経系あるいは副交感神経系の機能を抑制したり，または活性化（神経系の機能を模倣）したりすることによって，効果を発揮する薬物が存在する。それら薬物の作用機序を理解するためには，交感神経系および副交感神経系の解剖と機能を学ぶ必要がある。

解剖と機能の概略

自律神経系の遠心性神経である交感神経系，副交感神経系はもともと解剖学的な違いに基づいて分類された。両者とも**節前線維**，**節後線維**から構成され，それらは自律神経節でシナプスを形成する。交感神経系の節前線維は，胸髄および腰髄から起始する（胸腰系とよばれることがある）のに対し，副交感神経系の節前線維は脳幹および仙髄から起始する（頭仙系とよばれることがある）。神経節にも違いがあり，交感神経節は脊椎の両側（脊椎傍神経節）および前面（脊椎前神経節）に存在するのに対し，副交感神経節は支配臓器の近傍に存在する。そのため，交感神経系の節後線維は長く，枝分かれして広範な臓器を支配しているのに対し，副交感神経系の節後線維は短く，特定の臓器を支配している。また，**副腎髄質**は解剖学的に交感神経節に似ている。交感神経系の節前線維とシナプスを形成しており，刺激によって血中に伝達物質（アドレナリン，ノルアドレナリン）を放出し，全身性に影響を与える。図 2-1-1 に末梢神経系を模式的に示す。

交感神経系と副交感神経系は，多くの臓器において二重支配をしており，ほとんどの場合，互いに拮抗的な作用を示す。全体として，交感神経系は**エネルギーを消費**するような活動を引き起こし，副交感神経系は**エネルギーを貯蔵**するような活動を引き起こす。副交感神経系の活動は生命の維持に必須である。それに対し，交感神経系の活動は生命の維持に必須ではないが，特にストレス時においては必須の役割を果たす。ストレス時の交感神経系および副腎髄質の活性化による生体反応は全身性に起こり，「闘争か逃避か」の反応と表

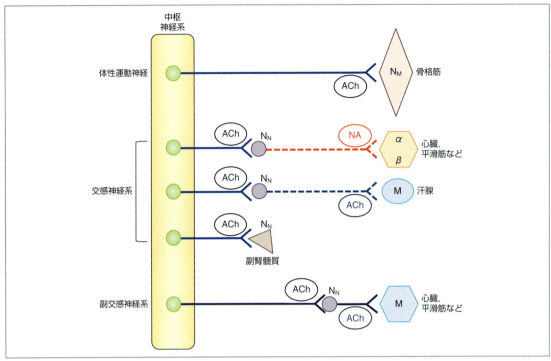

図 2-1-1　末梢神経系の模式図
神経伝達物質，受容体サブタイプ，代表的な支配臓器などについて模式的に示している。
◯：伝達物質，実線：節前線維，点線：節後線維，ACh：アセチルコリン，N_N：ニコチン受容体（神経型），N_M：ニコチン受容体（筋肉型），M：ムスカリン受容体，α：α受容体，β：β受容体

現される。また，副交感神経系の活性化による生体反応は「休息と消化」の反応と表現され，個々の臓器別に起こる。これらのことは，各臓器における交感神経系・副交感神経系の機能を理解する上において助けとなる。表2-1-1に両神経系の特徴を示す。

伝達物質と神経伝達

自律神経系を伝達物質で分類すると，**アセチルコリン**（acetylcholine：ACh）を伝達物質とする**コリン作動性神経系**と**ノルアドレナリン**（noradrenaline：NA）を伝達物質とする**アドレナリン作動性神経系**に分けられる（ごく一部にはドパミン，ATP，ペプチドなどを伝達物質とする神経があるが，自律神経系の主体をなすのはコリン作動性神経とアドレナリン作動性神経である）。節前線維は，交感神経系，副交感神経系ともコリン作動性神経である。このことは，薬理学的には，例えばニコチン受容体作用薬が働くとすべての自律神経節が活性化し，交感神経系も副交感神経系も同時に興奮するということを意味している。一方，節後線維は，副交感神経系においてはすべてコリン作動性であり，交感神経系においては一部の例外を除きアドレナリン作動性である。交感神経系における一部の例外としては，汗腺を支配する交感神経系コリン作動性神経などがある（図2-1-1）。

コリン作動性神経系の伝達について簡潔に述べると次の通りである。AChがコリンと酢酸から合成され，シナプス小胞に貯蔵される。神経終末に刺激が到達すると，貯蔵されているAChが開口放出によってシナプス間隙に放出される。神経終末から放出されたAChはアセチルコリン受容体に結合して作用を発揮する。そしてシナプス間隙のAChは**コリンエステラーゼ**（cholinesterase：ChE

表 2-1-1 交感神経系，副交感神経系の特徴

	交感神経系	副交感神経系
起始部	胸髄および腰髄（T1〜L2）	脳幹（脳神経Ⅲ，Ⅶ，Ⅸ，Ⅹ）および仙髄（S2〜S4）
神経節の局在	脊椎傍神経節，脊椎前神経節	効果器内あるいは効果器近傍
節前・節後線維の長さ	節前線維は短く，節後線維は長い	節前線維は長く，節後線維は短い
節：節後線維（比）	節前線維は多くの節後線維とシナプスをつくる	通常，節前線維と節後線維の比は 1：1
活性化	しばしば全身性に起こる。「闘争か逃避か」の反応	通常，各臓器に局在している。「休息と消化」の反応
主要な化学伝達物質	ノルアドレナリン	アセチルコリン

表 2-1-2 自律神経系の主要な伝達物質の特徴

	アセチルコリン（ACh）	ノルアドレナリン（NA）
放出部位	すべての交感神経，副交感神経の節前線維末端 すべての副交感神経節後線維末端 一部の交感神経節後線維末端	大部分の交感神経節後線維末端
作用の終結	コリンエステラーゼによる分解	神経終末への取り込み シナプス間隙からの拡散 （MAO，COMTによる代謝）
受容体	ニコチン受容体，ムスカリン受容体	α受容体，β受容体

MAO：モノアミン酸化酵素，COMT：カテコール-O-メチル基転移酵素

によってコリンと酢酸に速やかに分解され，作用が終結する（2章2「コリン作用薬」参照）。これらの各ステップを修飾する薬物は，シナプス間隙のACh濃度，ひいてはコリン作動性神経の活性に影響を与える。各ステップの中でAChが直接作用するのはアセチルコリン受容体であるため，受容体レベルで働く薬物は大きな影響を与える。また，ChEは非常に強力な酵素であり，ACh濃度を速やかに低下させるため，ChEの阻害は，ACh濃度の増加（低下の抑制）を引き起こし，コリン作動性神経を活性化させる。

アドレナリン作動性神経系の伝達は，特に伝達物質の合成過程および作用の終結においてコリン作動性の場合と異なっている（2章4「アドレナリン作用薬」参照）。自律神経伝達物質であるNAは，チロシンから3つの酵素反応を経て合成される。NAがメチル化されたものがアドレナリンである。神経終末から放出されたNAは，アドレナリン受容体に結合して作用を発揮する。シナプス間隙のNA濃度を低下させ，作用を終結させる一番のメカニズムは神経終末への**再取り込み**である。AChの場合と同様，NAの場合も受容体レベルで働く薬物は大きな影響を与える。また，再取り込みに関わるトランスポーターを抑制する薬物は，NA濃度の増加（低下の抑制）を引き起こす。表2-1-2に伝達物質（AChとNA）の特徴を示す。

運動神経系

体性神経系の運動神経もコリン作動性である。自律神経系とは異なり，途中（神経節）で神経線維を乗り換えるということはなく，1つの運動神経が1つの骨格筋細胞を支配している。放出されたAChは筋細胞のアセチルコリン受容体に働き，膜を脱分極させて細胞内 Ca^{2+} 濃度の増加をもたらし，筋細胞を収縮させる。

受容体

自律神経系の受容体の主要なものは，アセチルコリン受容体とアドレナリン受容体である。自律神経系は節前線維と節後線維の間，および節後線維と効果器との間でシナプスを形成し，そこで神経伝達物質による情報の伝達が行われる。そのため，上位からのシグナルの伝達に関わる受容体は，自律神経節のシナプス後膜と効果器の膜に存在する。また，シナプス前膜に存在して，伝達物

質の放出を調節するように働く受容体も存在する。

アセチルコリン受容体

ACh が作用する受容体は，大きく**ニコチン（性アセチルコリン）受容体**と**ムスカリン（性アセチルコリン）受容体**に分類される。自律神経節のシナプス後膜に存在するのは陽イオンチャネル内蔵型のニコチン受容体（神経型）であり，効果器の膜に存在するのは G タンパク質共役型のムスカリン受容体である。詳細は 2 章 2「コリン作用薬」参照。骨格筋細胞に存在するのは，ニコチン受容体（筋肉型）である。ムスカリン受容体には 5 つ（M_1〜M_5）のサブタイプが存在する。

アドレナリン受容体

NA が作用するアドレナリン受容体は，大きく**α受容体**と**β受容体**に分類される。これらは G タンパク質共役型受容体であり，効果器の膜に存在する。詳細は 2 章 4「アドレナリン作用薬」参照。効果器の膜に存在するアドレナリン受容体が大きく 2 種類に分けられることが明らかになったのは 1900 年代中頃であるが，そのきっかけは，アゴニストに対して，組織が興奮性の反応（例えば，平滑筋の収縮）を示す場合と，抑制性（例えば，平滑筋の弛緩）の反応を示す場合があるということであった。α受容体には 2 つ（$α_1$, $α_2$），β受容体には 3 つ（$β_1$, $β_2$, $β_3$）のサブタイプが存在する。

自律神経系の機能

自律神経節に存在するニコチン受容体の ACh による活性化は，シナプス後膜を脱分極させ，興奮が節後線維の末端へと伝導する。これは，コリン作動性神経系でもアドレナリン作動性神経系でも同じである。両神経系の機能的な違いは，基本的には節後線維末端から放出される伝達物質とそれが作用する受容体（ACh の場合はムスカリン受容体，NA の場合はアドレナリン受容体）の違いによっている。つまり，各効果器にムスカリン受容体あるいはアドレナリン受容体のどのようなサブタイプが存在しているかによって，その効果器に対する副交感神経あるいは交感神経の作用が決まることになる。両受容体のサブタイプは 2 章 2 および 2 章 4 に詳細に述べられているが，ここでは，主な臓器における自律神経系の機能について概説する。多くの効果器は，交感神経，副交感神経の二重支配を受けているが，例えば，血管，汗腺，肝臓，腎臓など交感神経系の支配しか受けていないものもある（表 2-1-3）。機能を仲介する受容体サブタイプについては，2 章 2, 4 に述べられているため詳述しないが，表 2-1-3 を参照して理解してもらいたい。

眼

瞳孔サイズの調節（**瞳孔散大筋**および**瞳孔括約筋**による），ピントの調節（**毛様体筋**による），および眼房水生成の調節（**毛様体上皮**による）を行っている。瞳孔散大筋は交感神経，瞳孔括約筋は副交感神経によって支配を受けており，交感神経の活性化によって瞳孔は散大（**散瞳**）し，副交感神経の活性化によって瞳孔は縮小（**縮瞳**）する。また，毛様体筋は主に副交感神経によって支配されており，副交感神経の活性化によって収縮し，水晶体の厚みを増すことによって近い距離にピントを合わせる。毛様体上皮は交感神経の活性化によって眼房水の生成を増加させる。

心臓

心拍数，**収縮力**，**刺激伝導速度**の調節を行っている。心臓の自律神経支配は，交感神経系と副交感神経系で違いがある。交感神経系は心臓全体（洞房結節，心房，房室結節，心室）を支配しているのに対し，副交感神経系による支配は，心臓上部（洞房結節，心房，房室結節）であり，心室への支配はみられない。交感神経系の活性化により，心拍数は増加し（陽性変時作用），心房筋および心室筋の収縮力は増強し（陽性変力作用），心臓各部位の刺激伝導速度は増す（陽性変伝導作用）。一方，副交感神経系の活性化により，心拍数は低下し（陰性変時作用），心房筋の収縮力が低下し

表 2-1-3 主な臓器に対する自律神経系の効果と関与する受容体

臓器	交感神経系 効果	交感神経系 受容体	副交感神経系 効果	副交感神経系 受容体
眼	瞳孔散大筋：収縮（散瞳）	α_1	瞳孔括約筋：収縮（縮瞳）	M_3
眼	毛様体筋：弛緩（重要な役割はない）	β_2	毛様体筋：収縮（近接視の調節）	M_3
眼	毛様体上皮：眼房水の産生亢進	β		
心臓	洞房結節：心拍数増加	$\beta_1 \gg \beta_2$	洞房結節：心拍数低下	M_2
心臓	房室結節：伝導速度促進		房室結節：伝導速度抑制	
心臓	心房筋：収縮力増強		心房筋：収縮力低下	
心臓	心室筋：収縮力増強		心室筋：ほとんど影響がない	
血管	動静脈平滑筋：収縮	α_1	内皮細胞：血管弛緩因子（NO）放出（神経支配はない）	M_3
血管	動静脈平滑筋：弛緩	β_2		
血管	骨格筋動脈：弛緩	β_2		
肺	気管・気管支平滑筋：弛緩	β_2	気管・気管支平滑筋：収縮	M_3
肺	気道分泌：抑制	α_1	気道分泌：促進	M_3
唾液腺	分泌増加（少量）	α_1	分泌増加（大量）	M_3
消化管	腸管平滑筋：弛緩	β_2	腸管平滑筋：収縮促進	M_3
消化管	括約筋：収縮	α_1	括約筋：弛緩	M_3
消化管	外分泌：影響ない		外分泌：促進	M_3
肝臓	グリコーゲン分解と糖新生	β_2		
腎臓	傍糸球体細胞：レニン分泌の促進	β_1		
膀胱	膀胱平滑筋：弛緩	β_3	膀胱平滑筋：収縮	M_3
膀胱	括約筋：収縮	α_1	括約筋：弛緩	M_3
子宮	子宮平滑筋：弛緩	β_2		
男性生殖器	射精	α_1	勃起	M_3
皮膚	汗腺（体温調節に関与）：分泌亢進	M_3		
皮膚	汗腺（精神活動に関与）：分泌亢進	α_1		
皮膚	立毛筋：収縮	α_1		

左側が交感神経系，右側が副交感神経系である。アドレナリン作動性をピンク，コリン作動性をブルーで示している。白は神経支配が認められない箇所である。
α_1, β_1, β_2, β_3：アドレナリン受容体のサブタイプ，M_2, M_3：ムスカリン受容体のサブタイプ

（陰性変力作用：神経支配の関係から，心室筋に対する影響はほとんどみられない），房室結節の伝導速度が低下する（陰性変伝導作用：神経支配および影響する電流の関係から，他の部位への影響は少ない）。

血管

交感神経系による支配のみであり，**血管緊張度**の調節を行っている。副交感神経系の活性化によって血管緊張度は影響を受けないが，ムスカリン作用薬（2章2で述べられる）は，血管平滑筋を強力に弛緩させる。その理由は，ムスカリン作用薬によって血管内皮細胞のムスカリン受容体（神経支配を受けていない）が活性化され，内皮由来弛緩物質 NO（一酸化窒素）が放出されるからである。これは，自律神経系の活性化による効果と自律神経系伝達物質の効果が必ずしも同じではないことを示す例である。

交感神経系の活性化によって，**α_1受容体**が刺激されると血管平滑筋は収縮し，**β_2受容体**が刺激されると血管平滑筋は弛緩する。注意してもらいたいことは，アドレナリン作動性神経の伝達物質である NA は β_2 受容体に対する作用がほとんどないことである（2章4「アドレナリン作用薬」参照）。交感神経系の活性化によって β_2 受容体が刺激されるのは，副腎髄質から放出された**アドレナリン**による作用が大きい。交感神経系の活性化に対する各血管床の反応は，発現する受容体サブタイプによって異なるが，内臓，皮膚など多くの部位の血管床では α_1 受容体による収縮がみられる。骨格

筋の血管床は特徴的であり，β_2受容体による弛緩がみられる。交感神経系が「闘争か逃避か」の生体反応を引き起こすことを考えてみると，骨格筋への血流が増加することはきわめて合理的であることがわかる。

肺

気道抵抗および**気道分泌**の調節を行う。気管および気管支の平滑筋は，交感神経系の活性化によって拡張し（**β_2受容体**を介する），副交感神経系の活性化によって収縮する（**M_3受容体**を介する）。交感神経系の活性化によるβ_2受容体を介した反応は，前述のようにアドレナリンの作用によるものが大きい。また，気管支腺の分泌は交感神経系の活性化によって抑制され，副交感神経系の活性化によって増大する。

唾液腺

分泌の調節を行う。副交感神経の活性化によって大量の分泌が起こり，交感神経の活性化によっても，少量であるが同様に分泌が起こる。表2-1-3に示すように，副交感神経の活性化による作用はムスカリン受容体を介したものであるため，抗コリン作用薬の副作用として**口渇**が認められる（2章3「コリン作用薬」参照）。

消化管

消化管壁内には第3の自律神経系とみなされることもある腸神経系（筋層間神経叢であるアウエルバッハ〈Auerbach〉神経叢と粘膜下神経叢であるマイスナー〈Meissner〉神経叢）が存在している。交感神経系，副交感神経系は直接あるいはこれら神経叢を介して**消化管平滑筋**および**分泌**の調節を行っている。消化管は蠕動運動，分節運動を行い，内容物を吻側に送るが，内容物が送られるためには**消化管壁**の平滑筋が収縮する際に**括約筋**が弛緩しなければならない。副交感神経系が活性化すると，消化管壁平滑筋が収縮し，括約筋は弛緩する。また，分泌腺からの分泌が増大する。交感神経系の活性化は，平滑筋に対しては副交感神経系と反対の作用を起こす。分泌腺に対しての影響はない。消化管の機能調節においては，交感神経系よりも副交感神経系の働きのほうが大きい。副交感神経系が「休息と消化」の反応を引き起こすことを思い出してほしい。

肝臓

交感神経系による支配のみであり，**糖代謝**の調節を行っている。交感神経系の活性化によって，グリコーゲン分解と糖新生が亢進する。

腎臓

交感神経系による支配のみであり，**レニン分泌**の調節を行っている。交感神経系の活性化によって，レニンの分泌が亢進する。交感神経系の活性化によって血圧が上昇するが，それには神経伝達物質が血管平滑筋を直接収縮させることに加え，レニン-アンジオテンシン-アルドステロン系を介した作用も関わっている。

膀胱

排尿の調節を行っている。副交感神経系の活性化により，膀胱壁平滑筋が収縮し，括約筋は弛緩し，排尿が促される。交感神経系の活性化は，膀胱平滑筋の弛緩と括約筋の収縮をもたらす。

生殖器

◆**子宮平滑筋**◆

交感・副交感両神経系により収縮の調節を行っている。交感神経系の活性化による子宮平滑筋の弛緩（β_2受容体を介する）は，治療学的にも重要である。

◆**男性生殖器**◆

副交感神経系の活性化は，海綿体の血液量を増加させ，勃起を引き起こす。交感神経系の活性化は，精囊，前立腺などを収縮させ，射精を起こす。

皮膚

◆汗腺◆

体温調節に関わり全身に存在する汗腺と精神活動に関係し局所的に存在する汗腺があるが，両者とも交感神経系による支配である．しかし，両者を支配する交感神経の節後線維から放出される伝達物質は異なっており，前者がAChであるのに対し，後者はNAである．交感神経の活性化により，両方の汗腺とも分泌が亢進する．

◆立毛筋◆

交感神経系による支配のみであり，交感神経の活性化により立毛筋が収縮する．寒冷時など体温調節のために，外部環境と接する面積を小さくするように機能する．

参考文献
1) Numa S et al：Cold Spring Hard Symp Quant Biol 48 Pt 1：57-69, 1983
2) Ahlquist RP：J Pharm Sci 55：359-367, 1966
3) Uchiyama T et al：J Smooth Muscle Res 40：237-247, 2004
4) Lefkowitz RJ：Acta Physiol（Oxf）190：9-19, 2007
5) McCorry LK：Am J Pharm Educ 71：78, 2007

【石井　邦明】

2 コリン作用薬

目標
- コリン作用薬の薬理作用，臨床適用を理解する。

　コリン作用薬とは，副交感神経伝達物質であるアセチルコリン（acetylcholine：ACh）と同様の作用を示す薬物である。コリン作用薬には，①ACh受容体に直接結合して受容体を活性化する薬物（ACh受容体作用薬）と，②ACh受容体には直接作用せず，AChの分解を阻害してシナプス間隙のACh濃度を高め，間接的にACh受容体を活性化させる薬物（コリンエステラーゼ阻害薬）に大別される。またACh受容体作用薬は，ムスカリン受容体作用薬とニコチン受容体作用薬に分類される。

アセチルコリンとアセチルコリン受容体

　AChは，コリン作動性神経終末において，コリンと，主に解糖系から供給されるアセチルCoAを基質としてコリンアセチルトランスフェラーゼの働きによって生合成される。生合成されたAChは，小胞AChトランスポーターを介してシナプス小胞内に貯蔵される。神経興奮が神経終末に達して細胞膜が脱分極すると，電位依存性Ca^{2+}チャネルが開口して細胞外から神経終末内にCa^{2+}が流入する。このCa^{2+}流入が引き金となってシナプス小胞はシナプス前膜付近に移動し，細胞膜との接着・融合後，小胞内のAChがシナプス間隙に開口分泌される（エキソサイトーシス）。遊離されたAChは，シナプス後膜に存在するムスカリン性あるいはニコチン性ACh受容体と結合して生理作用を引き起こす。なお，シナプス間隙に存在するAChはコリンエステラーゼ（cholinesterase：ChE）によって速やかにコリンと酢酸に分解され，コリンはシナプス前膜のコリントランスポーターを介して神経終末内に取り込まれ，AChの生合成に再利用される（図2-2-1）。

　AChの作用はムスカリン性ACh受容体（muscarinic acetylcholine receptor：mAChR）とニコチン性ACh受容体（nicotinic acetylcholine receptor：nAChR）によって引き起こされる。ムスカリン受容体には5種類のサブタイプ（$M_1 \sim M_5$）がある（表2-2-1）。M_1，M_3，M_5受容体の刺激はG_qタンパク質を介してホスファチジルイノシトール（phosphatidylinositol：PI）代謝回転の亢進と細胞内Ca^{2+}濃度の上昇を生じ，M_2，M_4受容体の刺激は，G_iタンパク質を介してアデニル酸シクラーゼ活性を低下させ，cAMP（サイクリックアデノシン一リン酸〈cyclic adenosine monophosphate〉/PKA（プロテインキナーゼ〈protein kinase〉系を抑制する。一方，ニコチン受容体には筋肉型N_M受容体，神経型N_N受容体（末梢と中枢）があり，陽イオンチャネルを開口してNa^+，Ca^{2+}の細胞内流入（膜電位の脱分極），あるいはK^+の細胞外流出（膜電位の過分極）を引き起こす。全体としての効果は脱分極である。

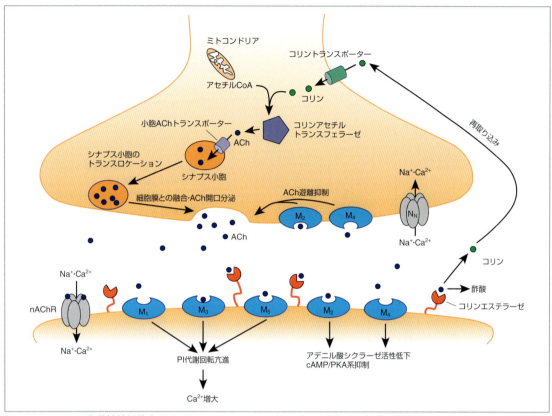

図2-2-1　コリン作動性神経終末におけるアセチルコリン（ACh）の動態（生合成・貯蔵・遊離・分解・再取り込み）
M_1〜M_5：ムスカリン性アセチルコリン受容体サブタイプ，nAChR：ニコチン性アセチルコリン受容体，N_N：神経型ニコチン性アセチルコリン受容体，PI：ホスファチジルイノシトール，cAMP：サイクリックアデノシン一リン酸，PKA：プロテインキナーゼA

表2-2-1　ムスカリン受容体サブタイプの代表的な存在部位

M_1受容体	中枢神経系，自律神経節，胃腺
M_2受容体	中枢神経系，自律神経終末，心臓，平滑筋
M_3受容体	中枢神経系，瞳孔，平滑筋，唾液腺
M_4受容体	中枢神経系
M_5受容体	中枢神経系

ムスカリン受容体作用薬
（muscarinic receptor agonist）

コリンエステル類と天然アルカロイド

　ACh受容体に直接結合するコリン作用薬には，ACh，メタコリン，カルバコール，ベタネコールなどのコリンエステル類，またアルカロイドであるムスカリンやピロカルピンなどがある．AChはムスカリン受容体およびニコチン受容体に結合し，作用も一過性であるため，臨床応用は麻酔後の腸管麻痺や急性胃拡張，円形脱毛症等に制限される（表2-2-2）．

ムスカリン受容体作用薬（直接型）

◆アセチルコリン◆

薬理作用

　AChは，自律神経（交感・副交感神経）節前線維，副交感神経節後線維，体性運動神経，中枢神経系のコリン作動性神経の神経伝達物質であり，ムスカリン様作用およびニコチン様作用を現す．なお，AChは第四級アンモニウム塩であり（図2-2-2），全身投与しても血液脳関門を通過しないため中枢性作用は発現しない．また，全身投与した

表2-2-2 コリン作用薬の構造分類と作用・臨床適用（コリンエステル類，アルカロイドなど）

分類	一般名	ChEによる分解（ChE感受性）	ムスカリン様作用	ニコチン様作用	臨床適用
コリンエステル類	アセチルコリン	○	○	○	麻酔後の腸管麻痺，急性胃拡張，円形脱毛症
	メタコリン	○	○	△	気道過敏性検査（診断薬）
	カルバコール	―	○	○	―
	ベタネコール	―	○	―	慢性胃炎，術後・分娩後の腸管麻痺，尿閉
	アクラトニウム	○	○	―	慢性胃炎，胆道ジスキネジア，術後の消化器機能障害
	カルプロニウム		○		脱毛症（円形・悪性・壮年性など），乾性脂漏，尋常性白斑
アルカロイド	ムスカリン		○		
	ピロカルピン		○	―	緑内障，診断・治療用縮瞳，シェーグレン症候群の口腔乾燥症状
その他	セビメリン		○	―	シェーグレン症候群の口腔乾燥症状
アルカロイド	ニコチン	―	―	○	禁煙補助
その他	バレニクリン	―	―	△	禁煙補助 ※$\alpha_4\beta_2$nAChR部分作用薬

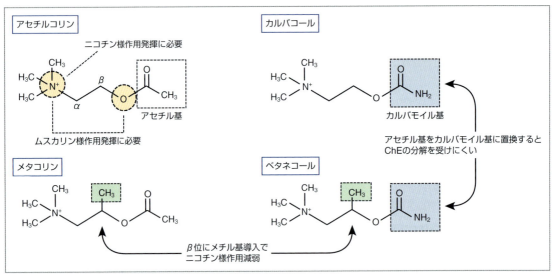

図2-2-2 コリンエステル類構造活性相関
ニコチン様作用には第四級アンモニウムカチオンが必要であり，β位にメチル基が入るとニコチン様作用は減弱する。ムスカリン様作用には第四級アンモニウムカチオンとエーテル酸素の両方が必要である。カルバコールやベタネコールのようにアセチル基をカルバモイル基に置換するとコリンエステラーゼ（ChE）による分解を受けにくくなり，生体内半減期は長くなる。第四級アンモニウムカチオンは第四級オニウム基ともよばれ，一般式はNR_4^+で表され，R（側鎖）はアルキル基もしくはアリール基。

場合，偽性ChEおよび真性ChEによって速やかに分解されるため，その作用は一過性である。

ムスカリン様作用

血管 AChが血管内皮細胞のM_3受容体に作用して細胞内Ca^{2+}濃度を上昇させ，一酸化窒素（nitric oxide：NO）合成酵素を活性化し，NO産生を増大させる。生成したNOは血管平滑筋細胞のグアニル酸シクラーゼを介してサイクリックグアノシン一リン酸（cyclic guanosine monophosphate：cGMP）産生を増大させ，プロテインキナーゼG（protein kinase G：PKG）を活性化する。その結果，Ca^{2+}ポンプによる細胞内Ca^{2+}濃度の低下やK^+チャネル開口による過分極，ミオシン軽鎖ホスファターゼの活性化などによって平滑筋は弛緩し，血圧は低下する。また，交感神経終末に作用してノルアドレナリン遊離を阻害し，血管緊張を抑制する。

心臓 洞房結節（M_2），房室結節（M_2）や心房筋

(M_2)に作用し，心機能を抑制する。特にM_2受容体刺激後のK^+チャネル活性化によって洞房結節細胞は過分極となり，心拍数が減少する（陰性変時作用）。また，房室結節の伝導速度は遅くなり（陰性変伝導作用），心房筋の収縮力は減弱する（陰性変力作用）。

消化管・気管支 胃腸管，胆管の平滑筋（M_3）を収縮させ，胃腸の蠕動運動を亢進する。また，気管支平滑筋（M_3）は収縮し，気管支分泌を増加させる。

外分泌 気管支腺，唾液腺，汗腺，涙腺の外分泌を亢進させる（M_3）。

膀胱 膀胱排尿筋（膀胱平滑筋）を収縮させ（M_3），膀胱三角筋と膀胱括約筋（M_3）は弛緩させることによって排尿を促進する。

眼 AChは瞳孔括約筋（M_3）を収縮し，縮瞳させる（図2-2-3）。また毛様体筋（M_3）は収縮し，水晶体が厚みを増すことによって視点を近点に固定する（近視性調節麻痺）。毛様体筋の収縮によりシュレム管が開口して眼房水が流出し，眼圧を低下させる（表2-2-3）。

ニコチン様作用

少量（$2\,\mu g/kg$, i.v.）のAChを投与するとムスカリン様作用（血圧降下や心拍数の減少）が現れるが，ムスカリン受容体拮抗薬であるアトロピン（$2\,mg/kg$, i.v.）を前処置してから大量（$2\,mg/kg$, i.v.）のAChを投与すると，血圧は上昇する（AChの血圧反転）。これはムスカリン受容体遮断下において，自律神経節および副腎髄質のN_N受容体にAChが作用して生じたカテコールアミン（アドレナリンおよびノルアドレナリン）遊離によるものである（図2-2-4）。

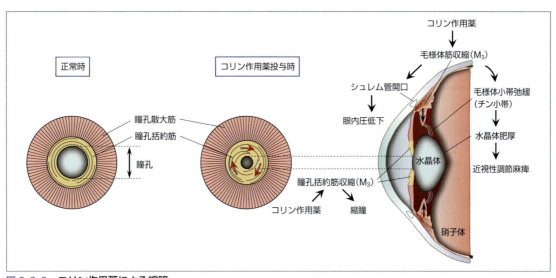

図2-2-3 **コリン作用薬による縮瞳**

表2-2-3 **コリン作用薬および抗コリン作用薬による瞳孔括約筋と毛様体筋の反応**

分類	薬物名	毛様体筋	瞳孔括約筋	適応
コリン作用薬	ピロカルピン ジスチグミン	収縮（眼圧低下）	収縮（縮瞳）	緑内障
抗コリン作用薬	アトロピン シクロペントラート トロピカミド	弛緩（眼圧上昇）	弛緩（散瞳）	眼底検査 調節麻痺 禁忌：緑内障

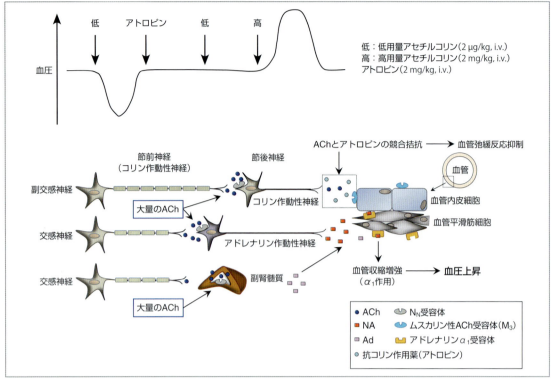

図 2-2-4　アトロピンによるアセチルコリン（ACh）の血圧反転（作用機序）
アトロピン（抗コリン作用薬）投与後に高用量の ACh 投与によって生じる血圧の上昇を，ACh の血圧反転という．アトロピンにより ACh のムスカリン様作用を抑制すると，低用量の ACh では血圧に変動はみられないが，高用量の ACh では血圧は上昇する．これは，高用量の ACh が交感神経節および副腎髄質のニコチン性 ACh 受容体（N_N）を刺激し，交感神経節後線維からのノルアドレナリン（NA）と副腎髄質からのアドレナリン（Ad）遊離を促進したためである．

◆メタコリン◆

メタコリン（methacholine）は，ACh の β メチル同族体であり，ACh 受容体に直接作用する．喘息診断における気道過敏性検査（メタコリン負荷試験）に用いる医療用体内診断薬である．すなわち，喘息を有する被験者がメタコリンを含む溶液を吸入した場合，健康被験者と比べてメタコリンに対する感受性が高く，より低用量で気管支収縮が生じる．

◆カルバコール◆

カルバコール（carbachol）は，アセチルコリン様の副交感神経刺激作用をもつコリンエステルの 1 つである．ACh と異なり ChE による分解を受けず，その作用には持続性がある．また，強力なニコチン様作用も併せもつ．現在は医薬品として用いられていない．

◆ベタネコール◆

ベタネコール（bethanechol）は ACh とは異なり，ChE による加水分解を受けにくいため体液中でも安定性が高く，ニコチン様作用を示さない副交感神経興奮薬である．主として消化管や膀胱の平滑筋に作用し，蠕動運動の亢進や膀胱排尿筋を収縮させ，また胃液分泌を促進するので，特に慢性胃炎や迷走神経切断後の消化管機能低下，術後の腹部ガス膨満，低緊張性膀胱による排尿困難（尿閉）などの治療に効果を発揮する．

◆カルプロニウム◆

カルプロニウム（carpronium）は ChE に抵抗性

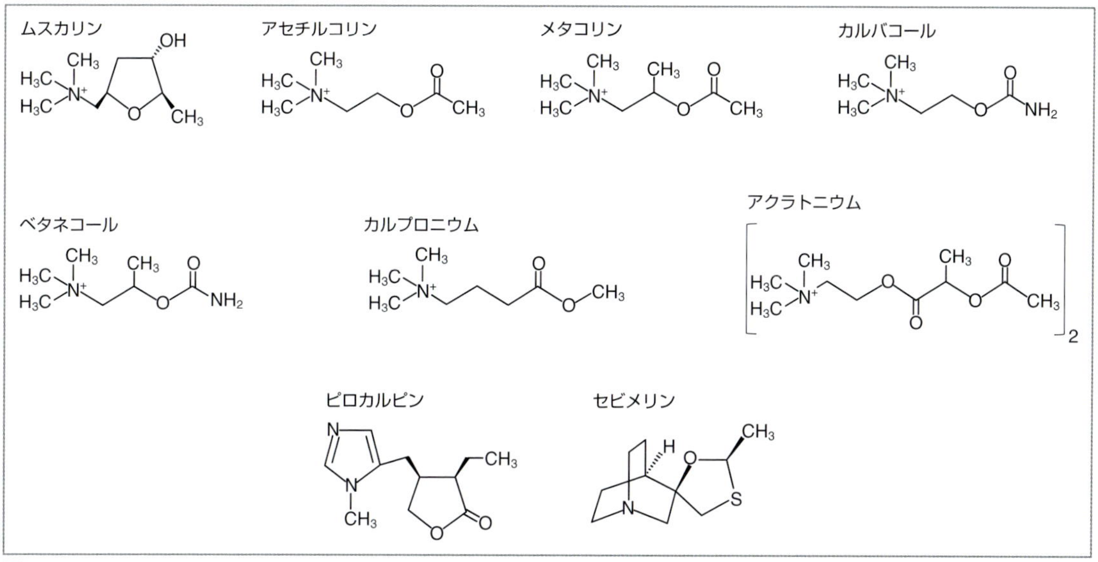

図2-2-5 ムスカリン，アセチルコリン，メタコリン，カルバコール，ベタネコール，カルプロニウム，アクラトニウム，ピロカルピン，セビメリンの化学構造

を示し，局所血管拡張作用，毛細血管内血流増加作用および，局所の代謝促進作用を示す。また機能低下状態にある毛嚢に作用して，発毛を促進するため，円形・悪性・壮年性などの各種脱毛症や乾性脂漏および尋常性白斑の治療に用いられる。

◆アクラトニウム◆

アクラトニウム（aclatonium）は消化管平滑筋に存在するムスカリン受容体に直接作用し，消化管運動を促進する。消化管手術後など迷走神経が切離されている患者でも直接作用し，消化器機能障害を改善する。

◆ピロカルピン◆

ピロカルピン（pilocarpine）は，南米の植物の*Pilocarpus*属の葉に存在するアルカロイドで，ムスカリン受容体に作用する副交感神経作用薬である。副交感神経支配の瞳孔括約筋M_3受容体に直接作用して収縮させ，その結果縮瞳する。また毛様体筋のM_3受容体にも作用して収縮させるため，線維柱帯が広がり，眼房水流出が促進される結果，眼圧は低下する。緑内障の治療や，診断または治療を目的とする縮瞳薬として用いられてい

る。一方，唾液腺腺房細胞のM_3受容体を刺激して，細胞内Ca^{2+}を増加させ，腺腔内への水および顆粒タンパク質の分泌を亢進することにより唾液分泌を促進するため，シェーグレン（Sjögren）症候群患者の口腔乾燥症状の治療にも用いられる。

◆セビメリン◆

セビメリン（cevimeline）はキヌクリジン環を基本構造とするACh類似のラセミ体化合物であり，唾液腺細胞のM_3受容体に作用してPI代謝回転を濃度依存的に亢進させることによって，唾液分泌を促進する。シェーグレン症候群患者の口腔乾燥症状の改善に用いる。

禁忌

ムスカリン受容体作用薬（内服）は，コリン作用を増強するため気管支瑞息，冠動脈閉塞，強度の徐脈，甲状腺機能亢進症，てんかん，パーキンソニズム，消化性潰瘍，消化管および膀胱頸部に閉塞を有する患者などには使用できない。

ニコチン受容体作用薬

ニコチン受容体作用薬（nicotinic receptor agonist）には自律神経節および副腎髄質の神経型N_N受容体に作用する薬物と神経筋接合部の筋肉型N_M受容体に作用する薬物がある。

◆ニコチン◆

ニコチン（nicotine）はタバコに含まれる無色，揮発性，水溶性の天然アルカロイドであり，口腔・鼻腔・胃腸の粘膜，肺，皮膚から容易に吸収される。臨床的には禁煙補助薬（貼付剤）としての使用に限られている。

薬理作用

中枢神経系では，$α_4β_2$もしくは$α_7$ニコチン受容体を介して化学受容器を刺激し，また自律神経節ではN_N受容体刺激による交感・副交感神経伝達の促進，次いでN_N受容体の持続的な脱分極により伝達遮断を引き起こす。すなわち，ニコチンの少量投与では刺激作用（呼吸促進，血圧上昇，心拍数減少，縮瞳，胃酸分泌促進，副腎髄質からのカテコールアミン遊離の促進等）が現れるが，大量投与では初期に著明な刺激作用が生じた後に抑制作用（振戦，呼吸抑制，血圧下降，心拍数増加，散瞳，胃酸分泌抑制，副腎からのカテコールアミン遊離の抑制等）がみられる。同様に，神経筋接合部においては骨格筋N_M受容体刺激によって一過性の筋収縮や筋線維性れん縮が生じ，その後，脱分極状態を持続させることで筋弛緩と麻痺を引き起こす。

◆バレニクリン◆

バレニクリン（varenicline）は，ニコチン性ACh受容体に対する部分作用薬であり，ニコチン依存症の形成に寄与する$α_4β_2$ニコチン受容体に対して高い結合親和性をもつ。バレニクリンが脳内の$α_4β_2$ニコチン受容体に結合すると，ニコチンの作用を遮断して喫煙による満足感を抑制し（拮抗作用），また同時に，ニコチンの作用で放出されるよりも少量のドパミンを放出させ，禁煙に伴う離脱症状やタバコに対する切望感を軽減する（刺激作用）。バレニクリンは，ニコチンを含まず，$α_4β_2$ニコチン受容体に対して作用薬および拮抗薬の両性質をもつ画期的な禁煙補助薬である。

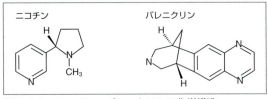

図2-2-6　ニコチン，バレニクリンの化学構造

コリンエステラーゼ

コリンエステラーゼ（ChE）には，AChのみを分解するアセチルコリンエステラーゼ（AChE，真性ChE〈true cholinesterase〉）と他のコリンエステルも分解できるブチリルコリンエステラーゼ（〈butyrylcholinesterase：BuChE〉，偽性ChE〈pseudocholinesterase〉もしくは血漿ChE〈plasma cholinesterase〉ともいう）がある。神経組織や赤血球などにはアセチルコリンエステラーゼが存在し，ブチリルコリンエステラーゼは肝臓や血漿に存在している。

また異型ChE（偽性ChEに変異が生じたもの）をもつ人の場合，筋弛緩薬スキサメトニウム（ACh2分子が結合した構造を有する）の作用遷延が生じる。特にホモ接合体患者では，スキサメトニウムの作用時間は数時間にまで延長する。なお，異型ChEの存在を調べるためには，偽性ChE阻害作用を有するジブカイン（局所麻酔薬）によるChE活性の低下を検査する（ジブカインナンバー）。すなわち，ジブカインは正常の偽性ChEを約80％阻害できるのに対し，異型の場合は約20％しか阻害できないため，この差を調べる。

コリンエステラーゼによる
アセチルコリン分解

AChは第四級アンモニウム塩化合物であるため，ChEの活性中心にある陰イオン部と電気的に

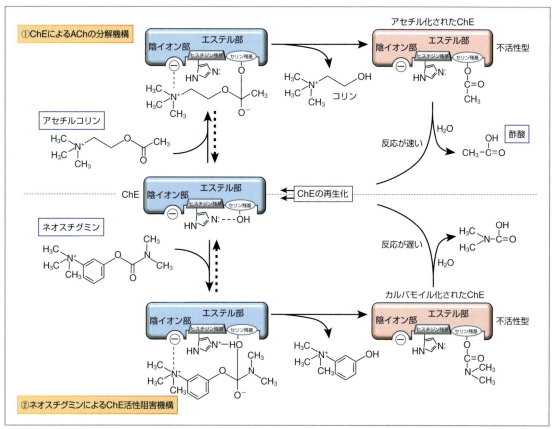

図 2-2-7 コリンエステラーゼ（ChE）によるアセチルコリン（ACh）の分解反応と可逆的 ChE 阻害薬の作用機序
①ACh は ChE と結合後，エステル結合が切断されコリンを遊離する．一方，アセチル化された酵素は不安定なため，急速に加水分解され，酢酸を遊離する．②ネオスチグミンは ChE と結合後分解され，これに伴って ChE はカルバモイル化される．カルバモイル化された ChE の加水分解には時間を要するため，ChE の再生が遅れる．

結合する（非共有結合）（図 2-2-7）．また ChE の活性中心にはアセチル基と反応するエステル部があり，エステル部セリン残基の OH 基によって ACh のエステル結合は切断され，コリンの遊離が生じる．なお，ChE 自体はアセチル化され不活性型となるが，構造的に不安定なため，加水分解を受けて酢酸を遊離し，活性型に回復する．

コリンエステラーゼ阻害薬

コリンエステラーゼ阻害薬（cholinesterase inhibitor）は ChE による ACh の分解を可逆的もしくは不可逆的に抑制することで，ムスカリンおよびニコチン受容体と ACh の反応を持続的に増強し，副交感神経興奮症状を引き起こす．ChE を可逆的に阻害する薬物には中枢移行性の第三級アミンと非移行性の第四級アンモニウム化合物があり，ムスカリン様作用増強に基づく緑内障や認知症の治療に用いられる．一方，運動神経と筋肉との連結部（神経筋接合部）での ACh 濃度上昇によりニコチン様作用が増大するため，重症筋無力症の診断や治療にも用いられる（表 2-2-4）．なお，有機リン系化合物（殺虫剤や神経毒ガス）は ChE を非可逆的に阻害する．

表 2-2-4　可逆的コリンエステラーゼ（ChE）阻害薬の作用と臨床適用

一般名	ChE との結合・反応様式	AChE/BuChE の選択性	臨床適用
フィゾスチグミン	ChE のエステル水解部をカルバモイル化	AChE & BuChE	臨床適用なし
エドロホニウム	ChE の陰イオン部に結合	AChE＞BuChE	重症筋無力症（診断），筋弛緩薬投与後の遷延性呼吸抑制の作用機序の鑑別診断
アンベノニウム		AChE≫BuChE	重症筋無力症（治療）
ジスチグミン	ChE の陰イオン部に結合 ChE のエステル水解部をカルバモイル化	AChE & BuChE	重症筋無力症（治療），手術後および神経因性膀胱などの低緊張性膀胱による排尿困難，緑内障
ネオスチグミン		AChE & BuChE	重症筋無力症（治療），慢性胃炎，術後・分娩後の腸管麻痺および排尿困難
ピリドスチグミン		AChE & BuChE	重症筋無力症（治療）

AChE：アセチルコリンエステラーゼ，BuChE：ブチリルコリンエステラーゼ

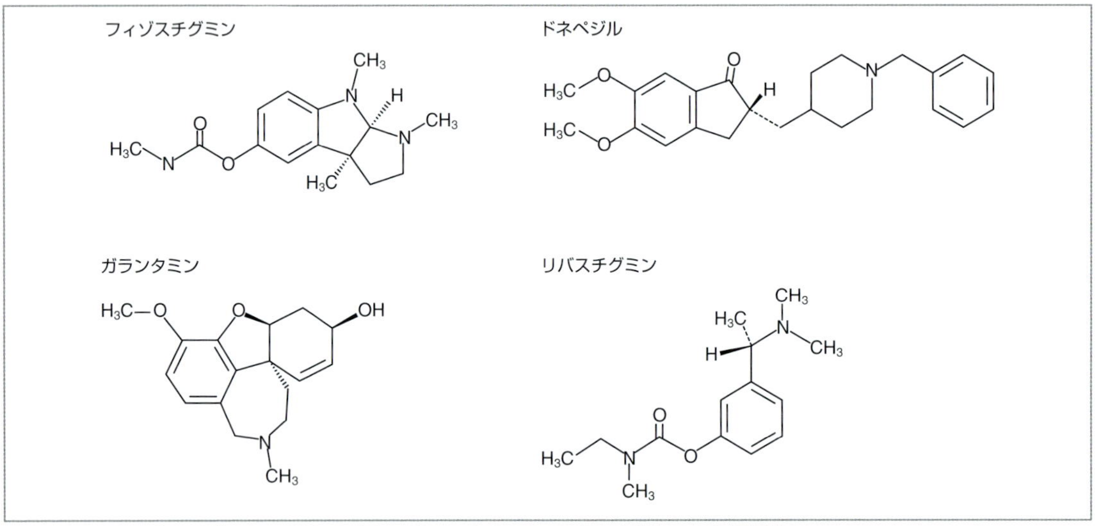

図 2-2-8　フィゾスチグミン，ドネペジル，ガランタミン，リバスチグミンの化学構造

可逆的コリンエステラーゼ阻害薬

◆第三級アミン◆

天然アルカロイド：フィゾスチグミン（physostigmine）。ピペリジン系：ドネペジル（donepezil）。フェナントレンアルカロイド系：ガランタミン（galantamine）。フェニルカルバメート系：リバスチグミン（rivastigmine）。

フィゾスチグミンは，カラバル豆（ナイジェリア・カラバル地方原産）の種子に含まれるアルカロイドである。第三級アミンであるため血液脳関門を通過し，中枢作用を示す。抗コリン作用薬中毒の解毒薬として奏効するが，現在医薬品としては製造されていない。ドネペジルおよびガランタミンは，AChE を可逆的に阻害することにより脳内 ACh 量を増大させ，アルツハイマー型認知症で低下している脳内コリン作動性神経を賦活化し，認知症症状の進行を抑制する（表 2-2-5）。ガランタミンはニコチン性 ACh 受容体（nAChR）の ACh 結合部とは異なる部位（アロステリック部位）に結合し，ACh による nAChR の活性化を増強する作用を併せもつ。リバスチグミンはChEと結合した後の解離が極めて遅いため，偽非可逆的な阻害作用を示す。また，末梢の BuChE に対する阻害作用もあり，経口剤では急激な血中濃度の

表 2-2-5　その他のコリンエステラーゼ（ChE）阻害薬の作用と臨床適用

一般名	ChE 阻害	AChE/BuChE の選択性	臨床適用
ドネペジル	可逆的	AChE≫BuChE	アルツハイマー型認知症，レビー小体型認知症
ガランタミン	可逆的	AChE＞BuChE	軽度および中等度のアルツハイマー型認知症における認知症症状の進行抑制
リバスチグミン	偽非可逆的	AChE≦BuChE	軽度および中等度のアルツハイマー型認知症における認知症症状の進行抑制

AChE：アセチルコリンエステラーゼ，BuChE：ブチリルコリンエステラーゼ

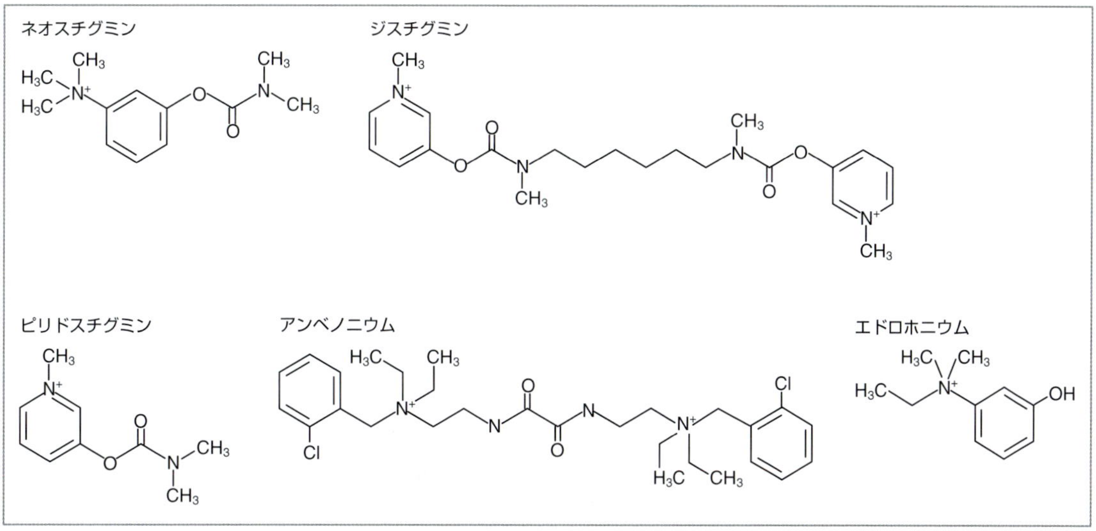

図 2-2-9　ネオスチグミン，ジスチグミン，ピリドスチグミン，アンベノニウム，エドロホニウムの化学構造

上昇に伴って悪心や嘔吐などの消化器症状が副作用として出現する。そのため日本では，血中濃度の上昇が緩徐であり，吸収性の優れた経皮吸収型製剤（パッチ剤）のリバスチグミンが用いられている。

◆**第四級アンモニウム化合物**◆

カルバメート系（carbamates）：ネオスチグミン（neostigmine），ジスチグミン（distigmine），ピリドスチグミン（pyridostigmine），アンベノニウム（ambenonium）。非カルバメート系：エドロホニウム（edrophonium）。

カルバメート系（もしくはカルバミン酸エステル類）は ChE のセリン残基の水酸基をカルバモイル化することで ChE を可逆的に阻害する（図2-2-7）。カルバミン酸エステル類の加水分解（代謝）も ChE との共有結合を介して行われるが，その速度は ACh の代謝よりも遅く，不活性型の状態が持続する。また，ChE の陰イオン部のみで結合するエドロホニウム（非カルバメート系）よりも ChE の阻害時間は長くなる。

第四級アンモニウム化合物は，構造中に第四級アンモニウムカチオンを有するため血液脳関門を通過せず，中枢作用は示さない。すなわち，末梢の AChE を阻害して ACh のムスカリン様作用およびニコチン様作用を持続的に増強する。またネオスチグミンとピリドスチグミンには，ニコチン受容体に対する直接刺激作用もある。一方，エドロホニウムは ChE との相互作用が非共有結合（ChE の陰イオン部のみで結合）であるため，ChE 阻害作用は速効・一過性（短時間作用型）である。AChE の陰性荷電は BuChE よりも大きいため，エドロホニウムは AChE に対する選択性が高い。重症筋無力症の診断や筋弛緩剤投与後の遷延性呼吸抑制の作用機序鑑別診断に用いられる。

コリンエステラーゼ阻害薬の薬理作用

◆ムスカリン様作用◆

ムスカリン受容体を刺激して，縮瞳（瞳孔括約筋 M_3），毛様体筋収縮（M_3），徐脈（洞房結節 M_2），気管支収縮（平滑筋 M_3），消化管運動亢進（平滑筋 M_3），外分泌促進（M_3）が現れる。

◆ニコチン様作用◆

自律神経節および副腎髄質のニコチン受容体を介する作用が現れる。また，運動神経支配の骨格筋終板では，はじめに骨格筋のれん縮がみられるが，持続的にニコチン受容体を刺激するため，筋力の低下（脱分極性遮断）を引き起こす（コリン作動性クリーゼ〈cholinergic crisis〉）。このため，ChE 阻害薬によるニコチン様作用は競合性神経筋接合部遮断薬によって減弱するが，それとは対照的に，スキサメトニウムなど脱分極性遮断薬による筋弛緩作用は増強かつ持続する。

◆中枢作用◆

第三級アミンの ChE 阻害薬は脳内の ACh 量を増加させ，コリン作動性神経を賦活させる。例えば，ドネペジルは脳内への移行がよく，BuChE に比べて AChE 阻害作用が強いため，アルツハイマー型認知症やレビー小体型認知症の治療に用いられている。

◆重症筋無力症の診断と治療◆

神経筋接合部における ACh を増大させ，ニコチン様作用に基づく筋収縮を増強する。また，ChE 阻害薬による治療はあくまでも一時的な対症療法であり，本疾患の治療は，原因となる抗体産生の抑制や除去を基本とした免疫療法である。なお，ChE 阻害薬で治療中の患者に短時間作用型のエドロホニウムを投与し，眼筋等の脱力状態が改善すれば ChE 阻害薬の用量不足（筋無力性クリーゼ），逆に症状が悪化すれば用量過剰（コリン作動性クリーゼ）であり，脱力状態の回復の有無によって治療効果を鑑別することができる。

◆抗コリン作用薬中毒の解毒◆

ChE 阻害薬のうち第四級アンモニウム化合物は中枢に移行しないため，抗コリン作用薬による中毒に用いられる場合は，末梢での改善作用に留まる。また，競合性神経筋接合部遮断薬による中毒には解毒薬として奏効するが，脱分極性神経筋接合部遮断薬（スキサメトニウム）では逆に悪化する。

◆中毒◆

ChE 阻害薬の過量投与により，コリン作動性クリーゼ（腹痛，下痢，発汗，流涎，縮瞳，徐脈や呼吸筋麻痺等）が起こることがある。ChE 阻害薬による重症筋無力症あるいは排尿障害の治療中に生じたコリン作動性クリーゼに対しては，解毒薬としてアトロピンを用いる。

非可逆的コリンエステラーゼ阻害薬

有機リン系殺虫剤：パラチオン（現在，使用禁止），フェニトロチオン，マラチオン，ジクロルボス，クロルピリホス，ダイアジノン。神経毒ガス：タブン（tabun），サリン（sarin），ソマン（soman），VX ガス。

有機リン系化合物（有機リン系殺虫剤や神経毒ガス）の脂溶性は高く，呼吸器や皮膚を介して体内に吸収されると，ChE を非可逆的に阻害する。そのため，持続的な副交感神経の興奮，すなわち，発汗，縮瞳，消化管運動の亢進，気管支収縮，血管拡張や徐脈などのムスカリン様作用と，ニコチン様作用による骨格筋の興奮とそれに続く抑制が現れる。また血液脳関門を通過するため，強い中

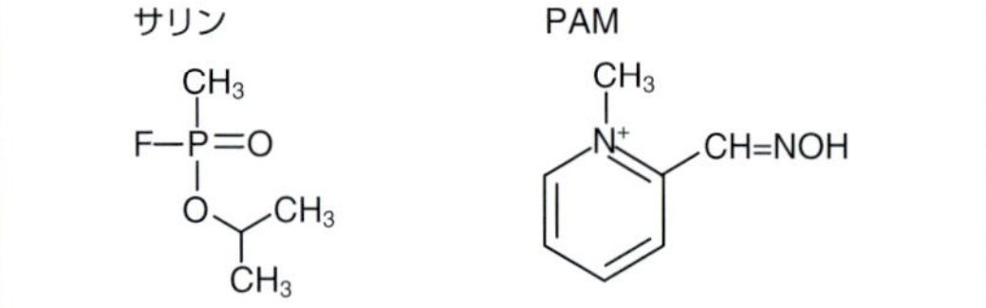

図 2-2-10　サリン，プラリドキシム（PAM）の化学構造

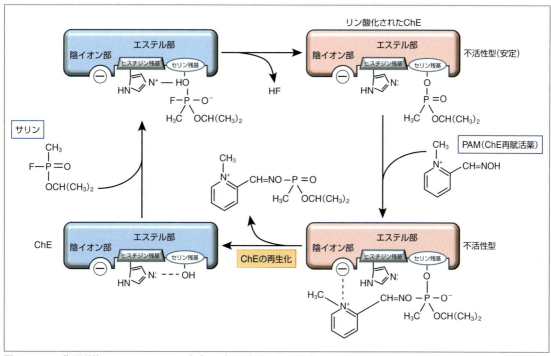

図 2-2-11　非可逆的コリンエステラーゼ（ChE）阻害薬の作用機序
PAM：プラリドキシム

枢作用（めまい，振戦，昏睡，錯乱，幻覚）を示す．気管支閉塞，分泌物増加（ムスカリン様作用），呼吸筋麻痺（ニコチン様作用）および呼吸循環中枢麻痺が主な死因となる．なお，解毒にはアトロピン，ChE 再賦活薬を用いる．

有機リン系化合物が ChE のエステル部セリン残基の水酸基と共有結合後，ChE はリン酸化され安定な不活性型となるため，ChE は長時間にわたって阻害される．ChE 再賦活薬であるプラリドキシム（pralidoxime：PAM）は，構造中のピリジン環 N 原子で ChE の陰イオン部と結合し，またヒドロキシアミン部でリン酸に結合して ChE からリン酸エステルを離脱させ，ChE の酵素活性を回復させる．

本項目で扱った薬物一覧	
薬物	作用機序，特徴，臨床適用など
●ムスカリン受容体作用薬	●ムスカリン受容体を刺激
アセチルコリン	ムスカリン・ニコチン様作用，M_3 受容体を介した血管拡張作用および消化管運動促進作用
メタコリン	ムスカリン様作用と弱いニコチン様作用，喘息診断用薬
カルバコール	ムスカリン様作用・ニコチン様作用ともに強力，臨床適用なし
ベタネコール	M_3 受容体を介した消化管運動亢進作用，M_3 受容体刺激による膀胱の平滑筋収縮作用
カルプロニウム	局所血管拡張作用，脱毛防止および発毛促進
アクラトニウム	消化器機能障害の改善
ピロカルピン	瞳孔括約筋 M_3 受容体に作用して縮瞳，緑内障の治療
セビメリン	唾液腺 M_3 受容体に作用して唾液分泌促進

●ニコチン受容体作用薬	●中枢・自律神経節・副腎髄質のニコチン受容体を刺激
ニコチン	ニコチン様作用，禁煙補助
バレニクリン	$α_4β_2$ニコチン受容体部分作用薬，禁煙補助
●可逆的コリンエステラーゼ阻害薬	●ChEを阻害し，シナプス間隙に蓄積したAChが副交感神経興奮症状を引き起こす
フィゾスチグミン	第三級アミン，中枢移行性あり，臨床適用なし
エドロホニウム	ChEを阻害，短時間作用型，重症筋無力症の診断
ピリドスチグミン 　アンベノニウム	］ChEをカルバモイル化し阻害，重症筋無力症の治療
ネオスチグミン	ChEをカルバモイル化し阻害，重症筋無力症・腸管麻痺・排尿困難の治療
ジスチグミン	ChEをカルバモイル化し阻害，重症筋無力症および緑内障の治療
ドネペジル	AChEを選択的に阻害，認知症症状の進行抑制
ガランタミン	AChEを競合的に阻害，ニコチン受容体活性化による脳内コリン機能を増強，認知症症状の進行抑制
リバスチグミン	AChEおよびBuChEを阻害，認知症症状の進行抑制
●非可逆的コリンエステラーゼ阻害薬	●ChEを非可逆的に阻害し，シナプス間隙に蓄積したAChが持続的な副交感神経興奮症状を引き起こす
有機リン系化合物 　神経毒ガス	］ChEをリン酸化して非可逆的に阻害
●コリンエステラーゼ賦活薬	●リン酸化されたChEを再賦活化する
プラリドキシム	非可逆的ChE阻害薬（有機リン系化合物）の解毒

【大喜多　守】

3 抗コリン作用薬

目標
- 抗コリン作用薬の薬理作用と臨床適用を理解する。

　抗コリン作用薬（anticholinergic drug）とは，副交感神経系の興奮によって生じる生理作用，特にムスカリン性アセチルコリン受容体を介する作用をアセチルコリン（acetylcholine：ACh）との競合拮抗によって抑制する薬物の総称であり，抗ムスカリン薬（antimuscarinic drug）あるいは副交感神経遮断薬（parasympatholytic drug）ともよばれる。一方，ニコチン性ACh受容体遮断作用を有する薬物は，自律神経節遮断薬および神経筋接合部遮断薬に分類される。

ムスカリン受容体拮抗薬

トロパンアルカロイド

アトロピン，スコポラミン
　トロパンアルカロイド（tropane alkaloid）はベラドンナ（*Atropa belladonna*），ハシリドコロ（*Scopolia japonica*），ヒヨス（*Hyoscyamus niger*）などのナス科植物に含まれるトロパン骨格を有するアルカロイド（ベラドンナアルカロイドともよばれている）で（図2-3-1），天然のムスカリン受容体拮抗薬（muscarinic receptor antagonist）である。また，ベラドンナ，ハシリドコロの根茎および根からの抽出物がロートエキスであり，生薬成分としても知られている。天然には*l*-ヒヨスチン（*l*-hyoscine，スコポラミン）と*l*-ヒヨスチアミン（*l*-hyoscyamine）が存在し，抽出過程で*l*-ヒヨスチアミンがラセミ体である*dl*-ヒヨスチアミンになったものがアトロピンである。

　アトロピン（atropine）とスコポラミン（scopolamine）の作用は類似しており，低濃度でムスカリン受容体と結合し，AChのムスカリン様作用を

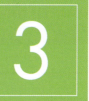

図2-3-1　トロパンアルカロイドの基本骨格

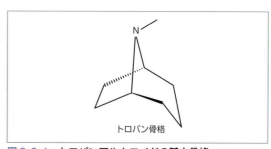

図2-3-2　アトロピン，スコポラミンの化学構造

遮断するが，ニコチン様作用には影響しない。なお，アトロピンの作用時間は長く，心臓，消化管，気管支平滑筋に対する作用が強く，スコポラミンは瞳孔，外分泌腺において著明な作用を示す。また，低用量のアトロピンでは中枢性作用はほとんど現れないが，治療量では迷走神経興奮による徐脈が生じ，高用量では心拍数が増加する。中毒量では中枢興奮作用（不安，せん妄，幻覚等）がみられ，大量では中枢抑制作用による昏睡，呼吸麻痺で死に至る。一方，スコポラミンは心臓への作用が少なく，頻脈を起こしにくいこと，血液脳関門を通過しやすいため，治療量から中枢抑制作用（眠気，多幸感，鎮静，健忘等）が現れるのが特徴である（表2-3-1）。

合成ムスカリン受容体拮抗薬

トロパンアルカロイドは強力な抗ムスカリン様作用を有するが，作用時間は長く，臓器選択性がないことから，全身の諸器官はほぼ一様に影響を受ける。そのため，各器官に比較的選択性があり，また，受容体サブタイプの選択性を高めた散瞳薬，鎮痙薬，気管支拡張薬，頻尿治療薬などが合成され，現在臨床適用されている（表2-3-2）。なお，第三級アミンをアルキル化した第四級アンモニウム化合物は，血液脳関門を通過しないため中枢性副作用は軽減するが，それと同時に消化管からの吸収も悪くなる。

ムスカリン受容体拮抗薬の薬理作用と臨床適用

◆散瞳薬◆

シクロペントラート（cyclopentolate），トロピカミド（tropicamide）。

瞳孔の大きさは，自律神経による拮抗的支配を受けており，虹彩筋（瞳孔散大筋と瞳孔括約筋）によって調節される（図2-3-3）。抗コリン作用薬は瞳孔括約筋を弛緩させ，散瞳させる。また，毛様体筋も弛緩させるため，斜視や弱視の検査時の調節麻痺に用いる。作用時間はアトロピンが最も長く，次いでシクロペントラート，トロピカミドの順となる。毛様体筋の弛緩により眼圧が上がるため，緑内障の患者には禁忌である。

◆鎮痙薬◆

ブチルスコポラミン（butylscopolamine），プロパンテリン（propantheline），メペンゾラート（mepenzolate），チキジウム（tiquizium）など。

鎮痙薬には，消化管，胆管，尿管などの内臓平滑筋の収縮・緊張を緩解し，平滑筋痙れんによる疼痛を抑える働きがある。第四級アンモニウム化合物であるため，中枢作用は示さないが，消化管からの吸収は悪い。なお，ブチルスコポラミンやプロパンテリンは，自律神経節遮断作用も併せもつ。いずれの薬物も胃炎，腸炎，胃・十二指腸潰瘍，胃酸過多症，胆嚢・胆道疾患，尿路結石症な

表2-3-1 トロパンアルカロイドのアトロピンとスコポラミンの主な作用と相違点

	アトロピン	スコポラミン
主な作用部位	心臓（M_2），気管支筋（M_3），消化管（M_3）	眼（M_3），外分泌腺（M_3）
血液脳関門	通過する	アトロピンより通過しやすい
血液胎盤関門	通過する	通過する
中枢神経系	延髄（迷走神経核）を刺激 鎮静効果なし	大脳皮質を抑制 鎮静効果あり
循環器系	はじめ徐脈（迷走神経興奮），その後頻脈	脈拍不変
呼吸器系	分時換気量わずかに増加 解剖学的死腔が増加	呼吸数・換気量の増加
分泌抑制作用	強い	非常に強い
基礎代謝	亢進	不変

表 2-3-2 ムスカリン受容体拮抗薬の構造分類と臨床適用

構造	一般名	用法	臨床適用
第三級アミン	アトロピン	経口	胃・十二指腸潰瘍における分泌ならびに運動亢進，胃腸の痙れん性疼痛，痙れん性便秘，胆管・尿管の疝痛，麻酔前投薬
		注射	迷走神経性徐脈および迷走神経性房室伝導障害，その他の徐脈および房室伝導障害 有機リン系殺虫剤・副交感神経興奮剤の中毒
		点眼・眼軟膏	診断または治療を目的とする散瞳と調節麻痺
	シクロペントラート トロピカミド	点眼	診断または治療を目的とする散瞳と調節麻痺
	ピペリドレート	経口	胃・十二指腸潰瘍，胃炎，腸炎，胆石症，胆のう炎，胆道ジスキネジーにおける痙れん性疼痛。切迫流産・早産
	ピレンゼピン	経口	胃・十二指腸潰瘍，急性・慢性胃炎の急性増悪期
	スコポラミン	注射	麻酔前投薬，特発性および脳炎後パーキンソニズム
	トリヘキシフェニジル プロフェナミン	経口	向精神薬投与によるパーキンソニズム（特に振戦および筋固縮）・ジスキネジア（遅発性除く）・アカシジア
	ビペリデン	経口・注射	特発性パーキンソニズムおよびその他のパーキンソニズム（脳炎後，動脈硬化性）
	ピロヘプチン	経口	パーキンソン症候群
	マザチコール	経口	向精神薬投与によるパーキンソン症候群
	オキシブチニン プロピベリン ソリフェナシン イミダフェナシン フェソテロジン トルテロジン	経口	過活動膀胱における尿意切迫感，頻尿，切迫性尿失禁
第四級アンモニウム	メチルスコポラミン	経口	胃・十二指腸潰瘍，胃炎における痙れん性疼痛
	ブチルスコポラミン ブトロピウム	経口	胃・十二指腸潰瘍，胃炎，腸炎，胆石症，胆のう炎，胆道ジスキネジーにおける痙れん性疼痛
	プロパンテリン	経口	胃・十二指腸潰瘍，胃炎，腸炎，胆のう・胆道疾患，尿路結石における痙れんならびに運動障害に伴う疼痛，膵炎に起因する疼痛
	チキジウム	経口	胃・十二指腸潰瘍，胃炎，腸炎，過敏性大腸症候群，胆のう・胆道疾患，尿路結石症における痙れんおよび運動機能亢進
	チメピジウム	経口	胃・十二指腸潰瘍，胃炎，腸炎，胆のう・胆道疾患，尿路結石における痙れんならびに運動障害に伴う疼痛，膵炎に起因する疼痛
	メペンゾラート	経口	過敏性大腸症候群
	イプラトロピウム オキシトロピウム	噴霧	気管支喘息，慢性閉塞性肺疾患（慢性気管支炎，肺気腫）
	チオトロピウム	吸入	
	グリコピロニウム アクリジニウム ウメクリジニウム	吸入	慢性閉塞性肺疾患（慢性気管支炎・肺気腫）

どの痙れん性疼痛に用いられる。メペンゾラートは過敏性大腸症候群の治療にも使われる。また，第三級アミン構造のアトロピンやピペリドレート（piperidolate）にも胃炎や胃・十二指腸潰瘍における痙れん性疼痛を抑える作用がある。ピペリドレートにはムスカリン受容体遮断に基づく子宮平滑筋弛緩作用があるため，切迫流・早産の治療にも用いられる。

◆麻酔前投薬◆

アトロピン，スコポラミン。

麻酔薬による唾液分泌と気道分泌の亢進を抑制し，また気管支拡張作用もあるため，麻酔前投薬として用いられる。発熱時，モルヒネ併用時，また鎮静効果を期待する場合や頻脈を避けるときは，スコポラミンを使用する。なお，手術時に残存する非脱分極性（競合性）筋弛緩薬の作用を減

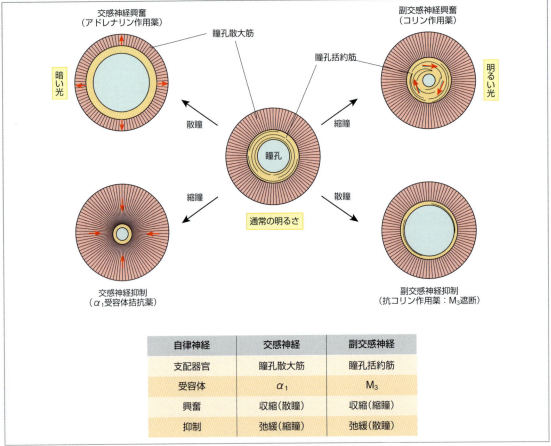

図 2-3-3　自律神経による虹彩筋（瞳孔散大筋と瞳孔括約筋）の拮抗的二重支配

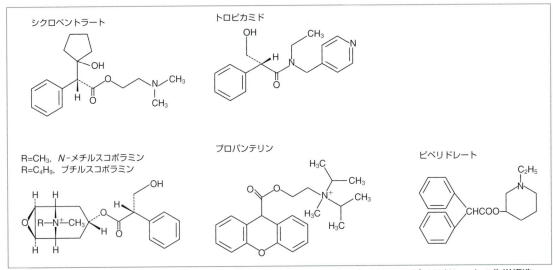

図 2-3-4　シクロペントラート，トロピカミド，ブチルスコポラミン，プロパンテリン，ピペリドレートの化学構造

弱し（脱クラーレ），患者の自発呼吸を速やかに回復させる目的で，コリンエステラーゼ（cholinesterase：ChE）阻害薬であるネオスチグミンとアトロピンを 2：1 の割合で投与する。この場合，患者の脈拍数の変動が少ないと推奨されている。

◆**呼吸器疾患薬**◆

イプラトロピウム（ipratropium），オキシトロピウム（oxitropium），チオトロピウム（tiotropium）など。

　ムスカリン M_3 受容体（M_3 受容体）の遮断を介して気管支平滑筋を弛緩させ，気管支を拡張するため，気管支喘息，慢性気管支炎，肺気腫に基づく諸症状の寛解に使用される。抗コリン作用薬はサルブタモールなどの $β_2$ 受容体作用薬に比べて気管支拡張作用が弱く，作用発現に時間を要することから，気管支喘息治療の第 1 選択薬には該当せず，発作予防の目的で用いられる。しかし，慢性気管支炎や肺気腫などの慢性閉塞性肺疾患（chronic obstructive pulmonary disease：COPD）の気道閉塞障害は，主に迷走神経から遊離されるACh により引き起こされるため，チオトロピウムやグリコピロニウム（glycopyrronium）などの長時間作用型の抗コリン作用薬がCOPDの第 1 選択薬として頻用されている。いずれの薬物も消化管から吸収されにくい第四級アンモニウム化合物であるため，吸入で使用する。

◆**パーキンソン病治療薬**◆

トリヘキシフェニジル（trihexyphenidyl），ビペリデン（biperiden），プロフェナミン（profenamine）など。

　線条体のドパミン作動性神経の機能低下に対して生じる相対的なコリン作動性神経の機能亢進を抑制し，両神経機能の不均衡を是正する。中枢性抗コリン作用薬（第三級アミン）は，パーキンソン病症状（特に筋固縮と振戦）に奏効する。また，向精神薬投与による薬剤性パーキンソン症候群，アカシジア，ジスキネジア等の各種錐体外路症状に使用される。なお，脳内のACh の作用低下は記憶障害を引き起こし，認知症症状を来しやすくするため，高齢者ではその使用を控える必要がある。

◆**抗胃潰瘍薬**◆

ピレンゼピン（pirenzepine）。

　胃酸分泌に関わる副交感神経節やエンテロクロマフィン様細胞に存在するムスカリン M_1 受容体（M_1 受容体）に対して選択的に拮抗し，胃酸分泌とガストリン分泌を抑制する。また，胃粘膜血流，粘液分泌，プロスタグランジン生合成の増加など

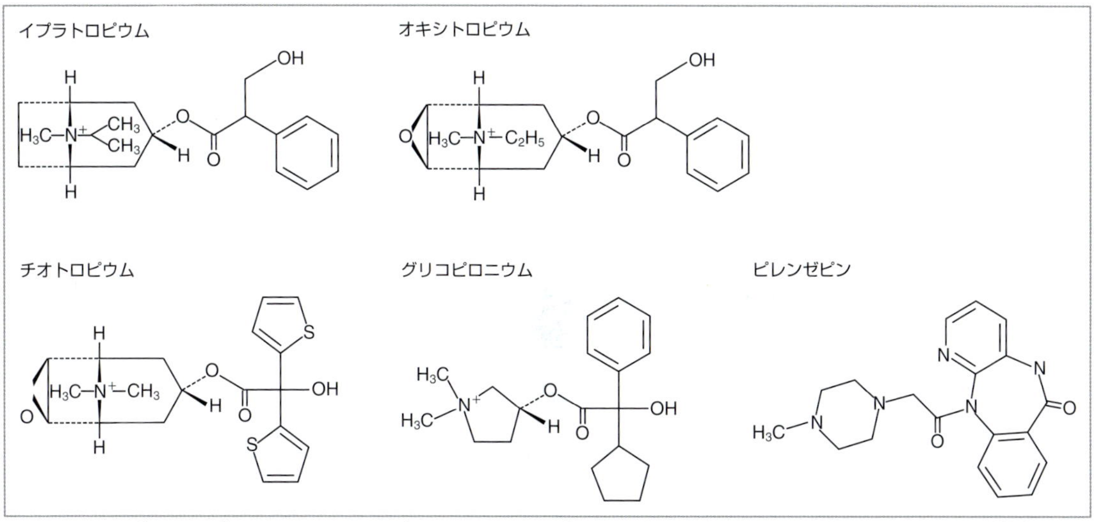

図 2-3-5　イプラトロピウム，オキシトロピウム，チオトロピウム，グリコピロニウム，ピレンゼピンの化学構造

の粘膜増強作用も併せもつため，胃潰瘍，十二指腸潰瘍の治療に使われる。M_1受容体に選択性をもつため，緑内障や前立腺肥大症，心疾患の患者にも使用できるが，慎重に投与する。なお，胃・十二指腸潰瘍治療薬であるヒスタミンH_2受容体拮抗薬（H_2受容体拮抗薬）やプロトンポンプ阻害薬に匹敵するほどの胃酸分泌抑制作用は示さない。

◆頻尿・過活動膀胱治療薬◆

プロピベリン（propiverine），オキシブチニン（oxybutynin），イミダフェナシン（imidafenacin）など。

副交感神経の興奮によって，膀胱括約筋は弛緩し，一方，排尿筋（膀胱平滑筋）は収縮する。すなわち，副交感神経の興奮は排尿を促進する。いずれの薬物もM_3受容体を遮断することにより膀胱平滑筋の収縮を抑制し，頻尿，尿失禁，尿意切迫感等を改善する。なお，プロピベリンとオキシブチニンはM_3受容体遮断作用に加えて，Ca^{2+}チャネル遮断作用による直接的膀胱平滑筋弛緩作用を有する。またイミダフェナシンは，M_1受容体の遮断を介して副交感神経終末からのACh遊離を抑制し，膀胱平滑筋の収縮を抑制する作用も併せもつ。なお，前立腺肥大症等により下部尿路閉塞疾患を合併する患者の場合，抗コリン作用により膀胱平滑筋の収縮が抑制され，その症状がさらに悪化し，尿閉を誘発する可能性がある。

アトロピンによる解毒

有機リン系化合物（殺虫剤や神経毒ガス）のChE阻害作用が原因となる中毒に使用する。ネオスチグミンやジスチグミンによる重症筋無力症および排尿障害の治療中に生じたコリン作動性クリーゼに対して使用する。ムスカリンを含む毒キノコ中毒の治療に用いるが，他のキノコ毒素（アマニチンやイボテン酸など）による中毒には無効であり，イボテン酸の解毒にはフィゾスチグミンを用いる。

副作用

散瞳，眼圧上昇，遠視性調節麻痺，口渇，便秘，全身および顔面潮紅，頻脈，血圧上昇，尿閉等が生じる。また小児では，第三級アミン化合物による全身性の副作用が問題視される。例えばシクロペントラートやトロピカミドの点眼剤では，結膜嚢から血中への吸収は少ないが，鼻涙管から鼻粘膜，口腔内へ移行し，体内に吸収されて全身に影響を及ぼすことがあるため，注意を要する。

禁忌

緑内障，重篤な心疾患，潰瘍性大腸炎，麻痺性イレウス，前立腺肥大による排尿障害などがある患者には使用できない。

中毒

トロパンアルカロイドを含むナス科植物チョウセンアサガオの誤食や，抗ムスカリン作用薬の誤飲および過剰摂取（薬物乱用）などが原因となる。例えばトロパンアルカロイドによる中毒の場合，経口摂取後30分ほどで強い副交感神経遮断作用が現れ，口渇，体のふらつき，嘔気，倦怠感，眠気，散瞳，遠近調節力の消失が生じる。発汗は抑制され，皮膚が乾燥し，熱感をもつ。特に小児の場合には，顔面，首，上半身に皮膚の潮紅が認め

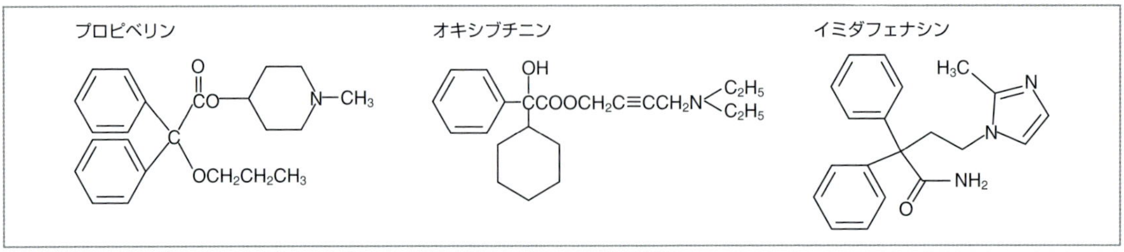

図 2-3-6　プロピベリン，オキシブチニン，イミダフェナシンの化学構造

表2-3-3　その他の抗コリン作用をもつ薬

- H_1ヒスタミン受容体拮抗薬：ジフェンヒドラミン，プロメタジン，シプロヘプタジンなど
- フェノチアジン系抗精神病薬：クロルプロマジン，レボメプロマジン
- 三環系抗うつ薬：アミトリプチリン，イミプラミン，クロミプラミン，ノルトリプチリンなど

られ，体温も上昇する。また，興奮，痙れん，錯乱，幻覚，多動や記憶喪失などの中枢症状も現れ，重篤な場合には昏睡から死に至る。血圧上昇，頻脈が見られるが，末期には血圧低下，呼吸麻痺を来す。なお，毒症状に対する解毒薬としてはChE阻害薬を用いる。ネオスチグミンの静注では，速やかに末梢性中毒症状は消失するが，第四級アンモニウム化合物のため中枢症状に対しては改善効果が得られない。痙れん，鎮静にはジアゼパム（diazepam）が有効である。

第1世代の抗ヒスタミン薬や抗精神病薬，抗うつ薬の一部に抗コリン作用を有するものがある（表2-3-3）。これらの薬物と抗コリン作用薬との併用により抗コリン作用増強による中毒症状が出るため，併用には注意を要する。

ニコチン受容体拮抗薬

ニコチン受容体拮抗薬（nicotinic receptor antagonist）は，AChやコリン作用薬のニコチン作用を遮断する。また，①自律神経節の末梢神経型N_N受容体を遮断する自律神経節遮断薬と，②神経筋接合部の筋肉型N_M受容体を遮断する神経筋接合部遮断薬に分類される。

自律神経節遮断薬

自律神経節を遮断すると，交感神経および副交感神経の作用はともに抑制される。そのため，各臓器の自律神経支配が交感・副交感神経のいずれが優位であるかによって，神経節遮断で生じる生理的変化は異なってくる。例えば，末梢血管は通常$α_1$受容体を介した血管収縮により筋緊張を保つが（交感神経優位），自律神経節遮断薬（ganglionic blocking drug）はこれを抑制するため，血管収縮緊張の低下とそれに伴う血管拡張により血圧は下降する（図2-3-7）。代表的な神経節遮断薬として，ヘキサメトニウム，トリメタファン，メカミラミン，ペントリニウムなどがあり，神経節N_N受容体上でAChと競合拮抗する。市販された最初の高血圧治療薬はヘキサメトニウムであるが，神経節遮断薬は重篤な副作用（起立性低血圧，性機能障害，口渇，便秘など）を引き起こすため，現在，臨床では使用されていない。

神経筋接合部遮断薬

神経筋接合部遮断薬（neuromuscular blocking drug）とは，神経筋接合部におけるAChによる興奮伝達の遮断や，骨格筋の興奮収縮連関の抑制を介して骨格筋を弛緩させる薬物であり，①運動神経に作用する薬，②終板のN_M受容体に作用する薬，③骨格筋に直接作用する薬に大別される（図2-3-8）。

◆運動神経と骨格筋の興奮収縮連関◆

骨格筋は運動神経によって支配されており，運動神経が興奮し，電位依存性Na^+チャネルを介したNa^+の細胞内流入による活動電位がシナプス前終末に到達すると，終末膜は脱分極する。次いで電位依存性Ca^{2+}チャネルの開口とそれに引き続くCa^{2+}流入によって，シナプス小胞は終末膜（シナプス前膜）へ移動し，シナプス小胞膜と終末膜が融合することによって貯蔵しているAChをシナプス間隙に放出する（開口分泌）。遊離されたAChは終板（神経筋接合部の骨格筋側の細胞膜：シナプス後膜）にある陽イオンチャネル内蔵型のN_M受容体と結合し，チャネル開口によりNa^+が骨格筋細胞内に流入して終板の脱分極を引き起こす（終板電位の発生）。なお，シナプス間隙のAChは，終板に存在するアセチルコリンエステラーゼ（AChE）により，速やかに分解される。また，終板電位の発生により筋細胞と終板との間に局所電流が流れ，次いで周辺部の膜電位が閾値以上になると筋細胞膜は脱分極し，活動電位を発生する。

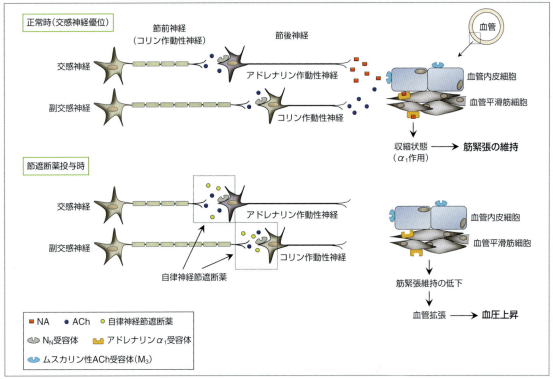

図 2-3-7　血管における自律神経の優位性と節遮断薬の効果

横行小管（T管）でも細胞膜と同様にNa⁺流入による活動電位を生じるが，T管膜にはジヒドロピリジン受容体（DHP〈dihydropyridine〉受容体：L型Ca^{2+}チャネルタンパク質，電位依存性Ca^{2+}チャネル）があり，T管の脱分極によって引き起こされるDHP受容体の構造変化がDHP受容体と物理的に結合している筋小胞体上のリアノジン受容体を開口させ，筋小胞体からCa^{2+}が放出される．このCa^{2+}によりCa^{2+}感受性タンパク質であるトロポニンCを介してアクチンとミオシンの相互作用が生じ，骨格筋は収縮する．なお，筋細胞膜に活動電位が発生してから筋収縮に至るまでの過程を興奮収縮連関という．

◆運動神経に作用する薬物◆

テトロドトキシン

テトロドトキシン（tetrodotoxin）は，フグの肝臓や卵巣などに含まれるフグ中毒の原因物質である．神経や骨格筋の膜電位依存性Na⁺チャネルに結合し，細胞内へのNa⁺イオンの流入を阻害する．神経終末からのAChの遊離が抑制されるため，運動神経伝達は遮断される．フグ毒による中毒症状は食後20分から3時間程度の短時間で現れる．重症の場合には呼吸困難で死亡する．

ボツリヌス毒素

シナプス小胞に蓄えられたAChがシナプス間隙に放出される開口分泌には，シナプス小胞と細胞膜との結合・融合が必要である．この過程には，シナプス小胞に存在するシナプトブレビンと，神経終末細胞膜側にあるSNAP-25およびシンタキシンが関与しており，この3つ（SNAREタンパク質とよぶ）が会合することによって膜融合とAChの放出が生じる．ボツリヌス毒素（botulinum toxin）の種類によって作用は異なるが，3つのタンパク質のいずれかがボツリヌス毒素の本体である亜鉛依存性プロテアーゼによって切断されると，神経終末からのAChの放出は抑制されるた

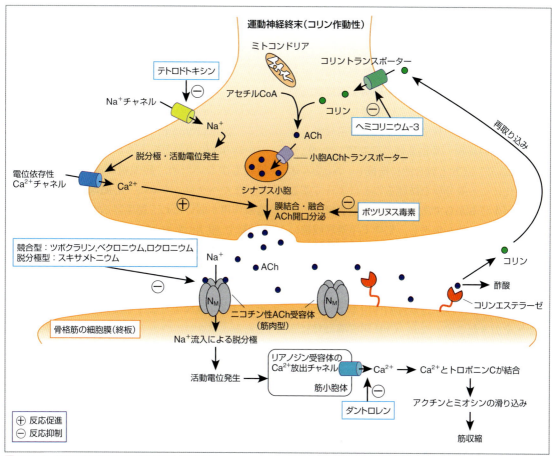

図 2-3-8　筋弛緩作用を有する薬物の作用部位

め，筋弛緩が生じる。A 型および B 型ボツリヌス毒素が眼瞼痙れん，片側顔面麻痺，痙性斜頸，斜視などの治療に使用されている。

ヘミコリニウム-3

ヘミコリニウム-3（hemicholinium 3）は，コリントランスポーターを阻害して運動神経終末内へのコリンの取り込みを抑制する。その結果，神経終末における ACh の生合成は抑制され，ACh が枯渇するため運動神経の興奮伝達は遮断される。現在，臨床では用いられていない。

◆骨格筋細胞膜の N_M 受容体に作用する薬物◆

神経筋接合部の N_M 受容体に作用して骨格筋を弛緩させる薬物には，競合性遮断薬（非脱分極性遮断薬）と脱分極性遮断薬がある。

競合性遮断薬（competitive blocking drug）
d-ツボクラリン

ツボクラリン（tubocurarine）は，南米の先住民が狩猟のときに使用する矢毒（クラーレ）から単離されたアルカロイドである。第四級アンモニウム化合物のため血液脳関門は通過せず，消化管からもほとんど吸収されない。腎臓からの排泄は非

常に速いため，仮にクラーレを用いて狩った動物を食しても問題はない。現在，臨床では用いられていない。

ツボクラリンは，運動神経の電気刺激後に生じる骨格筋収縮を抑制するが，骨格筋を直接電気刺激したときに生じる筋収縮には影響しない。これは，ツボクラリンが骨格筋自体には作用せず，神経筋接合部の終板（骨格筋側の細胞膜）のN_M受容体においてAChと競合的に拮抗し，N_M受容体の活性化による脱分極を妨げることによって筋弛緩作用が生じるからである。他にも肥満細胞からのヒスタミン遊離を促進し，気管支平滑筋収縮による気管支攣れん，血管拡張による血圧低下などが現れる。さらに，ツボクラリンはN_N受容体を遮断する作用もあり，自律神経節遮断作用や副腎髄質からのアドレナリン遊離抑制作用をもつため，低血圧を引き起こす。なお，ChE阻害薬は神経筋接合部でのACh濃度を上昇させるため，ツボクラリンの作用は減弱する（ツボクラリン中毒の解毒）。

ベクロニウム，パンクロニウム，ロクロニウム

いずれの薬物も第四級アンモニウム化合物であり，構造中にステロイド骨格を有する。d-ツボクラリンと異なり，交感神経節遮断作用はなく，ヒスタミン遊離作用もない。ベクロニウム（vecuronium）の神経筋遮断作用は，パンクロニウム（pancuronium）の約1.6倍，d-ツボクラリンの約9.3倍の効力をもつが，作用持続は短く蓄積性も少ないため，筋弛緩の調節性に優れている。またベクロニウムは，心臓ムスカリン受容体遮断作用が弱いため，循環器系への影響が少なく臨床で頻用されている。ロクロニウム（rocuronium）は，ベクロニウムのステロイド骨格A-環3位のアセチル基を除去し，第四級アンモニウム基のメチル基をアリル基に換えることでアセチルコリン様構造をなくしたベクロニウム誘導体である。ロクロニウムの筋弛緩作用はベクロニウムの約1/9と弱いが，作用発現時間は短いため，挿管完了時間が短縮できる。パンクロニウムは現在，臨床で用いられていない。

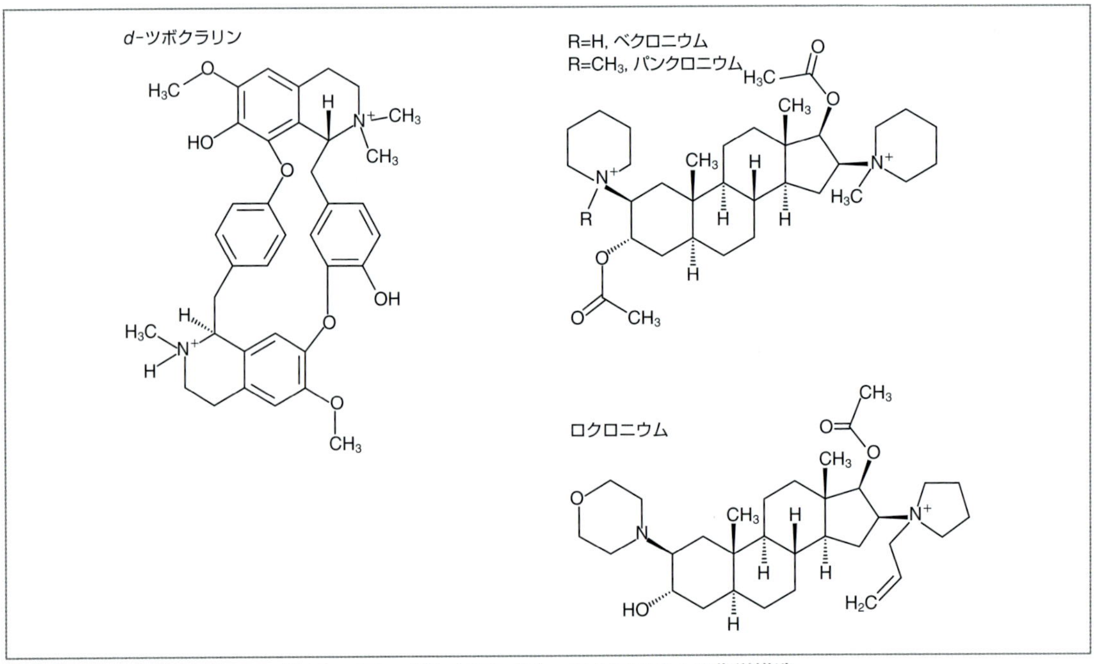

図2-3-9　d-ツボクラリン，ベクロニウム，パンクロニウム，ロクロニウムの化学構造

スガマデクス

ロクロニウムまたはベクロニウムと包接体を形成することで，神経筋接合部での筋弛緩薬の濃度を低下させ，筋弛緩状態からの速やかな回復を可能にする。すなわち，血液中でスガマデクス（sugammadex）がロクロニウムと1：1の複合体を形成することにより，血液中の遊離ロクロニウムの濃度を速やかに低下させる。これにより，ロクロニウムの濃度勾配が血管内外で生じ，神経筋接合部のロクロニウムが血管内に戻されて，ロクロニウムの作用部位濃度が低下する。なお，ロクロニウムおよびベクロニウム以外の筋弛緩薬による筋弛緩状態からの回復には使用できない。

脱分極性遮断薬

脱分極性遮断薬（depolarizing blocking drug）には，デカメトニウム（decamethonium）とスキサメトニウム（suxamethonium）があり，いずれも2個の第四級アンモニウム構造をもつ。デカメトニウムは現在，臨床で用いられていない。

スキサメトニウム

スキサメトニウム（別名：サクシニルコリン〈succinylcholine〉）は，ACh 2分子が結合した構造をもち，AChと同様に終板のニコチンN_M受容体に結合して脱分極を引き起こす。このため，一過性の筋収縮や筋線維性れん縮を伴う。しかしAChとは異なり，スキサメトニウムは神経筋接合部でのChE（AChE）による分解を受けにくいため，N_M受容体からの解離は遅くなり，持続的に終板部が脱分極する。その結果，スキサメトニウムが結合したN_M受容体は神経終末から遊離したAChには反応せず，また活動電位も生じないため，筋収縮ができず，筋弛緩と麻痺を生じる。スキサメトニウムの筋弛緩作用は短時間で発現し，その作用はすぐに消失する。持続時間が極端に短いのは，スキサメトニウムが肝臓や血漿中のChE（BuChE〈ブチリルコリンエステラーゼ〉）によって速やかにコリンとコハク酸に分解されるためである。麻酔時の筋弛緩や気管内挿管時・骨折脱臼の整復時・喉頭痙れんの筋弛緩に用いられる。なお，ChE阻害薬との併用により，スキサメトニウムの分解が抑制され，スキサメトニウムの作用増強と作用時間の延長が生じる。また，異型ChE（偽性ChEの変異）保持者に対する使用には注意が必要である。

◆骨格筋細胞に直接作用する薬物◆

ダントロレン

末梢性筋弛緩薬であるダントロレン（dantrolene）は，運動神経の電気刺激後に生じる骨格筋収縮と，骨格筋を直接電気刺激したときに生じる筋収縮をともに抑制する。すなわち，ダントロレンは骨格筋細胞の筋小胞体（sarcoplasmic reticulum：SR）にあるリアノジン受容体（ryanodine receptor：RyR）1に作用して，SRからのRyR1を介したCa^{2+}放出を抑制することにより骨格筋の興奮収縮連関を遮断し，骨格筋を弛緩させる。臨床応用として，痙性麻痺，全身こむら返り病，麻酔時における悪性高熱症ならびに悪性症候群の治療に用いられる。副作用として，呼吸不全，アナフィラキシー，肝障害，脱力感，眠気，頭痛，痙れん，食欲不振，悪心・嘔吐などの症状がみられる。

悪性高熱症は骨格筋の筋小胞体にあるRyR1や電位依存性Ca^{2+}チャネルの遺伝的変異によるカ

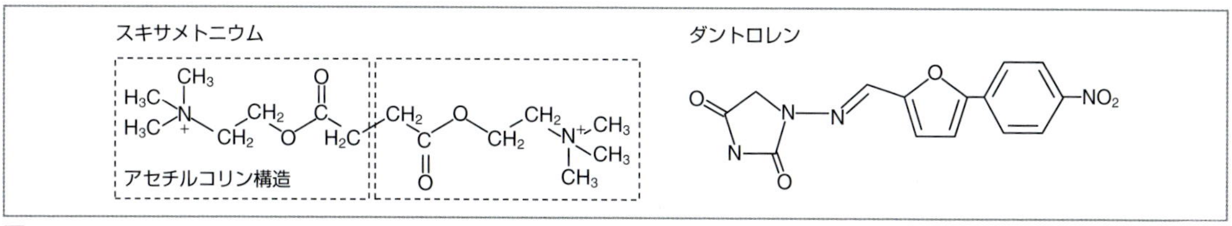

図2-3-10 スキサメトニウム，ダントロレンの化学構造

ルシウム代謝異常であり，揮発性吸入麻酔薬や脱分極性筋弛緩薬であるスキサメトニウムによって誘発される。一般的に，吸入麻酔薬は筋小胞体からのCa^{2+}放出を促進させると同時に，ストア作動性Ca^{2+}チャネルを介した細胞外からのCa^{2+}流入も亢進させる。その結果，細胞内Ca^{2+}濃度は上昇し，アデノシン三リン酸（adenosine triphosphate：ATP）を利用した筋収縮やグリコーゲン分解，解糖系が亢進する。遺伝的変異がある場合，吸入麻酔薬やスキサメトニウムが投与されると，骨格筋細胞内のCa^{2+}濃度は過度に上昇し，筋収縮や代謝反応によってATPが消費されアデノシン二リン酸（adenosine diphosphate：ADP）が増加する。増加したADPは解糖系とミトコンドリアでのピルビン酸の酸化を促進させ，O_2，ATP，グリコーゲンが枯渇し，CO_2，乳酸，熱の産出が亢進する（乳酸アシドーシス，高熱）。また症状が進行すると，骨格筋細胞膜が壊れてK^+イオンやクレアチンキナーゼ（creatine kinase：CK），ミオグロビンが血中へ放出される（横紋筋融解症）。

悪性症候群の原因として，骨格筋における筋小胞体からのCa^{2+}放出亢進，中枢神経系における細胞内Ca^{2+}濃度上昇に伴うドパミン-セロトニン神経活性の不均衡やドパミン-ノルアドレナリン不均衡などが推定されているが，詳細な発症機序は解明されていない。ダントロレンは筋小胞体からのCa^{2+}放出を抑制し，また中枢神経系において細胞内Ca^{2+}濃度上昇を抑制して神経伝達物質の遊離亢進を抑制する結果，ドパミン-セロトニン神経活性の不均衡を改善すると考えられている。

本項目で扱った薬物一覧

薬物	作用機序，特徴，臨床適用など
ムスカリン受容体拮抗薬	**ムスカリン性ACh受容体の遮断**
●第三級アミン	●血液脳関門を通過するため中枢作用を示す
アトロピン 　スコポラミン	トロパンアルカロイド，ムスカリン受容体拮抗作用，麻酔前投薬，散瞳薬
シクロペントラート 　トロピカミド	散瞳薬
ピペリドレート	腸管平滑筋および子宮平滑筋のM_3受容体遮断，鎮痙作用，切迫流・早産の治療
トリヘキシフェニジル 　ビペリデン 　プロフェナミン 　ピロヘプチン 　マザチコール	中枢性抗コリン作用，向精神薬投与によるパーキンソニズムの治療
ピレンゼピン	M_1受容体遮断，胃酸分泌抑制
プロピベリン 　オキシブチニン	M_3受容体遮断およびCa^{2+}チャネル遮断作用により膀胱平滑筋弛緩，頻尿・過活動膀胱の治療
イミダフェナシン	M_3受容体遮断による膀胱平滑筋収縮抑制，M_1受容体遮断によるACh遊離抑制
ソリフェナシン 　トルテロジン 　フェソテロジン	M_3受容体遮断により膀胱平滑筋弛緩，頻尿・過活動膀胱の治療

●第四級アンモニウム化合物 　ブチルスコポラミン 　メチルスコポラミン 　ブトロピウム 　プロパンテリン 　チキジウム 　メペンゾラート 　チメピジウム	●血液脳関門を通過しないため中枢性作用をもたない
	M_3受容体遮断により消化管平滑筋や尿路平滑筋などの弛緩，消化性潰瘍，胆のう・胆道疾患，尿路疾患などにおける痙れんならびに運動障害に伴う疼痛，過敏性大腸症候群（メペンゾラート）
イプラトロピウム 　オキシトロピウム 　チオトロピウム 　グリコピロニウム	M_3受容体遮断により気管支平滑筋弛緩，気管支喘息・慢性閉塞性肺疾患
アクリジニウム 　ウメクリジニウム	M_3受容体遮断により気管支平滑筋弛緩，慢性閉塞性肺疾患
運動神経および神経筋接合部に作用する薬物	**神経筋接合部におけるAChによる興奮伝達遮断と骨格筋興奮収縮連関の抑制**
テトロドトキシン	神経細胞内へのNa^+流入を阻害し，活動電位発生を抑制
ボツリヌス毒素（A型，B型）	神経終末からのACh遊離を抑制
d-ツボクラリン	神経筋接合部終板N_M受容体の競合的遮断による筋弛緩作用，自律神経節遮断，ヒスタミン遊離作用
パンクロニウム 　ベクロニウム 　ロクロニウム	神経筋接合部終板N_M受容体の競合的遮断による筋弛緩作用
スガマデクス	ベクロニウムおよびロクロニウムによる筋弛緩状態からの回復を促進
スキサメトニウム	神経筋接合部終板N_M受容体の刺激と持続的脱分極による筋弛緩作用
ダントロレン	筋小胞体からのリアノジン受容体1を介したCa^{2+}放出抑制，骨格筋直接弛緩作用

【大喜多　守】

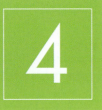

4 アドレナリン作用薬

目標
- アドレナリン受容体のタイプ，組織分布，反応を理解する。
- アドレナリン作用薬のタイプと薬理作用，臨床適用を理解する。

アドレナリン受容体の分類

交感神経系の効果器であるアドレナリン受容体は，アドレナリンα受容体（α受容体）とアドレナリンβ受容体（β受容体）の2つのタイプに大別される。これらの受容体にはサブタイプとして，α受容体には$α_1$受容体と$α_2$受容体，そして，β受容体には$β_1$受容体，$β_2$受容体，$β_3$受容体が存在する。それぞれの受容体はGタンパク質と共役した構造を有しており（Gタンパク質共役型受容体），受容体が刺激されるとGタンパク質との相互作用を介してさまざまな反応を示す（**表2-4-1**）。代表的な各受容体の組織分布と反応を**表2-4-2**に示す。

$α_1$受容体

$α_1$受容体は皮膚や粘膜などに存在する血管平滑筋に広く分布しており，この$α_1$受容体が刺激を受けるとG_qタンパク質を介してホスホリパーゼC（phospholipase C：PLC）が活性化され，イノシトール1,4,5-三リン酸（inositol 1,4,5-trisphosphate：IP_3）とジアシルグリセロール（diacylglycerol：DG）が産生される。そしてIP_3は小胞体（カルシウムストア）からCa^{2+}の遊離を促進し，細胞内Ca^{2+}濃度を上昇させる。細胞内Ca^{2+}濃度の上昇によりミオシン軽鎖キナーゼ（myosin light chain kinase：MLCK）が活性化されて血管は収縮する（**図2-4-1**）。$α_1$受容体は皮膚や粘膜などの血管に広く分布しているため，この受容体の刺激は末梢血管抵抗を増大させて血圧を上昇させる。

$α_1$受容体は瞳孔散大筋に局在しており，α受容体が刺激を受けると瞳孔は散大する。また，$α_1$受容体は内尿道括約筋にも局在しており，前立腺肥大症患者ではこの受容体数が増加してくる。そのため，前立腺肥大症患者ではこの$α_1$受容体を介し

表2-4-1 アドレナリン受容体共役Gタンパク質と効果器

受容体	Gタンパク質	効果器
$α_1$	G_q	ホスホリパーゼC活性化
$α_2$	$G_{i/o}$	アデニル酸シクラーゼ抑制
$β_1$	G_s	アデニル酸シクラーゼ活性化
$β_2$	G_s	アデニル酸シクラーゼ活性化
$β_3$	G_s	アデニル酸シクラーゼ活性化

表2-4-2 アドレナリン受容体の主な組織分布と反応

受容体	組織	反応
$α_1$	血管平滑筋（皮膚・粘膜・内臓） 瞳孔散大筋 内尿道括約筋	収縮 収縮（散瞳） 収縮
$α_2$	シナプス前神経終末 膵臓（β細胞）	ノルアドレナリン遊離抑制 インスリン分泌抑制
$β_1$	心筋 洞房・房室結節 傍糸球体細胞 脂肪	収縮力増大 心拍数増大，伝導速度促進 レニン分泌 脂肪分解
$β_2$	気管支平滑筋 肝臓 血管平滑筋（骨格筋・内臓）	弛緩 グルコース放出増加 弛緩
$β_3$	膀胱平滑筋 脂肪	弛緩 脂肪分解

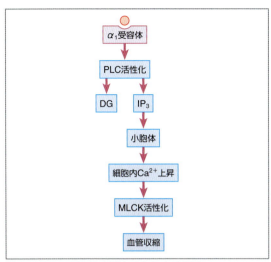

図 2-4-1　α_1受容体刺激を介した血管収縮
PLC：ホスホリパーゼC，DG：ジアシルグリセロール，IP$_3$：イノシトール 1,4,5-三リン酸，MLCK：ミオシン軽鎖キナーゼ

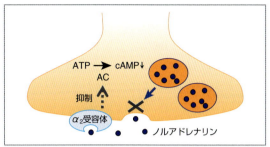

図 2-4-2　α_2受容体刺激を介したノルアドレナリン遊離抑制
ATP：アデノシン三リン酸，AC：アデニル酸シクラーゼ，cAMP：サイクリックアデノシン一リン酸

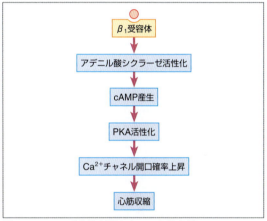

図 2-4-3　β_1受容体刺激を介した心筋収縮
cAMP：サイクリックアデノシン一リン酸，PKA：プロテインキナーゼA

た作用が亢進して収縮が強まり，排尿困難が助長される。

α_2受容体

α_2受容体はシナプス前神経終末に局在しており，このα_2受容体が刺激を受けるとG$_{i/o}$タンパク質を介してアデニル酸シクラーゼ（adenylate cyclase：AC）が抑制される。この抑制はcAMP（サイクリックアデノシン一リン酸〈cyclic adenosine monophosphate〉）の産生低下を引き起こして，神経終末からのノルアドレナリン遊離を抑制する（図2-4-2）。このシナプス前膜に存在するα_2受容体は，交感神経刺激により遊離するノルアドレナリンが過剰な作用を抑制して調節する役割をもつと考えられる。また，α_2受容体は脳からの交感神経系を介した作用にも同様の作用を発揮するため，これらのα_2受容体の刺激が亢進されるとノルアドレナリンの遊離抑制を介した血圧降下が起こる。

α_2受容体は膵臓のβ細胞にも局在しており，このα_2受容体の刺激はインスリン分泌を抑制する。

β_1受容体

β_1受容体は心筋細胞に広く分布しており，このβ_1受容体が刺激を受けるとG$_s$タンパク質を介してアデニル酸シクラーゼが活性化される。この活性化により心筋細胞内のcAMPの蓄積が高まるため，プロテインキナーゼA（protein kinase A：PKA）が活性化される。活性化されたPKAによりCa^{2+}チャネルの開口確率が上昇し，細胞外からのCa^{2+}の流入が増大して心筋は収縮する（図2-4-3）。

β_1受容体は洞房結節や房室結節の細胞に局在しており，このβ_1受容体が刺激されると活動電位緩徐脱分極相の傾きが急峻になり，心拍数は増加する。また，伝導速度も促進される。

β_1受容体は腎臓の傍糸球体細胞や脂肪細胞に

も局在しており，これらのβ_1受容体が刺激されると傍糸球体装置からのレニン分泌を促進し，脂肪細胞ではcAMPの増加によりトリグリセリドリパーゼ活性が高まって脂肪分解が促進する。

β_2受容体

β_2受容体は気管支平滑筋に広く局在しており，このβ_2受容体が刺激を受けるとG_sタンパク質を介したアデニル酸シクラーゼ活性化によるcAMPが蓄積し，PKAは活性化される。そして，PKAの活性化によりMLCKはリン酸化され，Ca^{2+}/カルモジュリンに対するMLCKの感受性が1/10に低下するため，気管支平滑筋は弛緩する（図2-4-4）。β_2受容体は気管支平滑筋だけでなく，骨格筋や内臓（腎臓，腸間膜）の血管平滑筋などにも局在しており，同様の機序を介して弛緩する。

肝臓に分布するβ_2受容体は糖代謝に影響する。このβ_2受容体の刺激によりcAMPが蓄積され，PKAは活性化される。肝臓ではこのPKAの活性化によりグリコーゲンホスホリラーゼが活性化され，グリコーゲンからグルコースへの代謝が促進される。その一方で，PKAの活性化はグリコーゲン合成酵素をリン酸化することでグルコースのグリコーゲン合成を抑制するため，肝臓からのグルコース放出が増加する。

β_3受容体

β_3受容体は膀胱平滑筋に局在しており，刺激により弛緩する。また，β_3受容体は脂肪組織にも局在しており，β_1受容体と同様に脂肪を分解する。

アドレナリン作用薬

アドレナリン作用薬には，受容体に結合して作用を発揮する直接型アドレナリン作用薬と交感神経終末からノルアドレナリン遊離の促進やノルアドレナリンの再取り込みの遮断を介した間接型ア

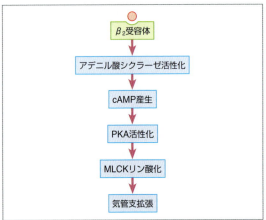

図2-4-4　β_2受容体刺激を介した気管支拡張
cAMP：サイクリックアデノシン一リン酸，PKA：プロテインキナーゼA，MLCK：ミオシン軽鎖キナーゼ

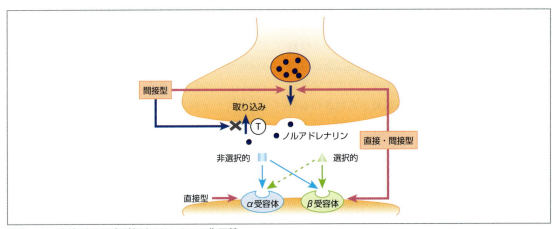

図2-4-5　直接型および間接型アドレナリン作用薬
↓：結合可，⫶：結合不可，T：ノルアドレナリントランスポーター

ドレナリン作用薬，そして，これらの両作用を有する直接・間接型アドレナリン作用薬がある（図2-4-5）。また，直接型アドレナリン作用薬にはアドレナリンやノルアドレナリンのような受容体に対して選択性の低い非選択的直接型アドレナリン作用薬と，α受容体もしくはβ受容体に対して選択性の高い選択的直接型アドレナリン作用薬がある（図2-4-5）。非選択的直接型アドレナリン作用薬，非選択的間接型アドレナリン作用薬，非選択的直接・間接型アドレナリン作用薬，選択的直接型アドレナリン作用薬の代表薬を表2-4-3にまとめた。

カテコールアミン類

内因性の非選択的直接型アドレナリン作用薬のアドレナリンとノルアドレナリンと，合成されたβ受容体選択的直接型アドレナリン作用薬のイソプレナリン（イソプロテレノール）は，構造内に3,4-ジヒドロキシベンゼン（カテコール環）とアミン（N）を有するカテコールアミン類である（図2-4-6）。その構造内に存在するNの側鎖の長さによりアドレナリン受容体サブタイプに対する親和性は大きく異なり，側鎖が大きくなるほどβ受容体への親和性が高まる（図2-4-6）。アドレナリンとノルアドレナリンはα受容体に対する親和性が比較的高く，β受容体に対する親和性がやや低い。イソプレナリンはα受容体に対する親和性がほとんどなく，β受容体に対する親和性が高い。これらの親和性の違いにより，血圧や心拍数に与える影響も異なってくる。アドレナリンの点滴静注は脈拍を増加させるが，収縮期血圧の上昇と拡張期血圧の低下がみられ，平均血圧はほとんど変化がない（図2-4-7）。ノルアドレナリンの場合，脈拍は減少するが，収縮期血圧と拡張期血圧がともに上昇し，平均血圧も上昇する（図2-4-7）。脈拍の減少は血圧の上昇に対する反射によるものである。一方，イソプレナリンでは脈拍が著しく増加するが，収縮期血圧の軽度の上昇と拡張期血圧の著しい低下が起こり，平均血圧も軽度に低下する（図2-4-7）。これらの反応の違いは，受容体に対する親和性が異なるためである。

表2-4-3 アドレナリン作用薬の作用する受容体

受容体			作用薬		
			非選択的	非選択的	選択的
アドレナリン	α	$α_1$	直接型	オキシメタゾリン	フェニレフリン
		$α_2$			クロニジン
	β	$β_1$	アドレナリン ノルアドレナリン ドパミン	イソプレナリン	ドブタミン
		$β_2$			サルブタモール サルメテロール
		$β_3$			ミラベグロン

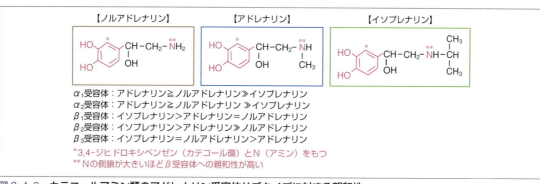

図2-4-6 カテコールアミン類のアドレナリン受容体サブタイプに対する親和性

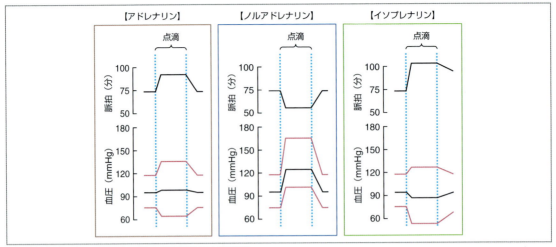

図 2-4-7　カテコールアミン類の点滴静注による影響

アドレナリン

◆アドレナリンの生合成と代謝◆

アドレナリン（adrenaline）は副腎髄質でチロシンがチロシンヒドロキシラーゼによって水酸化されてドパとなり，ドパが芳香族-L-アミノ酸デカルボキシラーゼによって脱炭酸されてドパミンが生成される。ドパミンはドパミンβ-ヒドロキシラーゼによってノルアドレナリンになり，さらにフェニルエタノールアミン-N-メチルトランスフェラーゼによってアドレナリンが生成される（図 2-4-8）。副腎髄質ではノルアドレナリンとともにアドレナリンはクロム親和性顆粒に蓄積され，刺激を受けるとアドレナリン80％，ノルアドレナリン20％の割合で循環血中に放出される。

アドレナリンの代謝には主にカテコール-O-メチルトランスフェラーゼ（catechol O-methyl-transferase：COMT）とモノアミンオキシダーゼ（monoamine oxidase：MAO）が重要な役割を担っている。COMTは体内のさまざまな臓器に分布しており，アドレナリンを代謝して不活性化する。また，MAOも肝臓や腸管上皮細胞に豊富に存在しており，アドレナリンを代謝して不活性化する（図 2-4-8）。

◆アドレナリンの作用◆

循環器系に対する作用

アドレナリンの静脈内投与は，心筋細胞のβ_1受容体を刺激することでアデニル酸シクラーゼの活性化を介してcAMPを増加させて心収縮力を増大する。また，洞房結節や房室結節に局在するβ_1受容体を刺激することで，心拍数が増大する（表 2-4-2）。アドレナリンの点滴静注は，皮膚や粘膜などの血管平滑筋に局在するα_1受容体を刺激して収縮させる一方，骨格筋や内臓（肝臓や腎臓など）の血管に局在するβ_2受容体を刺激して拡張させる。これらの総和の作用として，収縮期血圧は上昇して拡張期血圧は低下するため，平均血圧はほとんど変化しない（図 2-4-7）。腎臓に対しては，傍糸球体細胞に存在するβ_1受容体を刺激することでレニン分泌が増加する（表 2-4-2）。

呼吸器系に対する作用

気管支平滑筋に存在するβ_2受容体を刺激して，強力な気管支拡張作用を示す（表 2-4-2）。気管支喘息の場合やアレルギーによって引き起こされる気管支平滑筋の収縮に対しても，著明な拡張作用を示す。これらの作用は臨床応用されており，アナフィラキシーショック時や急性喘息発作時に

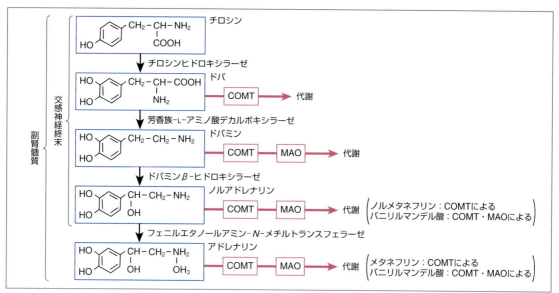

図2-4-8 アドレナリンの合成経路
COMT：カテコールアミン-O-メチルトランスフェラーゼ，MAO：モノアミンオキシダーゼ

使用される。

代謝系に対する作用

肝臓の$β_2$受容体を刺激して肝臓内でグリコーゲンからグルコースへの代謝が促進され，グルコースからグリコーゲンへの生合成系は不活性化されて，血中へのグルコース放出が増加する（表2-4-2）。その一方で，膵臓の$α_2$受容体を刺激することでβ細胞からのインスリン分泌が抑制されるため，筋組織でのグルコース利用が低下する。これらの総和の作用として血中のグルコース濃度は上昇する。

ノルアドレナリン

◆ノルアドレナリンの生合成と代謝◆

ノルアドレナリン（noradrenaline）は交感神経終末内へチロシンが取り込まれてチロシンヒドロキシラーゼによってドパとなり，さらに芳香族-L-アミノ酸デカルボキシラーゼによってドパミンが生成する。ドパミンはトランスポーターを介して能動的に小胞内へ輸送され，ドパミン-β-ヒドロキシラーゼによってノルアドレナリンに合成されて小胞内に蓄積される（図2-4-8，図2-4-9）。

活動電位を受けると細胞外からCa^{2+}が細胞内へ流入して細胞内のCa^{2+}の濃度が高まり，小胞と細胞膜との融合が起こることで開口分泌が促され，小胞内に蓄積されていたノルアドレナリンが神経終末から放出される（図2-4-9）。

放出されたノルアドレナリンは，シナプス間隙に拡散してシナプス後膜の受容体を刺激する。一方で，シナプス前膜にも前述のとおり$α_2$受容体が存在し，この$α_2$受容体がノルアドレナリンにより刺激を受けると小胞と細胞膜の融合（開口分泌）が抑制されるため，神経終末からのノルアドレナリンの放出が減少する（図2-4-9）。

ノルアドレナリンは，COMTとMAOによって代謝される。COMTはシナプス後膜や体内のさまざまな臓器に分布しており，ノルアドレナリンを代謝して不活性化し，MAOも交感神経終末のミトコンドリア外膜や肝臓や腸管上皮細胞に豊富に存在しており，ノルアドレナリンを代謝して不活性化する（図2-4-9）。

褐色細胞腫ではカテコールアミンの過剰産生を認めるが，その診断に，尿中のアドレナリンのCOMTによる代謝産物であるメタネフリンや，ノ

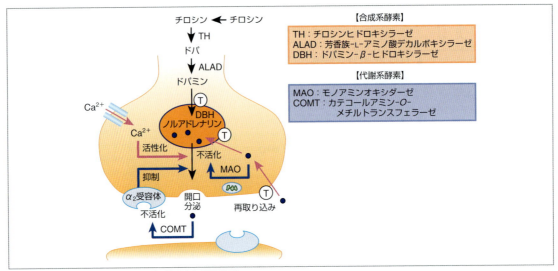

図 2-4-9　ノルアドレナリンの合成経路と代謝経路
T：トランスポーター

ルアドレナリンの COMT による代謝産物であるノルメタネフリン，そして，メタネフリンとノルメタネフリンの MAO による代謝産物であるバニルマンデル酸が用いられる（図2-4-8）。

◆ノルアドレナリンの作用◆

循環器系に対する作用

　ノルアドレナリンの点滴静注は，末梢血管総抵抗を増大させて収縮期血圧と拡張期血圧をともに上昇させる（図2-4-7）。アドレナリンと異なり，骨格筋や内臓の血管に局在する $β_2$ 受容体への刺激が弱いため，血管拡張を起こさず，平均血圧も上昇する（図2-4-7）。ノルアドレナリンは血管抵抗を増大して著しく血圧を上昇させるので，臨床ではショック時に使用される。アドレナリンとは異なり，循環器系以外に対する作用は著明ではない。

ドパミン

◆ドパミンの生合成と代謝◆

　ドパミン（dopamine）は生体内でドパより合成されるノルアドレナリンの前駆物質であり（図2-4-8，図2-4-9），ドパミン受容体である D_1 受容体や D_2 受容体を刺激する。しかし，高濃度のドパミンは，アドレナリンやノルアドレナリン同様に α 受容体や β 受容体も刺激する。また，ドパミンの生体内での代謝も，ノルアドレナリンやアドレナリンと同様に MAO や COMT によって行われる（図2-4-8）。

◆ドパミンの作用◆

循環器系に対する作用

　低濃度のドパミンでは，腎臓，腸間膜，冠血管の D_1 受容体を刺激することによりアデニル酸シクラーゼが活性化されて cAMP が増加するため，これらの血管は拡張する。低濃度のドパミン持続注入は，ドパミン受容体を刺激して腎臓において糸球体ろ過率や腎血流量を増大し，Na^+ 利尿を起こす。高濃度では，心臓の $β_1$ 受容体を刺激して心収縮力および心拍数を増大する。これらの作用より，臨床では急性循環不全の心原性および出血性ショックに使用されている。また，乏尿における低血圧と重篤なうっ血性心不全の治療にも使用される。

チラミン

　チラミン（tyramine）は間接型アドレナリン作

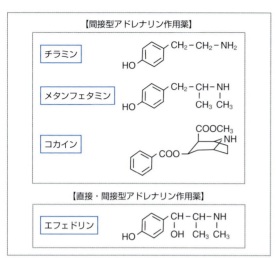

図2-4-10 間接型および直接・間接型アドレナリン作用薬の構造式

用薬であり，神経終末から取り込まれてシナプス小胞のノルアドレナリンに置き換わることによってノルアドレナリンを遊離させて，間接的にノルアドレナリンの作用を増強する（図2-4-5）。臨床的に使用されることはないが，構造的にカテコール環を有さないため，経口的に摂取されることがある（図2-4-10）。飲食物ではチーズ，ワイン，ビールなどに含まれる。

メタンフェタミン

メタンフェタミン（methamphetamine）は間接型アドレナリン作用薬であり，神経終末からのノルアドレナリンの遊離を促進して間接的にノルアドレナリンの作用を増強し，α 受容体および β 受容体を刺激して，収縮期血圧および拡張期血圧を上昇させる（図2-4-5）。アンフェタミンには，神経終末からのノルアドレナリンの遊離を促進させるのに加えて，交感神経終末からのノルアドレナリン再取り込みの阻害やMAOの阻害作用もある。また，強力な中枢興奮作用があり，ナルコレプシー，昏睡，うつなどに使用されている。類似物質のアンフェタミンは国内使用がないが，海外では小児の注意欠陥多動性障害やナルコレプシーなどに使用されている。メタンフェタミン，アンフェタミンの反復投与は依存性が強く，日本では覚醒剤として指定されており，覚醒剤取締法にて規制されている。構造にはカテコール環を有さず，経口投与も可能である（図2-4-10）。

コカイン

コカイン（cocaine）はノルアドレナリンの神経終末からの再取り込みを行うトランスポーターを阻害して，シナプス間隙のノルアドレナリン遊離量を増加させて間接的にアドレナリン受容体を刺激する薬物である（図2-4-5）。コカイン投与により，メタンフェタミン同様に心拍数増加や血圧上昇を認める。中枢の興奮作用が強く麻薬として指定されており，麻薬及び向精神薬取締法にて規制されている。

エフェドリン

エフェドリン（ephedrine）は直接・間接型アドレナリン作用薬であり，α 受容体と β 受容体を直接刺激し，さらに神経終末からのノルアドレナリンの遊離を促進して間接的にノルアドレナリンの作用を増強する。エフェドリンは構造内にカテコール環を有さず，経口投与が可能である（図2-4-10）。α_1 受容体と β_1 受容体を刺激するので末梢血管抵抗を増加させ，心拍出量も増大させる。その結果，収縮期血圧と拡張期血圧を上昇させて平均血圧も上昇させる。エフェドリンは β_2 受容体も刺激するため，気管支平滑筋を弛緩させて喘息の治療薬もしくは喘息発作予防薬として臨床的に使用されている。アドレナリン，イソプレナリン，ドパミンとの併用は，不整脈や心停止を起こす場合がある。

オキシメタゾリン

オキシメタゾリン（oxymetazolin）は，α_1 受容体と α_2 受容体に直接作用する非選択的 α 受容体作用薬である（図2-4-11）。臨床的には局所投与で使用されており，点鼻で鼻粘膜血管の α 受容体を刺激して血管を収縮させることで鼻閉の改善に使用されており，作用発現までの時間は数分で，

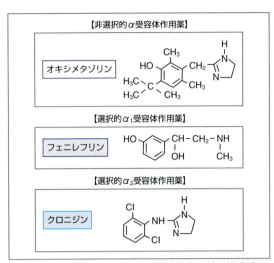

図 2-4-11　非選択的・選択的α受容体作用薬の構造式

6〜8時間作用が持続する。また、点眼によって結膜の血管を収縮させることで眼の充血改善にも使用されている。

フェニレフリン

フェニレフリン（phenylephrine）は、$α_1$受容体に直接作用する選択的$α_1$受容体作用薬である（図2-4-11）。選択的に$α_1$受容体を刺激することにより末梢血管抵抗を増大し、収縮期血圧および拡張期血圧を上昇させる。心臓に対する直接作用はほとんどない。臨床的には、急性低血圧またはショックの補助治療として使用する。また、眼科領域では瞳孔散瞳筋に局在する$α_1$受容体を刺激するので点眼による散瞳薬として使用される。

クロニジン

クロニジン（clonidine）は、$α_2$受容体に直接作用する選択的$α_2$受容体作用薬である（図2-4-11）。中枢への移行が強く、中枢において血管運動中枢にある$α_2$受容体を刺激して末梢での交感神経活動を抑制することで血圧を低下させる。また、末梢のシナプス前膜に存在する$α_2$受容体の刺激によりノルアドレナリンの放出を抑制して血圧を下げる作用もある（図2-4-2）。臨床的には中枢作用が強いため、中枢性高血圧治療薬として使用されており、副作用として幻覚、眠気、鎮静、口渇などがある。また、中枢神経抑制薬との併用や、中枢神経抑制作用を有するアルコールと併用すると鎮静作用が増強される。

イソプレナリン

イソプレナリン（isoprenaline, イソプロテレノール〈isoproterenol〉）はβ受容体に対する親和性が高く、α受容体にはほとんど親和性をもたない。すべてのβ受容体に対する親和性が高い非選択的β受容体作用薬である（図2-4-6）。イソプレナリンの点滴静注により、骨格筋や内臓（腎臓、腸管膜など）の$β_2$受容体刺激によって血管抵抗が減少して拡張期血圧が低下する（図2-4-7）。一方、心臓の$β_1$受容体を刺激することで心収縮力と心拍数を増大するため収縮期血圧を軽度に上昇させるが、平均血圧はやや低下する。また、イソプレナリンは気管支平滑筋に存在する$β_2$受容体を強く刺激するため、気管支平滑筋を弛緩させる。臨床的には徐脈や心停止の患者の緊急時に使用されるが、喘息患者に対しては選択的$β_2$受容体作用薬が用いられるようになり、使用頻度は低くなっている。副作用として、$β_2$受容体刺激による血清カリウム値の低下（「サルブタモール」参照）や$β_1$受容体刺激による頻脈などがある。

ドブタミン

ドブタミン（dobutamine）は選択的に$β_1$受容体を刺激する薬物である（図2-4-12）。ドブタミンは心臓の$β_1$受容体を刺激するので心拍数を増加させ、心収縮力を増大させるが、α受容体に対する親和性は低いため、末梢血管抵抗に対する影響はほとんどない。臨床的には、急性心不全患者の心拍出量を増大させるために使用されている。

サルブタモール

サルブタモール（salbutamol）は選択的$β_2$受容体作用薬である（図2-4-12）。気管支平滑筋に局在する$β_2$受容体を刺激して拡張させる。臨床的には短時間作用型として、気道閉塞がみられる喘息

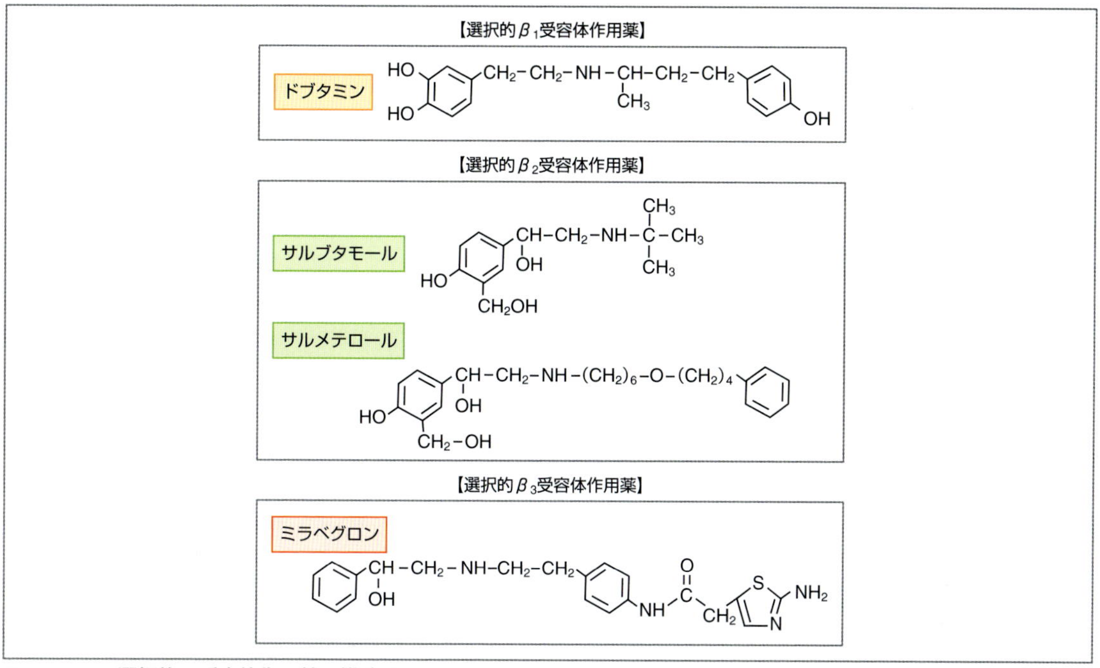

【選択的 $β_1$ 受容体作用薬】
ドブタミン

【選択的 $β_2$ 受容体作用薬】
サルブタモール
サルメテロール

【選択的 $β_3$ 受容体作用薬】
ミラベグロン

図2-4-12 選択的β受容体作用薬の構造式

や気管支炎などに使用される。副作用としては，$β_2$受容体刺激による血清カリウム値の低下がある。この機序は骨格筋にある$β_2$受容体の刺激によるcAMPの活性化がNa^+/K^+ポンプを刺激し，細胞内へのカリウムの取り込みが増大するためである。その他に，$β_1$受容体にも弱い刺激作用があるので，頻脈や不整脈が心疾患のある患者で起こることがある。

サルメテロール

サルメテロール（salmeterol）は，サルブタモールよりも選択性の高い選択的$β_2$受容体作用薬である（図2-4-12）。長時間作用型であるので持続的に作用するが，発現するまでの時間はサルブタモールより遅い。そのため，喘息の急性症状を軽減するのには向かない。臨床適用として喘息に使用されるほかに，慢性閉塞性肺疾患（chronic obstructive pulmonary disease：COPD）にも使用される。

ミラベグロン

ミラベグロン（mirabegron）は選択的$β_3$受容体作用薬である（図2-4-12）。膀胱平滑筋に局在する$β_3$受容体を刺激して膀胱を弛緩させることにより蓄尿を促進して，過活動膀胱による頻尿や切迫性尿失禁を改善する。

本項目で扱った薬物一覧	
薬物	作用機序と臨床適用
●直接型アドレナリン作用薬 　アドレナリン 　ノルアドレナリン 　ドパミン	●α受容体＋β受容体刺激 　アナフィラキシーショック 　ショック 　出血性ショック

●間接型アドレナリン作用薬 　チラミン 　メタンフェタミン	●ノルアドレナリン遊離促進 臨床適用なし ナルコレプシー
●直接・間接型アドレナリン作用薬 　エフェドリン	●α受容体＋β受容体刺激，ノルアドレナリン遊離促進 気管支喘息
●非選択的α受容体作用薬 　オキシメタゾリン	●α_1＋α_2受容体刺激 鼻閉，充血（局所投与）
●選択的α_1受容体作用薬 　フェニレフリン	●α_1受容体刺激 ショック，散瞳（点眼）
●選択的α_2受容体作用薬 　クロニジン	●α_2受容体刺激 高血圧
●非選択的β受容体作用薬 　イソプレナリン	●β_1＋β_2受容体刺激 徐脈
●選択的β_1受容体作用薬 　ドブタミン	●β_1受容体刺激 急性心不全
●選択的β_2受容体作用薬 　サルブタモール 　サルメテロール	●β_2受容体刺激 喘息，気管支炎 喘息，COPD
●選択的β_3受容体作用薬 　ミラベグロン	●β_3受容体刺激 頻尿

【髙井　真司】

5 抗アドレナリン作用薬

目標
- アドレナリン受容体遮断の機序を理解する。
- アドレナリン反転の現象を理解する。
- 抗アドレナリン作用薬の種類と薬理作用，臨床適用を理解する。

アドレナリン受容体遮断

アドレナリン受容体遮断による作用は循環器系に対して現れやすく，心機能および血管機能に対する影響が大きい。心臓では，交感神経系の刺激により洞房結節や房室結節のペースメーカー細胞や刺激伝導系に局在するアドレナリンβ_1受容体（β_1受容体）の刺激を受けて第4相の活動電位緩徐脱分極相の傾きが急峻になり，心拍数は増加する。しかし，このβ_1受容体の刺激が遮断されるとその逆の効果が起こるため，心拍数は減少する（図2-5-1）。また，心筋にもβ_1受容体が豊富に局在し，この受容体の刺激では，アデニル酸シクラーゼの活性化が細胞内のCa^{2+}を増加させるので筋収縮力は増強される。しかし，その受容体の遮断は逆の作用を起こすため，筋収縮力は減弱される（図2-5-1）。

皮膚や粘膜の血管平滑筋にはアドレナリンα_1受容体（α_1受容体）が豊富に局在し，この受容体が刺激を受けるとホスホリパーゼCの活性化を介した細胞内Ca^{2+}の増加が起こり，血管を収縮させる。一方，骨格筋や内臓の血管平滑筋にはβ_2受容体が豊富に局在し，アデニル酸シクラーゼの活性化が心筋とは異なってプロテインキナーゼA（protein kinase A：PKA）の活性化によりミオシン軽鎖キナーゼ（myosin light chain kinase：MLCK）がリン酸化され，Ca^{2+}/カルモジュリンに対するMLCKの感受性が低下するため，筋収縮力は減弱して弛緩する。しかし，これらの受容体が遮断されることで血管ではα_1受容体の作用

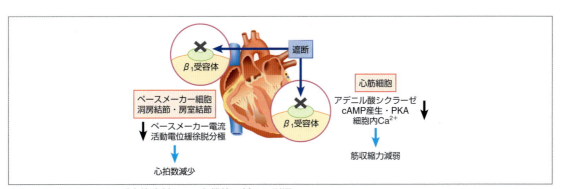

図2-5-1　アドレナリン受容体遮断による心機能に対する影響
cAMP：サイクリックアデノシン一リン酸，PKA：プロテインキナーゼA

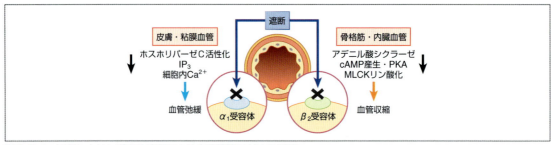

図 2-5-2　アドレナリン受容体遮断による血管機能に対する影響
IP_3：イノシトール 1, 4, 5-三リン酸，cAMP：サイクリックアデノシン一リン酸，PKA：プロテインキナーゼ A，MLCK：ミオシン軽鎖キナーゼ

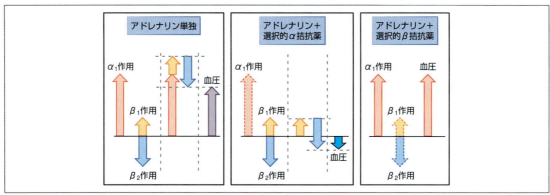

図 2-5-3　アドレナリン受容体遮断によるアドレナリン反転

が逆に現れて弛緩し，β_2受容体の作用が逆に現れて収縮を起こす（図2-5-2）。

アドレナリン反転

　アドレナリン反転とは，アドレナリンを単回静脈内投与した場合には一過性の血圧上昇を認めるが，あらかじめ選択的α遮断薬を投与したのちにアドレナリンを単回静脈内投与すると，逆に血圧下降が認められる現象を指す（図2-5-3）。血圧は末梢血管抵抗と心拍出量の増大によって上昇するので，アドレナリンの単独投与は，α_1受容体刺激による血管収縮と，β_1受容体による心拍出量の増大による血圧上昇作用と，β_2受容体刺激による血管弛緩作用を引き起こす。そして，血管のα_1受容体刺激による作用と心臓のβ_1受容体刺激による作用が血管のβ_2受容体刺激による作用を上回るため，アドレナリンによる単回静脈内投与は血圧を上昇させる（図2-5-3左）。

　選択的アドレナリンα_1受容体拮抗薬（α_1遮断薬）を前投与したのちにアドレナリンを単回静脈内投与した場合は，血管のα_1受容体が遮断されているので，β受容体の作用のみが現れる。心臓のβ_1受容体刺激による血圧上昇作用と血管のβ_2受容体刺激による血圧下降作用では，β_2受容体による血圧下降作用のほうが強く現れるため，血圧は下降する（図2-5-3中）。選択的β受容体作用薬のイソプレナリンを単回静脈内投与した場合も，同様の機序を介して血圧は下降する。

　一方，非選択的アドレナリンβ受容体拮抗薬（β遮断薬）を前投与したのちにアドレナリンを単回静脈内投与した場合は，心臓のβ_1受容体と血管のβ_2受容体の作用が遮断されるため，血管のα_1受容体刺激作用による血圧上昇が起こる。そして，

β_1受容体とβ_2受容体が同時に刺激された場合は血圧が下降するが，その作用がすべて遮断されているため，非選択的β遮断薬を前投与したのちにアドレナリンを投与すると，アドレナリン単回静脈内投与した場合に比べて血圧は高くなる（図2-5-3右）。

抗アドレナリン作用薬の種類

抗アドレナリン作用薬には，間接的抗アドレナリン作用薬と直接的抗アドレナリン作用薬がある。間接的抗アドレナリン作用薬は前項の間接的抗アドレナリン作用薬と逆の機序によって，交感神経終末からのノルアドレナリン遊離を抑制する。また，交感神経終末に局在するα_2受容体を選択的に直接刺激する薬（クロニジン）も，間接的に交感神経終末からのノルアドレナリンの遊離を抑制する（図2-5-4）。一方，直接的抗アドレナリン作用薬は，前述の直接的アドレナリン作用薬とは逆の作用が現れる。代表的な抗アドレナリン作用薬を表2-5-1に示す。

◆レセルピン◆

レセルピン（reserpine）は，交感神経終末のシナプス小胞のトランスポーターの働きを阻害してシナプス小胞のノルアドレナリンを枯渇させる，間接的抗アドレナリン作用薬である（図2-5-4，図2-5-5）。そのため，ドパミンのシナプス小胞への移行を阻害するため，シナプス小胞ではノルアドレナリンが合成できなくなる（図2-5-4）。また，交感神経終末のトランスポーターから再取り込みされたノルアドレナリンのシナプス小胞への移行も阻害するので，再取り込みからの供給もできなくなる（図2-5-4）。臨床的にはノルアドレナリンの減少により血圧が低下するので，高血圧治療に使用されている。しかし，レセルピンは末梢の交感神経だけでなく中枢の交感神経にも作

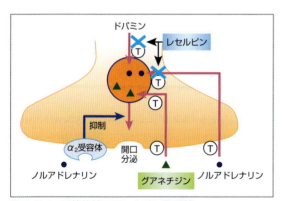

図2-5-4 間接的抗アドレナリン作用薬
T：トランスポーター

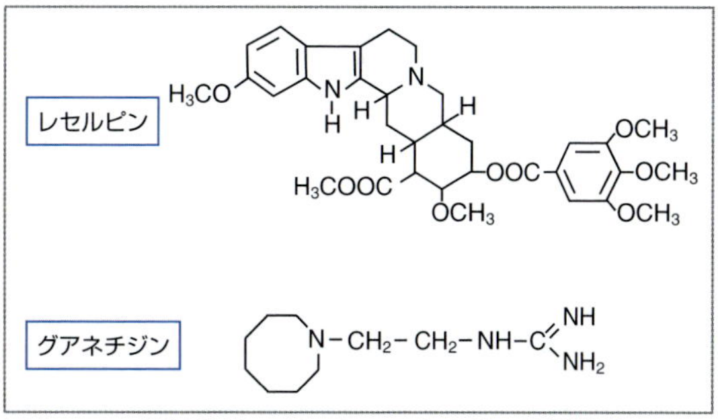

図2-5-5 間接的抗アドレナリン作用薬の化学構造

表2-5-1 抗アドレナリン作用薬の作用する受容体

受容体			遮断薬		
			間接的	直接的	
				非選択的	選択的
ノルアドレナリン遊離	α	α_1	レセルピン グアネチジン	フェントラミン フェノキシベンザミン	プラゾシン タムスロシン
		α_2			ヨヒンビン
	β	β_1		プロプラノロール	アテノロール メトプロロール
		β_2			$\alpha_1+\beta$ ラベタロール カルベジロール
		β_3			

用するので，副作用として重篤なうつ状態が現れることがあるため，使用頻度は低い。また，投薬を中止しても交感神経の回復には数日～数週間を必要とする。

◆グアネチジン◆

グアネチジン（guanethidine）は，ノルアドレナリンに置き換わって交感神経終末からシナプス小胞に取り込まれてルアドレナリンの遊離を抑制する，間接的抗アドレナリン作用薬である（図2-5-4, 図2-5-5）。グアネチジンはノルアドレナリンに置き換わってシナプス小胞へ入るためノルアドレナリンがシナプス小胞内で産生されなくなり，結果として神経終末からのノルアドレナリン遊離が減少する。臨床的には現在使用されていない。

α 遮断薬

アドレナリンα受容体拮抗薬（α遮断薬）には，α_1受容体とα_2受容体を遮断する非選択的α遮断薬，選択的α_1遮断薬，選択的α_2遮断薬がある。選択的α_1遮断薬は，α_1受容体の刺激による血管平滑筋の収縮作用や内尿道括約筋の収縮作用を遮断するので，逆の作用（弛緩）が起こる。α_1受容体にはサブタイプ，α_{1A}受容体，α_{1B}受容体，α_{1D}受容体がある。血管には主にα_{1B}受容体が存在し，内尿道括約筋には主にα_{1A}受容体とα_{1D}受容体が存在する。薬物によって反応が異なり，臨床における適用も異なってくる（図2-5-6）。選択的α_2遮断薬はα_2受容体の刺激による交感神経系の抑制作用を遮断することで逆に交感神経終末からのノルアドレナリン遊離は増加する。つまり，間接的にノルアドレナリンの作用は増大される。

◆フェントラミン◆

フェントラミン（phentolamine）は，競合的にα_1受容体とα_2受容体をほぼ同等に遮断する非選択的α遮断薬である（図2-5-7）。臨床適用としては，褐色細胞腫による症状の短期間のコントロールや，褐色細胞腫の診断目的で使用される。褐色細胞腫はカテコールアミンであるアドレナリンやノルアドレナリンを過剰に産生するので，高血圧や頻脈などの症状を引き起こす。フェントラミンの副作用として，急激な血圧低下，起立性低血圧，頻脈がある。頻脈が起こる理由としては，①血管平滑筋のα_1受容体を遮断するので末梢血管抵抗が低下するため，反射性の頻脈が起こる，②交感神経終末のα_2受容体も遮断するのでノルアドレナリン遊離が促進する，③α受容体が遮断されているため遊離したノルアドレナリンは心臓ではβ_1受容体に結合しやすくなる，の3つが考えられる（図2-5-8）。

◆フェノキシベンザミン◆

フェノキシベンザミン（phenoxybenzamine）は，α_1受容体とα_2受容体に不可逆的に結合する非選択的α遮断薬である（図2-5-7）。フェントラミンと異なり，不可逆的に受容体を遮断するので作用が消失するまでの時間が長く，α_1受容体に対する親和性がやや高い。副作用として起立性低血

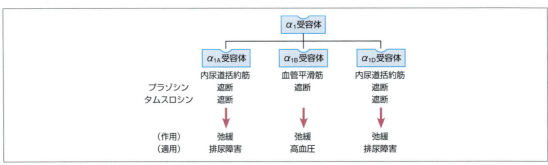

図2-5-6　選択的α_1受容体のサブタイプと遮断薬の作用

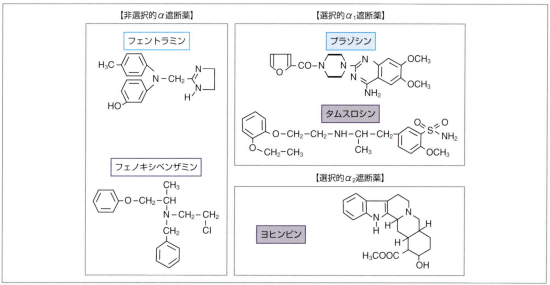

図 2-5-7　非選択的α遮断薬，選択的$α_1$遮断薬，選択的$α_2$遮断薬の化学構造

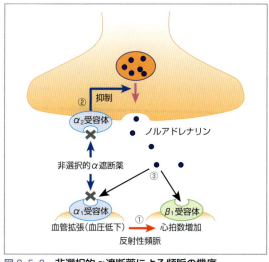

図 2-5-8　非選択的α遮断薬による頻脈の機序

り末梢血管抵抗を下げるので，血圧は下がる。しかし，フェントラミンなどの非選択的α遮断薬とは異なり，$α_2$受容体に対する遮断作用がない。そのため，$α_2$受容体遮断による交感神経終末からのノルアドレナリン遊離の促進が起こらず，心拍数や心拍出量もほとんど増加させない。臨床的には，高血圧治療に使用される。副作用としては，過度の低血圧や起立性低血圧などがある。

◆タムスロシン◆

タムスロシン（tamsulosin）は，選択的$α_1$遮断薬である（図2-5-7）。プラゾシンと異なって$α_1$受容体のサブタイプである内尿道括約筋に多い$α_{1A}$受容体，$α_{1D}$受容体は遮断するが，血管平滑筋に多い$α_{1B}$受容体はほとんど遮断しない（図2-5-6）。内尿道括約筋は$α_{1A}$受容体と$α_{1D}$受容体刺激により収縮するが，タムスロシンはこれらの受容体を遮断することにより内尿道括約筋を弛緩する。一方，タムスロシンは血管平滑筋に多い$α_{1B}$受容体には作用が少ないので，血圧低下を起こしにくい。臨床的には，前立腺肥大による排尿障害に用いられている。

圧などがある。

◆プラゾシン◆

プラゾシン（prazosin）は，選択的$α_1$遮断薬であり，$α_1$受容体のサブタイプである$α_{1A}$受容体，$α_{1B}$受容体，$α_{1D}$受容体のすべてを遮断する（図2-5-6，図2-5-7）。プラゾシンは皮膚や粘膜の血管平滑筋に局在する$α_{1B}$受容体を遮断することによ

◆ヨヒンビン◆

ヨヒンビン（yohimbine）は，選択的α_2遮断薬である（図2-5-7）。α_2受容体刺激による交感神経終末からのノルアドレナリン遊離の抑制作用を遮断するので，逆にノルアドレナリンの遊離が促進され，心拍数を増加させて血圧を上げる。つまり，α_2受容体作用薬のクロニジンと逆の作用である。日本では臨床で使用されていない。

β遮断薬

アドレナリンβ受容体拮抗薬（β遮断薬）には，β_1受容体とβ_2受容体を遮断する非選択的β遮断薬，選択的β_1遮断薬と選択的β_2遮断薬がある。しかし，選択的β_2遮断薬の適応はないので，非選択的β遮断薬と選択的β_1遮断薬について述べる。

非選択的β遮断薬と選択的β_1遮断薬は，心臓のβ_1受容体を遮断することにより心拍数を下げて心収縮力を低下させる。この作用は狭心症や不整脈の治療に有用で，ともに臨床応用されている。また，高血圧患者でも心臓のβ_1受容体を遮断することにより心拍出量を下げることに加えて，腎臓の傍糸球体装置に局在するβ_1受容体を遮断することによりレニン分泌が低下することから，高血圧治療薬として使用される（図2-5-9）。レニンはアンジオテンシノーゲンからアンジオテンシンIへ変換する酵素で，アンジオテンシンIはさらにアンジオテンシンIIへ変換される。アンジオテンシンIIは強力な血管収縮物質なので，レニン分泌が抑制されると，結果として末梢血管抵抗が減少することになる。これらの作用はβ_1受容体を遮断した作用なので，高血圧治療薬として非選択的β遮断薬と選択的β_1遮断薬はともに臨床で使用されている。

副作用は，β_1受容体とβ_2受容体を遮断する非選択的β遮断薬と選択的β_1遮断薬では異なる。気管支平滑筋にはβ_2受容体が局在しており，この受容体の刺激は弛緩反応を示すため，β_2受容体作用薬は気管支喘息の症状改善に用いられている。しかし，そのβ_2受容体を遮断すると逆に気管支平滑筋は収縮を起こすので，気管支喘息症状の誘発や症状の悪化がみられる（図2-5-10）。また，慢性閉塞性肺疾患（chronic obstructive pulmonary disease：COPD）患者に対しても同様の悪化がみられる。β_2受容体が遮断された場合，糖尿病治療中の患者の低血糖にも注意が必要である。肝臓のβ_2受容体が刺激されると肝臓からのグルコース放出が増加するが，この受容体が遮断されるとグルコースの放出が減少するので，糖尿病治療薬を服用している患者では血糖降下作用が増強されて低

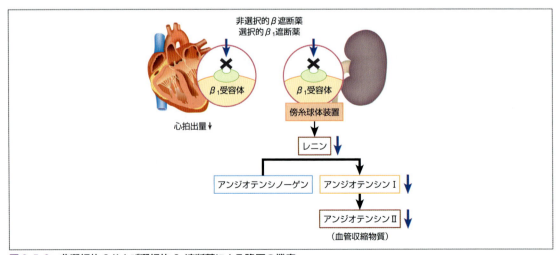

図2-5-9　非選択的βおよび選択的β_1遮断薬による降圧の機序

血糖を引き起こす場合がある（図2-5-11）。また，低血糖になると頻脈や冷や汗による自覚症状を認めるが，β_1受容体が遮断されているため頻脈が起こりにくく，β_2受容体が遮断されているため手指振戦が起こりにくくなるので自覚症状が現れにくい（図2-5-11）。したがって，糖尿病治療中の患者では，β遮断薬を服用する場合に血糖値の変化に注意しなければならない。

◆プロプラノロール◆

プロプラノロール（propranolol）は非選択的β遮断薬であり，β_1受容体とβ_2受容体を同等に遮断する（図2-5-12，表2-5-2）。高血圧，狭心症，不整脈に臨床適用されている。副作用として，β_1受容体遮断作用が強く現れて徐脈や心不全の誘発や増悪がみられる場合がある。また，β_2受容体の遮断作用があるので，喘息患者への使用は禁忌である。プロプラノロールは脂溶性が非常に高いため血液脳関門を容易に通過するので中枢性の副作用が出やすく，抑うつ，眠気，幻覚などが起こる場合がある（表2-5-2）。

◆アテノロール◆

アテノロール（atenolol）は選択的β_1遮断薬であり，プロプラノロール同様に高血圧，狭心症，不整脈に臨床適用されている。副作用として，β_1受容体遮断作用が強く現れて徐脈や心不全の誘発や増悪がみられる場合がある。β_2受容体に対する親和性がプロプラノロールより低いため，喘息患者に対する副作用はプロプラノロールよりも少ない（図2-5-12，表2-5-2）。しかし，β_2受容体への親和性比は4.4：1なので喘息患者に対しては慎重な投与になる。アテノロールは他のβ遮断薬と異なり，親水性が高く脂溶性はきわめて低い。そのため，中枢への影響は少ないので，中枢へ移行するβ遮断薬でみられる抑うつ，眠気，幻覚などの副作用は少ない。

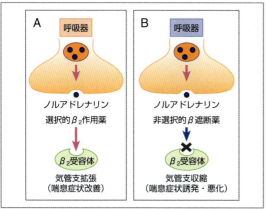

図2-5-10 選択的β_2作用薬による喘息症状の改善（A）と，非選択的β遮断薬による誘発・悪化（B）の機序

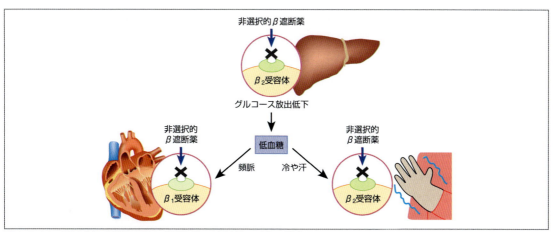

図2-5-11 糖尿病治療薬服用時の非選択的β遮断薬の副作用機序

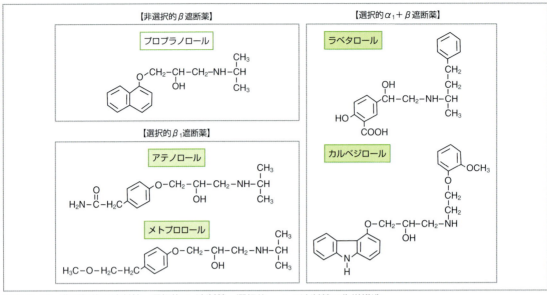

図 2-5-12　非選択的 β 遮断薬，選択的 $β_1$ 遮断薬，選択的 $α_1$ + β 遮断薬の化学構造

表 2-5-2　β 遮断薬の特徴

β 遮断薬	選択性 $β_1:β_2$	脂溶性	血中半減期（時間）	$β_1$ 遮断効力*
プロプラノロール	1:1	+++	3〜4	1
アテノロール	4.4:1	−	6〜7	1
メトプロロール	5.1:1	+	6〜7	1〜1.8
カルベジロール	7:1**	+	7〜10	3〜5

*プロプラノロールを 1 とした場合の効力。
**カルベジロールは $α_1$ 受容体も遮断する（$α_1:β_1:β_2$ = 1:7:1）。

◆メトプロロール◆

メトプロロール（metoprolol）は選択的 $β_1$ 遮断薬であり，高血圧，狭心症，不整脈に臨床適用されている。大規模臨床試験でメトプロロールは慢性心不全患者の治療に効果的であったことから，慢性心不全にも臨床適用されている。しかし，日本では慢性心不全の保険適用とはなっていない。副作用として，$β_1$ 受容体遮断作用が強く現れて徐脈や心不全の誘発や増悪がみられる場合がある。$β_2$ 受容体に対する親和性が低いため，喘息患者に対する副作用はプロプラノロールよりも少ないが，喘息患者に対しては慎重に投与になる。

◆ラベタロール◆

ラベタロール（labetalol）は，選択的に $α_1$ 受容体と β 受容体を遮断する。ラベタロールの $α_1$ 受容体：β 受容体が 1:3 であるのに対してカルベジロールは 1:8 であり，ラベタロールは $α_1$ 受容体に対する作用が強い。そのため，末梢血管抵抗を下げる効果も強く，臨床的には高血圧に有効である。褐色細胞腫による高血圧症は褐色細胞腫からのカテコールアミン（ノルアドレナリン，アドレナリン）の過剰産生によって引き起こされる。この高血圧症に選択的 β 遮断薬を用いると $α_1$ 受容体への刺激が強くなり血圧がさらに上昇するので，カルベジロールを含めて他の β 遮断薬では，未治療の褐色細胞腫に対しては禁忌である。しかし，ラベタロールは逆に褐色細胞腫による高血圧症に臨床適用されている。

◆カルベジロール◆

カルベジロール（carvedilol）は，選択的に $α_1$ 受容体と β 受容体を遮断する。臨床的には高血圧，狭心症，不整脈に臨床適用されているが，大規模臨床試験でメトプロロール同様に慢性心不全患者

の治療に効果的であったことから，慢性心不全にも臨床適用されている。日本で保険適用となっている。

◆内因性交感神経興奮様作用を有するβ遮断薬◆

ピンドロール（pindolol）は非選択的に$β_1$受容体と$β_2$受容体に親和性があり，アセブトロール（acebutolol）は選択的に$β_1$受容体に親和性があるが，これらの薬物はそれぞれの受容体に結合して弱い刺激作用を発揮する（図2-5-13）。この作用は内因性交感神経興奮様作用（intrinsic sympathomimetic activity：ISA）とよばれている。β受容体を刺激するアドレナリンやノルアドレナリンの作用を遮断するので，遮断薬ではあるが，ISAによってβ受容体刺激による弱い作用を示す。しかし，アドレナリンやノルアドレナリンに比べるとその作用は非常に弱いため，β受容体を介した作用は結果的に減弱される。ISAを有するβ遮断薬は，ISAのないβ遮断薬に比べて心拍数や心拍出量に対する効果が弱い。一方，ISAを有する薬物はISAのないβ遮断薬に比べて，脂質代謝や糖代謝への影響が少ない。

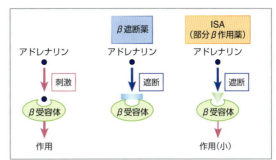

図2-5-13　ISA（内因性交感神経興奮様作用）を有するβ遮断薬の機序

◆その他のβ遮断薬◆

チモロールは非選択的β遮断薬であり，臨床的に点眼投与による緑内障や高眼圧症の眼圧低下に適用されている。その機序は毛様体における眼房水の産生を抑制することで眼圧を下げるためである。点眼ではあるが，全身性への影響もあるので喘息患者には禁忌である。

本項目で扱った薬物一覧	
薬物	作用機序と臨床適用
●間接的抗アドレナリン作用薬 　レセルピン 　グアネチジン	●α受容体＋β受容体遮断 高血圧 臨床適用なし
●非選択的α遮断薬 　フェントラミン 　フェノキシベンザミン	●$α_1$＋$α_2$受容体遮断 褐色細胞腫 褐色細胞腫
●選択的$α_1$遮断薬 　プラゾシン 　タムスロシン	●$α_1$受容体遮断 高血圧 排尿障害
●選択的$α_2$遮断薬 　ヨヒンビン	●$α_2$受容体遮断 臨床適用なし
●非選択的β遮断薬 　プロプラノロール 　チモロール	●$β_1$＋$β_2$受容体遮断 高血圧，狭心症，不整脈 緑内障（点眼）
●選択的$β_1$遮断薬 　アテノロール 　メトプロロール	●$β_1$受容体遮断 高血圧，狭心症，不整脈 高血圧，狭心症，不整脈，慢性心不全

●選択的 α_1 + β 遮断薬 　ラベタロール 　カルベジロール	● α_1 + β_1 + β_2 受容体遮断 　高血圧 　高血圧，慢性心不全
● ISA を有する非選択的 β 遮断薬 　ピンドロール	● β_1 + β_2 受容体遮断 　高血圧
● ISA を有する選択的 β_1 遮断薬 　アセブトロール	● β_1 受容体遮断 　高血圧

【髙井　真司】

3章 循環器系

1. 心不全の薬物治療 ………………………………… 83
2. 虚血性心疾患の薬物治療 ………………………… 96
3. 不整脈の薬物治療 ………………………………… 104
4. 高血圧の薬物治療 ………………………………… 113

1 心不全の薬物治療

目標

- 慢性心不全（虚血性心疾患，高血圧，弁膜症，心筋症）の病態生理，薬物治療を理解する。
- 急性心不全（急性心筋梗塞，慢性心不全の急性増悪）の病態生理，薬物治療を理解する。

　心不全（heart failure）は，さまざまな原因疾患により生じる進行性の臨床上の症候群であり，身体の必要量に見合うだけの十分な血液を心臓が送り出すことのできない病態である。心不全はその進行速度により，急性心不全と慢性心不全に分けられる。症状や身体所見からは，易疲労，息切れ，起座呼吸，発作性夜間呼吸困難など肺うっ血の症状を呈する左心不全と頸静脈怒張，浮腫，体重増加などの体静脈うっ血の症状を呈する右心不全に分けられる（図3-1-1）。患者は左心不全に続発して右心不全となる両心不全の状態になることが多く，総じてうっ血性心不全とよばれる。また，低下する心機能によっては，収縮不全と拡張不全に分けられる。

　心不全の原因としては，虚血性心疾患，動脈硬化性心疾患，高血圧性心疾患，弁膜症，心筋症，および先天性心疾患などがある。冠動脈の閉塞から二次的に起こる左室収縮不全が心不全の最も多い原因である。本項では，心不全の病態生理とそれに対する治療法を学ぶ。

病態生理

　急性心不全は，心筋梗塞の発症や慢性心不全の急性増悪により，急激に心機能が低下し血行動態が悪化することであり，代償機構がカバーできない状態である。症状としては，心原性ショックなどのため急激な血圧低下，循環不全による意識喪

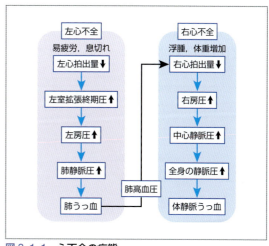

図3-1-1　**心不全の病態**

失などが主となる。一方で，慢性心不全は，心機能障害に対して血行動態を長期間維持していた代償機構が破綻して，心機能低下が顕著となり，血行動態の悪化が徐々に進行する状態である。したがって，呼吸困難などうっ血性心不全の症状が徐々に表れてくる。心筋梗塞など心不全の原因となる心機能障害は，不可逆的な変化であることが多いので，心不全は急性の代償不全の転機を伴う典型的な慢性疾患である。慢性心不全の急性増悪の原因は多岐にわたり，過剰な塩分摂取や水分摂取，処方薬の内服不良，心臓以外の疾患の合併などがあげられる。心臓疾患の直接的な原因である心筋虚血や神経体液性因子の活性化も，心不全において臨床的に代償不全を惹起する原因である。

3つの因子

心不全の病態は，「収縮能」，「前負荷」，「後負荷」の3つの因子をもとに理解される（図3-1-2）。

◆収縮能◆

心筋細胞の収縮にはCa^{2+}が必須であり，細胞内のCa^{2+}濃度を上昇させる薬物は，収縮力の増強をもたらす。心筋細胞の電気的興奮（活動電位）を機械的収縮に結びつけるしくみは，興奮-収縮連関（excitation-contraction coupling〈ECカップリング〉）とよばれる（図3-1-3）[1]。横行小管（T管）という細胞深部に陥入した細胞膜の表面の電位依存性L型Ca^{2+}チャネルが，筋小胞体のCa^{2+}放出チャネル（リアノジン受容体〈ryanodine receptor：RYR〉）と空間的に近接して存在し，機能的にも協調して作用する。心筋細胞の収縮では，細胞の電気的興奮が横行小管に伝搬し，横行小管膜の脱分極により電位依存性L型Ca^{2+}チャネルが開口し，細胞内にCa^{2+}が流入する。流入したCa^{2+}が筋小胞体のCa^{2+}放出チャネルに結合し，さらに筋小胞体から細胞質へCa^{2+}を放出する，いわゆるCa^{2+}誘発性Ca^{2+}放出により細胞質内Ca^{2+}濃度を高める。このCa^{2+}が収縮タンパク質トロポニンCに結合することにより，ATPを利用してアクチンとミオシンのスライディングを引き起こし，心筋細胞の収縮が誘導される。一方で，拡張期には，収縮タンパク質からCa^{2+}が解離し，筋小胞体Ca^{2+}ATPアーゼ（sarco/endoplasmic reticulum Ca^{2+} ATPase：SERCA）を介してCa^{2+}が筋小胞体に戻る。また，細胞外から流入したCa^{2+}の大部分は，細胞膜のNa^+/Ca^{2+}交換体（Na^+/Ca^{2+} exchanger：NCX）を介して細胞外へ排出される。

また，この興奮-収縮連関の効率は自律神経で制御される。心筋細胞では，特に交感神経のアドレナリンβ_1受容体（β_1受容体）が重要であるが，β_1受容体はG_sタンパク質と共役してアデニル酸シクラーゼを活性化する。心筋細胞膜上のβ_1受

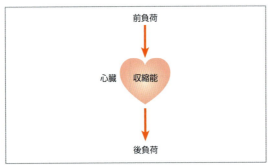

図3-1-2 心不全の3因子

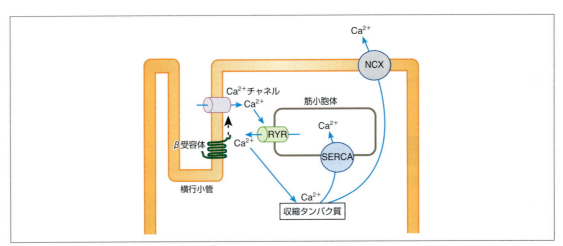

図3-1-3 興奮-収縮連関（ECカップリング）
RYR：リアノジン受容体，SERCA：筋小胞体Ca^{2+}ATPアーゼ，NCX：Na^+/Ca^{2+}交換体

容体が刺激されてアデニル酸シクラーゼが活性化されると，ATP から cAMP が産生される．cAMP はプロテインキナーゼ A を活性化し，種々のタンパク質がリン酸化される．例えば，収縮関連タンパク質の電位依存性 L 型 Ca^{2+} チャネルと Ca^{2+} 放出チャネルがプロテインキナーゼ A によりリン酸化されると，チャネル活性が上昇し，細胞外からの Ca^{2+} 流入と筋小胞体からの Ca^{2+} 放出の両方が促進される（図 3-1-3）．これにより，収縮力の増強がもたらされる．

◆前負荷と後負荷◆

前負荷は心室内に流入する血液量に相当し，心臓の収縮直前に心室にかかる負荷と定義される．また，後負荷とは，心臓の収縮開始直後にかかる負荷と定義される．臨床的には，前負荷は拡張末期圧（左室では左室拡張末期圧）に相当し，後負荷は動脈圧（左室では大動脈圧）に相当する．フランク-スターリング（Frank-Staring）曲線では，前負荷（左室拡張末期圧）が上昇すると曲線に沿って両者の関係が右上方に移動し，心拍出量が増加するが，左室拡張末期圧が一定レベルのピークを超えると，心拍出量は逆に低下する（図 3-1-4）．心不全患者では心収縮力の低下と後負荷の増大により，フランク-スターリング曲線は下方に移動している．後述のように，交感神経系の活性化などを介して循環血液量（前負荷）を増加させることにより，収縮不全に対する生理的な代償機構が働く（図 3-1-4）．

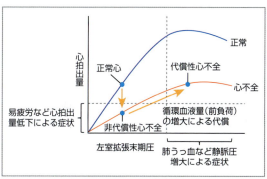

図 3-1-4　フランク-スターリング曲線

急性心不全

急性心不全は，心ポンプ機能の急激な低下による血行動態の悪化をきたす病態であることから，早急に血行動態の正常化を図ると同時に，原因疾患の検索と緊急治療を行う必要がある．急性心不全の原因としては，急性心筋梗塞，心タンポナーデ，徐脈性不整脈，急性大動脈解離などがある．また，心収縮力が保たれていても，急激に発症する肺水腫を症状とする急性心不全がある．これは，後負荷のミスマッチが原因とされ，血管不全が背景にあることが多い．主要臓器への血流を維持するために末梢血管を収縮させるという代償機構が過剰に働いた結果，血流が体の中心部にシフトしたものと考えられる．急性心不全の病態理解には，心拍出量（心係数）と心室への血液流入量（肺動脈楔入圧）の関係で分けるフォレスター（Forrester）分類が用いられる．フォレスター分類により，うっ血と低心拍出量の病態を分類し治療方針を決める（図 3-1-5，図 3-1-6）．「薬物治療」の項で後述する．

慢性心不全

心不全の病態では，心拍出量低下に対応して生体内で起こる，臓器循環を維持するためのさまざまな代償機構が重要である．心不全には大きく分けて以下の 3 つの代償機構があり，これらにより心拍出量を増加させる（図 3-1-7）．これらの代償機構は初期段階においては有益であるが，最終的には心機能をさらに悪化させてしまう．

1. **交感神経系の活動亢進**：頸動脈洞圧受容体が血圧低下を感知して交感神経系を活性化し，カテコールアミンを放出することにより，心臓の $β_1$ 受容体が刺激される．その結果，心拍数の増加と心収縮力の増大が起こる（図 3-1-7）．また，末梢血管のアドレナリン $α_1$ 受容体（$α_1$ 受容体）を刺激することにより血管の収縮を増強し，細静脈の収縮は結果的に静脈還流を増加し心臓の前負荷が増大する．さらに，腎の傍糸球

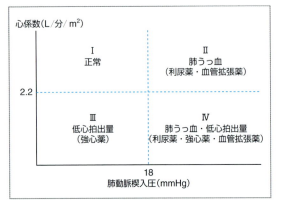

図 3-1-5　フォレスター分類
（　）はその病体において使用される薬物を示している。

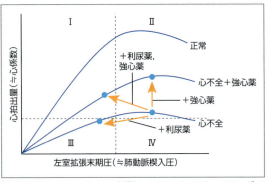

図 3-1-6　フォレスター分類とフランク-スターリングの法則における心不全の治療

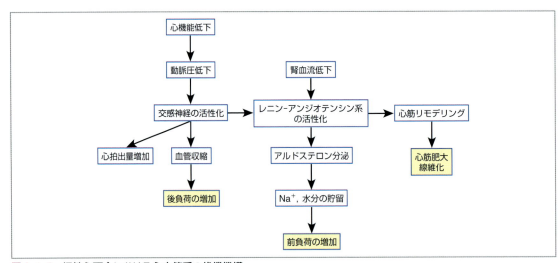

図 3-1-7　慢性心不全における心血管系の代償機構

体細胞の β_1 受容体刺激により，レニン分泌が亢進し，レニン-アンジオテンシン系を活性化させ，循環血液量を増加させて前負荷を増大させる。これら代償反応は心臓の仕事量を増加するので，心機能をさらに悪化させることになる。

2. **レニン-アンジオテンシン系の活性化**：心拍出量の低下によって腎臓への血流が減少することにより，直接的にレニンの分泌が促進され，その結果，アンジオテンシンⅡ産生の増加とアルドステロンの放出が起こる。アンジオテンシンⅡは末梢血管抵抗を上昇させ，アルドステロンは Na^+ および水分の貯留を促す。そして，循環血液量が増加し，心臓へ戻る血液がさらに増えることになる。もし，心臓がこの余分な血液を送り出せなければ，静脈圧が増加し，末梢の浮腫や肺水腫が生じる（図 3-1-7）。これらの代償反応は心臓の仕事量を増加させるので，心機能をさらに悪化させることに寄与する。

3. **心筋リモデリング**：持続的な血行力学的ストレスに対して，心筋細胞の肥大や間質の線維化といった心筋組織の再構築により心機能を維持しようとすることを心筋リモデリングとよぶ。不全心は慢性的な前負荷（容量負荷）の増大に対しては遠心性肥大（心拡大）により，後負荷

（圧負荷）の増大に対しては求心性肥大（心肥大）により，短期的には心拍出量や血圧を維持する（図3-1-7）。しかし，遠心性肥大（心拡大）が過剰に進行すると心臓は十分な収縮力を発揮できなくなり，収縮不全となる。また，求心性肥大（心肥大）が過剰になると，心筋組織は固く広がりにくくなり，拡張不全の状態となる。そして，循環血液量の増加がなくても左室拡張期圧が上昇し，うっ血の前駆状態となる。

薬物治療

急性心不全

急性心不全の治療に用いられる主要な薬物は，強心薬（主にカテコールアミン〈cathecholamine〉），利尿薬，血管拡張薬（硝酸薬，ヒト心房性ナトリウム利尿ペプチド〈human atrial natriuretic peptide：hANP〉など）である。患者にスワンガンツカテーテルを挿入して心係数と肺動脈楔入圧を測定し，フォレスター分類により治療方針を決定する。フォレスター分類とフランク-スターリング曲線は，ともに横軸が前負荷の指標，縦軸が心拍出量の指標となっている（図3-1-5，図3-1-6）。

フォレスター分類のⅡ群（心係数 2.2 L/分/m^2 以上，肺動脈楔入圧 18 mmHg 以上）は，循環血液量が増加し左室拡張末期圧が上昇し，肺うっ血が出現した状態と考えられる。これに対しては，利尿薬，血管拡張薬により静脈還流量を減少させ，前負荷の軽減を図る。

また，フォレスター分類のⅢ群（心係数 2.2 L/分/m^2 未満，肺動脈楔入圧 18 mmHg 未満）では，心臓の収縮力低下あるいは心臓への過負荷によりフランク-スターリング曲線が下方移動し，低心拍出量による症状が出た状態であるので，主に強心薬により心機能の回復を目指す。

フォレスター分類のⅣ群（心係数 2.2 L/分/m^2 以下，肺動脈楔入圧 18 mmHg 以上）は，肺うっ血と低心拍出量が合わさった状態で，強心薬と利尿薬の両者が用いられる。これに加えて血管拡張薬を用いることで，さらに静脈還流量を減少させることによる前負荷の軽減，血管抵抗の減少による後負荷の軽減を図る。

◆カテコールアミン◆

カテコールアミン系薬物のアドレナリン作用薬が，心収縮力の増強（強心薬），血管収縮の2つの目的で心不全の治療に使われる。急性心不全において循環を短期間維持するために緊急的に選択される薬物であり，静注で投与される。

薬物

ドパミン（dopamine），ドブタミン（dobutamine）が主に心収縮力の増強に用いられ，ノルアドレナリン，アドレナリンが血管収縮を目的に使われる。

作用機序

アドレナリン受容体のうち，$α_1$ 受容体は血管に多く発現し，細胞内 Ca^{2+} 濃度を上昇させ，血管収縮をもたらす。$α_2$ 受容体は交感神経終末に存在し，ノルアドレナリンの放出を抑制する。$β_1$ 受容体は心臓に豊富に発現し，細胞内のcAMP濃度を上昇させ，心収縮力の増強と心拍数の増加をもたらす。$β_2$ 受容体は主に血管に発現し，cAMP濃度を上昇させ，血管の拡張を引き起こす。

ドパミンは，低用量ではドパミン D_1 受容体に作用することにより血管拡張をもたらす。中等度の用量では心臓の $β_1$ 受容体を刺激して心収縮力を強める。高用量では血管の $α_1$ 受容体刺激により末梢動脈および静脈を収縮させる（図3-1-8）。また，ドパミンは腎血管拡張作用をもち利尿作用があるので，うっ血性心不全で用いられる。

ドブタミンは合成カテコールアミン薬で，血管平滑筋に対する $α_1$ と $β_2$ 作用が相殺され，心臓に対する $β_1$ 受容体刺激作用を発揮する。高用量でも $α_1$ 受容体刺激作用を示さず，主に $β_1$・$β_2$ 受容体の刺激作用を発揮する。$β_1$ 受容体の刺激により心拍出量を増加させることと，$β_2$ 受容体の刺激により血管を拡張させることが作用の主体となる。

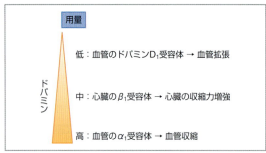

図 3-1-8　ドパミンの用量依存的な作用

ノルアドレナリン，アドレナリンは $α_1$ 受容体刺激により末梢血管を強く収縮させることから，心原性ショックを伴う心不全に主に使われる。

副作用

ノルアドレナリン，アドレナリンは強い血管収縮作用のため，副作用として末梢循環不全をきたす。

◆利尿薬◆

心不全治療では，利尿薬は肺うっ血や末梢浮腫といった慢性的なうっ血状態の症状の軽減に使われる。急性心不全の治療では，前述のようにフォレスター分類に従って前負荷の軽減が必要と判断されれば利尿薬を用いることとされてきたが（図3-1-5），近年，クリニカルシナリオという概念に基づき，臨床症状やルーチンの検査所見（心エコー，心電図，胸部 X 線）などから判断して急性心不全の治療方針を決定するようになっている[2]。その中では，慢性的な全身性の液体貯留を認めれば利尿薬を用いることとされている。慢性心不全の項で詳述する。

◆血管拡張薬◆

急性心不全の治療において，急激に発症するうっ血状態による肺水腫などの症状に対して，血管拡張薬として硝酸薬（ニトログリセリン〈nitroglycerin〉，硝酸イソソルビド〈isosorbide dinitrate〉），ニコランジル〈nicorandil〉，hANP（カルペリチド〈carperitide〉）が使われる。血管拡張薬が適応となるのは，心収縮力は保たれているものの心拍出量の低下に対して過剰な代償機構による血管収縮が起きた結果として，血流が体の中心部位に集まった病態である。このような病態では収縮期血圧が高いことが多く，血管不全ともよばれる。

薬物

硝酸薬やニコランジルについては，3 章 2「虚血性心疾患の薬物治療」を参照。hANP は，遺伝子組換えヒト心房性ナトリウム利尿ペプチドであり，急性心不全の治療に用いられる。

作用機序

硝酸薬は一酸化窒素（NO）を介して，血管平滑筋細胞内のグアニル酸シクラーゼを刺激し，低用量では静脈を拡張し前負荷を軽減させ（肺毛細管圧低下），高用量では動脈も拡張させ後負荷軽減効果（末梢血管抵抗低下に伴う心拍出量の軽度上昇）を発揮する。

ニコランジルは，硝酸薬と ATP 感受性カリウム（K_{ATP}）チャネル開口作用を合わせもつことにより静脈と動脈の両方に拡張作用をもつ。虚血心において，K_{ATP} チャネル開口作用は過剰な細胞内 Ca^{2+} 流入を抑制することによる心保護効果をもたらす。hANP は心房性ナトリウム利尿ペプチド（atrial natriuretic peptide：ANP）受容体に作用し，グアニル酸シクラーゼを活性化してサイクリックグアノシン一リン酸（cyclic guanosine monophosphate：cGMP）を産生することで，血管拡張，ナトリウム利尿，レニンやアルドステロン合成抑制の効果を発現する。肺うっ血患者に用いられ，難治性心不全に対してカテコールアミンなどの強心薬と併用される。

副作用

硝酸薬の副作用は，血圧低下と肺内シャント増加に由来する動脈血酸素飽和度の低下である。また，硝酸薬は高用量の静注投与により早期（16～24 時間）から耐性が発現する。これに対し，ニコランジルは K_{ATP} チャネル開口作用ももつことか

ら薬物耐性を生じにくい。

慢性心不全

　交感神経系，レニン-アンジオテンシン系の活性化を阻害することにより左室リモデリングを抑制し，心不全の予後を改善することが慢性心不全治療の中心となってきている。慢性心不全の重症度分類にはNYHA（New York Heart Association）分類やAHA/ACC（American Heart Association/American College of Cardiology）ステージ分類が用いられる。無症候性のステージA，ステージBでは，アンジオテンシン変換酵素（angiotensin converting enzyme：ACE）阻害薬，アンジオテンシンⅡ受容体拮抗薬（angiotensinⅡ receptor blocker：ARB，AT_1受容体拮抗薬）およびβ遮断薬で循環動態の悪循環を断つ治療を始める（図3-1-9）。軽症のステージCとなってから，利尿薬，ジギタリスによる従来の治療法が開始される。さらに重症化すると，抗アルドステロン薬（アルドステロン拮抗薬），経口強心薬の治療を行う。ステージDでは入院して，強心薬（ドパミン，ドブタミン），hANPの静脈注射による治療を行う。

◆強心配糖体◆

　強心配糖体はNa^+/K^+ ATPアーゼを抑制することにより，細胞内Na^+濃度を上昇させる。その結果，Na^+/Ca^{2+}交換体によるCa^{2+}の細胞外への排出を抑制する（図3-1-10）。慢性心不全では，臨床症状の改善を目的としてジゴキシン（digoxin）が心房細動を伴う心不全患者に使われる。ジギタリスが心不全の予後を改善するかどうかは明らかになっていない[4]。

薬物

　強心配糖体としてはジギタリスが用いられ，薬物としてはジゴキシン，ジギトキシン（digitoxin）がある。ただし，ジギトキシンは製造中止になっている。

作用機序

　ジギタリスが強心作用を発揮するにはNa^+/Ca^{2+}交換体との協調作用が重要である。Na^+/Ca^{2+}交換体は3分子のNa^+と1分子のCa^{2+}を細胞内外で交換するが，通常は細胞内に3Na^+を取り込み1分子のCa^{2+}を排出する方向に回転する

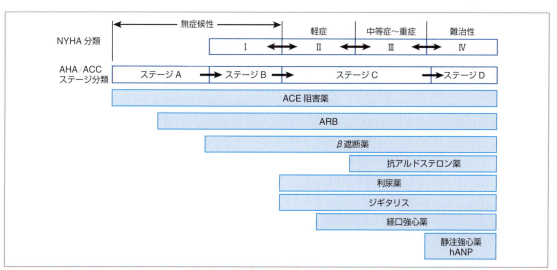

図3-1-9　慢性心不全の重症度からみた薬物治療指針[3]
NYHA：New York Heart Association，AHA/ACC：American Heart Association/American College of Cardiology，ACE：アンジオテンシン変換酵素，ARB：アンジオテンシンⅡ受容体拮抗薬，hANP：ヒト心房性ナトリウム利尿ペプチド

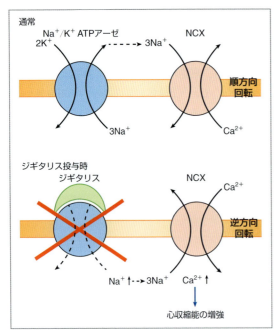

図 3-1-10　ジギタリスの作用機序
NCX：Na^+/Ca^{2+} 交換体

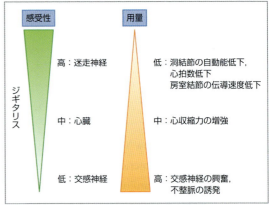

図 3-1-11　ジギタリスの用量依存的な作用

順方向回転とよばれる向きに動く（図 3-1-10）。Na^+/K^+ ATP アーゼと Na^+/Ca^{2+} 交換体は機能的に共役しており，Na^+/K^+ ATP アーゼによって細胞外に排出された 3 分子の Na^+ を Na^+/Ca^{2+} 交換体が細胞内に取り込み，1 分子の Ca^{2+} を細胞外に排出する順方向回転が起きている。これに対し，ジギタリス存在時には Na^+/K^+ ATP アーゼが抑制されて細胞内 Na^+ 濃度が高まると，機能的に協調する Na^+/Ca^{2+} 交換体は Na^+ を細胞外に排出し，Ca^{2+} を細胞内に取り込む逆方向回転を行うようになる。このため細胞内に取り込む Ca^{2+} が増加し，結果的に細胞内の筋小胞体からの Ca^{2+} 放出を増加させることにより，心収縮力が増強される。

Na^+/K^+ ATP アーゼはすべての細胞に存在し，心臓だけではなく副交感神経，交感神経においても重要である。ジギタリスに対する親和性は，副交感神経（迷走神経）が最も高く，次に心臓が高く，最も低いのは交感神経である（図 3-1-11）。したがって，低用量のジギタリスでまず迷走神経の興奮だけが高まった状態では，洞結節の自動能が低下し心拍数が遅くなり，房室結節の伝導性が低下する。中等用量では，ジギタリスは心収縮力の増強に作用する。一方，高用量になって交感神経を興奮させるようになると収縮力がさらに増強されるが，同時に Ca^{2+} 過負荷を引き起こして不整脈誘発の原因となる。

副作用

ジギタリスは有効域と中毒域が近いため，不整脈などの副作用を起こしやすい。房室伝導の遅延による房室ブロックをきたし，細胞内の Ca^{2+} 過負荷による心室性の期外収縮，心室頻拍をきたす。また，ジギタリスの作用は血漿 K^+ 濃度が低下すると増強される。これは，Na^+/K^+ ATP アーゼのジギタリス結合部位において K^+ によるジギタリスとの競合が減少するためである。また，心不全の治療で利尿薬と併用されることが多いが，利尿薬は血漿 K^+ 濃度を減少させるためジギタリスによる不整脈の危険性を増加させる。

◆アンジオテンシン変換酵素阻害薬◆

アンジオテンシン変換酵素（ACE）阻害薬は，アンジオテンシン I からアンジオテンシン II への変換を阻害することにより，アンジオテンシン II による血管収縮，Na^+・水分貯留，交感神経刺激，線維化を抑制する（図 3-1-12）。後述の ARB，β 遮断薬と合わせて，後負荷の軽減を目的として

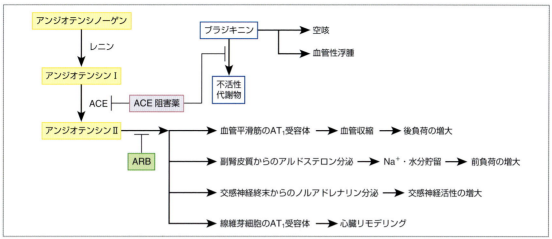

図 3-1-12　レニン-アンジオテンシン系とアンジオテンシン交換酵素（ACE）阻害薬，アンジオテンシンⅡ受容体拮抗薬（ARB）

用いられる。

薬物

リシノプリル（lisinopril），カプトプリル（captopril）は SH 基をもつ活性型である。これに対し，エナラプリル（enalapril）は不活性型で投与され，肝臓で代謝されて活性型となる。ACE 阻害薬は基本的に腎排泄性である。

作用機序

アンジオテンシンⅡの血管収縮作用を抑制することにより，後負荷を減らす。アルドステロン分泌を抑制することにより，利尿作用をもたらす。レニン-アンジオテンシン系による交感神経の活性化を抑制する。心臓，腎臓におけるアンジオテンシンⅡの線維化（リモデリング）亢進作用を阻害する。ACE によるブラジキニンの分解を抑制することにより，ブラジキニンが増加し血管を拡張する。

副作用

低血圧を起こす可能性がある。アルドステロン産生を減弱させることから，腎機能不全患者では，高カリウム血症をきたす可能性がある。ブラジキニン増加により気道でサブスタンス P の遊離が促進することから，空咳が副作用として出る。ブラジキニンの血管透過性亢進作用により，稀に気道浮腫をきたすことがある。催奇形性などがあることから，妊婦には投与禁忌である。また，SH 基をもつカプトプリルでは，味覚異常，発疹，タンパク尿などの副作用が生じることがある。

◆アンジオテンシンⅡ受容体拮抗薬◆

アンジオテンシンⅡによる血管収縮，Na^+・水分貯留，交感神経刺激，線維化亢進の作用は細胞膜表面の AT_1 受容体を介してもたらされることから，アンジオテンシンⅡ受容体拮抗薬（ARB）はこれらの作用をすべて抑制する（図 3-1-12）。アンジオテンシンⅡの受容体には，AT_1 受容体以外に AT_2 受容体があるが，AT_2 受容体は AT_1 受容体とは拮抗的に作用し，心血管系に保護的に働く。ARB はアンジオテンシンⅡの血中濃度上昇を介して AT_2 受容体を活性化することにより，心血管系に保護的に働く。

薬物

カンデサルタン（candesartan），ロサルタン（losartan），バルサルタン（valsartan）が心不全の治療に用いられる。

表 3-1-1 アンジオテンシン交換酵素（ACE）阻害薬とアンジオテンシンⅡ受容体拮抗薬（ARB）の比較

	ACE 阻害薬	ARB
キマーゼによる Ang Ⅱ上昇	＋	－
AT_2 受容体の活性化	－	＋
ブラジキニン増加	＋	－
空咳，血管性浮腫	＋	－
高カリウム血症，低血圧	＋	＋
催奇形性	＋	＋
薬物代謝	腎臓	肝臓

Ang：アンジオテンシン

表 3-1-2 β遮断薬の分類

選択性	薬物	適応
$β_1$, $β_2$	プロプラノロール	高血圧，緑内障，片頭痛，甲状腺機能亢進症，狭心症，心筋梗塞
$β_1$, $β_2$	ナドロール チモロール	緑内障，高血圧
$β_1$	アセブトロール* アテノロール エスモロール メトプロロール	高血圧
$β_1$	ビソプロロール	高血圧，うっ血性心不全
$β_1$, $β_2$, $α_1$	カルベジロール ラベタロール	高血圧，うっ血性心不全

*部分作用薬としての作用をもつ．

作用機序

ACE 阻害薬と ARB は，アンジオテンシンⅡの作用を抑制する点では共通である．両者の異なる点は，ARB では AT_2 受容体の活性化が起こること，ARB ではブラジキニンの増加作用を認めないことである．また，代謝臓器についても，ACE 阻害薬が腎臓であるのに対し，ARB は肝臓で代謝される（表 3-1-1）．

副作用

ACE 阻害薬と同様に，低血圧や高カリウム血症を起こす可能性がある．ACE 阻害薬と比べて空咳や血管性浮腫の副作用は少ない．

◆交感神経β受容体拮抗薬（β遮断薬）◆

1990 年代以前，β遮断薬は心不全患者には投与禁忌であったが，いくつかの臨床試験によってβ遮断薬の投与が収縮機能を改善し，心筋リモデリングを抑制し，心不全予後を改善することが明らかになった[5]．現在では代償性の心不全患者に早期から使用される．

薬物

β遮断薬は主に $β_1$ 受容体の選択性で分類されるが（表 3-1-2），内因性交感神経刺激作用（部分作用薬としての作用）などを加えた Prichard 分類も用いられる．心不全の治療には，国内ではカルベジロール（carvedilol，$αβ$ 遮断薬）とビソプロロール（bisoprolol，$β_1$ 遮断薬）が使用される．

作用機序

β遮断薬は $β_1$ 受容体を遮断し，腎臓の傍糸球体装置からのレニン分泌を抑制することにより，アンジオテンシンⅡの血管収縮作用による後負荷を軽減させ，アルドステロンの体液貯留作用による前負荷を軽減させる．また，心臓の収縮を抑制し心拍数を減少させることによる心筋細胞の酸素需要の減少にも寄与する．

副作用

うっ血性心不全の悪化，徐脈，低血圧をきたすことがある．末梢血管においては $β_2$ 受容体遮断による血管平滑筋の収縮により末梢血管疾患の症状を悪化させ，レイノー現象（寒冷刺激などによる血管れん縮で手指が蒼白になり，しびれ，冷感が出る症状）や間欠性跛行（一定時間歩くと足に痛みやしびれを生じ，少し休むとまた歩けるようになる症状）を起こすことがある．気管支平滑筋の $β_2$ 受容体遮断により気管支れん縮を起こしたり，喘息を増悪させることがある．易疲労感，不眠，性機能障害をきたすこともある．

また，β遮断薬の突然の投与中止は，重篤な不整脈を発症する危険がある．これは，β遮断薬の長期間の投与によりβ受容体の数が増加し，内因性のカテコールアミンに対する感受性が亢進するためである．

◆**利尿薬**◆

慢性的な心機能低下時には，代償機構としてアルドステロンを介する作用などによりNa^+，水分の再吸収が増強され，拡張末期容量の増加により左室拍出量を維持するが，この拡張期容量の増大が過剰になると肺うっ血や末梢浮腫が生じる。心不全患者では，フランク-スターリング曲線が平坦になっており，その下行脚にあるので，利尿薬は心拍出量の低下を伴わずに前負荷を減少することができる（図3-1-6）。

薬物

ループ利尿薬（フロセミド〈furosemide〉，ブメタニド〈bumetanide〉など），サイアザイド系利尿薬（ヒドロクロロチアジド〈hydrochlorothiazide〉，トリクロルメチアジド〈trichlormethiazide〉など）が心不全の治療に使われる。カリウム保持性利尿薬としてはNa^+チャネル阻害薬（トリアムテレン〈triamterene〉），アルドステロン拮抗薬（スピロノラクトン〈spironolactone〉，エプレレノン〈eplerenone〉）が用いられる。また，抗利尿ホルモンであるバソプレッシンV_2受容体拮抗薬トルバプタン（tolvaptan）がある。

ループ利尿薬はサイアザイド系利尿薬に比べて利尿作用が強く，慢性心不全の治療に最もよく使われてきた。一方で，ループ利尿薬の長期投与による循環容量の減少からフィードバック機構によってカテコールアミン分泌，レニン分泌などの神経体液性代償機序の過剰な活性化を引き起こし，心不全の長期予後に有害な影響を与える可能性がある。

抗アルドステロン薬は心臓，腎臓に対して病的リモデリングを軽減させる臓器保護作用があり，心不全の長期予後を改善させることがわかったことから，心不全治療に使われるようになった。

作用機序

ループ利尿薬は，ヘンレ係蹄の太い上行脚において管腔側頂端膜の$Na^+/K^+/2Cl^-$共輸送体（NKCC2）のCl^-結合部位に結合して阻害し，Na^+再吸収を抑制することにより，強い利尿作用を発揮する（図3-1-13）。

サイアザイド系利尿薬は高血圧性心不全患者に用いられ，遠位曲尿細管細胞の管腔側頂端膜のNa^+/Cl^-共輸送体（NCC1）のCl^-結合部位に結

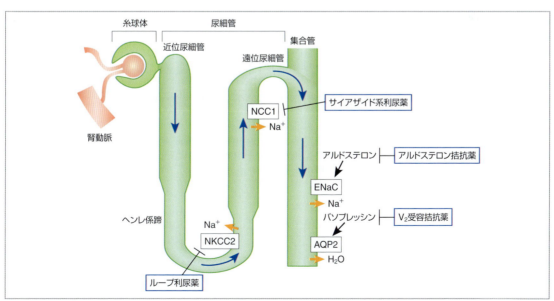

図3-1-13　利尿薬の作用部位
NKCC2：$Na^+/K^+/2Cl^-$共輸送体，NCC1：Na^+/Cl^-共輸送体，ENaC：上皮型Na^+チャネル，AQP2：アクアポリン2

合して拮抗し，遠位曲尿細管でのNa^+の再吸収を阻害する。ループ利尿薬に比較して循環容量の減少は弱い。

カリウム保持性利尿薬のうち，Na^+チャネル阻害薬は集合管上皮の頂端側の上皮型Na^+チャネル（epithelial Na^+ channel：ENaC）を阻害する。抗アルドステロン薬は，腎集合管主細胞のミネラルコルチコイド受容体（アルドステロン受容体）に結合しアルドステロンの作用を阻害することにより，集合管上皮のENaCおよびNa^+/K^+ ATPアーゼの転写を抑制しNa^+再吸収を減少させ，利尿作用を発揮する。V_2受容体拮抗薬は，集合管上皮でアクアポリン2（aquaporin2：AQP2）を介した水の再吸収作用を抑制する。

副作用

利尿薬の過剰投与はクレアチニン値を上昇させ，腎機能を悪化させる。ループ利尿薬やサイアザイド系利尿薬の長期投与では，副作用として低カリウム血症，代謝性アルカローシスが起こることがある。これは，ループ利尿薬やサイアザイド系利尿薬によりヘンレ係蹄，遠位尿細管におけるNa^+再吸収が抑制されるが，集合管へのNa^+負荷が増加することにより，集合管上皮でのNa^+取り込みが亢進するとともに，集合管からのK^+分泌とH^+分泌が亢進するためである。

ループ利尿薬では，低マグネシウム血症，低カルシウム血症の副作用が生じる。また，ループ利尿薬，サイアザイド系利尿薬ともに尿酸分泌を低下させ，高尿酸血症をきたす。サイアザイド系利尿薬はCa^{2+}分泌を低下させるので，高カルシウム血症をきたす。一方で，抗アルドステロン薬などのカリウム保持性利尿薬では高カリウム性代謝性アシドーシスをきたすことがある。スピロノラクトンの副作用として，消化性潰瘍，傾眠，女性化乳房などがある。エプレレノンはスピロノラクトンと比較してアルドステロン受容体に選択的に作用するため，女性化乳房などの副作用は少ない。V_2受容体拮抗薬は直接的に水再吸収を抑えるため，脱水，高ナトリウム血症による橋中心髄鞘崩壊症をきたすことがある。

本項目で扱った薬物一覧	
薬物	作用機序など
急性心不全	
●カテコールアミン　　ドパミン　　ドブタミン　　ノルアドレナリン　　アドレナリン	]βアドレナリン受容体の活性化→心収縮力の増強（強心薬）]αアドレナリン受容体の活性化→血管収縮
●血管拡張薬　　硝酸薬　　ニコランジル　　hANP（カルペリチド）	血管拡張による前負荷，後負荷の軽減 血管拡張，K_{ATP}チャネル開口による心保護 血管拡張，ナトリウム利尿
慢性心不全	
●強心配糖体　　ジゴキシン	●Na^+/K^+ ATPアーゼ阻害→細胞内Na^+の上昇 低用量で迷走神経に作用し，心拍数が低下する
●ACE阻害薬　　リシノプリル　　カプトプリル　　エナラプリル	●アンジオテンシンⅠからアンジオテンシンⅡへの変換を阻害→「血管収縮，Na^+・水分貯留，交感神経刺激，線維化」を抑制→ブラジキニン産生増加による血管拡張

●アンジオテンシンⅡ受容体拮抗薬 　カンデサルタン 　ロサルタン 　バルサルタン	●アンジオテンシンⅡ AT_1 受容体を競合的に阻害→「血管収縮，Na^+・水分貯留，交感神経刺激，線維化」を抑制→AT_2 受容体の活性化による心保護作用
●β遮断薬 　カルベジロール 　ビソプロロール	●$β_1$ 受容体遮断→アンジオテンシンⅡ作用の抑制，心収縮，心拍数の抑制 　$αβ$ 遮断薬 　$β_1$ 遮断薬
●ループ利尿薬 　フロセミド 　ブメタニド	●ヘンレ係蹄の $Na^+/K^+/2Cl^-$ 共輸送体の Cl^- 結合部位に結合して阻害→Na^+ の再吸収抑制
●サイアザイド系利尿薬 　ヒドロクロロチアジド 　トリクロルメチアジド	●遠位尿細管の Na^+/Cl^- 共輸送体の Cl^- 結合部位に結合して阻害→Na^+ の再吸収抑制
●Na^+ チャネル阻害薬 　トリアムテレン	●腎集合管の Na^+ チャネル（ENaC）を阻害
●アルドステロン拮抗薬 　スピロノラクトン 　エプレレノン	●腎集合管のアルドステロン受容体を競合的に阻害→ENaC や Na^+/K^+ATP アーゼの発現を抑制→Na^+ の再吸収を抑制
●バソプレシン V_2 受容体拮抗薬 　トルバプタン	●腎集合管の抗利尿ホルモン（バソプレシン）V_2 受容体を競合的に阻害→AQP2 水チャネルの作用を抑制→水の再吸収を直接抑制

参考文献

1) Endoh M：Circ J 72：1915-1925, 2008
2) 和泉徹ほか：循環器病の診断と治療に関するガイドライン（2010 年度合同研究班報告）；急性心不全治療ガイドライン（2011 年改訂版）
3) 松﨑益德ほか：循環器病の診断と治療に関するガイドライン（2009 年合同研究班報告）；慢性心不全治療ガイドライン（2010 年改訂版）
4) Gheorghiade M et al：Circulation 109：2959-2964, 2004
5) Waagstein F et al：Lancet 342：1441-1446, 1993

【久場 敬司】

2 虚血性心疾患の薬物治療

目標
- 慢性冠動脈疾患（安定狭心症）の病態生理，薬物治療を理解する。
- 急性冠症候群（不安定狭心症，心筋梗塞）の病態生理，薬物治療を理解する。

虚血性心疾患は，胸を締めつけられるような痛みや不快感を特徴とし，心筋傷害の程度により狭心症（angina pectoris）と心筋梗塞（myocardial infarction）に分類される。さらに，狭心症はいろいろな基準で分類され，たとえば発生機序によって器質性狭心症と冠れん縮性狭心症に，また症状の経過によって安定狭心症と不安定狭心症に分類されることがある。しかし，治療学的な観点からすると，虚血性心疾患は**慢性冠動脈疾患**（chronic coronary artery disease：CAD）と**急性冠症候群**（acute coronary syndrome：ACS）に分類されるべきである。この項で学ぶべきことは，慢性冠動脈疾患，急性冠症候群，それぞれの病態生理とそれに対する治療法である。

病態生理

心臓はダイナミックに動いており，環境に応じて酸素需要量もダイナミックに変化する。この心筋の酸素需要量の変化に対応するため，冠動脈は予備能を有しており，酸素需要量が増大した際には拡張し，それに見合った血流を供給することができる。そのため，正常では心筋の酸素需要量と心筋への酸素供給量はバランスがとれている。虚血性心疾患は，このバランスが病的に崩れた状態であるため，それを理解するには，心筋の酸素需要量と供給量を決定している因子を理解する必要がある。

心筋の**酸素需要量**を決定しているのは，①心室筋壁にかかる張力（前負荷と後負荷によって変わる），②心拍数，③収縮力，である。また，心筋への**酸素供給量**を決定しているのは，①血液の酸素運搬能，②冠血流量，である（図3-2-1）。しかし，血液の酸素運搬能は，貧血などの病的状態でない限りほぼ一定であるため，心筋への酸素供給量は通常，冠血流量に依存している。

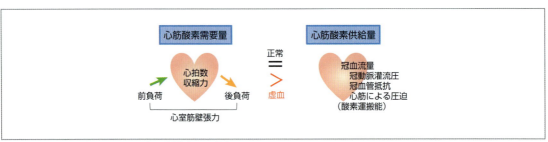

図 3-2-1　心筋酸素需要量と心筋酸素供給量を決定する因子
酸素需要量（決定因子：心拍数・収縮力・心室筋壁張力）と酸素供給量（決定因子：冠血流量）のバランスが崩れ，需要量が供給量を上回ると虚血となる。

慢性冠動脈疾患

慢性冠動脈疾患は，冠動脈の安定した（破綻しにくい）アテローム性動脈硬化が原因となり，心筋の需要に見合うだけの酸素を供給できなくなった状態である。**安定狭心症**（stable angina）がこれである（広くは**異型狭心症**〈variant angina〉も含まれる）。酸素の供給不足を起こす冠血流量減少の原因としては，器質的な冠動脈内腔の狭窄と機能的な冠動脈の収縮がある。器質的な狭窄は，アテローム性プラークが生じるためであり，病的な収縮は，内皮細胞の機能異常によって内皮由来血管拡張物質の放出障害が起こるためである。器質的狭窄に関しては，冠動脈内径が約70％以下になると，労作時に症状が出現すると考えられている（図3-2-2A）。このような安定した狭窄があると，安静時においては需要と供給のバランスが保たれていても，運動など酸素需要が増大した際には，必要なだけの酸素を供給することができなくなり症状が出現する。この器質的な狭窄に加え，さまざまな程度の冠動脈の異常収縮が起こるため，個々の患者において症状発現に至る労作の強さは異なっている。また1人の患者でも日によってその強さが異なることもある。さらに，明らかな動脈硬化性病変が認められなくても，冠動脈の局所的な収縮（れん縮）が起こり，症状が出現する場合がある。これが異型狭心症であり，日本人に多く見られるタイプである。早期の動脈硬化症状としての内皮機能異常が関係しているのではないかと考えられている（図3-2-2B）。

急性冠症候群

急性冠症候群は，冠動脈のアテローム性プラークの破裂に起因し，破裂部位における血小板凝集

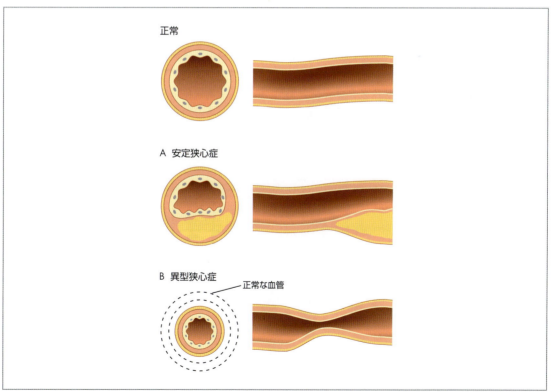

図3-2-2　慢性冠動脈疾患の病態
A：内皮機能の異常，プラークによる血管内腔の狭窄，さまざまな程度の血管収縮。B：内皮機能の異常，強い血管収縮。

と血栓形成によって，冠動脈の強度狭窄ないしは完全閉塞にいたる状態である（図3-2-3）。急性冠症候群には，**不安定狭心症**（unstable angina）（心筋梗塞に移行する可能性が高い状態），**非ST上昇型心筋梗塞**（non-ST elevation myocardial infarction：NSTEMI，心筋の内部の層のみが侵された状態）および**ST上昇型心筋梗塞**（ST elevation myocardial infarction：STEMI，貫壁性に心筋が侵された状態）が含まれる。冠動脈の部分的な閉塞の場合には，不安定狭心症あるいは非ST上昇型心筋梗塞となり，完全閉塞が起こるとST上昇型心筋梗塞が発症する。いずれにしても，慢性冠動脈疾患と比べ重篤であり，緊急の治療が必要となる。

正常な血管においては，血栓形成が起こらないように安全機構が働いているが，動脈硬化性病変が存在するような病的な状態では，その機構に破綻が生じ，冠動脈血栓が形成される。安全機構に関与するもののなかには，内皮細胞から分泌される重要な分子があるため，内皮細胞は急性冠症候群の発症においても決定的な役割を演じている。それら分子とは，組織型プラスミノーゲン活性化因子（tissue-type plasminogen activator：t-PA，血栓の溶解を促進する），プロスタグランジン I_2（prostaglandin I_2：PGI_2）および一酸化窒素（nitric oxide：NO）（抗血小板作用，血管拡張作用を有する）である。内皮細胞の機能異常によって，これら分子の分泌が起こらなくなり，血液凝固の亢進と抗血小板活性の低下を引き起こし，冠動脈血栓が形成されやすくなってしまい，急性冠症候群の発症へと至る。

薬物治療

慢性冠動脈疾患

慢性冠動脈疾患の治療に用いられる主要な薬物は，**硝酸薬**，**アドレナリンβ受容体拮抗薬（β遮断薬）**，**カルシウム拮抗薬（Ca^{2+}チャネル遮断薬）**である。病態生理を考えながら，これら薬物の作用機序について理解することが必要である。

慢性冠動脈疾患は心筋の酸素需要量と供給量のバランスが崩れた状態であるが，その原因となっているものが，基質的狭窄であるか，機能的な冠動脈のれん縮であるかによって，治療に対する考え方が異なってくる。基質的狭窄があり，症状が出現するような場合には，冠動脈はその予備能を最大限に発揮しているため，それ以上の冠動脈の拡張（酸素供給量の増加）を期待しても多くは望めない。そのため，酸素需要量を減らすための薬

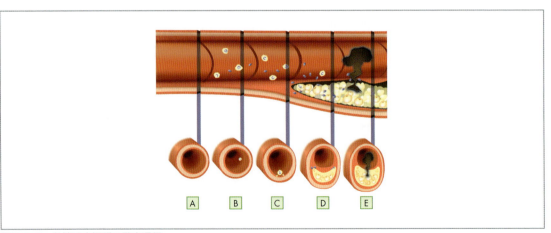

図3-2-3　急性冠症候群の発症過程
A：正常な内皮機能，血管内腔の狭窄なし。B：内皮機能の傷害などによる単球・リンパ球の集積。C：プラークの形成。D：プラークの成長，炎症，内腔の狭窄。E：プラークの破裂・血栓形成，内腔の閉塞。文献6を改変。

物治療がメインとなる。それに対し，機能的なれん縮が原因の場合には，冠動脈を拡張させるための薬物治療が行われる。

◆硝酸薬◆

生体内で代謝され，一酸化窒素（NO）を遊離する化合物である。NOはグアニル酸シクラーゼを活性化することによって，細胞内サイクリックグアノシン一リン酸（cyclic guanosine monophosphate：cGMP）濃度を上昇させ，平滑筋を弛緩させる。

薬物

ニトログリセリン（nitroglycerin），二硝酸イソソルビド（isosorbide dinitrate），一硝酸イソソルビド（isosorbide mononitrate）が用いられる。ニトログリセリンは初回通過効果を強く受けるため，経口では用いられず舌下投与されることが多い。二硝酸イソソルビドも初回通過効果を受けるが，代謝物である一硝酸イソソルビドも効果を有しており，経口剤も存在する。一硝酸イソソルビドは，高いバイオアベイラビリティを有しており，経口で用いられる。

作用機序

硝酸薬は動脈よりも静脈に対して，より強い作用を有しており，静脈を拡張させることによって**静脈還流量（前負荷）を減少**させ，**心筋酸素需要量を低下**させる。高濃度になると，抵抗血管（動脈）の拡張ももたらすため，**後負荷を減少**させ，さらに心筋酸素需要量を低下させる（図3-2-4）。また，冠動脈を拡張し，心筋酸素供給量を増加させる。この冠動脈の拡張は，狭窄部位を含む太い血管に起こるため，狭窄部位の下流への血流の増加（再配分）をもたらす。狭窄が存在すると，それより下流の冠動脈は**自己調節機構**により，最大限に拡張している。しかし，狭窄のために，血流が不十分で他の領域に血流が配分されている状況である。このような状況下において，狭窄部位を含む太い血管が拡張すると，虚血部位（血管が最大限に拡張している）に多くの血流が届くことになる。

副作用

硝酸薬の副作用のほとんどは，循環器系への作用によるものである。頭痛，起立性低血圧，反射性頻脈などがみられる。また，シルデナフィルなどのホスホジエステラーゼ5（cGMPを代謝する酵素）阻害薬と併用すると，血管平滑筋の過度の弛緩による重大な低血圧をまねく恐れがあるため，**禁忌**である。

耐性

硝酸薬の頻回の使用や連続的な使用は，耐性を生じ，硝酸薬に対する血管拡張が起こらなくなってしまう。10～12時間くらいの間隔を空け，間欠的に使用する必要がある。

◆β遮断薬（アドレナリンβ受容体拮抗薬）◆

アドレナリンβ受容体（β受容体）を遮断する

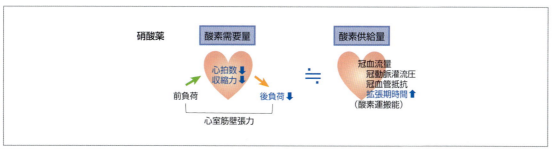

図3-2-4　硝酸薬の作用
青い矢印が作用を表す。太い矢印は，より強い作用を示す。

薬物であり，β受容体サブタイプに対する選択性，脂溶性，内因活性などに関して，薬物間の違いが認められる。

薬物

個々の薬物については，2章5「抗アドレナリン作用薬」参照。

作用機序

β受容体（主として$β_1$受容体）の遮断は，心筋収縮力の低下，心拍数の減少を引き起こす結果，**心筋酸素需要量の低下**をもたらす。さらに，心拍数の減少は心臓の拡張期の時間を延長することとなり，その結果，冠動脈血流量の増加が起こり（冠動脈の血流は心臓の収縮期ではなく拡張期に流れる），**心筋への酸素供給量が増大**する。それらの作用によって，β遮断薬は労作時に症状が出現する安定狭心症に対して有効な治療薬となる（図3-2-5）。

副作用

一方，$β_2$受容体の遮断は血管平滑筋の弛緩を妨げる。そのため，冠動脈のれん縮が原因となっている場合には，虚血を増悪させる可能性があり，β遮断薬は**禁忌**である。その他の副作用については，2章5「抗アドレナリン作用薬」参照。

◆カルシウム拮抗薬（Ca^{2+}チャネル遮断薬）◆

心筋・平滑筋細胞へのCa^{2+}流入において重要な役割をしている電位依存性L型Ca^{2+}チャネルを遮断する薬物である。薬物によって，心筋と平滑筋のCa^{2+}チャネルに対する選択性が異なっているため，その臨床適用において違いがある（3章3「不整脈の薬物治療」，3章4「高血圧の薬物治療」を参照）。また，慢性冠動脈疾患の治療における作用機序にも違いが認められる。

薬物

主なものは，ジヒドロピリジン類（ニフェジピン〈nifedipine〉など），ジルチアゼム（diltiazem），ベラパミル（verapamil）である。このうち，ジヒドロピリジン類は血管平滑筋への選択性が高く（血管平滑筋のCa^{2+}チャネルをより低濃度で遮断し），血管拡張作用が顕著に現れる。そのため，反射性の心機能亢進が認められることがある（ジヒドロピリジン類の原型薬であるニフェジピンで顕著である）。それに対し，ベラパミルとジルチアゼムは心筋Ca^{2+}チャネルへの作用が強いため，心筋に対する抑制作用が認められる。

作用機序

酸素供給量の増加（冠動脈の拡張）と**酸素需要量の低下**（後負荷の軽減，心筋収縮力の減少）が作用機序であるが，薬物によってその割合は異なっている。Ca^{2+}チャネル遮断薬は，静脈よりも動脈に働き（前述の硝酸薬とは異なっている点である），全身の細動脈を拡張させ，血管抵抗を低下させる（後負荷の低下）。また，特にベラパミル，ジルチアゼムにおいては，心筋収縮力の低下が認

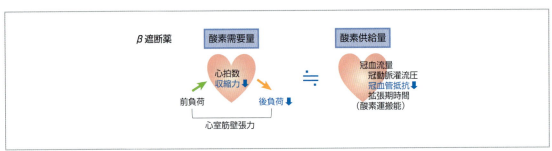

図3-2-5　β遮断薬の作用
青い矢印が作用を表す。

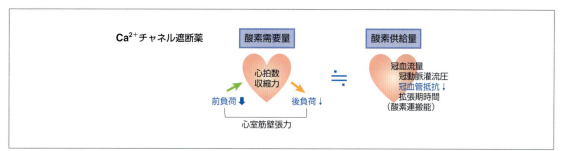

図 3-2-6　**Ca^{2+} チャネル遮断薬の作用**
青い矢印が作用を表す。

表 3-2-1　**慢性冠動脈疾患の治療薬**

薬物	酸素需要量の低下	酸素供給量の増加
硝酸薬	前負荷の軽減（静脈還流量の減少） 後負荷の軽減（抵抗血管の拡張）	冠血管の拡張
β遮断薬	心機能の抑制（心拍数・収縮力の抑制） 後負荷の軽減（血圧の低下）	拡張期時間の延長
Ca^{2+} チャネル遮断薬	後負荷の軽減（抵抗血管の拡張） 心筋収縮力の抑制（ベラパミル，ジルチアゼム）	冠血管の拡張

められる。これらにより，**心筋酸素需要量が低下**する。また，冠動脈を拡張させることによって，冠血流量を増やし，**酸素供給量を増大**させる（図3-2-6）。この直接の冠動脈拡張作用のため，**冠れん縮**が原因となっている虚血性心疾患に対して，第1選択薬となる。この点は，動脈拡張作用を有さないβ遮断薬と異なる利点である。一方，前述したように，ジヒドロピリジン類の全身性投与は血圧低下に応じた反射性の心機能亢進を起こし，酸素需要量を増大させる可能性がある。これは虚血性心疾患の治療上，好ましくない点である（注：これまでに多くのジヒドロピリジン類が合成されている。半減期が長く，緩徐に血中濃度が変化するタイプは，反射性の心機能亢進を起こしにくい）。

副作用

すべてにおいて，循環器系の副作用（潮紅，めまい，下腿浮腫など）が起こりうるが，特にニフェジピンのような短時間作用型ジヒドロピリジンでみられる。また，ベラパミル，ジルチアゼムでは心不全の悪化などが問題となる。すべてにおいて，便秘，歯肉肥厚などがみられる。

相互作用

グレープフルーツジュースに含まれる成分によって，シトクロム P450（cytochrome P450：CYP）3A4 が阻害される。ジヒドロピリジン類は CYP3A4 で代謝されるため，グレープフルーツジュースによって代謝が阻害され，血中濃度の増加がもたらされる。ジヒドロピリジン類のなかでも，グレープフルーツジュースの影響が大きいものと小さいものがある。また，ジルチアゼム，ベラパミルも主として CYP3A4 によって代謝されるが，グレープフルーツジュースの影響は小さい。1章3「薬物の生体内動態」参照。

◆その他◆

ニコランジル（nicorandil）が狭心症治療薬として使われる。ニコランジルは ATP 感受性 K^+ チャネル（K_{ATP} チャネル）を活性化する K^+ チャネル開口薬であり，同時に硝酸薬でもある。血管平滑筋の K_{ATP} チャネルを開口し，細胞膜を過分極させる。その結果，細胞内に流入する Ca^{2+} を減少さ

せ，血管平滑筋を弛緩させる。また，硝酸薬としての平滑筋弛緩作用も有している。

急性冠症候群

急性冠症候群の原因は血小板凝集と血栓形成であるため，それらに対する治療が必要である。そのために使用される薬物は，抗血小板薬，抗凝固薬，血栓溶解薬である。これらのうち，抗血小板薬と抗凝固薬は不安定狭心症および非ST上昇型心筋梗塞に対して用いられ，完全閉塞が起こっているST上昇型心筋梗塞に対しては，血栓溶解薬が用いられるとともに，経皮的冠動脈インターベンション（percutaneous coronary intervention：PCI）が行われる。また，両者とも慢性冠動脈疾患より重篤であり，酸素需要量を低下させるための治療が同時に行われる。

◆抗血小板薬◆

抗血小板薬としては，非ステロイド性抗炎症薬（nonsteroidal anti-inflammatory drugs：NSAIDs）である**アスピリン（aspirin）**，**アデノシン二リン酸**（adenosine diphosphate：ADP）**受容体阻害薬**（クロピドグレル〈clopidogrel〉，チクロピジン〈ticlopidine〉），**ホスホジエステラーゼ3**（phosphodiesterase 3：PDE3）**阻害薬**（シロスタゾール〈cilostazol〉，ジピリダモール〈dipyridamole〉）などがある。このうち，アスピリンが最もよく用いられる。何らかの理由でアスピリンが使用できない場合に，他の薬物が代替薬となる。NSAIDsはシクロオキシゲナーゼ（cyclooxygenase：COX）を阻害し，トロンボキサン（thromboxane：TX）A_2の合成を抑制する。TXA_2は強力な血小板凝集作用を有しているため，結果としてNSAIDsは抗血小板作用を有することになる。アスピリンのCOX阻害作用は不可逆的であり，血小板が核を有せずタンパク質合成能を欠如していることと合わせ，アスピリンの抗血小板作用は新たな血小板がつくられるまで持続する。

◆抗凝固薬◆

抗凝固薬としては，**ヘパリン（heparin）**，**ワルファリン（warfarin）**，その他（**トロンビン阻害薬**，**第Xa因子阻害薬**）がある。このうち，主にヘパリンが用いられる。ワルファリンは，ビタミンKに拮抗し，ビタミンK依存性凝固因子の翻訳後修飾を阻害するものであり，作用発現に数日間かかるため，急性冠症候群の治療薬にはなりえない。ヘパリンは，アンチトロンビンIIIに結合して，生成されている凝固因子に作用するため，その効果はすぐに発揮される。アンチトロンビンIIIはその名のとおりトロンビン（第II因子）と結合して不活性化するが，第Xa因子などその他のセリンプロテアーゼ活性を有する凝固因子にも結合し，不活性化する。ヘパリンは，アンチトロンビンIIIとこれら凝固因子の結合を約1,000倍も速くすることによって抗凝固活性を示す。静脈内注射で用いられる。また，**フォンダパリヌクス**（fondaparinux）はヘパリンと同様にアンチトロンビンIIIに結合するが，この複合体は，トロンビンは阻害せず，第Xa因子を選択的に阻害する。間接的な第Xa因子阻害薬である。副作用としての出血は，ヘパリンよりも少ない。ヘパリンによる出血の副作用はプロタミン（protamine）によって治療される。

◆血栓溶解薬◆

血栓を溶解する目的で，**プラスミノーゲンを活性化する因子**が使われる。それには組織型とウロキナーゼ型の2種類がある。両者とも，点滴静注あるいは冠動脈内に投与される。

血栓の主要な成分である架橋したフィブリン（線維素）を切断する酵素がプラスミンであり，プラスミノーゲンは，その前駆体である。そのため，プラスミノーゲンを活性化する因子は，血栓を溶解（フィブリンを分解）することができる。**組織型プラスミノーゲン活性化因子（t-PA）**と**ウロキナーゼ（urokinase）**は，フィブリンに対する選択性が異なっている。t-PAはフィブリンに対する親

和性が高く，血栓上でプラスミンを生成するため，出血の副作用が少なく，また血漿中の a_2 プラスミンインヒビター（a_2 plasmin inhibitor：a_2-PI）の影響を受けにくい．それに対し，ウロキナーゼはフィブリンに対する親和性が低いため，より大量の投与が必要となる（a_2-PI によって血漿中のプラスミンが不活性化されてしまうからである）．結果として，副作用としての出血がより問題となる．

抗血小板薬，抗凝固薬，血栓溶解薬について，より詳しくは 8 章 2「血液凝固異常の薬物治療」を参照．

本項目で扱った薬物一覧

薬物	作用機序など
慢性冠動脈疾患	
●硝酸薬 　ニトログリセリン 　二硝酸イソソルビド 　一硝酸イソソルビド	●NO → cGMP 増加 → 平滑筋弛緩 動脈よりも静脈に効く 前負荷の減少，後負荷の低下，冠血流の増加
●β遮断薬	●βアドレナリン受容体の遮断 酸素需要量の低下，間接的な冠血流の増加．2 章 5「抗アドレナリン作用薬」参照
●Ca^{2+} チャネル遮断薬 　ジヒドロピリジン類（ニフェジピン） 　ベラパミル 　ジルチアゼム	●L 型 Ca^{2+} チャネルの遮断 動脈を拡張する 後負荷の低下，冠血流の増加 酸素需要量の減少（ベラパミル，ジルチアゼム）
●その他 　ニコランジル	●K_{ATP} チャネルの開口，NO の生成 冠血流の増加，前負荷の減少，後負荷の低下
急性冠症候群	
●抗血小板薬 　アスピリン 　ADP 受容体阻害薬 　PDE3 阻害薬	●血小板の凝集阻害 COX 阻害による TXA_2 合成の抑制 ADP 受容体を介した cAMP 濃度低下の抑制 PDE による cAMP 分解の抑制
●抗凝固薬 　ヘパリン 　ワルファリン 　フォンダパリヌクス	●凝固因子の阻害 アンチトロンビンⅢの作用促進 ビタミン K 依存性凝固因子の阻害 アンチトロンビンⅢと結合（第Ⅹa 因子阻害）
●血栓溶解薬 　t-PA 　ウロキナーゼ	●プラスミノーゲンの活性化 フィブリンに対する選択性が高い フィブリンに対する選択性が低い

参考文献

1) Ardehali A et al：Chest 98：699-705, 1990
2) Kawano H et al：J Cardiol 57：2-7, 2011
3) Gutiérrez E et al：Eur Heart J 34：3175-3181, 2013
4) Taira N：Am J Cardiol 59：24b-29b, 1987
5) 木村剛 ほか：循環器病の診断と治療に関するガイドライン（2011 年度合同研究班報告）非 ST 上昇型急性冠症候群の診療に関するガイドライン（2012 年改訂版）
6) Libby P：Circulation 104：365-372, 2001

【石井　邦明】

3 不整脈の薬物治療

目 標
- 不整脈の病態生理と薬物による不整脈の治療を理解する。

不整脈は心臓興奮性の異常であり，徐脈性不整脈（bradyarrhythmias）と頻脈性不整脈（tachyarrhythmias）に分類される。また，不整脈は発生する部位によって，上室性不整脈と心室性不整脈に分類される。心臓が正常なポンプ機能を営むためには，正常な興奮とその伝導による心臓全体の協調した機械的な収縮が必要である。例えば，洞房結節以外の部位で興奮が発生し心室の早期の収縮が起こると，血液が充満する前に心室が収縮するため，心臓は十分な血液量を駆出できないことになる。また，洞房結節が異常に速く興奮すると，心室への血液の充満が間に合わなくなり，やはり心臓は十分な血液量を駆出できなくなる。不整脈に伴う症状としては，**血液駆出量の異常**によるもの（失神など）と，**心臓の異常な収縮**によるもの（動悸など）がある。本項で学ぶべきことは，不整脈の病態生理ならびに，抗不整脈薬の作用機序とそれらが適応となる不整脈である。

心臓は，興奮の発生と伝導にあずかる刺激伝導系（洞房結節-房室結節-ヒス束-左右脚-プルキンエ線維）と機械的収縮にあずかる作業心筋（心房筋，心室筋）の2種類の心筋で構成されている。このうち，刺激伝導系はそれ自身が興奮（活動電位を発生）する自動能を有しているのに対し，作業心筋は刺激伝導系からの刺激によって興奮する。心臓興奮性の異常である不整脈，およびその治療薬である抗不整脈薬を理解するには，まず心臓の正常な興奮について理解をする必要がある。

心臓興奮性の生理学

刺激伝導系の最も上位に位置する洞房結節（通常のペースメーカー）の自動能が最も速い。下位の刺激伝導系の自動能はそれよりも遅いため，通常，洞房結節からの刺激によって抑制がかかっている。そのため，正常時に心拍数を決定しているのは洞房結節である。自動能を有している刺激伝導系と，有していない作業心筋では，活動電位の波形（成り立ち）は異なっており，さらに刺激伝導系の各部位においても異なっている。心筋各部位の活動電位の違いを理解することは，抗不整脈薬の作用機序を理解する上において重要である。また，抗不整脈薬の作用機序は主として，**活動電位発生閾値の上昇，不応期の延長，刺激伝導速度の抑制**であるため，それら（閾値，不応期，伝導速度）について理解することが重要である。

活動電位

結節細胞以外の心筋細胞の活動電位は，5つの相（第0～4相）で形成されているが，結節細胞の活動電位は，3つの相（第0, 第3, 第4相）で形成されている。図3-3-1に心臓各部位の活動電位の成り立ちを示す。部位における活動電位の違いは，基本的にイオンチャネルの発現の違いによっている。各相がどのようなイオン電流によって形成されているのかを理解することが必要である。第0相に関していうと，結節細胞以外はNa^+電流により形成されるのに対し，結節細胞におい

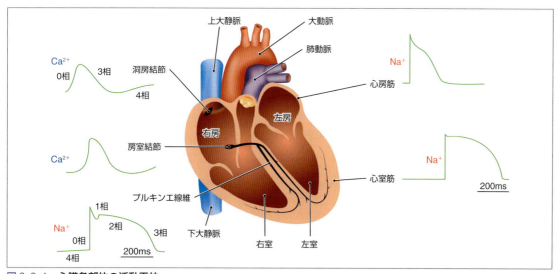

図 3-3-1 心臓各部位の活動電位
左側に刺激伝導系，右側に作業心筋の活動電位波形を示している。特に，結節細胞と作業心筋の第0相を形成するイオン電流が異なっていることは，抗不整脈薬の作用を理解する上においても重要である。

ては Ca^{2+} 電流により形成される。活動電位の立ち上がり速度と刺激の伝導速度は比例しているが，図3-3-1に示すように，Ca^{2+} 電流による第0相は緩やかである。それは結節細胞における伝導速度は遅いことを意味している。房室結節における遅い伝導速度は，心房の収縮から心室の収縮までの時間をかせぎ，心室に十分な血液が充満することを可能にしている。また，Ca^{2+} 電流により第0相が形成されているということは，薬理学的には，電位依存性 Ca^{2+} 電流を抑制する薬物が結節細胞の伝導速度を遅くしうるという意味をもっている。

◆**活動電位発生閾値**◆

結節細胞以外の活動電位発生閾値に関して説明する。①チャネルの活性化閾値以上の脱分極によって電位依存性 Na^+ チャネルが開口し始める。→②細胞内に Na^+ が流入し膜電位がさらに脱分極する。→③このポジティブフィードバックがもととなり，活動電位発生閾値に達すると，一気に急速な脱分極（活動電位）が起こる。これでわかるように，活動電位発生閾値と電位依存性 Na^+ チャネルの活性化閾値は同じではない。もし Na^+ チャネルが遮断され細胞内への Na^+ 流入が減少すると，より大きな脱分極が起こらないと活動電位が発生しなくなる。すなわち，活動電位発生閾値が上昇することになる。活動電位発生閾値の上昇は，抗不整脈薬の作用機序の1つである。立ち上がりに関わるイオン（Na^+ と Ca^{2+}）の違いはあるが，結節細胞も基本的には同様である。

◆**不応期**◆

不応期とは，心筋細胞の活動電位が発生した後，刺激が入っても興奮できない（活動電位を発生できない）期間である。どんなに強い刺激が入っても活動電位が発生しない絶対不応期と，強い刺激が入った場合に不完全な活動電位が発生する相対不応期がある。チャネル1分子を考えると，電位依存性イオンチャネルは3つの状態，すなわち**静止状態（閉鎖状態），活性化状態（開口状態），不活性化状態**をとる（図3-3-2）。通常，電位依存性イオンチャネルは，静止状態から脱分極によって活性化状態へと移行し，不活性化状態を経た後，再分極によって静止状態へと戻る（不活性化からの回復）。不活性化状態のチャネルは，刺激によって活性化（開口）しないため，静止状態

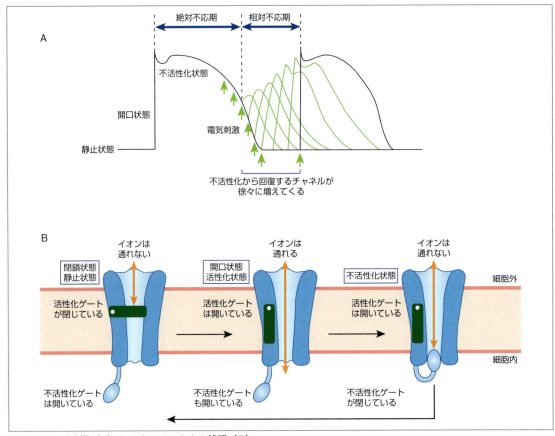

図3-3-2　不応期（A）とイオンチャネルの状態（B）
A：Na^+電流で立ち上がる活動電位を示している。Na^+チャネルが開口し活動電位が発生すると，チャネルは不活性化状態となるため，どのように強い刺激を与えても脱分極が起こらなくなる（絶対不応期）。その後，再分極するにつれて，不活性化から回復するNa^+チャネルが増加してくるため，徐々に，立ち上がりの速い，より大きな脱分極が発生するようになる。不完全な活動電位しか発生できない期間を相対不応期という。B：電位依存性イオンチャネルには，活性化ゲートと不活性化ゲートがある。静止状態（閉鎖状態），開口状態（活性化状態），不活性化状態におけるゲートを模式的に示している。

に戻ったチャネルの数が十分になってはじめて心筋細胞が不応期を脱する。そのため，例えば，電位依存性Na^+チャネルに結合して，チャネルが不活性化から回復するまでの時間を遅らせるような薬物（第1群抗不整脈薬）は，作業心筋などNa^+電流により活動電位第0相が形成される細胞の不応期を延長する。また，活動電位幅を延長させるような薬物は，チャネルが不活性化状態で存在する時間を長くするため，不応期を延長する。不応期の延長は，抗不整脈薬の作用機序の1つである。

◆**伝導速度**◆

　心筋細胞はギャップジャンクションで互いにつながっており，心臓は機能的合胞体といわれる。興奮はギャップジャンクションを通って伝導するが，ギャップジャンクションの密度の関係で，細胞の長軸方向の興奮のほうが速く伝導し，心臓全体としてのポンプ機能に寄与している。薬理学的・生理学的に重要なこととして，活動電位の項で述べたように，細胞興奮の伝導速度は，活動電位の立ち上がり速度に比例するということがあげられる。そのため，Na^+チャネルの遮断によって

結節細胞以外の伝導速度は低下し，Ca^{2+}チャネルの遮断によって結節細胞の伝導速度が低下する。伝導速度の低下は，抗不整脈薬の作用機序の1つである。

病態生理

不整脈の成因

通常，抗不整脈薬による治療の対象となるのは頻脈性不整脈であり，徐脈性不整脈に対しては，多くの場合，ペースメーカーの植え込みなどによる治療が行われる。不整脈の成因としては，①刺激発生の異常（異常自動能，トリガードアクティビティ）と②伝導の異常（リエントリー，ブロック）があげられる。以下，それらについて述べる。

◆刺激発生の異常◆

異常自動能

異常自動能とは，通常は，下位の刺激伝導系における興奮発生の異常である。それは，アドレナリンβ受容体（β受容体）の活性化や電解質異常などによって起こる。また，本来自動能を有さない作業心筋においても，虚血時で膜電位が浅くなったような場合などに異常自動能を示すことがある。これら異常自動能によって，正常のペースメーカーである洞房結節以外の部位の興奮による異所性拍動が起こる。

トリガードアクティビティ

トリガードアクティビティ（triggered activity）の原因となるのは，後脱分極（afterdepolarization）である。後脱分極とは，活動電位発生から次の活動電位発生までの間に起こる，正常時には見られない脱分極であり，発生のタイミングによって，早期後脱分極（early afterdepolarization：EAD）と遅延後脱分極（delayed afterdepolarization：DAD）に分けられる。EADは活動電位が再分極し終わる前にみられる後脱分極であり，活動電位幅が異常に延長したような場合に発生する。DADは活動電位が終了したあとに見られる後脱分極であり，細胞内Ca^{2+}過負荷が大きく関与している。両者ともに，その程度が大きくなり，閾値に達し，活動電位が発生することがある。その活動電位がトリガードアクティビティとよばれ，異常な興奮を引き起こす（図3-3-3）。

◆伝導の異常◆

リエントリー

リエントリーとは，ある部位で一度活動電位を発生させた刺激が，普通は通らない経路を逆行性に侵入して，再度その部位の活動電位を発生させることである。通常，洞房結節の興奮から始まる1回の心拍動において，各心筋の部位は一度興奮するだけであるが，それは，興奮した（脱分極した）心筋は不応期に入るため，一定時間は余計な刺激によって再度興奮することがないからである。図3-3-4Aに，枝分かれした経路を興奮が伝わっていく正常な様子を示している。2つの経路を通った刺激は，互いが興奮させた部位の不応期にぶつかるため，逆行性に伝導することはない。しかし，異常時において①伝導の一方向性（順方向性）ブロック，②遅い伝導，が同時に存在する場合，リエントリーが発生することがある。図3-3-4Bにその機序を示している。一方向性（順方向性）ブロックがあると，もう片方の経路を通った刺激が逆方向に伝導して，上部の心筋を再度興奮させ，リエントリー回路が成立することがある。そのためには，逆方向に伝導した刺激が上部に到達した際に，その部位の心筋の不応期が終了している必要がある。つまり，もう1つの条件である遅い伝導が必要である。リエントリー回路が成立すると，同じ興奮が何度も繰り返して同じ部位を興奮させることになる。リエントリーは頻脈性不整脈発生の最も多い原因である。

ブロック

ブロックは，その名の通り，刺激の伝導が遮断されることである。刺激伝導路に非興奮性領域が存在する場合にブロックが起こるが，それには機

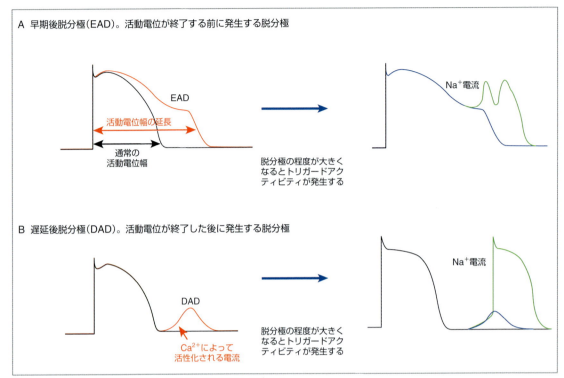

図 3-3-3　早期・遅延後脱分極とトリガードアクティビティ
後脱分極の程度が大きくなると，トリガードアクティビティが発生し，不整脈の原因となる。A：早期後脱分極（EAD）。活動電位幅が延長した際に起こりやすい。活動電位の後半のほうで生じる場合には，細胞内 Ca^{2+} 過負荷が関与している。B：遅延後脱分極（DAD）。細胞内 Ca^{2+} 過負荷が関与し，Ca^{2+} によって活性化される脱分極性電流によっている。

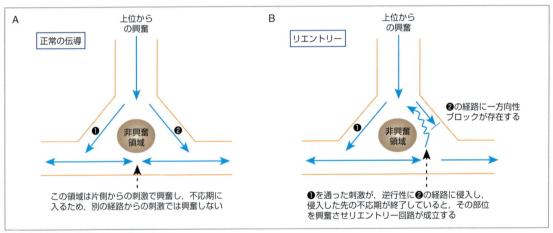

図 3-3-4　リエントリーの発生機序
A：正常の伝導。一度興奮した領域は一定時間不応期に入るため，通常は逆行性に興奮が伝導することはない。B：リエントリー。一方向性のブロック，遅い伝導の条件が揃うと，リエントリー回路が成立する。一方向性のブロックは，例えば傷害を受けた領域の不応期が延長し，順方向の興奮が届くタイミングでは不応期を脱しておらず，他の経路から回って逆方向の興奮が届いたときにそこの不応期が終わっているような際に起こる。

能的な場合（長い不応期）もあり，基質的な場合（虚血や外傷などによる）もある。ブロックが起こると，上位からの刺激による抑制がかからず，下位のより遅い自動能を有する部位から興奮が発生する。

薬物治療

抗不整脈薬の分類

各薬物の主要な作用機序をもとにしたヴォーン・ウィリアムス（Vaughan Williams）の分類が広く使われており，それによると，抗不整脈薬は表3-3-1に示すように，第Ⅰ群から第Ⅳ群に分類される。

◆第Ⅰ群抗不整脈薬◆

Na^+チャネルを遮断する薬物であり，活動電位幅に対する影響によってⅠa〜Ⅰc群に細分類されている（表3-3-1）。しかし，薬物作用の違いを理解する上では，Na^+チャネルに対する結合と解離の速度による分類のほうがより適切である。なぜならば，第Ⅰ群薬は静止状態のチャネルから解離して遮断作用がなくなるため，その速度の違いによって，効き方が異なってくるからである。例えば，速く解離する薬物は，通常の心拍数の場合には，はじめの心拍（活動電位）から次の心拍までの間に静止状態のチャネルからすべて解離してしまい，ほとんど効果を示さないが，頻脈になると，チャネルが静止状態で存在する時間が短くなり，解離しない薬物が残るため，効果を示すようになる。それに対し，解離が遅い薬物は，通常の心拍の場合でも，チャネルが静止状態の間にすべてが解離するわけではなく，効果を表すことになる。

第Ⅰ群薬に共通の作用として，Na^+電流を遮断することによって，結節細胞以外の活動電位の立ち上がりを抑制し，伝導速度を低下させる。それとともに活動電位発生閾値を上昇させる。また，Na^+チャネルの不活性化からの回復を遅らせることによって，不応期を延長させる。

表3-3-1　ヴォーン・ウィリアムスの分類

第Ⅰ群	Na^+チャネル遮断薬	Ⅰa群：活動電位幅延長
		Ⅰb群：活動電位幅短縮
		Ⅰc群：活動電位幅不変
第Ⅱ群	β遮断薬	
第Ⅲ群	K^+チャネル遮断薬（活動電位幅延長）	
第Ⅳ群	Ca^{2+}チャネル遮断薬	

複数の作用機序を有する薬物が多いことなどから，各薬物のすべての作用機序を網羅するシシリアン・ガンビット（Sicilian Gambit）の分類が1990年に提案されたが，現在でもよく使われるのはヴォーン・ウィリアムスの分類である。

Ⅰa群抗不整脈薬

キニジン（quinidine），ジソピラミド（disopyramide），プロカインアミド（procainamide）が代表的な薬物である。これらは活性化状態のNa^+チャネルに作用し，チャネルへの結合・解離の速度は中程度（Ⅰb群より遅く，Ⅰc群より速い）である。また，K^+チャネルを抑制する作用を有しているため，再分極が遅れて，活動電位幅が延長する。**心房性**および**心室性不整脈**に対して効果を示す。

副作用

プロカインアミド以外は，抗コリン作用を有する。特にジソピラミドにおいて，抗コリン作用による尿閉・口渇がよくみられる。プロカインアミドの副作用として，薬剤誘発性ループスがみられる。すべてにおいて，心筋収縮力の抑制がみられるが，特にジソピラミドで顕著である。また，キニジンの副作用は多く，悪心・嘔吐などの消化器症状，キニーネ中毒（〈cinchonism〉頭痛，耳鳴り，視力障害ほか）などがみられる。QT延長の要因が存在する場合に，キニジンによって，過度のQT延長が起こり，致死的不整脈が発生することがある。

Ⅰb群抗不整脈薬

リドカイン（lidocaine），メキシレチン（mexiletine）が代表的な薬物である。これらは活性化状態および不活性化状態のNa^+チャネルに作用し，チャネルへの結合・解離の速度は速い。不活性化

状態に親和性が高いことから，活動電位幅が長い（チャネルが不活性化状態でいる時間が長い）心室筋に強く作用するが，活動電位幅が短い**心房筋には作用しない**（これには解離速度の速さも関係している）。また，解離速度が速いため，頻脈時により強く作用する。Ⅰb群薬は，心房性不整脈には効果がなく，**心室性不整脈**に効果を示す。

副作用・その他

リドカインには大きな副作用は認められないが，神経系の症状がみられることがある。メキシレチンでは，神経系の症状および悪心がみられることがある。また，リドカインは初回通過効果を強く受けるため，静注で用いられるが，メキシレチンは経口投与が可能である。

Ⅰc群抗不整脈薬

フレカイニド（flecainide），プロパフェノン（propafenone）が代表的な薬物であり，Ⅰa群と同様に活性化状態のNa$^+$チャネルに作用する。チャネルへの結合・解離の速度はきわめて遅く，通常の心拍数においても効果を表す。最も強力なNa$^+$チャネル遮断薬であり，Na$^+$電流によって立ち上がる活動電位第0相を著明に抑制する（伝導速度を顕著に遅くする）。強力であるためか（それだけではないかもしれないが），Cardiac Arrhythmia Suppression Trial（CAST）という臨床試験において，フレカイニドおよび類似薬が，プラセボよりも心筋梗塞後の不整脈による死亡を増加するという結果が示された。そのため，現在，他の抗不整脈が無効である上室性および心室性不整脈に使用される。

副作用

両薬物とも，不整脈を悪化させることがある。また，特にフレカイニドは心機能を抑制する。

◆第Ⅱ群抗不整脈薬◆

アドレナリンβ受容体拮抗薬（β遮断薬）である。β受容体の活性化は，①洞房結節ならびにその他刺激伝導系の自動能を活性化し，②房室結節の伝導速度を速めるとともに不応期を短縮し，③Ca^{2+}チャネルを活性化して，細胞内Ca^{2+}濃度を増加させる。β遮断薬はこれらに対して，抑制的に働くことによって，抗不整脈薬として作用する。①に対する作用によって，**洞頻脈**ならびに**異常自動能**による不整脈に効果を表す。②に対する作用によって，**房室結節が関与するリエントリー性不整脈**に効果を表す。また，心房細動の際に，**心室拍動数をコントロールする目的**で使われる。③に対する作用によって，細胞内Ca^{2+}過負荷が関与する**DAD**による不整脈に効果を発揮する。

個々の薬物，副作用等については2章5「抗アドレナリン作用薬」参照。超短時間作用型（半減期4分程度）のエスモロール（esmolol），ランジオロール（landiolol）は，手術時の上室性不整脈などの緊急時に使用される。

◆第Ⅲ群抗不整脈薬◆

活動電位幅を延長する薬物が第Ⅲ群抗不整脈薬として分類されている。K$^+$チャネル遮断薬と考えてよく，再分極に関わるK$^+$電流を抑制し，活動電位幅を延長する。それによって，不応期を延長し，リエントリー性不整脈に対して効果を発揮する。作用機序である活動電位幅の延長が過度に起こるとEADが発生しやすくなるため，**催不整脈作用**を示すことになり，それが大きな問題である。また，抗不整脈薬は，頻脈時により強く効く（頻度依存性）ことが望ましいが，ほとんどの第Ⅲ群抗不整脈薬は，頻脈時よりも徐脈時により強い効果を示す（逆頻度依存性）。徐脈はさらにEADを発生しやすい状態であるため，その点も問題である。

現在日本で使われている第Ⅲ群抗不整脈薬には，ニフェカラント（nifekalant），アミオダロン（amiodarone），ソタロール（sotalol）がある。副作用の問題もあり，3薬物とも，他の抗不整脈薬が効かない，致死的な不整脈に対して用いられる。

ニフェカラント

日本で開発されたものであり，3つのうちで，この薬物のみが純粋なK$^+$チャネル遮断薬であ

る。心室細動・心室頻拍に対して，静注で用いられる。

アミオダロン

第Ⅰ～Ⅳ群のすべての作用を有している。さまざまな不整脈に対してとても効果の高い薬物である。しかし，多くの重篤な副作用（肺線維症，甲状腺機能低下症・亢進症，肝毒性など）を示すため，使用が制限され，致死的な再発性不整脈（心室細動・心室性頻拍）に対して用いられる。また，心不全に伴う心房細動に対しても用いられる。

ソタロール

もともとβ遮断薬として開発されたが，活動電位幅を延長する作用を有している。つまり，第Ⅱ群薬と第Ⅲ群薬の作用を併せもっている。致死的な再発性不整脈（心室細動・心室性頻拍）に対して用いられる。

◆第Ⅳ群抗不整脈薬◆

カルシウム拮抗薬（Ca^{2+}チャネル遮断薬）である。Ca^{2+}電流によって活動電位が立ち上がる洞房結節・房室結節に対して大きな影響を与える。①特に重要なのは，房室結節の立ち上がりを抑制して伝導速度を低下させる作用である。それによって，Ca^{2+}チャネル遮断薬は，**房室結節が関与するリエントリー性不整脈**に効果を表す。また，心房細動・粗動の際に心室拍動数をコントロールする目的で用いられる。②細胞内へのCa^{2+}流入を抑制して，Ca^{2+}過負荷を軽減させるため，DADによる不整脈に効果を示す。③洞房結節の発火頻度を抑制（直接作用）するが，心拍数はCa^{2+}チャネル遮断薬が有する血圧低下作用による反射との兼ね合いで決定される。

Ca^{2+}チャネル遮断薬のうち，ジヒドロピリジン類は血管平滑筋に対する選択性が高く，反射性に交感神経が活性化するため，抗不整脈薬として用いられることはない（Ca^{2+}チャネル遮断薬の組織選択性については，3章2「虚血性心疾患の薬物治療」，3章4「高血圧の薬物治療」も参照）。

抗不整脈薬として用いられるCa^{2+}チャネル遮断薬には，ベラパミル（verapamil），ジルチアゼム（diltiazem），ベプリジル（bepridil）がある。ベラパミルとジルチアゼムの不整脈に対する効果においては，上述した①の作用が最も重要であり，房室結節への作用によって，上室性不整脈に対して用いられる。心室性不整脈に対してはあまり用いられない。それに対し，ベプリジルは，Na^+チャネル，K^+チャネルを遮断する作用も有しており，活動電位幅を延長する。そのため，ベプリジルは，上室性ならびに心室性不整脈に対して用いられる。

◆その他◆

ジギタリス

Na^+/K^+ ATPアーゼを抑制して，間接的に心筋収縮力を増強する強心薬である（3章1「心不全の薬物治療」参照）が，それ以外に，迷走神経を活性化する作用がある。迷走神経の興奮は，M_2アセチルコリン受容体を介して，細胞内cAMPの低下，Gタンパク質制御型K^+チャネルの活性化を起こし，房室伝導を抑制するため，心房細動・粗動の際に心室拍動数をコントロールするために用いられる。また，房室結節が関与するリエントリー性不整脈に効果を表す。

アデノシン受容体作用薬

日本ではアデノシン三リン酸（adenosine triphosphate：ATP）（欧米ではアデノシンそのもの）が用いられる。ATPは生体内で代謝され，アデノシンとなってアデノシンA_1受容体に働く。A_1受容体の活性化は，M_2アセチルコリン受容体が活性化されたときと同様の反応を起こすため，房室結節が関与するリエントリー性不整脈に用いられる。房室伝導抑制作用は確実で強力であるが，すぐに代謝され，効果の持続は短い。現在，日本で抗不整脈薬としての適応は認められていない。

本章で扱った薬物一覧	
薬物	作用機序・適応など
●Na^+チャネル遮断薬	●伝導速度の抑制（結節細胞以外），不応期の延長
Ia 群抗不整脈薬 　　キニジン 　　ジソピラミド 　　プロカインアミド	チャネルへの結合・解離速度は中等度。上室性・心室性不整脈
Ib 群抗不整脈薬 　　リドカイン 　　メキシレチン	チャネルへの結合・解離速度は速い。心室性不整脈のみ
Ic 群抗不整脈薬 　　フレカイニド 　　プロパフェノン	チャネルへの結合・解離速度は遅い。難治性の上室性・心室性不整脈
●β遮断薬	●伝導速度の抑制（結節細胞），Ca^{2+}過負荷の軽減。洞頻脈，異常自動能による不整脈，房室結節リエントリー性不整脈，DADが関与する不整脈。2章5「抗アドレナリン作用薬」参照
エスモロール 　ランジオロール	｝超短時間作用型，手術時の上室性不整脈など
●K^+チャネル遮断薬	●不応期の延長。難治性の致死的不整脈に適応がある
ニフェカラント	純粋なK^+チャネル遮断薬
アミオダロン	第Ⅰ群～第Ⅳ群抗不整脈薬の作用を有する
ソタロール	第Ⅱ群，第Ⅲ群抗不整脈薬の作用を有する
●Ca^{2+}チャネル遮断薬	●伝導速度の抑制（結節細胞），Ca^{2+}過負荷の軽減
ベラパミル 　ジルチアゼム	｝DADが関与する不整脈にも効果があるが，特に上室性不整脈（房室結節への作用による）
ベプリジル	Na^+チャネル，K^+チャネル遮断作用を有する
●その他	
ジギタリス	迷走神経の活性化。房室伝導を抑制する
アデノシン・ATP	アデノシンA_1受容体の活性化。房室伝導を抑制する。作用時間が短い

参考文献

1) Bers DM：Excitation-contraction coupling and cardiac contractile force, 2nd ed, p63-100, Kluwer Academic Publishers, 2001
2) CAST Investigators：N Engl J Med 321：406-412, 1989
3) Knollmann BC et al：Nature 451：929-936, 2008
4) Eur Heart J 12：1112-1131, 1991
5) 倉智嘉久：心筋細胞イオンチャネル—心臓のリズムと興奮の分子メカニズム，文光堂，2000

【石井　邦明】

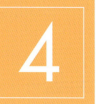

高血圧の薬物治療

目　標
- 本態性高血圧の病態生理，薬物治療を理解する。
- 二次性高血圧（腎性高血圧，内分泌性高血圧）の病態生理，薬物治療を理解する。

　高血圧は，収縮期血圧が持続的に 140 mmHg より高い，あるいは拡張期血圧が 90 mmHg より高い状態と定義される。高血圧は脳卒中（脳梗塞，脳出血，くも膜下出血など），心疾患（冠動脈疾患，心肥大，心不全など），腎疾患（腎硬化症など）および大血管疾患（大動脈解離など）の強力な原因疾患であるが，多くの場合，高血圧そのものは無症状であるため「サイレントキラー」といわれる。

　高血圧は一般に本態性高血圧と二次性高血圧に分類される。本態性高血圧は血圧上昇の原因が不明であり，高血圧患者の 90％以上を占めている。近年，本態性高血圧の病態メカニズムの解明が進み，薬物治療による血圧のコントロールが可能となってきた。二次性高血圧は血圧上昇の原因となる基礎疾患があり，その疾患の症候としての高血圧のことを指す。二次性高血圧では腎疾患が原因となることが多く，腎機能障害や腎動脈の狭窄をきたす基礎疾患により高血圧が引き起こされる。また，原発性アルドステロン症などの内分泌疾患が基礎疾患となる内分泌性高血圧が多い。血管性疾患，神経性疾患や閉塞性睡眠時無呼吸症候群が原因となることもある。

病態生理

　血圧は心拍出量と全身血管抵抗によって規定される。心拍出量は心拍数と 1 回拍出量の掛け算で求められ，さらに心拍数は交感神経活性で決められ，1 回拍出量は心臓の収縮力と前負荷，後負荷により規定される。前負荷は血管内容量と血管緊張に影響を与えるレニン-アンジオテンシン系などのさまざまな因子によって変化する。また全身血管抵抗は，体循環における細動脈網の血管緊張を反映している（図 3-4-1）。

本態性高血圧

　血管抵抗性や交感神経活性に基づく高血圧（すなわち全身血管抵抗が増加し，心拍出量は正常）は本態性高血圧（essential hypertension）の患者においてよく認められる発症メカニズムであることから，本態性高血圧の病態を理解するためには，心不全の項で前述した心収縮力，心拍数に加えて，血管緊張，血管内容量の調節機構を理解することが重要である。

　血管緊張は，血管平滑筋細胞のアドレナリン α_1 受容体（α_1 受容体），AT_1 受容体を介する小胞体

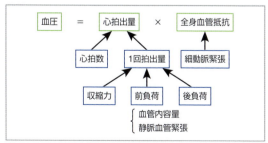

図 3-4-1　血圧を規定する主な因子

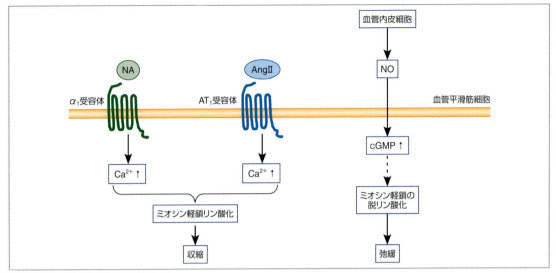

図 3-4-2　血管平滑筋の収縮と弛緩
NA：ノルアドレナリン，AngⅡ：アンジオテンシンⅡ，NO：一酸化窒素，cGMP：サイクリックグアノシン一リン酸

からの Ca^{2+} 放出および細胞膜 Ca^{2+} チャネルを介する Ca^{2+} 流入により増強され，血管内皮細胞から分泌される一酸化窒素（NO）により減少する（図 3-4-2）。

　血管緊張の調節は，細動脈と大動脈・動脈の部位によって異なる。細動脈は，血管壁に弾性線維が少なく平滑筋が多いため，抵抗血管（筋性血管）ともいわれ，細動脈の緊張度は全身血管抵抗を規定する重要な因子である。細動脈の血管抵抗が大きくなると，主に拡張期血圧が高くなる。細動脈の平滑筋では $α_1$ 受容体，AT_1 受容体など神経内分泌性因子の関与が大きいことから，レニン-アンジオテンシン系の阻害薬やアドレナリン β 受容体拮抗薬（β遮断薬）が優先的に用いられる。これに対して，大動脈・動脈は，血管壁に弾性線維が多く存在することから弾性血管といわれ，心臓からの血液の拍出に応じて弾性血管がしなやかに収縮・拡張することにより血圧を調節し，末梢への循環を維持する。高齢者などの動脈硬化では，弾性血管の硬化により収縮期血圧が上昇し，脈圧（収縮期血圧から拡張期血圧を差し引いたもの）が大きくなるため，末梢循環が損なわれ，心筋梗塞や脳卒中のリスクが高まる。収縮期高血圧に対しては，Ca^{2+} 拮抗薬（Ca^{2+} チャネル遮断薬）や利尿薬が有効である。

　体液量の増加に伴い血管内容量が増えると，前負荷が増加し血圧が上昇する。体液量の調節に寄与する神経内分泌性因子としては，主にレニン-アンジオテンシン-アルドステロン（renin-angiotensin-aldosterone：RAA）系，ナトリウム利尿ペプチド，抗利尿ホルモン（バソプレッシン），腎交感神経の4つが重要である。

　まず RAA 系では，腎臓の傍糸球体細胞からのレニン分泌調節が重要である。傍糸球体細胞は，血管内容積の減少を輸入細動脈の緊張低下，遠位尿細管の Na^+ 再吸収減少で感知してレニンを分泌する。RAA 系はアンジオテンシンⅡ，アルドステロンの産生を介して血管内容量を増加させる。また，アドレナリン $β_1$ 受容体（$β_1$ 受容体）の刺激によっても傍糸球体細胞からのレニン分泌が促される（図 3-4-3）。次に，ナトリウム利尿ペプチドは，体液の過負荷に反応して分泌されるホルモンであり，主に血管平滑筋のサイクリックグアノシン一リン酸（cyclic guanosine monophosphate：cGMP）の上昇を介した平滑筋の弛緩，輸入細動脈の弛緩による糸球体ろ過量の上昇を介して降圧作用を発揮する。心房から分泌される心房性ナトリウム利尿ペプチド（atrial natriuretic peptide：ANP），心室から分泌される脳性ナトリウム利尿ペプチド（brain natriuretic peptide：BNP），血管内皮細胞で産生されるC型ナトリウム利尿ペプチド（C-type natriuretic peptide：CNP）の3種類がある。また，抗利尿ホルモン（バソプレッシン）は，血漿浸透圧の上昇によって脳下垂体後葉から分泌される。バソプレッシンは血管平滑筋の収縮（V_1受容体）および腎集合管の水チャネルであるアクアポリン（aquaporin：AQP）2の発現上昇を促して（V_2受容体）血圧を上昇させる。さらに，腎交感神経は，血管内容量の減少に反応して活性化され，前述の傍糸球体細胞の$β_1$受容体刺激によるレニン分泌亢進，RAA系活性化の作用に加えて，輸入細動脈の$α_1$受容体を刺激することにより糸球体ろ過量を低下させてナトリウム利尿を減少させ，Na^+と水分の貯留を亢進させる（図3-4-3）。

二次性高血圧

二次性高血圧（secondary hypertension）の75％は腎疾患が原因とされ，慢性糸球体腎炎，糖尿病性腎症などによって発症する腎実質性高血圧と，腎動脈の狭窄あるいは閉塞により発症する腎血管性高血圧に分けられる。

腎実質性高血圧は糸球体疾患だけでなく，慢性腎盂腎炎などの間質性腎疾患や多発性嚢胞腎なども原因となる。これらの原因による慢性腎不全の進行に伴い，腎機能低下が高度になるに従って高血圧を呈する頻度が高くなる。慢性腎不全の多くは高血圧を発症させるが，一方で高血圧は腎障害を進展させるため，末期腎不全に至る悪循環が形成される。腎血管性高血圧は腎動脈の狭窄あるいは閉塞により発症する高血圧であり，高血圧などで腎血流量が低下したために腎臓からのレニン分泌亢進により発症する。腎動脈狭窄の原因としては，中高年の動脈硬化が最も多く，若年者に好発する線維筋性異形成がこれに次ぎ，若年女性に多い大動脈炎症候群（高安動脈炎）も稀だが認められる。

内分泌性高血圧は，内分泌臓器からホルモンが過剰分泌され高血圧を呈する疾患群である。主な例としては，カテコールアミンの過剰分泌（褐色細胞腫），副腎皮質からのアルドステロンの過剰分泌（原発性アルドステロン症），甲状腺ホルモンの過剰産生（甲状腺機能亢進症）などがある。これらは基礎疾患の治療により治癒可能であるが，早期診断・治療が重要である。例えば，原発性アルドステロン症は副腎摘出術などの治療により治癒可能である一方，診断の遅れが，脳，心血管系，

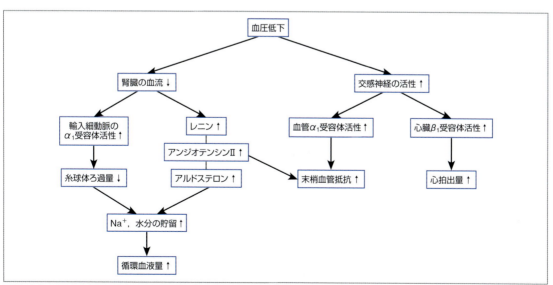

図3-4-3　レニン-アンジオテンシン系と交感神経系による血圧調節

腎など標的臓器の障害に関与する。

また他にも，大動脈炎症候群（高安動脈炎）などの血管性疾患，脳腫瘍・脳（脊髄）炎などでの頭蓋内圧亢進，あるいは閉塞性睡眠時無呼吸症候群による慢性的な交感神経の活性化などが二次性高血圧の原因となる。

薬物治療

本態性高血圧

二次性高血圧の除外診断をした上で，本態性高血圧の治療ではまず生活習慣の改善が行われるが，目標降圧レベルに達するのが困難な場合，降圧薬による治療を開始する。また，高血圧と診断された時点で糖尿病，腎疾患，心血管疾患を合併する高リスク群の患者には，ただちに降圧薬の投与を開始する。降圧薬の第1選択薬は，カルシウム拮抗薬（Ca^{2+}チャネル遮断薬），アンジオテンシン変換酵素（angiotensin converting enzyme：ACE）阻害薬，アンジオテンシンⅡ受容体拮抗薬（angiotensinⅡ receptor blocker：ARB，AT_1受容体拮抗薬），利尿薬，β遮断薬（αβ遮断薬を含む）であり，いずれも循環器疾患発症のリスクを下げる効果をもつことが証明されている。

降圧治療の目的は循環器疾患発症の予防であるが，単剤の降圧薬だけでは十分な降圧目標を達成できないことが少なくない。降圧効果が不十分な場合には，他の降圧薬に変更するか，他の種類の降圧薬を少量併用投与する。単剤の降圧薬の量を倍増するよりも，種類の異なった他の降圧薬を少量ずつ2～3剤で併用するほうが良好な降圧効果が得られる。例えば，まずカルシウム拮抗薬，ACE阻害薬，ARB，サイアザイド系利尿薬のうちのどれか1種類の単剤から開始し，効果が不十分であればカルシウム拮抗薬/サイアザイド系利尿薬とACE阻害薬/ARBの2剤の併用療法を行う（図3-4-4）。

併用療法の利点は，作用機序の異なる降圧薬の相加的作用を期待すること，ならびに一方の薬物

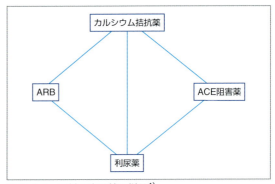

図3-4-4　**2剤の降圧薬の併用**[1)]
ARB：アンジオテンシンⅡ受容体拮抗薬，ACE：アンジオテンシン変換酵素

の副作用をもう一方の薬物が軽減することである。例えば，カルシウム拮抗薬は全身血管抵抗を減弱させるが，これに加えてACE阻害薬/ARBを用いることで循環血液量の減少作用をもたらすことから相加的作用が期待できる。また後述のように，サイアザイド系利尿薬の副作用として低カリウム血症があるが，ACE阻害薬/ARBは高カリウム血症を増強する作用をもつことから，サイアザイド系利尿薬とACE阻害薬/ARBはお互いに副作用を打ち消し合う関係にある。

◆カルシウム拮抗薬◆

カルシウム拮抗薬（Ca^{2+}チャネル遮断薬）は，血管平滑筋細胞の電位依存性L型Ca^{2+}チャネルに作用して細胞内へのCa^{2+}流入を抑制することで降圧作用を発揮する。血管に加えて心筋のCa^{2+}チャネルに作用するものもあり，狭心症や糖尿病を合併した高血圧に有効である。

薬物

ジヒドロピリジン系，ベンゾジアゼピン系，フェニルアルキルアミン系の3種類に分類されるが，降圧薬としてはジヒドロピリジン系のニフェジピン（nifedipine），アムロジピン（amlodipine），ニカルジピン（nicardipine）や非ジヒドロピリジン系のジルチアゼム（diltiazem）が用いられる。

作用機序

カルシウム拮抗薬は，血管平滑筋の細胞内 Ca^{2+} レベルを下げることにより，ミオシン軽鎖キナーゼの活性を抑制しミオシン軽鎖のリン酸化を下げることで平滑筋の弛緩をもたらす（図3-4-5）。カルシウム拮抗薬の標的であるL型 Ca^{2+} チャネルは，血管平滑筋細胞，心筋細胞ともに存在する。心筋に対しては陰性変時作用，陰性変力作用（心拍数の減少，心収縮力の低下）をもたらす。

ジヒドロピリジン系薬物は血管平滑筋細胞のL型 Ca^{2+} チャネルに対する選択性が高く，血管拡張作用，降圧作用が強い。実質的に心筋への作用をもたない。これに対し，ジルチアゼムは，心筋への作用をもち，降圧薬，抗不整脈薬，狭心症治療薬として使われる。また，ベラパミルは心筋に対する作用が強く，抗不整脈薬，虚血性心疾患治療薬として用いられる。降圧薬としての適応はない。3章3「不整脈の薬物治療」を参照。

副作用

心不全患者では，心筋に対する陰性変力作用をもつベラパミルなどの使用を避ける。ジヒドロピリジン系でも速効性ニフェジピンは急激な血圧低下により交感神経を活性化させ，心疾患の予後を悪化させる[2]。また，血管拡張作用による起立性低血圧，回転性めまい，頭痛の副作用がみられる。速効性のニフェジピンでこのような副作用が出やすい。実際の臨床では，徐放性のニフェジピン製剤を用いる。

◆アンジオテンシン変換酵素阻害薬◆

アンジオテンシン変換酵素（ACE）阻害薬はアンジオテンシンⅡの産生を阻害することにより，アンジオテンシンⅡによる血管収縮，Na^+・水分貯留，交感神経刺激の作用を抑制する。また，血管拡張作用をもつブラジキニンの血中濃度を増加させる。

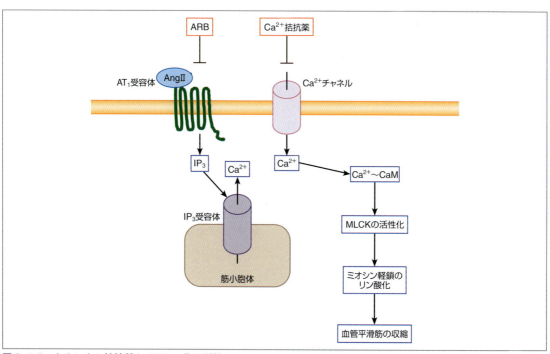

図3-4-5　カルシウム拮抗薬とARBの作用部位
ARB：アンジオテンシンⅡ受容体拮抗薬，AngⅡ：アンジオテンシンⅡ，IP_3：イノシトール1,4,5-三リン酸，CaM：カルモジュリン，MLCK：ミオシン軽鎖キナーゼ

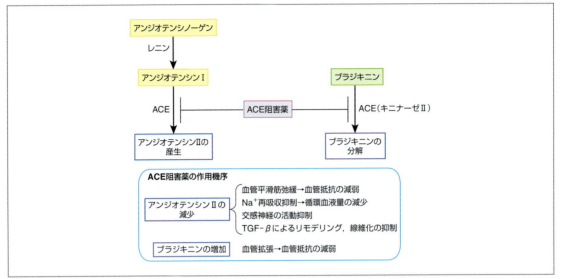

図3-4-6　アンジオテンシン変換酵素（ACE）阻害薬の降圧作用
TGF：トランスフォーミング増殖因子

薬物

リシノプリル（lisinopril），カプトプリル（captopril），エナラプリル（enalapril）などがある。

作用機序

ACE阻害薬による降圧作用は4つの機序があるが，まずアンジオテンシンIIの産生を阻害することによる3つの作用がある。①アンジオテンシンIIによる血管収縮作用を抑制し，血管平滑筋の弛緩，血管拡張をもたらす。②アルドステロン分泌を抑制することにより腎臓でのNa^+の再吸収を抑制し，循環血液量を減少させる。③アンジオテンシンIIによる交感神経終末からのノルアドレナリン分泌亢進を抑制し，交感神経の活性化を抑制する。次いで，ACE阻害薬がACE（キニナーゼIIと同一）によるブラジキニン分解を抑制することにより，④血中ブラジキニン濃度を上昇させ血管を拡張させる作用がある（図3-4-6）。

アンジオテンシンIIは，慢性的な高血糖などによりダメージを受けた病的組織でトランスフォーミング増殖因子（transforming growth factor：TGF）βやその受容体などの発現を増加させ，組織の線維化，リモデリングを亢進させる。ACE阻害薬やARBは，このTGFβの作用を抑制することにより，糖尿病性腎症の進行を遅らせ，尿タンパク質を減少させる。また同様の機序で心筋梗塞後の心機能改善や合併症の減少をもたらす。

副作用

空咳（乾性咳），高カリウム血症，低血圧の副作用がある。胎児毒性があることから，妊婦には投与禁忌である。カプトプリルでは味覚異常，発疹，タンパク尿などの副作用が生じることがある。また，高血圧病態の心血管組織では，肥満細胞でのキマーゼの発現が上昇することによりACE非依存性のキマーゼによるアンジオテンシンII産生亢進がみられることがある。

◆アンジオテンシンII受容体拮抗薬◆

アンジオテンシンII受容体拮抗薬（ARB）はACE阻害薬と同様に，アンジオテンシンIIによる作用を阻害することによる3つの作用を示す。すなわち，①アンジオテンシンIIによる血管収縮の抑制による末梢血管抵抗の減少，②アルドステロンの分泌抑制による循環血液量の減少，③アンジオテンシンIIによる交感神経刺激の抑制（図3-4-

6)．また，ACE阻害薬と異なり，アンジオテンシンⅡのAT$_2$受容体を活性化することによる血管拡張，細胞増殖抑制など心血管系を保護する作用をもつ．

薬物

カンデサルタン（candesartan），ロサルタン（losartan），バルサルタン（valsartan）などがある．

作用機序

ARBとACE阻害薬は，アンジオテンシンⅡの作用を抑制する点では同じである．ARBもACE阻害薬も利尿薬の効果を増強する．単独での降圧作用についてはARBが強い傾向にあるとする見方があり，ARBでは血圧が下がりすぎることが懸念される心不全ではACE阻害薬が用いられる．

副作用

ACE阻害薬と同様に，低血圧や高カリウム血症を起こす可能性がある．ACE阻害薬と比べて空咳や血管性浮腫の副作用は少ない．

◆利尿薬◆

循環血液量の減少を目的とした高血圧の治療に利尿薬が用いられる．利尿薬は，腎におけるNa$^+$あるいは水分の排泄を直接的に増加させ，循環血液量を減少させる．日本人は現在でも食塩感受性高血圧が多く減塩が重要であるが，減塩が困難な高血圧では，利尿薬を少量から併用することが有効である．利尿薬単独でも心血管疾患の発症抑制の効果が報告されている．

薬物

利尿薬としてはサイアザイド系利尿薬（トリクロルメチアジド〈trichlormethiazide〉，ヒドロクロロチアジド〈hydrochlorothiazide〉など），ループ利尿薬（フロセミド〈furosemide〉，トラセミド〈torasemide〉），アルドステロン拮抗薬（スピロノラクトン〈spironolactone〉，エプレレノン〈eplerenone〉）がある．主に降圧薬として用いられてき

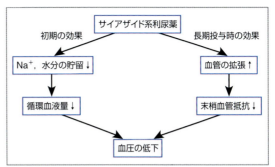

図3-4-7　サイアザイド系利尿薬の作用

たのは，サイアザイド系利尿薬である．近年は難治性高血圧治療の併用薬として少量のサイアザイド系利尿薬が用いられる傾向にある．

ループ利尿薬は，サイアザイド系利尿薬に比べて利尿作用は強いが降圧効果は弱い．原因としては，ループ利尿薬が強い利尿作用で循環血液量を減少させることに対して，反応性に交感神経系やレニン-アンジオテンシン系が活性化され，血管収縮が起こると考えられている．

カリウム保持性利尿薬のアルドステロン拮抗薬は，心不全を伴う高血圧に用いられる．3章1「心不全の薬物治療」を参照．

作用機序

サイアザイド系利尿薬は，遠位尿細管細胞の管腔側頂端膜に局在するNa$^+$/Cl$^-$共輸送体（NCC1）のCl$^-$結合部位に結合して阻害することにより，Na$^+$再吸収を抑制し，循環血液量を減少させる．ただし，この循環血液量の減少による降圧作用は，投与後初期にみられる効果である．長期投与時にはレニン-アンジオテンシン系の代償的活性化によりNa$^+$再吸収が増加し，循環血液量は元に戻る．長期的なサイアザイド系利尿薬の降圧作用には，血管平滑筋に対する直接的な拡張作用により，末梢血管抵抗を低下させると考えられている（図3-4-7）．

副作用

サイアザイド系利尿薬の副作用として，低ナトリウム血症，低カリウム血症，低マグネシウム血

症などの電解質異常がみられる．サイアザイド系利尿薬による低ナトリウム血症はやせ型の女性に多く，抗利尿ホルモン分泌異常を伴うこともある．また，耐糖能低下，高尿酸血症，高中性脂肪血症など代謝系への悪影響がある．

◆β遮断薬◆

心不全，洞頻脈，陳旧性心筋梗塞などを伴う高血圧に対して，β遮断薬（アドレナリンβ受容体拮抗薬）を併用して治療が行われる．

薬物

心不全などを合併する高血圧の場合，カルベジロール（carvedilol，αβ遮断薬）とビソプロロール（bisoprolol，$β_1$遮断薬）が用いられる．脂溶性のβ遮断薬（プロプラノロール〈propranolol〉，メトプロロール〈metoprolol〉など）は肝臓で代謝され血中半減期が短いが，水溶性のβ遮断薬（アテノロール〈atenolol〉）などは腎臓で排泄され，作用時間が長い．

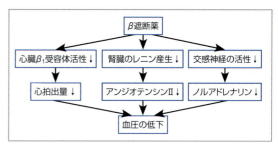

図 3-4-8　β遮断薬の作用

作用機序

β遮断薬を投与するとまず心臓に作用し，心拍数，1回拍出量ともに下げて心拍出量を減少させることにより血圧を低下させる．長期間投与すると，腎傍糸球体細胞からのレニン産生を抑制することによりアンジオテンシンⅡを介した血管収縮を抑制し，末梢血管抵抗の減弱がもたらされる．また，β遮断薬は交感神経の神経終末からのノルアドレナリンの分泌を抑制する（図 3-4-8）．したがって，β遮断薬の長期投与は，末梢血管抵抗の減弱と中枢作用の2つの作用により降圧効果を発揮する．

副作用

3章1「心不全の薬物治療」を参照．

◆α遮断薬◆

血管平滑筋のα1受容体刺激は，細胞質内へのCa^{2+}流入により平滑筋の収縮をもたらす（図 3-4-2）．α遮断薬（アドレナリンα受容体拮抗薬）は，動脈と静脈の平滑筋を弛緩させることにより末梢血管抵抗の減少と血圧低下をもたらす．臨床試験において，α遮断薬が心不全の発症頻度を2倍に増加させることが報告されたため，高血圧の治療で最初から第1選択薬として使用されることはなくなった．しかし，治療抵抗性の高血圧に対しては，他剤との併用で用いられる．

薬物

プラゾシン（prazosin），ドキサゾシン（doxazosin），テラゾシン（terazosin）がある．

作用機序

α遮断薬は，動脈平滑筋と静脈平滑筋の両方を弛緩させることによって末梢血管抵抗の減少と血圧低下を起こす．一方で，圧受容体反射を介して交感神経が刺激され，反射性の頻脈とレニン産生の増加を起こすため，降圧作用は減弱する．α遮断薬には心拍出量，腎血流量，糸球体ろ過量に対する作用がないので，α遮断薬の長期投与で頻脈は消失するが，Na^+・水分の貯留が起こる．血管拡張・降圧作用は持続する．

α遮断薬がインスリン感受性，脂質代謝を改善する作用をもつことから，肥満やメタボリックシンドロームを合併した高血圧に有効である可能性が考えられている．

副作用

反射性の頻脈と起立性低血圧が主な副作用である．初回投与現象（first dose phenomenon）とし

て，初回投与時の 90 分以内に起立性低血圧によるめまい，失神が起こる可能性が高い。

二次性高血圧

◆腎性高血圧◆

腎実質性，腎血管性高血圧のいずれの治療も本態性高血圧に準ずる降圧薬で治療が開始される。ACE 阻害薬/ARB は，片側性の腎動脈狭窄に起因する高血圧に対しては有効であるが，両側性の腎動脈狭窄に対しては，急速な腎機能増悪を招くので禁忌である。ARB や ACE 阻害薬を使用する際には，少量より投与を開始し，過剰な降圧や高カリウム血症，腎機能に注意する。カルシウム拮抗薬，利尿薬，β遮断薬なども加えた多剤併用療法を行う。

◆原発性アルドステロン症◆

典型例では高血圧，低カリウム血症，低マグネシウム血症を呈する。副腎のアルドステロン産生腺腫と過形成による特発性アルドステロン症が主病型である。本態性高血圧との鑑別診断が困難なことがあり，血漿レニン活性（plasma renin activity：PRA）と血漿アルドステロン濃度（plasma aldosterone concentration：PAC）の濃度の比（aldosterone-renin ratio：ARR）を指標にスクリーニング検査を行うが，降圧薬による影響を受けやすいため，注意が必要である（表 3-4-1）。

一側性の副腎腫瘍病変では腹腔鏡下副腎摘出術が第 1 選択であるが，両側性例，手術前などでは，もとのままアルドステロン拮抗薬（スピロノラクトン，エプレレノン）および他の降圧薬にて高血圧と低カリウム血症を治療する。術前のアルドス

表 3-4-1　原発性アルドステロン症の検査における降圧薬の影響[1]

	血漿アルドステロン濃度	血漿レニン活性	レニン/アルドステロン比
ACE 阻害薬/ARB	↓	↑↑	↓[*1]
β遮断薬	↓	↓↓	↑[*2]
直接的レニン阻害薬	↓	↓↓	↑[*2]
カルシウム拮抗薬	→〜↓	↑	↓[*1,3]
アルドステロン拮抗薬サイアザイド系利尿薬	↑	↑↑	↓[*1]

[*1]偽陰性の可能性。
[*2]偽陽性の可能性。
[*3]ACE 阻害薬，ARB と比較して影響は軽度。

テロン拮抗薬投与は，レニン-アンジオテンシン系の賦活などを介した術後の急激な循環動態の変動を少なくし，電解質異常や腎機能低下を予防する。エプレレノンは，タンパク尿陽性の糖尿病合併例やカリウム製剤との併用が禁忌である。

◆褐色細胞腫◆

α遮断薬を使用する二次性高血圧の代表的疾患である。頭痛，動悸，発汗，顔面蒼白などの症状が発作性の高血圧を伴うときに本疾患を疑う。副腎の腫瘍摘出が治療の原則であるが，術前の血圧管理や術中のクリーゼ防止のため，ドキサゾシン（doxazosin）など $α_1$ 遮断の選択性が高い薬を投与する。褐色細胞腫クリーゼによる高血圧緊急症では，非選択的α遮断薬フェントラミン（phentolamine）の点滴・静注を行う。

β遮断薬の単独投与はα作用が増強されるため，禁忌である。β遮断薬は頻脈，不整脈を治療する目的で，十分量のα遮断薬との併用で用いる。ドパミン受容体拮抗薬（メトクロプラミド〈metoclopramide〉，制吐剤）も急激な血圧上昇をきたすので禁忌である。

本項目で扱った薬物一覧	
薬物	作用機序など
本態性高血圧	
●カルシウム拮抗薬	
ニフェジピン	ジヒドロピリジン系，血管平滑筋細胞の L 型 Ca^{2+} チャネルの感受性が高い→血管拡張作用，降圧作用
アムロジピン	
ニカルジピン	
ジルチアゼム	非ジヒドロピリジン系，心筋にも作用→降圧作用と抗不整脈作用
●ACE 阻害薬	●アンジオテンシン I からアンジオテンシン II への変換を阻害→「血管収縮，Na^+・水分貯留，交感神経刺激，線維化」を抑制→ブラジキニン産生増加による血管拡張
リシノプリル	
カプトプリル	
エナラプリル	
●アンジオテンシン II 受容体拮抗薬	●アンジオテンシン II AT_1 受容体を競合的に阻害→「血管収縮，Na^+・水分貯留，交感神経刺激，線維化」を抑制→AT_2 受容体の活性化による心保護作用
カンデサルタン	
ロサルタン	
バルサルタン	
●ループ利尿薬	●ヘンレ係蹄の $Na^+/K^+/2Cl^-$ 共輸送体の Cl^- 結合部位に結合して阻害→Na^+ の再吸収抑制
フロセミド	
トラセミド	
●サイアザイド系利尿薬	●遠位尿細管の Na^+/Cl^- 共輸送体の Cl^- 結合部位に結合して阻害→Na^+ の再吸収抑制
トリクロルメチアジド	
ヒドロクロロチアジド	
●アルドステロン拮抗薬	●腎集合管のアルドステロン受容体を競合的に阻害→ENaC や Na^+/K^+ ATP アーゼの発現を抑制→Na^+ の再吸収を抑制
スピロノラクトン	
エプレレノン	
●β遮断薬	●$β_1$ 受容体遮断→レニン産生の抑制，心収縮，心拍数の抑制
カルベジロール	αβ遮断薬
ビソプロロール	$β_1$ 遮断薬
プロプラノロール	脂溶性のβ遮断薬，半減期短い
メトプロロール	脂溶性の $β_1$ 遮断薬，半減期短い
アテノロール	水溶性の $β_1$ 遮断薬
●α遮断薬	●$α_1$ 受容体遮断→動脈，静脈の平滑筋を弛緩
プラゾシン	
ドキサゾシン	
テラゾシン	
二次性高血圧	
●アルドステロン拮抗薬	●原発性アルドステロン症，術前投与が有効
スピロノラクトン	
エプレレノン	
●α遮断薬	●褐色細胞腫の治療
ドキサゾシン	術前管理，術中クリーゼの防止
フェントラミン	高血圧緊急症

参考文献

1) 日本高血圧学会高血圧治療ガイドライン作成委員会編：高血圧治療ガイドライン 2014，日本高血圧学会，2014
2) Schubert T et al：Lancet 346：961-962, 1995

【久場　敬司】

4章 呼吸器系

1. 咳嗽の薬物治療 ……………………………… 125
2. 痰の薬物治療 ………………………………… 127
3. 気管支喘息の薬物治療 ……………………… 129
4. 慢性閉塞性肺疾患の薬物治療 ……………… 135

1 咳嗽の薬物治療

目標

- 咳嗽の病態生理，薬物治療を理解する。

咳嗽は，肺や気道から空気を強制的に排出させるための生体防御運動であり，気管，喉頭，呼吸筋の反射的な収縮運動の繰り返しである。気道に侵入した刺激性のガスや異物，気道内分泌物，炎症などの刺激が誘引となって起こる。咳嗽には，気道内での過剰の分泌物や滲出物の排泄を伴った湿性咳嗽と，それらを伴わない乾性咳嗽がある。

病態生理

咳反射は，気道粘膜に存在する咳受容体の刺激により求心性神経を介して延髄の咳中枢に至り，遠心性神経（迷走・横隔・脊髄神経）による声門の閉鎖，呼気筋群の収縮により発生する。咳嗽の原因疾患の診断に関して，持続期間が3週間以内の急性咳嗽では，感染症，異物，心不全，肺塞栓，間質性肺炎があり，持続期間が3〜8週間の遷延性咳嗽や8週間以上の慢性咳嗽では，上気道咳嗽症候群（後鼻漏症候群），気管支喘息（咳喘息），逆流性食道炎がある。またアンジオテンシン変換酵素（angiotensin converting enzyme：ACE）阻害薬の副作用として，乾性咳が起こることがある

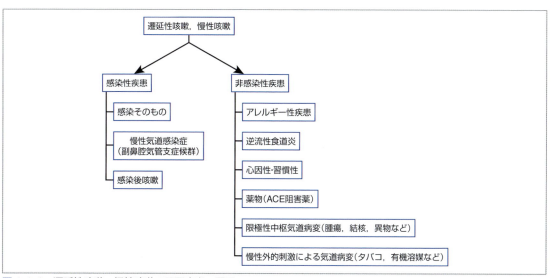

図 4-1-1　遷延性咳嗽，慢性咳嗽の原因疾患・因子
遷延性咳嗽，慢性咳嗽の原因は，感染性のものと非感染性のものに分けられる。非感染性ものには，アレルギー疾患，逆流性食道炎，心因性・習慣性，ACE（アンジオテンシン交換酵素）阻害薬などの薬物によるもの，異物などの中枢気道病変，タバコなどの慢性外的刺激によるものがある。

（図 4-1-1）。

薬物治療

　鎮咳薬は咳反射経路のどこに作用するかによって，咳中枢の求心性刺激に対する閾値を上昇させる中枢性鎮咳薬と，気道粘膜の求心性インパルスを抑制する末梢性鎮咳薬に分類される。中枢性鎮咳薬には，コデイン（codeine），ジヒドロコデイン（dihydrocodeine），デキストロメトルファン（dextromethorphan），ジメモルファン（dimemorfan）などが含まれる。リン酸コデインやジヒドロコデインは麻薬性中枢性鎮咳薬であるので，習慣性に注意する必要がある。また便秘，不快気分，倦怠感といった副作用が生じうる。デキストロメトルファンはモルヒネ類の異性体合成薬であり，咳中枢での応答を抑制するが，ヒスタミン遊離作用があるので，アレルギーの増悪に注意が必要である。

　ところで，咳嗽は本来異物を排除するための防御的反応であるので，一概に鎮咳して良いわけではない。一方で，持続的な咳は睡眠障害，食物摂取の障害，肺気腫などの原因となるので，咳発作を抑制することも必要となる。日本呼吸器学会の咳嗽に関するガイドライン[1]によると，中枢性鎮咳薬は，明らかな上気道炎や感染後咳嗽や，胸痛，肋骨骨折，咳失神などの合併症を伴う乾性咳嗽例にとどめることが望ましいとされている。また高齢者，特に認知症やパーキンソン症候群を合併した人では咳反射が弱まっていて，誤嚥性肺炎を起こしやすい。誤嚥性肺炎を起こした状態では，中枢性鎮咳薬は禁忌とされている。

本項目で扱った薬物一覧	
薬物	作用機序など
コデイン ジヒドロコデイン デキストロメトルファン ジメモルファン	咳中枢の求心性刺激に対する閾値を上昇させる中枢性鎮咳薬

参考文献
1) 日本呼吸器学会ほか編：咳嗽に関するガイドライン 第2版，日本呼吸器学会，2012

【今井　由美子】

2 痰の薬物治療

目標
- 痰の病態生理，薬物治療を理解する。

病態生理

痰は，呼吸器系でつくられ咳嗽によって排出される粘液で，糖タンパク質，免疫グロブリン，脂質などを含む水が主成分のゲル状物質である。気道がタバコの煙や微量粒子などの異物の曝露を受け続けると，気道粘膜に炎症が起こり，異物を排出する機能が低下し，さらに粘液の分泌量が減って粘調度が増し，異物がスムーズに運搬されないので痰が増えることになる。また，細菌やウイルスによる気道の感染では，免疫細胞が気道に浸潤し，死細胞や病原体の残骸が痰に混じるため粘性が増し，痰の色も変化する。原因疾患によって痰の性状が異なり，痰に血液や破壊された組織が混じっている場合は，肺がん，肺結核，気管支拡張症などが疑われる（表4-2-1）[1]。

薬物治療

去痰薬は喀痰の排出を促進させる薬物であり，咳嗽反射による症状を緩和する目的で用いられる。作用機序から喀痰の分泌物の量を調節する薬物として，気道分泌促進薬，気道粘膜潤滑薬，気道分泌細胞正常化薬が知られる。また分泌物の性質を調節する薬物として，気道粘膜修復薬や気道粘液溶解薬が知られている（表4-2-2）。

気道分泌促進薬としては，ブロムヘキシン（bromhexine）が代表薬として知られている。酸性糖タンパク質の線維網を溶解して低分子化する作用があり，また，線毛運動を亢進させる作用がある。痰が切れにくい症例に対して効果的である。吸入液にはパラベンが含まれるため，吸入薬はアスピリン喘息の患者では禁忌である。

気道粘膜潤滑薬としては，アンブロキソール（ambroxol）が代表薬として知られている。肺のサーファクタントの分泌を促すことで排痰を促進する。徐放剤があり，夕食後や就寝前に服用することで早朝の排痰をスムーズにする効果が期待できる。

気道分泌細胞正常化薬，気道粘膜修復薬として

表 4-2-1 痰の性状と原因疾患

痰の色	特徴	疾患例
白〜透明	粘り気のある痰	COPD（慢性閉塞性肺疾患）
	粘り気のない痰	気管支喘息
黄，緑，さび色	慢性の痰。膿に少量の血液が混じるとさび色になる	肺炎、びまん性汎細気管支炎、慢性気管支炎、気管支拡張症
血痰（赤褐色，黒）	血液の混じる痰	肺がん、肺結核、気管支拡張症
ピンク色	泡状	肺水腫

表 4-2-2　去痰薬の分類と作用

分類	主な作用	一般名
気道分泌促進薬	気道の分泌を促進させる	ブロムヘキシン
気道粘膜潤滑薬	肺サーファクタントの産生増加などを通じて気道粘膜を潤滑にし、粘液のクリアランスを高める	アンブロキソール
気道粘膜修復薬	気道の分泌状態を修復し、痰の症状を生理的気道液に近づける作用を示す	カルボシステイン
気道分泌細胞正常化薬	杯細胞過形成を抑制し、粘液分泌を抑える	フドステイン
気道粘液溶解薬	化学結合を分解して喀痰粘度を低下させる ● ムコタンパク質のジスルフィド結合を分解 ● タンパク質を分解 ● 多糖類を分解	アセチルシステイン エチルシステイン メチルシステイン プロナーゼ リゾチーム

去痰薬は気道分泌促進薬、気道粘膜潤滑薬、気道粘膜修復薬、気道分泌細胞正常化薬、気道粘液溶解薬に分類される。

は，カルボシステイン（carbocisteine）とフドステイン（fudosteine）がある。気道分泌細胞正常化薬は杯細胞の過形成を抑制し，粘液が過剰産出されるのを抑える。気道粘膜修復薬は，シアル酸とフコースの構成比を正常化することで去痰作用を示す。フドステインは消化器症状など副作用が7.7％でみられるが，気管支肺胞洗浄液中の炎症細胞数を減少させることも知られている。気道粘液溶解薬は，化学結合を分解して喀痰粘度を低下させる薬物である。ムコタンパク質のジスルフィド結合を分解するもの，タンパク質を分解するもの，多糖類を分解するものの3種類が存在する。ジスルフィド結合を分解するのがシステイン系去痰薬であり，アセチルシステイン（acetylcysteine），エチルシステイン（ethylcysteine），メチルシステイン（methylcysteine）が知られている。タンパク質を分解するものがプロナーゼ（pronase）で，多糖類を分解するのがリゾチーム（lysozyme）である。

本項目で扱った薬物一覧

薬物	作用機序など
ブロムヘキシン	気道分泌促進
アンブロキソール	気道粘膜潤滑化
カルボシステイン	気道粘膜修復
フドステイン	気道分泌細胞正常化
アセチルシステイン エチルシステイン メチルシステイン	気道粘液溶解。ムコタンパク質のジスルフィド結合を分解
プロナーゼ	気道粘液溶解。タンパク質を分解
リゾチーム	気道粘液溶解。多糖類を分解

参考文献
1) 日本呼吸器学会ほか編：咳嗽に関するガイドライン 第2版，日本呼吸器学会，2012

【今井 由美子】

3 気管支喘息の薬物治療

目標
- 気管支喘息の病態生理，薬物治療を理解する。

　気管支喘息（bronchial asthma）は気道の炎症性疾患であり，可逆的な気道閉塞により，喘鳴，息切れ（特に呼気が困難になる），咳，呼吸窮迫などの症状が断続的に発現する。気管支喘息はその経過で自然に寛解する場合もあるが，気道閉塞は喘鳴を伴い，薬物治療の対象となる。慢性閉塞性肺疾患（chronic obstructive pulmonary disease：COPD）での気道閉塞は不可逆的で，気管支拡張薬を投与しても完全には回復しないのに対して，気管支喘息の気道閉塞は可逆性である。重症の急性喘息は，喘息発作重積状態として知られているが，このような状態は低酸素症をもたらし，致死的病態に至ることがあるので，迅速かつ集中的な治療が必要になる。

病態生理

　気管支喘息の病態は，気道の炎症，気道過敏性の亢進，ならびに可逆的な気道閉塞で特徴づけられる。気道炎症は，中枢気道（重症では末梢気道も）における好酸球を主体とした慢性炎症であることが明らかとなっている。気道過敏性の亢進は，刺激物質，冷気などの広範な気管支収縮刺激に対して引き起こされる。気管支喘息はアレルギー性（外因性）喘息と非アレルギー性（内因性）喘息に分類することができる。アレルギー性喘息では，気道過敏性の亢進はアレルゲンに対する感作により始まるが，いったん感作されるとウイルス感染や運動，二酸化硫黄などの大気汚染物質によっても喘息発作が起こる。

　気管支喘息の病因としては，遺伝的に感受性の高い人がアレルゲンにさらされると，Th2リンパ球が活性化され，サイトカイン産生が惹起される。そのうち，インターロイキン-5（interleukin-5：IL-5）などのサイトカインは，好酸球の分化や活性化を促し，さらにIL-4やIL-13などは免疫グロブリン（immunoglobulin：Ig）Eの産生や遊離を促し，また肥満細胞や好酸球にIgE受容体を発現させる。これらのメカニズムに加え，アレルギー性の因子を有する人では，気道の肥満細胞に結合するアレルゲン特異的IgEをもち，これによって吸入したアレルゲンが肥満細胞上のIgE分子を架橋して，ヒスタミンやロイコトリエン（leukotriene：LT）B_4の遊離とともに脱顆粒を引き起こす。これらの物質は，気道過敏性を有する人においては強力な気管支収縮物質となる。また，大気汚染物質（二酸化硫黄やオゾンなど）や気道の乾燥も，肥満細胞の脱顆粒を引き起こす。

　アレルギー性喘息の即時型（アレルゲン刺激に対する初発反応）は突然に発症し，主に気管支平滑筋のれん縮が起こる。アレルゲンと肥満細胞上のIgEとの相互作用は，ヒスタミン，ロイコトリエンB_4やプロスタグランジン（prostaglandin：PG）D_2などのれん縮惹起因子の遊離を引き起こす。他のメディエーターとしては，IL-4，IL-5，IL-13などがある。種々のケモタキシンやケモカインは白血球，特に好酸球と単核球の遊走を促す。これによって喘息の遅延反応が生じやすい状

態がつくられる。アレルギー性喘息の遅延型は第1相で始まる炎症反応が進行したもので，Th2リンパ球や単球の浸潤，炎症細胞（特に好酸球）の活性化が引き起こされる。これらの細胞はシステイニルロイコトリエン（cysteinyl leukotriene：cysLTs）（LTC_4，LTD_4など），インターロイキン（IL-3，IL-5，IL-8など）および細胞傷害性タンパク質（好酸性カチオンタンパク質，好酸球由来ニューロトキシンなど）を放出する。これらの因子は遅延型反応の原因に大きく関与している。細胞傷害性タンパク質は上皮細胞の損傷ならびに脱落を引き起こす。上皮細胞の脱落によって，刺激受容体とC線維は刺激物の作用をより受けやすくなって，気道過敏性が生じる。その他に遅延型での炎症反応には，アデノシン，NOや神経ペプチドが関わっていることが知られている。また，炎症細胞から放出される成長因子は気管支平滑筋細胞に働き，その肥大と過剰な増殖を引き起こす。また平滑筋からも炎症性メディエーターや成長因子が放出される。

非ステロイド系抗炎症薬（non-steroidal anti-inflammatory drugs：NSAIDs），特にアスピリンは感受性の高い人に喘息を引き起こすことがある。アスピリン感受性喘息患者では，通常より多くのシステイニルロイコトリエンが産生され，システイニルロイコトリエンに対する感受性はアスピリン耐性喘息患者に比べて大きくなっている。このような気道過敏性は炎症細胞におけるロイコトリエン受容体の発現亢進を反映するもので，この増加はアスピリンに対する脱感作で抑制される。

薬物治療

気管支喘息の治療薬は，気管支拡張薬と抗炎症薬の2つのカテゴリーに分類される（表4-3-1）。気管支拡張薬は即時型の気管支れん縮を抑制し，抗炎症薬は炎症反応に関わる要因の発生を低下または防止する。ガイドライン（日本アレルギー学会の喘息予防・管理ガイドライン 2015)[1]によると，発作時の治療には，吸入用短時間作用性アド

表4-3-1 代表的な喘息長期管理薬

1. 副腎皮質ステロイド（グルココルチコイド）
    a. 吸入ステロイド薬（ICS）
      ベクロメタゾン，フルチカゾン，ブデソニド，シクレソニド，モメタゾン
    b. 経口ステロイド
2. 長時間作用性アドレナリン $β_2$ 受容体刺激薬
    a. 吸入薬
      サルメテロール，ホルモテロール
3. 吸入副腎皮質ステロイドと吸入長時間作用性$β_2$アドレナリン受容体刺激薬の配合薬
4. ロイコトリエン受容体拮抗薬
    ザフィルルカスト，モンテルカスト
5. テオフィリン
6. 抗IgE抗体
    オマリズマブ
7. メディエーター遊離抑制薬
8. ヒスタミン H_1 受容体拮抗薬
9. トロンボキサン A_2 合成阻害薬
    トロンボキサン A_2 受容体アンゴニスト
10. Th2（ヘルパーT細胞2型）サイトカイン合成阻害薬

レナリン $β_2$ 受容体刺激薬（short acting $β_2$ agonist：SABA）を用いる。長期管理薬としては，軽症の場合（治療ステップ1）は，低用量の吸入ステロイドを用いる。これが使用できない場合は，ロイコトリエン受容体拮抗薬（leukotriene receptor antagonist：LTRA）あるいはテオフィリン徐放剤の投与を行うが，症状が稀ならばその必要はない。治療ステップ1で改善がみられない場合は，治療ステップ2として，低〜中用量の吸入ステロイドを用いる。これで効果が不十分な場合は，長時間作用性アドレナリン $β_2$ 受容体刺激薬（long acting $β_2$ agonist：LABA），LTRAあるいはテオフィリン徐放剤のいずれか1剤を併用する。治療ステップ2で改善がみられない場合は，次の段階は治療ステップ3として，中〜高用量の吸入ステロイドに加え，LABA，LTRAあるいはテオフィリン徐放剤のいずれか1剤，あるいは複数を併用する。治療ステップ3で改善がみられない場合は，治療ステップ4として，高用量の吸入ステロイドに加え，LABA，LTRAあるいはテオフィリン徐放剤の複数を併用する。これらすべてでも管理不良の場合は，抗IgE抗体あるいは経口ステロイド薬を追加する。

◆吸入副腎皮質ステロイド（グルココルチコイド）◆

グルココルチコイド（糖質コルチコイド）に気管支拡張作用はないが，吸入ステロイドの投与で喘息発作による入院や喘息死が予防されるので，喘息発症早期からの吸入用ステロイドの投与が推奨されている[1),2)]。

作用機序

グルココルチコイドレスポンシブエレメントに結合して，シクロオキシゲナーゼ（COX）2やインターロイキンファミリーなどの遺伝子の転写を抑制する。また，アネキシン1合成促進を介してホスホリパーゼA_2を阻害し，細胞膜からのアラキドン酸の遊離やエイコサノイドの産生を抑制する。喘息治療での重要な作用は，サイトカインの産生を抑制することである。特に好酸球の浸潤や活性化，IgE受容体の発現，IgE産生促進を担うTh2サイトカインの産生抑制が重要である。また，COX2発現を抑制することによって，血管拡張因子であるプロスタグランジンE_2（PGE_2）とプロスタグランジンI_2（PGI_2）の産生を阻害する。

グルココルチコイドは，アレルゲンによって誘発される肺への好酸球の浸潤を阻害する。グルココルチコイドはアドレナリンβ_2受容体の発現を増加させ，微小血管の透過性の低下を引き起こす。さらに好酸球を活性化するサイトカイン（IL-5など）の産生を抑制し，好酸球からのメディエーターの遊離を減少させる。

薬物

ベクロメタゾン（beclometazone），ブデソニド（budesonide），フルチカゾン（fluticasone），モメタゾン（mometasone），シクレソニド（ciclesonide）が主に用いられる。これらは，定量噴霧式吸入器や粉末吸入器を用いて投与され，通常，数週～数カ月の治療後に効果がみられる。

副作用

吸入ステロイドの副作用で重篤なものは少ない。のどあれや声枯れとともに，口腔咽頭部でカンジダ症を発症することがある。しかし，スペーサーのある器具を用いて口腔咽頭部での薬物の沈着を減らすことで，この問題は解消される。高用量の使用は，特に小児で副腎機能の抑制をもたらすことがある。全身作用は，消化管から吸収されにくく体循環に入るまでに代謝されるフルチカゾン，モメタゾン，シクレソニドでは起こりにくい。

気管支拡張薬

気管支拡張薬として用いられる薬物の代表的なものは，アドレナリンβ_2受容体刺激薬である。その他にはキサンチン誘導体，ロイコトリエン受容体拮抗薬，およびムスカリン受容体拮抗薬がある（図4-3-1）。

◆アドレナリンβ_2受容体刺激薬◆

アドレナリンβ_2受容体刺激薬（β_2刺激薬）は気管支平滑筋にあるアドレナリンβ_2受容体に作用して，気管支を拡張させる。この薬物は，いかなるれん縮惹起因子が収縮させた気管支筋に対しても，生理的な拮抗作用により弛緩を引き起こす。さらに，肥満細胞のメディエーター遊離や単球の腫瘍壊死因子（tumor necrosis factor：TNF）-αの遊離も抑制し，さらに線毛に作用することによって粘液のクリアランスを促進する。以下の2つのカテゴリーのアドレナリンβ_2受容体刺激薬が用いられる（図4-3-2）。

短時間作用性アドレナリンβ_2受容体刺激薬

サルブタモール（salbutamol），テルブタリン（terbutaline）など。これらは吸入によって投与され，最大作用は30分以内で生じ，3～5時間は作用が持続する。これらの薬物は，喘息発作が起きた際に必要に応じて用いる。

長時間作用性アドレナリンβ_2受容体刺激薬

サルメテロール（salmeterol），ホルモテロール

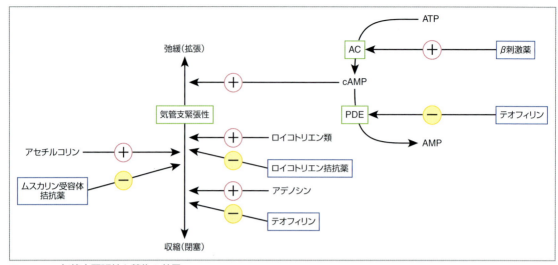

図 4-3-1　気管支緊張性と薬物の効果
ATP：アデノシン三リン酸，AC：アデニル酸シクラーゼ，cAMP：サイクリックアデノシン一リン酸，PDE：ホスホジエステラーゼ

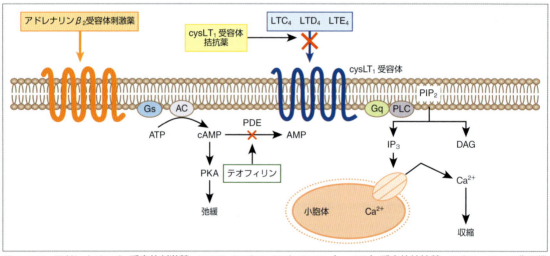

図 4-3-2　アドレナリン β_2 受容体刺激薬，システイニルロイコトリエン（cysLT$_1$）受容体拮抗薬，テオフィリンの作用機序
AC：アデニル酸シクラーゼ，ATP：アデノシン三リン酸，cAMP：サイクリックアデノシン一リン酸，PKA：プロテインキナーゼA，PDE：ホスホジエステラーゼ，AMP：アデノシン一リン酸，PLC：ホスホリパーゼC，IP$_3$：イノシトール 1,4,5-三リン酸，PIP$_2$：ホスファチジルイノシトール 4,5-ビスリン酸，DAG：ジアシルグリセロール

（formoterol）など。これらは吸入により投与され，持続時間は 8～12 時間である。これらは必要に応じて用いられるものではなく，吸入グルココルチコイドでの喘息のコントロールが十分ではない患者に，補助療法として投与される。

副作用

アドレナリン β_2 受容体刺激薬の副作用は，薬物の全身への分布によるものである。喘息治療時に最も頻繁にみられる副作用は振戦である。その他の副作用として，頻脈や不整脈がある。

◆メチルキサンチン系薬物◆

　薬理活性をもつ天然物由来のメチルキサンチン系薬物には，テオフィリン（theophylline），テオブロミン（theobromine）およびカフェイン（caffeine）がある。テオフィリンは，テオフィリンエチレンジアミン（アミノフィリン〈aminophylline〉）としても用いられ，このクラスの主要な治療薬である。テオフィリンは気管支拡張作用をもつが，アドレナリンβ_2受容体刺激薬より，副作用（頻脈，興奮，痙れん）を起こしやすい。

作用機序

　メチルキサンチン系薬物が喘息を改善する機序については，いまだ明確でない。平滑筋の拡張作用はホスホジエステラーゼ（phosphodiesterase：PDE）アイソタイプの阻害に由来し，結果としてサイクリックアデノシン一リン酸（cyclic adenosine monophosphate：cAMP）およびサイクリックグアノシン一リン酸（cyclic guanosine monophosphate：cGMP）の増加が起きる。アデノシンA_1およびA_2受容体上でのアデノシンとの競合的拮抗の関与も考えられる。しかし，PDE阻害薬のエンプロフィリン（enprofylline）は強い気管支拡張作用を示すが，アデノシン拮抗作用はない（図4-3-2）。

副作用

　テオフィリンを喘息の治療に用いた場合，他の作用（中枢神経作用，心血管系・消化管への作用および利尿作用）は副作用となる。さらに治療濃度と中毒濃度（血中濃度～25 μg/mL：嘔吐，頻脈，30～40 μg/mL：不整脈，不安，40～60 μg/mL：痙れん，せん妄）が近く，治療域が比較的狭い。血中濃度の測定は適切な投与量の決定に重要である。

薬物動態

　メチルキサンチン系薬物は，経口的には徐放性製剤化したものが投与される。アミノフィリンは静脈注射においては，はじめに負荷量が投与され，その後輸液を介して経静脈的に投与される。テオフィリンは消化管からよく吸収され，肝臓のP450系で代謝される。成人での消失半減期は約8時間とされるが，個人差が大きい。テオフィリンの半減期は，肝疾患や心不全，ウイルス感染により増加し，喫煙や飲酒により酵素が誘導されるため減少する。またテオフィリンの薬物動態は多くの薬物との相互作用によって副作用を生じる。血中濃度はP450を誘導する薬物（リファンピシン〈rifampicin〉，フェノバルビタール〈phenobarbital〉，フェニトイン〈phenytoin〉，カルバマゼピン〈carbamazepine〉など）で減少し，エリスロマイシン（erythromycin），クラリスロマイシン（clarithromycin），シプロフロキサシン（ciprofloxacin），ジルチアゼム（diltiazem），フルコナゾール（fluconazole）などのP450を阻害する薬物によって増加する。喘息患者が呼吸器感染症による重篤な発作で入院した場合，クラリスロマイシンなどの抗生物質がしばしば投与されるが，その際テオフィリンの用量を減らさなければ重篤な毒性が現れることになる。

◆ロイコトリエン受容体拮抗薬◆

　すべてのシステイニルロイコトリエン（LTC4, LTD4, LTE4）は，$cysLT_1$とよばれる同じ高親和性システイニルロイコトリエン受容体に作用する。すでに，$cysLT_1$と$cysLT_2$の2つの受容体がクローニングされている。両受容体ともに呼吸器粘膜および浸潤した炎症細胞に発現しているが，それぞれの機能に関しては明解でない。ルカスト薬（モンテルカスト〈montelukast〉およびザフィルルカスト〈zafirlukast〉）は$cysLT_1$のみに作用する。システイニルロイコトリエンによる気管支平滑筋の収縮，血管透過性の亢進を阻害し，気道炎症を抑制する（図4-3-2）。治療効果には個人差があり，レスポンダーとノンレスポンダーの両群がある。

本項目で扱った薬物一覧	
薬物	作用機序など
●グルココルチコイド 　ベクロメタゾン 　ブデソニド 　フルチカゾン 　モメタゾン 　シクレソニド	肺への好酸球の浸潤を阻害。β_2アドレナリン受容体の発現を増加させ,微小血管の透過性を低下させる。Th_2サイトカインの産生を抑制,好酸球からのメディエーターの遊離を減少させる
●短時間作用性アドレナリンβ_2受容体刺激薬 　サルブタモール 　テルブタリン	気管支拡張作用
●長時間作用性アドレナリンβ_2受容体刺激薬 　サルメテロール 　ホルモテロール	気管支拡張作用
●メチルキサンチン系薬物 　テオフィリン 　テオブロミン 　カフェイン	天然物由来。気管支拡張作用
●ロイコトリエン受容体拮抗薬 　モンテルカスト 　ザフィルルカスト	気管支平滑筋の収縮・血管透過性の亢進・気道炎症を抑制

参考文献

1) アレルギー学会喘息ガイドライン専門部会:喘息予防・管理ガイドライン 2015,協和企画,2015
2) National Guideline Alliance（UK）:Chronic asthma: management, NICE Guideline, No.80.2, National Institute for Health and Care Excellence（UK）, 2017

【今井 由美子】

慢性閉塞性肺疾患の薬物治療

目標
- 慢性閉塞性肺疾患の病態生理，薬物治療を理解する。

慢性閉塞性肺疾患（chronic obstructive pulmonary disease：COPD）は，喫煙や大気汚染物質の曝露が病因として重要である。近年，開発途上国でもCOPDの患者数が増えつつある。気管支喘息とは臨床症状に類似点も多く，また喫煙歴のある高齢の喘息患者では，両疾患が合併していることも多い。しかし，両者は異なる疾患であり，治療薬に対する反応性も異なる。

病態生理

COPDでは，気道内での線維増多がみられ，これが気道閉塞および肺胞とエラスチン線維の破壊をもたらす。後者は気腫の発生につながり，ここには炎症反応の過程で放出されたプロテアーゼなどが関わっていると考えられている。肺気腫は肺胞を破壊しガス交換を妨げるため，呼吸不全の原因となる。マクロファージ，好中球およびTリンパ球の増加を特徴とする慢性的な炎症が，主として小気道と肺実質でみられる。このような慢性炎症に関わるメディエーターは喘息の場合ほど特定されていないが，脂質メディエーター，炎症性ペプチド，活性酸素種，ケモカイン，サイトカインおよび成長因子などがあげられている。

薬物治療

治療の原理

禁煙によりCOPDの進行を遅らせることができる。またインフルエンザや肺炎球菌感染症を合併すると致命的な状態となるため，注意が必要である。喘息と異なり，グルココルチコイド（糖質コルチコイド）は通常，効果がない。しかし，喘息とCOPDは併発することも少なくないので，吸入グルココルチコイド投与は試みる価値はある。長時間作用型の気管支拡張薬の効果がみられるときには，使用する価値があるが，これらは病因を抑えるものではない。現在，COPDの進行を遅らせたり，肺の慢性炎症を抑える治療薬で承認されているものはなく，炎症の抑制を目指した新しい治療薬が開発中である。例えば，ケモカイン阻害薬は炎症細胞の気道への浸潤を標的としている。ホスホジエステラーゼ（phosphodiesterase：PDE）Ⅳ阻害薬（例：ロフルミラスト〈roflumilast〉）も期待されている。その他，細胞内シグナルを阻害する治療薬として，p38マイトジェン活性化プロテインキナーゼ，転写因子NF-κBおよびPI（ホスホイノシチド〈phosphoinositide〉）3-キナーゼγの阻害薬なども期待されている。また，セリンプロテアーゼ阻害薬やマトリックスメタロプロテイナーゼ阻害薬などの肺組織の破壊や気腫に対する抑制作用を標的とした薬物についても，検討が行われている[1]。

◆長時間作用性吸入ムスカリン受容体拮抗薬◆

　COPDの治療として長時間作用性吸入ムスカリンM_3受容体拮抗薬（チオトロピウム〈tiotropium〉）が第1選択薬として単独で有効である。チオトロピウムは，M_3受容体-PLC-IP_3-小胞体からのCa^{2+}遊離のシグナル伝達を阻害し，気管支平滑筋を弛緩させる。ムスカリン受容体拮抗薬であるので，副作用として緑内障を合併している場合は眼圧の上昇を，また，前立腺肥大症を合併している場合は排尿困難を起こすことがある。長時間作用性吸入アドレナリン$β_2$受容体刺激薬（long acting $β_2$ agonist：LABA），吸入ステロイド，それらの配合薬は，ムスカリンM_3受容体拮抗薬に追加して用いられる。また吸入ムスカリンM_3受容体拮抗薬（グリコピロニウム〈glycopyrronium〉）と長時間作用性吸入アドレナリン$β_2$受容体刺激薬（マレイン酸インダカテロール〈indacaterol maleate〉）も用いられる。しかし，インダカテロールは気管支喘息の治療を目的とした薬ではないので，喘息の治療には使用できない。気管支喘息を合併したCOPDに投与する場合は，気管支喘息の管理を適切に行う必要がある。

急性悪化

　COPDが急激に悪化した場合，最初は酸素分圧が24％程度の，空気中の酸素分圧（約20％）よりわずかに高いO_2ガスの吸入により治療を開始する。この治療の際には，低酸素で誘発される呼吸刺激が停止し，急激なCO_2保持を引き起こすことに留意しなければならない。血中ガス分圧や酸素飽和度をモニターし，吸入するO_2濃度はこれに従って調節する。感染症が認められる場合には，肺炎球菌などに対しては抗菌作用をもつ広域スペクトル抗生物質が用いられる。また効果は限定的であるが，全身作用が示されるステロイド（ヒドロコルチゾン注射やプレドニゾン経口剤）での処置も行われる。吸入ステロイドは，COPD患者の肺機能低下の進行を防ぐことはないが，入院回数を少なくするなど，患者の生活の質を向上させるのに有効な場合がある。

本項目で扱った薬物一覧	
薬物	作用機序など
チオトロピウム グリコピロニウム	吸入で長時間作用性ムスカリンM_3受容体拮抗作用，気管支拡張
マレイン酸インダカテロール	吸入で長時間作用性$β_2$アドレナリン受容体刺激作用
ステロイド	急性悪化時あるいは重症例のみに使用

参考文献

1) 日本呼吸器学会COPDガイドライン第4版作成委員会：COPD（慢性閉塞性肺疾患）診断と治療のためのガイドライン 第4版，メディカルレビュー社，2013

【今井　由美子】

5章　消化器系

1. 悪心・嘔吐の薬物治療 …………………… 139
2. 食欲不振の薬物治療 ……………………… 143
3. 便秘，下痢の薬物治療 …………………… 146
4. 胃食道逆流症の薬物治療 ………………… 149
5. 胃・十二指腸潰瘍の薬物治療 …………… 153
6. 炎症性腸疾患（潰瘍性大腸炎，クローン病）の薬物治療 ………………………………… 159

1 悪心・嘔吐の薬物治療

目 標

- 悪心・嘔吐の成因と病態生理を理解する。
- 悪心・嘔吐の薬物治療を理解する。

　悪心（nausea）・嘔吐（vomiting）は，種々の原因により，延髄の嘔吐中枢（vomiting center：VC）が刺激されることで起こる。悪心は嘔吐に先立って起こる不快な感覚であり，嘔吐は胃内容を体外に排出する現象である。消化管内の内容物を逆行性に吐き出すことは，有害物質に対する重要な生体防御であり，この反応は厳重に制御されている。嘔吐に関わる中枢伝達路には，ドパミン D_2 受容体（D_2 受容体），セロトニン 5-HT_3 受容体（5-HT_3 受容体），ヒスタミン H_1 受容体（H_1 受容体），アセチルコリン M_1 受容体（M_1 受容体）の少なくとも4つの神経伝達物質受容体が存在するとされる。嘔吐に際しては，顔面蒼白，流涎，冷汗，頻脈を伴うことが多いが，これは嘔吐中枢と自律神経中枢が近接した位置にあるためと考えられている[1]。嘔吐中枢の刺激因子には大きく分けて中枢性と末梢性とがあり，必ずしも消化器疾患だけではなく全身的な要因を考慮してその成因を判断することが肝要である（図5-1-1）。本項では，各々の病態生理および一般的な薬物療法について概説する。

病態生理

中枢性

1．嘔吐中枢の直接刺激
　脳腫瘍や脳出血，脳梗塞，脳炎，髄膜炎などによる嘔吐中枢の直接刺激により起こり，悪心を伴わない。

2．化学受容器引き金帯（chemoreceptor trigger zone：CTZ）
　延髄第四脳室底延髄最後野に存在する受容器が，血中の何らかの生理活性物質によって刺激を受け，ここから嘔吐中枢へ興奮が伝えられて嘔吐を生じる。5-HT_3 受容体，D_2 受容体を介する。糖尿病性ケトアシドーシス・尿毒症・肝性昏睡・甲状腺機能亢進症・副甲状腺機能亢進症・副腎機能低下症・妊娠悪阻などの代謝異常，ジギタリス・テオフィリン・モルヒネ・抗悪性腫瘍薬・アルコールなどによる薬物中毒，感染症，高山病や高度貧血による酸素欠乏などによる嘔吐がこの機序に相当する。

3．上位中枢神経系からの刺激
　痛み，嗅覚，視覚，恐怖や不安，強いショックやヒステリーなどの情動的刺激が大脳皮質から嘔吐中枢に至るもの。

末梢性

1．消化管など内臓神経からの刺激
　腹部の内臓からくる刺激が迷走神経（5-HT_3 受容体）および交感神経の求心路を経て嘔吐中枢を刺激する。急性虫垂炎や胆嚢炎，腸閉塞，腹膜炎などの急性腹症に伴う嘔吐やアカラシア，食道炎，急性胃炎，消化性潰瘍，消化管感染症が成因となりうる。

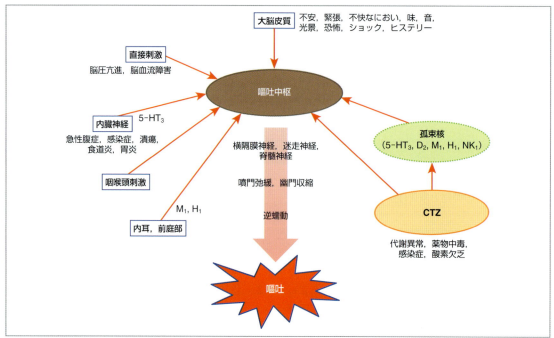

図 5-1-1　嘔吐中枢の刺激因子
5-HT$_3$：セロトニン 5-HT$_3$受容体，M$_1$：ムスカリン M$_1$受容体，H$_1$：ヒスタミン H$_1$受容体，D$_2$：ドパミン D$_2$受容体，NK$_1$：ニューロキニン NK$_1$受容体，CTZ：化学受容器引き金帯

2．咽喉頭の舌咽神経による刺激
　口腔，咽頭粘膜刺激が，舌咽神経および三叉神経の求心路を経て嘔吐中枢を刺激する。扁桃炎，舌根・咽頭・喉頭への機械的な刺激による嘔吐がこれに相当する。

3．内耳，前庭器官の刺激
　平衡感覚を司る半規管から前庭神経を経て嘔吐中枢を刺激する。ムスカリン M$_1$受容体（M$_1$受容体）と H$_1$受容体を介する。乗り物酔い（動揺病），前庭神経炎，メニエール（Ménière）病などにみられる。

薬物治療

　悪心・嘔吐の原因となる疾患を十分に精査し，病態および原疾患に応じた的確な治療が第1である。嘔吐により脱水や低カリウム血症などの電解質異常，代謝性アルカローシスをきたす可能性があるときは，輸液とともに制吐薬による対症療法を行う。治療に使用される制吐薬は，前述の受容体に神経伝達物質が結合するのを阻止することで効果を発揮する[2]。

ドパミン D$_2$受容体拮抗薬（D$_2$受容体拮抗薬）

　D$_2$受容体は中枢性作用（CTZ や孤束核に存在）と末梢作用の2つの作用をもっている。メトクロプラミド（metoclopramide）とドンペリドン（domperidone）は，中枢性の抗ドパミン作用により制吐作用を示す。さらに末梢性の抗ドパミン作用を有し，D$_2$受容体の遮断によりアセチルコリンが遊離され，消化管運動機能を亢進させ，内容物排出を促進させ，制吐作用を高めるとされる。連用で遅発性ジスキネジアを生じることがあり，注意が必要である。

セロトニン5-HT₃受容体拮抗薬（5-HT₃受容体拮抗薬）

5-HT₃受容体はCTZや孤束核といった中枢のみならず，胃や小腸からの求心性迷走神経にも存在し，嘔吐に関与している．抗悪性腫瘍薬や放射線照射などの刺激が腸クロム親和性細胞からのセロトニン遊離を促進させ，5-HT₃受容体と結合してCTZを刺激する．グラニセトロン（granisetron），オンダンセトロン（ondansetron），トロピセトロン（tropisetron），パロノセトロン（palonosetron）があり，制吐作用は強力で，主として抗悪性腫瘍薬による嘔吐の抑制に用いられる．

ヒスタミンH₁受容体拮抗薬（H₁受容体拮抗薬）

孤束核や前庭神経核への刺激を抑制する．エタノールアミン系のジフェンヒドラミン（diphenhydramine）は，鎮静作用が強いため夜間に服薬させるなどの工夫が必要である．一方，プロピルアミン系のクロルフェニラミン（chlorpheniramine）の鎮静作用は弱い．ピペラジン系のヒドロキシジン（hydroxyzine）は中枢神経抑制効果があり，強い抗不安作用があることから，抗精神病薬としても用いられる．

フェノチアジン系鎮静薬

中枢性の制吐薬として，抗精神病薬のうちフェノチアジン系の一部にその適応をもつものがある．クロルプロマジン（chlorpromazine），プロクロルペラジン（prochlorperazine）は，ドパミンD₂受容体拮抗作用を有するとされる．

ベンゾジアゼピン系薬

抗不安薬の中で，アルプラゾラム（alprazolam）とロラゼパム（lorazepam）は，制吐薬として用いられることがある．一般に，ベンゾジアゼピン系薬は重症筋無力症と急性狭隅角緑内障へは禁忌であり，また身体的依存性や薬物耐性があり，長期投与後の減薬や中断時には離脱症候群を引き起こす場合があり，注意が必要である．

抗コリン作用薬

半規管の興奮や嘔吐中枢へ投射する神経系のなかには，ムスカリンM₁受容体が関与するものがある．スコポラミン（scopolamine）はムスカリンM₁受容体への結合を競合的に阻害し，抗コリン作用を示す．消化管の緊張や運動を抑制し，制吐薬として使用されることがある．眼圧上昇作用や尿閉を助長する可能性があるため，緑内障や前立腺肥大症では禁忌とされる．

選択的ニューロキニンNK₁受容体拮抗薬（NK₁受容体拮抗薬）

サブスタンスPに代表されるタキキニンペプチド類には，NK₁～NK₃の3つの受容体が存在することが知られているが，なかでもNK₁受容体は延髄最後野や孤束核に多く存在し，嘔吐に強く関連していると考えられている．アプレピタント（aprepitant）はNK₁受容体拮抗薬で，中枢性に作用し強力な制吐効果を示すことから，主として抗悪性腫瘍薬による嘔吐の抑制に使用される．

副腎皮質ステロイド

デキサメタゾン（dexamethazone），メチルプレドニゾロン（methylprednisolone）といった副腎皮質ステロイドには，作用機序は不明ながら，比較的強力な制吐作用があり，抗悪性腫瘍薬やがん末期症状による嘔吐の制御に高頻度に用いられる．

その他

イトプリド（itopride）やモサプリド（mosapride）といった消化管運動改善薬（5章2「食欲不振の薬物治療」参照），エソメプラゾール（esomeprazole），オメプラゾール（omeprazole），ランソプラゾール（lansoprazole），ラベプラゾール（rabeprazole），ボノプラザン（vonoprazan）といった制酸薬，漢方薬である六君子湯が補助的に制吐薬として用いられることがある．

なお，がん薬物療法によって発現する悪心・嘔

吐（chemotherapy-induced nausea and vomiting：CINV）に対する制吐薬のマネジメントは多岐にわたるため，本項では紙面の都合上，割愛した。ガイドライン[3]を参照してほしい。

本項目で扱った薬物一覧	
薬物	作用機序など
●ドパミン D_2 受容体拮抗薬	
メトクロプラミド	]中枢および末梢作用あり
ドンペリドン	
●セロトニン 5-HT_3 受容体拮抗薬	
グラニセトロン	
オンダンセトロン	]強力な制吐作用，抗悪性腫瘍薬による嘔吐の抑制
トロピセトロン	
パロノセトロン	
●ヒスタミン H_1 受容体拮抗薬	
ジフェンヒドラミン	鎮静作用あり
クロルフェニラミン	鎮静作用は他より少ない
ヒドロキシジン	抗不安作用あり
●フェノチアジン系鎮静薬	
クロルプロマジン	]ドパミン D_2 受容体拮抗作用あり
プロクロルペラジン	
●ベンゾジアゼピン系薬	
アルプラゾラム	]制吐薬として用いられることがある
ロラゼパム	
●抗コリン作用薬	
スコポラミン	ムスカリン受容体遮断
●選択的ニューロキニン NK_1 受容体拮抗薬	
アプレピタント	中枢性制吐作用
●副腎皮質ステロイド	
デキサメタゾン	]作用機序不明，強力な制吐作用
メチルプレドニゾロン	
●その他	
イトプリド	]消化管運動改善薬
モサプリド	
プロトンポンプ阻害薬（胃酸分泌抑制薬）	
エソメプラゾール	
オメプラゾール	
ランソプラゾール	]ジスルフィド結合型
ラベプラゾール	
ボノプラザン	K^+ イオン競合型
漢方薬	
六君子湯	胃排出促進作用，胃適応性弛緩反応の促進

参考文献

1) 吉利和編：内科診断学 改訂 8 版，金芳堂，1997
2) 菅野健太郎ほか編：消化器疾患最新の治療 2011-2012, p76-81, 南江堂，2011
3) 日本癌治療学会編：制吐薬適正使用ガイドライン 第 2 版，金原出版，2015

【佐々木 悠，阿部 靖彦，上野 義之】

2 食欲不振の薬物治療

目標
- 食欲不振の病態生理，鑑別疾患を理解する。
- 機能性ディスペプシアに対する薬物治療を理解する。

　食欲とは食物に対する生理的な欲求で，視覚，嗅覚，味覚など各種感覚の影響を強く受け，また過去の食物の記憶に左右されるなどの精神的要素が強く，影響の受け方には個人差があるとされる[1]。食欲不振（anorexia, loss of appetite）とは，食物に対する生理的欲求の低下ないしは喪失，欠如した状態を指す。早期飽満感や食事摂取による腹部不快感，体重増加への恐れなどから摂食が障害される場合は拒食とよばれ，区別される場合が多い。本項では，食欲不振の病態と薬物療法について概説する。

病態生理

　摂食調節は，中枢神経系と末梢臓器（消化管，膵臓，脂肪組織など）に存在する種々の食欲調節因子により，視床下部で巧妙に制御されている[2]。視床下部弓状核に存在するNPY/AgRPニューロンが摂食亢進系，POMC/CARTニューロンが摂食抑制系として作用する。末梢組織から，エネルギー代謝や脂肪量を反映する情報としてインスリン，レプチン，グレリンなどが分泌され，それぞれのニューロンに作用する。これらのニューロンは，外側野のオレキシンニューロンなどを介する摂食亢進系と，室傍核のメラノコルチン4型受容体（melanocortin-4 receptor：MC4R）などを介する摂食抑制系に出力し，そのバランスにより摂食行動が調整されると考えられている。摂食行動は血糖低下や胃内容量低下といった生理的要因だけではなく，視覚などの外的感覚刺激や心理社会的ストレスなどによっても影響を受ける。特に心理社会的ストレスでは，代謝調節系の中心である視床下部に対し上位中枢より認知情動性の調節が入力され，本来のエネルギー代謝状態とは異なる摂食行動が発現することがある。

　このような末梢性と中枢性の各因子間には複雑な関連があり，食欲はその統合的な結果として表出されるが，それらの関連性については，いまだ不明な点が多い。また食欲不振は一般に消化器症状と考えられがちであるが，さまざまな病態を背景として出現してくるため，鑑別には広範囲の疾患を考慮する必要がある。

腹部内臓由来のもの

　ほとんどの消化器疾患に伴ってみられる。代表的なものとして機能性ディスペプシア（functional dyspepsia：FD），逆流性食道炎，消化性潰瘍，消化器がん，腸閉塞，虫垂炎，炎症性腸疾患，慢性膵炎，肝炎，肝硬変，胆囊炎，腹水，腹膜炎などがあげられる。FDとは慢性的に出没する上腹部の消化器症状（痛みや不快感，もたれなど）があるものの，その原因となる器質的あるいは生化学的病態が確認できないものと定義され[3]，食欲不振を伴うことが多い。

中毒性因子によるもの

アミノフィリン，アセチルサリチル酸，抗菌薬，ニコチン，アルコール，ジギタリス，非ステロイド性抗炎症薬（non-steroidal anti-inflammatory：NSAIDs），抗がん薬，強心薬など種々の薬物服用時に見られる。食中毒や感染症では，ほぼ必発である。また，慢性腎不全，肝不全，副腎不全，甲状腺機能低下症，アジソン（Addison）病，心不全，抗利尿ホルモン不適合分泌症候群（syndrome of inappropriate secretion of antidiuretic hormone：SIADH），糖尿病，電解質異常，悪阻，妊娠中毒症，ビタミン欠乏症，熱射病などの代謝異常によっても引き起こされる。

中枢性のもの

ストレス，ショック，うつ病や統合失調症などの精神病，神経症（心因反応，不安神経症）や摂食障害（神経性食思不振症）などの非精神病性神経障害，強い疼痛，貧血や出血，血管障害などによる低酸素状態，脳圧亢進などに際してみられる。

その他

口内炎や舌炎，歯肉炎，肺炎や気管支喘息といった呼吸器疾患，白血病，膠原病，神経系疾患（脳炎，脳腫瘍）にもみられることがあり，また食事自体の好みでも当然，食欲不振はきたしうる。

薬物治療

原則は原疾患の治療であり，その治療薬については各疾患の項を参考にしてほしい。ここでは主に，器質的異常を認めずに食欲不振をきたしうるFDに対する薬物治療に焦点をあてて概説する[4]。

消化管運動改善薬

コリン作動性節後線維上の $5-HT_4$ 受容体の活性化はアセチルコリンの遊離を促進し，ドパミン D_2 受容体の活性化は遊離を抑制する。

消化管運動の改善に，選択的セロトニン $5-HT_4$ 作用薬であるモサプリド（mosapride），ドパミン D_2 受容体（D_2 受容体）拮抗作用とアセチルコリンエステラーゼ阻害作用をもつイトプリド（itopride）が有効な場合がある。アコチアミド（acotiamide）はセロトニン受容体やドパミン D_2 受容体を介さずに，アセチルコリンエステラーゼを阻害することで細胞間隙のアセチルコリン量を増加させ，消化管運動を促進するとされる。FDの食後の早期飽満感を改善させることが知られている。

グレリン

グレリン（ghrelin）は，1999年に日本で発見された末梢で産生される唯一の摂食促進ペプチドで，胃底腺の内分泌細胞から分泌される。N末端から3番目のセリンにオクタノイルが結合して生理活性を示す。消化管術後例や食道がんにおける化学療法などでの食欲不振に対して静脈投与することで，良好な摂食増進作用が示されているが，保険適用はない。グレリン受容体刺激薬であるTZP-102は，第II相試験で，糖尿病患者の胃運動障害（gastroparesis）を改善させたと報告されている。

漢方薬

六君子湯は，胃排出促進作用や胃適応性弛緩反応の促進作用，セロトニン $5-HT_2$ 受容体（$5-HT_2$ 受容体）拮抗によりグレリンを上昇させる作用があることが知られ，FDや各種病態における食欲不振の治療に用いられる。

定型抗精神病薬

スルピリド（sulpiride）はドパミン D_2 および D_3 受容体に選択性が高く，D_2 受容体の遮断により消化管運動を促進させ，食欲を改善させる効果が知られている。覚醒度を低下させず，精神活動抑制作用がほとんどなく，錐体外路障害も稀である。

本項目で扱った薬物一覧	
薬物	作用機序など
●消化管運動改善薬 　モサプリド 　イトプリド 　アコチアミド	 選択的セロトニン 5-HT$_4$作用薬 ドパミン D$_2$受容体拮抗＋アセチルコリンエステラーゼ阻害 アセチルコリンエステラーゼ阻害
●グレリン 　TZP-102	●唯一の末梢性の摂食ペプチド グレリン受容体刺激薬
●漢方薬 　六君子湯	 胃排出促進作用，腎適応性弛緩反応の促進，セロトニン 5-HT$_2$受容体拮抗
●定型抗精神病薬 　スルピリド	 ドパミン D$_2$および D$_3$受容体拮抗

参考文献

1) 吉利和編：内科診断学 改訂8版, 金芳堂, 1997
2) 日本消化器病学会編：肥満と消化器疾患 第2版, p26-43, 金原出版, 2015
3) Stanghellini V, et al. *Gastroenterology* 150：1380-1392, 2016
4) 大島忠之ほか：*Modern Physician* 33：910-913, 2013

【佐々木 悠，阿部 靖彦，上野 義之】

便秘，下痢の薬物治療

目標
- 便秘と下痢の病態生理，薬物治療を理解する。

経口摂取された食物は，約5時間で多量の水分を含んだ流動体となって，小腸から大腸に流入する。大腸に入った内容物は，蠕動，分節，振子運動といった基本運動によって運搬され，8〜14時間かけて細菌による発酵，水分の吸収が行われ，残った不消化物に腸粘膜や腸内細菌の残骸などが加わって次第に固まる。食後約18時間かけてS状結腸まで運ばれると，いったん留まって固形化され，食後24〜72時間後に便として排泄されるといわれている。このような過程に異常をきたし，糞便の性状や回数に変化を来す病態が便秘ないし下痢であり，さまざまな成因が考えられる。本項では，便秘・下痢の病態生理および用いられる治療薬について概説する。

病態生理

便秘（constipation）とは，異常な排便の遅延と定義される[1]。また，2017年の慢性便秘症診療ガイドライン[2]では「本来体外に排出すべき糞便を十分量かつ快適に排泄できない状態」と定義している。健常者では通常，有形便が1日1回排泄されるが，1日2，3回ないし4，5日に1回の人もおり，ある程度の規則性があって苦痛がなければ，回数は少なくとも正常の排便状態と考えてよいといわれている。また便秘には，便の硬化，残便感，快便感の消失なども含まれ，問診でよくその内容を確認し，治療薬を選択する必要がある。便秘の病態は表5-3-1のように分類されるが，これらはしばしば合併する。

下痢（diarrhea）とは，便の水分量が多くなり，本来の固形状の形を失って水様ないし粥状となった状態をいい，通常，排便回数の増加を伴う[1]。下痢の病態は表5-3-2のように分類され，しばしば複合的に作用する。臨床的には，急性か慢性か，ないし反復性かが鑑別疾患を考える際の大きな鍵となる。

便秘の薬物治療

緩下剤

塩類下剤は非吸収性の塩類により腸内の浸透圧を上げることで便を軟化させる。酸化マグネシウムが頻用されるが，長期使用の際には高マグネシウム血症に注意が必要である。膨張性下剤や潤滑性下剤は現在，ほとんど処方されない。

糖類下剤

消化管粘膜にはラクツロース（lactulose）の分解酵素がないため，そのまま下部消化管に達し，浸透圧作用によって便を軟化させる。また腸内細菌による分解で乳酸や酪酸が産生され，これら有機酸が腸運動を促進させる。

クロライドチャネル活性化薬

ルビプロストン（lubiprostone）は，小腸上皮のCl$^-$チャネルを活性化し，腸管内への水分分泌を

表 5-3-1　便秘の病態の分類

機能的便秘	腸管の器質的な通過障害がない便秘
弛緩性便秘	大腸運動や緊張の低下による。習慣性便秘，高齢者の便秘など
直腸性便秘	直腸壁伸展刺激による排便反射の鈍麻による。便意の習慣的抑制者に多い
痙れん性便秘	副交感神経の刺激状態により腸管運動が亢進し，兎糞状便となる。便秘型過敏性腸症候群など
薬剤性便秘	麻薬，抗コリン作用薬，カルシウム拮抗薬，向精神薬などによる二次的な便秘
器質的便秘	がんや炎症，腸閉塞，狭窄，捻転などによる便秘
種々の全身疾患に伴う便秘	旅行や環境の変化，脱水，高カルシウム血症，甲状腺機能低下症などの種々の因子によって一過性に腸運動が低下し便秘を来すことがある

表 5-3-2　下痢の病態の分類

浸透圧性下痢	腸管内の浸透圧の上昇による
分泌性下痢	コレラ，WDHA 症候群などのために，腸上皮細胞からの分泌が亢進されることによる
浸出性下痢	感染性腸炎，炎症性腸疾患などの炎症性粘膜傷害により浸出液が分泌されることによる
消化管運動異常	過敏性腸症候群などの自律神経障害，甲状腺機能亢進症で生じる内分泌障害による

WDHA 症候群：水溶下痢低カリウム血症無胃酸症候群

促し，便の水分含有量を増やして排便を促進させる。投与初期は嘔気が出やすいため，消化管運動改善薬を併用することがある。

グアニル酸シクラーゼC受容体作用薬

リナクロチド（linaclotide）は，腸粘膜上皮のグアニル酸シクラーゼC（guanylate cyclase C：GC-C）受容体に結合して活性化し，腸管分泌および腸管輸送能を促進する。また大腸痛覚過敏を改善させるとされる。日本では便秘型過敏性腸症候群に保険適用があるが，世界的には慢性特発性便秘にも用いられている。

刺激性下剤

ピコスルファートナトリウム，ヒマシ油，センナなどに含まれるセンノシド（sennoside）は，腸粘膜を化学的に刺激して大腸運動と水分の分泌を増加させる。日本では市販の下剤のほとんどに含まれ，乱用されているといっても過言ではない。しかし，依存性や連用による効果減弱，腸管麻痺を生じることがあり，安易に使用すべきではない。

その他

大建中湯や防風通聖散，大黄甘草湯などの漢方薬，モサプリド（mosapride）などの消化管運動改善薬，グリセリン浣腸などの直腸刺激，整腸剤，カナマイシン（kanamycin）やエリスロシン（erythrosine）などの抗生物質（副作用による軟便を期待）が補助的に用いられることがある。

下痢の薬物治療

原疾患に対する治療が基本である。高度な下痢症の場合には，適切な補液により脱水や電解質異常の補正を速やかに行う。対症療法として，以下のような止痢薬が用いられる。感染性の病態の場合には止痢薬はかえって状態を悪化させる可能性があり，安易に使用すべきではない。

吸着剤，収斂剤

ケイ酸アルミニウムは腸管内の水分や有害物質を吸着することで下痢を改善させる。収斂剤であるタンニン酸は腸粘膜の表面に膜をつくり，種々の刺激から粘膜を保護して下痢を改善させる。

オピオイド

モルヒネ（morphine）には腸の水分分泌抑制と吸収促進，腸運動抑制作用があり，止痢薬として用いられることがある。ロペラミド（loperamide）やジヒドロコデイン（dihydrocodeine）も腸の分泌や運動抑制作用があり，下痢に効果がある。

その他

　整腸剤が用いられることがある。下痢型過敏性腸症候群には，セロトニン 5-HT$_3$ 受容体拮抗薬であるラモセトロン（ramosetron），高分子重合体であるポリカルボフィルカルシウム（polycarbophil calcium）が用いられる。

本項目で扱った薬物一覧	
薬物	作用機序など
便秘	
酸化マグネシウム	塩類下剤。腸内浸透圧上昇で便を軟化
ラクツロース	糖類下剤。腸内浸透圧上昇と腸運動促進
ルビプロストン	Cl$^-$ チャネル活性化。腸内への水分分泌促進，便の水分含有量を増やし排便を促進
リナクロチド	グアニル酸シクラーゼ C 受容体作用薬
ピコスルファートナトリウム 　ヒマシ油 　センノシド	刺激性下剤。安易に使用しない
大建中湯，防風通聖散，大黄甘草湯	漢方薬
モサプリド	消化管運動改善薬
グリセリン浣腸	直腸刺激
整腸剤 　ビタミン B$_5$ 　カナマイシン 　エリスロシン	その他
下痢	
ケイ酸アルミニウム	吸着剤
タンニン酸	収斂剤
オピオイド	
モルヒネ	水分分泌抑制，吸収促進，腸運動抑制
ロペラミド 　　ジヒドロコデイン	腸分泌抑制，運動抑制
ラモセトロン	セロトニン 5-HT$_3$ 受容体拮抗薬，下痢型過敏性腸症候群に用いられる
ポリカルボフィルカルシウム	高分子重合体，下痢型過敏性腸症候群に用いられる

参考文献

1）吉利和編：内科診断学 改訂 8 版，金芳堂，1997
2）日本消化器病学会関連研究会慢性便秘の診断・治療研究会編：慢性便秘症診療ガイドライン 2017，南江堂，2017

【佐々木 悠，阿部 靖彦，上野 義之】

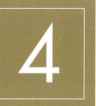

4 胃食道逆流症の薬物治療

目標
- 胃食道逆流症（GERD）の病態生理，薬物治療の考え方を理解する。
- 特に胃酸分泌抑制薬の作用機序と影響を及ぼす要因，副作用について理解する。

胃食道逆流症（gastroesophageal reflux disease：GERD）は，胃内容物が食道内へ逆流し，胸やけ，呑酸などの逆流症状や食道粘膜傷害のいずれか一方，または両方をきたした状態である。内視鏡的に食道粘膜傷害を有するびらん性逆流症（erosive reflux disease：ERD，逆流性食道炎）と，粘膜傷害を有さない非びらん性逆流症（non-erosive reflux disease：NERD）に大別される。欧米に多い疾患であるが，近年，日本でも高齢化，食生活の欧米化，胃酸分泌能上昇などを背景に増加している。本項ではGERDの病態生理を理解し，特に治療の基本となる薬物治療の考え方と治療薬について学ぶことを目的とする。

病態生理

下部食道には下部食道括約筋（lower esophageal sphincter：LES）とよばれる逆流防止機構が存在し，胃食道逆流（gastroesophageal reflux：GER）の発生を防いでいるが，GERDでは主に，一過性LES弛緩（嚥下を伴わない突然のLES弛緩）の増加，食道裂孔ヘルニア，腹圧の上昇等により，LESの防御機構が破綻して生理的範囲を超える過度なGERが発生し，十分な胃酸の存在下に食道粘膜が刺激・傷害されてGERDが発症すると考えられている。肥満，高齢者の亀背・円背は，腹圧上昇や食道裂孔ヘルニアを介してGERDの危険因子となる。また，胃酸だけでなく，消化管術後の膵液・胆汁など消化液の逆流も食道粘膜傷害性が高く，GERDを引き起こしうる。健常者では食道内酸逆流が発生しても，食道蠕動運動により速やかに逆流物が胃内に排出されるが，特に重症型のGERDでは食道運動障害（胃酸のクリアランス障害）が起きて，酸曝露時間が延長しGERDの悪化要因となる（図5-4-1）。

NERDはERDに比べて，女性に多い，やせ型の人に多い，裂孔ヘルニアが少ない，胃酸分泌抑制薬に対する有効性が低いなどの特徴があり，その病態の1つとして食道知覚過敏の関与が考えられている。すなわち，NERDでは食道の感受性が亢進しており，通常では症状が出ないような，少量の胃酸や胃内ガスの逆流などでも逆流症状が誘発される可能性が示唆されている。

診断

主に問診（逆流症状の頻度や程度を評価する問診票），上部消化管内視鏡検査等によって診断される。逆流現象を詳細に調べるため，食道pHモニタリングや食道内圧・インピーダンス検査などが行われることがある。

薬物治療

治療の目標は，自覚症状の軽減・消失と合併症の予防である。逆流性食道炎の重症度と自覚症状

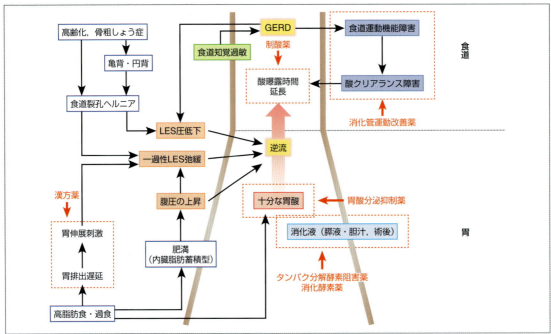

図 5-4-1 胃食道逆流症（GERD）の病態
赤矢印は薬物の作用対象を示す。文献2, 3を参考に作図。
LES：下部食道括約筋

の程度は必ずしも相関せず，内視鏡検査で粘膜傷害が認められなくても，自覚症状が強ければ治療の対象となる。食生活や運動習慣の是正による治療効果は限定的で，薬物治療が中心となる。薬物療法のターゲットは，GERDの病態に基づき，胃酸を中和あるいは分泌を抑制する薬物，逆流物の速やかな排出を促す薬物，また術後の逆流性食道炎ではタンパク質分解酵素阻害薬などが用いられるが，胃酸分泌抑制薬が治療の中心となる（図5-4-1参照）。薬物治療に抵抗する難治性の場合には，逆流防止手術などの外科的治療が考慮される。

胃酸分泌抑制薬

◆プロトンポンプ阻害薬◆

作用機序・特徴

プロトンポンプ阻害薬（proton pump inhibitor：PPI）は，現在，GERDの薬物治療で中心となる薬物で，逆流性食道炎の有無にかかわらず，初期治療および維持治療の第1選択薬として使用されている。胃酸を分泌する胃底腺壁細胞の H^+/K^+ ATPアーゼ（プロトンポンプ）にジスルフィド結合によって共有結合し，胃酸分泌の最終段階を阻害する。PPIは，後述するヒスタミン H_2 受容体拮抗薬と異なり，食事刺激に伴う胃酸分泌も含め，ほぼ1日を通して胃酸分泌を持続的に抑制する。

PPIは小腸から血中に吸収され，壁細胞に到達，分泌細管内に移行して H^+/K^+ ATPアーゼを阻害するが，この際，胃酸による活性化を必要とする。したがって，胃酸分泌が最大となる食後期にPPIの血中濃度も最大となる食前内服がより効果的である。PPIは薬物代謝酵素シトクロムP450（cytochrome P450：CYP）2C19によって代謝されるが，CYP2C19には遺伝子多型があり，影響を受けることが知られている。特に，初期に開発されたオメプラゾール（omeprazole）やランソプラゾール（lansoprazole）はこの影響を受けやすく，個体間で臨床的効果がばらつくことや，他の薬物代謝に影響を及ぼす可能性が報告されている。より最近開発されたラベプラゾール（rabeprazole），

エソメプラゾール（esomeprazole）はこれらの影響を受けにくいとされる。また，PPI は NAB（nocturnal acid breakthrough）とよばれる夜間の酸分泌回復現象が起こることが知られており，GERD の難治化要因の 1 つと考えられている。

ボノプラザン（vonoprazan）は日本で開発された新しい胃酸分泌抑制薬で，これまでの PPI とは異なり K^+ イオンと競合する型で H^+/K^+ ATP アーゼを阻害する薬物である。酸による活性化を必要としないため，食事の影響を受けにくく，投与後の酸分泌抑制の発現がきわめて速やかで長時間活性型のまま壁細胞分泌細管内にとどまる性質があり，これまでの PPI より酸分泌抑制効果が高い。代謝酵素 CYP2C19 の遺伝子多型の影響もほぼ受けないため，治療効果の個体間差が少ない。

副作用

長期の胃酸分泌抑制に関連するものとして，高ガストリン血症による消化管カルチノイド腫瘍の発生，ビタミン B_{12}，鉄，カルシウムなどの吸収障害による貧血や骨折のリスク，肺炎のリスク上昇が報告され懸念されてきたが，今のところ否定的な報告も多く，結論が出ていない。ただし，ボノプラザンでは他の PPI より強力に胃酸分泌を抑制するため，血清ガストリンの異常高値が起こりやすい特徴がある。そのほか，薬物相互作用，消化管感染症（特にクロストリディウム・ディフィシレ腸炎）の易感染性，顕微鏡的大腸炎の発症による下痢にも注意が必要である。

◆ヒスタミン H_2 受容体拮抗薬◆

作用機序・特徴

ヒスタミン H_2 受容体拮抗薬（H_2 受容体拮抗薬〈H_2 receptor antagonist〉）は，壁細胞のヒスタミン H_2 受容体を拮抗的に阻害し酸分泌を抑制する薬物で，ファモチジン（famotidine），ラニチジン（ranitidine），シメチジン（cimetidine），ロキサチジン（roxatidine），ニザチジン（nizatidine），ラフチジン（lafutidine）など多くの薬物がある。当初は消化性潰瘍治療薬として開発・使用され，PPI が登場する以前では GERD でも有用な薬物としてよく使用されたが，現在，使用頻度は減少してきている。H_2 受容体拮抗薬は PPI に比べ投与後の効果発現は早く，夜間の基礎酸分泌の抑制効果が高いが，日中の食事刺激に伴う酸分泌の抑制効果は弱い。GERD では日中の食事に伴う GER も多く，一般に H_2 受容体拮抗薬単独でのコントロールは困難である。また，H_2 受容体拮抗薬では使用中に次第に効果が減弱する耐性現象が出現するため，長期使用には適さない。一方，PPI ではそのような耐性は認められない。

副作用

ラフチジンを除く多くの H_2 受容体拮抗薬は腎代謝であり，腎障害がある場合は減量が必要となる。また，まれに血球減少，肝機能障害，便秘，女性化乳房，せん妄などを引き起こすことがある。

制酸薬

食道粘膜の保護あるいは逆流してきた胃酸を中和し，食道局所で逆流物の傷害性を軽減させることを目的に投与される。即効性があるが一時的であり，上述の PPI などに加え補助的に用いられる場合が多い。長期に使用しても，単独で症状や食道炎をコントロールすることは困難である。

消化管運動改善薬

作用機序・特徴

主にセロトニン 5-HT_4 受容体作用薬（5-HT_4 受容体作用薬）（モサプリド〈mosapride〉），ドパミン D_2 受容体拮抗薬（D_2 受容体拮抗薬）（イトプリド〈itopride〉，メトクロプラミド〈metoclopramide〉，ドンペリドン〈domperidone〉）の他，一部の漢方薬（六君子湯）が使用されるが，単独での有用性は証明されておらず，逆流症状のほか，胃もたれ症状などが併存する場合に PPI との併用で用いられることが多い。ドパミン D_2 受容体拮抗薬には制吐作用もある。近年，機能性ディスペプシア治療薬として開発・発売されたアセチルコリンエステラーゼ阻害薬のアコチアミド（5 章

2「食欲不振の薬物治療」参照)は食道運動を改善し,GERDにも有効性を示す可能性が示唆されている。また。GERの主要な原因である一過性LES弛緩自体を抑制するGABA$_B$受容体作用薬の研究開発が行われてきたが,今のところ高い副作用に比し十分な有効性が示されておらず,逆流自体を制御する薬物の臨床応用は進んでいない。

副作用

使用頻度の高いセロトニン5-HT$_4$受容体作動薬では下痢,腹痛,ドパミンD$_2$受容体拮抗薬ではふるえ,こわばりなど錐体外路症状がまれに起こることがある。

タンパク質分解酵素阻害薬,消化酵素薬

術後の逆流性食道炎では,膵液や胆汁を含む腸液の傷害性を低減させるために,慢性膵炎で使用されるタンパク質分解酵素阻害薬であるカモスタットメチル酸塩や消化酵素薬が使用されることがあるが,しばしば難治である。

本項目で扱った薬物一覧	
薬物	作用機序など
●胃酸分泌抑制薬	
オメプラゾール	プロトンポンプ阻害薬(ジスルフィド結合型)
ランソプラゾール	
ラベプラゾール	
エソメプラゾール	
ボノプラザン	プロトンポンプ阻害薬(K$^+$イオン競合型)
ファモチジン	ヒスタミンH$_2$受容体拮抗薬
ラニチジン	
ロキサチジン	
ニザチジン	
ラフチジン	
●消化管運動改善薬	
アコチアミド	アセチルコリンエステラーゼ阻害薬
モサプリド	セロトニン5-HT$_4$受容体作動薬
イトプリド	
メトクロプラミド	ドパミンD$_2$受容体拮抗薬
ドンペリドン	
六君子湯	漢方薬
●制酸薬	
アルギン酸ナトリウム	胃酸の中和(一過性)
アルミニウム・マグネシウム配合剤	
炭酸水素ナトリウム(重曹)	
●その他	
カモスタットメチル酸塩	タンパク分解酵素阻害薬
消化酵素薬	消化吸収の補助

参考文献

1) 本郷道夫ほか:診断と治療 91:2001-2006,2003
2) 保坂浩子ほか:治療 90:1864-1867,2008
3) 木下芳一:Therapeutic research 35:410-421,2014
4) 日本消化器病学会編:胃食道逆流症(GERD)診療ガイドライン 2015 改訂第2版,南江堂,2015
5) 菅野健太郎:日本臨床 73:1163-1168,2015

【阿部 靖彦,佐々木 悠,上野 義之】

5 胃・十二指腸潰瘍の薬物治療

目標
- 胃・十二指腸疾患のなかでも頻度の高い胃・十二指腸潰瘍の成因，病態生理，薬物治療について理解する。
- 胃酸分泌機構とその抑制薬について理解する。
- ヘリコバクター・ピロリ菌の除菌治療について理解する。

はじめに

　胃・十二指腸潰瘍は，胃液中の胃酸，ペプシンにより胃・十二指腸粘膜が自己消化されて上皮の欠損（びらん）・潰瘍が起こる疾患で，消化性潰瘍ともよばれる。ヒスタミン H_2 受容体拮抗薬（H_2 受容体拮抗薬〈H_2 receptor antagonist〉），プロトンポンプ阻害薬（proton pump inhibitor：PPI）などの胃酸分泌抑制薬を中心とした薬物治療によって良好に治癒するが，薬物中止により再発しやすい。消化性潰瘍の原因の1つとしてヘリコバクター・ピロリ菌（Helicobacter pylori〈H. pylori〉）感染が重要であり，除菌によって再発が著明に抑制されることから，除菌治療が普及している。一方，人口の高齢化に伴い非ステロイド性抗炎症薬（non-steroidal anti-inflammatory drugs：NSAIDs）などの薬物に関連する潰瘍が問題となっている。本項では，胃・十二指腸潰瘍の成因，病態生理，薬物治療の中心となる胃酸分泌抑制薬の作用機序，さらに H. pylori 除菌治療について述べる。

病態生理

　消化性潰瘍の病態は，H. pylori の発見以前より，Shay と Sun の天秤説（バランス説）でよく説明されてきた（図5-5-1）。すなわち，健常な胃・十二指腸粘膜には粘液・重炭酸・粘膜血流などにより構成される粘膜防御機構が存在し，胃酸・ペプシンなどの攻撃因子から粘膜を保護している。防御因子が低下するか，攻撃因子が増強した場合，このバランスが崩れ，潰瘍が発症すると理解されている。消化性潰瘍の成因として，H. pylori 感染と NSAIDs などの薬物が2大成因として重要で，一部で手術や外傷などの肉体的ストレスあるいは精神的ストレスが発症に関与している。胃酸はそれらの成因に共通した増悪因子として作用する。

　H. pylori は胃粘膜上皮に感染，種々のサイトカインを誘導して慢性的な組織学的炎症を惹起し，胃粘膜萎縮を起こして粘膜防御能を低下させる。一般に胃潰瘍では酸分泌領域である胃体部まで炎症や萎縮が及ぶために酸分泌は低下しているが，それを上回る粘膜防御能の低下をきたし，潰瘍が発症すると考えられている。一方，十二指腸潰瘍では炎症が前庭部優位に限局し胃体部の炎症・萎縮が軽いため，前庭部のG細胞刺激に伴うガストリン分泌亢進の結果，高酸状態となり，潰瘍形成に至ると考えられている。

　一方，NSAIDs は粘膜血流維持や粘液産生に重要なプロスタグランジンの合成酵素であるシクロオキシゲナーゼ（cyclooxygenase：COX）-1，2の阻害を中心に，直接的な上皮傷害，血管内皮障害による微小循環不全などが加わり，粘膜防御機構が破綻，潰瘍が発生すると考えられている。ア

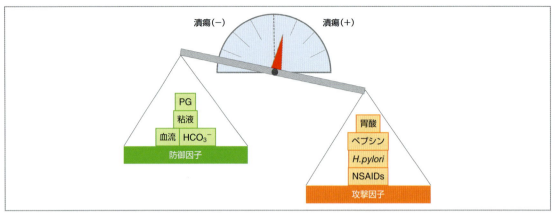

図 5-5-1　Shay と Sun の天秤説（バランス説）
PG：プロスタグランジン，NSAIDs：非ステロイド性抗炎症薬

スピリンは NSAIDs に分類されるが，低用量で優れた抗血小板作用を有することから，通常用量で消炎鎮痛薬として用いられるよりも，冠動脈疾患や脳血管疾患などに対する抗血栓薬として低用量で処方されることが多くなっている。アスピリンは低用量でも COX 阻害作用を有する点は他の NSAIDs と同様であるため，出血のリスクに加え，粘膜傷害のリスクが増加する。なお，アスピリンの酸依存性の粘膜直接傷害を防ぐため，腸溶錠，緩衝錠などその剤型に工夫がなされている。その他，薬物ではビスホスホネート製剤，選択的セロトニン再取り込み阻害薬（selective serotonin reuptake inhibitor：SSRI），一部の抗がん薬（シクロホスファミド，メトトレキサート，フルオロウラシルなど）などで潰瘍発生のリスクがあることが知られている。

薬物治療

治療の目標は，上腹部痛など自覚症状の改善，潰瘍の治癒（瘢痕化），出血・穿孔などの合併症の予防，そして再発の予防で，潰瘍が活動期（開放性）の初期治療と瘢痕化した後の維持治療（再発予防）に分けられる。作用機序の面からは，主な攻撃因子である胃酸分泌を抑制・中和する薬物と粘膜防御能を高める薬物とに大別される。活動期の初期治療の基本は PPI や H_2 受容体拮抗薬のような胃酸分泌抑制薬で，特に第 1 選択は PPI である。一般に防御因子増強薬は単剤での効果は限定的であり，胃酸分泌抑制薬との併用で用いられる。

消化性潰瘍は瘢痕治癒しても，胃酸分泌抑制薬や防御因子増強薬などによる維持治療を行わないと高率に再発をきたす。H. pylori 除菌が成功すれば，維持治療を行わなくても潰瘍再発は著明に抑制されることから，H. pylori 感染陽性の場合，原則として除菌治療の適応である。一方，薬物性の場合は原因薬物の減量・中止が原則であるが，併存疾患の状態によっては中止できない場合も多い。薬物性潰瘍の治療も PPI が基本となるが，減少したプロスタグランジンを補う製剤の投与も行われる。

胃酸分泌抑制薬
（5 章 4「胃食道逆流症の薬物治療」参照）

壁細胞における酸分泌機構とその抑制薬の作用点を図 5-5-2 に示した。壁細胞にはムスカリン受容体，ヒスタミン H_2 受容体（H_2 受容体），ガストリン受容体が存在し，それぞれ迷走神経からアセチルコリン，ECL 細胞（腸クロム親和性細胞様細胞〈enterochromaffin-like cell〉）からヒスタミン，前庭部 G 細胞からガストリンが分泌され刺激されると，Ca^{2+} イオンの流入，cAMP の産生，種々のプロテインキナーゼ活性化などによる細胞内シグナル伝達の結果，最終的に細胞質内の細管小胞

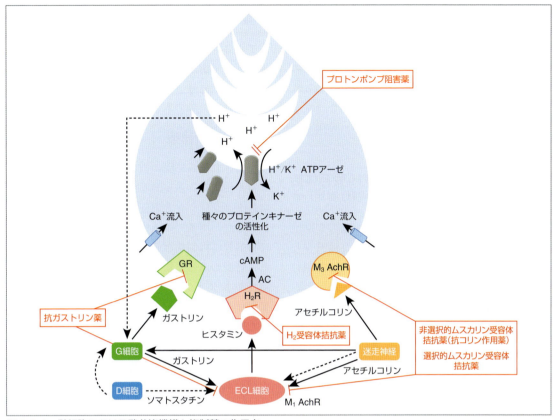

図 5-5-2　壁細胞における酸分泌機構と抑制薬の作用点
GR：ガストリン受容体，cAMP：サイクリックアデノシンーリン酸，AC：アデニル酸シクラーゼ，H_2R：ヒスタミン H_2 受容体，ECL：腸クロム親和性細胞様細胞，M_1AchR：ムスカリン M_1 受容体，M_3AchR：ムスカリン M_3 受容体

に存在している H^+/K^+ ATPアーゼ（プロトンポンプ）が管腔側の分泌細管へ移行，活性化され，H^+ の放出が行われる。ガストリン受容体は壁細胞のほかに，ECL 細胞にも存在し，ヒスタミン遊離の主な調節因子となっており，ガストリン依存性の酸分泌は壁細胞上の受容体を介した直接的機序よりも，むしろ ECL 細胞からのヒスタミン遊離を介した間接的機序が重要と考えられている。一方，これらの酸分泌関連細胞間には，胃 D 細胞由来のソマトスタチン，小腸 S 細胞由来のセクレチン，腹腔神経叢由来の神経ペプチドなどによる複数の抑制系調節機構も介在し，特に G 細胞は胃内酸度を感知してフィードバック調節を行っている。PPI の長期使用時にしばしば高ガストリン血症を呈するのは，この調節機構による。

このような胃酸分泌機構の解明に伴って，ムスカリン受容体，ヒスタミン H_2 受容体，ガストリン受容体，プロトンポンプをターゲットに，種々の胃酸分泌抑制薬が開発されてきた。現在，効果と安全性の面から主に PPI と H_2 受容体拮抗薬が用いられている。

◆ **プロトンポンプ阻害薬（PPI）**
（5 章 4「胃食道逆流症の薬物治療」参照）◆

酸分泌の最終段階であるプロトンポンプを阻害し，胃酸分泌抑制薬のなかで最も強力に酸分泌を抑制する。保険適用上，胃潰瘍は 8 週間，十二指腸潰瘍は 6 週間の投与制限があるが，この期間で多くの潰瘍が治癒（瘢痕化）する。PPI は酸に不安定で胃酸で失活してしまう可能性があるため，胃で溶けず小腸で溶けるように腸溶性製剤となっている。したがって，幽門輪近傍の潰瘍や十二指

腸球部の瘢痕狭窄を伴う潰瘍などで通過障害がある場合には，PPIが胃内に長時間停滞し効果が減弱する可能性があるので注意が必要である。出血性潰瘍などで経口摂取が不能のときは，注射薬の使用も可能である。近年，これまでのPPIよりさらに酸抑制効果の発現が早く，かつ強力なボノプラザン（vonoprazan）が日本で開発され使用されている。

◆ヒスタミンH_2受容体拮抗薬（H_2受容体拮抗薬）（5章4「胃食道逆流症の薬物治療」参照）◆

PPIの登場により，活動期消化性潰瘍の初期治療にH_2受容体拮抗薬が使用される頻度は減少してきており，再発予防のため維持療法として用いられることが多い。ただし，NSAIDs・内服薬の潰瘍再発予防では，H_2受容体拮抗薬よりもPPIの投与が有用であり推奨されている。

◆抗ガストリン薬◆

通常の薬物治療に抵抗する難治例や易再発例で，PPIやH_2受容体拮抗薬との併用で使用されうるが，臨床で使用される機会はほとんどない。

◆選択的ムスカリン受容体拮抗薬◆

ピレンゼピン（pirenzepine）はECL細胞に存在するアセチルコリンM_1受容体（M_1受容体）に特異的に作用し，胃酸分泌を抑制する。H_2受容体拮抗薬やPPIよりその効果は弱い。

◆非選択的ムスカリン受容体拮抗薬◆

副交感神経，酸分泌関連細胞のM_1あるいはM_3受容体阻害による酸分泌抑制作用があるが，その効果は弱い。むしろ，消化管の平滑筋収縮を抑制することから，内臓痛に対する鎮痛目的あるいは内視鏡等の消化管検査時の前処置薬として使用される。全身のムスカリン受容体に拮抗的に作用するため，緑内障，前立腺肥大，重篤な心疾患では使用できない。

◆酸中和薬◆

アルミニウム，マグネシウムを基にした製剤が使用可能である。効果発現は比較的速やかであるが一過性であり，自覚症状の軽減のため頓用的に使用されるのみである。

防御因子増強薬

傷害された胃粘膜の被覆・保護，胃粘液タンパク質産生促進，重炭酸イオン分泌促進，内因性プロスタグランジン合成促進などを目的に投与が行われるが，単剤での潰瘍治癒効果は弱いため，主に胃酸分泌抑制薬との併用で用いられる。それぞれに特徴のある薬物が数多く市販されている。特にプロスタグランジンE_1誘導体であるミソプロストール（misoprostol）はNSAIDsによって減少した内因性プロスタグランジンを補充する目的で投与され，有用性が確認されている。しかし，下痢，腹痛などの消化器副作用が多く，使用しにくい面がある。

H. pylori 除菌治療

原則としてH. pylori陽性消化性潰瘍は除菌治療の適応となる。ただし，NSAIDs使用中でかつH. pylori陽性の場合は，除菌によって潰瘍治癒が悪化・遷延することがあるため，推奨されていない。レジメはPPI倍量（消化性潰瘍や逆流性食道炎の治療に用いられる量の倍）にアモキシシリン（amoxicillin），クラリスロマイシン（clarithromycin）の2種類の抗菌薬を用いる1週間の3剤併用療法が標準治療である。胃内pHを5以上に強く胃酸を抑制すると抗菌薬の活性が高まり，除菌が成功しやすくなるため，PPIは倍量投与が基本である。一次除菌成功率は70～90％程度で，近年のクラリスロマイシン耐性菌の増加により，一次除菌率がやや低下傾向にあるとされている。一次除菌が失敗した場合はクラリスロマイシンをメトロニダゾール（metronidazole）に変えた二次除菌が行われ，除菌率は80～90％程度と良好で，多くの

症例は二次除菌までに除菌が成功する。三次以降は保険適用外となるが，シタフロキサシン（sitafloxacin）などの抗菌薬が用いられる。また，胃酸分泌抑制薬としてボノプラザンを使用することで，除菌率が向上するため，現在はボノプラザンが用いられることが多い。服薬アドヒアランスを向上させ，除菌成功率を上げるために，除菌薬を一括して同一シートに組み込んだパック製剤が普及している。副作用として，皮疹（薬疹，ペニシリン〈アモキシシリン〉アレルギー），軟便，下痢などに注意が必要で，腎機能障害がある場合には，減量などの対応が必要である。また，二次除菌で使用する抗菌薬メトロニダゾールはアルコール代謝に関わるアセトアルデヒド脱水素酵素を阻害するため，飲酒時に血中アセトアルデヒド濃度の上昇をきたしやすく，頭痛や嘔吐といった「悪酔い」の原因となるため，服用中は禁酒が必要である。除菌薬服用後は適切に除菌判定の検査を実施し，成否を判定することが重要である。

本項目で扱った薬物一覧	
薬物	作用機序など
●攻撃因子抑制薬	
胃酸分泌抑制薬	
オメプラゾール	プロトンポンプ阻害薬（ジスルフィド結合型）
ランソプラゾール	
ラベプラゾール	
エソメプラゾール	
ボノプラザン	プロトンポンプ阻害薬（K^+イオン競合型）
ファモチジン	ヒスタミンH_2受容体拮抗薬
ラニチジン	
シメチジン	
ロキサチジン	
ニザチジン	
ラフチジン	
プロクルミド	抗ガストリン薬
ピレンゼピン	選択的ムスカリン受容体拮抗薬
ブチルスコポラミン	抗コリン作用薬（非選択的ムスカリン受容体拮抗薬）
チメピジウム	
プリフィニウム	
酸中和薬	
アルギン酸ナトリウム	胃酸の中和（一過性）
アルミニウム・マグネシウム配合剤	
炭酸水素ナトリウム（重曹）	
●防御因子増強薬	
ミソプロストール	プロスタグランジンE_1誘導体
スクラルファート	粘膜保護・組織修復薬
エカベトナトリウム	
ゲファルナート	
アルジオキサ	
ソファルコン	
アルギン酸ナトリウム	
ポラプレジンク	
レバミピド	粘液産生促進薬
テプレノン	
プラウノトール	

セトラキサート塩酸塩 ベネキサート塩酸塩 ドロキシピド イルソグラジンマレイン酸	粘膜血流改善薬

● H.pylori 除菌治療薬

オメプラゾール ランソプラゾール ラベプラゾール エソメプラゾール ボノプラザン	プロトンポンプ阻害薬
アモキシシリン	抗菌薬（一次・二次除菌で使用）
クラリスロマイシン	抗菌薬（一次除菌で使用）
メトロニダゾール	抗菌薬（二次除菌で使用）
シタフロキサシン	抗菌薬（二次除菌以降で使用）

参考文献

1) Modlin IM ほか著, 中澤三郎監訳：胃酸関連疾患の病態と治療, 医学書院, 2000
2) 胃潰瘍ガイドラインの適用と評価に関する研究班編：EBM に基づく胃潰瘍診療ガイドライン 第2版, じほう, 2007
3) 内藤裕二ほか：日本臨床 69：1007-1015, 2011
4) 日本消化器病学会編：消化性潰瘍診療ガイドライン 2015 第2版, 南江堂, 2015
5) 日本ヘリコバクター学会ガイドライン作成委員会編：H. pylori 感染の診断と治療のガイドライン 2016 改訂版, 先端医学社, 2016

【阿部 靖彦, 佐々木 悠, 上野 義之】

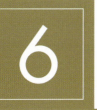

炎症性腸疾患（潰瘍性大腸炎，クローン病）の薬物治療

目標
- 潰瘍性大腸炎やクローン病に用いられる治療薬を理解する。

炎症性腸疾患（inflammatory bowel disease：IBD）とは，腸管に炎症をきたすさまざまな病態の総称であり，感染性腸炎や虚血性腸炎，薬剤性腸炎，放射線性腸炎，潰瘍性大腸炎，クローン病などが含まれる。通常，炎症性腸疾患といった場合には，潰瘍性大腸炎ないしクローン病を指すことが多い。いずれも厚生労働省の指定難病であり，近年，その罹患者は急速に増加している。本項では，潰瘍性大腸炎およびクローン病の病態を概説し，治療に用いられる薬物について解説する。

病態生理

潰瘍性大腸炎

潰瘍性大腸炎（ulcerative colitis：UC）は，主として粘膜を侵し，しばしばびらんや潰瘍を形成する大腸の原因不明のびまん性非特異性炎症であり，再燃と寛解を繰り返す。炎症は直腸から始まり連続性に深部大腸へ広がり，粘血便や下痢，発熱，腹痛をきたす。中毒性巨大結腸症や原発性硬化性胆管炎，結節性紅斑，壊疽性膿皮症などの腸管外合併症を伴うことがある。長期経過例では大腸がんを合併するリスクが高く，注意が必要である。

クローン病

クローン病（Crohn's disease：CD）は，主に若年者に発症する消化管の原因不明の肉芽腫性炎症性疾患で，炎症は全層性に及び，小腸・大腸を中心に浮腫やアフタ，縦走潰瘍を形成し，腸管狭窄や瘻孔などを伴う。消化管全体に病変が非連続的に起こり，再燃と寛解を繰り返しながら進行する。痔瘻，肛門周囲膿瘍の合併や，潰瘍性大腸炎と同様に腸管外合併症を伴うことがある。クローン病では栄養療法が重要であるが，本項では薬物療法に焦点をあてて解説する。

薬物治療

5-アミノサリチル酸薬

5-アミノサリチル酸（5-aminosalicylic acid：5-ASA）は，潰瘍性大腸炎，クローン病でともに治療の基本となる抗炎症薬である。メサラジン（mesalazine），プロドラックであるサラゾスルファピリジン（salazosulfapyridine：SASP）が用いられる。メサラジンには，5-ASA が小腸・大腸で放出されるよう徐放化した時間依存型放出調節製剤と，大腸選択性が高い pH 依存型放出調節製剤がある。いずれも用量依存的に効果を発揮するため，活動期には高容量，寛解期には低用量を用いる。メサラジンを親水性および親油性基剤からなるマトリックス中に分散させた素錠部に，pH 応答性コーティングを施した製剤では，1 日 1 回の投与で国内最高用量 4.8 g を投与可能である。直腸や遠位結腸病変に対しては，坐剤や注腸製剤が単独ないし併用で用いられることがある。発熱

や皮疹，間質性腎炎，膵炎，肺炎，血球減少などの多彩な副作用が報告されており，時に炎症性腸疾患の病態との鑑別が困難なことがあり，注意を要する．

副腎皮質ステロイド

5-ASAや栄養療法（クローン病の場合）で改善が不十分な場合や重症例などでは，プレドニゾロン（prednisolone）などが使用される．寛解導入には30〜40 mg/日を用いるが，潰瘍性大腸炎の重症ないし劇症例ではステロイド強力静注療法（1〜1.5 mg/kg/日）を用いることもある．寛解維持効果はなく，長期的に漫然と使用することは避け，免疫調整薬などの追加治療を考慮するべきである．即効性があり効果の高い薬物である一方，満月様顔貌，ざ瘡，体重増加，不眠，ニューモシスチス肺炎などの感染症，骨粗しょう症，糖尿病など多彩な副作用を起こすことがある．ブデソニド（budesonide）は，小腸末端部から結腸近位部で放出される局所作用型のグルココルチコイド（糖質コルチコイド）の腸溶性徐放製剤で，クローン病の治療で用いられる．吸収後は肝臓で速やかに代謝され，全身性の副作用が少ないという利点がある．

免疫調整薬

◆チオプリン製剤◆

アザチオプリン（azathioprine）と6-メルカプトプリン水和物（6-mercaptopurine：6-MP）が用いられるが，効果発現までに2〜3カ月を要するため，寛解導入ではなく，ステロイドの減量や離脱，寛解維持目的に使用される．投与開始早期に重篤な発熱，脱毛，骨髄抑制（無顆粒球症）をきたすことがあるが，*NUDT15*遺伝子多型によりそのリスクを判別することができる[1]．

◆タクロリムス◆

タクロリムス（tacrolimus）は臓器移植領域で広く使用されている免疫抑制薬で，潰瘍性大腸炎の寛解導入効果が示されている．至適血中濃度（5〜15 ng/mL）に保つようモニタリングが必要である．腎障害，高血圧，頭痛，痙れんなどの副作用が知られている．

◆シクロスポリン◆

シクロスポリン（cyclosporine）はT細胞の機能抑制により臓器移植の拒絶反応を抑制する薬物で，タクロリムスと類似した作用を示す．ステロイド抵抗性の潰瘍性大腸炎に対する有効性が報告されているが，日本では保険適用外である．

◆抗TNF-α抗体◆

インフリキシマブ（infliximab）は，TNF-αに対するマウスとヒトのキメラ抗体である．可溶型TNF-αに対する中和作用，受容体に結合したTNF-αの解離作用，TNF-α産生細胞に対する細胞傷害作用により，特にクローン病に対して強力な寛解導入・維持効果をもたらす．アザチオプリンとの併用療法がより有効性が高いことが知られている[2]．顔面潮紅や掻痒感，呼吸困難などの投与時反応（infusion reaction）や感染症（結核など），肝障害に注意が必要である．投与時反応は，投与前の抗ヒスタミン薬やアセトアミノフェン，ステロイドの使用により予防できる場合がある．長期例や免疫調整薬の併用例では悪性リンパ腫の合併の問題が危惧されている．一方，アダリムマブ（adalimumab）は，ヒト型の抗TNF-α抗体で，インフリキシマブが静注製剤であるのに対して，自己注射が可能な皮下注製剤（維持投与は2週に1回）であり，投与時反応は少ないと考えられている．またゴリムマブ（golimumab）は4週に1回の皮下注での維持投与が可能な完全ヒト型抗TNF-α抗体である．

◆IL-12/23p40モノクローナル抗体◆

ウステキヌマブ（ustekinumab）はIL-12およびIL-23のp40サブユニットが標的の抗体薬で，クローン病の寛解導入・維持に有効である．

本項で扱った薬物一覧	
薬物	作用機序など
●5-アミノサリチル酸（5-ASA）薬 　メサラジン 　サラゾスルファピリジン	●抗炎症作用。経口薬，注腸，坐剤 　時間依存型，pH 依存型，drug delivery system による製剤
●副腎皮質ステロイド 　プレドニゾロン 　ブデソニド	●抗炎症作用 　経口，注射，注腸，坐剤 　局所作用型の腸溶性徐放製剤
●免疫調整薬 　チオプリン製剤 　　アザチオプリン，メルカプトプリン水和物 　　タクロリムス 　　シクロスポリン 　抗 TNF-α 抗体 　　インフリキシマブ 　　アダリムマブ 　　ゴリムマブ 　抗 IL-12/23p40 モノクローナル抗体 　　ウステキヌマブ	 効果発現まで 2〜3 カ月 UC の寛解導入効果。血中濃度モニタリングが必要 ステロイド抵抗性 UC（日本では保険適用外） 静注のキメラ抗体 皮下注のヒト型抗体（自己注射可能） 完全ヒト型抗体（皮下注） CD の寛解導入・維持

参考文献

1) Kakuta Y et al : Pharmacogenomics J 16:280-285, 2016
2) J. F. Colombel et al : N Engl J Med 362:1383-1395, 2010

【佐々木 悠，阿部 靖彦，上野 義之】

6章 内分泌・栄養・代謝系

1. 視床下部・下垂体疾患の薬物治療 ………… 165
2. 甲状腺疾患の薬物治療 ………… 179
3. カルシウム代謝異常，副甲状腺疾患の薬物治療 ………… 189
4. ステロイドホルモン ………… 202
5. 糖代謝異常の薬物治療 ………… 215
6. 脂質代謝異常の薬物治療 ………… 227
7. 高尿酸血症（痛風）の薬物治療 ………… 236
8. 骨粗しょう症の薬物治療 ………… 241
9. ビタミンの欠乏と過剰 ………… 248
10. 非ステロイド性抗炎症薬 ………… 256

視床下部・下垂体疾患の薬物治療

目標

- 視床下部・下垂体疾患（下垂体前葉機能亢進症・低下症，下垂体後葉疾患）の病態生理および薬物療法を理解する。

病態生理

　視床下部および下垂体は，生体の恒常性維持に不可欠である内分泌機能や自律神経機能の中枢として重要な役割を担っている。視床下部・下垂体後葉（間脳腹側由来）と下垂体前葉（外胚葉由来）は発生学的な起源は異なるものの隣接しており，視床下部ホルモンは下垂体門脈系を介して下垂体前葉ホルモンの分泌調節を行う（表6-1-1）。

　下垂体前葉ホルモンには，①副腎皮質刺激ホルモン（adrenocorticotropic hormone：ACTH），②甲状腺刺激ホルモン（thyroid-stimulating hormone：TSH），③性腺刺激ホルモン（黄体形成ホルモン〈luteinizing hormone：LH〉，卵胞刺激ホルモン〈follicle stimulating hormone：FSH〉），④成長ホルモン（growth hormone：GH），⑤プロラクチン（prolactin：PRL）がある。それぞれのホルモンに標的臓器があり，いくつかのホルモンは他の内分泌臓器（甲状腺，副腎，性腺）を介して作用を発現し，個体の成長・発達，生殖機能，および生体のさまざまな恒常性維持に関与する。一方で，標的内分泌腺ホルモンは視床下部-下垂体ホルモンに対して抑制的に作用する（負のフィードバック機構，図6-1-1）。また下垂体後葉由来のバソプレッシン（アルギニンバソプレッシン〈arginine vasopressin：AVP〉または抗利尿ホルモ

表6-1-1　下垂体前葉ホルモンの分泌調節因子および標的臓器

下垂体前葉細胞	下垂体前葉ホルモン	促進性視床下部因子	抑制性視床下部因子	標的臓器	標的内分泌腺ホルモン
副腎皮質刺激ホルモン分泌細胞	ACTH	CRH	不明	副腎皮質	コルチゾール 副腎アンドロゲン
甲状腺刺激ホルモン分泌細胞	TSH	TRH	ソマトスタチン	甲状腺	T_3, T_4
性腺刺激ホルモン分泌細胞	LH, FSH	GnRH	不明	性腺（精巣，卵巣）	テストステロン エストロゲン
成長ホルモン分泌細胞	GH	GHRH	ソマトスタチン	肝臓	IGF-I
プロラクチン分泌細胞	PRL	TRH	ドパミン ソマトスタチン	乳腺	なし

下垂体前葉には5種類の細胞が存在し，6種類のホルモン（ACTH, TSH, LH, FSH, GH, PRL）を分泌する。下垂体前葉ホルモンは視床下部ホルモンにより促進的または抑制的に分泌調節を受ける。それぞれのホルモンに標的臓器があり，いくつかのホルモンは他の内分泌腺（甲状腺，副腎，性腺）を介して作用を発現し，個体の成長・発達，生殖機能，および生体のさまざまな恒常性維持に関与する。標的内分泌腺ホルモンは視床下部-下垂体ホルモンに対して抑制的に作用する（負のフィードバック）。
ACTH：副腎皮質刺激ホルモン，TSH：甲状腺刺激ホルモン，LH：黄体形成ホルモン，FSH：卵胞刺激ホルモン，GH：成長ホルモン，PRL：プロラクチン，CRH：副腎皮質刺激ホルモン放出ホルモン，TRH：甲状腺刺激ホルモン放出ホルモン，GnRH：ゴナドトロピン放出ホルモン，GHRH：成長ホルモン放出ホルモン，IGF：インスリン様増殖因子

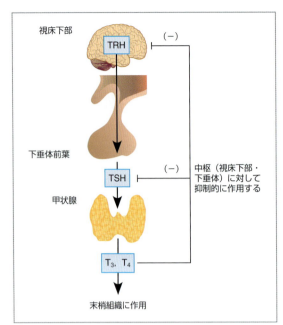

図6-1-1　視床下部-下垂体-甲状腺軸
視床下部TRH（甲状腺刺激ホルモン放出ホルモン）は，下垂体門脈系を経て下垂体前葉に作用し，TSH（甲状腺刺激ホルモン）分泌を促進する。血中TSHは甲状腺ろ胞細胞のTSH受容体を介して，甲状腺ホルモン（T_3, T_4）分泌を促進する。甲状腺ホルモン（T_3, T_4）は末梢組織においてホルモン作用を発揮するとともに，中枢（視床下部・下垂体）に対しては抑制的に作用する（負のフィードバック機構）。

ン〈antidiuretic hormone：ADH〉）およびオキシトシン（oxytocin：OX）は視床下部で合成された後，軸索輸送により移動し，下垂体茎を経て後葉より分泌される。

　これらの内分泌機能が障害されると生体の恒常性維持機構が破綻して，さまざまな疾病を発症する。ホルモン機能亢進症をきたす原因として，先端巨大症，プロラクチノーマ，クッシング（Cushing）病などのホルモン産生下垂体腺腫があげられる。またホルモン機能低下症をきたす原因として，腫瘍（非機能性下垂体腺腫），炎症，外傷・手術，虚血（シーハン〈Sheehan〉症候群）などがあり，分泌障害をきたしたホルモンの種類に応じて種々の症候が見られる。視床下部～下垂体茎の病変により，下垂体後葉機能が障害されると中枢性尿崩症をきたす。

下垂体前葉機能亢進症

　下垂体前葉に生じる腫瘍性病変として，腺腫がよく見られる。下垂体は大脳全体と比較すると体積比では1％にも満たないが，下垂体腺腫は原発性脳腫瘍の18％を占めており，稀な疾患ではない。下垂体腺腫を分類すると，①非機能性下垂体腺腫，②GH産生下垂体腺腫（先端巨大症），③PRL産生下垂体腺腫（プロラクチノーマ），④ACTH産生下垂体腺腫（クッシング病），⑤TSH産生下垂体腺腫，⑥ゴナドトロピン産生下垂体腺腫，に分けられる。ホルモンの過剰分泌が持続すると，それぞれのホルモン特有の全身症状を呈する。最も頻度が高いのはホルモン過剰産生を伴わない非機能性腺腫であり，ホルモン産生下垂体腺腫の中ではPRL産生下垂体腺腫（プロラクチノーマ）が最も多く，次いでGH産生下垂体腺腫（先端巨大症），ACTH産生下垂体腺腫（クッシング病）の順に見られる。TSH産生下垂体腺腫とゴナドトロピン産生下垂体腺腫は稀である。

◆先端巨大症◆

　下垂体前葉GHは，視床下部成長ホルモン放出ホルモン（growth hormone releasing hormone：GHRH）により促進的な分泌調節を，またソマトスタチンにより抑制的な分泌調節を受ける。下垂体より分泌されたGHは肝臓に作用してインスリン様増殖因子Ⅰ（insulin-like growth factorⅠ：IGF-Ⅰ）分泌を促進し，IGF-Ⅰは骨端軟骨板（骨端線）に作用して身長の伸びを促進する。一方，IGF-Ⅰは負のフィードバック機構によりGH分泌を抑制する。また，胃より分泌されるグレリンはGH分泌促進作用および食欲亢進作用ももつ。

　GH産生下垂体腺腫に伴って，GH，IGF-Ⅰの過剰分泌が持続すると，多彩な臨床症状を呈する。成人で発症すると，四肢末端部に肥大が生じて先端巨大症（acromegaly）となり，特有の顔貌（下顎・眉弓部の突出，鼻・口唇の肥大など），体型（手指肥大，足底軟部組織の肥厚）およびさまざまな内臓病変をきたす。一方，小児期（骨端線閉鎖

前）に発症すると，身長が過剰に伸びて巨人症となる。先端巨大症を放置すると，代謝障害（糖尿病），呼吸器合併症，心血管障害，腫瘍発生などにより，寿命が10年ほど短縮すると考えられているが，本症を早期に発見してGH，IGF-Iを基準値内に低下させることにより，合併症や死亡率を減少させることができる。本症の治療では，手術療法（経蝶形骨洞下垂体腺腫摘出術）が第1選択となるが，手術でコントロール不十分の際には薬物療法（ソマトスタチンアナログ，GH受容体拮抗薬，図6-1-2）や放射線療法が追加される。

◆**プロラクチノーマ**◆

下垂体前葉PRLは，主として視床下部ドパミンによる抑制的な分泌調節を受けており，また視床下部甲状腺刺激ホルモン放出ホルモン（thyrotropin-releasing hormone：TRH）により促進的な分泌調節を受ける。PRLの生理作用として，女性の乳腺発育や出産後の乳汁分泌促進作用がある。女性が出産後授乳を継続すると，乳頭の吸啜刺激により視床下部ドパミンが抑制されるため，PRL血症が高値のまま推移して乳汁分泌が継続される。生理的要因（妊娠）以外に高PRL血症が生じる原因として，プロラクチノーマ（prolactinoma，PRL産生下垂体腺腫），視床下部・下垂体茎病変（ドパミン作用減弱による），先端巨大症（GH・PRL産生下垂体腺腫），薬剤性（ドパミン拮抗薬），原発性甲状腺機能低下症（視床下部TRH上昇による），腎不全があげられる。臨床上頻度が高いのは薬剤性であり，次いでプロラクチノーマが見られる。

プロラクチノーマは20〜40歳の女性に好発する疾患である。女性のプロラクチノーマ症例では高PRL血症に伴って，乳汁漏出および性腺機能低下症（月経不順，無月経，不妊症）が認められる。

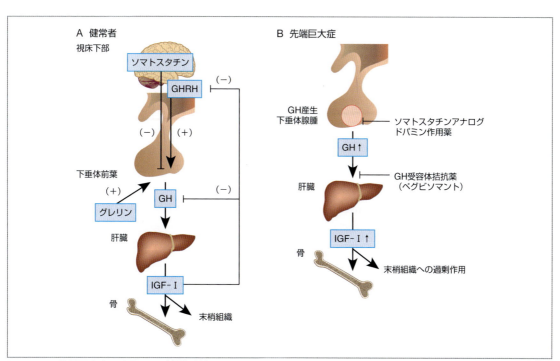

図6-1-2　先端巨大症の病態および薬物療法
GH（成長ホルモン）-IGF-I（インスリン様増殖因子I）系は個体の成長，身長の伸びを促進する作用をもつ。先端巨大症ではGH産生下垂体腺腫により血中GHが上昇，肝臓におけるGH受容体を介して血中IGF-Iは上昇する。そのため成人期（骨端線閉鎖後）に発症すると，四肢末端部の肥大，特有の顔貌，さまざまな内臓病変を合併する。薬物療法として，GH産生腺腫に作用するソマトスタチンアナログおよび肝臓におけるGH作用を阻害するGH受容体拮抗薬が使用される。
GHRH：成長ホルモン放出ホルモン

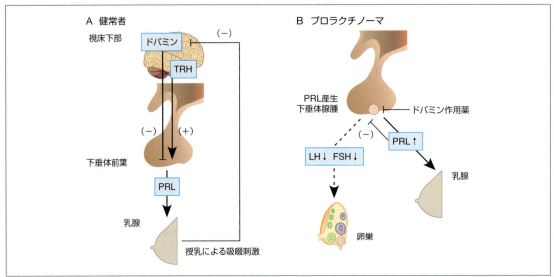

図 6-1-3　プロラクチノーマの病態および薬物療法
PRL系は出産後の女性で乳汁分泌作用をもつ．プロラクチノーマではPRL（プロラクチン）産生下垂体腺腫により血中PRLが上昇し，乳腺への作用により，女性は乳汁漏出をきたす．またPRLの中枢作用によりゴナドトロピン（LH〈黄体形成ホルモン〉，FSH〈卵胞刺激ホルモン〉）分泌が抑制されるため，性腺機能低下症をきたし，女性は月経不順，無月経，不妊症をきたす．薬物療法として，PRL産生腺腫に作用するドパミン作用薬が使用される．
TRH：甲状腺刺激ホルモン放出ホルモン

一方，男性では臨床症状に乏しいため診断までに時間がかかり，巨大腺腫に伴う頭痛や視野障害（視神経交叉への圧迫）を主訴として発見されることがある．治療では薬物療法（ドパミン作用薬，図 6-1-3）が第1選択となるが，薬物抵抗性を示す症例では手術療法が実施される．

◆クッシング病◆

下垂体前葉ACTHは，視床下部副腎皮質刺激ホルモン放出ホルモン（corticotropin-releasing hormone：CRH）により促進的な分泌調節を受けており，副腎皮質に作用してグルココルチコイド（糖質コルチコイド，コルチゾール）の分泌を促進し，また同時にミネラルコルチコイド（鉱質コルチコイド，アルドステロン），副腎性アンドロゲン（デヒドロエピアンドロステロン〈dehydroepiandrosterone：DHEA〉）の分泌も促進する．一方，コルチゾールによる負のフィードバック機構により，下垂体ACTH分泌は抑制される．またACTH，コルチゾールは早朝に高値，夜間に低値となる日内変動を示し，肉体的・精神的ストレスにより上昇する．

クッシング症候群は副腎皮質コルチゾールの過剰分泌が持続することにより生じる．本症はACTH依存性クッシング症候群（ACTH産生下垂体腺腫，異所性ACTH産生下垂体腺腫）とACTH非依存性クッシング症候群（コルチゾール産生副腎腺腫）に大別され，ACTH産生下垂体腺腫を原因とした場合を特にクッシング（Cushing）病とよぶ．クッシング病は30〜40歳代の女性に多く発症し，下垂体前葉の微小腺腫を原因とすることが多い．コルチゾール過剰分泌に伴ってクッシング症候とよばれるさまざまな身体所見が出現し，満月様顔貌，中心性肥満，水牛様脂肪沈着，伸展性赤色皮膚線条などの特異的症候，また高血圧，月経異常，耐糖能障害，骨粗しょう症，精神異常などの非特異的症候が現れる．

クッシング病では肥満，高血圧，耐糖能障害，凝固能亢進などで死亡率が高まるため，高コルチゾール血症の是正が必要である．クッシング病に対する治療の第1選択は手術療法（経蝶形骨洞下垂体腺腫摘出術）であり，手術でコントロール不

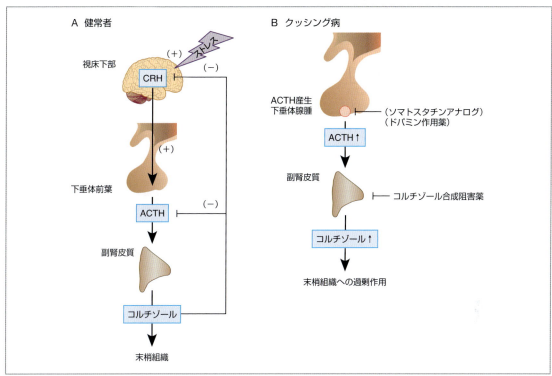

図 6-1-4 クッシング病の病態および薬物療法
ACTH（副腎皮質刺激ホルモン）-コルチゾール系は，生体における種々の恒常性維持のために必要である．クッシング病は ACTH 産生下垂体腺腫を原因として血中 ACTH が上昇し，副腎皮質における ACTH 受容体を介して血中コルチゾールが増加する．そのため，満月様顔貌，中心性肥満，赤色皮膚線条などのクッシング症候とよばれる身体所見および合併症が出現する．治療は手術療法が主体となり，薬物療法ではコルチゾール合成阻害薬が用いられる．
CRH：副腎皮質刺激ホルモン放出ホルモン

十分であれば，薬物療法（コルチゾール合成阻害薬，図 6-1-4）や放射線療法が追加される．

下垂体前葉機能低下症

視床下部・下垂体に病変が生じ，下垂体前葉ホルモン（ACTH，TSH，LH，FSH，GH，PRL）の分泌不全をきたした病態である．その結果，下垂体ホルモンの標的内分泌腺（甲状腺，副腎皮質，性腺など）の機能不全を反映したさまざまな臨床症候，検査異常が出現する．下垂体前葉機能低下症（hypopituitarism）の病因として，視床下部障害，下垂体障害，下垂体茎障害によるものに分類されるが，障害部位が複数の領域にみられることも多い．下垂体前葉ホルモンは視床下部ホルモンにより促進的な調節を受けるが，PRL は視床下部ドパミンにより抑制的な調節を受けるため，視床下部〜トルコ鞍上部の病変では，PRL は上昇する．すべての前葉ホルモン分泌が障害されるものを汎下垂体機能低下症，複数のホルモンが障害されるものを部分型下垂体機能低下症，単一のホルモンのみ障害されるものを単独欠損症とよぶ．

◆汎下垂体機能低下症◆

下垂体前葉機能低下症をきたす原因として，腫瘍（下垂体腺腫，頭蓋咽頭腫，胚細胞腫瘍など），炎症性疾患（リンパ球性下垂体炎，IgG4 関連疾患，サルコイドーシス，ランゲルハンス組織球症など）分娩時の大量出血に伴う下垂体壊死（シーハン症候群），外傷・手術に伴うもの，出産時の下垂体茎障害（骨盤位分娩）などがある．稀に遺伝子変異（*PIT1*，*PROP1*，*TPIT*，*KAL1*）を原因とすることがある．

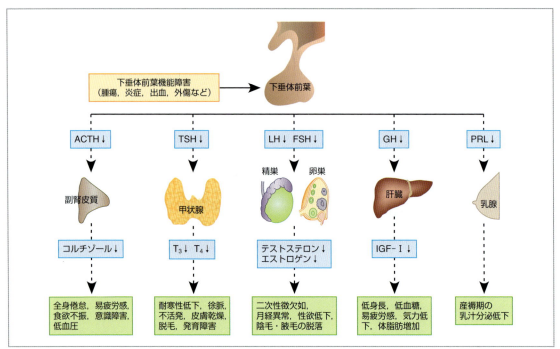

図 6-1-5 汎下垂体機能低下症の病態および薬物療法
腫瘍，炎症，出血，外傷などにより下垂体前葉機能が障害されると，上記に示すさまざまな症候が出現する．下垂体機能低下症の薬物療法では欠乏したホルモン系の補充療法が行われるが，実際には標的内分泌腺ホルモン（コルチゾール，甲状腺ホルモン，性ホルモン）が補充される．成長ホルモン補充および妊孕性獲得を目的としたゴナドトロピン（LH〈黄体形成ホルモン〉，FSH〈卵胞刺激ホルモン〉）補充の際には，これら下垂体ホルモン薬を補充する．
ACTH：副腎皮質刺激ホルモン，TSH：甲状腺刺激ホルモン，GH：成長ホルモン，IGF-Ⅰ：インスリン様増殖因子Ⅰ，PRL：プロラクチン

　下垂体前葉機能低下症では標的内分泌腺の機能不全を伴うことにより，多彩な症状や検査異常を呈する（図 6-1-5）．ACTH 分泌低下による続発性副腎皮質機能低下症により，全身倦怠，易疲労感，食欲不振，意識障害（低血糖，低ナトリウム血症），低血圧が見られる．TSH 分泌低下による続発性甲状腺機能低下症により，耐寒性の低下，不活発，皮膚乾燥，徐脈，脱毛，発育障害がみられる．ゴナドトロピン（LH，FSH）分泌低下による続発性性腺機能低下症では，二次性徴の欠如または進行停止，月経異常，性欲低下，陰毛・腋毛の脱落が見られる．GH 分泌不全症では，小児期では低身長や低血糖，成人期では易疲労感，気力低下，うつ状態，性欲低下，体脂肪の増加，筋力・骨量の低下が見られる．PRL 分泌低下では産褥期の乳汁分泌低下が見られる．

　基礎疾患に対する治療として，原因となる腫瘍性または炎症性疾患が見られる場合は，各々の疾患に対して適切な治療法を選択する．ホルモン欠乏症に対する治療としてホルモン補充療法が行われるが，下垂体ホルモンはペプチドホルモンのため経口投与は困難であり，実際には標的内分泌腺ホルモン（コルチゾール，甲状腺ホルモン，性ホルモン）が補充される．ただし，GH 分泌不全症に対しては，皮下注射により GH が補充される．なお，PRL 分泌低下症はホルモン補充療法の対象とはならない．

◆**成長ホルモン分泌不全性低身長症**◆

　視床下部・下垂体の障害により GH 分泌不全が小児期に生じると，低身長をきたす．日本人小児の性別・年齢別平均身長と標準偏差値を用いて，標準身長の－2.0 SD 以下，あるいは身長が正常範囲であっても成長速度が 2 年以上にわたって標準

値の−1.5 SD 以下の場合，成長障害ありと判定される。乳幼児では，低身長を認めなくても GH 分泌不全による低血糖が見られることがある。また，他系統の下垂体機能低下症が併存することも少なくない。成長ホルモン分泌不全性低身長症（short stature due to growth hormone deficiency/pituitary dwarfism）の原因としては，下垂体機能低下症の原因と同様に，器質的疾患（頭蓋咽頭腫，胚細胞腫瘍），出産時の下垂体茎障害（骨盤位分娩），遺伝子変異などがある。治療として，GH 補充療法を行う。

下垂体後葉疾患

◆中枢性尿崩症◆

下垂体後葉より分泌されるバソプレッシン（AVP）は，腎臓集合管における AVP V_2 受容体（V_2 受容体）に作用して水再吸収を促進する。AVP は血漿浸透圧および循環血液量により調節されており，血漿浸透圧上昇または循環血液量低下により AVP 分泌は促進される。中枢性尿崩症（diabetes insipidus）は視床下部・下垂体茎の病変などにより AVP 分泌が低下する疾患であり，腎臓における尿濃縮障害をきたして多尿となる（図 6-1-6）。希釈尿が大量に排泄されるようになり，尿量は 3〜6 L/日程度に増加，10 L/日以上となる症例もあり，脱水状態に伴って口渇，多飲の症状が見られる。

中枢性尿崩症の原因には，画像検査にて器質的変化がみられない特発性，遺伝性に発症する家族性，視床下部・下垂体茎の器質的病変（リンパ球性漏斗下垂体後葉炎，胚細胞腫瘍，頭蓋咽頭腫など）に伴う続発性があげられる。本症の治療としては，原疾患に対する治療，およびデスモプレシン（AVP 誘導体）補充療法を行う。

下垂体後葉 AVP 分泌は保たれているものの，腎臓集合管 AVP 受容体に異常があるために多尿をきたす場合を腎性尿崩症とよぶ。腎性尿崩症の原因として，先天的な遺伝子変異によるものと，後天的な尿細管障害（シェーグレン〈Sjögren〉症

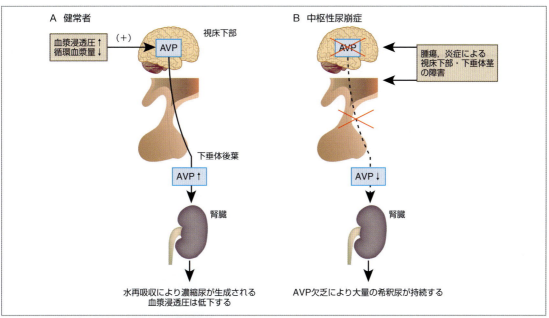

図 6-1-6　中枢性尿崩症の病態および薬物療法
抗利尿ホルモン（バソプレッシン〈AVP〉）は視床下部にて合成され，下垂体後葉まで移動して分泌される。AVP は血漿浸透圧上昇により分泌が刺激され，腎臓集合管において AVP V_2 受容体を介して水再吸収を促進する。一方，中枢性尿崩症では AVP 分泌機構が障害されるため，血中 AVP は低下して大量の希釈尿が持続する。中枢性尿崩症に対する薬物療法は，デスモプレシン（AVP 誘導体）の補充が行われる。

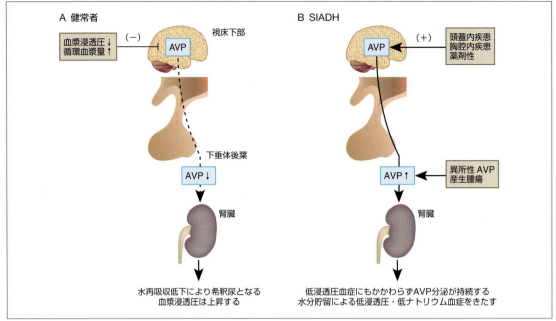

図 6-1-7　抗利尿ホルモン不適切分泌症候群（SIADH）の病態および薬物療法
血漿浸透圧が低下するとバソプレッシン（AVP）分泌は抑制されるため，腎臓における水再吸収は低下して希釈尿が排出され，血漿浸透圧は上昇する．一方，SIADH では低浸透圧血症の存在にもかかわらず，AVP 分泌が持続するため水分貯留過剰に伴って低ナトリウム血症をきたす．SIADH に対する治療は，水分制限および塩分摂取が行われる．異所性 AVP 産生腫瘍による SIADH に対して，AVP V_2 受容体拮抗薬が用いられることがある．

候群，低カリウム血症，高カルシウム血症，リチウム中毒など）によるものがある．治療は原疾患への対処を行い，薬物療法としてサイアザイド系利尿薬，インドメタシンが有効なことがある．

◆抗利尿ホルモン不適切分泌症候群◆

健常者では多量の水分を摂取すると，希釈による血漿浸透圧低下により下垂体後葉からの AVP 分泌は抑制されるため，尿中への水分排出が促進される．一方，抗利尿ホルモン不適切分泌症候群（syndrome of inappropriate secretion of antidiuretic hormone：SIADH）では，低浸透圧・低ナトリウム血症の存在下にもかかわらず，何らかの原因により AVP 分泌が抑制されないために，水分貯留過剰に伴う希釈性低ナトリウム血症をきたす（図 6-1-7）．

本症の原因として，中枢神経疾患（脳炎・髄膜炎，脳梗塞・脳出血，脳腫瘍），肺疾患（肺炎，肺膿瘍），異所性 AVP 産生腫瘍，薬剤性があげられる．薬剤性 SIADH をきたすものには，ビンクリスチン，クロフィブレート，カルバマゼピン，アミトリプチン，イミプラン，選択的セロトニン再取り込み阻害薬（selective serotonin reuptake inhibitor：SSRI）などがあげられる．本症では低ナトリウム血症に伴って，全身倦怠感，食欲低下，意識障害など非特異的な症状を呈する．なお，身体所見では脱水や浮腫はみられないのが特徴である．本症の治療は，基礎疾患に対する治療および水分制限，Na 補充が行われる．異所性 AVP 産生腫瘍において他の治療が無効な症例では，AVP 受容体拮抗薬が使用される．

薬物治療

下垂体前葉機能亢進症

下垂体腺腫の発生頻度は，非機能性下垂体腺腫 40％，PRL 産生下垂体腺腫（プロラクチノーマ）

30％，GH 産生下垂体腺腫（先端巨大症）20％，ACTH 産生下垂体腺腫（クッシング病）5％，TSH 産生下垂体腺腫 1％，その他 4％である。治療法は疾患によって異なり，先端巨大症では第 1 選択は手術療法であり，必要に応じて薬物療法，放射線療法を追加する。プロラクチノーマでは第 1 選択は薬物療法であり，薬物抵抗性を示す例では手術療法が実施される。クッシング病では手術療法が第 1 選択であり，現時点で ACTH 産生下垂体腺腫に対して有効な薬物療法はなく，必要に応じて副腎皮質コルチゾール産生を抑制する薬物が使用される。

◆先端巨大症◆

ソマトスタチンアナログ

薬物

視床下部ソマトスタチンは GH 分泌を抑制する作用をもつ。内因性ソマトスタチンの血中半減期は約 3 分と短いが，血中半減期を延長して，さらに徐放化したソマトスタチンアナログが臨床では使用される。

酢酸オクトレオチド（octreotide acetate），ランレオチド酢酸塩（lanreotide acetate）が用いられる。酢酸オクトレオチドは皮下注射剤（150〜300 μg/日，2〜3 回に分けて皮下注射）を 2 週間投与して効果および安全性を確認した後に，酢酸オクトレオチド徐放剤（10〜40 mg/月，殿部筋肉注射）に切り替える。またはランレオチド酢酸塩徐放剤（60〜120 mg/月，殿部深部皮下注射）を使用する。また，最近新しい薬物として，パシレオチド パモ酸塩徐放剤（pasireotide pamoate, 20〜60 mg/月，殿部筋肉注射）が使用可能となった。ソマトスタチンアナログ投与により，GH・IGF-Ⅰ低下作用および腫瘍縮小効果が認められ，臨床症状（頭痛，関節痛，発汗過多，軟部組織肥厚）および代謝異常（脂質異常症，耐糖能障害）も改善がみられる。

作用機序

GH 産生下垂体腺腫にはソマトスタチン受容体 2 型（somatostatin receptor 2：SSTR2）と 5 型（SSTR5）が発現しており，上記のソマトスタチンアナログは主に SSTR2 を介して，GH・IGF-Ⅰ低下作用および腫瘍縮小効果を発揮する。本剤は SSTR2 および SSTR5 の双方に親和性が強く，臨床的効果が期待される。

副作用

腹痛，鼓腸，下痢などの消化器症状がみられ，胆石にも注意が必要である。稀に腸閉塞や徐脈がみられることもある。耐糖能障害を生じることがあり，これは SSTR5 を介したインスリン分泌低下によるものと考えられ，前述のパシレオチド パモ酸塩で発症頻度が高い。

GH 受容体拮抗薬

薬物

内因性 GH が GH 受容体（肝臓）に結合するのを競合的に阻害することにより，血中 IGF-Ⅰを低下させる。IGF-Ⅰ正常化に伴って，全身倦怠，軟部組織肥厚，耐糖能障害などが改善する。

ペグビソマント（pegvisomant）が用いられ，10〜30 mg を連日，皮下注射する。強力な IGF-Ⅰ低下作用を有するが，原発巣（GH 産生下垂体腺腫）の増殖抑制作用はない。

作用機序

GH が GH 受容体に結合してシグナル伝達する際にサイト 1，サイト 2 が必要である。GH 分子のサイト 1，サイト 2 を改変したものが GH 受容体拮抗薬であり，サイト 1 には高親和性に結合するが，サイト 2 に結合しないため，拮抗薬としての作用を発現する。

副作用

肝障害や注射部位の反応が見られる。インスリンと同様に，同一部位への注射の繰り返しは避けるように注意する。

ドパミン作用薬

GH 産生下垂体腺腫に発現するドパミン D_2 受容体（D_2 受容体）を介して GH 分泌を抑制する。GH・IGF-Ⅰ増加が軽度〜中等度の症例や高 PRL 血症を伴う症例で，ブロモクリプチン，カベルゴ

リンなどのドパミン作用薬が使用される（ただしカベルゴリンは保険適用外）。

◆プロラクチノーマ◆

ドパミン作用薬
薬物
プロラクチノーマ治療の第1選択として，メチル酸ブロモクリプチン（bromocriptine mesilate）またはカベルゴリン（cabergoline）が使用される。メチル酸ブロモクリプチンは1.25～2.5 mg/日より開始，カベルゴリンは0.25～0.5 mg/週より開始して，用量調整を行う。カベルゴリンは週1～2回投与であり，ブロモクリプチンと比較して副作用も少ないことから，よく使用される。

作用機序
PRL産生下垂体腺腫に発現するドパミンD_2受容体を介してPRL分泌を抑制し，腺腫の増殖抑制・縮小作用も認められる。

副作用
嘔気，食欲不振，起立性低血圧，めまいなどがみられるが，メチル酸ブロモクリプチンと比較するとカベルゴリンでは発現が少ない。妊娠中の使用において胎児奇形が増加する証拠はないが，原則として妊娠が判明した際には内服を中止する。高用量ドパミン作用薬を長期間使用すると，三尖弁閉鎖不全症などの心臓弁膜症をきたすことがあるため注意が必要である。

◆クッシング病◆

コルチゾール合成阻害薬
薬物
クッシング病治療の第1選択は手術療法であるが，根治切除不能の場合には副腎皮質におけるコルチゾール合成阻害薬である，メチラポン（metyrapone），トリロスタン（trilostane），ミトタン（mitotane）が使用される。メチラポンは250～1000 mg/日を1～4回分服より開始して用量調整を行い，大量投与する際には，副腎不全回避のためにヒドロコルチゾン補充を併用する。トリロスタンは240 mg/日を3～4回分服より開始して用量調整する。

ミトタンは殺虫剤のDDT（dichlorodiphenyl trichloroethane）の誘導体であり，副腎皮質融解作用があるため，副腎がん治療薬としても用いられる。本剤により不可逆的な副腎皮質機能低下症をきたすため，ヒドロコルチゾン補充が必要となる。就寝前0.5 g内服より開始，食後0.5 gずつ増量して2～3 g/日とする。総投与量が360 gに達したら1～2 g/日に減量する。効果発現までに1～3カ月かかるので，投与初期にはメチラポンの併用も考慮する。

作用機序
メチラポンはステロイド合成酵素11β-ヒドロキシラーゼを阻害する。即効性があり確実にコルチゾール低下作用が得られるため，緊急に高コルチゾール血症の是正が必要な際にも使用される。トリロスタンはステロイド合成酵素3β-ヒドロキシステロイドデヒドロゲナーゼを阻害することにより効果を発揮する。副腎皮質に毒性をもつミトタンは不可逆的に副腎皮質を破壊し，ステロイド合成酵素を幅広く阻害する。

副作用
メチラポンにより頭痛，めまい，嘔吐，下痢などの副作用を生じることがある。トリロスタンにより副腎アンドロゲンが増加するため，多毛症をきたす。ミトタンは，肝障害，消化器障害（食欲不振，下痢，嘔吐），神経障害（うつ，めまい，意識障害）などさまざまな副作用が生じる。

ドパミン作用薬，ソマトスタチンアナログ
クッシング病に対する薬物療法として，現時点ではACTH産生下垂体腺腫に作用してACTH分泌低下を誘導する薬物はない。ドパミン作用薬によりACTH分泌が低下することがあるが，一般に有効率は低い。前述した，臨床治験中の新規ソマトスタチンアナログ（パシレオチド パモ酸塩）がクッシング病治療に有用であることが示されており，今後臨床で使用可能となることが望まれる。

下垂体前葉機能低下症

下垂体前葉機能低下症の診断のために，視床下部ホルモンであるCRH（コルチコレリン〈corticorelin〉），TRH（プロチレリン〈protirelin〉），LHRH（ゴナドレリン酢酸〈gonadorelin acetate〉），GHRH（ソマトレリン酢酸〈somatorelin acetate〉）および成長ホルモン分泌促進薬であるGHRP（プラルモレリン塩酸塩〈pralmorelin hydrochloride〉）が使用される。これらの薬物を投与しても下垂体ホルモンの反応がみられなければ，下垂体機能低下症の診断が確定する。GHRPはGHRHと比較して強力なGH分泌促進作用を有しており，GH分泌不全症の診断の際にはGHRPが用いられる。

下垂体前葉ホルモン欠乏症に対する治療としてホルモン補充療法が行われるが，下垂体ホルモンは経口投与困難であり，実際には標的内分泌腺ホルモン（副腎皮質ホルモン，甲状腺ホルモン，性ホルモン）が補充される。性腺機能低下症があり，挙児希望のある場合は，性腺刺激ホルモンの補充が行われる。またGH分泌不全症（GH分泌不全性低身長症，重症成人GH分泌不全症）に対してGHが補充される。

副腎皮質ホルモン

ACTH分泌不全症による続発性副腎皮質機能低下症に対して，内因性グルココルチコイドであるヒドロコルチゾン（hydrocortisone）15～20 mg/日の補充が行われる。感染症，発熱，外傷などのストレス時には，補充量を2～3倍に増量する。急性副腎不全（副腎クリーゼ）をきたした際には，ヒドロコルチゾン，生理食塩水，ブドウ糖を静脈内に投与する。

甲状腺ホルモン

TSH分泌不全症による続発性甲状腺機能低下症に対して，T_4製剤であるレボチロキシン（levothyroxine sodium hydrate）を補充する。T_4製剤は半減期が1週間程度と長く，体内で脱ヨード化されてT_3となり，ホルモン作用を発揮する。少量（12.5～25 µg/日）より開始して漸増するのが原則であり，血中fT_4値が基準値上限となるのを目安に補充量を調整する。ACTH分泌不全症を合併する際には，ヒドロコルチゾン補充を先に開始して，数日後に少量レボチロキシン補充を開始する。

性ホルモン，性腺刺激ホルモン

ゴナドトロピン（LH・FSH）分泌不全症による続発性性腺機能低下症に対する治療では，性ホルモン補充により二次性徴の発現・成熟を行う。挙児希望があり妊孕性獲得のためには，性腺刺激ホルモンの補充が必要である。

成人男性に対する性ホルモン補充では，エナント酸テストステロン（testosterone enanthate）125～250 mgを3～4週間ごとに筋注する。妊孕性獲得のためには，hCG-rhFSH療法またはGnRH（LHRH）療法が行われる。ゴナドトロピン補充療法では，LH類似作用を有するhCG製剤およびFSHを多く含むhMG製剤が使用されてきたが，最近，後者は，遺伝子組換えFSH（rhFSH）製剤が使用される。実際には，①ヒト絨毛性ゴナドトロピン（human chorionic gonadotropin：hCG）1500～3000単位の週2回筋注およびFSH（フォリトロピン〈follitropin〉α/β）75～150単位の週2回皮下注が併用される。視床下部障害を原因とする場合はGnRH（LHRH）療法が行われ，LHRH（ゴナドレリン酢酸塩〈gonadorelin acetate〉）10～20 µgを自動間欠注入ポンプにより90～120分間隔で皮下注射する。

成人女性に対する性ホルモン補充では，ホルムストローム療法またはカウフマン療法が行われる。第1度無月経ではホルムストローム療法が行われ，月経周期の後半期（5～10日間）に，プロゲストーゲン（ジドロゲステロン〈dydrogesterone〉）を2～10 mg/日経口投与する。第2度無月経ではカウフマン療法が行われ，月経周期の前半期にエストロゲン（conjugated estrogen）0.625～1.25 mg/日を経口投与，後半期にエストロゲンに加えてプロゲストーゲン2～10 mg/日を経口投与する。妊孕性獲得のためには，第1度無月経では

クロミフェン療法が行われ，第2度無月経ではhCG-rhFSH療法，GnRH（LHRH）療法が行われる．クロミフェン療法では，月経周期や消退出血の5日目からクエン酸クロミフェン（clomifene citrate）50～200 mg/日を経口投与する．hCG-rhFSH療法では，月経周期や消退出血の4～6日目からFSH（フォリトロピン α/β）50～225単位の連日皮下注を行い，卵胞が成熟したらhCG 5000～10000単位を投与して排卵を誘起する．副作用として多発排卵による多胎妊娠や，卵巣過剰刺激症候群に注意が必要である．視床下部障害型に対するGnRH（LHRH）療法は，前述の男性性腺機能低下症と同様の方法で行われる．

成長ホルモン

GH分泌不全性低身長症の治療は最終身長を正常化することが目標である．GH（ソマトロピン〈somatropin〉）0.175 mg/kg/日を標準治療量として，週6～7回の皮下注（自己注射）により分割投与する．患者の体重に合わせて0.1～0.2 mgずつ増量し，半年後に投与量を検討する．

重症の成人GH分泌不全症の治療は，GH欠乏に起因する易疲労感など自覚症状を含めたQOL改善や体組成異常の是正を目的とする．GH（ソマトロピン）投与は少量（3 mg/kg/日）より開始して，臨床症状，血中IGF-Ⅰ値をみながら漸増し，IGF-Ⅰが年齢・性別基準値内に保たれるように用量調整する．他ホルモンとの相互作用として，GH補充に伴って甲状腺ホルモン・副腎皮質ホルモン補充の増量が必要となることがある．経口エストロゲン剤にはIGF-Ⅰ抑制作用があり，一方GHはテストステロン剤の作用を増強して体液貯留作用が現れることがある．

下垂体後葉疾患

AVP分泌不全による中枢性尿崩症，AVP受容体異常による腎性尿崩症，AVPの不適切分泌に起因するSIADHに対する薬物療法について解説する．

◆中枢性尿崩症◆

デスモプレシン酢酸塩水和物
薬物

デスモプレシン酢酸塩水和物（desmopressin acetate hydrate）はAVP誘導体であり，腎臓におけるAVP V_2 受容体に特異的に作用する．デスモプレシン酢酸塩水和物はAVPと比較して抗利尿作用の持続が長く認められ，また末梢血管に発現するAVP V_1 受容体を介した血管収縮作用はみられないなどの利点がある．

作用機序

デスモプレシン酢酸塩水和物は，腎臓のAVP V_2 受容体に作用して抗利尿作用を発現する．従来デスモプレシン酢酸塩水和物は点鼻薬として使用されており，2.5～5 μg/日点鼻投与より開始して，尿量や血清Na値をみながら用量調整を行う．近年，デスモプレシン経口薬（口腔内崩壊錠）が使用可能となり，60 μg/日より開始して用量調整が行われる．経口薬は点鼻薬と比較して携帯が容易であり，薬物吸収の観点では鼻粘膜の状態に左右されないなど，いくつかのメリットがある．ただし経口薬は食事摂取による吸収効率への影響を受けるため，食直後の投与を避ける必要がある．従来の点鼻薬より経口薬に変更する際には，単純な用量変換は困難であり，入院した上で最少量より開始して用量調整することが望ましい．

副作用

デスモプレシン酢酸塩水和物過剰投与を続けると，水中毒，低ナトリウム血症をきたすことがある．本剤の過剰投与を避けるためには，本剤投与直前に効果が切れる（多尿傾向となる）ことが確認されるのが望ましい．

◆腎性尿崩症◆

腎性尿崩症への対処としては，原疾患の治療が行われる．サイアザイド系利尿薬またはインドメタシンの投与が有効なことがあるものの，現時点で特異的な薬物療法はない．

◆抗利尿ホルモン不適切分泌症候群（SIADH）◆

SIADHの原疾患が明らかな場合には，その治療を行う。軽症または慢性経過の低ナトリウム血症に対しては，水分制限（水分摂取15～20 mL/kg/日）および食塩投与（NaCl 200 mEq/日以上，経口または経静脈的）を行う。重症の低ナトリウム血症（Na 120 mEq/L以下）が見られ，中枢神経症状を合併して速やかな治療を必要とする場合には，フロセミド静注（10～20 mg）および3％食塩水（尿中Na排泄量に相当）を投与する。ただし，血清Naの急速な上昇により橋中心髄鞘崩壊をきたす可能性があるため，血清Na補正は緩徐に行う。

異所性AVP産生腫瘍が原因で他の治療法が無効な場合には，AVP V_2 受容体拮抗薬（モザバプタン塩酸塩〈mozavaptan hydrochloride〉）が保険収載されており，短期間の使用が認められている。抗菌薬であるデメチルクロルテトラサイクリン塩酸塩（demethylchlortetracycline hydrochloride）がAVP拮抗作用を有することが古くより知られており，本症治療に使用されることがある（保険適用外）。

本項目で扱った薬物一覧

薬物	作用機序など
下垂体前葉機能亢進症	
●ソマトスタチンアナログ 　酢酸オクトレオチド 　ランレオチド酢酸塩 　パシレオチド パモ酸塩	● SSTR2を介したGH抑制/抗腫瘍作用 ソマトスタチン徐放製剤，月1回投与
●GH受容体拮抗薬 　ペグビソマント	●肝臓におけるGH受容体への拮抗作用 内因性GH作用を競合的に阻害する
●ドパミン作用薬 　メチル酢プロモクリプチン 　カベルゴリン	●ドパミン D_2 受容体を介したPRL抑制/抗腫瘍作用 麦角アルカロイド，1日2～3回投与 麦角アルカロイド誘導体，週1～2回投与
●コルチゾール合成阻害薬 　メチラポン 　トリロスタン 　ミトタン	●副腎皮質コルチゾール合成酵素を阻害する 11β-ヒドロキシラーゼ阻害薬 3β-ヒドロキシステロイドデヒドロゲナーゼ阻害薬 不可逆的に副腎皮質を破壊する
下垂体前葉機能低下症	
●視床下部ホルモン薬 　コルチコレリン（CRH） 　プロチレリン（TRH） 　ゴナドレリン酢酸（LHRH） 　ソマトレリン酢酸（GHRH） 　プラルモレリン塩酸塩（GHRP）	●下垂体前葉機能低下症の診断に用いる ACTH分泌を促進する TSH，PRL分泌を促進する LH，FSH分泌を促進する GH分泌を促進する GH分泌を強力に促進する
●副腎皮質ホルモン 　ヒドロコルチゾン	●副腎皮質機能低下症に対する補充療法 内因性グルココルチコイド
●甲状腺ホルモン 　レボチロキシン	●甲状腺機能低下症に対する補充療法 T_4 製剤，半減期が長い
●性ホルモン 　エナント酸テストステロン 　ジドロゲステロン 　エストロゲン	●性腺機能低下症に対する補充療法 男性ホルモン徐放製剤，月1回投与 黄体ホルモン 卵胞ホルモン

●ゴナドトロピン（性腺刺激ホルモン） 　ヒト絨毛性ゴナドトロピン（hCG） 　フォリトロピン（FSH）	●妊孕性回復のためのゴナドトロピン療法 　LH作用 　FSH作用
●クロミフェン 　クエン酸クロミフェン	●GnRH分泌を促進して排卵機能を回復する
●GnRH 　ゴナドレリン酢酸塩（LHRH）	●妊孕性回復のためのGnRH療法 　ポンプを用いた間欠皮下投与
●成長ホルモン 　ソマトロピン（GH）	●GH分泌不全性低身長症に対する補充療法 　連日皮下投与
下垂体後葉疾患	
●抗利尿ホルモン 　デスモプレシン酢酸塩水和物	●中枢性尿崩症に対する補充療法 　AVP誘導体，AVP V_2 受容体への選択性が高い
●AVP V_2 受容体拮抗薬 　モザバプタン塩酸塩	●AVP V_2 受容体拮抗薬 　AVP産生腫瘍によるSIADHに適応あり

参考文献

1) Melmed S et al：Williams Textbook of Endocrinology 12th edition, p103-323, Elsevier, 2011
2) Melmed S：J Clin Endocrinol Metab 101：769-777, 2016
3) Grossman AB：J Clin Endocrinol Metab 95：4855-4863, 2010
4) Cuesta M et al：Best Pract Res Clin Endocrinol Metab 30：175-187, 2016
5) 大磯ユタカ他：厚生労働科学研究費補助金 難治性疾患克服研究事業 間脳下垂体機能障害に関する調査研究班，平成21・22・24年度総括・分担研究報告書，2010・2011・2013．(http://rhhd.info/sarch)

【西山　充】

2 甲状腺疾患の薬物治療

> **目標**
> - バセドウ病の病態生理，治療について理解する。
> - 慢性甲状腺炎の病態生理，治療について理解する。
> - 亜急性甲状腺炎の病態生理，治療について理解する。
> - 甲状腺機能低下症の病態生理，治療について理解する。

バセドウ病

バセドウ（Basedow）病は頻脈や体重減少，手指振戦を主体とする甲状腺中毒状態であり，甲状腺自己抗体が甲状腺を刺激することで甲状腺機能亢進に至る代表的な疾患である。甲状腺ホルモンの血中レベルが高い場合を甲状腺中毒症と呼称するが，甲状腺が破壊されることによるホルモンの血中レベルの上昇と鑑別が重要である。主に女性に多く認められている疾患だが，他の甲状腺疾患に比べると，男性にも比較的多い疾患であることがわかってきた。好発年齢も 20～30 歳あたりを中心に多く認められるが，比較的高齢にも認められる。

◆症状◆

自覚所見として，頻脈に伴う動悸，食事量が増えているにもかかわらず体重が減少する，手指振戦，発汗増多（皮膚湿潤），ミオパチー（近位筋優位の筋力低下で，時に筋痛を伴う），甲状腺中毒性周期性四肢麻痺（左右対称に生じる下肢の近位筋優位の筋力低下で，東洋人の男性に多い），神経質になるなどの精神状態の変化，などがあげられる。

他覚所見として，甲状腺腫，眼球突出，粘液水腫，甲状腺の血管雑音の聴取，他に心血管系の所見が多く認められ，収縮期高血圧，上室性不整脈（頻脈含む），心房細動，心拡大，心不全（心拍数依存）が主にあげられる（甲状腺腫，眼球突出，頻脈をまとめてメルゼブルク〈Merseburg〉の三徴とよぶ）。

次に，バセドウ病の所見でも特徴的な所見である眼球突出と粘液水腫について説明する。

眼球突出は特にバセドウ病に特有であり，バセドウ病眼症ともよばれている。バセドウ病眼症は甲状腺眼症ともよばれており，稀ではあるが橋本病にも合併することがあるため，注意が必要である。この病態は，眼窩内の組織への自己免疫的な炎症性疾患であり，重症に陥ると複視や視力障害に至り，最悪，失明に陥る。眼球突出はヘルテル（Hertel）の眼球突出計で測定する（基準 10～15 mm）。過剰な甲状腺ホルモンのための交感神経の過緊張の結果，上眼瞼が後退するために，虹彩のまわりに強膜が見える。そのほかには輻輳障害や，瞬目の減少を来す。バセドウ病眼症は喫煙，アイソトープ治療，甲状腺機能低下症（TSH 高値）がリスクファクターとして知られており，特に喫煙については，その有無をバセドウ病の診断がついた時点でよく確認をし，全例で禁煙を強く勧める必要がある。重症度は NOSPECS で判定し，活動性はクリニカル・アクティビティスコア（clinical activity score：CAS）や MRI の short T_1 inversion recovery（STIR）法などで評価する。眼症はバセドウ病のもつ症状の中でも特に患者の QOL に強く影響するため，注意が必要である。

粘液水腫は自己免疫機序に伴うグリコサミノグリカンの沈着により皮膚が膨隆し，圧迫しても痕を生じない（非圧痕性浮腫）。また，甲状腺機能低下症でも認められる。部位は下腿全体が硬く腫れる前脛骨粘液水腫が比較的多いとされる。

◆検査◆

生化学検査では，低コレステロール血症を認めているが，分画を見てみると高密度リポタンパク質（high-density lipoprotein cholesterol：HDL）コレステロールと低密度リポタンパク質（low-density lipoprotein cholesterol：LDL）コレステロールは低下するが，中性脂肪（triglyceride：TG）は逆に増加が認められる。また高アルカリホスファターゼ（alkaline phosphatase：ALP）血症が認められるが，発症早期にはあまり増加していないことが多い。腎クリアランスの増加によりクレアチンキナーゼ（creatine kinase：CK）は低めになっており，これは筋症状があっても増加はあまり認めない。血清カリウムの値も正常〜軽度低下していることが多い。心房細動時は BNP の増大も認めているので，心不全の診断時には注意が必要である。

甲状腺関連の検査は甲状腺刺激ホルモン（thyroid stimulating hormone：TSH）と FT_3，FT_4 を第 1 に調べるが，このとき TSH が最も鋭敏に反応するため，FT_3 と FT_4 が正常範囲であっても TSH が低値をとっている場合は，潜在性甲状腺機能亢進の可能性があるため，注意が必要である。また自己抗体は現在，抗 TSH 受容体抗体（TRAb〈TSH receptor antibody〉，TBII〈TSH binding inhibiting immunoglobulin〉）と甲状腺刺激抗体（thyroid stimulating antibody：TSAb）の両者が測定できるが，感度・特異度については TRAb のほうが高いとされる（保険上同時には測定できない）。また橋本病との合併例もあるため，抗サイログロブリン抗体や甲状腺ペルオキシダーゼ（thyroid peroxydase：TPO）抗体の陽性もありうるが，診断には用いられない。

画像検査では放射性ヨウ素シンチグラフィかテ

表 6-2-1　バセドウ病の診断ガイドライン

a）臨床所見 　1．頻脈，体重減少，手指振戦，発汗増加等の甲状腺中毒症所見 　2．びまん性甲状腺腫大 　3．眼球突出または特有の眼症状
b）検査所見 　1．遊離 T_4，遊離 T_3 のいずれか一方または両方高値 　2．TSH 低値（0.1 μU/ml 以下） 　3．抗 TSH 受容体抗体（TRAb，TBII）陽性，または刺激抗体（TSAb）陽性 　4．放射性ヨード（またはテクネシウム）甲状腺摂取率高値，シンチグラフィでびまん性
1）バセドウ病 　　a）の 1 つ以上に加えて，b）の 4 つを有するもの
2）確からしいバセドウ病 　　a）の 1 つ以上に加えて，b）の 1，2，3 を有するもの
3）バセドウ病の疑い 　　a）の 1 つ以上に加えて，b）の 1 と 2 を有し，遊離 T_4，遊離 T_3 高値が 3 ヶ月以上続くもの
【付記】 　1．コレステロール低値，アルカリフォスターゼ高値を示すことが多い。 　2．遊離 T_4 正常で遊離 T_3 のみが高値の場合が稀にある。 　3．眼症状があり TRAb または TSAb 陽性であるが，遊離 T_4 および TSH が正常の例は euthyroid Graves' disease または euthyroid ophthalmopathy といわれる。 　4．高齢者の場合，臨床症状が乏しく，甲状腺腫が明らかでないことが多いので注意をする。 　5．小児では学力低下，身長促進，落ち着きの無さ等を認める。 　6．遊離 T_3（pg/ml）/遊離 T_4（ng/dl）比は無痛性甲状腺炎の除外に参考となる。 　7．甲状腺血流測定・尿中ヨウ素の測定が無痛性甲状腺炎との鑑別に有用である。

日本甲状腺学会：甲状腺疾患診断ガイドライン 2013 より。
TSH：甲状腺刺激ホルモン，TRAb：TSH receptor antibody，TBII：TSH binding inhibiting immunoglobulin，TSAb：甲状腺刺激抗体，T_4：サイロキシン，T_3：トリヨードサイロニン

クネシウム（Tc）シンチグラフィにおいて，摂取率が高くびまん性に甲状腺全体が写って見える。エコーでは甲状腺の腫大や甲状腺内の血流の増加が多く認められるが，確実ではないため，甲状腺エコーは診断基準には含まれない。

◆診断◆

甲状腺学会が定めたガイドラインを表6-2-1に示す。

シンチグラフィを行わなければ確からしいバセドウ病止まりであるが，設備の関係上シンチグラフィを有していない医療機関が多いために，この時点で治療を開始してもよいとされている。

診断にあたり鑑別すべき疾患として無痛性甲状腺炎と亜急性甲状腺炎が代表的であるが，妊娠初期に，hCGにより甲状腺中毒症を呈することがあり，それ以外にも中毒性多結節性甲状腺腫も，稀ではあるが考慮しておく必要がある。表6-2-5に亜急性甲状腺炎の診断ガイドラインを示しているが，無痛性甲状腺炎のガイドラインも示す（表6-2-2）。自己抗体が陰性であることやシンチグラフィにて摂取率が低いことで鑑別は可能であるが，ポイントとしては，バセドウ病では甲状腺中毒症の症状が3カ月以上続くのが一般的であるのに対して，無痛性甲状腺炎は通常，甲状腺中毒症が3カ月以内に消失するので，経過をよく見ることでもある程度鑑別できるため，いつ頃から症状があるのか病歴をよく聞くことも重要である。

また，インターフェロンやアミオダロンなどの薬剤性甲状腺炎の存在も忘れてはならない。特にアミオダロンは大量にヨウ素を含むため，バセドウ病を発症していてもそのためにシンチグラフィにて取り込み率の低下を来すため注意が必要である。薬物性の場合は症状が3カ月以上続くこともあり，使用されている薬物歴もよく確認すべきである。

◆治療◆

バセドウ病の治療としては，①抗甲状腺薬，②アイソトープ，③手術の3種類があげられるが，日本で行われる治療はほとんどが①の薬物治療となっている。

まずそれぞれについての長所と短所を述べる。

①抗甲状腺薬による治療

長所：外来にて容易に行うことができ，ほとんどの患者に対して施行できる。また不可逆的な甲状腺機能低下に陥ることはほぼない。

短所：寛解率が低く，また寛解に至るまでの期間が長い。服薬中止や予後を判断する明確な指標がない。副作用の頻度が高い。

②アイソトープ（^{131}I内用療法）

長所：確実に甲状腺機能亢進症を治すことができる。治療も外来で施行可能で，服薬回数が少なくすむため容易である。甲状腺がんや白血病などの発症を増やさないことがわかっており，安全であるとされる。

短所：高確率で甲状腺機能低下症になる。妊婦や授乳婦など禁忌が多い。バセドウ眼症を発症，または増悪することがある。小児（18

表6-2-2 無痛性甲状腺炎の診断ガイドライン

a）臨床所見
　1．甲状腺痛を伴わない甲状腺中毒症
　2．甲状腺中毒症の自然改善（通常3ヶ月以内）
b）検査所見
　1．遊離T_4高値
　2．TSH低値（0.1μU/ml以下）
　3．抗TSH受容体抗体陰性
　4．放射性ヨード（またはテクネシウム）甲状腺摂取率低値
1）無痛性甲状腺炎
　　a）およびb）の全てを有するもの
2）無痛性甲状腺炎の疑い
　　a）の全てとb）の1〜3を有するもの
除外規定
甲状腺ホルモンの過剰摂取例を除く
【付記】
1．慢性甲状腺炎（橋本病）や寛解バセドウ病の経過中発症するものである。
2．出産後数ヶ月でしばしば発症する。
3．甲状腺中毒症状は軽度の場合が多い。
4．病初期の甲状腺中毒症が見逃され，その後一過性の甲状腺機能低下症で気付かれることがある。
5．抗TSH受容体抗体陽性例が稀にある。

日本甲状腺学会；甲状腺疾患診断ガイドライン2013より。
T_4：サイロキシン，TSH：甲状腺刺激ホルモン

歳未満）については慎重に対応する必要がある。長期にわたる使用経験から安全性は明らかであるが，患者からの受け入れが薬物療法ほどよくはない。設備の関係上行えないことがある。

③手術
長所：薬物より早期の寛解を得られ，妊娠中でも可能である（ただし流産や早産のリスクが比較的低い妊娠5〜7カ月に行う）。また，術後TRAbが低下することが多いために，稀に起こる胎児・新生児甲状腺機能亢進症の発症を抑える可能性がある（TRAbが高値のままのこともある）。

短所：甲状腺腫が大きいほど出血のリスクが高い。そのため術前に甲状腺機能が落ち着いていない場合，手術ができないことがある。術後，反回神経麻痺や副甲状腺機能低下症を来すことがある。

次にそれぞれの特徴を述べていく。

①抗甲状腺薬

日本においては，バセドウ病の初期治療の約9割でこの方法が選ばれている（参考までに，米国では保険の関係で7割がアイソトープである）。適応にならないのは，過去に抗甲状腺薬による重篤な副作用の経験がある場合や，服薬コンプライアンスが悪い場合である。寛解率が他の治療と比べて低く，また1.5年以上服薬しても寛解に至らない場合は寛解率がこれ以上上昇しないとの報告があるため，他の治療法を選択することが推奨されている。

副作用については，軽度なものとして皮疹，じん麻疹，肝障害（軽度），筋肉痛，発熱などがあり，これはそれぞれ対症療法で対応可能である。一方で重大なものとして無顆粒球症，多発性関節炎，肝障害（重症），MPO（ミエロペルオキシダーゼ〈myeroperoxydase〉）-ANCA（抗好中球細胞質抗体〈antineutrophil cytoplasmic antibody〉）関連血管炎症候群などがあげられる。多くは服用開始3カ月以内に発症するとされているが，特に無顆粒球症は生命に関わるために服用する前に必ず患者への説明（咽頭通や発熱などが初期に見られやすい）と服用開始後は少なくとも3カ月間は白血球の経過（特に好中球）を慎重にみる必要がある。MPO-ANCA関連血管炎症候群については，服用後数十年で発症することもあるので，このことも念頭に置いておく必要がある。なお重大な副作用を認めた場合，まず行うべきは投薬の中止であり，その後，抗甲状腺薬投与以外の治療法への切り替えが必要となる。以後も抗甲状腺薬の使用は行わないのが原則である。

日本で用いられている抗甲状腺薬はチアマゾール（thiamazole：MMI）とプロピルチオウラシル（6-propylthiouracil：PTU）の2種類があるが，最終的な治療効果については明確には差は認められていない。しかしMMIのほうがPTUより早く甲状腺ホルモンを正常化できることから，現在はMMIが第1選択薬として推奨されている。また副作用については，MMIは投与量に応じて副作用が増加するが，PTUには投与量との関連性がない。しかし重大な副作用についてはMMIよりPTUのほうが多いとされており，副作用の観点からもMMIのほうが推奨されている。また，先にあげた副作用の発現頻度も両者で差異があり，PTUはMPO-ANCA関連血管炎症候群，肝障害（重症），劇症肝炎が多いと報告されている。逆にMMIのほうが多い副作用としてはインスリン自己免疫症候群，ヒトT細胞白血病ウイルス（human T-cell leukemia virus：HTLV）-1関連ぶどう膜炎があげられている。

その他の点では，MMI使用例において奇形児の出産報告が少数ではあるがあげられている（PTUでは奇形率に差がなかったとされる）。少数報告であり，明確なMMIと奇形の関連性については現在でも完全な証明はできていない。しかし，妊娠4〜7週の期間においてはMMIよりPTUのほうが強く推奨されているため，妊娠を予定している症例においては，PTUへの事前切り替えも

推奨されている。

その他の薬物治療として，無機ヨードの大量投与があげられる。これは大量の無機ヨードによりヨードの有機化の阻害と甲状腺内の甲状腺ホルモンの放出を抑制する（ウォルフ-チャイコフ〈Wolff-Chaikoff〉効果）もので，甲状腺内の血流の低下や血管の脆弱性を是正する効果がある。したがって，外科切除の1～2週間前に投与されることが多い。抗甲状腺薬よりも早期に甲状腺機能を低下させるが，投与後2週間ほどすると効果が消失するエスケープ現象を呈することがあるので，長期にわたり使用する場合は注意が必要である。

②アイソトープ（^{131}I内用）療法

放射性同位元素^{131}Iをカプセルにて経口投与する治療であり，^{131}Iは甲状腺に集積して甲状腺ろ胞細胞を破壊する。その結果，甲状腺が縮小することで甲状腺機能亢進症が是正される。よく指摘される奇形や甲状腺がんの発症への関与については過去の報告から否定的であり，現状では安全性は確認できている。しかしアイソトープ後に永続的な甲状腺機能低下を来すことが多く，長期にわたり甲状腺機能の経過を診ることが必要となる。

絶対的な適応は抗甲状腺薬を使用できない（重大な副作用が認められた）症例で，相対的な適応としては（心疾患や肝疾患，糖尿病など慢性的な原疾患により）薬物治療によるコントロールが困難であるとき，術後バセドウ病の再発，薬物や手術を希望しないとき，抗甲状腺薬にて寛解に至らず，薬物の継続や手術を希望しなかったとき，甲状腺腫を小さくしたい場合などがある。

禁忌としては，絶対禁忌は妊婦，授乳婦，または妊娠の可能性がある女性もしくは妊娠を予定している女性（6ヵ月以内）で，相対的禁忌は重症バセドウ眼症を有していること，18歳未満については慎重投与とされている。

なおアイソトープ後も6ヵ月間の避妊を要するが，アイソトープ後は永続的な甲状腺機能低下を来すことが多く，甲状腺機能が安定するまでは妊娠は控えてもらうほうが安全である。また甲状腺腫が非常に大きい場合は，治療後に急速に放出された甲状腺ホルモンによりクリーゼ様の症状を呈することがあるので注意を要する。

③手術

薬物療法の適応になくアイソトープが行えない症例などが適応になる。また甲状腺がんなどの腫瘍の合併例もよい適応となる。他の治療と比較しても効果が早期に認められ確実性も高いが，外科的な処置であり，出血や反回神経麻痺，副甲状腺機能低下症などの合併症もありえる。そのため近年では，手術はバセドウ病の治療の第1選択として選ばれることは少なくなっており，腫瘍合併例などが主な適応になりつつある。

甲状腺クリーゼ

甲状腺中毒症の原因となる未治療ないしコントロール不良の甲状腺基礎疾患が存在し，これに何らかの強いストレスが加わったときに，甲状腺ホルモン作用過剰に対する生体の代償機構の破綻により複数臓器が機能不全に陥った結果，生命の危機に直面した緊急治療を要する病態のことを指す。誘因としては，甲状腺疾患に直接関連したものとして抗甲状腺薬の不規則な服薬や中断，甲状腺手術，アイソトープ治療，過度の甲状腺触診や細胞診，甲状腺ホルモン製剤の大量服用などがある。甲状腺に直接関連しない誘因としては，感染症，甲状腺以外の手術，外傷，妊娠・分娩，副腎皮質機能不全，糖尿病ケトアシドーシス，ヨード造影剤投与，脳血管障害，肺血栓塞栓症，虚血性心疾患，抜歯，強い情動ストレスや激しい運動などがある。症状としては意識障害，高熱，頻脈を伴う循環不全，下痢などの消化器症状があげられ，これらの症状を基に診断されるが，甲状腺ホルモン中毒の状態であればホルモンの値の上昇が軽度でも発症することがあり，注意が必要である。日本では年間150例ほどの発症が確認されており，適切な治療がなされなければ死に至り，迅速に治療が開始されても致死率は10％以上とされている。甲状腺クリーゼの診断基準を表6-2-3

表 6-2-3 甲状腺クリーゼの診断基準（第 2 版）

必須項目
甲状腺中毒症の存在（遊離 T_3 および遊離 T_4 の少なくともいずれか一方が高値）

症状（注 1）
1. 中枢神経症状（注 2）
2. 発熱（38 度以上）
3. 頻脈（130 回/分以上）（注 3）
4. 心不全症状（注 4）
5. 消化器症状（注 5）

確実例
必須項目および以下を満たす（注 6）。
a．中枢神経症状＋他の症状項目 1 つ以上，または，
b．中枢神経症状以外の症状項目 3 つ以上

疑い例
a．必須項目＋中枢神経症状以外の症状項目 2 つ，または
b．必須項目を確認できないが，甲状腺疾患の既往・眼球突出・甲状腺腫の存在があって，確実例条件の a または b を満たす場合（注 6）

（注 1）明らかに他の原因疾患があって発熱（肺炎，悪性高熱症など），意識障害（精神疾患や脳血管障害など），心不全（急性心筋梗塞など）や肝障害（ウイルス性肝炎や急性肝不全など）を呈する場合は除く。しかし，クリーゼによる症状か単なる併発症か鑑別が困難な場合は誘因により発症したクリーゼの症状とする。

（注 2）不穏，せん妄，傾眠，けいれん，昏睡。Japan Coma Scale（JCS）1 以上または Glasgow Coma Scale（GCS）14 以下。

（注 3）心房細動などの不整脈では心拍数で評価する。

（注 4）肺水腫，肺野の 50％以上の湿性ラ音，心源性ショックなど重度な症状。New York Heart Association（NYHA）分類 4 度または Killip 分類Ⅲ度以上。

（注 5）嘔気・嘔吐，下痢，黄疸（血中総ビリルビン>3 mg/dl）

（注 6）高齢者は，高熱，多動などの典型的クリーゼ症状を呈さない場合があり（apathetic thyroid storm），診断の際注意する

日本甲状腺学会：甲状腺クリーゼの診断基準 第 2 版。
T_3：トリヨードサイロニン，T_4：サイロキシン

に示す。

◆治療◆

厳格な全身管理ができるところ（ICU など）での抗甲状腺薬の大量投与，無機ヨウ素の投与，十二分な補液，身体の冷却を行う。頻脈のコントロールは β 受容体拮抗薬（β 遮断薬）を用いる。β 遮断薬（プロプラノロール〈propranolol〉）は T_4 から T_3 への変換を抑制する効果があり，結果，甲状腺ホルモンの作用減弱も見込めるため有用である。心房細動があればジギタリスの追加も行う。相対的副腎不全に陥っているので，副腎皮質ステロイドホルモンの投与も行う。またステロイドも T_4 から T_3 への変換抑制効果をもっている。

後は誘引となる疾患（感染なら抗生剤使用）への対処も併せて行う。せん妄や痙れんなどの中枢神経症状に対しても，それぞれ鎮静薬や抗痙れん薬を用いる。

慢性甲状腺炎

◆病態◆

慢性甲状腺炎（chronic thyroiditis）は橋本策博士によって認められた疾患で，橋本甲状腺炎（〈Hashimoto thyroiditis〉橋本病）とよばれている。バセドウ病のように自己抗体による自己免疫性甲状腺疾患であるが，甲状腺疾患の中でも特に罹患頻度が高いとされ（一般人口の約 18％），女性に多く認められる。ほとんどは無症状であるが，甲状腺ホルモンの一過性の上昇や永続性の低下を来すこともあり，甲状腺機能低下症を来すのは，橋本病全体の約 10％程度とされている。甲状腺機能異常を呈してから発見されることが多い。

◆症状◆

慢性甲状腺炎の自覚所見としては，多くは無症状である。甲状腺腫大に伴う前頸部の圧迫感や不快感，甲状腺機能低下症に伴う無気力，易疲労感，記憶力低下，認知機能低下，寒がり，体重増加，便秘，むくみなどがあげられる。

他覚所見としては，びまん性の甲状腺腫大に加えて，甲状腺機能低下による徐脈，体温低下，筋力低下，非圧痕性浮腫，アキレス腱反射低下，脱毛（頭髪，眉毛）傾向，乳汁分泌や過多月経などがあげられる。また，重度の低下が長期間続くと昏睡に至ることもある。基本的には甲状腺ホルモン不足による症状が見られるが，経過中に無痛性甲状腺炎を合併することで一過性の甲状腺中毒症状を示すことがある。また，経過中に稀であるが有痛性の甲状腺炎（急性憎悪）を認めることがある。これは亜急性甲状腺炎などと違い副腎皮質ステロイドを投与しても難治性であることが多く，手術に至ることもある。また悪性リンパ腫の合併

も認められるので，急速に甲状腺の腫大が進行する場合は本性を疑う必要がある。

◆検査◆

生化学検査では高コレステロール血症やクレアチンキナーゼ（CK）の上昇を認めるが，他には血清ナトリウムの低下，AST，ALTやγGTPの上昇を呈することもある。

慢性甲状腺炎の多くで甲状腺機能は正常であり，機能低下例ではTSH高値，FT_4低値となるほかに，TSHのみが高値でFT_4が正常ないし正常下限である潜在性甲状腺機能低下を呈することがある。また経過中に一過性の甲状腺中毒を呈することがあり，このときは逆にTSH低値，FT_4高値となる。甲状腺機能低下の有無にかかわらず，抗サイログロブリン抗体，抗TPO抗体（もしくは抗甲状腺マイクロゾーム抗体）のいずれか，もしくは両方が陽性となる。

画像検査は甲状腺エコーを行う。甲状腺は内部が不均一で低エコーを全体で認めており，びまん性に腫大傾向だが，一部萎縮例もある。病理的には針生検にて甲状腺組織内にリンパ球の浸潤を認める。慢性甲状腺炎の診断ガイドラインを表6-2-4に示す。

◆治療◆

甲状腺機能正常例であれば治療の必要はない。甲状腺機能低下例ではT_4製剤を少量から開始する。狭心症など心障害を呈することがあるので，特に高齢者では必ず少量から開始してゆっくりと増やしていく。潜在性甲状腺機能低下症のときはTSH>10 μU/mLを目安としてT_4製剤の投与を少量から開始する。アジソン（Addison）病など副腎機能低下例との合併例では必ずステロイドホルモンの補充から行い，副腎機能の安定を待ってから甲状腺ホルモンの補充を始める。

橋本脳症

橋本脳症（Hashimoto encephalopathy）は橋本病に合併する稀な疾患で，意識障害，痙れん，ミオクローヌスを伴う。甲状腺機能の異常と発症には相関が乏しく，甲状腺機能が正常であっても発症が報告されている。脳SPECTで灌流欠損を認めており，脳MRIでは正常または萎縮を認めている。また非特異的な脳波異常が認められる。治療は，感染に伴う脳症を除外した上で，副腎皮質ステロイドを投与することで高率で改善し，予後も良好であるが，認知機能障害が残存することがある。

亜急性甲状腺炎

◆病態◆

亜急性甲状腺炎（subacute thyroiditis）は，甲状腺に生じた炎症に付随する甲状腺破壊に伴う一過性の甲状腺機能異常である。上気道炎に続いて発症することが多いため，ウイルス感染が原因と考えられているが，まだ明らかなことはわかっていない。近年ではHLA-Bw35との関連が示唆されている。

◆症状◆

所見は有痛性の甲状腺腫と体重減少，頻脈など

表6-2-4 慢性甲状腺炎（橋本病）の診断ガイドライン

a）臨床所見
　1．びまん性甲状腺腫大
　但しバセドウ病など他の原因が認められないもの
b）検査所見
　1．抗甲状腺マイクロゾーム（またはTPO）抗体陽性
　2．抗サイログロブリン抗体陽性
　3．細胞診でリンパ球浸潤を認める
1）慢性甲状腺炎（橋本病）
　a）およびb）の1つ以上を有するもの
【付記】
1．他の原因が認められない原発性甲状腺機能低下症は慢性甲状腺炎（橋本病）の疑いとする。
2．甲状腺機能異常も甲状腺腫大も認めないが抗マイクロゾーム抗体およびまたは抗サイログロブリン抗体陽性の場合は慢性甲状腺炎（橋本病）の疑いとする。
3．自己抗体陽性の甲状腺腫瘍は慢性甲状腺炎（橋本病）の疑いと腫瘍の合併と考える。
4．甲状腺超音波検査で内部エコー低下や不均一を認めるものは慢性甲状腺炎（橋本病）の可能性が強い。

日本甲状腺学会：甲状腺疾患診断ガイドライン2013より。
TPO：甲状腺ペルオキシダーゼ

の甲状腺中毒症状である。また，しばしば発症前に上気道炎様の症状を呈していることがある。他覚所見としては甲状腺腫大と硬結を認め，同部位に圧痛を生じる。

◆検査◆

炎症が主体であるため，赤沈亢進が特徴である。CRP（C反応性タンパク質〈C-reactive protein〉）上昇や白血球の増加も軽微であることが多い。甲状腺関連検査については TSH の低値と FT_4 の高値を認め，また T_3/T_4（ng/μg）は20以下に低下して FT_4 優位の上昇を認める。ろ胞破壊を反映して血中 TG は高値となる。画像検査では，甲状腺エコーでは圧痛部位に一致した低エコー帯が認められ，シンチグラフィの摂取率は著明に低下している。

◆診断◆

診断ガイドラインを表6-2-5に示す。

◆治療◆

軽症であれば対症療法のみで，重症ではステロ

表6-2-5 亜急性甲状腺炎（急性期）の診断ガイドライン

a）臨床所見 　有痛性甲状腺腫
b）検査所見 　1．CRP または赤沈高値 　2．遊離 T_4 高値，TSH 低値（0.1μU/ml 以下） 　3．甲状腺超音波検査で疼痛部に一致した低エコー域
1）亜急性甲状腺炎 　a）およびb）の全てを有するもの
2）亜急性甲状腺炎の疑い 　a）とb）の1および2
除外規定 　橋本病の急性増悪，嚢胞への出血，急性化膿性甲状腺炎，未分化癌
【付記】 1．上気道感染症状の前駆症状をしばしば伴い，高熱をみることも稀でない。 2．甲状腺の疼痛はしばしば反対側にも移動する。 3．抗甲状腺自己抗体は高感度法で測定すると未治療時から陽性になることもある。 4．細胞診で多核巨細胞を認めるが，腫瘍細胞や橋本病に特異的な所見を認めない。 5．急性期は放射性ヨード（またはテクネシウム）甲状腺摂取率の低下を認める。

日本甲状腺学会：甲状腺疾患診断ガイドライン 2013 より。
CRP：C 反応性タンパク質，T_4：サイロキシン，TSH：甲状腺刺激ホルモン

表6-2-6 甲状腺機能低下症の診断ガイドライン

【原発性甲状腺機能低下症】
a）臨床所見 　無気力，易疲労感，眼瞼浮腫，寒がり，体重増加，動作緩慢，嗜眠，記憶力低下，便秘，嗄声等いずれかの症状
b）検査所見 　遊離 T_4 低値および TSH 高値
原発性甲状腺機能低下症 　a）およびb）を有するもの
【付記】 1．慢性甲状腺炎（橋本病）が原因の場合，抗マイクロゾーム（または TPO）抗体または抗サイログロブリン抗体陽性となる。 2．阻害型抗 TSH 受容体抗体により本症が発生することがある。 3．コレステロール高値，クレアチンフォスフォキナーゼ高値を示すことが多い。 4．出産後やヨード摂取過多などの場合は一過性甲状腺機能低下症の可能性が高い。
【中枢性甲状腺機能低下症】
a）臨床所見 　無気力，易疲労感，眼瞼浮腫，寒がり，体重増加，動作緩慢，嗜眠，記憶力低下，便秘，嗄声等いずれかの症状
b）検査所見 　遊離 T_4 低値で TSH が低値～正常
中枢性甲状腺機能低下症 　a）およびb）を有するもの
除外規定 　甲状腺中毒症の回復期，重症疾患合併例，TSH を低下させる薬剤の服用例を除く
【付記】 1．視床下部性甲状腺機能低下症の一部では TSH 値が 10μU/ml 位まで逆に高値を示すことがある。 2．中枢性甲状腺機能低下症の診断では下垂体ホルモン分泌刺激試験が必要なので，専門医への紹介が望ましい。

日本甲状腺学会：甲状腺疾患診断ガイドライン 2013 より。
TSH：甲状腺刺激ホルモン，TPO：甲状腺ペルオキシダーゼ

イドの投与を行う。抗甲状腺薬は用いない。

甲状腺機能低下症

甲状腺機能低下症（hypothyroidism）は甲状腺ホルモンの不足に伴ってさまざまな症状を呈する状態であり，甲状腺の分泌合成が不足している場合と，標的臓器におけるホルモン感受性の低下やホルモンの代謝障害による場合（甲状腺ホルモン不応症）があげられる。

甲状腺の分泌合成が低下した場合は，甲状腺自体に障害がある（慢性甲状腺炎や甲状腺摘出後，放射性ヨウ素投与後，特定の薬物の服用，先天性の甲状腺無形成やホルモン合成障害，クレチン症など）原発性甲状腺機能低下症と，視床下部や下垂体に障害（腫瘍，手術，放射線照射など）があるために甲状腺ホルモンの低下を来す，中枢性甲状腺機能低下症に分けられる。

ホルモンの感受性の低下については，FT_4，FT_3，TSH がいずれも高値を取っていることが特徴である。ほとんどが $TR\beta$ の先天的異常とされていて，無症状であることが多い。

◆症状◆

軽症であるうちは無症状であるが，症状が進むと，自覚所見として，易疲労感，寒がり，食欲低下，気力低下，低体温，記憶力低下，便秘などを認め，他覚所見として浮腫（非圧痕性），体重増加，認知機能低下，血圧低下，徐脈などが認められる。また重度の低下例では，意識レベルの低下から昏睡状態に陥ることもある（粘液水腫性昏睡）。原発性，中枢性それぞれの症状において，違いは特にない。

◆検査◆

生化学検査では，コレステロール高値，クレアチンキナーゼ（CK）高値をとることが多い。原発性甲状腺機能低下では TSH 高値，T_3，FT_3，T_4，FT_4 が低値をとるが，まず T_4，FT_4 から低下するため，T_3，FT_3 が正常を保っている状態を T_3 euthyroidism とよぶ。また TSH のみが上昇しており FT_3，FT_4 が正常または正常下限である場合，潜在性甲状腺機能低下症とすることがある。中枢性甲状腺機能低下では TSH も低値をとっている。

甲状腺ホルモン不応症では FT_3，FT_4 が高値であるにもかかわらず，TSH が正常もしくは高値をとる。

◆診断◆

甲状腺機能低下症の診断ガイドラインを表 6-2-6 に，また甲状腺機能低下を来す薬物について表 6-2-7 に示す。

表6-2-7　甲状腺機能低下を来す薬物

1．甲状腺ホルモンの合成・分泌を抑制する薬物
●抗甲状腺薬（チアマゾール，プロピルチオウラシル）
●ヨード剤，ヨード含有医薬品
●アミオダロン
●インターフェロン（α，β，γ）
●炭酸リチウム
●インターロイキン（IL-2），顆粒球・マクロファージコロニー刺激因子（GM-CSF）
●エチオナミド，パラアミノサリチル酸
●サリドマイド
●スニチニブリンゴ酸塩
2．TSH の合成・分泌を抑制する薬物
●ドパミン塩酸塩
●ドブタミン塩酸塩
●副腎皮質ホルモン（グルココルチコイド）
●酢酸オクトレオチド
3．甲状腺ホルモンの代謝を促進する薬物
●フェノバルビタール，リファンピシン，フェニトイン，カルバマゼピン
4．甲状腺ホルモン結合タンパク質を増加させる薬物
●エストロゲン（卵胞ホルモン）
●タモキシフェンクエン酸などの選択的エストロゲン受容体モジュレーター
●5-フルオロウラシル
5．甲状腺ホルモンの吸収を阻害する薬物
●コレスチラミン，コレスチミド
●酢酸ラロキシフェン
●シプロフロキサシン
●水酸化アルミニウムゲル
●沈降炭酸カルシウム，グルコン酸カルシウム，ポリカルボフィルカルシウム
●硫酸鉄，スクラルファート
●活性炭（球形吸着炭，薬用炭），塩酸セベラマー，ポラプレジンク
6．その他
●経腸栄養剤，性腺刺激ホルモン放出ホルモン誘導体，メシル酸イマニチブ

厚生労働省：平成 21 年度 重篤副作用疾患別対応マニュアル「甲状腺機能低下症」。
TSH：甲状腺刺激ホルモン

◆**治療**◆

甲状腺ホルモンの補充にはT_3製剤（リオチロニンナトリウム〈liothyronine sodium〉）とT_4製剤（レボチロキシンナトリウム〈levothyroxine sodium〉）が用いられる。半減期については，T_4が約7日であるのに対し，T_3は約1日と短い。そのため，投与後の血中ホルモン濃度の変化がT_4製剤に比べT_3製剤のほうが大きくなり，値の変動も大きくなる。そのため，甲状腺機能低下症の治療にはT_4製剤を用いるのが一般的である。一方でT_3製剤は効果の発現がT_4製剤よりも早いために，主に粘液水腫様昏睡のときに用いられる。

甲状腺ホルモンは高齢者や冠動脈疾患の既往がある場合は特に少量から投与して，ゆっくりと増量していく。また副腎機能低下を来している場合はまず副腎皮質ステロイドホルモンの投与から行い，副腎機能の安定を待ってから甲状腺ホルモンの補充を開始する。甲状腺ホルモン不応症の際の甲状腺機能低下の場合の治療法も同様である。また妊娠中の甲状腺機能低下症については，コントロール不十分の場合，流産・早産などのリスクが生じるため，TSHが2.5～3を下回るようにホルモンの補充を行う。

本項目で扱った薬物一覧	
薬物	特徴，作用機序など
●抗甲状腺薬 　　チアマゾール 　　プロピルチオウラシル	●甲状腺に作用して甲状腺ホルモンの合成・分泌を抑制 ●効果が認められるのに2～4週間ほどかかる
●β遮断薬 　　プロプラノロール	●心拍数のコントロールにより心機能を保護，T_4のT_3への変換を抑制
●副腎皮質ステロイドホルモン	●相対的副腎不全の治療，T_4のT_3への変換を抑制
●無機ヨウ素	●甲状腺に作用して甲状腺ホルモンの分泌を抑制，効果は速やかに認めるが2週間ほどで効果が消失することがある（エスケープ現象）
●甲状腺ホルモン剤 　　レボチロキシンナトリウム 　　リオチロニンナトリウム	●甲状腺内へのホルモン補充 T_4製剤，半減期が長く安定投与できる T_3製剤，半減期が短く安定しないが，速やかに効果を認めるために粘液水腫様昏睡の際，適応となる

参考文献

1) 日本甲状腺学会：甲状腺診療ガイドライン 2013, 2013年
2) 成瀬光栄編：内分泌代謝専門医ガイドブック 改定第3版，診断と治療社，2012

【吉本　卓生】

3 カルシウム代謝異常，副甲状腺疾患の薬物治療

目標
- カルシウム代謝異常の病態生理，薬物治療を理解する。
- 副甲状腺疾患の病態生理，薬物治療を理解する。

カルシウム代謝異常

カルシウム（Ca）は生命活動に必須な金属元素であり，その血中濃度は 8.5〜10.5 mg/dL の狭い範囲で精密にコントロールされている（表 6-3-1）。その恒常性維持に重要な役割を担っているのが，副甲状腺ホルモン（parathyroid hormone：PTH），ビタミンD，リン（P），および Ca 自体である。Ca 代謝異常は主に PTH とビタミンD異常に起因するものであり，日常臨床でよく経験する電解質異常の1つである。

カルシウム代謝

血中の Ca は主にアルブミンと結合しており，約 40％のイオン化 Ca が生理機能に重要な役割を演じる。血中アルブミン濃度によって Ca^{2+} 濃度は影響されるので，低アルブミン血症では補正 Ca 濃度を算出し，評価に用いる（表 6-3-1）。

また，血液 pH は血中 Ca のタンパク質結合率に影響を与え，酸血症では結合率は低下し，アルカリ血症では上昇する。このため，酸塩基平衡異常を有する患者では，イオン化 Ca を直接測定することが Ca 代謝異常の診断に肝要となる。

血清 Ca 濃度は Ca 調節ホルモンである PTH と活性型ビタミンDであるカルシトリオール（$1α,25(OH)_2$ビタミンD_3）が，骨，腎や腸管における Ca 出納を調節することにより制御されている。Ca は副甲状腺細胞表面に存在する Ca（感知）

表 6-3-1 血清 Ca の正常値と異常値

血清 Ca 濃度の正常値	8.6〜10.3 mg/dL (2.15〜2.57 mmol/L)
細胞外液の遊離 Ca^{2+} の正常値	1.16〜1.32 mmol/L
高カルシウム血症 　補正血清 Ca 濃度* 　血清 Ca^{2+} 濃度	 >10.3 mg/dL >1.32 mmol/L
低カルシウム血症 　補正血清 Ca 濃度* 　血清 Ca^{2+} 濃度	 <8.6 mg/dL <1.16 mmol/L

*補正血清 Ca 濃度（mg/dL）＝血清 Ca 濃度（mg/dL）＋{4−Alb 濃度（g/dL）}。

受容体（calcium sensing receptor：CaSR）を介して，PTH 産生，分泌を調節することにより，血中 Ca 濃度の調節を行っている。

高カルシウム血症

高カルシウム血症（hypercalcemia）は血清 Ca 濃度の程度と上昇の速度によって異なるが，全身にさまざまな症状を呈する（表 6-3-2）。原因は多岐にわたるが，一般的には原発性副甲状腺機能亢進症と悪性腫瘍が原因の 90％を占めるとされ[1]，PTH の上昇に伴うものと PTH 非依存性とに分け，血清 PTH 濃度測定や尿 Ca 排泄率などで評価して診断を進める（図 6-3-1）。

高カルシウム血症の治療は，血清 Ca 濃度を下げると同時に原疾患の治療を行う。治療に使用する薬物は，患者の全身状態や症状，高カルシウム血症の程度に対応して選択する（表 6-3-3）。高カルシウム血症では腎の尿濃縮能低下があり，水

表 6-3-2 高カルシウム血症，低カルシウム血症の臨床徴候[2]

	高カルシウム血症状の症状	低カルシウム血症状の症状
全身症状	全身倦怠感，疲労感，脱力	全身倦怠感
中枢神経症状	思考力低下，記銘力低下，意識障害	情緒障害（イライラ，抑うつ，意識変容），痙れん（強直間代性，頭蓋内石灰化）
神経・筋症状	筋力低下，腱反射低下	感覚異常，筋力低下，口周囲・四肢の刺痛，筋収縮・痙れん，テタニー，手足の痙縮，クヴォステック（Chvostek）徴候，喉頭・気管支痙れん
消化器症状	食思不振，嘔気・嘔吐，便秘	
腎症状	尿濃縮力低下（口渇・多飲・多尿），尿路結石，腎機能障害	
心血管症状	QT 時間短縮，高血圧，血管石灰化	QT 時間延長，低血圧，血管石灰化，調律異常，うっ血性心不全
皮膚・眼症状		皮膚乾燥，白内障

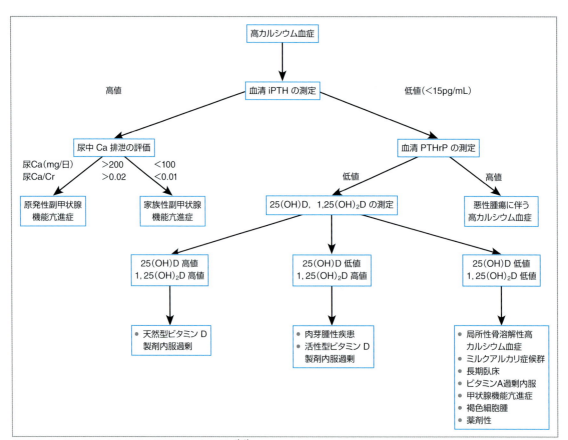

図 6-3-1 高カルシウム血症の診断アルゴリズム[1),2)]
iPTH：intact PTH，PTHrP：副甲状腺ホルモン関連タンパク質

利尿状態であるために，ほとんどの症例で脱水を呈し，腎前性急性腎障害を伴うことも少なくない。尿中 Ca 排泄量は尿中 Na 排泄量と関連することが知られており，生理食塩水を中心とした輸液療法を行い，脱水を補正し，Na 利尿を促進させることが重要である。フロセミド（furosemide）は Na 利尿とともに尿中 Ca 排泄を増加させるが，細胞外液量減少や低カリウム（K）血症，低マグネ

表6-3-3 高カルシウム血症の治療のまとめ[3)~5)]

補正血清Ca濃度	治療方法					
~12 mg/dL	内服制限（ビタミンD製剤，サイアザイド系利尿薬，リチウム製剤，Ca製剤），細胞外液量減少や長期臥床を避ける					
12~14 mg/dL	無症候性					
	症候性	薬物・治療法	作用機序	処方例	作用時間	持続時間
		生理食塩水	循環血漿量を増加させ，尿からのCa排泄を増加	200~500 mL/h（心・腎機能に応じて）	数時間	投与中
		フロセミド	ヘンレ係蹄でのCa再吸収を抑制，Ca排泄を増加	20~40 mgを静注（細胞外液が保たれている上で投与）	数時間	投与中
14 mg/dL~		カルシトニン	破骨細胞の成熟を阻害，尿からのCa排泄を促進	1回40単位を筋注or生食20~50 mLで希釈して静注	4~6時間	48時間
		ビスホスホネート	破骨細胞の機能を抑制，骨吸収を抑制	ゾレドロン酸（4 mg/5 mL）を生食100 mLに溶解し15分かけて静注	24~72時間	2~4週間
		ステロイド	腸管でのCa吸収抑制，カルシトリオール産生抑制	プレドニゾロン60 mgを10日間内服	2~5日	数日~数週
16 mg/dL~		血液透析療法を検討	血液中のCa^{2+}イオンを除去	低Ca濃度の透析液で4時間程度施行	数時間	治療期間中

シウム（Mg）血症といった電解質異常をきたすことがあることに留意する。カルシトニン（calcitonin）製剤は急性期には効果を示すものの，48時間以上の使用はタキフィラキシーにより効果が減弱する。また，悪性腫瘍に伴う高カルシウム血症には液性因子，PTH関連タンパク質（PTH-related protein：PTHrP）の増加によるものと骨転移に伴うものに分類できるが，前者ではビスホスホネート製剤投与を検討する。骨転移に伴うものに対しては，デノスマブ（denosumab）投与が有効である。意識障害，心電図変化，重度の腎機能障害，積極的な補液加療ができない症例では，血液透析を検討する。

低カルシウム血症

低カルシウム血症（hypocalcemia）の急激な発症では症状が顕著に出やすいが（表6-3-2），慢性経過では検査異常だけのことも多い。主な原因はPTHとビタミンDの作用低下である。診断には高カルシウム血症のときと同様，血清PTH値の測定が重要である（図6-3-2）。しかし，PTH濃度はすぐには結果が出ないので，腎機能正常患者では血清P値が参考になる。PTHが正常に分泌され，作用していればP利尿亢進により低リン血症になり，逆にPTHの分泌，作用不全があれば，P利尿抑制のために高リン血症となる。低カルシウム血症の原因としては，副甲状腺機能低下症，ビタミンD不足や腎不全が多いため，これらを中心に鑑別するが，それ以外にも低マグネシウム血症ではPTHの分泌不全もしくは骨への作用不全を生じることにより低カルシウム血症を発症するため，低カルシウム血症の際には血清Mg濃度測定も重要である。

低カルシウム血症の症状は程度と進行速度に依存するため，治療も，急性発症か慢性発症か，低カルシウム血症の程度，臨床症状によって選択し，同時に原疾患の治療をする必要がある。

◆治療の実際◆

軽度の低カルシウム血症

無症状で，補正Ca濃度≧7.5 mg/dL。

経口カルシウム製剤の内服

Ca含有量にして1500~2000 mgの経口カルシウム製剤（炭酸Ca，乳酸Ca）を1日3回に分けて投与する。

経口ビタミンD製剤の内服

ビタミンDは食事中にも含有されるが，皮膚における紫外線曝露によってもデヒドロコレステロールから生成される。生理活性のあるビタミンDホルモン，カルシトリオールは，ビタミンDを水酸化することにより生成される。肝臓では25位（カルフェジオール），腎臓では1α位（カルシ

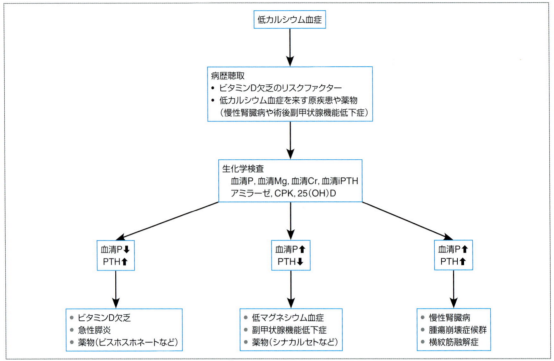

図 6-3-2 低カルシウム血症の診断アルゴリズム[6]
PTH：副甲状腺ホルモン，CPK：クレアチンホスホキナーゼ，iPTH：intact PTH

トリオール）が水酸化される（図 6-3-3）。肝臓での水酸化は基質依存性であるが，腎近位尿細管に発現する 1α 水酸化酵素による水酸化は，PTH や線維芽細胞増殖因子-23（fibroblast growth factor-23：FGF-23）などの因子に制御されている。1α 水酸化酵素は PTH の上昇，血中 Ca 濃度の低下により活性化し，カルシトリオール産生を増加させることにより，腸管からの Ca 吸収と腎臓での Ca, P の再吸収を促進する（各種活性型ビタミン D 製剤の詳細は，「副甲状腺機能低下症」の項を参照）。逆に，FGF-23 や高リン血症は 1α 水酸化酵素活性を低下させ，カルシトリオール産生を負に制御する。

重度の低カルシウム血症

補正 Ca 濃度＜7.5 mg/dL，もしくは有症状。

テタニー，痙れん，QT 延長など心電図変化を伴う際には，経静脈的に Ca 製剤を投与する。最初に Ca 量として 80.5〜161 mg（4〜8 mEq）を 10〜20 分かけて投与する。グルコン酸 Ca 製剤は末梢静脈から投与が可能だが，Ca 濃度が 200 mg/L 以上では静脈炎をきたし，漏出した際の軟部組織障害のリスクが増加する。一方，塩化 Ca 製剤は高浸透圧であり，中心静脈投与が必要である。補正 Ca 濃度 8.5〜9 mg/dL を目標に，0.5〜1.5 mg/kg/時で維持する。

副甲状腺疾患

副甲状腺ホルモン

副甲状腺は甲状腺の後面に存在する米粒大の器官（約 30 mg）で，一般的には 4 腺であるが，5 腺以上存在し，縦隔などに異所性副甲状腺として存在することも珍しくない。副甲状腺には主細胞と好酸性細胞の 2 種類あり，PTH を分泌しているのは前者である。副甲状腺細胞には，細胞表面には血中 Ca^{2+} 濃度を検知する CaSR，細胞核にはビ

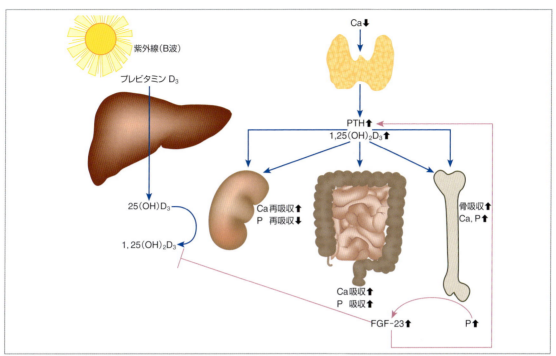

図 6-3-3　副甲状腺ホルモン（**PTH**）の作用
FGF-23：線維芽細胞増殖因子-23

タミン D 受容体（VDR）が発現しており，血中 Ca^{2+} 濃度およびカルシトリオールがその機能を主に制御しているが，P や FGF-23 も副甲状腺機能制御に関与していることが明らかにされている（図 6-3-3）。

ヒト PTH は 84 個のアミノ酸から構成されるポリペプチドで，分子量は 9500 である。PTH 受容体は多くの細胞に発現しているが，その主たる標的臓器は骨と腎臓である。

◆ PTH の骨に対する作用 ◆

PTH は破骨細胞を活性化し，骨吸収を促進して血清 Ca 濃度を上昇させる。しかし，破骨細胞には PTH 受容体の発現は確認されておらず，PTH 受容体を発現している骨芽細胞からの何らかの液性因子で破骨細胞が活性化されていると考えられている。実際に短期間の PTH の投与では骨形成が骨吸収を上回るが，長期間 PTH の分泌が亢進し続けた場合は骨吸収が骨形成を上回り，骨から Ca とともに P が流失し，骨の脱灰が進行する（線維性骨炎）。

PTH は血中ではさまざまなフラグメントに分解される。N 末端は生理活性を有するが，C 末端フラグメントは生理活性をもたない。腎機能障害では，C 末端フラグメントの代謝が遅延するために，C 末端フラグメントも測定する c-PTH 測定では，副甲状腺機能を過大評価する危険がある。現在では，生理活性フラグメントを測定する intact-PTH, whole-PTH アッセイが一般的であり，腎機能の影響を受けずに副甲状腺機能を評価できる。骨細胞では，細胞膜に発現する PTH 受容体に PTH が結合すると，主に C キナーゼを利用した経路によって PTH の作用が発揮されると考えられている。

◆ PTH の腎臓に対する作用 ◆

腎臓では，PTH は主に 3 つの作用を発揮する。

1. 近位尿細管細胞に作用し，P と重炭酸イオン（HCO_3^-）の再吸収を抑制する（P 利尿）。PTH

が過剰に分泌された状態である原発性副甲状腺機能亢進症では，HCO_3^-の再吸収が抑制されるためにアシドーシスが見られることがある。酸血症ではCaのタンパク質結合率が低下するため生理作用のあるCa^{2+}の比率が高くなる。
2. 近位尿細管細胞に存在するビタミンDの$1α$水酸化酵素を活性化し，活性型ビタミンDであるカルシトリオール，$1,25(OH)_2D_3$生成を増加させる。カルシトリオールは消化管におけるCaおよびPの吸収を増加させ，血中Ca濃度を上昇させる。
3. 遠位尿細管でのCaの再吸収を促進させる。

尿細管細胞表面にあるPTH受容体にPTHが結合することによって，cAMPが増産されAキナーゼが活性化されることにより作用が発揮されるとされている。

副甲状腺機能亢進症

◆原発性副甲状腺機能亢進症◆

原発性副甲状腺機能亢進症（primary hyperparathyroidism：PHPT）は，PTHの慢性的分泌過剰により生じる代謝異常である。一般成人の約1%に発症し，中高年女性に好発する疾患である。その大部分（80〜85%）が副甲状腺の1腺腫大の腺腫で，多腺腫大の過形成（15〜20%），稀な副甲状腺がん（1%未満）も原因となる（過形成の多くは多発性内分泌腫瘍症候群〈multiple endocrine neoplasia：MEN〉などの家族性副甲状腺機能亢進症が原因である）。副甲状腺の腫瘍化には，細胞周期を制御しているサイクリン（cyclin）D1の*CCND1*遺伝子転座による過剰発現が関与していることが想定されている[7]。その他，*MEN1*遺伝子異常が散発性の副甲状腺腫で認められることがある。

成人の高カルシウム血症の原因疾患として，PHPTは悪性腫瘍に伴うものに次いで多く，無症候性PHPTも多い。PTHの骨吸収促進による骨からのCa動員の増加，腎尿細管からの再吸収促進，腎近位尿細管での活性型ビタミンDの合成の促進と，それに伴う腸管からの吸収増加に起因する。

高（ないし正）カルシウム血症，intact PTH（ないしwhole PTH）が高値である場合，鑑別疾患として，PHPT，家族性低カルシウム尿性高カルシウム血症（familial hypocalciuric hypercalcemia：FHH），リチウム製剤などがあげられる（表6-3-4）。FHHは常染色体優性遺伝の機能喪失型CaSR異常症で，家族内に同様の症状を認めることが多い。原因薬物の服用がないこと，FHHが否定され，副甲状腺腫大が確認できればPHPTと診断できる。

一方で，PTHが簡便で精密に測定されるようになり，画像診断技術の進歩により，高カルシウム血症を呈さない無症候性のPHPTと診断される症例が増加している。無症候性PHPTとの鑑別を要する疾患としては，続発性副甲状腺機能亢進症がある（表6-3-5）。

現在，PHPTを根治させる有効な治療は，病的副甲状腺の摘出以外にはない。骨病変や尿路結

表6-3-4 副甲状腺機能亢進症の各病態における検査所見[8]

	血清Ca	iPTH	25(OH)VD	尿中Ca排泄	副甲状腺腫大
古典的PHPT	↑↑	↑↑	正常or↓	↑↑	あり
asymptomatic PHPT	正常上限〜↑	正常上限〜↑	いずれもありうる	↑〜正常	あり
NCHPT	正常	↑	正常	正常	あり
VD不足	正常〜正常下限	↑	↓	↓	なし
PHPT+VD不足（mimic NCHPT）	↑〜正常	↑	↓	いずれもありうる	あり
FHH	↑	↑	いずれもありうる	↓	時にあり
FHH+PHPT	↑↑	↑↑	いずれもありうる	↓	あり

PHPT：原発性副甲状腺機能亢進症，NCHPT：正カルシウム血症性原発性副甲状腺機能亢進症，VD（ビタミンD），FHH：家族性低カルシウム尿性高カルシウム血症，iPTH：intact PTH

石，自覚症状を有し2つ以上の画像検査で病的腺の局在診断が合致した場合には，手術療法の適応となる。無症候性PHPTの手術適応基準は日本のガイドラインはないが，the Third International Workshop on Asymptomatic Primary Hyperparathyroidism で具体的な治療方針が提唱され（表6-3-6），いずれかの項目に当てはまれば外科的治療が推奨されており，その適応範囲が拡大された。単腺腫大の腺腫例は腺腫のみ摘出，過形成の場合には全摘出後，一部自家移植するのが標準である。非手術例においては，最低年1回の血清Ca，クレアチニン濃度測定，1〜2年間隔で前腕骨，腰椎，大腿骨における骨密度測定が推奨される。

2014年にCa受容体作用薬，シナカルセト（cinacalcet）が，外科的治療不能なPHPT，または術後再発のPHPTないし副甲状腺がんによる高カルシウム血症に対して適応が拡大された。現時点では，PHPTの内科的治療の中ではシナカルセトは最も期待できる治療法であるが，PHPTの治療の第1選択はあくまでも外科的切除であり，今後の長期的なデータの蓄積，報告が待たれる。

また，著しい高カルシウム血症性クリーゼに対して，ビスホスホネート製剤が緊急的に使用されることがあるが，長期投与よってPHPT例で有意な骨密度上昇効果が実証されている。また，ビスホスホネート製剤を上回る骨吸収抑制作用を有するデノスマブ（denosumab）が，同様に高カルシウム血症例に投与された例も散見されるが，PHPTによる骨病変治療薬としての長期効果は不明である。

治療の実際

シナカルセト1回25 mg 1日2回から開始し，血清Ca値をみながら1回の増量幅を25 mgとして，2週間以上の間隔をあけて1回25〜75 mgの間で適宜調整し，1日2回投与を原則とするが，

表6-3-5 続発性副甲状腺機能亢進症の要因[9]

	付記
消化管	●摂取不足：乳糖不耐症，食事制限 ●吸収不良：セリアック病，膵疾患，炎症性腸疾患，胃バイパス術，グルココルチコイド，加齢
腎臓	●慢性腎臓病：高リン血症，1α-水酸化酵素欠乏，副甲状腺ホルモン蓄積・抵抗性 ●その他：利尿薬，Na利尿増加，特発性高カルシウム尿症
骨	骨成長，飢餓骨（hungry bone）症候群，ビスホスホネート治療
ビタミンD	●日光不足：皮膚の色素沈着，文化的背景，衣服 ●摂取不足 ●肝胆系不全：25-水酸化酵素欠乏 ●代謝異常：抗てんかん薬
遺伝	偽性副甲状腺機能低下症
その他	横紋筋融解症，敗血症，熱傷，授乳，転移性前立腺がん

表6-3-6 NIH（米国国立衛生研究所）ガイドラインにおける無症候性原発性副甲状腺機能亢進症の手術適応[*1,8]

	1990	2002	2008
血清Ca値（mg/dL）基準値上限より	1〜1.6	1.0	1.0
24時間尿中Ca（mg/dL）	>400	>400	推奨しない
クレアチニンクリアランス	30%の低下	30%の低下	60 mL/分
骨密度	Zスコア<−2.0（前腕）	Tスコア<−2.5（部位指定なし）	Tスコア<−2.5[*2]（部位指定なし）脆弱性骨折
年齢			<50

[*1] 定期的な検査を希望しない，あるいは不可能な場合は手術適応。
[*2] 閉経前女性，50歳未満の男性はZスコアで評価。

最大投与量としては，1回75 mgを1日3または4回まで増量できる。

作用機序

副甲状腺は，CaSRを介して細胞外Ca^{2+}濃度により制御されており，細胞外Ca^{2+}濃度が高いとPTH産生，分泌は抑制され，低いと促進される。PHPTでは副甲状腺細胞表面のCaSR発現が減少しており，細胞外Ca^{2+}濃度に対する感度が低下していることが病態で大きな役割を演じている。Ca受容体作用薬Ⅱ型に分類されるシナカルセトは副甲状腺CaSRにallostericに作用し，細胞外Ca^{2+}濃度に対して感度が低下しているCaSRの異常を改善することにより，副甲状腺細胞の増殖，PTH分泌を抑制する。

◆続発性副甲状腺機能亢進症◆

続発性副甲状腺機能亢進症（secondary hyperparathyroidism：SHPT）は，Ca，Pの恒常性維持の結果生じる代償による副甲状腺機能亢進症の総称である。さまざまな病態でSHPTがみられるが（表6-3-5），慢性腎臓病（chronic kidney disease：CKD）がその代表的なものである（図6-3-4）。ここでは，CKDに伴うSHPTについて詳述する。CKDステージ3以降になると（推算糸球体ろ過量〈estimated glomerular filtration rate：eGFR〉60 mL/分/1.73 m^2以下），P負荷に対する代償としてPTHが上昇するようになる（図6-3-4）。つまり，血中P濃度の上昇を抑制するために，P利尿因子であるPTH分泌を増加するのである。健常者では血清intact PTH値は10～65 pg/mLであるが，多くの末期CKD患者では，この値を上回るPTH値を呈する。CKD患者におけるSHPTでは，以前から骨病変に対してはさまざまな検討がなされてきたが，近年ではCKDにおけるSHPTは，CKD-MBD（慢性腎臓病に伴う骨・ミネラル代謝異常〈mineral and bone disorder〉）という心血管障害を含む全身疾患としての概念に包括されている。つまり，腎機能低下に伴う骨・ミネラル代謝異常の1つとして治療対象となっている。SHPT

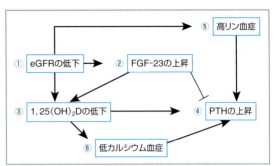

図6-3-4　慢性腎臓病に伴う検査異常値の機序
eGFR：推算糸球体ろ過量，FGF-23：線維芽細胞増殖因子-23，PTH：副甲状腺ホルモン

の治療には，高リン血症，活性型ビタミンDの欠乏や低カルシウム血症の是正などを行うことが中心となる。現在では，食事制限や透析療法によるP管理に加え，さまざまなP吸着薬が保存期CKDから使用されている。また，活性型ビタミンD製剤やCa受容体作用薬もCKD治療薬として投与され，成果をあげている（図6-3-5）。CKDに伴うSHPTの診断，治療については，日本透析医学会より発表されている「慢性腎臓病に伴う骨・ミネラル代謝異常の診療ガイドライン」に詳述されている。

リン吸着薬
Ca含有製剤
- 沈降炭酸カルシウム：消化管内でPO_4^{3-}イオンを結合し，不溶性のリン酸化合物として糞便中に排泄する。

非Ca含有製剤
①金属タイプ
- 炭酸ランタン水和物：消化管内でリン酸と結合して難溶性の化合物を形成し，糞便中に排泄する。
- クエン酸第二鉄水和物：消化管内で食事由来のリン酸を鉄と結合させて難溶性のリン酸第二鉄を形成し，Pの消化管吸収を抑制する。
- スクロオキシ水酸化鉄：多核性の酸化水酸化鉄（3価鉄）と炭水化物からなる構造で，投与後，炭水化物がグルコースなどに消化されると速や

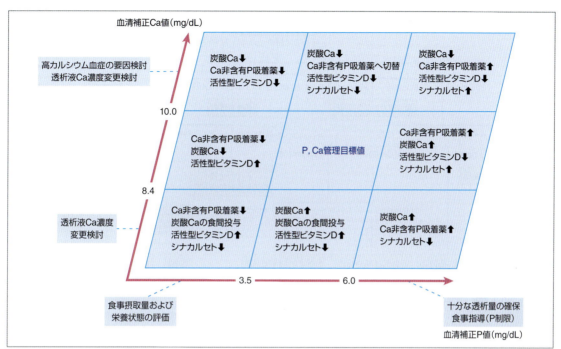

図 6-3-5 P, Ca の管理[10)]

かに多核性の酸化水酸化鉄が遊離して，水酸基および PO_4^{3-} イオンが配位子交換することにより P が吸着される。

②ポリマータイプ
- セベラマー塩酸塩：非吸収性の陰イオン交換樹脂であり，消化管内で PO_4^{3-} イオンと結合した後，吸収されることなくそのまま糞便中へ排泄される。
- ビキサロマー：非吸収性のアミノ機能性ポリマーであり，陽性荷電状態のアミノ基を介するイオン結合および水素結合により，消化管内でリン酸と結合し，体内へのリン吸収を抑制する。

副甲状腺機能低下症

本症は単一の疾患ではなく，PTH 分泌不全によるものと，PTH への抵抗性に起因する偽性副甲状腺機能低下症，および PTH 分泌と作用の両者を障害する低マグネシウム血症に由来する疾患に大別される（表 6-3-7）。低カルシウム血症の鑑別診断において，厚生労働省調査研究班の鑑別治療指針（図 6-3-6）によると，血清 P 値が 3.5 mg/

表 6-3-7 副甲状腺機能低下症の原因

PTH 分泌不全による副甲状腺機能低下症
● 続発性副甲状腺機能低下症 （手術後，放射線療法後，がんの浸潤，肉芽腫性疾患，ヘモクロマトーシスなど）
● 奇形症候群 ディジョージ（DiGeorge）症候群 HDR 症候群（*GATA3* 遺伝子異常） HRD 症候群（*TBCE* 遺伝子異常） 一部のミトコンドリア遺伝子異常
● 家族性孤発性副甲状腺機能低下症 *PTH* 遺伝子異常 *GCM2* 遺伝子異常 *CaSR* 遺伝子異常
● 自己免疫多内分泌腺症候群Ⅰ型（*AIRE* 遺伝子異常）
● CaSR に対する自己抗体による副甲状腺機能低下症
● 特発性副甲状腺機能亢進症
偽性副甲状腺機能低下症
● 1 型，2 型
低マグネシウム血症

CaSR：Ca（感知）受容体

dL 以上で腎不全がない場合は副甲状腺機能低下症で，intact PTH が 30 pg/mL 未満では PTH 不足性副甲状腺機能低下症であり，30 pg/mL 以上では偽性副甲状腺機能低下症が考えられる。

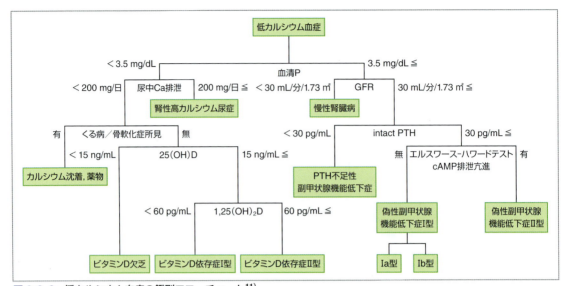

図 6-3-6　低カルシウム血症の鑑別フローチャート[11]
GFR：糸球体ろ過量，PTH：副甲状腺ホルモン，cAMP：サイクリックアデノシンーリン酸

◆PTH 分泌不全による副甲状腺機能低下症◆

　甲状腺手術や，放射線治療による副甲状腺の破壊が多いが，近年，副甲状腺の発生や PTH の生合成・分泌に関わる遺伝子が同定され，種々の病因が明らかにされている．特に CaSR 遺伝子活性型変異（常染色体優性遺伝），あるいは CaSR に対する刺激型抗体による副甲状腺機能低下症では，通常より低い血中 Ca 濃度で PTH 分泌が抑制されるため，PTH 分泌不全が惹起される．また，CaSR は副甲状腺に加え，腎尿細管にも発現しており，その活性化は尿細管 Ca 再吸収を抑制，Ca 利尿を惹起する．したがって，CaSR 活性化遺伝子異常による副甲状腺機能低下症では，低カルシウム血症でも尿中 Ca 排泄は低下せず，後述の活性型ビタミン D_3 製剤による治療中には高カルシウム尿症や，それに伴う腎機能障害が惹起されやすい．そのため，CaSR の阻害作用を有し，PTH 分泌促進作用を有する CaSR 阻害薬（calcilytics）を臨床応用できる可能性が検討されている[12]．

◆偽性副甲状腺機能低下症◆

　偽性副甲状腺機能低下症（pseudohypoparathyroidism：PHP）は，腎尿細管の PTH 受容体異常による PTH 作用不全のために，尿細管での Ca 再吸収が低下するために低カルシウム血症を来す．腎尿細管の PTH 受容体は Gsα を介して cAMP を活性化して P 利尿を来すが，PHP では Gsα タンパク質をコードする *GNAS* 遺伝子の変異や組織特異的インプリンティング異常により症状や遺伝形式に違いが生じる（表 6-3-8）．外因性 PTH 負荷に対し，尿中 cAMP 排泄促進反応を欠く I 型と，cAMP 排泄は増加するもののリン利尿は認めない II 型に分類される．I 型の大部分は PTH 受容体に共役する *GNAS* 遺伝子異常により惹起され，II 型は cAMP 産生以降の異常によるものと想定されるが，その原因は特定されていない．

　PHP I a 型では低身長，円形顔貌，中手骨短縮などのオルブライト遺伝性骨異栄養症（Albright hereditary osteodystrophy：AHO）を認めるが，I b 型ではそれを認めない．PHP II 型はビタミン D 欠乏や腎尿細管障害を伴うことが多く，独立した疾患単位として存在するかどうかについても議論

表 6-3-8 偽性副甲状腺機能低下症（PHP）の分類

| | AHO | エルスワース-ハワードテスト | | sCa | PTH 以外の ホルモン不応性 | Gsα 活性 | 遺伝子異常 | 遺伝形式 |
		尿 cAMP	尿リン反応					
PHP Ia	+	↓	↓	↓	+	↓	GNAS（変異）	常優（母系）
PPHP	+	正常	正常	正常	−	↓	GNAS（変異）	常優（父系）
PHP Ib	−	↓	↓	↓	+	正常	GNAS（インプリンティング）	常優（母系）
PHP Ic	+	↓	↓	↓	+	正常	GNAS（変異）	常優（母系）
PHP II	−	正常	↓	↓	−	正常	不明	不明

PPHP：偽性偽性副甲状腺機能低下症，AHO：オルブライト遺伝性骨異栄養症，cAMP：サイクリックアデノシン一リン酸，PTH：副甲状腺ホルモン

がある。

◆副甲状腺機能低下症の治療◆

テタニーや全身痙れんを示す場合は，グルコン酸 Ca の経静脈投与が行われる。一方，副甲状腺機能低下症の管理には，活性型ビタミン D_3 製剤が使用される。厚生労働省ホルモン受容機構異常調査研究班による活性型ビタミン D_3 製剤による副甲状腺機能低下症の治療基準では，早朝空腹時の尿中 Ca/Cre 比を 0.3 以下に維持することが勧められている。また，一般的に PTH 分泌不全による副甲状腺機能低下症に比較して，PHP では活性型ビタミン D_3 製剤の必要量は少ないことが知られている。この原因については，PHP においては活性型ビタミン D_3 治療が PTH による遠位尿細管での cAMP 非依存性の Ca 再吸収促進作用を回復させることによるものと考えられている。

また，本治療基準では Ca 製剤の併用は一般的には必要でなく，維持治療の際には血中および尿中 Ca 濃度の測定を 2 カ月毎に施行することが勧められている。

一方，CaSR 異常活性化による副甲状腺機能低下症では，血清 Ca 濃度を正常範囲内に維持しようとする活性型ビタミン D_3 製剤投与量が大量となり，尿中 Ca 排泄が増加し，腎臓の石灰化，尿路結石や腎機能低下を招来するために，血清 Ca 濃度をより低い濃度に維持せざるを得ない場合がある。実際には CaSR 遺伝子変異や CaSR に対する抗体の有無の検討は一般臨床では行われないため，尿中 Ca 排泄や腎機能の推移をみて活性型ビタミン D_3 製剤を使用する必要がある。

表 6-3-9 活性型ビタミン D_3 投与の目的と意義

生理作用	血清 Ca 値上昇作用（腸管からの Ca 吸収増加），PTH 合成・分泌抑制作用，骨代謝の改善
薬理学的作用（静注投与 or 経口パルス療法）	副甲状腺細胞増殖抑制・アポトーシス ビタミン D 受容体の up-regulation Ca 感知受容体の up-regulation
その他	糖・脂質代謝の改善，免疫調整作用など

PTH：副甲状腺ホルモン

活性型ビタミン D_3 およびその誘導体

ビタミン D は食物として摂取されるか，または紫外線により皮膚で産生されたあと，肝臓で 25 位の水酸化を受けて $25(OH)D_3$ となり，最終的に腎臓の近位尿細管の $1α$ 水酸化酵素により，活性型ビタミン D_3 である $1α,25(OH)_2D_3$（1,25D）に変換される。ビタミン D 作用は核内受容体スーパーファミリーに属する VDR を介して発揮され，主な作用は腸管からの Ca, P の吸収促進である。ビタミン D 不足は Ca バランスを負に傾け，一部は PTH 分泌増加を介して骨吸収，骨量減少をもたらすとされるが，単独投与では骨代謝マーカーや骨密度の変化は軽微であり，骨折抑制効果は弱い（骨粗しょう症治療薬としては併用薬としての有用性が高いとされる）（表 6-3-9）。

実際，日本で副甲状腺機能低下症に使用できる活性型ビタミン D_3 製剤は 3 種類で，アルファカルシドール（$1α(OH)D_3$），カルシトリオール（$1α,25(OH)_2D_3$），ファレカルシトリオール（26,27-ヘキサフルオロ-$1α,25(OH)_2D_3$）である。

アルファカルシドール

アルファカルシドール（alfacalcidol）は肝臓ミ

クロソームで25位の水酸化を受けてカルシトリオールに変換されるプロドラックである。このため重症の肝不全やシトクロムP450を阻害する薬物の併用下では，変換が障害される可能性がある。また，骨組織において直接25位の水酸化を受けてカルシトリオールとなり，局所での作用を発揮するともいわれる。血中カルシトリオール濃度からみた薬物動態は，アルファカルシドールでより長い半減期をもつのが特徴である。

カルシトリオール

カルシトリオール（calcitriol）は1971年に単離同定された最も強力な生物活性を示すビタミンDで，肝臓，腎臓で水酸化を受けることがない生体内活性代謝物である。本剤内服後の血中濃度のピークは約4時間であり，投与後24時間で前値に復するとされる。

ファレカルシトリオール

ファレカルシトリオール（falecalcitriol）は，日本で開発されたビタミンD誘導体で，カルシトリオールの26, 27位の水素をフッ素で置換した誘導体である。生体内で24位水酸化酵素による不活化を受けず，主代謝物の23位水酸化体や，そのoxo体にもビタミンD活性があることから，強力で持続的な作用を示すことが特徴とされる。ビタミンD受容体への親和性はカルシトリオールの約1/3と弱いが，ビタミンD応答領域への結合能はカルシトリオールより強いと報告されている。

本項目で扱った薬物一覧

薬物	作用機序など
高カルシウム血症	
フロセミド	ヘンレ係蹄でCa再吸収を抑制し，Ca排泄を増加
カルシトニン	破骨細胞の成熟を阻害し，Ca排泄を促進
ビスホスホネート製剤	破骨細胞の機能を抑制。骨吸収を抑制しCa^{2+}濃度を下げる
副腎皮質ステロイド	腸管でのCa吸収抑制，カルシトリオール産生抑制
低カルシウム血症	
●経口カルシウム製剤 　炭酸カルシウム 　乳酸カルシウム	●体内にCaを補充する
●カルシウム製剤注射薬 　グルコン酸カルシウム製剤 　塩化カルシウム製剤	●体内にCaを補充する
●経口活性型ビタミンD_3製剤 　アルファカルシドール 　カルシトリオール 　ファレカルシトリオール	●腸管からのCa吸収を促進する
原発性副甲状腺機能亢進症	
シナカルセト	副甲状腺細胞CaSRの細胞外Ca^{2+}濃度への感度を上昇させ，PTHの産生，分泌を減少させる
ビスホスホネート製剤 　デノスマブ	破骨細胞の機能を抑制。骨吸収を抑制し，細胞外Ca^{2+}濃度を低下させる
副甲状腺機能低下症	
●グルコン酸カルシウム製剤	●体内にカルシウムを補充する
●経口活性型ビタミンD_3製剤	●腸管からのCa吸収を促進する

参考文献

1) Reagan P et al：Am J Kidney Dis 63（1）：141-147, 2014
2) Chang WT et al：Emerg Med Clin North Am 32：349-66, 2014
3) Bilezikian JP：Mnagement of acute hypercalcemia. N Engl J Med 326：1196-1203, 1992
4) Stewart AF：N Engl J Med 352：373-379, 2005
5) Shane E et al：Treatment of hypercalcemia, UpToDate, 2017
6) Hannan FM et al：BMJ, 346：f2213, 2013
7) Imanishi Y et al：J Clin Invest 107：1093-1102, 2001
8) 横井忠郎ら：内分泌甲状腺学会誌 31：197-201, 2014
9) 河原崎宏雄：Clin Calcium, 27：45-50, 2017
10) 日本透析医学会：慢性腎臓病に伴う骨・ミネラル代謝異常の診療ガイドライン, 日本透析医学会, 2012
11) 厚生労働省調査研究班の鑑別治療指針
12) 遠藤逸朗：Clin Calcium 27：77-82, 2017

【武重 由依, 緒方 浩顕】

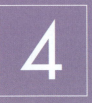

ステロイドホルモン

目 標

- ステロイドホルモンにはどのような種類があるかを知り，それぞれの生理作用と薬理作用を理解する。
- ステロイドホルモンの働きを修飾する薬物の臨床応用を，病態発症機構に基づいて理解する。

ステロイドホルモンは，基本骨格にA環，B環，C環，D環とよばれる，3つのイス型シクロヘキサン環と1つのシクロペンタン環がつながった構造の4つの環より形成されるステロイド核をもつものの総称であり，副腎皮質と性腺により分泌される。副腎では，グルココルチコイド（糖質コルチコイド〈glucocorticoid：GC〉）であるコルチゾール（cortisol）とミネラルコルチコイド（鉱質コルチコイド〈mineralocorticoid〉）であるアルドステロン（aldosterone）の2つの副腎皮質ホルモンが合成される。性ホルモンは，男性ホルモン分泌は主に睾丸で行われ，一方，卵巣から卵胞ホルモンおよび黄体ホルモンが分泌されて女性ホルモンとしての機能を果たすが，胎盤も女性ホルモンの合成・分泌に関与する。ステロイドホルモンは，脂溶性でかつ分子量が低いため，細胞膜や血液脳関門を容易に通過でき，細胞質内に存在するそれぞれのステロイドホルモンに特異的な受容体に結合して，核内に入り標的遺伝子の転写活性を調節する。このようなゲノミック作用のほかに，膜受容体を介したノンゲノミック作用も有している。現在，化学的に合成・修飾されたステロイドホルモンをはじめ，受容体レベルで競合したり，生合成に関与する酵素を阻害したりすることで，ステロイドホルモン拮抗薬として働く化合物が数多く合成され，臨床に応用されている。

ステロイドホルモンの合成

生体内のステロイドホルモンの生合成はコレステロールを前駆体とした水酸化反応である。コレステロールは，アセチル-CoAからのケトン体合成の中間体である3-ヒドロキシ-3-メチルグルタリル-CoA（3-hydroxy-3-methylglutaryl CoA）を出発原料として，主に肝細胞の小胞体や細胞質でつくられるが，他に小腸，副腎皮質，精巣，皮膚，大動脈においても合成される。炭素数27のコレステロールは，P450分子種の1つであるP450scc（cholesterol side chain cleavage，側鎖切断酵素）により，炭素数6の側鎖が切断されて，炭素数21のプレグネノロン（pregnenolone）がつくられる。このプレグネノロン合成が生体内に存在するすべてのステロイドホルモンの生合成に共通した第1段階である。

ステロイドホルモン合成に関わる酵素としては，P450sccに加え，3β-HSD（3β-水酸化ステロイド脱水素酵素〈3β-hydroxysteroid dehydrogenase〉），P450c17（17α-水酸化/17, 20-開裂酵素〈17α-hydroxylase/17, 20-lyase〉），P450c21（21-水酸化酵素〈steroid 21-hydroxylase〉），P450c18（アルドステロン合成酵素または18-水酸化酵素〈steroid 18-hydroxylase〉），P450arom（アロマターゼ〈aromatase〉），17β-HSD（17β-水酸化ステロイド脱水素酵素〈17β-hydroxysteroid dehydrogenase〉）があり，3β-HSDと17β-HSD以外

はシトクロム P450 で，どの酵素も小胞体膜かミトコンドリア内膜のいずれかに局在する。これらの酵素により，副腎では，炭素数 21 のグルココルチコイドとミネラルコルチコイドが，精巣では炭素数 19 のアンドロゲンが，卵巣では炭素数 18 のエストロゲンが生成される（図 6-4-1）。

脳にも多くのステロイド合成酵素が存在することが証明されており，独自にコレステロールをもとに，さまざまなニューロステロイドを合成することが知られている。中でもアロプレグナノロン（allopregnanolone）は，GABA 受容体の強力な positive allosteric modulator とされ，いくつかの

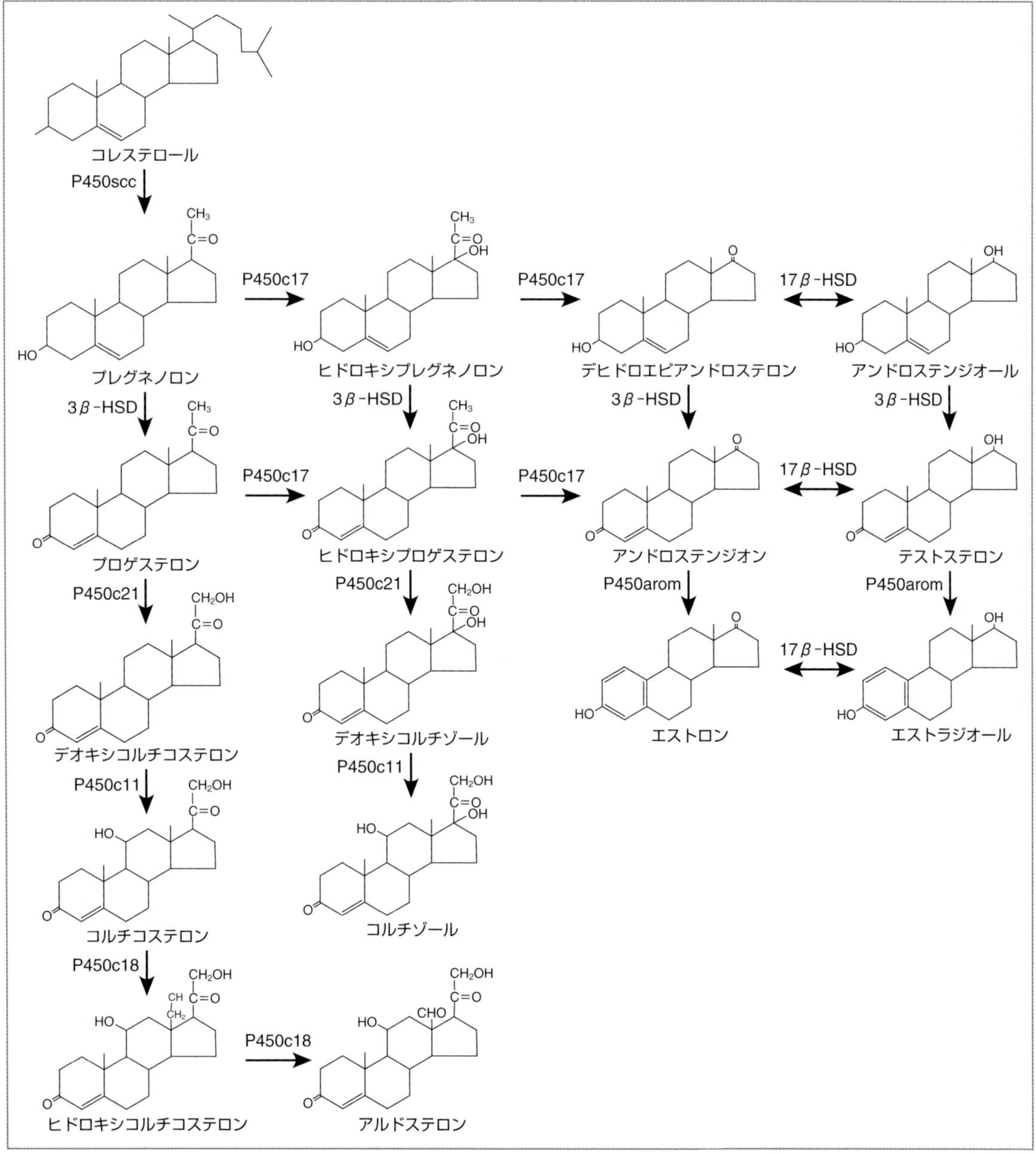

図 6-4-1　ステロイドホルモンの生合成とその触媒酵素

向精神薬の作用がアロプレグナノロンを介して発現することが示唆されている．また，ニューロステロイドには，ニューロン樹状突起の伸長，シナプス形成，神経回路構築などを促進するゲノミック作用や，構築された神経回路のシナプスにおける情報伝達を調節するノンゲノミック作用があると報告されている．

副腎皮質ホルモン

分泌機構

副腎は，間葉性由来の皮質と外胚葉神経性由来の髄質から構成され，皮質からはステロイドホルモンが，髄質からはカテコールアミンが合成・分泌される．副腎皮質は，球状層，束状層，網状層からなり，球状層ではミネラルコルチコイドが，束状層ではグルココルチコイドが，網状層では男性ホルモンであるアンドロゲンが合成される（図6-4-2）．

生体にストレス刺激が加わると，防御反応として交感神経が興奮してストレッサーに対抗しようとする一方，視床下部から副腎皮質刺激ホルモン放出ホルモン（corticotropin-releasing hormone：CRH）が産生され，下垂体はCRHに反応して副腎皮質刺激ホルモン（adrenocorticotropic hormone：ACTH）を産生し，副腎はACTHに反応してコルチゾールを産生，このコルチゾールによって種々のストレス反応が起こる．コルチゾールの血中濃度が設定値を上回れば，視床下部に作用してCRHの産生を抑えたり，また下垂体に作用してACTHの分泌を抑えるので，その結果コルチゾールの産生も低下するが，これはネガティブフィードバック機構とよばれる生体の負の調節機構である．このような，視床下部，下垂体，副腎の間でフィードバックのある相互作用を行い制御している神経分泌系のことを，視床下部（hypothalamic）-下垂体（pituitary）-副腎（adrenal）系，あるいはその頭文字をとってHPA軸という（図6-4-3）．ストレスが繰り返されると，コルチゾールは細胞性免疫も液性免疫も抑制するので，免疫力が低下し，種々の疾病への抵抗力が下がると考えられている．

下垂体前葉からACTHが分泌されないと，内層の束状層と網状層の細胞は萎縮し，グルココルチコイドとアンドロゲンの産生は著明に低下するが，球状層のミネラルコルチコイドは，ACTHによってその産生が刺激される．この層は主にアンジオテンシンIIと細胞外K^+イオンによって制御されているので，ACTHがなくとも萎縮はみられない．

グルココルチコイド

◆内因性グルココルチコイド◆

ヒトでは，コルチゾール（ハイドロコルチゾン〈hydrocortisone〉）が，グルココルチコイドがもたらす作用のうち95％を占め，残る5％は，コルチゾールの前駆体であるコルチゾン（cortisone）による．アルドステロンの合成前駆体であるコルチコステロン（corticosterone）は，ヒトでは重要性が低いが，げっ歯類では唯一のグルココルチコイ

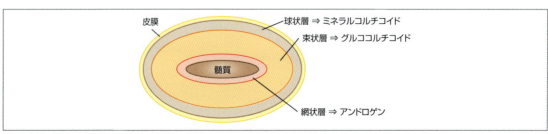

図6-4-2　副腎の構造とホルモン分泌

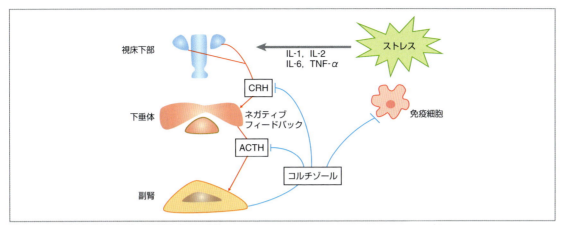

図 6-4-3　視床下部-下垂体-副腎系（HPA 軸）
IL：インターロイキン，TNF-α：腫瘍壊死因子-α，CRH：副腎皮質刺激ホルモン放出ホルモン，ACTH：副腎皮質刺激ホルモン

ドである。

　コルチゾールは副腎皮質から 1 日量で約 10 mg が分泌され，早朝の血漿濃度は，12.0±4.24 μg/dL である。その分泌には日内リズムが存在して，深夜から朝にかけて多く，それ以降は徐々に下がり，夕方頃最低となるという一定のリズムがある。

◆ **グルココルチコイドの作用機序** ◆

　グルココルチコイド（GC）は脂溶性の分子であるため容易に細胞膜を通過して，細胞質に存在するグルココルチコイド受容体（GR）と結合する。GR は，核内受容体とよばれるリガンド活性化細胞質転写因子の重要なスーパーファミリーに属している。GR 遺伝子には 9 個のエクソンが存在し，3' 末端側のエクソン 9 の選択的スプライシングにより 9α と 9β の 2 種類のバリアントが生じ，それらが翻訳されてできたのが GRα と GRβ であるが，GRβ は C 末端領域のリガンド結合ドメインの一部が欠損しており，リガンド結合能をもたない。このため，GRβ はドミナントネガティブ体として働くことが知られており，GC と結合できないため直接の転写調節活性をもたず，GRα と結合することで GRα による GC シグナルを抑制する。一方，核内へ移行してさまざまな分子の転写活性を直接に調節するのが GRα である。

　GRα は通常，ヒートショックタンパク質である HSP90 のようなシャペロンと結合して GC と結合しやすい構造に保持されているが，GC の結合により構造変化を起こして HSP90 が受容体から放出され，GC-GRα サブユニットからなる二量体を形成し核内に移行する。この二量体としての GRα は核内でゲノム上の特定の DNA 配列（glucocorticoid response element：GRE，GGTACAnnnTGTTCT）に結合し，その下流にある遺伝子の転写を活性化する（図 6-4-4）。DNA はヒストンとよばれるタンパク質に巻きついていることが知られているが，何らかの刺激が入って遺伝子が活性化するとヒストンがアセチル化を受け，DNA の巻きつき方が緩んで転写因子と相互作用しやすい状態になるといわれる。すなわち遺伝子の発現調節はヒストンのアセチル化状態によりコントロールされているわけだが，GRα が DNA に結合するとヒストンアセチル基転移酵素（histone acetyl transferase：HCT）活性をもったタンパク質が結合してきてヒストンをアセチル化することによりクロマチン構造の一部を解いて，抗炎症分子であるリポコルチン，インターロイキン-1 受容体アンタゴニスト（interleukin-1 receptor antagonist：IL-1RA），$β_2$ 受容体，IκB などの遺伝子の転写を亢進する。

　一方，GC が結合した GRα は単量体でも作用し，ヒストン脱アセチル化酵素（histone deacety-

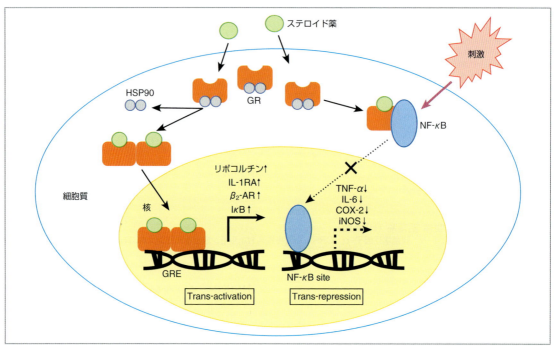

図 6-4-4　グルココルチコイド受容体（GR）の作用機序
HSP：熱ショックタンパク質，GRE：グルココルチコイド応答配列，GR：グルココルチコイド受容体，IL-1RA：インターロイキン-1 受容体アンタゴニスト，$β_2$-AR：$β_2$ 受容体，IκB：転写因子 NF-κB の抑制因子，NF-κB：nuclear factor-κB，TNF-α：腫瘍壊死因子-α，COX-2：シクロオキシゲナーゼ-2，iNOs：inducible nitric oxide synthasc

lase：HDAC）を誘導し，活性化した炎症性タンパク質の mRNA をコードする遺伝子を抑制する．すなわち GRα と HDAC の複合体が，炎症性分子の遺伝子の転写に関与する転写因子 NF-κB に結合し，ヒストンの脱アセチル化により転写抑制が起こると考えられているが，さらに GRα が直接 NF-κB の活性を抑制する経路も存在する（図 6-4-4）．こうして GC による抗炎症作用の一部は，GRα を介して，種々の炎症性サイトカイン遺伝子を活性化する NF-κB などの他の転写因子が阻害されることによる．

◆コルチゾールの作用◆

糖代謝

末梢組織で糖利用を減少させ，肝での糖新生を促進するため，血糖値を上昇させ，一方，グリコーゲン合成酵素を誘導しグリコーゲンを蓄積させる．

タンパク質代謝

末梢組織でのアミノ酸からタンパク質を合成するタンパク質同化作用を低下させ，アミノ酸の血中濃度を上昇させ，アミノ酸からブドウ糖をつくる過程が促進される．また，肝臓以外でのアミノ酸取り込みが阻害され，血中アミノ酸は上昇する．

脂質代謝

四肢の脂肪組織に作用して脂肪の分解を促進し，血中遊離脂肪酸とグリセロール濃度を上昇させる．一方，一部の組織では，逆に脂肪合成が増加し，野牛肩や満月様顔貌が起こる．インスリン作用を抑制して，リポタンパク質リパーゼ（lipoprotein lipase：LPL）で分解されるはずのカイロミクロンや超低密度リポタンパク質（very low-density lipoprotein：VLDL）などのリポタンパク質が分解されず，高脂血症になる．

抗炎症作用

リポコルチン（lipocortin）の産生を誘導して，ホスホリパーゼA_2（phospholipase A_2：PLA_2）の活性を阻害し，アラキドン酸の遊離を抑制して，プロスタグランジンやロイコトリエンの生成を阻害する。リポコルチンの産生誘導は，グルココルチコイド応答配列（glucocorticoid responsive element：GRE）への結合を介したものであるが，GREへの結合を介さない経路，すなわちコルチゾールが結合した活性型受容体が直接NF-κBに作用して，その転写調節を抑制することにより，炎症性サイトカインなどの遺伝子発現を低下させるという抗炎症作用機序である（図6-4-4）。

免疫抑制作用

マクロファージの活性を抑制し，インターロイキン-1（interleukin-1：IL-1）を抑制して，Th1や単球，顆粒球が関与する細胞性免疫を抑え，さらにはIL-2を抑制する。IL-2はB細胞が抗体産生細胞へ分化するのに必要なことから，体液性免疫も抑える。

その他

骨芽細胞のアポトーシスを誘導するとともに，骨芽細胞の寿命の短縮，機能の抑制により骨代謝マーカーの低下を起こし，骨形成能を低下させる。さらに，腸管からのカルシウム吸収を抑制し体内のカルシウム量を減少させたり，尿中へのカルシウム排泄を促進する作用をもつ。中枢神経系では，興奮性を高めたり，逆にうつ状態を誘導したり，味覚・嗅覚の低下などを起こす。また胃液分泌を亢進する作用や，赤血球増加作用なども知られている。

◆合成ステロイド薬◆

現在，臨床で使われている副腎皮質ステロイド製剤は，生体が分泌しているコルチゾール（ハイドロコルチゾン）とほぼ同じ薬理作用を有し，しかも多くはその作用がさらに強力になるように工夫され，合成されたものである（表6-4-1）。アルドステロンなどのミネラルコルチコイドは，遠位尿細管においてNa^+イオンを再吸収し，K^+イオンを排泄する電解質代謝作用を有するが，ハイドロコルチゾンも同様の電解質代謝作用を示し，その結果，浮腫や高血圧が副作用として現れることがある。

プレドニゾロンは，ハイドロコルチゾンに比べて電解質コルチコイド活性は0.8倍程度で，電解質代謝の副作用が明らかに減り，高血圧，心不全の誘発・増悪などのリスクも少ない。また，4倍もの抗炎症作用を示し，半減期が適度なため（$t_{1/2}$＝2.5時間），日本では歴史的によく使用されてきているものである。メチルプレドニゾロンは，抗炎症作用がコルチゾールの5〜6倍に強化され，肺への移行性も良好とされ，気管支喘息治療にも用いられる。

デキサメタゾンやベタメタゾンは最も強力なステロイドで，プレドニゾロンなどが効かない場合でも同じ力価で効果を示すことがあるが，血中半減期が長く（$t_{1/2}$＝3.3〜3.5時間）受容体との結合

表6-4-1 合成ステロイド薬の特徴

群	ステロイド種類	グルココルチコイド作用	電解質コルチコイド作用	血中半減期（時間）	生物活性半減期（時間）
1群	プレドニゾロン	4	0.8	2.75	18〜36
1群	メチルプレドニゾロン	5	0	3.0	18〜36
2群	パラメタゾン	10〜20	0	5.0	36〜54
2群	デキサメタゾン	25	0	5.0	36〜54
2群	ベタメタゾン	25	0	5.0	36〜54
3群	トリアムシノロン	5	0	4.2	24〜48
4群	ハイドロコルチゾン	1	1	1.5	8〜12

も強いことから，生物活性の半減期はさらに長く副腎萎縮が著しいため，ステロイドを離脱しようと思うときには，これらのステロイドは使わないほうがよい。電解質代謝の副作用は極めて少ない。

◆**合成ステロイド薬の適応**◆

ステロイド薬は強力な抗炎症作用，鎮痛作用，免疫抑制作用を有するため，非ステロイド性抗炎症薬（non-steroidal anti-inflammatry drugs：NSAIDs）で十分な鎮痛が得られない場合や，変形性関節炎，関節リウマチ，肩手症候群（shoulder-hand syndrome），がん性疼痛の治療に用いられるほか，免疫系が関係している炎症疾患など，数多くの適応疾患があり，汎用されている。ステロイド薬の適応を考える場合，第1に，必ず使用すべき適応症があり，副腎不全，ショック，離脱症候群が該当する。また，活動性多発性筋炎や，腎炎のある全身性エリテマトーデス（systemic lupus erythematosus：SLE），心炎のあるリウマチ熱など，重要臓器に病変のある膠原病も絶対的な適応となる。第2の場合は，薬物アレルギーのような，ステロイド使用によりしばしば軽快し，経過短縮あるいは治癒が期待されるようなときである。第3は，多くの膠原病のような，やむを得ずステロイドを継続使用する場合である。第4として，重症時，あるいは他の薬物では効果がないときのみ使用する場合があり，関節リウマチや気管支喘息などが含まれる。SLEでは全身投与により生命予後が劇的に改善されるため積極的に使用され，アレルギー性鼻炎，アトピー性皮膚炎，喘息では局所ステロイド薬の使用が推奨される。関節リウマチでは症状軽減に大きな効果があるとされるが，疾患自体を改善する効果はない。

◆**合成ステロイド薬の副作用**◆

ステロイド薬の副作用の種類を図6-4-5に示す。ステロイド薬の副作用は投与量や製剤によって異なるが，通常，重症副作用（major side effect）と軽症副作用（minor side effect）に分けられる。ステロイド薬の経口投与では，大量投与しても短期間では問題になることは少なく，一般的に，重症副作用の頻度は10％以内とされる。長期使用で

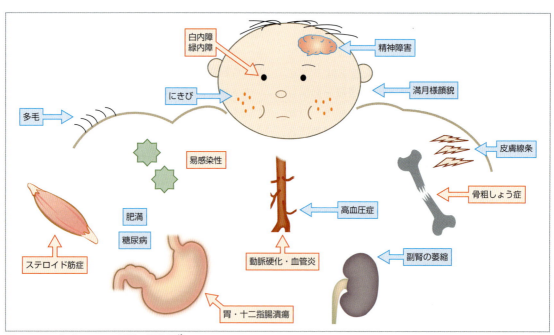

図6-4-5　合成ステロイド薬の副作用[1]
　　　　は重篤な副作用

特に問題となる副作用は，骨粗しょう症と動脈硬化性病変であろう．後者については，ステロイド薬は，動脈硬化のリスクファクターである高血圧，耐糖能異常，高脂血症を誘発し，さらに直接的な血管障害性があるといわれる．

ミネラルコルチコイド

◆アルドステロンの作用◆

アルドステロンは主なミネラルコルチコイドで，副腎皮質の球状層から分泌され，血液におけるNaとKのバランスを調節している．アルドステロンが分泌されるとミネラルコルチコイド受容体の働きが活発となり，腎の遠位尿細管において，刷子縁膜側のNa^+チャネル（epithelial Na^+ channel）を介して，Naの再吸収と重炭酸イオン（HCO_3^-）の吸収，Na再吸収に伴う水の再吸収を促進し，交換的にKと水素イオンの尿中排泄を促進する．そのため，水分の保持につながり，高血圧をもたらす場合がある．アンジオテンシンIIは，副腎皮質球状層に作用して，アルドステロンの分泌を促進する．

アルドステロンの作用は，細胞質内に存在するミネラルコルチコイド受容体（mineralocorticoid receptor：MR）と結合し，そのホルモン受容体結合体が核内に移行し，転写からタンパク質合成までの一連の反応が進む．アルドステロンには非ゲノム作用もあり，その中には，MRを介するものも知られている．

グルココルチコイドであるコルチゾールは，MRに対してアルドステロンと同程度の親和性を有するが，11β-水酸化ステロイド脱水素酵素（11β-HSD）により，不活性なコルチゾンに変換される．血中ホルモン濃度としては，グルココルチコイドはミネラルコルチコイドの100倍以上高いにもかかわらず，この11β-HSDは，MRの感受性がある細胞に限局して存在しているので，MRに対するアルドステロンの選択性を規定する．したがって，11β-HSDが遺伝的に欠損していたり，薬物により活性が阻害されると，MRと結合特性があるコルチゾールが残存するために，MRが持続的に刺激されてアルドステロンが過剰のような病態である apparent mineralocorticoid excess（AME）syndrome を呈するようになる．

◆アルドステロン拮抗薬◆

日本では，これまでアルドステロン拮抗薬としてスピロノラクトン（spironolactone, 図6-4-6）が使用されてきた．スピロノラクトンは，MRに結合しアルドステロンの結合を阻害することにより降圧作用や利尿作用を示すが，それとともに，プロゲステロンなどが作用する性ホルモン受容体も阻害するため，長期に服用すると女性化乳房や乳房痛，不正性器出血，月経不順等の副作用を生じる場合がある．

エプレレノン（eplerenone, 図6-4-6）は選択的アルドステロン拮抗薬であり，スピロノラクトンにみられる一連の副作用の軽減が期待され，日本では2007年に上市された．エプレレノンは，GRに対してはMRに対する親和性の1/20以下，

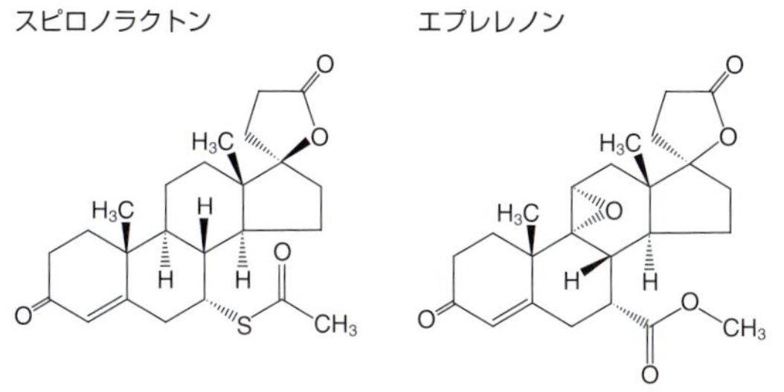

図6-4-6　スピロノラクトンとエプレレノン

アンドロゲン受容体およびプロゲステロン受容体に対する親和性は1/100以下と報告されている。

アルドステロン拮抗薬は，水・電解質に対する効果以外に，心血管系の線維化を抑制することにより，心不全の予後を改善する作用を有すると考えられている。近年の臨床試験の結果では，アルドステロン拮抗薬が重症心不全患者（慢性心不全治療ガイドライン〈New York Heart Association：NYHA〉Ⅲ度以上）に対して追加投与することにより，全死亡，心臓突然死，心不全による入院などを抑制するということが示されている。スピロノラクトンに関してはRALES試験，エプレレノンに関してはEPHESUS試験で報告されている。さらに，軽症心不全患者（NYHAⅡ度）に対するエプレレノンとプラセボの死亡または心不全での入院に対する効果を比較したEMPHASIS-HF試験が実施され，中間解析にてエプレレノン群がプラセボ群より明らかに優れている結果が出たため，試験は早期中止されている。

性ホルモン

卵胞ホルモン

天然の卵胞ホルモン（エストロゲン〈estrogen〉）は，閉経後に主となる副腎や脂肪組織でつくられるエストロン（estrone：E1），生殖可能年齢で卵巣において盛んに生成されるエストラジオール（estradiol：E2），胎盤や肝臓でつくられる補充的なエストリオール（estriol：E3）の3種類からなる（図6-4-7）。いずれも，母なるホルモン（mother's hormone）とよばれるデヒドロエピアンドロステロン（dihydroepiandrosterone：DHEA）やテストステロンから変換されて生成される。E2が最もエストロゲン作用が強く，E1はその1/12，E3は1/80といわれる。

卵胞ホルモンは，意識の女性化や皮膚薄化など女性らしさをつくるホルモンであり，子宮内膜の増殖，子宮筋肥大増殖，乳腺発育など妊娠に備える働きをする。卵胞ホルモンはまた，骨の発育にも重要な働きをし，骨代謝において骨吸収を緩やかにし，骨形成を進めて，骨密度を高める一方，成長期においては身長の伸びを止める作用がある。その他，アセチルコリン合成の際に働くコリンアセチルトランスフェラーゼの産生刺激，代謝率の上昇，インスリン感受性の増加，動脈弾力性，皮膚コラーゲンの保持，血圧低下，高密度リポタンパク質（high-density lipoprotein：HDL）コレステロールの上昇など，数百にわたる機能があるとされる。

卵胞ホルモンは，生理の終わり頃から排卵前にかけて分泌が多くなり，この期間を卵胞期とよぶ。卵胞ホルモンには，血管を拡張して熱を発散させて基礎体温を下げる作用があるため，この卵胞ホルモンが多く分泌される排卵直前までは低温相を示す。また，卵胞ホルモンは，視床下部にある自律神経にも影響するため，このホルモンの減少が原因となっている更年期障害では，ほてり

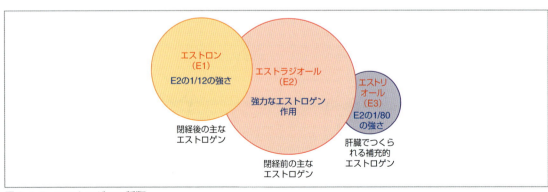

図6-4-7　エストロゲンの種類

や，のぼせ，発汗といった自律神経症状が出現してくる。

卵胞ホルモンは細胞内でエストロゲン受容体と結合し，結合した受容体は二量体を形成して核へ移行して標的遺伝子の発現を制御する。エストロゲン受容体はまた，細胞膜上にも存在し，細胞内のシグナル伝達を介して，非ゲノム的細胞機能調節としての「速い作用」を担っている。エストロゲン受容体は，子宮や卵巣のみならず，身体の中のあらゆる部位に認められる。

◆卵胞ホルモン補充薬◆

エチニルエストラジオール（ethinylestradiol），ジエチルスチルベストロール（diethylstilbestrol），ホスフェストロール（fosfestrol）などがある。更年期に起こる不快な症状はエストロゲンが減少することによると考えられているため，これを補充する目的で使用される。また，生理不順や無月経の治療時に，カウフマン療法として1週間ほど本薬を使用し，続いて本薬に黄体ホルモン（ピル）を加えて約2週間使用して，本来の性周期になぞらえて低温期と高温期を人工的につくり出す。

◆選択的エストロゲン受容体調節薬 (selective estrogen receptor modulator : SERM)◆

タモキシフェン

エストロゲンは，がん細胞の増殖を促進する作用を有しており，乳がんや子宮がんの患者の組織では，健常者と比較し，エストロゲン受容体の発現が上昇していることが報告されている。タモキシフェン（tamoxifen）は，乳腺のエストロゲン受容体にアンタゴニストとして作用し，乳がん患者の抗エストロゲン療法に用いられる。タモキシフェンには組織特異性があり，子宮内膜のエストロゲン受容体にはアゴニストとして作用する。

ラロキシフェン

乳腺や子宮内膜のエストロゲン受容体（ERα）には阻害作用を示し，骨組織の受容体（ERβ）に特異的に作用する。エストロゲンは破骨細胞を活性化するIL-1，IL-6，TNF-αの産生を抑え，骨量を増加する作用をもつが，ラロキシフェン（raloxifene）は，骨のエストロゲン受容体に選択的に作用し，骨粗しょう症の治療に用いられる。副作用として静脈血栓塞栓症に注意する。

◆排卵誘発薬◆

経口の排卵誘発薬として最もよく使用されているのはクロミフェン（clomifen）であり，無排卵や無月経のケースだけでなく，黄体機能不全，人工授精における妊娠率を向上させるためなど，不妊治療のための使用範囲が広い。クロミフェンは，エストラジオール（E2）の2〜3％しか活性をもたないため，エストロゲン受容体アンタゴニストとして働き，下垂体へのフィードバックが解除され，ゴナドトロピン（黄体形成ホルモン〈luteinizing hormone：LH〉と卵胞刺激ホルモン〈follicle stimulating hormone：FSH〉）分泌が亢進する。その結果，卵胞数が増加したり，卵胞の発育速度が早くなることで，過排卵となる。そのため多胎妊娠を起こしやすいとされるが，多胎率は約4〜5％である。クロミフェンの使用が長期間に及ぶと，子宮内膜が薄くなったり，頸管粘液が減少するといった副作用の発生頻度が高くなる。また霧視といった視覚異常が生じることがある。シクロフェニル（cyclofenil）も同様な作用をもつが，効果は穏やかであり，頸管粘液の減少や子宮内膜が薄くなるなどの副作用は起こりにくいとされ，排卵障害が比較的軽い場合や排卵を早めたい場合などに用いられる。

◆アロマターゼ阻害薬◆

CYP19ともよばれるアロマターゼは，アンドロゲンをエストロゲンに変換する酵素であり（図6-4-1），アロマターゼ遺伝子は体の多くの臓器の細胞で発現しており，アロマターゼは性腺のみならず，骨，脳，血管，脂肪組織，皮膚，肝臓などで生成される。アロマターゼが過剰に産生されると男女で女性化が起き，男性なら，低身長，女

性化乳房，精巣機能不全となり，女性であれば，早発乳房，子宮疾患などを起こす．アロマターゼを活性化する食物として，トマト，ニンジン，キュウリが知られており，チョコレートは阻害するといわれる．

エストロゲンは，閉経前女性においては主に卵巣で生成されるが，閉経後は脂肪組織などでアロマターゼにより合成される．閉経後乳がんで，エストロゲン依存性の場合には，腫瘍の増殖を抑えるため，内分泌療法として，アロマターゼ阻害薬が用いられる．

ステロイド系アロマターゼ阻害薬であるエキセメスタン（exemestane）は，アロマターゼの基質であるアンドロゲンと極めて類似した構造を有しており，アロマターゼへのアンドロゲンとの結合を競合的に作用することで効果を発揮する．加えて，エキセメスタンは，アンドロゲン受容体に結合すること，さらにエキセメスタンの代謝産物である17-hydroexemestane が親化合物よりも強力なアンドロゲン受容体結合活性をもつことにより，エキセメスタンを投与された患者では，個人差はあるが，体内で男性ホルモン作用が発揮される．しかし，アロマターゼ阻害薬の男性不妊に対する投与は認可されていない．

非ステロイド系アロマターゼ阻害薬は，トリゾール系とよばれる化学構造に属しており，同様の化学構造を有する殺虫剤がステロイドホルモンを抑えるといったことから開発された背景がある．非ステロイド系アロマターゼ阻害薬であるアナストロゾール（anastrozole）とレトロゾール（letrozole）は，アロマターゼ分子に存在する酵素の反応を制御する電子伝達系部位を阻害することで効果を発揮する．

黄体ホルモン

黄体ホルモン（プロゲステロン〈progesterone〉）は，成人女性では卵巣の黄体から分泌されるが，妊娠時には，妊娠中期以降になると胎盤からも分泌される．生体内で黄体ホルモンとして働いている物質のほとんどはプロゲステロンである．プロゲステロンは妊娠を助けるホルモンであり，受精卵が子宮内膜に着床しやすい状態に整え，妊娠後は妊娠を継続させる働きをする．すなわち，子宮内膜を厚くしたり，子宮筋の収縮を抑制する作用を有する．代謝の面では，インスリン分泌の反応性を増加させて血糖値を正常化させ，リポタンパク質リパーゼの活性化により体脂肪を減少させ，体内の水分を保持させるなどの効果がある．

プロゲステロンは，排卵後から次の月経が始まるまでにかけて分泌され，体温中枢に働きかけるため，基礎体温は高温相を示す．プロゲステロンの分泌が多い時期は黄体期とよばれ，精神的に不安定になったり，頭痛，腹痛，腰痛が起きたり，むくみがあったり，肌荒れや吹き出物が出たりすることがある．このような症状が重くなった場合，月経前症候群（premenstrual syndrome：PMS）とよばれる．

プロゲステロンは，血中から細胞に入ると細胞内に存在するプロゲステロン受容体に結合し，複合体を形成して，核内のDNAの特異的な部位に結合することでさまざまな遺伝子の発現を変化させる．

性周期の初期から黄体ホルモン剤を摂取すると妊娠しているのと同じようなホルモン状態がつくり出され，排卵が起きないため避妊効果が得られるが，経口避妊薬（ピル．the pill は「あの薬」という隠語）にはエストロゲンも含まれており，血栓症，乳がん，子宮がん，肝障害などのピルの副作用のリスクは，エストロゲンに関係している．黄体ホルモンとエストロゲンの混合製剤となっているのは，黄体ホルモンだけでは排卵を抑えるには大量投与が必要であり，また排卵を抑える効果そのものも不安定であるため，作用を強める目的でエストロゲン製剤が加えられている．現在広く使用されている低用量ピルは，エストロゲン量を $50\,\mu g$ 未満に抑えたものであるが，なおかつ黄体ホルモン量を増やさないために，強化された黄体ホルモン製剤が開発されたが，アンドロゲン作用の出現や，血栓症のリスクが高まったなどの問題が指摘されている．

テストステロン誘導体であるダナゾール（danazol）は，プロゲステロン受容体に対してアゴニスト活性を有するが，ゴナドトロピン放出ホルモン（gonadotropin releasing hormone：GnRH）アゴニストのように，下垂体にて黄体形成ホルモン（LH）と卵胞刺激ホルモン（FSH）の分泌を抑制して卵巣でのE2分泌を抑制し，子宮内膜のアンドロゲン受容体に結合して増殖を抑制することにより，偽閉経状態をつくり出す作用がある。そのためダナゾールは，子宮内膜症や月経困難症の治療に用いられてきたが，声の低音化などの男性様ホルモンとしての副作用のほか，血栓ができやすく脳梗塞や心筋梗塞を誘発するリスクがあるため，ほとんど使われなくなった。現在では，同等な効果が得られる，プロゲスチン（progestin）とよばれる人工的に合成された一連の黄体ホルモン製剤が，ダナゾールに代わって使用されている。

男性ホルモン

男性ホルモン（androgen）には，テストステロン（testosterone）とジヒドロテストステロン（dihydrotestosterone）があり，前者の分泌は，性腺刺激ホルモンであるゴナドトロピンのうちLHにより促進されるが，血中のテストステロン量が増加するとLHの分泌が抑えられるというフィードバック機構が働く。ゴナドトロピンのもう1つのFSHは，男性ホルモンと共同して，精子形成の維持に関与する。ジヒドロテストステロンは，テストステロンより受容体親和性が高く，男性の二次性徴発現を起こす。胎児の男性への性分化は，テストステロンとジヒドロテストステロンの両者の関与が必要である。

男性ホルモンは，タンパク質同化作用として骨格筋量を増加させるが，この作用が，パワー系スポーツのドーピングで問題となる。その他，赤血球産生増大，高密度リポタンパク質（high-density lipoprotein：HDL）コレステロール減少，血中ホルモン結合タンパク質の減少，骨密度を正常に保つ作用などがある。

抗アンドロゲン薬であるフルタミド（flutamide）やビカルタミド（bicalutamide）は，男性ホルモンによって増殖が促される前立腺がんの治療に用いられる。また，テストステロンをジヒドロテストステロンへ変換する酵素である2型5-α還元酵素を阻害するフィナステリド（finasteride）は，男性型脱毛症（androgenetic alopecia：AGA）に適用される経口型発毛薬である。ジヒドロテストステロンは，皮脂腺のアンドロゲン受容体と結びつき，過剰な皮脂を分泌させ，毛穴を塞いで男性型脱毛を誘発する。

本項目で扱った薬物一覧

薬物	作用機序など
●合成副腎皮質ステロイド薬　ハイドロコルチゾン　プレドニゾロン　メチルプレドニゾロン　デキサメタゾン　ベタメタゾン	細胞内のグルココルチコイド受容体と結合して核内に移行し，さまざまな分子の転写活性を調節して，抗炎症作用，免疫抑制作用を発揮する
●アルドステロン拮抗薬　スピロノラクトン　エプレレノン	ミネラルコルチコイド受容体に結合して，アルドステロンの結合を阻害することにより，降圧作用や利尿作用を示す
●卵胞ホルモン補充薬　エチニルエストラジオール　ジエチルスチルベストロール　ホスフェストロール	エストロゲンを補充し，更年期の不快な症状を緩和する

●選択的エストロゲン受容体調節薬 　　タモキシフェン 　　ラロキシフェン	乳腺のエストロゲン受容体にアンタゴニストとして作用し，エストロゲンによる乳がん細胞増殖を抑える 骨のエストロゲン受容体に選択的にアゴニストとして作用して，骨量を増加させ，骨粗しょう症の治療に用いる
●排卵誘発薬 　　クロミフェン	エストロゲン受容体アンタゴニストとして働き，下垂体からのゴナドトロピンの分泌を亢進させ，排卵を誘発する
●アロマターゼ阻害薬 　　エキセメスタン 　　アナストロゾール 　　レトロゾール	アンドロゲンをエストロゲンに変換する酵素であるアロマターゼを阻害して，閉経後の脂肪組織などでのエストロゲン産生を抑える作用により，閉経後乳がんの治療に用いられる
●抗アンドロゲン薬 　　フルタミド 　　ビカルタミド 　　フェナステリド	アンドロゲン受容体に結合して，男性ホルモンの結合を阻害することにより，男性ホルモン依存性の前立腺がんの治療に用いる テストステロンをジヒドロテストステロンへ変換する酵素を阻害して，発毛薬として男性型脱毛症に適用される

参考文献

1) 田中正敏：超図解 薬はなぜ効くか，講談社，1998
2) 浦部晶夫ほか編：今日の治療薬 2017 解説と便覧，南江堂，2017

【服部　裕一】

5 糖代謝異常の薬物治療

目　標

- 糖尿病（高血糖）の病態生理，薬物治療を理解する。
- 低血糖症の病態生理，薬物治療を理解する。

　糖代謝異常の多くは糖尿病（diabetes mellitus：DM）に伴う高血糖症（hyperglycemia）として認められる。糖尿病は空腹時血糖値，75 g 経口糖負荷試験（OGTT：oral glucose tolerance test），あるいは糖化ヘモグロビン値（HbA1c）などによって診断されうる（表 6-5-1）。発症機序に基づき，1 型，2 型，および特定の原因による糖尿病に大きく分類されるが，治療学的観点からは，膵 β 細胞における内因性インスリン分泌能を指標とする。

　低血糖症の多くは糖尿病治療の副作用として頻繁に観察されるほか，内分泌疾患や反応性低血糖により生じる。低血糖が進行すると意識障害をきたすため，適切な治療が迅速に行われる必要がある。本項で学ぶべきことは，血糖値を 1 日 24 時間通して正常化するための治療法である。

病態生理

　血液中の糖はエネルギー源として，常に一定範囲に保たれるように制御されている。空腹時における血糖低下時は，血中インスリン減少，グルカゴン増加などにより肝細胞での糖新生が亢進し，血液中へ糖が補給される。食事摂取による高血糖状態では，分泌されたインスリン作用により肝細胞での糖新生が抑制されるとともに，骨格筋細胞，脂肪細胞への糖取り込みが促進され，結果として血糖値が低下する。つまり，高血糖の原因は「インスリン作用不足」といえるが，大きく 2 つの要因に分けて理解されうる。すなわち，膵 β 細胞におけるインスリン分泌不全，およびインスリン標的臓器におけるインスリン感受性低下（インスリン抵抗性）である。膵 β 細胞が死滅することにより発症する 1 型糖尿病はインスリン分泌不全の要素が主であるのに対して，2 型糖尿病ではインスリン抵抗性が先行して出現し，病態の進行とともに二次的にインスリン分泌不全をきたすと考えられている。治療法の選択には，この 2 つの要素それぞれについて評価することが必要であるが，原則としてインスリン分泌能を指標とすべきである。

表 6-5-1　糖尿病診断基準（血液検査）

区分		正常域	境界型	糖尿病型
血糖値 (mg/dl)	空腹時血糖	110 未満	110〜125	126 以上
	75 g OGTT 2 時間値	140 未満	140〜199	200 以上
HbA1c（%）		5.6%未満	5.6〜6.4%	6.5%以上

OGTT：経口糖負荷試験，HbA1c：ヘモグロビン A1c

1型糖尿病

1型糖尿病は，膵β細胞の進行性破壊に基づくインスリン分泌不全により発症する。原因として，自己免疫現象による膵β細胞の破壊をきたす自己免疫性1型（1A型，急速〜緩徐進行型）と，自己免疫現象が証明されない特発性1型（1B型，劇症型）がある。いずれの型においても膵β細胞におけるインスリン分泌は比較的早期に枯渇し，生存に必要なインスリン分泌が得られない例がほとんどである。そのため急性に著しい高血糖を示すほか，生命予後に関わる糖尿病性ケトーシス（次項参照）に至る場合があり，インスリン補充による迅速な対応を要する。

◆糖尿病性ケトーシス◆

インスリン作用不足により糖が細胞内に取り込まれない状態では，エネルギー源として脂肪が分解されてケトン体が産生され，代替エネルギー源として利用される。ただし，ケトン体は酸性物質であり，高血糖による浸透圧利尿などの脱水が合併すると糖尿病性ケトアシドーシスを引き起こし重篤化する場合がある。

2型糖尿病

2型糖尿病はインスリン分泌低下とインスリン抵抗性亢進が組み合わさって発症する。膵β細胞のインスリン分泌能は遺伝的要因が関与しているが，高血糖状態が続くと膵β細胞の過重負荷による細胞肥大，さらには細胞死を介してインスリン分泌能が低下していくと考えられる。インスリン抵抗性は，主に生活習慣による肥満と運動不足に起因すると考えられており，内臓肥満を特徴とするメタボリックシンドロームにおいてもインスリン抵抗性が認められる。これらの要因によって糖尿病が発症すると，全身的な高血糖による糖化や酸化ストレスを介した細胞機能障害が生じる。これを糖毒性と称するが，糖尿病の三大合併症とされる網膜症，腎症，神経症以外にも，多様な合併症の一因となるほか，膵臓でのインスリン分泌低下，肝臓でのインスリン抵抗性増悪などを介して，さらに血糖値が上昇，病態が進行する悪循環をもたらす。それゆえ，2型糖尿病治療においてはインスリン作用の確保，インスリン抵抗性是正を目的とした早期からの治療が重要である。

2型糖尿病治療においては，病態の進行に従って治療内容が変容する。治療薬選択の目安として，インスリン分泌能を指標に病態を3期に分け

表6-5-2 糖尿病の病期・病態と治療薬選択の目安

病期		2型糖尿病			1型糖尿病
		早期	進行期	枯渇期	
病態	血糖値（空腹時・食後）	正常・高値	両者ともに高値	両者ともに著しい高値	
	膵β細胞	肥大	減少	死滅	
	インスリン分泌	遅延	遅延＋低下	枯渇	
薬物	インスリン製剤（皮下注射薬）	○	○（強く推奨）	◎必須（生存に必要）	
	GLP-1アナログ（皮下注射薬）	○	○	×	—*
	DPP-4阻害薬	○	○	×	—*
	スルホニル尿素薬	○	△#	×	—*
	速効型インスリン分泌促進薬	○	○	×	—*
	ビグアナイド薬	○	○	○	—*
	チアゾリジン薬	○	○	○	—*
	SGLT2阻害薬	○	○	○	—*
	α-グルコシダーゼ阻害薬	○	○		△$

原則的に内因性インスリン分泌能が薬物選択の基準となる。
*保険上の適用なし。
#二次無効に要注意。
$インスリン療法との併用に際し，食後の血糖上昇遅延に要注意。
GLP：グルカゴン様ペプチド，SGLT：ナトリウム/グルコース共輸送体

ると理解しやすい（表6-5-2）。一般的に，病早期ではインスリン分泌遅延による食後高血糖が認められ，進行期になるとインスリン分泌低下による空腹時血糖も上昇する。適切な治療が行われない場合，最終的には1型糖尿病に類似した，インスリン分泌がほぼ枯渇した病期へと進行することが多い。

特定の原因による糖尿病

妊娠糖尿病は，妊娠をきっかけとして発症した糖尿病である。放置した場合，流産を含めて母体，胎児両方に悪影響が出るため，適切な治療を行う必要がある。出産後，血糖値は正常化する例が認められるが，患者の高齢化に伴って2型糖尿病を発症する例が認められ，定期的な検査を継続することが重要である。

ステロイドや抗精神病薬などによる薬剤性糖尿病，およびクッシング（Cushing）症候群や肝疾患などに合併した糖尿病を二次性糖尿病とよぶ。原疾患の治療とともに，糖尿病に対する治療が必要である。

低血糖症

低血糖症（hypoglycemia）の多くは糖尿病治療の副作用として頻繁に観察され，糖尿病合併症の悪化につながるとされる。その他，胃切除術後のダンピング症候群などの反応性低血糖や，比較的稀な内分泌疾患であるインスリン分泌腫瘍（insulinoma）などによって生じる。一般に，血糖値が60以下に下がると特徴的な低血糖症状が出現する。血糖低下速度が速いときは発汗，脱力感，頻脈等の交感神経症状が，血糖低下が緩徐のときは強い空腹感とともに，頭痛，視力障害，錯乱，痙れん等の中枢神経症状が出現することが多い。血糖値40未満になると低血糖性昏睡，脳死に至る場合があり，症状出現時における迅速な対応が重要である。ただし，高齢者や糖尿病性神経障害合併例では，無症候性に進行して意識障害に至る場合があり注意を要する。

薬物治療

1型糖尿病

1型糖尿病の治療は，生存に必要なインスリン量の不足を補うため，インスリン療法の絶対適応である（表6-5-3）。健常者のインスリン分泌は，食事に関係なく24時間一定の割合で分泌されている「基礎分泌」と，食事や間食の際の血糖上昇に対応してタイミングよく分泌される「追加分泌」に分けられる（図6-5-1A）。1型糖尿病では両者が欠乏しているため，24時間通して血糖値を正常化するためには各インスリン製剤の特徴をよく理解して，患者の生活スタイルに合わせて適切にインスリンを補充することが重要である。

◆インスリン製剤◆

インスリンは膵β細胞から分泌されるペプチドホルモンであり，経口投与できないため，糖尿病治療においては一般的に皮下注射（インスリン自己注射）を行う。遺伝子組換え技術により製剤化されたヒト・インスリンは5種類に大別され，図6-5-2に示すように作用時間の特徴を有する。

薬物

速効型（レギュラー）インスリンは皮下注射のほか，静脈（点滴）投与の適応（作用発現まで数分以内）がある。製剤化されたインスリンは六量体の結晶構造をとり，注射後に単量体へ分解されて吸収される。作用発現まで約30分を要するため，食事の30分前に皮下注射する。最大作用時

表6-5-3 インスリン治療の適応

絶対適応
①1型糖尿病などのインスリン依存状態（生存にインスリン補充が必要な状態）
②糖尿病性昏睡，糖尿病性ケトアシドーシス
③重症の合併症，感染症の存在
④糖尿病妊婦，大手術の前後

相対適応（2型糖尿病で以下のような状態）
①経口薬では効果不十分な場合
②副作用等で経口薬が使用できない場合
③糖尿病状態の急性増悪

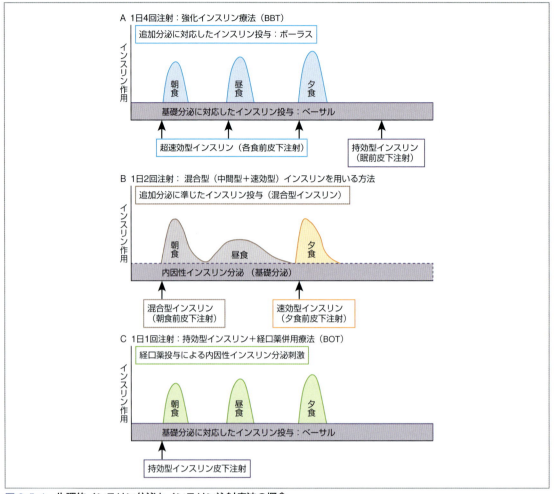

図 6-5-1　生理的インスリン分泌とインスリン注射療法の概念
生理的なインスリン分泌は，1日24時間通して分泌される基礎分泌のベーサル（basal）と，食事摂取に対応した追加分泌のボーラス（bolus）に分けられる。それぞれに個別に対応したインスリン注射（1日4回）を行う強化インスリン療法（A）が，最も生理的インスリン分泌を再現しやすいとされる。内因性インスリン分泌能が残存している2型糖尿病では，ベーサルやボーラスを部分的に補充するインスリン2回注射（B），あるいは1回注射（C）を用いることが多い。
実線：インスリン注射による補充，破線：内因性インスリン分泌

間は皮下注射後1〜3時間である。

　中間型および持効型インスリン製剤は，速効型インスリンをそれぞれNPH製剤化，あるいは亜鉛製剤化したものであり，皮下注射後の吸収が遅れることにより作用時間が遅延する。皮下注射後の最大作用時間は中間型で4〜8時間，持効型で6〜12時間とされる。

　混合型インスリンは中間型と，速効型あるいは超速効型インスリンの混合液であり，皮下注射後，それぞれの作用時間に相当する2相性の効果が得られる。

　超速効型インスリンはアミノ酸置換を有するインスリンアナログで，静脈（点滴）内投与の適応がある。六量体の結晶構造をとらず単量体で存在するため，皮下注射後の作用発現まで約10分，最大作用時間は30分〜1時間と速く，食直前に皮下注射する。

　持効型（持続型）インスリンもインスリンアナログであり，結晶溶解性低下あるいは血中アルブミンとの強い結合等の性質によって，作用のピー

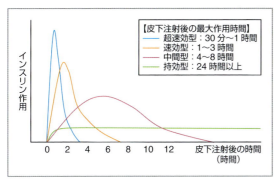

図 6-5-2　各種インスリン製剤皮下注射後の作用時間

クがなく皮下注射後 24 時間以上安定した効果が持続する。インスリンの基礎分泌を補充する目的で使用する。

作用機序

インスリン製剤の作用機序は内因性インスリンと同様であるが，上述のように各製剤に特徴的な作用時間の違いを利用したインスリン投与法が確立されている。

強化インスリン療法（ベーサル・ボーラス療法）

健常者のインスリン分泌パターン（基礎分泌＋追加分泌）を持効型インスリン製剤と（超）速効型インスリン製剤の 1 日 4 回皮下注射で模倣するものである（図 6-5-1A）。持効型インスリンは朝食前あるいは就寝前に，超速効型インスリンは各食直前（速効型インスリンは毎食 30 分前）に皮下注射する。日常生活における各食事量の差，および平日と休日の運動量の差に対応して，よりよい血糖コントロールのためには，ベーサル・ボーラス療法（basal bolus therapy：BBT）とも称される強化インスリン療法が基本となる。

持続皮下インスリン注入療法

持続皮下インスリン注入療法（continuous subcutaneous insulin infusion：CSII）は，持続皮下インスリン注入ポンプを用いて，超速効型インスリンの持続注入による基礎分泌（ベーサル）補充と追加分泌（ボーラス）補充を行う方法である。強化インスリン療法による血糖正常化が困難な症例（ブリットル型糖尿病など）にはよい適応である。

現在，持続血糖測定機能を搭載した持続皮下インスリン注入ポンプも利用可能であり，SAP（sensor-augmented pump）療法とよばれ，使用例が増加している。

副作用

副作用のほとんどは，インスリン作用の過剰による低血糖である（詳細は「低血糖症」の項を参照）。低血糖予防には，インスリン注射を行う前に血糖自己測定（self-monitoring blood glucose：SMBG）を行うことが重要である。また，患者が感染症などで食事がとれない場合（シックデイ）などでは，食事量が少なくてもインスリン拮抗ホルモンの影響で血糖値が上昇する例が多く，血糖自己測定による管理を続けながらインスリン注射を継続することが重要である。

その他の副作用として，中間型インスリンなどでは薬物アレルギーを認める場合があり，製剤の変更を行う。また，インスリン注射部位の皮下硬結や皮下脂肪萎縮による皮膚陥凹を生じる場合があり，同一部位での注射を避けることで予防する。

2 型糖尿病

2 型糖尿病治療においては合併症予防を目的として，より長期にわたり安定した血糖コントロールを得るために，残存の内因性インスリン分泌能をいかに保護するかが重要である。同時に，急速な血糖降下は糖尿病網膜症悪化による眼底出血や，糖尿病神経障害の悪化による疼痛をきたす場合があるため，低血糖を生じないように治療薬は少量から開始し，効果と副作用の有無を確認しながら緩徐に血糖値の是正を図る必要がある。治療薬はインスリン製剤以外に 8 種類にのぼるが（図 6-5-3），病期・病態を見極めた適切な選択が重要であり，膵 β 細胞からの内因性インスリン分泌能を指標とした選択の目安を表 6-5-2 に示した。内因性インスリン分泌能を長期にわたり保護する観点では，インスリン療法を早期から積極的に導入することが望ましい。

◆インスリン製剤◆

薬物

インスリン製剤の詳細は上述の通りである。2型糖尿病の比較的早期においては内因性インスリン分泌がある程度保たれている場合が多いため，最初から強化インスリン療法を導入することは少ない。日常生活における自己注射の負担を考え，1日2回注射や1日1回注射に経口薬を併用するBOT（basal-supported oral therapy）などの方法が用いられる（図6-5-1B, C）。

作用機序・副作用

「1型糖尿病」の項を参照。

◆GLP-1アナログ（GLP-1受容体作用薬）◆

GLP-1（グルカゴン様ペプチド-1〈glucagon-like peptide-1〉）は食事摂取にともない腸管（主に小腸L細胞）から分泌される内分泌ホルモン，インクレチンの1つであり，膵β細胞からのインスリン分泌増強作用を有する（図6-5-3）。血中に存在するタンパク質分解酵素（dipeptidyl peptidase-4〈DPP-4〉）により急速に分解されるため，DPP-4作用点をアミノ酸置換したヒトGLP-1アナログ，あるいはGLP-1類似の構造をもつトカゲ唾液成分exendin-4をアミノ酸置換したGLP-1受容体作用薬を皮下注射する。

薬物

リキシセナチド（lixisenatide）は，遺伝子組換えによりヒトGLP-1アミノ酸配列2位のアラニンをグリシンに置換しDPP-4耐性化したヒトGLP-1アナログで，1日1回皮下注射する。デュラグルチド（duraglutide）は2位のアラニンをグリシンに，22位のグリシンをグルタミン酸に，36位のアルギニンをグリシンに置換したヒトGLP-1アナログで，ヒトIgG-Fc部分に結合させて腎排泄速度を抑制し，週1回の皮下注射を可能とした。エキセナチド（exenatide）は，GLP-1受容体作用薬exendin-4アナログで1日2回の皮下注射を要するが，マイクロ粒子に包埋した製剤では，週1回の皮下注射による治療が可能である。

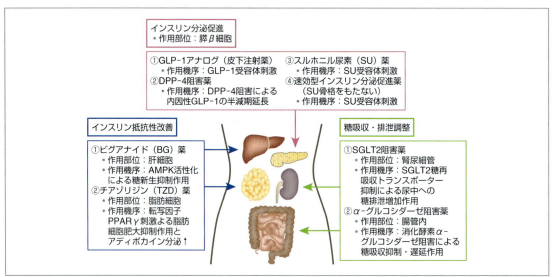

図6-5-3 **糖尿病治療薬の作用部位と作用機序**
インスリン以外の糖尿病治療薬は，作用機序により大きく3種類に分類される。GLP（グルカゴン様ペプチド）-1アナログ皮下注射薬以外はすべて経口薬である。
SGLT：ナトリウム/グルコース共輸送体，PPAR：peroxisome proliferator-activated receptor

作用機序

主たる作用は膵β細胞からの生理的なインスリン分泌を増強することであるが，その他にも多様な作用が以下のように報告されている。

- **インスリン分泌促進作用**：膵β細胞のGLP-1受容体を刺激し，細胞内cAMP上昇を介して膵β細胞からの生理的なインスリン分泌を増強する（図6-5-4）。
- **グルカゴン分泌抑制作用**：インスリン分泌の二次的効果のほか，膵α細胞への直接作用も報告されている。
- **摂食抑制作用**（体重減少効果）：延髄孤束核から視床下部弓状核に分布するGLP-1感受性ニューロンの活性化により，摂食中枢（視床下部）に作用する。
- **消化管運動抑制作用**（胃内容排出遅延による満腹感）：消化管迷走神経求心性刺激による迷走神経中枢活性化により，迷走神経遠心性に消化管運動を抑制する。
- **膵β細胞の維持・増加**：cAMP上昇を介した膵β細胞の保護作用が動物モデルで証明された。

以上の作用機序に基づいた特徴として，GLP-1アナログあるいはGLP-1受容体作用薬によるインスリン分泌増強作用は血糖値依存性であるため，単独投与では低血糖を極めて生じにくい利点がある。また，1日1回あるいは週1回の皮下注射は食事時間に合わせる必要がなく，利便性が高い。反面，膵β細胞のインスリン分泌能が枯渇している場合には，血糖低下作用が期待できない（表6-5-2）。皮下注射薬ではあるがインスリンの代替薬ではないため，1型糖尿病，高血糖性昏睡，ケトアシドーシス等のインスリン治療の絶対適応（表6-5-3）では使用禁忌である。

副作用

本剤の単独投与では低血糖を生じにくいが，他剤併用時には低血糖に注意を要する。最も高頻度に認められる副作用は消化器症状（悪心，腹部膨

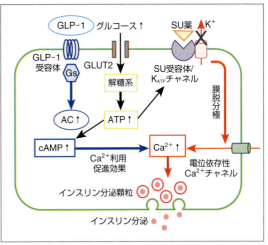

図6-5-4 膵β細胞におけるインスリン分泌機序
GLP（グルカゴン様ペプチド）-1アナログは，血糖値上昇を反映した細胞内へのグルコース流入刺激による生理的なインスリン分泌機序を増強する作用を有する（青の部分）。一方，スルホニル尿素（SU）薬は血糖上昇に依存せず，強制的なインスリン分泌を引き起こす（赤の部分）ため，低血糖を生じる危険性が高い。
Gs：三量体Gタンパク質αSサブユニット，AC：アデニル酸シクラーゼ，cAMP：サイクリックアデノシンリン酸，GLUT：グルコース輸送体，ATP：アデノシン三リン酸

満感）であるが，多くは使用開始1カ月以内に軽快する。他に，頭痛，めまいなどが観察される。

◆DPP-4阻害薬◆

小腸L細胞より分泌される内因性GLP-1は，血中のタンパク質分解酵素（DPP-4）により急速に分解されるため（半減期約3分），経口DPP-4阻害薬は内因性GLP-1の濃度上昇および作用時間延長に働く。結果的に，GLP-1作用としてのインスリン分泌増強作用を示す（図6-5-3）。膵β細胞のインスリン分泌能が枯渇している場合には血糖低下作用が期待できない点も，GLP-1作用と同様である（表6-5-2）。

薬物

シタグリプチン（sitagliptin）は腎排泄型，リナグリプチン（linagliptin）は胆汁排泄型の経口薬で，両者とも1日1回投与する。オマリグリプチン（omarigliptin）は腎排泄型であるが尿細管で再吸収されるため週1回の内服で効果が得られる。

作用機序

血中 DPP-4 阻害作用により内因性 GLP-1 の分解を抑制し，血中 GLP-1 濃度を維持する。薬理作用は上述の GLP-1 アナログに準じるが，摂食抑制，体重減少作用は弱い。単剤使用では低血糖の副作用が生じにくく，膵 β 細胞を疲弊させにくいことから，2 型糖尿病の早期治療において使用頻度が高い。

副作用

他剤併用時に低血糖を生じることがあり，特に，スルホニル尿素薬併用による相乗効果が強いため要注意である。その他，消化器症状（悪心，嘔吐，腹部膨満感），肝障害，腎障害，皮膚粘膜障害などが認められる。

◆スルホニル尿素薬◆

スルホニル尿素（sulfonylureas：SU）薬は，2 型糖尿病治療薬としては，後述のビグアナイド薬に次いで古くから使用されており，膵 β 細胞膜上の SU 受容体を刺激してインスリン分泌を強力に惹起する経口薬である（図 6-5-3）。膵 β 細胞のインスリン分泌能がすでに枯渇している場合は無効である点は，他のインスリン分泌促進薬と同様である（表 6-5-2）。

薬物

第 1 世代とよばれるトルブタミドは使用頻度が低くなったが，第 2 世代のグリベンクラミド（glibenclamide）はインスリン分泌作用が最も強力な経口薬として使用されている。第 3 世代の SU 薬，グリメピリド（glimepiride）のインスリン分泌作用は第 2 世代薬より弱いが，膵外作用としてインスリン抵抗性改善作用を有するとされる。

作用機序

膵 β 細胞膜の ATP 感受性 K$^+$ チャネルを構成する SU 受容体に結合し，K$^+$ チャネル阻害による細胞膜脱分極を介して電位依存性 Ca^{2+} チャネルが開き，細胞内 Ca^{2+} を増加させてインスリン分泌を引き起こす（図 6-5-4 赤の部分）。通常，食事 30 分前を目安に服用する。

以上の作用機序に基づいた特徴として，SU 薬は血糖値の高低にかかわらず膵 β 細胞からのインスリン分泌を強力に惹起することから，副作用として低血糖を引き起こす危険性が高い。もう 1 つの特徴として，SU 薬特有の「二次無効」現象があげられる。

SU 薬の「二次無効」

1 型糖尿病の場合など，最初から SU 薬の効果が得られない「一次無効」に対し，SU 薬の長期投与によりインスリン分泌能が低下したために効果が消失する場合を，特に「二次無効」とよぶ。機序として，K$^+$ チャネルの感受性低下が示唆されている。二次無効をきたした場合は，インスリン投与の相対適応となる（表 6-5-2）。

副作用

低血糖に注意を要するほか，骨髄障害，肝機能障害，消化器症状，過敏症などが認められる。

◆速効型インスリン分泌促進薬◆

SU 薬と同様の作用機序を有する SU 受容体作用薬であるが，構造上，SU 受容体との親和性が低いため，SU 薬に比して作用，副作用ともに軽度である。膵 β 細胞のインスリン分泌能がすでに枯渇している場合は無効である点も，SU 薬と同様である（表 6-5-2）。

薬物

本分類薬の中では，レパグリニド（repaglinide）が最も強力な作用を有する。

作用機序

膵 β 細胞 SU 受容体作用薬であり，作用機序は SU 薬と同様である（図 6-5-3，図 6-5-4）。ただし，SU 薬に比して腸管からの吸収が速やかで，SU 受容体からの解離が早い。すなわち，膵 β 細胞からのインスリンの分泌が急峻で，かつ短時間で終了する点が作用の特徴である。空腹時血糖値

は高くないが食後血糖高値の患者に好適応であり，通常，食直前に服用する。

副作用

SU 薬に比して頻度は低いが低血糖を生じる場合があり，他剤併用時は特に注意が必要である。その他，突然死，心筋梗塞，肝機能障害，消化器症状，過敏症などを認める。

◆ビグアナイド薬◆

ビグアナイド（biganide：BG）薬は，2 型糖尿病治療薬として長い歴史を有しているが，初期に使用されたフェンホルミンの副作用として重篤な乳酸アシドーシスが認められたため，米国では過去に一時使用中止となった。しかし，確実なインスリン抵抗性改善作用が見直され副作用対策が進んだことから，欧米では現在，肥満のある患者の第 1 選択薬とされている。SU 薬と同等の血糖低下作用を示す報告がある一方で，食事内容，肥満度などが異なる日本人での効果はやや弱いとされる。

薬物

日本では，メトホルミン（metformin）およびブホルミン（buformin）が使用可能である。

作用機序

主たる作用部位は肝細胞であるが，それ以外にも複数の作用機序が報告されている。

- 肝細胞 AMPK 活性化により，肝における糖新生および糖放出の抑制作用を示す。
- 骨格筋細胞 AMPK 活性化により，骨格筋への糖取り込み促進作用を示す。
- α-グルコシダーゼ阻害薬（後述）類似の作用を有し，消化管での糖吸収を抑制。

上記作用の総和としてインスリン抵抗性改善作用が認められ，結果としてインスリンの血糖低下作用が増強される結果となる（図 6-5-3）。

副作用

重篤な乳酸アシドーシスをきたすことがあり，特に脱水傾向の場合は要注意である。そのため，シックデイ休薬指導が重要であり，体調不良の場合は患者判断で休薬する。肝・腎障害，心肺障害，アルコール多飲者（脱水が多い）には使用禁忌であり，高齢者への使用も避けるべきである。その他の副作用として，肝障害，腎障害，低血糖，消化器症状，過敏症などがあげられる。

◆チアゾリジン誘導体◆

チアゾリジン誘導体（thiazolidinedione：TZD）は脂肪細胞を作用部位としてインスリン抵抗性改善作用を有し，血糖降下作用を発揮するほか，糖尿病合併症のリスクを減少させる作用がある。

薬物

ピオグリタゾン（pioglitazone）のみが使用可能である。

作用機序

チアゾリジン誘導体は，脂肪細胞に特異的核内受容体である PPARγ（peroxisome proliferator activated receptor-γ）作用薬であり，遺伝子発現を介した脂肪細胞分化促進作用によって「小さな脂肪細胞」の数を増加させる。その結果，メタボリックシンドローム等の腹腔脂肪に認められる脂肪細胞肥大と，それに伴う炎症反応（サイトカイン放出など）を抑制し，インスリン抵抗性改善作用を示す。

また，小さな脂肪細胞からは分泌ホルモン，アディポネクチン（アディポカインの 1 つ）などの分泌が促進し，肝臓や筋肉へのグルコース取り込みを増加させるとともに，脂肪燃焼を促進させる。上記作用の総和として，チアゾリジン誘導体はインスリン抵抗性を改善する（図 6-5-3）。

副作用

浮腫を認める頻度が高く，特に女性では心不全に至る場合がある。インスリン分泌促進作用はな

いため，単独投与で低血糖の危険性は少ないが，SU類との併用では低血糖に注意を要する．その他，重篤な肝障害が認められている．

◆α-グルコシダーゼ阻害薬◆

α-グルコシダーゼ阻害薬（α-glucosidase inhibitor：α-GI）は腸管内が作用部位となる治療薬であり，体内にはほとんど吸収されず糖の消化・吸収を遅らせるため，食後高血糖に対し有用である（表6-5-2，図6-5-3）．

薬物

ボグリボース（voglibose）のほか，α-アミラーゼ阻害作用も有するアカルボース（acarbose）などが使用される．

作用機序

小腸粘膜上皮細胞の刷子縁に存在する二糖類分解酵素α-グルコシダーゼの作用を競合的に阻害して，単糖類への分解を抑制する．その結果，糖の消化・吸収が遅延し，食後高血糖の改善作用を認める．ただし，作用機序は競合阻害であるため，小腸で糖質と同時に存在することが重要であり，αGI薬は食直前～直後に服用する必要がある．

副作用

最も頻度が多い副作用は消化器症状（腸内ガス増加に伴う腹部膨満感，腹痛，放屁，下痢）である．特に高齢者や腹部手術歴のある患者に腸閉塞様の症状を起こすことがあり，注意を要する．本剤の単独投与で低血糖を起こすことはほとんどないが，他剤併用時には要注意である．

◆SGLT2阻害薬◆

ナトリウム/グルコース共輸送体2（sodium glucose co-transporter2：SGLT2）阻害薬は腎臓における糖再吸収を抑制し，尿中糖排泄増加に伴う血糖低下作用や体重減少効果が期待できる．

薬物

イプラグリフロジン（ipraglifrozin）やダパグリフロジン（dapaglifrozin）など，いずれも1日1回経口投与する．

作用機序

SGLT2は腎近位尿細管に特異的に存在する糖輸送体であり，原尿中の糖再吸収の90％はSGLT2に依存している．SGLT2阻害薬は小腸における糖吸収を阻害することなく，腎における糖再吸収を抑制して尿中糖排泄量を増加させる．結果的に血糖値を低下させるとともに，体重減少効果により肥満の解消を期待できる（7章参照）．

副作用

浸透圧利尿による脱水症状に注意を要する．高齢者への投与は避けるとともに，シックデイ休薬指導をすることが重要である．特に，ビグアナイド薬との併用時には乳酸アシドーシス発症に要注意である．その他の副作用として，他剤併用時の低血糖や，尿糖の増加による尿路・性器感染症が認められる．

特定の原因による糖尿病

妊娠糖尿病に対する治療は，経口薬による胎児への影響を排除するためにも，インスリン療法を基本とする．母体の体重増加に対する管理とともに，低血糖を起こさずに正常血糖を保つべく，強化インスリン療法を用いることが多い．

二次性糖尿病では原疾患の治療とともに，良好な血糖管理が原疾患にも好影響を及ぼすと考えられ，インスリン療法を基本とした治療を行う．

薬物

インスリン製剤（「1型糖尿病」の項を参照）．

作用機序，副作用

「1型糖尿病」の項を参照．

低血糖症

低血糖の初期には強い空腹感とともに動悸，発汗，振戦などの症状を認め，患者自身の糖摂取による対応が可能であるが，高齢者などでは無症候性に進行して意識消失に至る例が認められる。経口糖摂取が不可能なときは迅速に治療薬投与を行う必要がある。

低血糖症の多くは糖尿病治療の副作用であり，治療薬の選択や用法・用量の適切な是正が重要である。胃切除術後の反応性低血糖においては食事指導による改善が期待される。比較的稀な疾患として，内分泌腺腫瘍などでは原疾患の治療が優先される。

◆グルカゴン製剤◆

低血糖による意識消失時の緊急対応として，グルカゴン（glucagon）を筋肉内注射あるいは静脈内注射する。意識が戻った上で糖分経口摂取を追加するが，意識が戻らない場合などでは持続点滴による静脈内糖補給を継続する。

薬物

グルカゴンを筋肉内注射あるいは静脈内注射する。グルカゴンは膵α細胞から分泌されるペプチドホルモンであり，遺伝子組換え技術によりヒト・グルカゴンが製剤化されたものである。

作用機序

グルカゴンは肝臓でのグリコーゲン分解による糖新生・放出を促進して血糖値を上昇させる。最大作用時間は筋肉内注射後30～60分であるが，投与後10分を経過して意識が戻らない場合は，静脈内糖補給など，追加の処置が必要となる。

副作用

グルカゴン作用消失後に低血糖症状を生じることがあり，糖補給により対応する。その他，頭痛や嘔気，消化管弛緩作用がある。

本項目で扱った薬物一覧

薬物	作用機序など
1型糖尿病，およびその他の糖尿病	
●インスリン製剤 　超速効型 　速効型 　中間型 　混合型 　持効型	●膵β細胞分泌ホルモン 結晶構造をとらないインスリンアナログ 六量体結晶構造を有する NPH等の添加剤による吸収遅延 超速効型＋中間型などの2種混合製剤 24時間以上安定した効果を示す
2型糖尿病	
●GLP-1アナログ（GLP-1受容体作用薬） 　リキシセナチド 　デュラグルチド 　エキセナチド	●インスリン分泌促進作用 アミノ酸置換によるDPP-4耐性ヒトGLP-1 IgG結合型のDPP-4耐性ヒトGLP-1 GLP-1受容体作用薬exendin-4アナログ
●DPP-4阻害薬 　シタグリプチン 　リナグリプチン 　オマリグリプチン	●インスリン分泌促進作用 腎排泄型 胆汁排泄型 腎排泄後に再吸収され，週1回経口投与
●スルホニル尿素（SU）薬 　グリベンクラミド 　グリメピリド	●インスリン分泌促進作用 SU薬では最強の血糖低下作用 インスリン抵抗性改善作用を有する

●速効型インスリン分泌促進薬 　レパグリニド	●インスリン分泌促進作用 非SU薬としてのSU受容体刺激作用
●ビグアナイド薬 　メトホルミン 　ブホルミン	●インスリン抵抗性改善作用 　］肝での糖新生抑制作用
●チアゾリジン誘導体 　ピオグリタゾン	●インスリン抵抗性改善作用 脂肪細胞分化促進作用
●α-グルコシダーゼ阻害薬 　ボグリボース 　アカルボース	●糖吸収調節作用 二糖類分解酵素を阻害 α-アミラーゼ阻害作用を併せもつ
●SGLT2阻害薬 　イプラグリフロジン 　ダパグリフロジン他	●糖排泄調節作用 　］腎尿細管における糖再吸収抑制作用
低血糖症	
●グルカゴン製剤 　グルカゴン	●膵α細胞分泌ホルモン 肝での糖新生促進作用

参考文献

1) 日本糖尿病学会編：糖尿病診療ガイドライン2016，南江堂，2016
2) 門脇孝ほか：カラー版 糖尿病学 基礎と臨床，西村書店，2007
3) 日本糖尿病学会編：糖尿病専門医研修ガイドブック 改訂第5版，診断と治療社，2012

【三明 淳一朗，今村 武史】

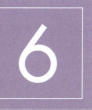

脂質代謝異常の薬物治療

目標
- 脂質代謝異常（高脂血症）の病態生理，薬物治療を理解する。
- 動脈硬化性疾患，特に冠動脈疾患の発症・進展予防を目的とした高脂血症の薬物治療を理解する。

　脂質代謝異常とは，血清脂質構成成分の中で主としてコレステロール（cholesterol：Cho）や中性脂肪であるトリグリセリド（triglyceride：TG）が増加あるいは低下した状態である。血液中の脂質はアポタンパク質（apoprotein）と複合体を形成したリポタンパク質（lipoprotein）として存在し，密度の違いによって高密度リポタンパク質（high density lipoprotein：HDL），低密度リポタンパク質（low density lipoprotein：LDL），超低密度リポタンパク質（very low density lipoprotein：VLDL），カイロミクロン（chylomicron）などに分けられる。高脂血症のWHO病型分類では，主たる含有リポタンパク質の種類が指標の1つとなっているが（表6-6-1），薬物治療の視点からはLDLコレステロール，中性脂肪，およびHDLコレステロール値の高低がそれぞれ指標となる。

病態生理

　食物より摂取された脂質，すなわちトリグリセリドやコレステロールなどは，消化酵素および胆汁酸などの働きにより小腸細胞内に吸収された後，カイロミクロンとして小腸からリンパ液を介して血液内に入る。血流中では血管内皮細胞表面などに存在するリポタンパク質リパーゼ（lipoprotein lipase：LPL）の作用により，カイロミクロン内のトリグリセリド分解，遊離脂肪酸（free fatty acid：FFA）放出が生じ，カイロミクロンレムナント（chylomicron remnant）となる。この状態で肝細胞に取り込まれてVLDLとして合成・放出され，さらにLPLおよび肝性リパーゼ（hepatic lipase：HL）の作用を受けてLDLとなる。LDLは肝臓はじめ末梢組織に存在するLDL受容体を

表6-6-1　脂質異常（高脂血症）のWHO病型分類[1]（本文参照）

病型	増加リポタンパク質	脂質異常		血清外観*	好発者
		コレステロール	中性脂肪		
I	カイロミクロン	→	↑↑↑	脂質層あり	頻度少
IIa	LDL	↑↑	→	透明	高齢者**（男＜女）
IIb	LDL，VLDL	↑↑	↑	やや白濁	糖尿病に多い
III	VLDLレムナント	↑	↑	白濁	頻度少
IV	VLDL	→	↑↑	白濁	メタボ***（男＞女）
V	カイロミクロン，VLDL	↑↑	↑↑↑	白濁＋脂質層	頻度少

文献1を改変。
*遠心後の血清外観。
**女性ホルモンにはコレステロール低下作用があり，特に閉経後女性に多く認められる。
***メタボリックシンドロームに多い。
LDL：低密度リポタンパク質，VLDL：超低密度リポタンパク質

介して細胞内に取り込まれることにより、コレステロールは全身の各種細胞に供給される。一方、小腸や肝臓でつくられたアポタンパク質A-Ⅰは末梢組織で余剰となったコレステロールと結合し、HDLコレステロールとなり、代謝を受けて最終的に肝細胞内へ逆輸送される。肝細胞内でコレステロールは再利用、あるいは胆汁酸として異化・排出される（図6-6-1）。

すなわち、コレステロールを主に運んでいるのがLDLとHDLで、LDLに運ばれているコレステロールをLDLコレステロール、HDLに運ばれているコレステロールをHDLコレステロールと称する。LDLは末梢組織にコレステロールを供給する働きにより、動脈硬化性疾患、特に冠動脈疾患の主たる発症・増悪因子であり、逆に、HDLは末梢組織から余剰のコレステロールを回収する働きによって動脈硬化や冠動脈疾患に対する抑制因子であることが判明している。また、高トリグリセリド（TG）血症は過食や肥満、糖尿病などに合併するものが多く、動脈硬化症の独立したリスクと考えられている。こうした知見に基づき、脂質代謝異常に対する治療は高LDLコレステロール血症、低HDLコレステロール血症、および高トリグリセリド血症を対象として、それぞれの治療目標値が設定されている（表6-6-2）。特に、高LDLコレステロール血症については厳格な治療による冠動脈疾患の発症および再発予防効果が確認されている。

さらに高脂血症は、遺伝素因により発症する原発性（一次性）と、薬物や疾患、生活習慣に伴って発症する続発性（二次性）に分類して治療法選択を考慮することが一般的である。ここでは頻度の高い原発性家族性高コレステロール血症と、続発性高脂血症を取り上げる。

原発性家族性高LDLコレステロール血症

高LDLコレステロール血症は、冠動脈疾患を含む動脈硬化性疾患の発症・進展における最大のリスク因子とされており、中でも遺伝子異常を中心とした原因による原発性高LDLコレステロール血症は、比較的若い時期より重篤な病態を示すことが多い。

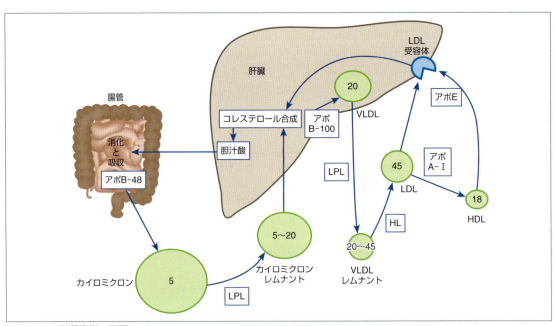

図6-6-1　脂質代謝の概要
図中○の直径は各因子の大きさの比率を表す。○の中の数値はコレステロール含有率を示す。
LPL：リポタンパク質リパーゼ、VLDL：超低密度リポタンパク質、HL：肝性リパーゼ、HDL：高密度リポタンパク質

表 6-6-2　脂質異常症の診断基準と治療目標の概要（空腹時血液検査）[3]　　（単位：mg/dL）

項目	診断基準値	治療目標値	
LDL コレステロール	140 以上	きわめて高リスク*	70 未満
		高リスク**	100 未満
		中-低リスク***	115 未満
HDL コレステロール	40 未満	40 以上を示唆	
トリグリセリド	150 以上	150 未満を示唆	

文献3より改変。
*極めて高リスク：冠動脈疾患の既往など。
**高リスク：年齢や喫煙などの危険因子が多い。
***中～低リスク：上記危険因子が少ない。
LDL：低密度リポタンパク質，HDL：高密度リポタンパク質

◆家族性高コレステロール血症◆

　家族性高コレステロール血症（familial hypercholesterolemia：FH）は，高 LDL コレステロール血症を示す代表的な遺伝性疾患で，常染色体優性遺伝形式をとる。日本における患者数は人口500人に1人以上とされ，遺伝性疾患の中で高頻度に認められる。遺伝子変異は LDL 受容体およびその関連遺伝子に多く，これまでに多種類の変異が同定されている。遺伝子変異により肝細胞における LDL 受容体タンパク質発現が減少する結果，血中から肝臓への LDL 取り込みが減少し，血中 LDL コレステロールが上昇する。本疾患では，続発性高コレステロール血症に比べて LDL コレステロール増加が著明であり，動脈硬化の進展が早い。そのため，動脈硬化性疾患の予防を目的とした LDL コレステロール低下治療が必須である。

◆家族性複合型高脂血症◆

　家族性複合型高脂血症（familial combined hyperlipidemia：FCHL）は，LDL コレステロールの増加に加えてトリグリセリドが増加する遺伝性疾患で，Ⅱb型高脂血症を呈する例が多いが，Ⅱa型，Ⅳ型高脂血症に分類される例がある。本疾患も常染色体優性遺伝形式をとり，日本における患者数は人口100人に1人程度と，FHより発症頻度が高い。日本の65歳以下の心筋梗塞患者の30％に FCHL が認められるとする報告がある。遺伝子変異はリポタンパク質リパーゼや多様なアポタンパク質遺伝子に認められ，1症例に複数の遺伝子変異を有する場合がある。FH 同様に早発性の冠動脈疾患の原因となるため，早期より適切な治療が必要である。

続発性（二次性）高脂血症

　高トリグリセリド血症のみを認める例では，過食や肥満，飲酒などの生活習慣，さらにはメタボリックシンドロームに起因する場合が多い（表6-6-3）。血液中のトリグリセリドは食事から吸収されたカイロミクロンと肝臓で合成された VLDL に含まれており，高レムナント血症を伴いやすいことから，高トリグリセリド血症は動脈硬化症の独立したリスクと考えられている。また，トリグリセリド値が 1000 mg/dL 以上の著明な上昇を認める場合は急性膵炎を併発する危険性が高いため，早期に薬物治療を行う必要がある。低 HDL コレステロール血症は，高トリグリセリド血症と同様に肥満，運動不足，喫煙など生活習慣に起因する場合が多いため，高トリグリセリド血症と合併する例が多く認められる。HDL は抗酸化作用や動脈硬化巣からの LDL コレステロール除去作用があり，動脈硬化抑制に働くことから，低 HDL コレステロール血症は動脈硬化性疾患の独立した危険因子とされている。

　高トリグリセリド血症を伴う高 LDL コレステロール血症は，糖尿病に合併する例が多く認められるほか，ネフローゼ症候群，甲状腺機能低下症などの基礎疾患に合併する場合がある。また，基礎疾患治療に伴う薬剤性高脂血症では，ステロイ

表 6-6-3 続発性（二次性）高脂血症の原因

内分泌・代謝疾患	糖尿病
	メタボリックシンドローム
	甲状腺機能低下症
	クッシング症候群
腎疾患	ネフローゼ症候群
	腎不全（血液透析）
肝疾患	肝がん
	肝硬変
薬剤性	ステロイド
	β遮断薬
	利尿薬
	経口避妊薬（エストロゲン）
生活習慣	アルコール摂取
	過食・運動不足
その他	妊娠など

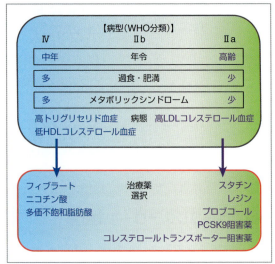

図 6-6-2 生活習慣等による続発性高脂血症の特徴
続発性高脂血症の病型・病態は，食事や運動等の生活習慣，基礎疾患の経過などにより変化する場合があるため，適切な治療薬選択の対応が必要となる。
HDL：高密度リポタンパク質，LDL：低密度リポタンパク質

ド薬や降圧薬などが原因となりうる。いずれの場合も，生活習慣や年齢，基礎疾患などの要因の変化により高脂血症の病型や病態も変化するため，治療薬選択においてはLDLコレステロール値，およびトリグリセリド・HDLコレステロール値，それぞれの経過に対応する必要がある（図6-6-2）。

薬物治療

前述のように，高脂血症の薬物治療においては病型や原因分類を参考情報として，動脈硬化性疾患の発症予防・進展抑制の観点から，まずは高LDLコレステロール血症に対する是正を進める。引き続いて高トリグリセリド血症，低HDLコレステロール血症に対する治療を実施する方法が一般的である。

高LDLコレステロール血症

高LDLコレステロール血症は動脈硬化性疾患のリスク因子とされ，LDLコレステロール低下が冠動脈疾患の発症と進展の予防につながることが，複数の大規模臨床試験により明らかにされている。最近では，脳卒中の一次予防・二次予防効果も確認されつつある。したがって，冠動脈疾患をはじめとする動脈硬化性疾患の発症予防（一次予防）および再発予防（二次予防）にはLDLコレステロールの厳重な管理が必要と考えられ，関連学会の治療ガイドラインが見直されるたびに治療目標値も引き下げられてきた。表6-6-2に治療目標の概要を示すように，冠動脈疾患や糖尿病の有無，喫煙や年齢などのリスク因子の数によりカテゴリー分類を行い，それぞれにおけるLDLコレステロール目標値が設定されている。

高LDLコレステロール血症に対する第1選択薬はHMG-CoA還元酵素阻害薬（スタチン）である。スタチン治療で効果が不十分な場合は，小腸コレステロールトランスポーター阻害薬やPCSK9阻害薬，あるいは陰イオン交換樹脂製剤の併用を行う。スタチンによる横紋筋融解や肝機能障害などの副作用が認められる場合は，小腸コレステロールトランスポーター阻害薬やPCSK9阻害薬，陰イオン交換樹脂製剤に変更し，効果不十分な場合は，植物ステロール薬やプロブコールを併用する（図6-6-3）。

◆スタチン◆

スタチン（HMG-CoA還元酵素阻害薬）は強力

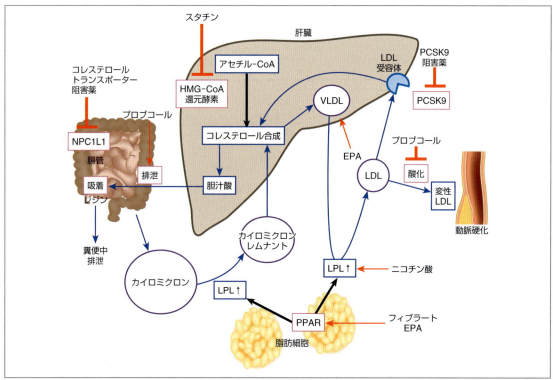

図 6-6-3　脂質異常症治療薬の作用部位と作用機序
NPC1L1：niemann-pick C1-like 1，HMG-CoA：ヒドロキシメチルグルタリル-CoA，LPL：リポタンパク質リパーゼ，VLDL：超低密度リポタンパク質，LDL：低密度リポタンパク質，PPAR：peroxisome proliferator activated receptor，EPA：エイコサペンタエン酸

な LDL コレステロール低下作用を示し，高 LDL コレステロール血症に対する第1選択薬とされる。

薬物

プラバスタチン（pravastatin），シンバスタチン（simvastatin），フルバスタチン（fluvastatin）はスタンダードスタチンとよばれ，作用半減期が短い。肝内コレステロール合成が夜間に亢進するという時間薬理学的観点より，夕食後に服用することが一般的である（表 6-6-4）。アトルバスタチン（atorvastatin），ピタバスタチン（pitavastatin），ロスバスタチン（rosuvastatin）はストロングスタチンとよばれ，半減期が長いため服用時間を選ばず，より強力な LDL コレステロール低下作用を示す。また，水溶性スタチンは肝特異的な輸送体タンパク質により高効率に肝細胞内に取り込まれ，ロスバスタチンはストロングスタチンの中で最も強い作用を示すとされる。

作用機序

スタチンは肝細胞におけるコレステロール合成の律速酵素である HMG-CoA 還元酵素を競合阻害するため，肝細胞内におけるコレステロールが減少する。肝細胞内では代償的に転写因子 SREBP2 が活性化され，LDL 受容体合成亢進を介して血中から LDL コレステロールを取り込む。結果として，スタチンは強力な血中 LDL コレステロール低下作用を示す。その他の作用として，血管内皮細胞や血小板に対する作用が報告され，総合的な効果として冠動脈疾患予防効果，抗動脈硬化作用を示すと考えられる。

副作用

重篤な副作用に横紋筋融解症があげられる。併

表 6-6-4　スタチン（HMG-CoA 還元酵素阻害薬）の特徴

薬物名	性質	代謝・排泄	半減期（時間）	作用強度*
プラバスタチン	水溶性	尿中排泄	2	標準
シンバスタチン	脂溶性	CYP3A4 代謝	2	標準
フルバスタチン	脂溶性	CYP2C9 代謝	1	標準
アトルバスタチン	脂溶性	CYP3A4 代謝	14	より強い
ピタバスタチン	脂溶性	胆汁排泄	10	より強い
ロスバスタチン	水溶性	胆汁排泄	20	最強

*初発薬であるプラバスタチンの作用強度を標準とした場合の目安。
CYP：シトクロム P450

用薬や高齢者への投与に注意を要する。スタチンを使用する場合，フィブラート系薬およびニコチン酸誘導体薬の併用は横紋筋融解症の危険性を増大させるため原則的に避けるべきである。また，シトクロム P450 による代謝を受ける薬物の場合は，競合の影響が出やすいワルファリンや免疫抑制剤，抗菌薬等の併用に注意を要する。その他の副作用として，肝障害，腹痛，発疹，頭痛などが認められる。また最近の大規模臨床研究により，スタチンが糖尿病の新規発症率を有意に上昇させることが報告されている。

◆小腸コレステロールトランスポーター阻害薬◆

腸管において，食事性あるいは胆汁内のコレステロール吸収を抑制する薬物は，本薬のほかに陰イオン交換樹脂製剤（レジン）などがある。本薬はレジンと異なり，コレステロール吸収を選択的に抑制するため，副作用が少ない利点がある。

薬物
エゼチミブ（ezetimibe）。

作用機序
小腸粘膜上皮細胞に存在するコレステロールトランスポーター NPC1L1（niemann-pick C1-like 1）タンパク質を阻害し，小腸における食事および胆汁中コレステロールの吸収を選択的に阻害する。肝細胞内におけるコレステロールが減少するため，肝細胞内では代償的に転写因子 SREBP2 が活性化され，LDL 受容体合成亢進を介して血中からの LDL コレステロール取り込みを亢進させる。小腸における吸収抑制作用はコレステロール選択的であるため，脂溶性ビタミン A やビタミン D の吸収には影響を与えない。

スタチンによる治療では肝細胞内コレステロール合成抑制の結果，小腸におけるコレステロール再吸収が代償的に亢進するため，スタチンとエゼミチブの併用は，相乗的に強力なコレステロール低下作用をもたらす。

副作用
重篤な肝障害および横紋筋融解をきたすことがあり，特にスタチンとの併用時に注意を要する。その他，便秘や下痢，腹痛などの消化器症状をきたしやすい。

◆LDL 受容体分解酵素 PCSK9 阻害薬◆

肝臓で合成される分泌タンパク質 PCSK9（proprotein convertase subtilisin/kexin type-9）に対する抗体薬であり，2 週間に 1 度の皮下注射を行う。

薬物
エボロクマブ（evolocumab）（皮下注射）。

作用機序
PCSK9 は肝細胞より分泌されると LDL 受容体に結合する。PCSK9 が結合した LDL 受容体はリソソームにおいて分解されるため，肝細胞内の LDL 受容体の減少をきたす。抗 PCSK9 抗体薬（阻害薬）は肝細胞内の LDL 受容体数を増加させ，血中から肝細胞内への LDL コレステロール取り

込みを亢進させる。
　スタチン投与時には，小腸におけるコレステロール再吸収が代償的に亢進するため，本薬とスタチンの併用投与により相乗的に強力なコレステロール低下作用をもたらす。

副作用
　肝機能異常をきたしやすいほか，糖尿病発症率上昇の報告がある。

◆陰イオン交換樹脂製剤（レジン）◆
　陰イオン交換樹脂製剤は腸管内で胆汁酸と結合し，吸収されずに便中へ排泄されるため，副作用が少なく安全性が高い。

薬物
　コレスチラミン（colestyramine）。

作用機序
　レジンは腸管内で胆汁酸と結合し，脂質吸収阻害とともに胆汁酸再吸収を抑制する。その結果，肝細胞内におけるコレステロールが減少するため，肝細胞内でのLDL受容体合成亢進を介して血中からのLDLコレステロール取り込みを亢進させる。

副作用
　便秘を生じやすく，稀に腸閉塞を起こして腸管穿孔に至る例がある。脂溶性ビタミンの吸収障害を伴うため，長期使用の場合はビタミン剤補給を要する。他の併用薬の吸収低下をきたす場合があり，服用時間の調整が必要となる。

◆プロブコール◆
　プロブコールはLDLコレステロール低下作用以外にLDLの抗酸化作用を有しており，血管壁における変性LDLの蓄積を抑制して抗動脈硬化作用を示す。一方で，HDLコレステロール低下作用が認められる。

薬物
　プロブコール（probucol）。

作用機序
　プロブコールはコレステロールの胆汁中への異化排泄を促進することで，血中から肝細胞へのLDLコレステロール取り込みを亢進させるが，本薬の場合はLDL受容体増加機序を介さないことが特徴である。また，血管内膜に浸入したLDLが酸化した，変性LDLが動脈硬化の原因となるが，プロブコールはLDLの抗酸化作用を有しており，総合的な作用として動脈硬化抑制に働く。

副作用
　QT延長を伴う重篤な心室性不整脈，失神に要注意である。また，末梢神経炎，消化管出血，横紋筋融解などの副作用が認められる。

高トリグリセリド血症，低HDLコレステロール血症

　高トリグリセリド血症，および低HDLコレステロール血症の治療では，高LDLコレステロール血症治療と同様に動脈硬化性疾患の予防が目的となる。肥満やメタボリックシンドロームに伴うことが多いため，治療はまず生活習慣の改善を図りながら薬物療法を追加することが一般的である（図6-6-2）。また，高血圧や糖尿病など，合併疾患の評価と治療を併せて行うことが重要である。トリグリセリド値1000 mg/dL以上が持続する場合は，急性膵炎予防のため，食事療法とともにフィブラート系薬物投与を考慮する（図6-6-3）。

◆フィブラート系薬◆
　フィブラート系薬は，肝臓，骨格筋，脂肪組織，血管内皮細胞などにおいて多様な作用を示す。トリグリセリド低下作用のみならず，動脈硬化リスク因子である尿酸の排泄作用を有しており，多面的作用の総合として動脈硬化抑制作用を示す。大規模臨床試験において，フィブラート系薬による冠動脈疾患予防効果が部分的に証明された。

薬物

ベザフィブラート（bezafibrate），フェノフィブラート（fenofibrate）は第2世代に分類され，フィブラート系薬の中では使用頻度が高い．

作用機序

フィブラート系薬は，核内受容体である転写因子PPARα（peroxisome proliferator activated receptor-α）を活性化させる．PPARαは肝臓，骨格筋，脂肪組織などに高発現しており，肝細胞では脂肪酸のβ酸化亢進，VLDL取り込みと代謝促進作用が認められる．脂肪細胞ではリポタンパク質リパーゼの合成・分泌促進により，VLDL中のトリグリセリド分解が亢進する．これらの総合的作用として血中トリグリセリドが低下する．また，肝細胞でのアポタンパク質A-Ⅰなどの合成を促進することにより，HDLコレステロールを増加させる．

副作用

妊婦には禁忌であるほか，肝障害および腎障害例では使用を避ける．スタチンとの併用で横紋筋融解を生じやすくなるので，注意が必要である．

◆ニコチン酸誘導体薬◆

ニコチン酸誘導はナイアシン（水溶性ビタミンB_3）として複数の作用機序によるトリグリセリド減少作用，HDLコレステロール増加作用を有する．

薬物

ニセリトロール（niceritrol）などが使用可能である．

作用機序

脂肪細胞内における脂肪分解を抑制して遊離脂肪酸産生を抑えるとともに，各組織におけるLPLの活性刺激作用によりトリグリセリド分解を促進する．また，肝細胞におけるアポタンパク質A-Ⅰ合成促進などによりHDLコレステロールを増加させるほか，コレステロールやトリグリセリド以外の動脈硬化因子であるリポタンパク質（a）（Lp〈a〉）低下作用がある．

副作用

血管拡張作用による顔面潮紅，熱感，頭痛等を生じやすい．その他，肝機能障害，皮疹・掻痒等の副作用が認められる．

◆多価不飽和脂肪酸製剤◆

エイコサペンタエン酸（eicosapentaenoic acid：EPA），およびドコサヘキサエン酸（docosahexaenoic acid：DHA）は，魚油に多く含まれるn-3長鎖不飽和脂肪酸であり，ヒト生体内では合成できない．魚を多く食べる民族には動脈硬化疾患が少ない点が研究され，これらの製剤化に結びついた．大規模臨床試験により，EPAによる冠動脈疾患の予防効果が証明されている．

薬物

EPA製剤のほか，EPAおよびDHA混合製剤が使用可能である．

作用機序

EPAは肝細胞内の転写因子SREBP-1c（sterol regulatory element-binding protein-1c）を抑制し，トリグリセリド合成に関与する酵素の転写抑制を介して，トリグリセリドの合成を抑制する．同時に，EPAはフィブラート系薬と類似のPPARα活性化作用を有し，肝細胞での脂肪酸β酸化亢進作用，VLDL取り込みと代謝促進作用が認められる．これらの総合作用として，EPAはトリグリセリド低下作用を示す．

また，n-6不飽和脂肪酸であるアラキドン酸と競合し，血小板における血栓形成促進因子トロンボキサンA_2（thromboxane A_2：TXA_2）産生を阻害することによって抗凝固作用を示す．

副作用

出血傾向が認められるため，出血のある患者に

は禁忌となる。その他，肝障害や消化器症状を認めることがある。

本項目で扱った薬物一覧	
薬物	作用機序など
高LDLコレステロール血症治療薬	
●HMG-CoA還元酵素阻害薬（スタチン） 　プラバスタチン 　シンバスタチン 　フルバスタチン 　アトルバスタチン 　ピタバスタチン 　ロスバスタチン	●コレステロール合成阻害作用，横紋筋融解に注意 　尿中排泄，夕食後に服用 　夕食後に服用 　夕食後に服用 　半減期が長く，服用時間を選ばない 　胆汁排泄 　スタチンでは最強の作用
●小腸コレステロールトランスポーター阻害薬 　エゼチミブ	●コレステロールトランスポーターNPC1L1阻害作用 　小腸粘膜上皮細胞でのコレステロール吸収阻害
●LDL受容体分解酵素PCSK9阻害薬 　エボロクマブ（皮下注）	●LDL受容体分解酵素PCSK9阻害 　肝へのLDLコレステロール取り込み促進作用
●陰イオン交換樹脂製剤（レジン） 　コレスチラミン	●腸管内で胆汁酸と結合し，コレステロール吸収阻害 　LDL受容体合成促進
●プロブコール製剤 　プロブコール	●胆汁中へのコレステロール排泄促進作用 　HDLコレステロールも低下
高TG血症，低HDLコレステロール血症治療薬	
●フィブラート系薬 　ベサフィブラート 　フェノフィブラート	●TG低下，およびHDL上昇作用が強い 　重篤な腎障害では禁忌 　肝障害，腎障害では禁忌
●ニコチン酸誘導体薬 　ニセリトロール	●TG低下，HDL上昇作用 　血管拡張作用による頭痛など
●多価不飽和脂肪酸製剤 　EPA製剤 　EPA-DHA製剤	●肝でのVLDL合成抑制などによるTG低下作用 　TG低下作用，血小板凝集能抑制作用

参考文献

1) Havel RJ：Adv Int Med. 15：117-154, 1969
2) 日本動脈硬化学会編：動脈硬化性疾患予防ガイドライン2017年版，日本動脈硬化学会，2017
3) 2016 European Guidelines on cardiovascular disease prevention in clinical practice（European Atherosclerosis Society）https://www.eas-society.org/?prevention_cvd_guide
4) Christians U et al：Pharmacol Ther 80：1-34, 1998

【三明 淳一朗，今村 武史】

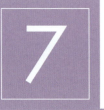

高尿酸血症（痛風）の薬物治療

目標
- 痛風発症の基盤となるヒトの高尿酸血症の発症機序を理解する。
- 尿酸降下薬の分類と作用機序，特徴，および副作用について理解する。

高尿酸血症（hyperuricemia）は，痛風（gout）関節炎や腎障害など尿酸塩沈着症の病因であり，ヒトにおけるプリン代謝の最終産物である尿酸が血中に増加した状態（性・年齢を問わず 7.0 mg/dL を超えるもの）をいう。痛風関節炎（痛風発作）は高尿酸血症を背景に，体液中で飽和した尿酸塩結晶が関節腔内に析出したことに起因する結晶誘発性急性関節炎である。痛風関節炎の既往があれば，原則として尿酸降下薬による治療を開始する。

ヒトの尿酸バランス

食事性に摂取，ないし体内の核酸合成系により産生されたプリン体は，アデノシン・イノシン・グアノシンなどのプリンヌクレオシドからプリン塩基であるアデニン・グアニン・ヒポキサンチンを経てキサンチンへと代謝され，さらに尿酸となる。この過程に働くのがキサンチンオキシダーゼ（xanthine oxidase：XO）である。ここで霊長類以外の多くのほ乳類においては，尿酸はウリカーゼの働きにより，さらに水溶性のアラントイン（allantoin）まで代謝されて腎臓より排泄される。このため他の哺乳類にとって尿酸は中間代謝産物であるが，ヒトでは，肝臓の尿酸酸化酵素（ウリカーゼ）を変異により欠失しているため，尿酸はプリン体の最終代謝産物となる。ヒトでの1日尿酸産生量は7gといわれ，その同量が分解されずに体外に排出されている。体内で産生された尿酸の約3分の1は腸管から排泄されるが，残りの約3分の2は腎臓から排泄されるため，排出における腎臓の寄与度は高く，腎尿酸排泄の変動は血中尿酸値に影響する最も重要な決定因子となる（図6-7-1）。すなわち腎臓における尿酸の排泄低下により高尿酸血症を来すと，痛風や尿路結石症などを高率に発症するなどの問題を生じる。

腎臓における尿酸排泄は，糸球体ろ過とそれに続く近位尿細管の部位ごとに異なる方向性（再吸収→分泌→分泌後再吸収）を示す4コンポーネントモデルとして長らく説明されてきたが，2002年の杏林大の遠藤らによる尿酸トランスポーター（urate transporter：URAT）1の分子同定の結果，4コンポーネントモデルの存在は否定的となった。そこで現在は，近位尿細管の各部位でその差異はあると思われるものの，同時に存在する再吸収および分泌という逆方向の輸送の総和により，近位尿細管全体として再吸収優位になった結果，尿酸は糸球体ろ過量の9割が血管に回収され，残りの約1割が最終的に尿として排泄されるシンプルなモデルが提唱されている（図6-7-2）。この中で，近位尿細管管腔側にあって尿細管から細胞内への取り込みを担う分子が先述のURAT1であり，基底側にあって細胞内から血管内へと電位差駆動性に尿酸を分泌する分子が以前はGLUT9とよばれていた尿酸トランスポーターURATv1であり，両分子がタンデムになり尿酸の経上皮細胞

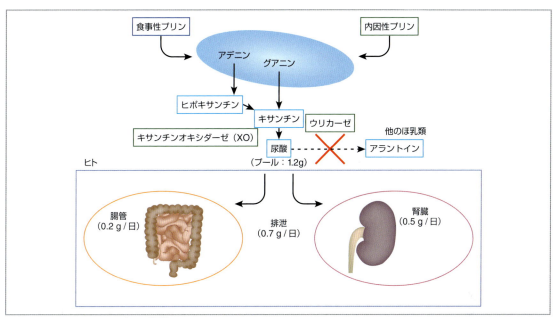

図 6-7-1　ヒトにおけるプリン代謝

輸送を担う。

病型分類

高尿酸血症を原因で分類すると，①産生過剰型，②排泄低下型，および③（両者の）混合型に大別され，それぞれ12％，60％，25％である。病型分類には尿酸クリアランスおよびクレアチニンクリアランス（creatinine clearance：Ccr）の測定を行い，尿中尿酸排泄量が 0.51 mg/kg/時以上で尿酸産生過剰型，尿酸クリアランス 7.3 mL/分以下で尿酸排泄低下型とする。外来で60分法を行う時間的余裕がない場合には，スポット尿を用いて「尿中の尿酸とクレアチニンの比を測定し，0.5以上なら産生過剰が主体」とする簡便法がある。

痛風治療薬

高尿酸血症治療薬（尿酸降下薬）

長期にわたる高尿酸血症の治療には，尿酸降下薬を用いる。基本原則としては，尿酸産生過剰型には尿酸生成抑制薬を，尿酸排泄低下型には尿酸排泄促進薬を選択する。ただし，がん化学療法に伴う二次性高尿酸血症の予防に対しては尿酸分解酵素薬（ラスブリカーゼ）が投与される。

◆ **産生過剰型**（図6-7-3）◆

ヒポキサンチンからキサンチン，さらにキサンチンから尿酸へという代謝を担う酵素キサンチンオキシダーゼ（XO）を阻害し，尿酸の生合成を阻害する尿酸生成抑制薬には，キサンチン類似物質であるアロプリノール（allopurinol）と非プリン構造のフェブキソスタット（febuxostat），トピロキソスタット（topiroxostat）がある。アロプリノールは1964年より導入された薬物で，その代謝物のオキシプリノールにも XO 阻害作用があるが，腎機能障害があるとオキシプリノールが蓄積することが知られているので注意すべきである。アロプリノールは稀に皮膚粘膜眼症候群（スティーブンス-ジョンソン〈Stevens-Johnson〉症候群）などの重症薬疹を発症することがある。非プリン構造の尿酸生成抑制薬は他のプリン代謝酵素活性に影響を及ぼさないため，副作用が少ない

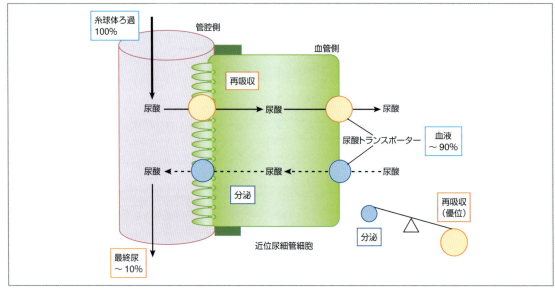
図 6-7-2　腎臓近位尿細管の尿酸上皮輸送モデル

薬物として期待されている。

◆排泄低下型（図6-7-4）◆

腎尿細管での URAT1 による尿酸再吸収を阻害する尿酸排泄促進薬ベンズブロマロン（benzbromarone），ないし URAT1 を含む腎尿細管の有機酸輸送を広く阻害するプロベネシド（probenecid）を使用する。同薬を使用すると尿中の尿酸濃度が上昇し，結石ができやすくなるため，十分な水分摂取および尿の pH を重曹やクエン酸製剤で 6.5 程度にする（アルカリ化）ことで，溶解度を上昇させ結石ができにくくすることが望ましい。ベンズブロマロンはプロベネシドより尿酸排泄作用が強く，軽度腎障害があっても尿酸排泄作用が保たれるため使い勝手がよい，などの利点があるが，劇症肝炎の有害事象報告があり，肝臓障害がある場合は禁忌となっている。また，両薬とも多くの併用薬物の作用を増強させることが知られているので，注意すべきである。

◆がん化学療法に伴う二次性高尿酸血症（図6-7-3）◆

化学療法を行っている悪性腫瘍患者では，大量の尿酸が産生される傾向にある。そこで他の哺乳類に比し，ヒトがその機能を失っている尿酸分解酵素薬のラスブリカーゼ（rasburicase）を一時的に投与（点滴静注）して，尿酸を水溶性の高いアラントインに代謝させて腎臓から排泄させる薬物である。

痛風発作治療薬

血清尿酸値とは必ずしも相関せずに，約1割の高尿酸血症患者が痛風発作を起こすとされる。痛風発作は急性関節炎で，尿酸結晶（monosodium urate cristal：MSU 結晶）によって引き起こされる。滑液中の尿酸濃度上昇，温度低下や酸性化による尿酸溶解度低下，急激な尿酸値低下などが原因となる。初期には，滑膜細胞から分泌されるサイトカインやロイコトリエン（LT）B4 などのオータコイドによって誘発される。また，血清中の補体系が活性化され，C5a などが好中球の遊走を促し，二次的に関節に浸潤した好中球から同様のサイトカイン，オータコイド，そして活性酸素が産生される。痛風関節炎に対しては非ステロイド性抗炎症薬（non-steroidal anti-inflammatry drugs：NSAIDs）が用いられるが，上記の好中球の遊走

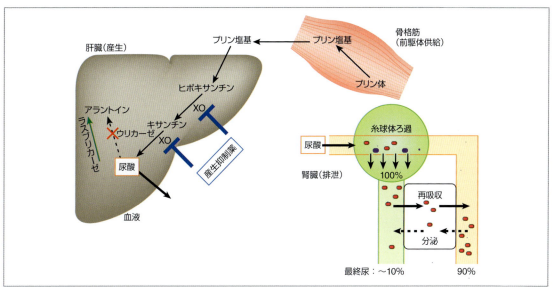

図 6-7-3　尿酸降下薬（尿酸生成抑制薬と尿酸分解酵素薬の作用点）
ウリカーゼはヒトでは欠損している。
XO：キサンチンオキシダーゼ

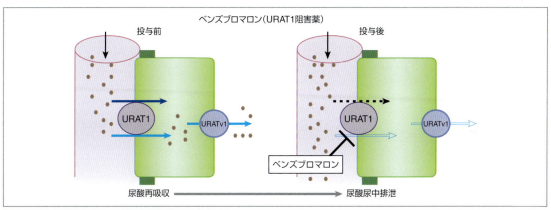

図 6-7-4　尿酸降下薬（尿酸排泄促進薬の作用点）
URAT：尿酸トランスポーター

と生理活性分子の分泌の本態である細胞骨格の活性化阻害のため，チューブリン（tubulin）に結合してその重合を阻害するコルヒチン（colchicine）が痛風関節炎の前兆期や初期に用いられる。消化器症状が高率に出現するので，注意が必要である。痛風発作中に尿酸降下薬を新たに開始すると症状の悪化を招くため，関節炎が完全に消退するまでは高尿酸血症治療薬を使用しない。

本項目で扱った薬物一覧	
薬物	作用機序など
●尿酸生成抑制薬 　アロプリノール 　フェブキソスタット 　トピロキソスタット	●キサンチンオキシダーゼ阻害 　キサンチン類似物質 　非プリン構造 　非プリン構造
●尿酸排泄促進薬 　ベンズブロマロン 　プロベネシド	●尿細管での尿酸再吸収阻害 　URAT1 阻害 　有機酸輸送阻害
●尿酸分解酵素薬 　ラスブリカーゼ	●尿酸分解作用 　がん化学療法に伴う高尿酸血症
●痛風発作治療薬 　非ステロイド性抗炎症薬 　コルヒチン	●急性炎症症状治療 　]チューブリン重合阻害

参考文献

1) 日本痛風・核酸代謝学会ガイドライン改訂委員会編：高尿酸血症・痛風の治療ガイドライン 第2版, メディカルレビュー社, 2010

2) Terkeltaub R ed.：Gout and other crystal arthropathies, Elsevir Saunders, 2012

【安西 尚彦, 大内 基司】

8 骨粗しょう症の薬物治療

目　標
- 骨の生理と骨粗しょう症の関係を理解する。
- 骨粗しょう症に使用される薬物の作用機序を理解する。

骨の生理と骨粗しょう症

骨の生理[1,2]

　骨粗しょう症（osteoporosis）の薬物は骨の生理に基づいた作用機序を有するものが多いので，骨の生理を理解することが重要である。

1. 骨の構造：骨は，外側から骨膜（periosteum），骨質，骨髄（bone marrow）の3層からなり，骨質の細胞間質に骨塩を多量に含む構造をとる。骨膜は骨の表面にあり，骨全体を覆う役割を果たしている。骨質は，表層の緻密質（骨）（compact bone）と内層の海綿質（骨）（spongy bone）に分けられる。また骨質は，骨細胞（osteocyte），コラーゲンやヒアルロン酸，コンドロイチン硫酸などからなる類骨（osteoid）と細胞間質を含む。細胞間質は膠原線維と基質から構成されており，基質のほとんどは骨塩からなる。骨膜・類骨と骨質の境界には**骨芽細胞**（osteoblast）や**破骨細胞**（osteoclast）があり，骨へのカルシウムの集積や骨からのカルシウムの吸収を行い，骨のリモデリングに重要な働きを担っている。
2. 骨の機能：骨は，骨格として生体の外形を維持するとともに，中枢神経組織や内臓を保護する働きをしている。また，カルシウム－リン代謝において生体内のカルシウム－リンの恒常性を維持するうえで重要な役割を担っている。中でも，骨芽細胞と破骨細胞の機能は，骨形成と骨吸収において相互に影響しながら重要な役割を果たしている（図6-8-1）。

①骨芽細胞：骨の骨形成に関与する細胞で，最終的に骨細胞に分化する。骨芽細胞はコラーゲン（collagen），プロテオグリカン（proteoglycan），アルカリホスファターゼ（alkaline phosphatase：ALP）などを合成・分泌して，**骨形成**を促進する。副甲状腺ホルモン（parathyroid hormone, parathormone：PTH），エストロゲン（estrogen），アンドロゲン（androgen）などにより分化がコントロールされる。アンドロゲンは，骨芽細胞内のアンドロゲン受容体を介して直接あるいは，アロマターゼ（aromatase）によりエストロゲンに変換されて間接的に骨芽細胞の増殖に関与している。骨芽細胞においては，エストロゲンにより過度の分化が抑制されるが，破骨細胞の分化誘導を起こすRANKL（receptor activator for nuclear factor κB ligand）を抑制するオステオプロテグリン（osteoprotegerin：OPG）の発現などを介して，破骨細胞の分化が抑制され骨形成が促進される。さらに骨芽細胞は，**PTH受容体**を有しており，PTHの刺激によりRANKLの発現を亢進させて破骨細胞を活性化することにより骨吸収の増加に関与している。

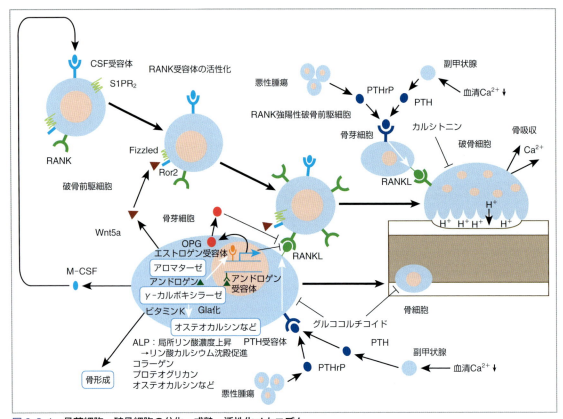

図 6-8-1　骨芽細胞・破骨細胞の分化・成熟・活性化メカニズム
CSF：コロニー刺激因子，S1PR$_2$：スフィンゴシン1リン酸受容体2，RANK：receptor activator of nuclear factor κB，Ror2：receptor-related 2，M-CSF：マクロファージコロニー刺激因子，OPG：オステオプロテグリン，RANKL：RANK ligand，Gla：γ-カルボキシグルタミン酸，ALP：アルカリホスファターゼ，PTH：副甲状腺ホルモン，PTHrP：PTH関連ペプチド

②破骨細胞：造血幹細胞より分化した単球系の**破骨前駆細胞**に骨芽細胞から分泌されたマクロファージコロニー刺激因子（macrophage-colony stimulating factor：M-CSF）が作用することにより，破骨細胞への分化が開始される。さらに骨芽細胞からWnt5aが分泌され，これが破骨前駆細胞上の受容体であるFizzledとRor2（receptor-related 2）タンパク質と会合することによりWntとの受容体複合体を形成する。このシグナルがRANKLの受容体である**RANK**の発現を増強する。そしてこの増強したRANKが骨芽細胞に発現しているRANKLに結合することにより，単核の破骨前駆細胞を経て細胞融合を起こし，最終的に多核の破骨細胞へと成熟する。また，副甲状腺から分泌されるPTHあるいは，悪性腫瘍から大量に分泌される**PTH関連ペプチド**（PTH-related peptide：PTHrP）により骨芽細胞のRANKLの発現が亢進すると，破骨細胞が活性化される。このとき，破骨細胞は，密封体においてインテグリン（integrin）で骨に密着して，閉鎖空間をつくり，ここにH$^+$を分泌する。さらに酸性下で作用するタンパク質分解酵素であるカテプシンKとともにヒドロキシアパタイトの融解およびコラーゲンの分解を行い，血液中にカルシウムとリンを放出する（**骨吸収**）。

3．その他の骨の代謝と関連する物質：
①ビタミンD：生体内でビタミンDは，コレステロールが紫外線でその一部が開環する

（photochemical cleavage）ことにより生成され，肝臓と腎臓においてC1およびC25が水酸化を受けることにより活性化する。活性化ビタミンDは，腸管・腎臓からのカルシウムの吸収・再吸収により血清カルシウム濃度を維持する作用がある。したがって，腎不全などの**活性化障害や日光への曝露不足**，**食事からの摂取不足**などにより活性化ビタミンDが欠乏すると，低カルシウム血症が持続して**PTH**分泌が刺激され，その結果，**骨吸収が増加**して骨塩量の減少をきたす。

②カルシトニン（calcitonin）：甲状腺の傍ろ胞細胞（C細胞）から分泌されるホルモン。破骨細胞のカルシトニン受容体に直接結合してインテグリンの作用を抑制し，結果的に骨吸収を抑制する。

③骨中Glaタンパク質：Glaタンパク質は，ビタミンKを補酵素とするγ-カルボキシラーゼの作用により，タンパク質中の特定のグルタミン酸がγ-カルボキシグルタミン酸（γ-carboxyglutamic acid：Gla）に変化することにより活性化し，骨のカルシウム集積に関与する。骨関連Glaタンパク質には，**オステオカルシン**（osteocalcin），マトリックスGlaタンパク質（matrix Gla protein），ペリオスチン（periostin），およびGla-rich proteinが知られている。

骨粗しょう症の定義と原因

「骨粗しょう症は，低骨量と骨組織の微細構造の異常を特徴とし，骨の脆弱性が増大し骨折の危険性が増大する疾患である」とWHO（世界保健機関〈World Health Organization〉）によって定義されている。遺伝的素因（骨形成不全など），**加齢**，**閉経**，生活習慣，栄養欠乏（ビタミンC欠乏，ビタミンAおよびD過剰，胃切除後，吸収不良症候群など），疾患（糖尿病，慢性腎臓病，**クッシング（Cushing）症候群**，甲状腺機能亢進症，**副甲状腺機能亢進症**），不動（臥床安静，麻痺，宇宙旅行など），薬剤（**ステロイド薬**，抗痙れん薬，メトトレキサート，ヘパリンなど）が原因となる[3]。

骨粗しょう症に用いられる薬物と作用機序[3]

前述のように骨粗しょう症は，さまざまな原因による骨密度の低下により骨の強度が低下することにより，骨折が起こりやすくなる状態である。特に高齢者においては，骨粗しょう症による骨折を機に日常生活活動度が著しく障害され，いわゆる「寝たきり」の状態をつくるきっかけとなることから，日常生活の質を維持する上からも治療の必要があると考えられている。骨粗しょう症の治療には，カルシウム代謝を改善する薬物（カルシウム薬，**ビタミン製剤**）や，骨を構成する細胞に影響を与える薬物（**選択的エストロゲン受容体モジュレーター**〈selective estrogen receptor modulator：SERM〉，**ビスホスホネート製剤**，**ホルモン製剤**，**分子標的治療薬**）およびその他の製剤（フラボノイド製剤など）が使用される（図6-8-2）。

◆カルシウム薬◆

カルシウムを充足させると副甲状腺機能の亢進を抑制できるため，用いられることがある。また，明らかにカルシウム摂取不足の際には効果が期待できると考えられている。

薬物

骨粗しょう症において使用されるカルシウム薬は，**L-アスパラギン酸カルシウム**（calcium L-aspartate）と**リン酸水素カルシウム**（dibasic calcium phosphate）である。

副作用

有害作用で多いのは胃腸障害（便秘など）で，単剤で高カルシウム血症を起こすことは少ないが，活性化ビタミンDとの併用では注意が必要で，投与量は食事中のカルシウムとの合計が1000 mg程度となるようにするのが良いとされている。

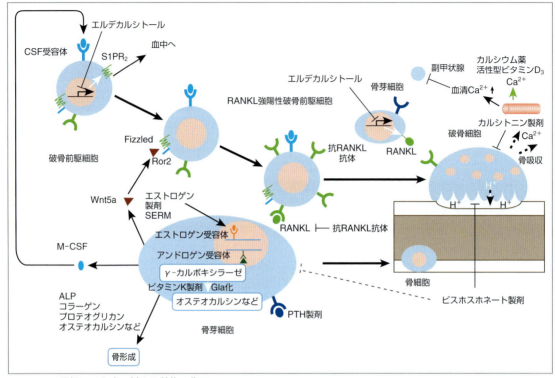

図 6-8-2　骨粗しょう症に対する薬物の作用
CSF：コロニー刺激因子，S1PR$_2$：スフィンゴシン1リン酸受容体2，Ror2：receptor-related 2，SERM：選択的エストロゲン受容体モジュレーター，M-CSF：マクロファージコロニー刺激因子，ALP：アルカリホスファターゼ，Gla：γ-カルボキシグルタミン酸，RANKL：receptor activator of nuclear facter κ B ligand

◆ビタミン製剤◆

骨形成および骨吸収は，ビタミンDとビタミンKにより直接あるいは間接的に調整されているため，これらの欠乏あるいは活性化障害は骨代謝に影響を与える。また，ビタミンKの不足により低Gla化オステオカルシンが増加するが，低Gla化オステオカルシンは，骨密度とは独立した大腿骨近位部骨折の危険因子と考えられている。このため骨粗しょう症に用いられるビタミン製剤にはビタミンD$_3$製剤とビタミンK製剤がある。

薬物

ビタミンD製剤は，腎不全患者では，**C1の水酸化ができない**ためC1が水酸化されている製剤が使用される。製剤として**アルファカルシドール**（alfacalcidol，1α-hydroxycholecalciferol），**カルシトリオール**（calcitriol，1,25-dihydroxycholecalciferol），**エルデカルシトール**（eldecalcitol，2β-〈3-hydroxypropyloxy〉-calcitriol）がある。
ビタミンK製剤は，**メナテトレノン**（menatetrenone，ビタミンK$_2$）が骨粗しょう症に用いられている。

作用機序

ビタミンD製剤は，腸管からの**カルシウム吸収促進作用**を通じて副甲状腺ホルモンの分泌抑制を介した骨吸収の抑制作用を有する。また，消化管からのカルシウム吸収促進に加え，破骨前駆細胞を骨表面から血中に遊走させる作用やRANKLの発現抑制などを有するもの（エルデカルシトール）も開発されている。またビタミンK製剤は，オステオカルシンなどのGla化を介して作用する。

◆SERM◆

女性では閉経後に骨塩量の著明な低下がみられることから，骨粗しょう症とエストロゲン受容体の病態生理学的意義が重要視されている。エストロゲン受容体に親和性を有する薬物は同時に乳がん等のエストロゲン依存性悪性腫瘍に対しても増殖を促進し，これらの疾患リスクを高める可能性があるため，SERMは，エストロゲン受容体に結合するが**組織により異なる作用を有する**ようにした薬物である。骨粗しょう症においては，骨のエストロゲン受容体に対しては作用薬として働き，乳房や子宮に対しては，抗エストロゲン作用を有するかエストロゲン受容体作用薬としての作用がないものが使用される。

薬物

骨粗しょう症で使用されるSERMは**ラロキシフェン**（raloxifene）や**バゼドキシフェン**（bazedoxifene）である。

副作用

SERMの臨床的に重要な有害作用としては，**静脈血栓塞栓症**（ラロキシフェン）が報告されている。

◆ビスホスホネート製剤◆

ビスホスホネート製剤は，骨の表面に吸着するが，この骨に吸着したビスホスホネート製剤が，破骨細胞による骨吸収の際に破骨細胞の波状縁から特異的に吸収されてアポトーシスに陥り，その結果，骨吸収が抑制される。また機序は不明であるが，アレンドロネート（arendronate）の術前投与が副甲状腺機能亢進症の術後に頻発する急激な低カルシウム血症の症状を軽減するとの報告があり，骨代謝全体に対する作用が示唆されている[4,5]。

薬物

アレンドロネート，**エチドロネート**（etidronate），**イバンドロネート**（ibandronate），**ミノドロネート**（minodronate），**パミドロネート**（pamidronate），**リセドロネート**（risedronate），**ゾレドロネート**（zoledronate）が使用されている。経口薬と注射製剤がある。ただし，経口薬はバイオアベイラビリティが極めて低いとされていること，また服薬時には，水以外の摂取は，内服後30分以後とする，カルシウムを含む水で内服すると著しく吸収が抑えられる（水道水は可），内服後30分間は立位または座位の保持が必要といった制約がある。しかし近年においては，週1回（アレンドロネート，リセドロネート）ないし月1回（ミノドロネート）の投与が可能な製剤が使用されるようになってきた。

副作用

ビスホスホネート製剤の有害作用として，胃腸障害は発生率が比較的高いとされるが，さらに注意が必要な有害作用として**顎骨壊死**がある。この他，長期の投与症例で大腿骨転子下および骨幹部骨折が報告されている（非定型大腿部骨折）。

◆ホルモン製剤◆

骨粗しょう症に使用されるホルモン製剤には，エストロゲン，副甲状腺ホルモン，カルシトニンなどがある。エストロゲン製剤は女性において比較的閉経早期の更年期症状を伴う症例の骨粗しょう症の予防や治療に有用性が期待されている。また，カルシトニン製剤も使用されてきたが，近年，副甲状腺ホルモン製剤が臨床応用されるようになり，タンパク質同化ホルモンにも骨粗しょう症の改善作用が示唆されている。

薬物

骨粗しょう症においてエストロゲン製剤は，**エストラジオール**（estradiol〈E2〉，経口・貼付薬），**エストリオール**（estriol〈E3〉，経口薬）が使用される。

副甲状腺ホルモン製剤（**テリパラチド**〈teriparatide，遺伝子組換え製剤〉および**テリパラチド酢酸塩**〈teriparatide acetate，化学合成製剤〉）はヒ

ト PTH（PTH1-84）のうち，PTH の N 末端側から 34 アミノ酸で構成されるペプチド製剤である（PTH1-34）。ヒトにおいて，PTH の持続的上昇は骨吸収を促進するが，テリパラチドおよびテリパラチド酢酸塩の投与では**骨形成の亢進と骨吸収の低下**が起こる。投与はテリパラチドが 1 日 1 回 20 μg を皮下注射，テリパラチド酢酸塩が週 1 回 56.5 μg 皮下注射である。テリパラチドは自己注射製剤のため，患者への自己注射の指導が必要である。

日本においてはカルシトニン製剤としてサケカルシトニンとウナギカルシトニン合成製剤である**エルカトニン**（elcatonin）が使用可能であるが，後者が筋注製剤として主に使用されている。

その他，国内での使用例はないが，海外ではタンパク質同化ホルモンである**ナンドロロン**（nandrolone）50 mg/2〜3 週，1 年間の筋注投与により前腕骨骨密度が改善したとの報告がある。

作用機序

カルシトニン製剤は，カルシトニン受容体が発現している破骨前駆細胞および破骨細胞に直接作用して**骨吸収抑制作用**を発現する。カルシトニン（製剤）は主にセロトニン神経系である下行性疼痛抑制系を介した**鎮痛作用**も有しており，早期骨粗しょう症患者の疼痛緩和，生活の質の改善を図ることを期待して選択される。

アンドロゲンには骨粗しょう症の改善をもたらす可能性が示唆されており，アンドロゲンから男性化作用を除いたタンパク質同化ホルモンも骨形成を改善し，骨粗しょう症の治療薬として臨床応用の可能性が示唆されている。

副作用

女性に対するエストロゲン投与には，乳がんのリスクの増加が懸念されたが，投与方法や投与期間等を考慮することにより軽減できる可能性が示されている。テリパラチド製剤では，ラットへの長期投与において**骨肉腫**の発生が報告されているため，テリパラチドで 24 週，テリパラチド酢酸塩で 72 週以内と使用可能期間が制限されている。

◆モノクローナル抗体製剤◆

破骨細胞の活性化を抑制するため，RANKL に対するモノクローナル抗体が製剤化されている。

薬物

デノスマブ（denosumab）は RANKL を標的にした**ヒト型 IgG$_2$ モノクローナル抗体製剤**である。**RANKL の RANK への結合を阻害**することにより，破骨細胞の分化を抑制する。デノスマブ 60 mg を 6 カ月に 1 回皮下投与する。

副作用

臨床的に重要な副作用は，頻度は低いが**顎骨壊死**と**低カルシウム血症**がある。低カルシウム血症は，腎機能低下症例で生じやすいとされているので，使用にあたっては腎機能の確認が必要である。

◆その他◆

その他，フラボノイド製剤が骨粗しょう症の治療に用いられることがある。

薬物

合成された非ホルモン系のフラボノイドとして**イプリフラボン**（ipriflavone）が使用されることがある。女性ホルモン様作用，カルシトニン分泌促進作用も有し，骨形成促進・骨吸収抑制作用を有することが報告されている。

本項目で扱った薬物一覧	
薬物	作用機序など
●カルシウム薬 　L-アスパラギン酸カルシウム 　リン酸水素ナトリウム	●カルシウムの補充 食事を含めたカルシウムの総量が1000 mg/日程度になるようにする
●ビタミン製剤 　ビタミンD製剤 　　アルファカルシトール 　　カルシトリオール 　　エルデカルシトール	血清カルシウム増加・破骨細胞の活性化抑制 腸管からのカルシウム吸収増加，RANKLの発現抑制。エルデカルシトールは破骨前駆細胞の血中への遊走作用
ビタミンK製剤 　　メナテトレノン	骨関連Glaタンパク質（オステオカルシンなど）の活性化
●選択的エストロゲン受容体モジュレーター（SERM） 　ラロキシフェン 　バゼドキシフェン	●エストロゲン受容体に作用するが，組織により作用が異なる。乳房や子宮に対しては，抗エストロゲン作用を有するが，エストロゲン受容体作用薬としての作用はない 経口薬。ラロキシフェンは静脈血栓塞栓症に注意が必要
●ビスホスホネート製剤 　アレンドロネート 　エチドロネート 　イバンドロネート 　ミノドロネート 　パミドロネート 　リセドロネート 　ゾレドロネート	●破骨細胞の機能抑制（アポトーシスなど） 経口薬および注射薬。内服時には，水で内服し，30分間は座位または立位の保持が必要。重要な有害作用として顎骨壊死。その他の有害作用として胃腸障害が多い
●ホルモン製剤 　エストロゲン製剤 　　エストリオール 　　エストラジオール	骨のエストロゲン受容体を介した骨密度の増加 経口薬 経口・貼付薬
副甲状腺ホルモン製剤 　　テリパラチド 　　テリパラチド酢酸塩	骨形成の亢進と骨吸収の低下 1日1回20 μg皮下注，24週以内 1週1回56.5 μg皮下注，72週以内
カルシトニン製剤 　　サケカルシトニン 　　エルカトニン	骨吸収抑制作用と鎮痛作用
タンパク質同化ホルモン製剤 　　ナンドロロン	骨形成の改善
●モノクローナル抗体製剤 　デノスマブ	RANKL抑制による破骨細胞の活性化抑制
●その他 　フラボノイド製剤 　　イプリフラボン	骨形成促進・骨吸収抑制作用

参考文献

1) 小澤瀞司ほか監修：標準生理学 第8版，医学書院，2014
2) 高橋直之：医学のあゆみ 242：649-654，2012
3) 骨粗鬆症の予防と治療ガイドライン作成委員会編：骨粗鬆症の予防と治療ガイドライン 2015年版，2015
4) Ikeda K, et al.：Nephron 83：186-188，1999
5) 武山 浩ほか：日臨外会誌 63：1065-1068，2002

【池田 惠一】

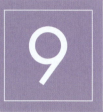

ビタミンの欠乏と過剰

目標
- 主要なビタミンの生理的な役割を理解する。
- 主要なビタミンの欠乏症における病態生理と薬物治療を理解する。
- 主要なビタミンの過剰時における病態を理解する。

ビタミンの生理的役割

薬理学的に重要なものは，脂溶性ビタミンでは，ビタミンA，D，E，Kであり，水溶性ビタミンでは，ビタミンB群およびビタミンCである。各ビタミンの生体内における動態を述べる。

脂溶性ビタミン

疎水性の構造を有して脂質に可溶な性質を示す。**補酵素**あるいは，**フリーラジカルのスカベン**ジャーとして作用するもののほか，**核内受容体**と結合して作用を発現する（図6-9-1）。

1. **ビタミンA**：**レチノール**（retinol），**レチナール**（retinal），**レチノイン酸**（retinoic acid）などと，その誘導体の総称。β-カロテンなど，体内でビタミンAに変換されるものを**プロビタミンA**という。視細胞においては，β-カロテンから生成された11-トランスレチナールが11-シスレチナールとなった後，視物質であるオプシンと結合

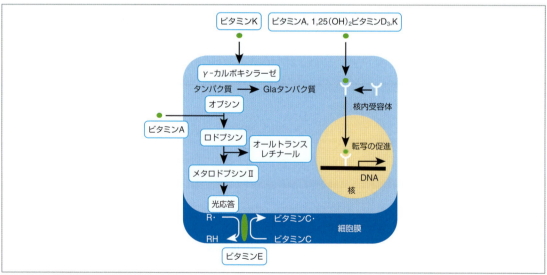

図6-9-1 脂溶性ビタミンの作用
R・：酸化型脂肪酸，RH：脂肪酸，Gla：γ-カルボキシグルタミン酸

してロドプシンとなり，ロドプシンに光量子が当たると11-シスレチナールがオールトランスレチナールとなり，ロドプシンがメタロドプシンⅡとなってオプシンとオールトランスレチナールが乖離する。このとき，メタロドプシンⅡがトランスデューシン分子を活性化することにより，**光応答**が起こる。また，核内受容体である**レチノイン酸受容体**（retinoic acid receptor：RAR）および**レチノイドX受容体**（retinoid X receptor：RXR）に結合し，遺伝子発現を調節している。

2. ビタミンD：ビタミンDは，植物に多く含まれるエルゴカルシフェロール（ergocalciferol，ビタミンD_2）と動物に含まれるコレカルシフェロール（cholecalciferol，ビタミンD_3）に大きく分類される。ヒトではコレステロールの代謝物である7-デヒドロコレステロールから紫外線照射によりプレビタミンD_3を経てビタミンD_3（photochemical cleavage）となり，肝臓および腎臓の尿細管において，それぞれ**C25とC1の水酸化**を受けて**活性型ビタミンD_3**（カルシトリオール〈calcitriol〉，1,25 ジヒドロキシビタミンD_3〈1,25-dihydroxyvitamin D_3〉，1,25-ジヒドロキシコレカルシフェロール〈1,25-dihydroxycholecalciferol〉）となり，標的細胞の核内受容体であるビタミンD受容体に結合して作用を発現する。ビタミンDは，腸管，腎臓，骨などのビタミンD受容体に結合し，腸管では，1,25 ジヒドロキシビタミンD_3のビタミンD受容体への作用により腸管上皮細胞のCa^{2+}チャネルであるカルシウム輸送タンパク質（calcium transport protein 1：CaT1，または，transient receptor potential-vanilloid 6：TRPV6）の発現が増強され，カルシウムの吸収が増加する。さらに1,25 ジヒドロキシビタミンD_3は，腎臓においてもepithelial Ca^{2+} channel（ECaCまたはTRPV5）の発現を通してカルシウムの再吸収に関与している。

3. ビタミンE：トコフェロール（tocopherol）ともよばれ，体内では膜リン脂質の酸化防止作用を有する。ヒトではそのなかでD-α-トコフェロールが最も強い活性を有する。ビタミンEは，細胞膜のリン脂質二重層中に存在し，**フリーラジカルと結合**することにより抗酸化作用を発現する。このとき酸化型ビタミンEとなるが，ビタミンCの作用により一部が再生される[1]。また，ビタミンEには末梢血管の拡張作用があり，末梢の血行改善作用も有している。

4. ビタミンK：ビタミンKは，大きくビタミンK_1（フィロキノン phylloquinone）およびビタミンK_2（メナキノン menaquinone）に分類される。**γ-カルボキシラーゼの補酵素**として作用し，γ-カルボキシグルタミン酸（γ-carboxyglutamic acid：Gla）をもつタンパク質（Glaタンパク質）の成熟に関与する。ビタミンKが関与するGlaタンパク質として**凝固関連因子**（プロトロンビン，第Ⅶ，Ⅸ，Ⅹ因子，プロテインC，プロテインSなど），**骨関連Glaタンパク質**（オステオカルシン，マトリックスGlaタンパク質など）があり，これらのタンパク質中の特定のグルタミン酸が活性化されたγ-カルボキシラーゼによりGla化されることでCa^{2+}をキレートできるようになり，そのタンパク質の活性化が起こる。また，一部は，核内受容体（steroid and xenobiotic receptor：SXR）に作用して，コラーゲンの産生への関与が示唆されている[2]。ヒトにおいては，食品から摂取するほか，腸内細菌叢によって合成されたビタミンKを吸収することで必要量がまかなわれている。

水溶性ビタミン

水溶性ビタミンでは，特にビタミンB群とビタミンCが生体内で重要な役割を担っている（図6-9-2）。

1. ビタミンB群：ビタミンB群はいずれも水溶性の物質であり，エネルギー代謝や核酸合成といった，細胞の機能を維持する反応にかかわる補酵素として重要な役割を担っているものが多い。

①ビタミンB_1（チアミン〈thiamine〉）：ビタミンB_1は，1885年に当時日本海軍の軍医であった高木兼寛が，脚気がある種の栄養成分の欠乏により発症することを示唆したことが

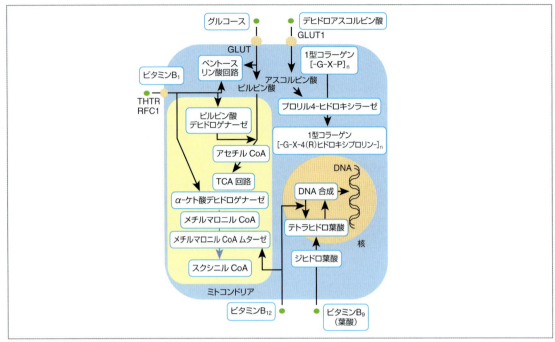

図 6-9-2　水溶性ビタミンの作用
GLUT：グルコース輸送体，THTR：thiamine transporter protein，RFC：reduced folate carrier

きっかけとなり，その後，鈴木梅太郎によりその栄養成分はオリザニンとして発見された。ビタミン B_1 は，輸送体（thiamine transporter protein 2：THTR2）により小腸の細胞に取り込まれた後，THTR1（一部は，チアミン―リン酸〈thiamine monophosphate：TMP〉）となり reduced folate carrier（RFC1）を介して血中に放出される。さらにチアミン（THTR1/THTR2）および TMP（RFC1）の状態で細胞に取り込まれたのち，チアミンピロリン酸（thiamine pyrophosphate：TPP）となって細胞内のペントースリン酸回路，ピルビン酸脱炭酸反応の酵素（**ピルビン酸デヒドロゲナーゼ**など）の**補酵素**として作用し，細胞のグルコース代謝において重要な役割を果たしている[3]。

② ビタミン B_2：別名リボフラビン（riboflavin）。リボフラビンは，細胞内において，リボフラビンキナーゼおよびフラビンアデニンジヌクレオチドピロホスホリラーゼにより，フラビンモノヌクレオチドおよびフラビンアデニンジヌクレオチドに変換され，酸化還元酵素である**フラビン酵素の補酵素**として働き，多くの酸化還元反応を触媒する。

③ ビタミン B_3（ナイアシン〈niacin, nicotinic acid vitamin〉）：ニコチン酸（nicotinic acid）およびニコチンアミド（nicotinamide）を含む。肝臓においてトリプトファンから生合成される。ニコチン酸，ニコチンアミドは，ニコチンアミドアデニンジヌクレオチド（nicotinamide adenine dinucleotide：NAD）経路の出発・中間物質であり，**細胞内の酸化・還元反応**に作用する。

④ ビタミン B_5（パントテン酸〈pantothenic acid, pantethine〉）：**補酵素 A（coenzyme A：CoA）**の構成成分として存在する。食品中では CoA として存在し，消化管内でパントテン酸が遊離し吸収される。

⑤ ビタミン B_6：ビタミン B_6 は，ピリドキシン（pyridoxine），ピリドキサール（pyridoxal）およびピリドキサミン（pyridoxamine）の 3 種

がある。ビタミン B_6 は，ピリドキサールリン酸としてアミノ酸，グルコースおよび脂質代謝，神経伝達物質やヒスタミンなどの生体物質の合成などに関与している。

⑥ビタミン B_9（葉酸〈folic acid〉）：細胞内に取り込まれ，ジヒドロ葉酸に変換されたのち，ジヒドロ葉酸レダクターゼによりテトラヒドロ葉酸となる。ビタミン B_{12} とともに **DNA 合成**や，一部のアミノ酸代謝に関与する。

⑦ビタミン B_{12}：シアノコバラミン（cyanocobalamin），ヒドロキソコバラミン（hydroxocobalamin）などがある。ビタミン B_{12} は，食事中でタンパク質と結合しているが，胃内で胃酸により遊離したのち唾液から分泌されたハプトコリンと結合し，さらに十二指腸内でタンパク質分解酵素によりハプトコリンから解離して胃から分泌された**内因子**と結合し，回腸に運ばれ受容体を介したエンドサイトーシスにより吸収される[4]。吸収後は，血中でトランスコバラミンと結合して肝臓に貯蔵される。

2．ビタミン C（アスコルビン酸〈ascorbic acid〉）：デヒドロアスコルビン酸としてグルコース輸送体（glucose transporter 1：GLUT1）により細胞内に取り込まれ，細胞内でアスコルビン酸に変換される。細胞の結合に関与する重要なタンパク質としてコラーゲンがあり，その構造中に $[-Gly-Xaa-Yaa-]_n$ の反復構造をとる。このとき，前駆体タンパク質であるプロコラーゲンの Xaa や Yaa のプロリン，リジンは，**プロリル-ヒドロキシラーゼやリシルヒドロキシラーゼ**による翻訳修飾を受けてヒドロキシプロリン，ヒドロキシリシンに変換され，コラーゲンとしての機能が成熟する。アスコルビン酸は，このプロリル-ヒドロキシラーゼやリシルヒドロキシラーゼの**補酵素**として機能し，コラーゲンの生合成に重要な働きをしている。また，ビタミン C は，酸化された**ビタミン E を再生**させる役割を担っている（図 6-9-1）。

薬物としてのビタミン

脂溶性ビタミン

脂溶性ビタミンは排泄されにくいことから，欠乏とともに，過剰投与による体内での蓄積が問題となることが多い。

◆ビタミン A◆

欠乏

光応答に重要な作用を有しているので，欠乏により**夜盲症**を発症する。その他，皮膚や粘膜の角質化などをきたす。

過剰

激しい頭痛，嘔吐，肝機能障害，催奇性などが現れることがある。

薬物

補充療法としての投与（ビタミン A 油）の他，**乾癬治療薬**（エトレチナート〈etretinate〉），**急性前骨髄球性白血病治療薬**（トレチノイン〈tretinoin〉，タミバロテン〈tamibarotene〉）などとして使用される。補充量として通常量を摂取していれば過剰の問題はないが，エトレチナート，トレチノイン，タミバロテンの投与時には**ビタミン A としての摂取量は多い**ので過剰投与に対する注意が必要である。

◆ビタミン D◆

欠乏

肝臓あるいは腎臓の機能低下でビタミン D の活性が低下することにより，ビタミン D の作用不足の可能性があるが，内因性の活性の障害となるのは，臨床的には腎不全の場合が多い。活性化障害の際には，低カルシウム血症が持続することにより，副甲状腺ホルモンが持続的に分泌し，骨からのカルシウムの再吸収が亢進して二次性の骨異栄養症を発症する。また，内因性のビタミン D 合成には紫外線照射が必要であるため，日光に当た

る機会が少なく，さらに食物からの摂取が少ない場合にも欠乏症を発症する。

過剰

サプリメントなどによる過剰摂取で**高カルシウム血症**，腎機能障害などを発症する。

薬物

腎不全の場合にはC1の水酸化ができないので，C1の炭素が水酸化されているビタミンD_3（**アルファカルシドール**〈alfacalcidol, 1α-hydroxycholecalciferol〉，**カルシトリオール**）が使用される。

◆ビタミン E◆

欠乏

ビタミンEは，胆汁うっ滞をきたす先天異常や，小腸疾患などによる脂肪の吸収障害や，無β-リポタンパク質血症などの脂肪の運搬障害などにより，欠乏症が現れる。細胞膜に存在して抗酸化作用を発現することから，その欠乏は細胞膜の酸化亢進を通して**細胞膜の脆弱性**をもたらす。その結果として，**溶血性貧血**や運動失調，深部感覚低下，深部反射消失を基本とする**神経筋症状**が報告されている。

薬物

トコフェロールニコチン酸エステル（tocopherol nicotinate）などがある。

◆ビタミン K◆

欠乏

ビタミンKは，腸内細菌叢で産生されたものも生体内で使用されているため，抗菌薬投与の際は，腸内細菌の減少によるビタミンKの欠乏が問題となる。この場合，凝固因子の活性化障害が発生し，凝固機能検査異常ひいては出血傾向を呈してくる。また，乳児において生後1カ月頃ビタミンK欠乏性出血を発症することがある。

薬物

抗菌薬投与の際のビタミンK欠乏による出血傾向には，**フィトナジオン**（phytonadione, ビタミンK_1）および**メナテトレノン**（menatetrenone, ビタミンK_2）が投与される。骨粗鬆症には**メナテトレノン**が使用される。

水溶性ビタミン

水溶性ビタミンは，過剰量の投与がされても尿中に速やかに排泄されることが多く，脂溶性ビタミンほど問題となることは少ないが，一部のものでは摂取あるいは過剰投与による過剰症が問題となることがある。

◆ビタミン B 群◆

1. ビタミン B_1

欠乏

脚気，ウェルニッケ-コルサコフ（Wernicke-Korsakov）症候群，中心静脈栄養時などの乳酸アシドーシス，心筋代謝異常，チャスティック病，大脳皮質壊死症などを生じる。

薬物

チアミン塩酸塩（thiamine hydrochloride），**フルスルチアミン**（fursultiamine）などが単独あるいは他のビタミン製剤と混合された形で製品化されている。

2. ビタミン B_2

欠乏

角膜炎，脂漏性皮膚炎，脱毛症，舌炎，口角炎や口内炎などを起こす。

薬物

リボフラビンリン酸エステルナトリウム（riboflavin sodium phosphate），**フラビンアデニンジヌクレオチドナトリウム**（flavin adenine dinucleotide sodium）などがあり，注射・内服・外用薬として投与される。

3. ビタミン B_3

欠乏
ペラグラ，口舌炎，皮膚炎などを起こす。

過剰
ニコチンアミドは，大量摂取により肝障害をきたすことがある。

薬物
ニコチン酸（または**ナイアシン**），**ニコチンアミド**（または**ナイアシンアミド** niacinamide）がある。

4. ビタミン B_5

欠乏
皮膚炎，脱毛，末梢神経の障害などを起こす。

薬物
パントテン酸カルシウム（calcium pantothenate）がある。

5. ビタミン B_6

欠乏
ペラグラ様症候群，脂漏性皮膚炎，舌炎，うつ状態，錯乱，脳波異常，痙れん発作などが生じる。抗結核薬である**イソニアジド**は，ビタミン B_6 と構造が似ているため（図6-9-3），イソニアジド使用時にビタミン B_6 の作用が阻害され欠乏症状が出現することがある。

過剰
進行性感覚性失調，重度の位置感覚，振動感覚障害を含む末梢神経障害が引き起こされることがある。

薬物
ピリドキシンの経口投与が行われる。

6. ビタミン B_9

欠乏
多量の飲酒，妊娠や授乳期における消費の増加，小腸の疾患や，**抗けいれん薬**，サラゾスルファピリジンによる吸収障害が欠乏の原因となる。また，ジヒドロ葉酸レダクターゼを阻害する**メトトレキサート**や**トリメトプリム**の使用により葉酸の活性化が阻害され，葉酸欠乏と同様の症状が発生するが，抗がん薬としてのメトトレキサート投与による葉酸欠乏に対しては，正常の細胞では利用可能でがん細胞では利用できない**フォリン酸**（folinic acid，N^5-formyl-tetrahydrofolate）の**カルシウム塩**（**ホリナートカルシウム** calcium folinate）を投与することによりメトトレキサートの作用を落とすことなく有害作用を軽減できる。さらに近年では，抗糖尿病薬のメトフォルミンにより，欠乏症様の検査所見が現れ，葉酸の補充で改善するとの報告もある[5]。欠乏により成人では，**巨赤芽球性貧血**をきたす。妊娠中の不足では，胎児の**無脳症**，新生児の**二分脊椎**などの原因になる。

薬物
葉酸が製剤化されている。

7. ビタミン B_{12}

欠乏
ビタミン B_{12} の消化管からの吸収には胃からの

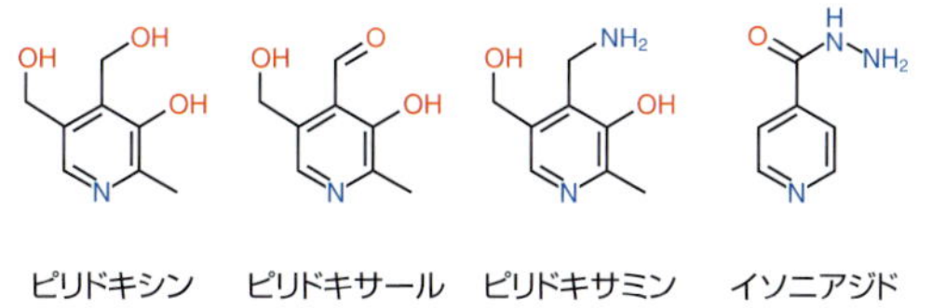

図6-9-3 ビタミン B_6 とイソニアジドの構造

内因子が重要な働きをしているため，内因子が欠乏する状態，すなわち胃切除後や萎縮性胃炎で内因子が欠乏する状態では，ビタミンB_{12}の吸収障害が発生することになる。ビタミンB_{12}はDNA合成にかかわる重要な物質であるため，増殖が活発な組織（造血組織〈悪性貧血〉，上皮組織など）に障害を起こす。また，アミノ酸代謝においても障害されるものがある（メチルマロン酸尿症，ホモシステイン尿症）。さらに長期的には，神経症状を伴うものもある（亜急性連合性脊髄変性症）。

薬物

メコバラミン（mecobalamin）があり，経口および注射製剤があるが，内因子欠乏による吸収障害の際には内服投与では十分量の補充ができないので，筋肉内注射で投与する。

◆ビタミンC◆

欠乏

コラーゲンの機能成熟が阻害され創傷治癒に著しい障害をきたし，壊血病を引き起こす。

薬物

アスコルビン酸（ascorbic acid）あるいは，アスコルビン酸カルシウム（calcium ascorbate）として投与される。

本項目で扱った薬物一覧	
薬物	作用機序など
脂溶性ビタミン	
●ビタミンA 　ビタミンA油 　エトレチナート 　トレチノイン 　タミバロテン	●光応答・核内受容体を介した分化誘導 欠乏により夜盲症・皮膚や粘膜の角化。乾癬・急性前骨髄球性白血病にも使用される。エトレチナート，トレチノイン，タミバロテンは過剰投与に注意が必要
●ビタミンD 　アルファカルシドール 　カルシトリオール	●腸管からのカルシウム吸収促進 欠乏あるいはC1の活性化障害により低カルシウム血症，過剰では高カルシウム血症を起こす
●ビタミンE 　トコフェロールニコチン酸エステル	●細胞膜の酸化抑制・末梢血管拡張による末梢循環改善 欠乏により溶血性貧血，神経筋症状
●ビタミンK 　フィトナジオン 　メナテトレノン	●γ-カルボキシラーゼ活性化によるGlaタンパク質のGla化促進 欠乏により凝固系の機能異常（出血傾向）。骨粗しょう症の治療にも使用される
水溶性ビタミン	
●ビタミンB群 　ビタミンB_1 　　チアミン塩酸塩 　　フルスルチアミン	ピルビン酸デヒドロゲナーゼなどの補酵素 欠乏により脚気，ウェルニッケ-コルサコフ症候群，乳酸アシドーシスなど
ビタミンB_2 　　リボフラビンリン酸エステルナトリウム 　　フラビンアデニンジヌクレオチドナトリウム	フラビン酵素の補酵素 欠乏により角膜炎，脂漏性皮膚炎，脱毛症，舌炎，口角炎や口内炎など
ビタミンB_3 　　ニコチン酸（ナイアシン） 　　ニコチンアミド（ナイアシンアミド）	ニコチンアミドアデニンジヌクレオチド経路の出発・中間物質 欠乏によりペラグラ，口舌炎，皮膚炎など

ビタミン B₅ 　パントテン酸カルシウム	補酵素 A（CoA）の構成成分
ビタミン B₆ 　ピリドキシン	アミノ酸，グルコース，脂質代謝および神経伝達物質合成などの必要成分 欠乏によりペラグラ様症候群，脂漏性皮膚炎，舌炎，神経症状など。過剰では，末梢神経障害が引き起こされることがある。イソニアジドにより欠乏症状が引き起こされることがある
ビタミン B₉ 　葉酸	DNA 合成および一部のアミノ酸代謝に関与する 欠乏により巨赤芽球性貧血（成人），胎児の無脳症，新生児の二分脊椎など。メトトレキサート投与時には，ホリナートカルシウム併用により有害作用を軽減できる
ビタミン B₁₂ 　メコバラミン	DNA 合成および一部のアミノ酸代謝に関与する 欠乏により悪性貧血，亜急性連合性脊髄変性症，メチルマロン酸尿症，ホモシステイン尿症など。胃切除後や萎縮性胃炎では吸収障害があるため，筋注で投与する
●ビタミン C 　アスコルビン酸 　アスコルビン酸カルシウム	コラーゲンの機能成熟を触媒する 欠乏により壊血病

参考文献

1) 平原文子：栄養学雑誌 4：205-206, 1994
2) Ichikawa T, et al：J Biol Chem 281：16927-16934, 2006
3) Brown G：J Inherit Metab Dis 37：577-585, 2014
4) Watanabe F：Exp Biol Med 232：1266-1274, 2007
5) Aghamohammadi V et al：J Am Coll Nutr. 30：210-215, 2011

【池田　惠一】

10 非ステロイド性抗炎症薬

目標
- 非ステロイド性抗炎症薬の作用点から，その主作用と副作用を理解する。
- アセトアミノフェンの非ステロイド性抗炎症薬との違いを把握する。

非ステロイド性抗炎症薬（non-steroidal anti-inflammatory drugs：NSAIDs）は，時にアスピリン様薬物（aspirin-like drugs）とも称され，抗炎症作用，鎮痛作用，解熱作用を有する，ステロイド骨格構造をもたない化合物の総称で，最も広く使われている薬物の1つである。現在，世界の市場には，50以上ものNSAIDsがあり，発熱・炎症性疾患，整形外科的疾患，膠原病，術後疼痛，外傷などで処方されるほか，いくつかのNSAIDsは薬局で手に入るので，頭痛，歯痛，生理痛などで，しばしば処方がなくとも服用される。NSAIDsは，錠剤としての内服薬のほか，注射薬，坐薬，軟膏，ゲル，パップ，テープなどさまざまな剤形として存在する。NSAIDsの副作用には共通してみられるものと，個々のNSAIDsに特異的にみられるものがあるが，長期使用により，胃腸，腎，循環器系などの臓器に毒性を示す可能性を有する。特に高齢者や腎機能障害がある患者では，NSAIDsの投与による副作用が発現しやすいことに留意する必要がある。

作用機序

NSAIDsの主たる効果は，炎症が存在する局所におけるプロスタグランジン（prostaglandin：PG）の産生阻害である。PGの中でもPGE$_2$は，視床下部に到達すると体温調節中枢に働きかけて，体の各部位に体温を上昇するように指令を出す。これにより，骨格筋をランダムに収縮させ身震いさせるシバリング（shivering）が起こることで熱の産生を促し，皮膚の血管収縮や，皮膚の毛穴を閉じる（鳥肌）ことにより，熱の放散が抑制されて，体温が上昇する。またPGのうちPGE$_2$やPGI$_2$は発痛増強物質であり，PG自体には発痛作用はないが，組織の損傷・炎症部位での侵害受容器の発痛物質であるブラジキニンに対する反応性を高め，疼痛閾値を低下させる。さらに，PGE$_2$やPGI$_2$は，炎症メディエーターとして働き，血管透過性亢進，血管拡張による血流増加，白血球の遊走・浸潤など，炎症を増強させる作用を有する。

組織が損傷すると，細胞膜のリン脂質から，ホスホリパーゼA$_2$の活性化によりアラキドン酸が遊離される。遊離されたアラキドン酸は，シクロオキシゲナーゼ（cyclooxygenase：COX），さらにはペルオキシダーゼを含むPGH合成酵素複合体の基質となり，PGG$_2$，PGH$_2$へと変換され，各組織に特異的なPG合成酵素により，PGE$_2$やPGI$_2$，PGD$_2$などが合成される。多くのNSAIDsは，アラキドン酸カスケードで，PGを合成する経路の律速酵素であるCOXの活性を可逆的に競合阻害することにより，抗炎症・鎮痛解熱作用を発揮する（図6-10-1）。アラキドン酸が結合するCOXの疎水性チャネルを封鎖することでアラキドン酸が酵素活性部位に結合するのを防ぎ，結果的にアラキドン酸からPGH$_2$が合成されるのを阻害している。たいていのNSAIDsは有機酸である

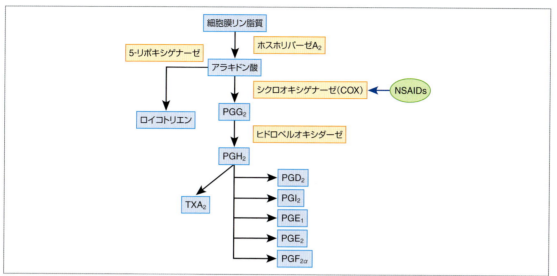

図 6-10-1　アラキドン酸カスケード
PG：プロスタグランジン，TX：トロンボキサン，NSAIDs：非ステロイド性抗炎症薬

ため血漿タンパク質結合率が高く，炎症組織では血漿タンパク質の透過性が高く pH が低いため，その結果 NSAIDs の炎症組織中の濃度は高くなる。アスピリン（アセチルサリチル酸）も NSAIDs の一種であるが，これは COX を不可逆的にアセチル化することで阻害する。

COX-1 と COX-2

COX には，COX-1 と COX-2 の 2 つのアイソザイムが存在する。COX-1 は，大部分の組織に，活性型として常に一定量存在している構成型の酵素であり，身体機能の維持に寄与している。一方，COX-2 は，炎症に伴いインターロイキン-1（interleukin-1：IL-1）や腫瘍壊死因子-α（tumor necrosis factor-α：TNF-α）などのサイトカインや炎症メディエーターなどの刺激によって一過性に核内で産生され，核膜に存在する誘導型の酵素で，マクロファージ，好中球，線維芽細胞や滑膜細胞など炎症細胞に発現するが，腎臓や脳の特定の領域では定常的に発現している。

1971 年に John R. Vane により NSAIDs の COX 活性阻害作用が明らかにされた後，その後の開発の方向性の 1 つとして，当時から問題とされていた NSAIDs の胃腸障害の副作用をいかに軽減するかがあり，drug delivery system（DDS）の進歩により，坐剤や徐放剤ばかりでなく，プロドラッグ，経皮吸収型薬物などが上市されてきたが，NSAIDs による胃腸障害の問題を十分に解決したとはいえなかった。胃粘膜の上皮細胞では COX-1 は定常的に発現しており，細胞保護効果を有する PG の産生に関わっている。従来の NSAIDs は，COX-1，COX-2 の両者を非選択的に阻害するため，炎症時に誘導される COX-2 を阻害するだけでなく COX-1 も阻害するので，胃粘膜保護に関与する PG の産生を抑制し，胃腸障害を生じてしまう。従来の NSAIDs で，比較的 COX-2 阻害の選択性が高いものに，エトドラク（etodolac）やメロキシカム（meloxicam）があるが，半減期が長く，関節リウマチや変形性関節症などの整形外科領域に適用が限定されている。

セレコキシブ（celecoxib）をはじめとするコキシブ系と称される薬物は，COX-2 選択性を得るために，分子立体構造を基に設計されたものである。COX-1 と COX-2 のアミノ酸相同性は 61％ であり，そのアミノ酸配列の違いのため，アラキ

ドン酸が活性部位に到達する入り口の部分は，COX-1のほうがCOX-2よりも狭い構造になっていることが知られている。セレコキシブ分子は，通常のNSAIDsがCOX-1およびCOX-2のアルギニンの120位に結合するために有しているカルボキシル基をもたない。一方で，極性のスルホンアミド基とメチルフェニル基を有しているため，大きなスルホンアミド側鎖は，入り口の狭いCOX-1へは侵入できず，入り口の広いCOX-2には進入することができる。さらに，COX-1の523番目のアミノ酸はイソロイシンであるのに対し，COX-2はバリンになっている。これによりCOX-2はサイドポケットという特徴的な構造をもつが，セレコキシブのスルホンアミド側鎖がCOX-2の523番目のバリンのあとに存在する親水性のサイドポケットへ結合し，メチルフェニル基はCOX-2の疎水性の部分へ結合することにより，そのサイドポケットにぴったりはまり込むこととなる。これにより，アラキドン酸がCOX-2の中に入れずPG合成ができなくなり，COX-2選択性が発揮されるものと考えられている（図6-10-2）。

COX-2阻害薬の名称（○○コキシブ〈-coxib〉）は，cyclooxygenase 2 inhibitor（シクロオキシゲナーゼ2阻害薬）に由来する。海外では数種類発売されているが，日本ではセレコキシブが2007年6月に発売されたのみである。海外の臨床試験において，大腸ポリープの再発予防を検討する目的で，大腸ポリープ切除患者に対して，コキシブ系薬物であるロフェコキシブ（rofecoxib）を18カ月間長期投与したところ，心筋梗塞などの循環器系有害事象の発現頻度において約2倍もの上昇が指摘され，ロフェコキシブが世界市場から撤退するなど，臨床的に大きな問題がもち上がったためである。この循環器系有害事象の増加は，血小板凝集作用のあるPGI_2産生がCOX-2阻害によって減少し，相対的にトロンボキサンA_2（thromboxane A_2：TXA_2）の働きが強まり，血栓傾向が高まるためではないかと考えられている。

化学構造による分類

NSAIDsは，化学構造上多様な一群の化合物である（図6-10-3）。NSAIDsの標的となる酵素は同じであり（COX），基本的な効果に差はないが，半減期や活性型の臓器分布には違いがみられる。それぞれのNSAIDsの効果や副作用の発現は患者

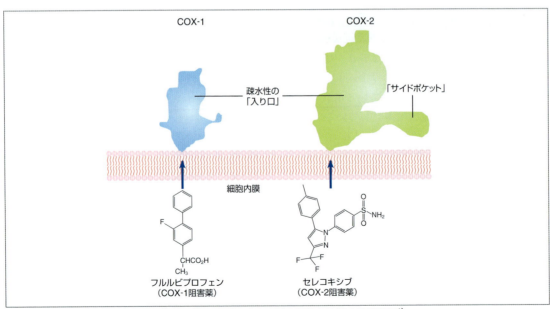

図6-10-2　**COX（シクロオキシゲナーゼ)-1とCOX-2の結合部位を比較する概略図**[1)]

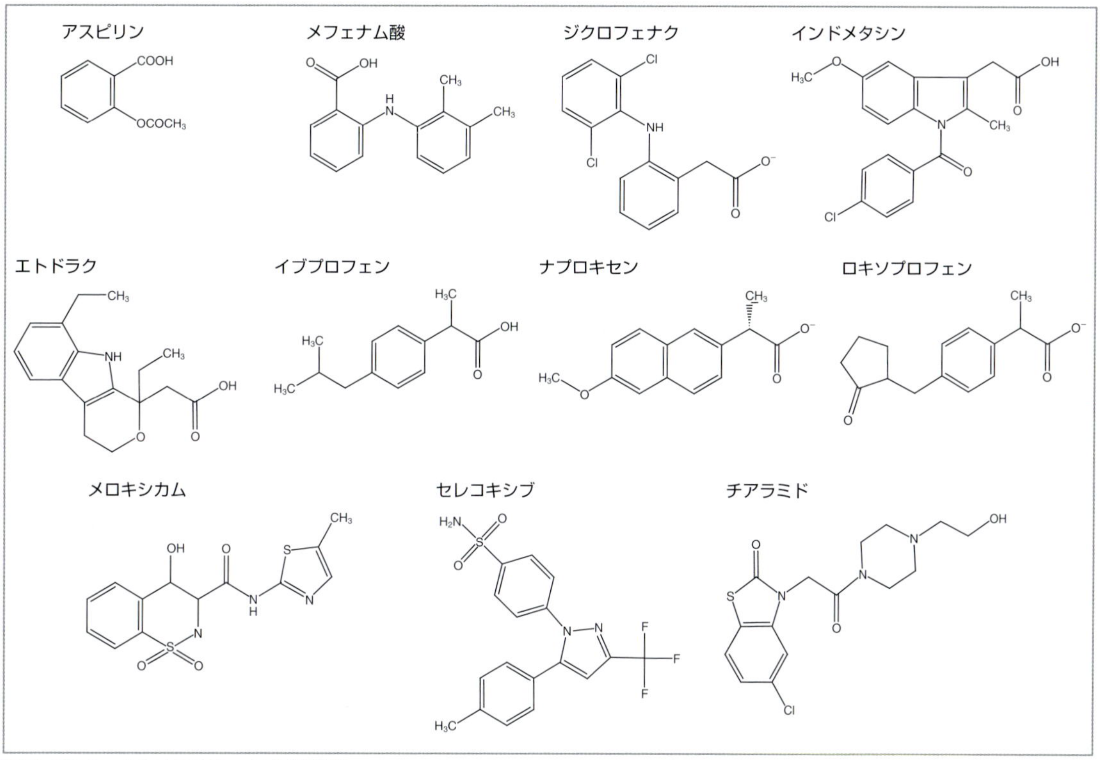

図 6-10-3　主な NSAIDs の化学構造

によって異なるため，使い分けが必要なことがある。

　NSAIDs は，酸性 NSAIDs と塩基性 NSAIDs に大別される。酸性 NSAIDs は抗炎症作用が強く，急性から慢性までの炎症に有効であるが，チアラミド（tiaramide）に代表される塩基性 NSAIDs では，抗炎症作用は酸性 NSAIDs に比較して穏やかであり，胃腸障害などの副作用はほとんどない。作用機序はわかっておらず，COX 阻害作用はないとされる。COX-2 選択性の高いコキシブ系では，液性は中性を示す。

　酸性 NSAIDs には，サリチル酸系，アントラニル酸系，アリール酸系，プロピオン酢酸系，オキシカム系がある。サリチル酸系は，アスピリン（aspirin）に代表されるグループで，COX-2 選択性は低い。アントラニル酸系には，メフェナム酸（mefenamic acid）があり，鎮痛効果は強いが，溶血性貧血など重大な副作用が起こることがある。アリール酸系は，抗炎症効果が強く，速効性があり，種類も豊富で，ジクロフェナク（diclofenac）などのフェニル酢酸系，インドメタシン（indomethacin）などのインドール酢酸系，モフェゾラク（mofezolac）などイソキサゾール骨格を有するイソキサゾール酢酸系，エトドラク（etodolac）に代表されるピラノ酢酸系，ナブメトン（nabumetone）などのナフタレン系からなる。プロピオン酢酸系は，胃腸障害などの副作用が比較的少ないとされ，使用頻度が高く，イブプロフェン（ibuprofen），ナプロキセン（naproxen），ロキソプロフェン（loxoprofen）などがある。オキシカム系には，メロキシカム（meloxicam）など比較的 COX-2 選択性の高いものがある。

薬物動態

　酸性 NSAIDs は，一般に経口吸収性が良好であり，酸化的代謝，さらに抱合反応を受けて，糞尿中に排泄されるものが多い。酸化的代謝には，ワ

ルファリンやトルブタミドと同じシトクロムP450 2C9（cytochrome P450 2C9（CYP2C9））が関与するNSAIDsが多い。COX-2阻害薬セレコキシブも一部CYP3A4の関与は否定できないが，主たる代謝はCYP2C9による。CYP2C9に対する基質としての親和性の違いが，消失半減期の長短を決定している場合も多くみられる。

　プロドラッグ型のNSAIDsはCYP2C9以外の代謝酵素で活性型に変換されるものがあり，ロキソプロフェン（loxoprofen）は，肝臓でカルボニル還元酵素により活性体である5'-OH体となり，抱合体として多くが尿中に排泄される。カルボニル還元酵素は皮膚や筋肉にも存在することが確認され，外用薬への応用が可能となった。

　NSAIDsで血中半減期の短いものは，一般に急性疾患に使用され，インドメタシンで3時間，イブプロフェンで2時間，ジクロフェナクで1.3時間，ロキソプロフェンで1.3時間である。一方，オキシカム系は血中半減期が長く，テノキシカム（tenoxicam）で57時間，ピロキシカム（piroxicam）で36時間，メロキシカムで28時間である。また，プロピオン酸系でも，オキサプロジン（oxaprozin）は50時間，ナプロキセンは14時間，アリール酸系のスリンダク（sulindac）は18時間，エトドラクは7時間と，血中半減期は長い。これらは，慢性関節リウマチや変形性関節症など慢性疾患に適応となるが，服薬コンプライアンスの向上を除くと使いにくく，腎障害の副作用の傾向が強い。

副作用

胃腸障害

　NSAIDs服用者で最も頻度の高い副作用で，NSAIDsを服用している関節リウマチ患者では，半数以上の症例に何らかの胃腸病変が認められ，約1割には潰瘍の発生があるといわれる。NSAIDsによる胃腸障害は用量依存性であり，長期服用者だけでなく早期に発症することもある。NSAIDsでの消化性潰瘍形成は，ヘリコバクター・ピロリ感染や，アルコールの過剰摂取，コルチコステロイド併用，抗凝固目的での低用量アスピリン併用などの粘膜損傷因子により危険度が高まる。

　NSAIDsによる胃腸障害には，胃粘膜上皮細胞におけるCOX-1阻害によって引き起こされる粘膜細胞保護効果をもつPGI_2，PGE_2などの減少が深く関わっている。また，直接的な胃腸粘膜バリアの破壊も発現機序の1つとされ，経口投与時に胃粘膜にNSAIDsが直接接触することによる局所刺激も関与しているといわれる。

腎障害

　腎臓では，PGE_2をはじめとするPGは，①腎微小血管，特に輸入動脈を拡張させ，腎血流や腎糸球体ろ過量を上昇させ，②腎マクラデンサ細胞で産生されたものはレニン分泌を促進させ，③尿細管では，Naと水の再吸収を抑制し，④抗利尿ホルモンであるバソプレッシンの作用に拮抗する，といった作用を有している。

　NSAIDsによる腎機能障害には，COX-2あるいはCOX-1抑制によりPG産生が低下し，Na貯留やそれによる浮腫，血圧上昇，高カリウム血症，腎血流量や糸球体ろ過量の低下があり，ときに間質性腎炎や，急性腎不全の原因となる腎乳頭壊死なども起こることがある。

出血傾向

　NSAIDsによるCOX阻害作用はTXA_2の血小板形成を抑制するため，血小板機能が障害され，出血傾向が現れることがある。血小板では主にCOX-1が発現しているため，COX-2に選択的な阻害薬では血小板機能障害が軽減される。

アスピリン喘息

　酸性NSAIDsにより誘発される非アレルギー性の喘息で，成人の気管支喘息患者の約10%にみられる。一般に，NSAIDsを服用して15〜30分後に喘息発作が起こるが，遅い場合でも2時間以内

に起こるとされる。喘息患者の約40％が副鼻腔炎を併発しており，喘息を合併している副鼻腔炎患者の約4分の1がアスピリン喘息といわれている。また，鼻茸（鼻ポリープ）を高率に合併している。女性にやや多く，30歳以降に発症することが多い。発作は通年性で，重症型でステロイド依存性であることが多い。NSAIDsのCOX阻害作用が過敏反応の引き金になるとされ，これは，アラキドン酸代謝が喘息病態に関与するロイコトリエン合成系に多く流れるためではないかと考えられている。

インフルエンザ脳症

小児のインフルエンザの解熱に，ジクロフェナク，メフェナム酸，ロキソプロフェン，アスピリンなどのNSAIDsを使うと，インフルエンザ脳症やライ症候群といった重大な病気を引き起こす可能性が指摘されている。インフルエンザ脳症の発症機序はいまだ解明されていないが，著名な脳浮腫，血管原性浮腫，血漿成分の脳実質への漏出，血管壁の硝子変性，血管内血栓形成などが認められるとされる。PGE_2は，炎症促進作用のみならず，炎症性サイトカインである$TNF-\alpha$の産生を抑え，好中球のエラスターゼ産生を低下させ，血管障害を抑制して，炎症における組織破壊を阻止している可能性があり，NSAIDsによりこれらのPGE_2の有益性が失われることが考えられる。

胎児動脈管早期閉鎖

動脈管は，胎盤を経由した血液を，肺循環を介さずに直接体循環に送り込めるように，肺動脈と大動脈とを連結しているバイパス血管である。胎児の正常な発達のために，動脈管は胎生期に開存していなければならないが，出生直後の肺呼吸とともに直ちに，PGE_2低下とその受容体のdown-regulationにより血管収縮により機能閉鎖が起こる。妊娠後期にNSAIDsが投与されると，PG産生が低下して，胎児は動脈管収縮による早期閉鎖により，右室から肺動脈へ駆出された血液が肺血管床へと流れることになり，肺血流量が増大し，右心系はvolume overloadによる右心不全となり，胎児水腫ひいては子宮内胎児死亡のリスクとなる。

また，胎児の腎でのPG産生低下は，腎の働きを悪化させ，尿量が減少して，結果として羊水過少をきたすおそれがある。

肝障害

多くのNSAIDsによる肝障害の発症は，投与開始後2週間から3カ月の間に起こるのが特徴とされる。血中の肝トランスアミナーゼの値は増加するが，明らかな黄疸は稀で，使用中止により，可逆的に回復する。ロキソプロフェンでは，投与直後〜2カ月の発症が多く，アレルギー機序によるとされる。ジクロフェナクでは，代謝性特異体質による肝障害を惹起すると考えられている。

薬物相互作用

ニューキノロン系抗菌薬

ニューキノロン系抗菌薬と併用すると，ニューキノロン系抗菌薬が有する中枢神経作用であるγ-アミノ酪酸（γ-aminobutyric acid：GABA）受容体（$GABA_A$）の応答抑制作用が，NSAIDs存在下で増強し，痙れん閾値を低下させ，痙れんを誘発することがある。

ニューキノロン系の1つエノキサシン（enoxacin）とNSAIDsのフェンブフェン（fenbufen）との併用による痙れん発作誘発はよく知られたところであるが，すでに両薬物とも販売中止となっている。

GABAは神経抑制性伝達物質で，中枢で神経終末よりシナプス間隙へ放出され，受容体に結合後，Cl^-チャネルを開口してシナプス後膜を過分極させ，抑制的に作用するが，アスピリンを除くNSAIDsは，ニューキノロン系抗菌薬による$GABA_A$受容体結合阻害効果を増強するとされる。

炭酸リチウム

双極性障害の第1選択薬として用いられる炭酸

リチウムの血中濃度の正常域は 0.5〜1.5 mEq/L であるが，この血中濃度は，腎機能，水分摂取量，電解質量などによって変化しやすい。リチウムは代謝されず，タンパク質結合もせず，すべて腎から排泄される。リチウムの腎吸収はナトリウムと競合するので，ナトリウム不足はリチウム血中濃度を上昇させる。NSAIDs は，PG 合成を抑制することにより，腎の水分および電解質の代謝に影響する可能性があるため，血清リチウム濃度が上昇すると考えられ，リチウム中毒に至るリスクを生じる。

その他

- メトトレキサート（methotrexate）：NSAIDs との併用により，尿細管分泌が競合することで血中濃度が上昇し，骨髄抑制，消化管障害，口内炎などのメトトレキサートの副作用が発現しやすくなる。
- ワルファリン（warfarin）：同じ CYP2C9 で代謝されるため，その酵素に対する結合競合により，出血傾向が増強される。
- フェニトイン（phenytoin），スルホニル尿素系血糖降下薬：同様に CYP2C9 で代謝されるため，それらの作用が増強することが知られている。

アスピリン

アスピリンの歴史

古代よりヤナギには鎮痛効果のあることが知られていたが，その樹皮の有効成分がサリチル酸（salicylic acid）である。サリチル酸は，比較的強いカルボン酸であり，そのまま服用すると胃穿孔を起こしてしまう。1897 年にドイツのバイエル社の Felix Hoffmann がアセチルサリチル酸（acetylsalicylic acid）の合成に成功し，バイエル社がアスピリン（aspirin）として商標登録していたが，第一次大戦後に連合国により商標が取り上げられ，アスピリンが一般名としても使われるようになった。

1971 年，John R. Vane によりアスピリンが血小板凝集，血管収縮をもたらす PG 生成を抑制することが報告され，抗血小板薬として認識されるようになり，1985 年に米国食品医薬品局（Food and Drug Addministration：FDA）が心筋梗塞治療薬として承認。以降，心筋梗塞や脳梗塞の予防のための血栓防止薬として使われるようになり，日本でも，2000 年に抗血小板薬として承認されている。アスピリンの効果には性差があり，男性では心筋梗塞リスクを，女性では脳卒中リスクを減少させる。

アスピリンの抗血小板作用は，1 日 40〜100 mg の少量投与で得られる。鎮痛作用は約 1.5 g，関節リウマチでの抗炎症作用は〜3 g を要するが，最近はこの目的で使われることはほとんどない。

アスピリンの薬物動態

アスピリンは弱酸であり，胃の酸性環境ではプロトン化され，胃粘膜を容易に通過できるが，大部分の吸収は回腸で起こる。アスピリンは，血漿や組織，特に肝臓でエステラーゼにより 30 分以内で急速に水解され，サリチル酸塩になり，これが抗炎症作用を有する。アスピリンの半減期は 20 分，代謝産物のサリチル酸の半減期は 2 時間である。サリチル酸塩の約 25％が酸化され，抱合化されるが，約 25％は未変化体で排泄され，その排泄率はアルカリ化尿ほど高い。アスピリンは COX-1 と COX-2 の両者の活性を阻害するが，COX-1 をより強く阻害する。その阻害作用は不可逆的アセチル化反応によるため，作用持続時間は血漿半減期に関係しない。血小板には核がないため，休薬しても，アスピリンの血小板凝集阻害作用は，巨核球から新たに産生される血小板に置き換わるまで 7〜10 日間残存することになる。

アスピリンジレンマ

アスピリンジレンマ（aspirin dilemma）とは，アスピリンの投与量により血栓形成効果が減弱されたり，増強されたりすることをいう。アスピリ

ンは血小板に作用して，COX-1 を阻害して TXA_2 の生成を阻害することにより血小板の二次凝集を抑制するが，血管内皮細胞にも作用して PGI_2 の生成をも阻害して血小板凝集阻止作用が抑制されてしまうかもしれない．

通常は，血小板の COX-1 のほうが，血管内皮細胞の COX-1 よりもアセチル化される速度が約 250 倍速いため，100 mg/日以下の低用量のアスピリンでは PGI_2 産生を抑制せず，PGI_2/TXA_2 比を上昇させ，血栓・塞栓症に対して予防的に働く．しかし，アスピリンの投与量が 40 mg/日以下だと，TXA_2 の産生を減少させないといわれる．大用量のアスピリンになると，元来，血小板で TXA_2 が生成されるほうが血管内皮細胞で PGI_2 が生成されるより速いので，PGI_2 の代償が追いつかず，抗血栓作用が失われてしまう．

アスピリン不耐症

アスピリン不耐症（aspirin intolerance）とは，アスピリンをはじめとする NSAIDs 服薬後，数十分～3 時間以内に現れる過敏症状のことである．全身性じん麻疹や，咽頭浮腫，気管支喘息，血管浮腫，ショックなど，さまざまな症状を示す．アスピリン不耐症の症状はアナフィラキシーとも類似しているが，単一の NSAIDs に対するアレルギーとは区別すべきものである．すなわち，アスピリンに対する特異的アレルギーと考えるべきではなく，NSAIDs の COX-1 阻害作用により，アラキドン酸カスケードがリポキシゲナーゼ系にシフトし，強力な気管支平滑筋収縮作用や血管透過性亢進作用，鼻汁分泌作用をもつシステイニルロイコトリエン（LTC_4，LTD_4，LTE_4）が増加することで症状が発現するとされている．

サリチル酸中毒

サリチル酸中毒（salicylism）とは，サリチル酸を過剰・大量投与した場合に延髄の呼吸中枢を刺激して過換気を起こし，一次性に呼吸性アルカローシスを起こす．サリチル酸は，同時かつ独立してミトコンドリアを膨化させ，TCA 回路を低下させ，酸化的リン酸化反応を脱共役させることにより，ATP が低下して代謝性アシドーシスとなるが，これが主要な酸塩基平衡異常となる．

サリチル酸は比較的容易に細胞膜を通過する弱酸であるため，血液の pH が低いと毒性が高くなる．また，脱水や高体温，そして慢性的な摂取は，サリチル酸化合物の毒性を増大させる．

急性過剰摂取では，初期症状として悪心・嘔吐，耳鳴りなどがあり，後期症状として，多動，発熱，錯乱，痙れん発作などがあり，最終的には，横紋筋融解症，急性腎不全，呼吸不全が起こりうる．慢性過剰摂取では，症状や徴候は非特異的で多岐にわたる．

治療は，活性炭を可能な限り早く投与し，体液および電解質の異常を是正してアルカリ化利尿を促す．

ピリン系薬物

ピラゾロン骨格を基本骨格とする鎮痛解熱薬で，アスピリンは，このピリン系薬物には含まれない．ピラゾロン誘導体として，スルピリン（sulpyrine），アンチピリン（antipyrine），アミノピリン（aminopyrine）などが知られ，ピラゾリジン誘導体としてフェニルブタゾン（phenylbutazone）がある（図 6-10-4）．アミノピリンは，食物中にわずかに存在する亜硝酸塩と胃酸中で反応して，発がん物質であるジメチルニトロソアミンを生じ，発がん性が指摘されたことから，1970 年代に発売禁止となっている．フェニルブタゾンは再生不良性貧血など深刻な副作用があるため，ヒトではほとんど使われることはない．

ピラゾリジン誘導体は，体温調節中枢に作用して皮膚の血管を拡張し，体表から熱の放散を増すことで解熱作用を有するが，抗炎症作用はない．

副作用として，本薬物投与により薬疹などを生じるピリンアレルギーがある．

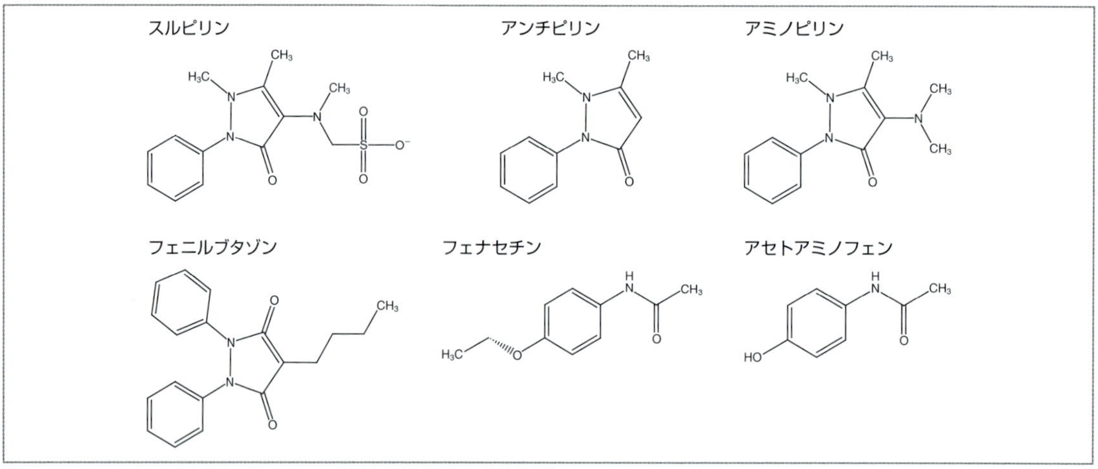

図6-10-4　ピリン系およびアニリン系鎮痛解熱薬の化学構造

アセトアミノフェン

　アセトアミノフェン（acetaminophen）は，現在，小児における解熱薬の第1選択薬となっている。日本では坐薬（10 mg/kg）として使われており，また鎮痛解熱を目的とした多くのOTC医薬品に含有されている。古くからあったアセトアニリド（acetanilide）とフェナセチン（phenacetin）のヒトでの主要代謝物で（図6-10-4），アセトアニリドは毒性が強く，フェナセチンは長期連用で腎障害だけでなく腎盂がんや膀胱がんの発症リスクがあるため，フェナセチン構造の中で薬理作用を発現する構造部分だけからなる毒性の低いアセトアミノフェンが繁用されるようになった。なおACE処方とは，アセトアミノフェンに，サリチル酸誘導体と同様な機序で鎮痛解熱作用を発揮するエテンザミド（ethenzamide）と，鎮痛補助目的のカフェイン（caffeine）を組み合わせてアセトアミノフェンの効果が高まるように設計されたものである。
　アセトアミノフェンの解熱・鎮痛作用は，COX阻害以外の作用によるものとされるが，その詳細は不明である。アセトアミノフェンが脳内で痛みの知覚に関与するCOX-3を特異的に阻害するという仮説が提唱されたが，現在は疑問視されている。中枢で作用し，末梢では作用せず，抗炎症効果はほとんどないが，長期投与が可能で老人にも比較的安全に投与でき，NSAIDsにみられるような副作用はほとんどない。
　アセトアミノフェンは吸収後，約30分で最高血中濃度に達し，血中半減期は約2時間である。その大部分が，グルクロン酸抱合や硫酸抱合を受け肝臓で代謝されるが，一部はシトクロムP450の代謝経路に入って，主としてCYP2E1により水酸化され，毒性のあるN-アセチル-p-ベンゾキノンイミン（N-acetyl-p-benzoquinone imine：NAPQI）を生成するが，常用量のアセトアミノフェンであれば，グルタチオンによって抱合され無毒化される。
　アセトアミノフェンは非常に安全な薬であるが，規定量の数倍のアセトアミノフェンを摂取すると中毒を起こす。大量摂取時には，抱合反応をする酵素が飽和し，グルタチオンが枯渇して，酸化代謝活性物であるNAPQIが抱合不活化されなくなり，蓄積して細胞内の求核成分と反応して細胞壊死を起こし，肝毒性を示す。N-アセチルシステイン（N-acetylcysteine）は，細胞内に吸収されやすいグルタチオンの前駆体で，細胞内に吸収されにくいグルタチオンのかわりに毒性本体の代謝を促進することで解毒作用を発揮する。アセトアミノフェン摂取後8時間以内の投与が望ましいが，24時間以内であれば効果が認められると報告

されている。N-アセチルシステインの投与はアセトアミノフェンの血漿中濃度から判断するが，アセトアミノフェンとして 7.5 g または 150 mg/kg 以上の摂取が疑われる場合には投与する。慢性的なアルコール摂取は，CYP2E1 を誘導するため，アセトアミノフェンの NAPQ1 への代謝が進むため，肝障害のリスクが高まる。

本項目で扱った薬物一覧

薬物	作用機序など
●非ステロイド性抗炎症薬 　アスピリン 　イブプロフェン 　インドメタシン 　ジクロフェナク 　セレコキシブ	シクロオキシゲナーゼ（COX）を阻害することによりプロスタグランジンの生合成を抑えて，鎮痛，解熱，抗炎症作用を発揮する。セレコキシブは，炎症時に発現する COX-2 を比較的選択的に阻害
●ピリン系鎮痛解熱薬 　スルピリン 　アンチピリン 　アミノピリン	視床下部の体温調節中枢の興奮を抑制し，末梢の皮膚血管を拡張し，発汗と合わせて熱放散を増大して解熱効果を現す
●アニリン系鎮痛解熱薬 　アセトアミノフェン	体温調節中枢に作用して，皮膚血管を拡張して解熱作用を，視床と大脳皮質に作用して痛覚閾値を上昇させ鎮痛作用を現すと考えられているが，中枢神経の COX 阻害作用ともそれ以外の作用ともされ，詳細は不明である

参考文献
1) 樋口宗史他監訳：カラー版 ラング・デール薬理学，西村書店，2011
2) 浦部晶夫ほか編：今日の治療薬 2017 解説と便覧，南江堂，2017

【服部　裕一】

7章 腎・泌尿器系

1. 利尿薬 ………………………………………… 269
2. 急性・慢性腎不全の薬物治療 ………………… 277
3. 原発性糸球体疾患の薬物治療 ………………… 284
4. 腎血管性高血圧の薬物治療 …………………… 301
5. 腎盂腎炎の薬物治療 …………………………… 305
6. 急性・慢性尿細管間質性腎炎の薬物治療 …… 311
7. 二次性糸球体疾患の薬物治療 ………………… 315
8. 常染色体優性遺伝多発性囊胞腎の薬物治療 … 326
9. 膀胱尿管逆流の治療 …………………………… 329
10. 勃起不全の薬物治療 …………………………… 331
11. 尿路疾患の薬物治療 …………………………… 333

1 利尿薬

目標
- 利尿薬作用の基盤となる腎臓および尿生成の生理を理解する。
- 利尿薬の分類と作用機序，特徴，および副作用について理解する。

　利尿薬とは，主に腎臓の尿細管に作用して，体外への水や電解質の排出を促進させる薬物である。すなわち利尿薬は腎臓で生成される尿量を増加させる作用があるため，心不全や腎不全，肝不全などを背景に引き起こされる組織間の水分が増加した状態である浮腫，および高血圧などの過剰な体液の貯留の改善に用いられる。

腎臓の構造と機能

腎臓の構造

　腎臓は腰部の後腹膜腔に位置するソラマメ状の形をした一対の実質臓器で，成人では腎重量は約100gで，左右を合わせても体重の0.5％にすぎない。しかし，心拍出量の約1/4もの大量の血液が左右の腎臓に流入し環流しており，体液量の調節は腎臓の重要な役割の1つといえる。尿は腎臓でつくられ，腎盂から尿管を経て膀胱に貯留し，さらに尿道を経て体外へと排泄される。ヒトの腎臓には1側約100万個のネフロンが存在し，糸球体の血流からろ過された1日180L（日本人では約150L）にも及ぶ大量の原尿は，近位尿細管，ヘンレ係蹄（Henle's loop），遠位尿細管そして集合尿細管を経て腎盂に至る（図7-1-1）。糸球体は腎皮質にのみ位置し，その内側の髄質には存在しない。ヘンレ係蹄を経て上行するヘンレの上行脚は遠位尿細管の起始部で再び自己の糸球体に戻り，

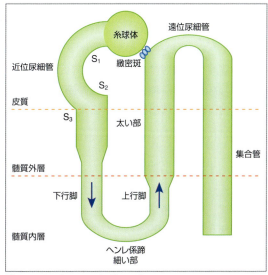

図7-1-1　ネフロンセグメント

緻密斑（macula densa）とよばれる部分で接合する。この接合部は輸入細動脈と輸出細動脈に挟まれた部分にあり，糸球体メサンギウム領域とを合わせて傍糸球体装置（juxtaglomerular apparatus）という。尿は，糸球体ろ過（glomerular filtration），尿細管再吸収（tubular reabsorption），尿細管分泌（tubular secretion）の3つの過程により生成される。

腎臓の機能

◆体液の恒常性の維持◆

糸球体ろ過量の調節

　腎は心拍出量の約 20％に当たる毎分 1200 mL もの血流が灌流する。その血漿成分は約 660 mL であり，その 20％の約 125 mL の液体成分は糸球体でろ過される。この糸球体ろ過量（glomerular filtration rate：GFR）は 1 日に換算すると 180 L にも及ぶ。高分子のタンパク質などのろ過は分子ふるいと荷電の 2 つの障壁によって制限されるが，水や低分子の溶質は血漿濃度と等しくろ過される（限外ろ過〈ultrafiltration〉）。糸球体のろ過量は輸入と輸出細動脈の圧差と血漿タンパク質濃度とろ過液間の膠質浸透圧の 2 因子により決定される。したがって，輸入・輸出細動脈に作用する種々の内因性血管作動物質などにより，GFR は大きく左右される。

血液中イオン濃度の調節

　細胞外液に存在する陽イオンの主要部分を占める Na^+ は，血中と糸球体でろ過される。原尿中に排泄される Na^+ は，99％以上が再吸収される。その内訳としては，糸球体でろ過された 2/3（67％）は近位尿細管で，25％がヘンレの太い上行脚，5％が遠位尿細管，残る 3％が集合管でそれぞれ再吸収されている。
　糸球体でろ過された K^+ は近位尿細管起始部で再吸収され，近位尿細管の終末部やヘンレ係蹄下行脚では周囲より再び流入して，ヘンレ係蹄の折り返しのヘアピン部分では糸球体ろ液とほぼ同じ量になる。ヘンレの太い上行脚で再び吸収され，遠位尿細管から集合管にかけては積極的に分泌される。集合管の終末では再び吸収されて，終末尿には糸球体でろ過された 10〜15％が排泄される。遠位尿細管でのこの K^+ 分泌が薬理学的には重要である。
　重炭酸イオン（HCO_3^-）は Cl^- についで血中に多く存在する陰イオンであり，主に近位尿細管で Na^+ と H^+ の交換輸送で管腔内に分泌される H^+ と一緒になり H_2CO_3 となる。管腔側膜には炭酸脱水酵素（carbonic anhydrase：CA）があって，H_2CO_3 を H_2O と CO_2 に解離させる。CO_2 は非イオン性であり，細胞膜を通過しやすく，細胞内に受動拡散で入る。細胞内に存在する CA により再び HCO_3^- に変化を受けて基底側膜に存在する Na^+/HCO_3^- の輸送担体で血管側に運ばれ，結果的には管腔から血管へと輸送される。この再吸収は，近位尿細管，ヘンレ係蹄，遠位尿細管，集合管とすべてにわたって行われる。

水の再吸収

　抗利尿ホルモン（antidiuretic hormone：ADH）非存在下での水の透過性を有するセグメントは近位尿細管とヘンレの細い下行脚のみであり，その他は水に不透過である。したがってこれら不透過のセグメントで，溶質が再吸収されると原尿は希釈される。ADH により水の透過性が増大するのは集合管である。集合管での水の透過性は，管腔側膜への水チャネル，アクアポリン 2（aquaporin 2：AQP2）分子の増加による。すなわち，V_2 受容体，アデニル酸シクラーゼの活性化，cAMP の上昇を介して AQP2 タンパク質の膜移行が起こり，管腔側から水が経細胞的に血管側へと取り込まれる。

有機イオンの分泌

　内因性および外因性の有機カチオンならびに有機アニオン性物質は，近位尿細管細胞より管腔側に分泌される。有機カチオントランスポーターとして OCT（organic cation transporter）2（基底側）と MATE（multidrug and toxic compound extrusion，管腔側）が，有機アニオントランスポーターとして OAT（organic anion transporter）1/OAT3（基底側），OATv1（管腔側）が，それぞれペアとなり非対称性に局在することで，経細胞性上皮輸送を担う。有機アニオントランスポーターは，内因性物質の他に数多くの薬物の尿中排泄を司る輸送系で，特に PAH（*para*-aminohippuric acid）は

近位尿細管周囲を灌流する血液から1回の灌流で完全に細胞内に輸送されて，終末尿に分泌されるため，以前は腎血漿流量を調べるためのPAHクリアランスの測定が臨床では行われていた。

◆腎による酸塩基平衡の調節◆

血液のpHは常に7.35〜7.45の間に維持されている。タンパク質代謝によって生じる硫酸とリン酸，糖の代謝による乳酸やピルビン酸などの不揮発性の酸性の代謝産物は，腎から排泄される。生理的な代謝の過程で生成される酸，また酸性・アルカリ性食品の摂取などに対応して体液の酸性度を一定に維持するために種々の緩衝系が用意されている。重炭酸緩衝系（$H_2CO_3 \leftrightarrow H^+ + HCO_3^-$），リン酸緩衝系（$H_2PO_4 \leftrightarrow H^+ + HPO_4^-$），タンパク質緩衝系（$H \cdot Protein \leftrightarrow H^+ + Protein^-$）が主なものであるが，中でも重炭酸緩衝系は最も重要である（「血中イオン濃度の調節」の項を参照）。

腎での重要な酸塩基平衡の調節機構には，HCO_3^-の再吸収の他にアンモニアの産生がある。大量の酸に対して，腎はアンモニア（NH_3）の産生を増大し，H^+をNH_4^+として尿中へ排泄しようとする。尿のpHを極端に下げることなく，しかもNa^+やK^+を失わないように酸を排泄するためにNH_3を産生分泌してNH_4^+として排泄するしくみである。NH_3は近位尿細管においてグルタミンからグルタミナーゼⅠによって産生される。

◆尿の希釈と濃縮◆

尿の浸透圧は40〜1400 mOsm/Lと非常に広い範囲で変化しうる。傍髄質ネフロンのヘンレ係蹄は髄質内に深く入り込み，折り返して再び上行するため，尿の流れは互いに向かい合って進む対向流（countercurrent）となる。ヘンレの太い上行脚は水に不透過だが，Na^+能動輸送があるため，Na^+の汲み上げによって上行脚の尿は希釈され，逆に下行脚の尿は濃縮される。この効果は直血管，ヘンレ係蹄，ヘンレ係蹄と集合管の3つの対向流によって効果が蓄積され，髄質内層（乳頭部）の高い浸透圧勾配が形成される。この浸透圧の形成にはNaClなどの電解質に加えて尿素が重要である。尿素は直血管からヘンレの下行脚へ流入して髄質の浸透圧形成に深く関与する。このしくみは対向流増幅系（countercurrent multiplier system）とよばれている。また，集合管での水の透過性はADHによる調節を受けており，ADHの減少によって水の再吸収が抑制されれば，尿は低張のまま排泄される（最も低い尿浸透圧は40 mOsm/L）。他方，集合管での水の再吸収は髄質との浸透圧差で行われ，ADH存在下で終末尿の最大濃縮が生じ，乳頭部浸透圧と同じ1400 mOsm/Lに達する。

病態生理

浮腫

ヒトの水分は体重の60％であり，細胞外液はその1/3の20％に相当する。細胞外液は血管内の血漿（1/4）と組織間液（3/4）に分けられる。浮腫とは組織間液が異常に増加した状態をいい，軟部皮膚組織の腫張，皮膚の圧迫により容易に陥凹が生じ，体重の増加などをきたす状態をさす。組織間と血漿との水分の移動量はスターリング（Starling）の法則に従う。

浮腫の主な原因は非腎疾患である場合も多いが，細胞外液はNa^+とともに存在するので，腎臓のNa^+排泄は浮腫の発症・進展に深く関わる。

浮腫をきたしやすい主な疾患は心不全，ネフローゼ症候群，肝硬変である。心不全でみられる浮腫の原因は，心臓のポンプ機能の低下に基づく末梢静脈圧の上昇による。一方ネフローゼ症候群では尿中に血漿タンパク質が失われるために，低タンパク質血症を生じる。血清アルブミンの低下は血漿浸透圧の低下をもたらし，毛細血管からのろ過量が増すことで組織間液が増大する。また，尿タンパク質は腎でのナトリウムの再吸収を増加させて血漿量を増加させ，このことも浮腫の成因に関与する。肝硬変では肝静脈の血流抵抗の増大によって類洞での血液環流の障害を生じ，腹腔内への水の移動が起こる。また肝静脈の閉塞は尿細

管でのナトリウム再吸収の亢進と血管内容積の増加をもたらすことで心房性利尿ペプチド（atrial natriuretic peptide：ANP）の放出を促進する。

治療としては原因を突き止め，原因に対する根本治療を施すことが基本であるが，安静や塩分制限といった非薬物療法で効果がみられないときには，必要に応じて利尿薬を用いる。

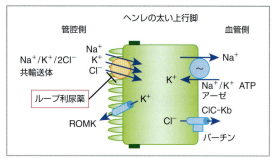

図 7-1-2　ループ利尿薬の腎作用

利尿薬の種類と選択

ループ利尿薬

糸球体ろ過量の20〜30％のNaClが尿中に排出され，利尿薬の中では最も強い利尿効果を示すが，腎血流量，糸球体ろ過量を低下させないため，腎障害時にも利用される。高用量投与では，炭酸脱水酵素阻害作用によるHCO_3^-の尿中排泄が増加する。本薬物は臨床的にきわめて有用性が高く，前項で述べたような浮腫性疾患の治療に幅広く用いられている。

◆薬物◆

フロセミド（furosemide），ブメタニド（bumetanide），トラセミド（torasemide）などが用いられている。フロセミドは経口投与の場合でも吸収が速く，数十分後には利尿作用が発現する。

◆作用機序◆

ループ利尿薬は図7-1-2に示すように，管腔側膜にある1 Na^+，1 K^+，2 Cl^-の3者一体となって細胞内に送り込まれるトランスポーター（Na^+/K^+/2 Cl^-共輸送体）を抑制する。いったん細胞内に入ったK^+は，管腔側膜に存在するK^+チャネルROMKにより再び尿細管腔に出て再利用される（K^+リサイクル〈recycling〉）。このため，この標的部位であるヘンレの太い上行脚では，実際には1 Na^+，2 Cl^-が経細胞的に輸送されて，より多くのCl^-が管腔より失われるため，他の尿細管とは異なり管腔が陽性に維持されている。

ループ利尿薬は，血中ではほぼすべてタンパク質と結合しているので糸球体からはろ過されずに，近位尿細管の有機アニオン分泌経路を通って管腔内に入り，ヘンレの太い上行脚に送り込まれる。

◆副作用◆

低ナトリウム血症，低カリウム血症，高尿酸血症以外の副作用は稀であるが，アミノグリコシド系，セファロスポリン系の抗生物質と併用すると腎障害が誘発されやすくなることには注意が必要である。大量投与では難聴を生ずる可能性が指摘されている。

チアジド系利尿薬

チアジド系利尿薬は，尿中のNa^+，K^+，Cl^-の排泄量を増加させる。またチアジド系利尿薬にもHCO_3^-の排泄増加作用があり，これは炭酸脱水酵素阻害作用による。チアジドによる利尿の最大反応量は，Na^+でみると糸球体ろ過量の10％弱であり，利尿効果は中等度である。チアジドの作用時間は12時間あまりで，薬物は未変化体で主に尿中に，一部便中に排泄される。臨床的に重要な点は，長期的に使用したときの降圧効果である。チアジド投与による顕著な薬物反応は3〜5日で消失し，以降は体液のNa^+の再分布が生じて正常値よりやや低めの血漿Na^+濃度が維持される。チアジド系利尿薬が高血圧症の治療に好んで用いられることが多いのは，体内のNa^+濃度を低めに維持することで降圧効果が得られるためである。

◆薬物◆

ヒドロクロロチアジド（hydrochlorothiazide），トリクロルメチアジド（trichlormethiazide），メフルシド（mefruside），インダパミド（indapamide）をはじめ，多種類が臨床応用されている。

◆作用機序◆

主たる作用は，図7-1-3に示すように，遠位尿細管に存在するNa^+/Cl^-の共輸送体（cotransporter）を抑制することにより尿中にNaClの排泄を増大させることである。もともと炭酸脱水酵素阻害薬の中から見出されたので，重炭酸の再吸収を阻害することにより，尿中にわずかながら重炭酸イオンの排泄を認める。

◆副作用◆

チアジド系利尿薬の長期投与では，血漿K^+値の低下や低クロール血症によるアルカローシスの傾向をきたすことがある。またチアジド系利尿薬は血漿タンパク質と結合した後に近位尿細管の血管側より有機アニオン分泌経路を通って管腔側へ移動する。この経路は尿酸の輸送も司り，尿酸排泄促進薬であるプロベネシド（probenecid）によって阻害される。したがって，チアジド系利尿薬の長期投与では高尿酸血症がしばしば出現する。特に肥満傾向にある男性患者に投与する場合には，高尿酸血症や痛風の誘発に注意が必要である。またチアジドはインスリンに対する拮抗作用，低カリウム血症などを介して糖代謝に影響する可能性が指摘されている。高脂血症を認める患者に投与する場合についても，その後の中性脂肪，コレステロール値などの検査データの推移を観察する必要がある。比較的稀な副作用として日光皮膚炎や色素沈着がある。また顆粒球減少症の報告もみられる。チアジド系利尿薬は胎盤を通過して胎児にも移行することから，妊婦への投与は控えるべきである。

炭酸脱水酵素阻害薬

H^+の分泌を抑制しNa^+とHCO_3^-排泄を増加させる。炭酸脱水酵素阻害薬は現在では利尿薬として投与されることはなく，主に緑内障に対する眼圧低下作用などに用いられている。

◆薬物◆

アセタゾラミド（acetazolamide）がある。

◆作用機序◆

主たる作用は，図7-1-4に示したように，主に近位尿細管の炭酸脱水酵素を強く阻害する。これにより，尿中にはNa^+，HCO_3^-が使用初期のみ多量に排泄させる。炭酸脱水酵素阻害作用は，管腔側からも血管側からも生じる。この薬物も血漿タンパク質と結合するので，近位尿細管の有機アニオン分泌経路を通り尿細管腔に入る。

◆副作用◆

アセタゾラミドの主な副作用は，重炭酸の排泄

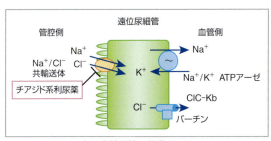

図7-1-3 チアジド系利尿薬の腎作用

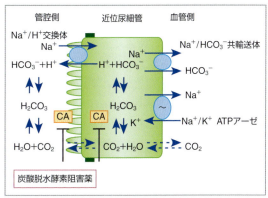

図7-1-4 炭酸脱水酵素（CA）阻害薬の腎作用

過剰による代謝性アシドーシス，または低カリウム血症，高尿酸血症である．抑うつ，眠気，見当識障害，めまいなどの神経系の副作用があることも知られている．

ミネラルコルチコイド受容体拮抗薬

ミネラルコルチコイド（鉱質コルチコイド）受容体拮抗薬の利尿作用は弱く，最大でも糸球体ろ過量の2%のNa$^+$の排泄をみるにすぎない．しかし，ミネラルコルチコイド受容体拮抗薬はこれまでに述べてきた利尿薬とは異なり，K$^+$の尿中排泄を抑制する特徴を有している．このように，ミネラルコルチコイド受容体拮抗薬はK$^+$保持性利尿薬の1つである．スピロノラクトンはアルドステロン分泌亢進の状態にあるときに効果を示し，うっ血性心不全，肝硬変，ネフローゼ症候群などの二次性高アルドステロン症のある浮腫例がよい適応となる．また，本剤はループ利尿薬としばしば併用される．これはループ利尿薬の強力な利尿効果とミネラルコルチコイド受容体拮抗薬のK$^+$保持効果が相補的に作用する効果が期待されるためである．スピロノラクトンの効果の発現は緩徐で数日を要し，効果の持続時間も長い．

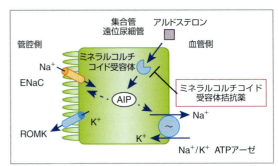

図7-1-5　ミネラルコルチコイド受容体拮抗薬の腎作用
ENaC：上皮性Na$^+$チャネル，AIP：自己免疫性膵炎

アーゼにより逆輸送されるK$^+$の分泌促進が生ずる．ミネラルコルチコイド受容体拮抗薬は上のアルドステロンの効果を減弱させるが，アルドステロンの存在する状態でのみ薬理作用を示す．

◆副作用◆

主な副作用は，高カリウム血症，低ナトリウム血症，アシドーシスである．また，ステロイドホルモン類似化合物であるため，女性化乳房，月経不順，陰萎，多毛などを生じることがある．腎不全，無尿，高カリウム血症では，ミネラルコルチコイド受容体拮抗薬の投与は禁忌である．

K$^+$保持性利尿薬

これまでに述べた利尿薬の中で，特にループ利尿薬とチアジド系利尿薬で繁用されるものの副作用は，K$^+$の喪失である．すなわち，低カリウム血症が生ずる．この対策として生まれたのがこのグループに属する利尿薬で，これらの薬物は単独で使用することはなく，チアジドやループ利尿薬と併用して，血中K$^+$の低下を防止する．尿中にはNa$^+$とCl$^-$の排泄のみが上昇し，その作用は弱い．前述のアルドステロン拮抗薬もK$^+$保持性利尿薬の一種ではあるが，作用機序が全く異なるので別に記した．

◆薬物◆

◆薬物◆

スピロノラクトン（spironolactone），エプレレノン（eplerenone）がある．

◆作用機序◆

アルドステロンの腎内作用部位は，遠位尿細管と集合管である．ミネラルコルチコイド受容体拮抗薬はこの部位に存在するミネラルコルチコイド受容体（細胞内にあるアルドステロン特異結合タンパク質をいう）を阻害する（図7-1-5）．主な作用点は，1つは管腔側膜のNa$^+$の流入経路（Na$^+$チャネルENaC〈上皮性Na$^+$チャネル：epithelial Na$^+$ channel〉）の増加，もう1つは，血管側膜にあるNa$^+$/K$^+$ ATPアーゼの活性上昇である（実際にはポンプの数を増やす）．以上により，経上皮輸送は高まり，Na$^+$の再吸収上昇とNa$^+$/K$^+$ ATP

トリアムテレン（triamterene）がある．

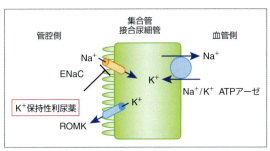

図 7-1-6　K⁺保持性利尿薬の腎作用
ENaC：上皮性 Na⁺チャネル

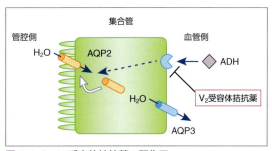

図 7-1-7　V₂受容体拮抗薬の腎作用
AQP：アクアポリン，ADH：抗利尿ホルモン

◆作用機序◆

図 7-1-6 に示すように，作用部位は遠位尿細管の後半部の接合尿細管と集合管で，この部位の細胞の管腔側膜にある Na⁺の単独移入路（Na⁺チャネル〈ENaC〉）を抑制する。

◆副作用◆

嘔気や嘔吐がみられる。まれに高カリウム血症を生じる。

V₂受容体拮抗薬

他の利尿薬では利尿効果が不十分なバソプレッシン分泌が過剰になる疾患，例えば，うっ血性心不全，肝硬変などでは体液貯留を解消させるために使用される。最近，常染色体優性多発性嚢胞腎に対する適応が追加された。

◆薬物◆

トルバプタン（tolvaptan）がある。

◆作用機序◆

図 7-1-7 に示すように作用部位は集合管で，この部位の細胞の管腔側膜にある ADH 受容体 V₂拮抗により，水の再吸収を阻害することで水利尿をきたす。

◆副作用◆

腎不全，血栓塞栓症，高ナトリウム血症がみられる。

浸透圧利尿薬

マンニトール（mannitol）やグリセリン（glycerin）は高浸透圧物質であるので，生体の中に過剰に存在するとネフロン内輸送と直接関連をもたずに，水の移動を伴って尿中に排泄される結果，利尿効果を引き起こす。

本項目で扱った薬物一覧	
薬物	作用機序など
●ループ利尿薬 　フロセミド 　ブメタニド 　トラセミド	●Na⁺/K⁺/2Cl⁻共輸送体阻害 最も強い利尿効果。ヘンレの太い上行脚に作用

●チアジド系利尿薬 　ヒドロクロロチアジド 　トリクロルメチアジド 　メフルシド 　インダパミド	●Na^+/Cl^-共輸送体阻害 利尿効果は中等度。遠位尿細管に作用
●炭酸脱水酵素阻害薬 　アセタゾラミド	●炭酸脱水酵素阻害 緑内障における眼圧低下作用
●ミネラルコルチコイド受容体拮抗薬 　スピロノラクトン 　エプレレノン	●ミネラルコルチコイド受容体阻害 ループ利尿薬としばしば併用。遠位尿細管と集合管に作用
●K^+保持性利尿薬 　トリアムテレン	●Na^+チャネル ENaC 阻害 接合尿細管と集合管に作用
●V_2受容体拮抗薬 　トルバプタン	●V_2受容体阻害 集合管に作用
●浸透圧利尿薬 　マニトール 　グリセリン	●尿細管内浸透圧増加

参考文献

1) 山田宗治ほか：診断と治療 104(8)：1003-1008, 2016
2) 柏原直樹ほか：医学のあゆみ 249(9)：874-880, 2014
3) 平間章郎ほか：Fluid Management Renaissance 3：126-129, 2013

【安西 尚彦, 大内 基司】

2 急性・慢性腎不全の薬物治療

目標
- 急性・慢性腎不全の症状，診断，予後，治療を理解する。

急性腎不全

急性腎不全（acute renal failure）では，血液中の老廃物をろ過するための腎臓の機能が，数日のうちに急速に低下する。原因として，全身血行動態の変化に伴う臓器血流の低下，腎細胞そのものへの障害因子の増大，腎臓からの尿の排出が妨げられる状態などがあげられる。診断の多くは血液検査により行われるが，要因がある程度明白である場合や高リスク患者に対しては，尿検査および画像検査も追加される。治療は，腎不全の原因に対する治療と，重症例に対しては透析が行われる。

症状

症状は腎不全の重症度，進行の速さ，原因によって異なる。足と足首または顔と手のむくみが生じ，尿量が1日当たり約500 mL以下まで減少したり（乏尿），完全に尿が出なくなってしまう場合（無尿）がある。また，片方の腎臓においてのみ異常が生じた場合は，対側腎が腎機能を補完してしまうため，症状が表に出てくることは少ない。尿毒素の体内への蓄積に伴い，疲労，集中力の低下，食欲不振，吐き気，全身のかゆみ，頻脈やめまいが生じることもある。入院中に発生する急性腎不全は，その多くが手術，感染，薬物，外傷などにより引き起こされている。また急性腎不全では，腎臓以外の部分に合併症が生じることも多くあり，血圧低下（ショック）や呼吸器障害，肝不全，心不全など，生命維持に影響する重篤なものが生じることがある。

診断

急性腎不全には統一された診断基準が存在しなかったため，近年では，急性腎障害という病名のもとに，診断基準と重症度ステージ分類が定義された（表7-2-1）。診断を確定するには，血清クレアチニン濃度の測定が必要である。クレアチニンは腎臓の糸球体からろ過され再吸収を受けない（ごく一部が分泌される）ため，血清クレアチニン濃度は腎機能測定の重要な指標となる。クレアチニン濃度が短期間に持続して上昇する場合は，急性腎障害と診断される。クレアチニン濃度が高い

表7-2-1　急性腎障害の診断基準・重症度分類[1]

ステージ	尿量	血清クレアチニン値
1	0.5 ml/kg/時未満が6〜12時間持続	基礎値の1.5〜1.9倍，あるいは0.3 mg/dL以上の増加
2	0.5 ml/kg/時未満が12時間以上持続	基礎値の2.0〜2.9倍
3	0.3 ml/kg/時未満が24時間以上持続，あるいは無尿状態が12時間以上持続	基礎値の3倍，あるいは4.0 mg/dL以上の増加，あるいは腎代替療法開始，あるいは18歳未満の患者において，eGFRが35 mL/分/1.73 m^{2}にまで低下

eGFR：推算糸球体ろ過量

ほど，腎不全が重症である可能性が高くなる．ただし，クレアチニンは筋肉において産生され，その血清値は筋肉量により左右されるため，それらを補正した推算糸球体ろ過量（estimate glomerular filtration rate：eGFR）も用いられている．その計算式は，eGFR = $194 \times$ 血清クレアチニン値$^{-1.094} \times$ 年齢$^{-0.287}$（女性は$\times 0.739$）とされている．その他の血液検査では，アシドーシス（HCO_3^-の低下），カリウム濃度の上昇，低ナトリウム血症，高リン酸血症など，継続した腎機能の低下に伴う検査値が確認される．造影検査は，それ自身が急性腎不全を増悪させるおそれがあるため，必要性を精査することが重要である．

予後（経過の見通し）

急性腎障害の診断基準が示されたことにより，急性腎障害の発症率はこの10年間，上昇の一途をたどり，致死率も高く留まっている．特に，合併症を併発した際の生存率は50％を下回るともいわれている．その発症はほとんどが医学的処置（手術，薬物投与，感染等）中に伴うもの，すなわち院内における発症であるにもかかわらず，依然として，高い致死率が報告されている．その原因として，①医療レベル全体の向上に伴い，高齢者や重症患者など複合的な因子をもち，かつ易感染性の患者に対しても，侵襲的な手術を行うケースが増えてきたこと，②輸液および透析という2大緊急処置に加わる，新たな予防・治療法が確立されないこと，などがあげられる．

特に，近年問題となっているものとして，急性腎障害からの回復例においても，腎実質に障害が残存し，慢性的な腎機能の低下，腎組織の線維化が進行することが知られている．急性障害からの慢性腎臓病の発症ということで，早期介入が必要な疾患となっている．一方，出血や嘔吐，下痢など脱水により腎不全に至った場合では，比較的高い生存率（約90％）となる．また，急性腎障害診断基準を下回るような軽度の腎不全では，腎機能が自然に回復する場合も多い．腎毒性薬物を避け，感染症などの合併症が起きないよう，引き続き注意を払う必要がある．

治療

急性腎不全そのものに治療法はない．腎不全の原因が治療可能なものであれば，可及的速やかに治療を開始する．急性腎障害を起こす原因と，現在用いられている薬物群の関係を，表7-2-2に示す．乏尿の解消あるいは体液バランスの是正を目的に用いられているものが多く，障害を受けた腎組織の回復を目指すものではない．

◆輸液◆

失った水分の補充を目的に行われる．あくまで体液バランスを±0に整えることが目的であり，過剰な輸液は，逆に予後増悪を引き起こす．脱水が原因の場合は，高カリウム血症に注意を払い，輸液を選択する．

◆利尿薬◆

フロセミド（furosemide）が多く用いられている．腎臓近位尿細管から尿細管管腔へと分泌され，ヘンレ係蹄（Henle's loop）において$Na^+/2Cl^-/K^+$共輸送体を阻害することにより，利尿効果を引き出す．投与後，速やかな利尿効果が得ら

表7-2-2 急性腎障害において，全身管理を目的に用いられている薬物

腎前性（出血，脱水等）	輸液
心原性（心不全）	利尿薬（フロセミド），心房性ナトリウム利尿ペプチド
敗血症性	バソプレッシン，アドレナリン，ドパミン，エンドトキシン吸着カラム
腎性	利尿薬（フロセミド）
薬物性	使用薬物の中止

れるが，下流のネフロンが上昇した管腔内電解質濃度を感知し，代償的に再吸収を亢進させてしまうため，持続時間は短い．この特性を利用して，古くから急性腎不全の治療に用いられてきたが，①急性腎不全で近位尿細管が障害を受けているため，分泌が不十分なケースがある，②分泌可能なネフロンにおいて利尿効果が得られ，体液バランスは整う可能性があるが，分泌不全を起こした障害ネフロンに対しての効果は見込めないため，治療にはならない，③体液バランス保持が目的ならば，利尿効果の出現を待ち続けるよりも，速やかに腎代替療法（透析）を導入したほうが効果的である，などの理由から，治療ガイドラインでは使用は推奨されていない．

◆心房性ナトリウム利尿ペプチド◆

日本では，心房性ナトリウム利尿ペプチド（atrial natriuretic peptide：ANP）が用いられる（海外では脳性ナトリウム利尿ペプチド〈brain natriuretic peptide：BNP〉）．急性心不全の治療薬として用いられる．腎臓においては，尿細管-集合管の細胞膜に発現する膜結合型グアニル酸シクラーゼを受容体とし，細胞内サイクリックグアノシン一リン酸（cyclic guanosine monophosphate：cGMP）濃度を上昇させることにより，ナトリウム利尿を誘導する．ただし，この利尿効果を期待して急性腎不全の治療に応用する試みが行われているが，治療効果の確たる証拠は得られていない．

◆バソプレッシン◆

敗血症における急激な低血圧（ショック）に対して，循環維持を目的に用いられる．血管平滑筋のV_{1a}受容体に作用する．V_{1a}受容体はG_qタンパク質と共役しており，細胞内Ca^{2+}濃度の上昇により血圧上昇に働く．V_2受容体は腎集合管に発現しており，アデニル酸シクラーゼを介したcAMP産生の増大を起こす．これにより水チャネルであるアクアポリン2が管腔側に移動し，集合管における水再吸収が生じる．この作用は，急性腎障害時における乏尿に対して拮抗する形で働くが，血行動態回復による利尿効果が働くため，相殺もしくは利尿効果のほうが表面に表れる．

◆アドレナリン，ノルアドレナリン，ドパミン◆

バソプレッシンと組み合わせる形で，血行動態管理を目的に用いられる．血管平滑筋$α_1$受容体を介した昇圧作用と，心臓$β_1$受容体を介した陽性作用により，循環動態を保持する（ノルアドレナリンは$β$作用は弱い）．

◆エンドトキシン吸着カラム◆

敗血症の原因の1つであるグラム陰性桿菌から放出されるエンドトキシンを，体外に配置したカラムにより除去することを目的とする．カラムの内部にエンドトキシン吸着担体となるポリミキシンB固定化繊維を巻きつけた吸着体により，血液中のエンドトキシンを除去する．

急性腎不全が長期化した場合には，腎臓機能を一時的に代替する目的で，透析が開始される．透析が必要となるのは腎臓が機能を回復するまでの一定の期間だけの場合が多く，通常は数日から数週間で回復に至る．腎臓の障害が強く回復できなくなった場合，急性腎不全は慢性腎不全へと移行する．高齢，糖尿病の合併，急性腎障害本態の重症度，これまでの人生における急性腎障害の頻度等が慢性腎臓病への遷延に関わると考えられている．

慢性腎不全

急性腎障害に対して，腎機能が数カ月から数年をかけて徐々に低下していく疾患を，慢性腎不全（chronic kidney disease，慢性腎臓病）とよぶ．尿異常，画像診断，血液検査，病理診断で，腎臓に何らかの障害の存在が明らかであり，特にタンパク尿（あるいは微量アルブミン尿）がある状態，あるいはeGFRが60 mL/分/1.73 m²未満の状態が3カ月以上持続する場合を，慢性腎臓病とよ

表 7-2-3　慢性腎臓病の重症度分類[2]

原疾患		尿タンパク区分		A1	A2	A3
糖尿病		尿アルブミン定量（mg/日）		正常	微量アルブミン尿	顕性アルブミン尿
		尿アルブミン/Cr比（mg/gCr）		30未満	30〜299	300以上
高血圧，腎炎，多発性囊胞腎，移植腎，不明，その他		尿タンパク定量（g/日）		正常	軽度タンパク尿	高度タンパク尿
		尿タンパク/Cr比（g/gCr）		0.15未満	0.15〜0.49	0.50以上
eGFR区分 (mL/分/1.73 m^2)	G1	正常または高値	>90			
	G2	正常または軽度低下	60〜89			
	G3a	軽度〜中等度低下	45〜59			
	G3b	中等度〜高度低下	30〜44			
	G4	高度低下	15〜29			
	G5	末期腎不全（ESRD）	<15			

緑—黄—ピンク—紫は，死亡，末期腎不全，心血管イベント発症の複合的なリスクを表す．緑—黄—ピンク—紫の順で重症度は上昇する．
eGFR：推算糸球体ろ過量，Cr：クレアチニン

ぶ．原疾患，タンパク尿（アルブミン尿）およびeGFRにより，6つのステージ（ステージG1, G2, G3a, G3b, G4, G5）に重症度分類される（表7-2-3）．原疾患として最大の要因は糖尿病であり，その他の生活習慣病や，腎炎なども原因となりうる．

症状

慢性腎臓病ステージG1およびG2の段階では，自覚症状はほとんどない．健康診断で尿中へのタンパク質や微量アルブミンが確認されて明らかになることが多い．実際には，腎臓はすでに部分的に障害を受けており，正常な部位がその機能を補っている状態である．

ステージG3になると，貧血や血圧上昇，むくみ，夜間に何度も排尿が必要になるなどの症状がみられることがある．腎臓の内分泌機能の異常により，エリスロポエチン産生の低下（貧血）やレニンの過剰分泌（血圧上昇）が現れる．電解質排泄能力の低下や，塩分の高い食生活により体液が貯留し，またタンパク質の喪失によりむくみが生じる．健康な状態では，夜間に腎臓が水分を吸収して尿量を減らすが，腎機能の低下により，尿濃縮が行えず，夜間頻尿が出現する．

ステージG4〜G5になると，尿毒症や心血管合併症に注意が必要となる．尿毒症では，老廃物が血液中に蓄積し，食欲不振や嘔吐，不眠，息切れが生じる．それらが低栄養や体重減少につながる場合もあるので注意が必要である．頭痛，疲労や全身的な脱力感，注意力の低下を感じることもある．貧血もまた疲労や全身的な脱力感の一因となる．さらに，老廃物の血中濃度が高くなると，筋肉や神経が損傷を受け，その結果，筋力低下，痙れん，痛みなどが生じ，一部の領域に感覚がなくなったりすることもある．錯乱，昏睡，痙れん発作などの中枢性症状もみられる．免疫力の低下により，易感染性となる．また発汗中の尿素濃度が上昇し，尿素が皮膚上に結晶化することもある．結膜において石灰化が生じ，赤目になる症状もある．

腎機能の低下に伴い，代謝性アシドーシスや電解質異常も生じる．腎臓からの正常な酸排泄ができなくなり，血液のpHが酸性に傾く．また，過剰な酸（H^+）を細胞に取り込む際にK^+イオンを細胞外に排出するため，血中カリウム濃度上昇を伴う．また，腎機能低下（排泄低下）によりカリウムが体内に蓄積し，高カリウム血症が生じることがある．重度の高カリウム血症は不整脈による心停止に至ることがあるので，最大限の注意が必要である．高リン血症と低カルシウム血症，続発性副甲状腺機能亢進症が生じる場合もある．これは，腎臓からのリン排泄低下とビタミンD活性化能の低下によると考えられている．この状態が長期間続くと，骨吸収が低下し，骨組織の形成と維

持に異常が生じ（腎性骨異栄養症），骨折のリスクが高くなる。

診断

腎機能の低下に伴い，正常なら腎糸球体において取り除かれるはずの老廃物である尿素とクレアチニンの血中濃度が上昇する。超音波検査は，閉塞を否定したり，腎臓の大きさを調べたりする目的でしばしば有用である。瘢痕のある萎縮した腎臓が観察された場合は，腎不全が慢性化している可能性が高いと考えられる。腎組織をごく微量摘出し（腎生検），病理診断により病名を確定（推察）する。尿検査によりタンパク質（アルブミン）漏出が認められる状態が続く場合，早期の治療介入が勧められる。

予後（経過の見通し）

ステージ G2～G3a までであれば，腎不全の進行の抑制に成功することもある。ステージ G4 以降になると，いかに腎死までの期間を長くできるかが治療の焦点になる。腎機能の壊滅的な低下により，透析や腎移植の導入が必要になり，QOL が著しく低下する結果となる。また，ステージの進行に伴い，心筋梗塞や脳卒中などの合併症の発症率，死亡率が高くなる。

治療

すでに障害を受けた腎組織を修復させる治療はない。腎不全に陥った患者に対しては，他疾患の治療に用いる薬物についても，腎排泄型の薬物は使用を控えるか，低用量に変更する。腎機能のさらなる低下や合併症を予防するために，以下のような対策がとられる。

- 糖尿病，血圧，コレステロール値および中性脂肪値のコントロール。
- タンパク質，塩分，カリウム，リンおよび水分の摂取制限。
- カリウム，リン，中性脂肪，コレステロール，尿酸，副甲状腺ホルモンの値をコントロールするための薬物や心不全または貧血に対する治療薬の使用。
- 最終的には透析。

◆糖尿病，血圧，コレステロール値および中性脂肪値のコントロール◆

糖尿病や高血圧，高脂血症などの生活習慣病の管理により，腎機能の低下を遅らせることができる（薬物の詳細は 3 章および 6 章を参照）。ただし，基本的な治療は食事療法と運動療法となる。

糖尿病治療では，ヘモグロビン A1c（hemoglobin A1c：HbA1c）値 6.9 未満を目指す。ただし，慢性腎臓病のステージ G4 および G5 においては，低血糖が発症しやすく，かつ高齢者においては典型的な低血糖症状が現れないことが多い。そのため，表 7-2-4 のような制限が設けられている。

降圧薬のうち，アンジオテンシン変換酵素

表 7-2-4　慢性腎臓病ステージ G4～G5 に対して，処方可能な糖尿病治療薬および禁忌

使用可能	α-グルコシダーゼ阻害薬
	即効型インスリン分泌促進薬のうちミチグリニド（mitiglinide）およびレパグリニド（repaglinide）
	DPP-4 阻害薬
	インスリン注射製剤
	GLP-1 受容体作用薬のうちリラグルチド（liraglutide）およびリキシセナチド（lixisenatide）
使用禁忌（低血糖の危険性）	スルホニル尿素薬
	速効型インスリン分泌促進薬のうちナテグリニド（nateglinide）
	ビグアナイド薬
	チアゾリジン系薬（ピオグリタゾン〈pioglitazone〉，合剤を含む）
	GLP-1 受容体作用薬のうちエキセナチド（exenatide）
禁忌ではないが，薬効が見込めない	SGLT2 阻害薬

DPP：dipeptidyl peptidase，GLP：グルカゴン様ペプチド，SGLT：ナトリウム/グルコース共輸送体

（angiotensin converting enzyme：ACE）阻害薬やアンジオテンシンⅡ受容体拮抗薬はステージの進行と透析導入を遅らせる効果が認められているが，血中カリウム値を上昇させる危険があるため，特にステージG4～G5や高齢者では少量から開始する．降圧効果が得られ，副作用が問題とならない限りは，投与を続ける．降圧効果が不十分な場合は，長時間作用型カルシウム拮抗薬あるいはサイアザイド系利尿薬を用いる．

慢性腎臓病，特に糖尿病を合併している場合，脂質異常症を合併しやすい．HMG-CoA還元酵素阻害薬（スタチン系薬物）の使用によりタンパク尿の減少とともに，合併症の発症抑制が報告されている．スタチン系薬物の副作用として，稀に横紋筋融解症が生じるが，高齢や腎機能障害，シクロスポリン（cyclosporine）との併用により筋毒性リスクが上昇するといわれており，注意が必要である．スタチン系薬物のみで脂質管理が不十分な場合は，小腸コレステロールトランスポーター阻害薬（エゼチミブ〈ezetimibe〉）の併用が推奨されている．ベザフィブラート（bezafibrate）とフェノフィブラート（fenofibrate）は腎排泄型であり，ステージG4以降では使用できない．

◆カリウム，リン，中性脂肪，コレステロール，尿酸，副甲状腺ホルモンの値をコントロールするための薬物や心不全または貧血に対する治療薬の使用◆

腎臓におけるカリウム排泄が低下し，高カリウム血症（5.5 mEq/L）が生じる場合がある．軽度高カリウム血症の治療としては，ポリスチレンスルホン酸ナトリウムやポリスチレンスルホン酸カルシウム（陽イオン交換樹脂）が経口または注腸で投与される．ポリスチレンスルホン酸ナトリウムを用いるとナトリウムとカリウムとが交換されるので，特に体液量がすでに過剰な乏尿患者ではナトリウムが過剰となることがある．副作用としての便秘の予防目的で，ソルビトール溶液と一緒に投与することもできる．経口水分摂取を制限される場合は，ゼリー状の製材も存在する．カリウム排泄を目的にフロセミドが用いられることがあるが，急性腎不全においてフロセミドの作用部位に障害がある場合は，利尿作用は得られない．不整脈の危険を伴うような緊急時にはグルコン酸カルシウム（カリウムを下げる効果はないが，心筋膜の安定化作用があり，閾膜電位を下げることによって高カリウム血症の中毒作用に抗して心室細動を予防する）．ただしジギタリス中毒による高カリウム血症の場合は禁忌であり（ジギタリス中毒が増悪する），インスリン＋ブドウ糖（低血糖予防）投与，吸入型高用量β作用薬あるいは透析を行う．

慢性腎臓病が進行すると，腎臓におけるリン酸排泄が低下し，高リン酸血症が生じることがある．長期にわたる血清高リン酸状態は，血管石灰化・動脈硬化を促進する．高リン酸血症の予防または治療としては，リンを多く含む食事（高タンパク質食）の制限がまず行われる．薬物治療は，リン吸着薬により行われる．経口リン吸着薬として，沈降炭酸カルシウム，セベラマー塩酸塩，ビキサロマー（陰イオン交換樹脂），炭酸ランタン水和物，クエン酸第二鉄水和物がある．副作用として，沈降炭酸カルシウムは高カルシウム血症が，樹脂薬は便秘が多く現れる．

造血ホルモンであるエリスロポエチンは，主に腎髄質間質に存在する細胞から産生される．腎不全において，この細胞が障害・ストレスを受けると，エリスロポエチンの産生が低下し，貧血に陥る．この腎臓が原因で生じる貧血（腎性貧血）には，エリスロポエチンやダルベポエチンなどのリコンビナントタンパク質が治療に用いられる．また，鉄，葉酸およびビタミンB_{12}の摂取不足など，腎不全以外に原因が考えられる場合は，必要に応じて補充治療を行う．エリスロポエチンまたはダルベポエチンを常用している人では，鉄が欠乏するとこれらの薬物の効き目が弱くなるため，鉄の欠乏を予防するために静脈内注射によって鉄を投与することがある．重度の貧血で何らかの症状が認められ，かつエリスロポエチンかダルベポエチンが無効の場合に限り，輸血が行われる．持続す

る貧血は心肥大を引き起こし，心不全を悪化させる可能性があるので，心不全患者，特に高齢者では貧血に対する，より積極的な治療が必要となる。

慢性腎不全に対する治療において，その効果が減弱してきた場合は，腹膜透析との併用も選択肢に入れる。完全に効果が消失した場合は，長期血液透析と腎移植だけが残された選択肢となる。

本項目で扱った薬物一覧	
薬物	作用機序など
急性腎不全	
● 利尿薬 　　フロセミド	● ヘンレ係蹄において，$Na^+/2Cl^-/K^+$共輸送体を阻害することによる利尿作用。7章1「利尿薬」も参照
● 心房性ナトリウム利尿ペプチド	● 腎尿細管におけるcGMP産生による水・ナトリウム利尿作用。3章も参照
● バソプレッシン	● 血管平滑筋V_{1a}受容体に作用して，血管を収縮する
● アドレナリン ● ノルアドレナリン ● ドパミン	● 血管平滑筋$α_1$受容体に作用して，血管を収縮する。2章も参照
● エンドトキシン吸着カラム	● 細菌内毒素を吸着して，体内より取り除く
慢性腎不全	
● アンジオテンシンII受容体拮抗薬 ● アンジオテンシン変換酵素阻害薬	● レニン-アンジオテンシン系の阻害。慢性腎臓病の進行抑制，透析導入時期の延長効果。3章4「高血圧の薬物治療」も参照
● スタチン系薬物	● HMG-CoA阻害によりコレステロール生合成を阻害する。糖尿病+慢性腎臓病における合併症リスクを軽減する。6章6「脂質代謝異常の薬物治療」も参照
● 小腸コレステロールトランスポーター阻害薬 　　エゼチミブ	● 小腸でのコレステロール吸収を抑制する。スタチン薬のみで資質管理が不十分な場合に用いる。6章6「脂質代謝異常の薬物治療」も参照
● 陽イオン交換樹脂	● 高カリウム血症の治療に用いる。腸内でカリウムの吸収を阻害する
● リン吸着薬	● 高リン酸血症の治療に用いる。腸内でリンの吸収を阻害する
● エリスロポエチン	● 赤血球の成熟化に必須。慢性腎臓病に伴う貧血の治療に用いる。8章1「貧血の薬物治療」も参照

参考文献

1) Kidney Disease：Improving Global Outcomes (KDIGO) Acute kidney Injury Work Group：KDIGO Clinical Practice Guideline for Acute Kidney Injury. Kidney Int Suppl 2：1-138, 2012
2) 日本腎臓学会 CKD 診療ガイド 2012, 日本腎臓学会, 2012

【中野 大介，西山 成】

3 原発性糸球体疾患の薬物治療

目標
- 原発性糸球体疾患の病態生理，薬物治療法を理解する。
- 各原発性糸球体疾患の病因，薬物治療法を理解する。

はじめに

糸球体疾患はWHO（世界保健機関〈World Health Organization〉）分類によって，糸球体のみに障害が認められるものを原発性糸球体疾患，全身疾患に付随して糸球体疾患が起こるものを二次性糸球体疾患と分類される。原発性糸球体疾患はさまざまな発生機序で生じるが，なかでも免疫学的な機序で起こる原発性糸球体腎炎が重要であり，慢性糸球体腎炎は新規透析導入患者の原因疾患として第2位を占めている。

原発性糸球体腎炎は臨床診断と病理診断から原疾患が決定され，大きく分けて急性糸球体腎炎，IgA腎症，特発性膜性腎症，膜性増殖性糸球体腎炎，溶連菌感染後糸球体腎炎，急速進行性糸球体腎炎，微小変化型ネフローゼ症候群，巣状分節性糸球体硬化症に分類される。原発性糸球体腎炎は前述のように免疫学的機序により発症しており，現在の治療薬の中心は副腎皮質ステロイドホルモン薬（ステロイド）や免疫抑制薬である。

病態生理

原発性糸球体疾患の発症機序はさまざまであるが，微小変化型ネフローゼ症候群や巣状分節性糸球体硬化症の発症の基盤となるタンパク尿の発生機序，多くの糸球体腎炎の原因となる免疫学的機序，慢性腎臓病の進展に重要な糸球体過剰ろ過について概説する。

タンパク尿の発生機序

タンパク尿は腎前性・腎性・腎後性に分かれ，腎性タンパク尿はさらに糸球体タンパク尿と尿細管性タンパク尿に分かれる。糸球体タンパク尿は，糸球体毛細血管壁のバリア機能の低下により発生する。このバリアは糸球体基底膜とその外側に存在する糸球体上皮細胞からなる。基底膜や上皮細胞の孔より大きなサイズの分子の通過を阻止するサイズバリアと，基底膜・糸球体上皮細胞が陰性に荷電していることによるチャージバリアからなり，これらの破綻がタンパク尿の発症に関わるとされる。

糸球体上皮細胞スリット膜を構成しているネフリンやポドシンは，先天性や家族性のネフローゼ症候群の原因遺伝子として発見されたが，微小変化型ネフローゼ症候群のモデルや糖尿病性腎症のモデルでネフリンの発現が著明に低下していることが報告され，後天的な病態にも関わっていることが示された。ネフリンやポドシンの異常がスリット膜構造の機能変化をもたらし，その結果としてタンパク尿が出現すると考えらえる。

また，すべてのネフローゼ症候群で，糸球体上皮細胞の足突起の消失が病理所見上で認められる。このことから，アクチン等の糸球体上皮細胞骨格の異常によりタンパク尿が出現すると考えられる。

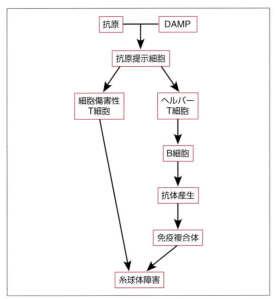

図 7-3-1 糸球体疾患の免疫学的機序

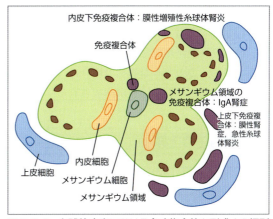

図 7-3-2 糸球体疾患における免疫複合体を形成する場所の多様性[1]

免疫学的機序

免疫学的な糸球体障害は，抗原または組織が障害されることで放出される damaged associated molecular pattern（DAMP）を抗原提示細胞が認識することから始まる。抗原提示を受けた T 細胞は細胞傷害性 T 細胞とヘルパー T 細胞に分化する。細胞傷害性 T 細胞は直接的に，ヘルパー T 細胞はサイトカインを通じてマクロファージや好中球を遊走，活性化させ，また B 細胞による免疫グロブリン産生を介して糸球体を障害する（図 7-3-1）。

糸球体腎炎の多くは免疫複合体を形成する（図 7-3-2）。免疫複合体は Fc 受容体を介した抗体依存性細胞傷害と C5b-9 を介した補体依存性細胞傷害により糸球体を障害する。免疫複合体を形成する機序は疾患によりさまざまであり，糸球体腎炎の多様性を生む要因となっている。免疫複合体を形成する機序はII型アレルギー反応とIII型アレルギー反応の 2 つが重要である。

◆II型アレルギー反応◆

II型アレルギーは糸球体内の抗原に反応して，局所で抗原抗体反応が生じる反応を示す。糸球体の一部を抗原とする例としては，糸球体の基底膜の一部を抗原とする抗糸球体基底膜（glomerular basement membrane：GBM）型腎炎や，ホスホリパーゼ A_2 受容体等を抗原とする特発性膜性腎症がある。また血中抗原が糸球体に沈着し，それに対して局所で免疫複合体を形成する機序も存在しており，溶連菌感染後糸球体腎炎が代表的である。

◆III型アレルギー反応◆

血中で形成された免疫複合体が糸球体係蹄壁やメサンギウムに沈着する。原発性糸球体腎炎では IgA 腎症がIII型アレルギーと関連しているとされ，糖鎖不全型 IgA1 と糖鎖不全型 IgA1 のガラクトース欠損 N-アセチルガラクトサミンを抗原とする抗体による免疫複合体がメサンギウムに沈着する。また二次性糸球体疾患の C 型肝炎ウイルス（hepatitis C virus：HCV）関連クリオグロブリン血症では HCV を B 細胞が感知し，それから分化した形質細胞が抗 HCV-IgG に対してリウマチ活性をもった IgM を産生し，それが抗 HCV-IgG と結合して免疫複合体を形成する。

◆補体制御異常◆

前述のように免疫複合体によって補体は活性化されるが，近年，免疫複合体を介さない補体活性

化機序が注目されている．C3腎症は遺伝子異常や自己抗体による補体制御因子の機能低下により，補体代替経路が異常に活性化することで発症するとされ，このような病態の場合は，ステロイドや免疫抑制剤以外の治療が選択される可能性もある．

糸球体内圧の上昇

糸球体内圧は腎内の微小循環によって制御されており，例えば高血糖になると輸入細動脈が拡張し，糸球体内圧が上昇する．これにより糸球体壁は進展し，上皮細胞が機能低下，変性，脱落することでバリア機能が破綻し，タンパク尿が出現する．またメサンギウム細胞が刺激され，細胞外基質の産生が亢進することで糸球体が硬化していく．糸球体硬化により機能ネフロン数が低下すると，残存ネフロンは代償的に単一ネフロン糸球体ろ過量（single nephron glomerular filtration ratio：SNGFR）を上昇させることでGFRを保とうとするが，残存ネフロンは過剰ろ過となり，糸球体内圧が上昇する．またタンパク尿が過剰に尿細管で再吸収されることで，その場で炎症を惹起し，尿細管間質障害を起こす．このように糸球体内圧が上昇すると，上記のような機序で腎障害の悪循環が起こる．

糸球体内圧が上昇する機序としてはレニン-アンジオテンシン系（renin-angiotensin system：RAS）が重要で，アンジオテンシンIIが輸出細動脈を収縮させる（輸入細動脈も収縮させるが，その程度は弱い）ことで，糸球体内圧が上昇する（図7-3-3）．

糸球体疾患の薬物治療総論

RAS阻害薬

RAS阻害薬にはアンジオテンシン変換酵素（angiotensin converting enzyme：ACE）阻害薬とアンジオテンシンII受容体拮抗薬（angiotensin II receptor blocker：ARB）がある．ここでは糸球体疾患に期待する作用について解説する．

◆降圧作用◆

RAS阻害薬を糸球体疾患に使用する目的の1つに降圧がある（図7-3-3）．RASは血圧の低下を受けて，腎臓の圧受容体が反応し，レニンが分泌されることから始まる．レニンはアンジオテンシノーゲンをアンジオテンシンIに変換し，アンジオテンシン変換酵素（ACE）の存在下でアンジオテンシンIIに変換される．アンジオテンシンIIは血管収縮物質であるため，血圧は上昇する．またアンジオテンシンIIはアルドステロンの分泌を刺激し，腎臓におけるNa$^+$の再吸収を亢進させる．これによって血圧はさらに上昇する．

ACE阻害薬はアンジオテンシンIからIIへの転換に関与するACEを阻害してアンジオテンシンIIの産生を抑制することで，ARBはアンジオテンシンIIの作用するAT$_1$受容体を阻害することで，RASを抑制し，降圧作用を発揮する．高血圧は慢性腎臓病の進展に寄与し，心血管イベントの

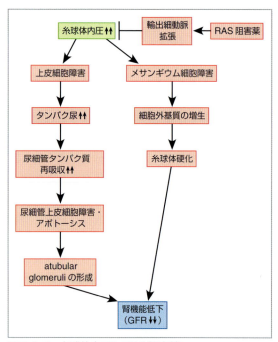

図7-3-3　糸球体内圧とRAS阻害薬
RAS：レニン-アンジオテンシン系，GFR：糸球体ろ過量

表 7-3-1　各原発性糸球体疾患の薬物治療

	ステロイド	免疫抑制薬	分子標的治療薬	抗血小板薬	抗凝固薬	HMG-CoA阻害薬	EPA	RAS阻害薬	利尿薬
微小変化型ネフローゼ症候群	◎	◎	○	△	○	○		○	○
巣状分節性糸球体硬化症	◎	◎		△	○	○		○	○
膜性腎症	◎	◎	△	△	○	○		○	○
膜性増殖性糸球体腎炎	◎	◎	△	△	○	○		○	○
急性糸球体腎炎	△								○
急速進行性糸球体腎炎	◎	◎	○	△	○		△		
IgA腎症	○	○		○			△	◎	

◎：関連性の強い薬物，○：関連性のある薬物，△：関連性が示唆されるが有効性は確立されていない薬物，EPA：エイコサペンタエン酸，RAS：レニン-アンジオテンシン系

増加にも関わるため，糸球体疾患にとっても降圧は非常に重要であると考えられる。

◆糸球体内圧の低下◆

RAS阻害薬を腎疾患に使用するもう1つの目的は，糸球体内圧を是正することにある。RAS阻害薬は輸出細動脈を収縮させるアンジオテンシンⅡの作用を抑制することで輸出細動脈を拡張し，腎内微小循環を是正することで糸球体内圧を下げる。RAS阻害薬は降圧作用だけでなく，腎炎の進展機序の1つである糸球体内圧を下げることで，腎保護に働く。

副腎皮質ステロイドホルモン薬

ステロイド（steroid）は血糖上昇等の代謝作用や抗炎症作用が強いグルココルチコイド（糖質コルチコイド）と，ナトリウム貯留作用の強いミネラルコルチコイド（鉱質コルチコイド）に分かれる。糸球体腎炎では前述のようにT細胞とB細胞を介した免疫学的機序が病態の進展に関わっており，抗炎症作用と免疫抑制作用を期待してグルココルチコイドが使用される。臨床的に頻用されるプレドニゾロン（prednisolone）は合成グルココルチコイドの1つで，グルココルチコイド作用が強く，ミネラルコルチコイド作用の弱いステロイドである。

◆抗炎症作用◆

抗炎症作用はホスホリパーゼA_2受容体，シクロオキシゲナーゼ2の発現阻害，あるいはホスホリパーゼA_2を阻害するタンパク質（リポコルチン）を産生することにより，炎症メディエーターのアラキドン酸代謝物（プロスタグランジン，ロイコトリエン）を阻害することや，サイトカイン産生を抑制することから発揮される。

◆免疫抑制作用◆

免疫抑制作用はインターロイキン-2（interleukin-2：IL-2）分泌を低下させることで，T細胞系の機能を低下させることや，インターフェロンγの分泌を抑制することでマクロファージを含む免疫系を抑制することで発揮される。B細胞機能は直接的作用に加えてT細胞のIL-2やIL-6の分泌の低下を介して抑制される。

◆副作用◆

ステロイドは，長期使用によりさまざまな副作用が起こる可能性がある。副作用には易感染性，消化性潰瘍，骨粗しょう症，精神症状，糖尿病，水電解質代謝異常等がある。腎疾患は高齢者に発症することも多く，ステロイドを使用することで感染症に罹患し，重症化することがある。このため，糸球体疾患に使用する場合は糸球体疾患そのものの重症度だけでなく，患者の年齢や背景疾患も考慮した上で投与量を決定し，場合によっては下記の免疫抑制薬と併用することが必要である。

免疫抑制薬

免疫抑制薬はカルシニューリン阻害薬（シクロスポリン，タクロリムス），代謝拮抗薬（アザチオプリン，ミゾリビン，ミコフェノール酸モフェチル），アルキル化薬（シクロホスファミド），生物学的製剤（リツキシマブ，エクリズマブ）等が主に糸球体疾患の治療に用いられ，ステロイドと併用されることが多い。

◆カルシニューリン阻害薬◆

作用機序

カルシニューリンは，T 細胞が刺激を受けて活性化される際に作用する Ca^{2+}-カルモジュリン依存性の脱リン酸化酵素で，IL-2 を誘導することで，種々のサイトカインの産生に関与する。これを阻害するカルシニューリン阻害薬は，T 細胞の活性化を抑制して糸球体上皮細胞の障害を防ぐだけでなく，糸球体上皮細胞自身においても脱リン酸化を直接阻害して，これを保護することで，タンパク尿抑制効果を発揮する（図 7-3-4）。

臨床使用

シクロスポリン（ciclosporin）は頻回再発型やステロイド抵抗性の微小変化型ネフローゼ症候群または巣状分節性糸球体硬化症，膜性腎症に対して，使用が検討される。タクロリムス（tacrolimus）も，シクロスポリンとほぼ同様の作用機序をもち，免疫抑制作用はより強いとされる。このため，治療抵抗性のネフローゼに有効性が報告されているが，日本では，難治性ループス腎炎によるネフローゼ症候群へのみ使用可能である。近年では治療抵抗性のループス腎炎に対してマルチターゲット療法（ステロイド＋タクロリムス＋MMF またはミゾリビン）が有効であると報告され，注目されている。

副作用

カルシニューリン阻害薬の問題点として，腎毒性がある。腎毒性には2種類あり，腎細動脈をれん縮させることで腎血流を減少させて腎機能を低下させる短期的なものと，長年服用した場合に腎組織に尿細管間質障害を生じさせる長期的なものがある。このような腎毒性は血中濃度に依存するので，糸球体疾患では投与後2時間血中濃度を 600〜900 μg/mL 程度でコントロールするのがよいとされる。また両薬物とも HMG-CoA 還元酵素阻害薬（スタチン）を含めて複数の薬物が併用禁忌なので注意が必要である。

◆代謝拮抗薬◆

アザチオプリン

アザチオプリン（azathioprine）はプリンヌクレオチド合成を阻害し，細胞内グアノシン三リン酸（guanosin triphosphate：GTP）を枯渇させ，リンパ球の活性化や増殖を抑制し，サイトカインや抗体の産生を減少させることで免疫抑制作用を発揮する。免疫抑制作用は弱いが副作用も軽度であるので，ステロイドに併用しての長期投与が可能で，急速進行性糸球体腎炎やループス腎炎の寛解維持を目的として使用されることが多い。

副作用としては肝障害が重要である。また，アロプリノールなど，他剤との相互併用で骨髄抑制が重篤になることがあり，注意が必要である。

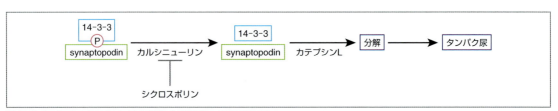

図 7-3-4　シクロスポリンの糸球体上皮細胞への直接作用

ミゾリビン

ミゾリビン（mizoribine）は，*de novo*系の律速酵素であるイノシン一リン酸デヒドロゲナーゼ（inosine monophosphate dehydrogenase：IMPDH）を阻害することにより，活性化T細胞とB細胞の増殖や分化を抑制する。さまざまなネフローゼ症候群で有効性が認められ，特にステロイド抵抗性あるいは初回治療が無効な原発性糸球体疾患によるネフローゼ症候群に対して使用される。

他の免疫抑制薬と比較して，易感染性や骨髄抑制といった副作用が少ないことが特徴である。また尿中未変化体排泄性（約80％）のため，腎機能の程度により調整が必要である。

ミコフェノール酸モフェチル

ミコフェノール酸モフェチル（mycophenolate mofetil：MMF）は，体内でミコフェノールに代謝され，ミゾリビンとは異なるメカニズムでIMPDHを阻害し活性化T細胞，B細胞の増殖や機能を抑制することで，免疫抑制効果を発揮する。日本では原発性および二次性糸球体疾患に対する保険適用がなかったが，近年ループス腎炎に対しての使用が承認された。海外ではループス腎炎に対して，シクロホスファミドパルスと同等の効果があり，かつ感染リスクや死亡率を下げるという報告があり，第1選択薬に位置づけられている。今回の承認を受けて，日本でもループス腎炎に対してMMFの使用が増えていくと考えられる。副作用としては下痢，悪心，嘔吐，腹痛といった消化器症状が多く，また骨髄抑制も認められる。尿中未変化排泄率は0.7％と低いが，腎機能低下とともにグルクロン酸抱合体MPAGの尿中排泄低下によりミコフェノール酸の腸肝循環の割合が高くなり，血中濃度が上昇することがある。このため重度腎障害では，1回投与量は1000 mgまで（1日2回，2 g/日）とする。

◆アルキル化薬◆

作用機序

シクロホスファミド（cyclophosphamide）はDNAのグアニン塩基と結合して，二本鎖DNA間に架橋構造を形成し，DNA複製に必須である，二本鎖DNAが一本鎖になる過程を阻害して，細胞増殖を抑制する。その強力な細胞増殖抑制効果から，当初は抗がん薬として使用されていたが，B細胞のDNA合成を阻止して，細胞性かつ液性免疫を強力に抑制することが判明し，腎疾患の治療薬として使用されるようになった。

臨床使用

単独投与も可能であるが，ステロイドとの併用療法が一般的である。免疫抑制効果が強いことから，活動性の高い特発性膜性腎症，急速進行性腎炎，ループス腎炎に対して使用される。

副作用

免疫抑制効果は強いが，副作用が多いことが難点である。特に骨髄抑制による白血球減少，性腺機能異常（無月経や無精子症），悪性腫瘍の発現率が容量依存性に上昇するので，総投与量を10 g以内に抑えることが望ましいとされる。またシクロホスファミドの尿中代謝物であるアクロレインが尿路系への毒性を有しており，出血性膀胱炎や膀胱がんの原因となる。出血性膀胱炎を予防するために飲水量を増やして尿量を確保することが重要で，シクロホスファミドを大量に投与するパルス療法を行う際はメスナ（メルカプトエタンスルホン酸ナトリウム〈sodium 2-mercaptoethanesulfonate〉）を経静脈的に投与する。また，活性型・不活性型双方の代謝産物が主に腎臓から排泄されるため，腎機能に応じて投与量を調整する必要がある。

◆リツキシマブ◆

作用機序

リツキシマブ（rituximab）は，B細胞に発現し

ているCD20に対するモノクローナル抗体である（表7-3-2）。CD20はpre-B細胞から成熟型B細胞の細胞膜表面に発現する表面マーカーで，リツキシマブはこれに結合することで，B細胞を枯渇させる。B細胞に対して作用するメカニズムとしては補体依存性細胞傷害と抗体依存性細胞傷害の2つが想定されている。十分量投与すれば，末梢B細胞数はほぼ0になり，効果は数カ月以上持続する。

細胞の枯渇期間に感染症の頻度が増え，特にニューモシスチス肺炎・B型肝炎の再活性化，JCウイルスによる進行性多巣性白質脳症が重要である。このため，B型肝炎のキャリアにリツキシマブを投与する際は肝炎ウイルスマーカーやHBV（B型肝炎ウイルス〈hepatitis B virus〉）-DNAのモニタリングを行うなど，患者の観察を十分に行う必要がある。

臨床使用

日本では小児発症の頻回再発型ネフローゼ症候群と難治性の顕微鏡的多発血管炎，多発血管炎性肉芽腫に対して保険適用となっており，今後，糸球体疾患に対する使用が増えていくと考えられる。

副作用

副作用は早期と晩期に認められるものに分けることができる。早期は投与時反応（infusion reaction）に注意が必要である。投与1～2時間に最も起こりやすく，インフルエンザ様症状や喉頭の違和感といった軽度の症状が多いが，アナフィラキシーショックを起こす場合もあり，注意深い観察が必要である。また投与時反応のリスクを軽減するために，アセトアミノフェン（acetaminophen），d-クロルフェニラミン（d-chlorpheniramine），ベタメサゾン（betamethasone）等をリツキシマブの投与前に投与する。

晩期副作用としては無顆粒球症がある。またB

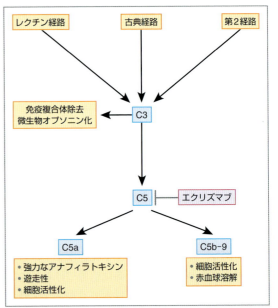

図7-3-5 エクリズマブの作用機序

表7-3-2 糸球体疾患と分子標的治療薬

一般名	標的分子	疾患名	日本の保険適用
リツキシマブ	キメラ型CD20モノクローナル抗体	ANCA関連血管炎/腎炎	○
		頻回再発型ネフローゼ症候群	○
		ループス腎炎	
		膜性腎症	
ベリムマブ	ヒト化BAFFモノクローナル抗体	ループス腎炎	
エクリズマブ	ヒト化C5モノクローナル抗体	aHUS	○
		C3腎症	

ANCA：抗好中球細胞質抗体，BAFF：B細胞活性化因子，aHUS：非典型溶血性尿毒症症候群

◆エクリズマブ◆

作用機序

エクリズマブ（eculizumab）はC5に対するヒト化モノクローナル抗体である。C5に結合することで、C5からC5a、C5bへ分解することを阻害する。これにより終末補体活性化経路を阻止することで、補体活性化異常が原因で起こる病態に有効であると考えられている（図7-3-5）。

臨床使用

エクリズマブは現在、発作性夜間血色素尿症や非典型溶血性尿毒症症候群（atypical hemolytic-uremic syndrome：aHUS）の治療に使用されている。現時点では保険適用はないが、C3腎症については補体第2経路の異常が病態の中心と考えられ、エクリズマブの有効性を示す報告が散見される。

副作用

感染症が増えることが報告されている。特に髄膜炎菌による感染のリスクが高くなるとされており、投与前に髄膜炎菌ワクチンの接種が必要になる。それ以外でも肺炎球菌やインフルエンザ菌に対する感染リスクが上がることも指摘されており、ワクチンが未接種の場合は、接種することが推奨される。投与時反応は稀であるといわれている。使用量については年齢や体重により異なるが、腎機能低下例でも減量の必要はない。また非常に高価であるが、明確な中止基準が定まっておらず、どの時点まで投与を継続するかという問題点もある。

抗血小板薬、抗凝固薬

ジピリダモール（dipyridamole）や塩酸ジラゼプ（dilazep hydrochloride）は生体内活性物質であるアデノシンの分解や肺や赤血球への取り込みを抑制することで、血液中のアデノシン濃度が上昇する。これにより血小板のアデニル酸シクラーゼを活性化し、血小板cAMPを合成し、血小板凝集を抑制する。糸球体疾患については尿タンパク減少作用を期待されて使用されており、糸球体係蹄壁陰性荷電減少抑制効果によるものと考えられている。これらは、ネフローゼ症候群を呈さないIgA腎症、糖尿病性腎症、多発性嚢胞腎に対して、尿タンパク減少効果を有することが報告されている。ネフローゼ症候群に対しては、抗血小板薬単独で尿タンパク減少効果を示すかについては明らかではない。

ワルファリン（warfarin）はビタミンKの代謝拮抗物質として作用する。ビタミンKは肝におけるトロンビンや凝固因子に作用し、ワルファリンはそれらを抑制することで抗凝固作用を示す。ネフローゼ症候群は低アルブミン血症となり、血管内から間質に水が移動することで血管内過凝固になる。このため、血栓症を予防するためにワルファリンが使用されることがあり、膜性腎症では使用が推奨されている。

抗脂質異常症薬

ネフローゼ症候群では、続発性脂質異常症を伴い、循環器疾患、タンパク尿、腎機能障害の危険因子となるため、薬物治療が必要となる。また脂質異常症はステロイドやシクロスポリン等の治療薬によっても助長されるために、高度になる場合がある。

HMG-CoA還元酵素阻害薬は、メバロン酸の生合成競合阻害を介して、コレステロールの生合成を抑制し、肝細胞中のコレステロール含有量を低下、細胞表面への低密度リポタンパク質（low density lipoprotein：LDL）受容体発現を増加させ、血中のコレステロールを低下させる。ネフローゼ症候群では上記の理由からHMG-CoA還元酵素阻害薬による薬物治療が推奨されており、脂質代謝異常の改善に有効であるとともに、タンパク尿減少や腎機能低下を抑制する効果も報告されている。

またエイコサペンタエン酸（eicosapentaenoic acid：EPA）はn-3系列の不飽和脂肪酸の1つであり、魚油に多く含まれる。EPAは肝臓で遊離脂

肪酸からトリグリセリドを合成するときに必要なアシル CoA シンテターゼ等を阻害することで中性脂肪を低下させる。また EPA は体内でアラキドン酸と置き換わり，プロスタグランジン I_3 やトロンボキサン A_3 を産生し，抗血小板作用を示す。このため，EPA は抗脂質異常薬と抗血小板薬の側面をもつ。

近年，抗好中球細胞質抗体（anti-neutrophil cytoplasmic antibody：ANCA）関連血管炎に対して EPA がステロイドに追加する支持療法として副作用が少なく，かつ有効であるとの報告がある。ANCA 関連血管炎では制御性 T 細胞と Th17 細胞のアンバランスが起こっており，制御性 T 細胞の数の減少や機能低下が病態に関わっているとされる。EPA は ANCA 関連血管炎に対して PPAR（peroxisome proliferator activated receptor）γ の活性化を介して制御性 T 細胞を誘導することで，制御性 T 細胞と Th17 細胞のアンバランスを是正し，免疫を調整している機序が想定される。IgA 腎症についても EPA を使用した臨床試験が複数あるが，有効性は確立されていない。

原発性糸球体疾患の各論

急性糸球体腎炎

◆総論◆

急性糸球体腎炎（acute glomerulonephritis）は急性に血尿やタンパク尿といった尿異常とともに乏尿，浮腫，高血圧を引き起こす。若年者に好発し，そのほとんどが溶連菌感染後に続発して生じることから，溶連菌感染後急性糸球体腎炎（post-streptococcal acute glomerulonephritis：PSAGN）ともよばれている。光学顕微鏡では係蹄内に炎症細胞が浸潤する管内増殖性糸球体腎炎を呈し，蛍光抗体法では C3 の顆粒状沈着が認められ，starry sky pattern や garland pattern と表現される。電子顕微鏡では上皮下に高電子密度物質である hump を認める。

◆発症機序◆

溶連菌の SPeB や GAPDH といった抗原が糸球体に沈着して，抗原抗体反応を起こす。または，それらが血中で免疫複合体を形成すると考えられている。

◆治療◆

多くは自然寛解するため，予後は良好であると考えられており，治療は支持療法が中心となる。感染後に発症するため必要がないことが多いが，仮に感染が持続している場合は，抗生剤を使った治療が必要になる。また腎炎の合併症に合わせて治療する。高血圧に対しては降圧薬，浮腫に対しては減塩，利尿薬を使用する。多くは自然寛解するが，遷延する場合は腎生検を行い，PSAGN 以外の疾患の可能性がないかを検討する。そのうえで，ステロイド治療を選択することもあるが，積極的に使用する根拠には乏しく，特に感染が持続していないかどうかを確認して，慎重に投与する必要がある。

IgA 腎症

◆総論◆

IgA 腎症（IgA nephropathy）は糸球体のメサンギウム領域に免疫グロブリンである IgA が沈着することを特徴とする疾患で，日本で最も発症頻度の高い原発性糸球体疾患である。一方で，長期予後は 20〜30 年で約 40％ の症例が末期腎不全に至ることが知られている。光学顕微鏡ではメサンギウム増殖性糸球体腎炎を呈し，蛍光抗体法では上記のように IgA（＞C3）のメサンギウム領域へのびまん性沈着を認める。電子顕微鏡ではメサンギウム基質，特にパラメサンギウム領域に高電子密度物質が顆粒状に沈着していることが特徴的である。

◆発症機序◆

IgA 腎症は上気道感染後に腎症の増悪を認める

ことから，粘膜免疫の病態との関連が示唆されている。IgAは骨髄，粘膜関連リンパ組織（mucosal-associated lymphoid organ：MALT），扁桃腺といった粘膜系組織から産生され，主に粘膜から抗原物質が侵入することを防止している。IgA腎症ではこのIgAのうち，IgA1の糖鎖異常が認められる。糖鎖異常IgA1分子に対する抗IgA1抗体の存在も報告されており，これらが免疫複合体を形成して，IgA腎症が発症すると考えられる。

◆治療◆

こういった糖鎖異常IgA1の産生抑制，抗IgA1抗体の産生抑制等のB細胞の制御，その後の炎症性サイトカインの抑制等を目的にステロイドや免疫抑制薬が使用される。また，IgA腎症では時に扁桃摘出術が併用される。口蓋扁桃ではIgA1の糖鎖修飾に関わる酵素発現の異常や扁桃B細胞そのものが糖鎖IgA1を産生していることも報告されており，口蓋扁桃を摘出することで，これらが是正され，糖鎖異常IgA1産生の抑制につながる可能性がある。すでに腎障害が進行している場合（タンパク尿1.0 g/日未満かつ慢性腎臓病ステージG3，あるいはG4〜G5）ではステロイドの有効性は期待しにくいとされており，この場合はRAS阻害薬が治療の中心となる[2]（図7-3-6）。

特発性膜性腎症

◆総論◆

特発性膜性腎症は腎糸球体基底膜上皮下への免疫複合体沈着と補体の活性化により惹起される疾患である。欧米では約30％が2年以内に自然寛解するとされているが，日本では不明である。また20年腎生存率は約60％とされている。光学顕微鏡では過ヨウ素酸メセナミン銀（periodic acid methenamine silver：PAM）染色で観察される糸球体基底膜の肥厚，スパイク形成等を特徴とする。蛍光抗体法では糸球体係蹄壁に沿った細顆粒状のIgG（＞C3）の沈着が認められる。電子顕微鏡では上皮下の高電子密度物質が認められ，電子顕微鏡の所見からEhrenreich-Churg分類を行うが，必ずしも腎予後と一定の関係はみられない。

◆発症機序◆

血液中で免疫複合体を形成する説や，血液中の抗原が上皮下に沈着し免疫複合体が形成される説が提唱されるが，近年は上皮細胞抗原に対する抗体が結合することで免疫複合体が形成する機序が注目されており，中でも，特発性膜性腎症の患者の約70％に抗膜型ホスホリパーゼA_2受容体（phospholipase A_2 receptor：PLA_2R）抗体を認めることが報告され，糸球体上皮細胞上のPLA_2Rが抗原として注目されている。

◆治療◆

従来治療

ステロイド単独療法は，支持療法と比較して，ステロイドとシクロホスファミド併用と同様に，タンパク尿の寛解率に差は無かったが，腎機能低下の抑制に有意に有効であり，推奨されている。一方，ステロイド抵抗性あるいは初期治療の特発性膜性腎症に対しては，ステロイド単独療法より

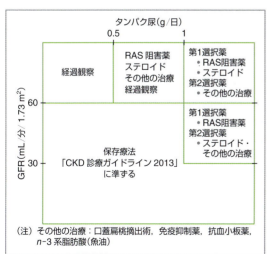

図7-3-6 IgA腎症診療ガイドライン2014に基づくIgA腎症の治療指針（一部筆者改変）
GFR：糸球体ろ過量，RAS：レニン-アンジオテンシン系，CKD：慢性腎臓病

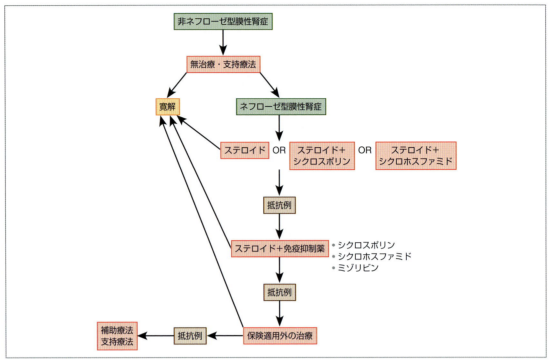

図 7-3-7　ネフローゼ症候群診療ガイドライン 2014 に基づく膜性腎症の治療指針（一部筆者改変）

もステロイドとシクロスポリン併用のほうが，尿タンパク減少と腎機能低下抑制に効果があるという報告もあり，ステロイド単独療法とシクロスポリンとの併用療法が現在の特発性膜性腎症の治療の中心である[3]（図 7-3-7）。膜性腎症は高齢発症であることが多く，ステロイドの副作用が問題になることも多い。特に易感染性が重要であり，ステロイド投与中には十分に感染に対する配慮が必要となる。

リツキシマブ

前述したように PLA_2R が抗原となり，これに対する抗 PLA_2R が抗体として産生され，免疫複合体を形成することで発症する機序が想定されていることから，B 細胞を標的とした治療が試みられている。リツキシマブは，ステロイドとシクロホスファミドの併用とほぼ同等の効果を有するといった報告や，カルシニューリン阻害薬依存性の膜性腎症に使用してカルシニューリン阻害薬を中止できたとの報告がある。またリツキシマブによって抗 PA_2R 抗体価が下がることも確認されており，現在，ランダム化比較試験が進行中である。

膜性増殖性糸球体腎炎

◆総論◆

膜性増殖性糸球体腎炎（membranoproliferative glomerulonephritis：MPGN）は低補体性腎炎として報告されたことに始まる。MPGN は形態診断の 1 つであり，光学顕微鏡では糸球体係蹄壁の肥厚や膜の二重化，メサンギウムや係蹄内への細胞浸潤を認める。蛍光抗体法においては C3 が係蹄壁に沿って fringe 状に染色されるのが特徴的である。電子顕微鏡では，糸球体基底膜と内皮細胞の間へのメサンギウム陥入と内皮下への高電子密度物質の沈着が特徴的である。

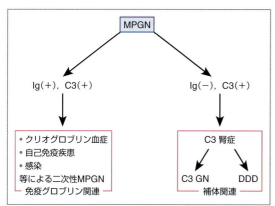

図 7-3-8　膜性増殖性糸球体腎炎（MPGN）の新しい分類法

◆発症機序◆

　MPGN の病因は多様である。近年は，蛍光染色で免疫グロブリンを伴う C3 沈着を呈するグループと，C3 単独沈着を呈するグループに分けるように提唱されている（図 7-3-8）。免疫グロブリンを伴う C3 沈着を伴うグループについては，感染症や膠原病（クリオグロブリン血症を含む）といった二次性膜性増殖性糸球体腎炎が重要である。一方で，C3 単独沈着を呈するグループについては，補体の第 2 経路の異常が原因と考えられている。本来，補体系は補体制御因子により，過剰な補体活性化を抑制しているが，本病態では補体制御因子である H 因子や membrane cofactor protein（MCP）等の異常が認められ，第 2 経路が活性化していると考えられている。このような腎病変を C3 腎症（C3 glomerulopathy）とよぶ。C3 腎症は，さらに病理形態学的に C3 glomerulonephritis（C3GN）と dense deposit disease（DDD）に分かれる。特に DDD は予後が悪く，約半数の症例が 8〜12 年の間に末期腎不全に至ると報告されている。

◆治療◆

従来治療

　特発性 MPGN の治療はステロイド，免疫抑制薬，抗血小板薬，抗凝固薬等が使用されているが，その効果は一定ではない。また RAS 阻害薬についても効果は限定的であるとされ，現在のところ確立された治療法は存在していない。

エクリズマブ

　C3 腎症については補体の活性化が原因であると考えられ，エクリズマブの使用が報告されているが，現時点ではその有効性は限定的であるとされる。

急速進行性糸球体腎炎

◆治療◆

　急速進行性糸球体腎炎（rapidly progressive glomerulonephritis：RPGN）は，腎炎性尿所見および急速に進行する腎不全を呈する臨床診断の総称である。腎予後，生命予後は不良である。RPGN は抗好中球抗体関連血管炎やグッドパスチャー（Goodpasture）症候群，また全身性エリテマトーデスといった全身疾患が原因となって発症することも多いが，原発性のものも存在しており，pauci-immune 型半月体形成性糸球体腎炎，抗糸球体基底膜（glomerular basement membrane：GBM）抗体型半月体形成性糸球体腎炎，免疫複合体型半月体形成性糸球体腎炎，また IgA 腎症や膜性増殖糸球体腎炎といった原発性糸球体疾患が半月体を伴う場合がある。ANCA 陽性 RPGN は血管炎の腎限局型であると考える見方が最近は主流である。光学顕微鏡ではフィブリノイド壊死を伴う半月体壊死性糸球体腎炎が典型的である。蛍光抗体法は原因によってさまざまで，例えば血管炎による RPGN では陰性であるのに対して，グッドパスチャー症候群では，係蹄壁に沿って IgG，C3 が線状に沈着している。

◆発症機序◆

　半月体形成の機序は末梢血管床での内皮細胞と白血球との相互作用が初期病変となり，さまざまな炎症メディエーターやサイトカインを介して，内皮細胞が活性化し，intercellular adhension molecule-1（ICAM-1）等のメディエーターやmonocyte chemotactic protein-1（MCP-1）等のケモカインが分泌され，白血球やマクロファージが糸球体へ流入する。またさまざまなプロテアーゼやmatrix-metalloproteinasesの放出により，血管壁が破綻する。糸球体内に流入したマクロファージが多くのtissue factor（TF）を放出し，外因性の血液凝固系を活性化し，フィブリンの沈着を促す。また血管壁の破綻によりボーマン囊内に析出したフィブリンやMCP-1等により，マクロファージのボーマン囊内の浸潤や増殖が促されることで細胞性半月体が形成される。

◆ 治療 ◆

従来治療

ANCA陽性RPGN，抗GBM抗体型RPGN，免疫複合体型RPGNに分けて行う。ANCA陽性RPGNでは，ガイドラインにより初期治療開始時の年齢，血清クレアチニン，肺病変の有無，血清C反応性タンパク質（C-creative protein：CRP）の4つの因子で規定される臨床重症度を算出し，それによりステロイドパルス療法・ステロイド・シクロホスファミドを組み合わせた治療方針が決まる（図7-3-9）。また70歳以上の患者と透析患者では，免疫抑制治療による易感染性を考慮してより緩やかな治療を行うことが提唱されている。抗GBM抗体型RPGNについてはステロイドやシクロホスファミドだけではなく，血漿交換を併用する。免疫複合体型RPGNは原発性糸球体疾患が原因になると考えられる場合はその疾患の治療を行い，そうでない特発性の場合はANCA陽性RPGNに準じた治療を行うことになっている。

リツキシマブ

急速進行性糸球体腎炎の中でも，病態形成にANCAが関連しているものについては抗体産生を抑制するリツキシマブが有効であると考えられる。臨床試験においてリツキシマブは寛解導入に対してシクロホスファミドと有効性，安全性で同等であり，寛解維持に対してはアザチオプリンよ

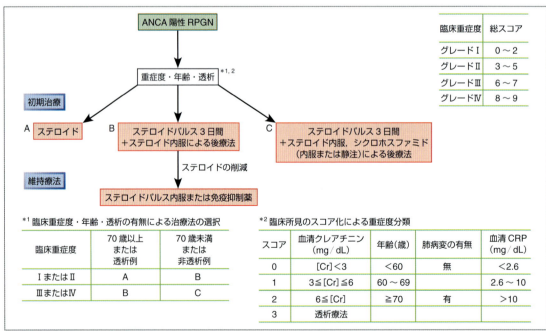

図7-3-9 急速進行性糸球体腎炎（RPGN）診療ガイドライン2014に基づく抗好中球細胞質抗体（ANCA）陽性RPGNの治療指針（文献4より改変）
Cr：クレアチニン，CRP：C反応性タンパク質

りも有効であることが証明され，日本でも保険適用が承認された．このため，従来治療に抵抗性を示す例，再燃する例，シクロホスファミドが副作用で使えない例などでは，リツキシマブの治療が考慮される．

ネフローゼ症候群

◆総論◆

ネフローゼ症候群は糸球体からの大量のアルブミンの漏出を原因とする低タンパク血症に浮腫，高LDLコレステロール血症を合併する症候群である．年齢層別で原疾患が違っており，小児期では微小変化型ネフローゼ症候群や巣状分節性糸球体硬化症が多い．高齢になると糖尿病性腎症やアミロイド腎症といった続発性の糸球体疾患が増加し，原発性では膜性腎症が割合として増える．

◆微小変化型ネフローゼ症候群◆

総論

微小変化型ネフローゼ症候群（minimal change nephritic syndrome：MCNS）は糸球体基底膜にお

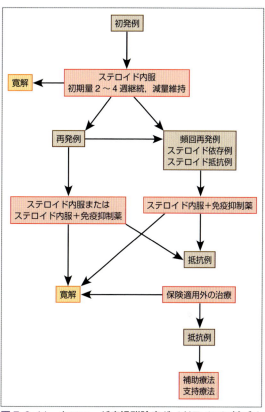

図 7-3-11 ネフローゼ症候群診療ガイドラインに基づく微小変化型ネフローゼ症候群（**MCNS**）の治療指針（文献 **3** より改変）

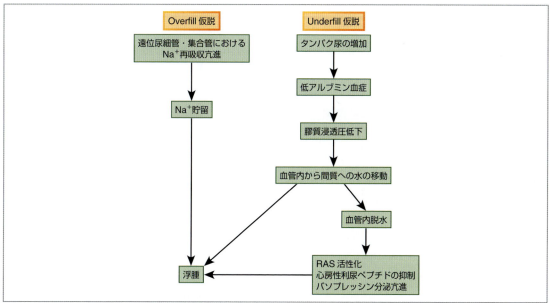

図 7-3-10 ネフローゼ症候群の浮腫の発生機序
RAS：レニン-アンジオテンシン系

ける透過性亢進により高度タンパク尿を呈し，低タンパク血症と浮腫を呈する疾患である．ステロイドの反応性が良いため予後は良好とされているが，ステロイドの減量や中止に伴い，再発を繰り返しやすいためにステロイドの長期投与による副作用が臨床上は問題となる．光学顕微鏡では糸球体病変は認められず，電子顕微鏡で足細胞の癒合（foot process effacement）が認められる．

発生機序

T細胞の機能異常により糸球体のタンパク質透過性が亢進することが一因であると考えられている．

治療

ステロイドが尿タンパク減少や急性腎障害の悪化抑制に有効であり，90%以上の反応率を示し，完全寛解を達成できることが多い．しかし，前述のように再発が多く，6カ月間で2回以上の再発を認めるものを頻回再発型ネフローゼ症候群とよび，シクロスポリンやシクロホスファミドの使用が検討される[3]．近年では小児期からの頻回再発型ネフローゼ症候群に対してはリツキシマブの有効性が報告されており，無再発期間を延長するとともにステロイドが減量できることが確認されている．しかし，B細胞の再上昇と関連して，再発が増えることも示唆され，投与継続に伴う副作用の懸念もある．現時点では，リツキシマブをいつまで投与し続けるかは一定の見解がなく，今後さらなる検討が必要である

◆巣状分節性糸球体硬化症◆

総論

巣状分節性糸球体硬化症（focal segmental glomerulosclerosis：FSGS）は微小変化型ネフローゼ症候群とは異なり，病理形態学的に糸球体に分節状硬化病変を有し，また臨床的にもしばしばステロイド抵抗性の経過をとる．病理学的なパターンにより組織亜型（Columbia分類）がある．これによりステロイドの有効性が異なり，例えばtip variantではステロイドの反応性が良く，collaps-

表7-3-3 巣状分節性糸球体硬化症（FSGS）の亜型分類（Columbia分類）

病理亜型	病理学的特徴	臨床的特徴
collapsing	糸球体係蹄の虚脱とポドサイトの肥大，増殖が特徴	HIV，パルボウイルスB19，EBV等でみられる．最も予後が悪く，ステロイド反応性が低い
tip	尿細管極における分節性病変	一次性FSGSが多く，最も予後が良い．ステロイド反応性が高い
cellular	管内増殖を伴う分節性病変	通常一次性FSGS
perihilar	血管極の門部の硝子化と硬化	肥満，尿管逆流症，高血圧，腎形成不全等に合併する．二次性FSGSに多い
NOS	上記の亜型に分類できないもの	一次性も二次性もある

HIV：ヒト免疫不全ウイルス，EBV：Epstein-Barrウイルス，NOS：not otherwise specified

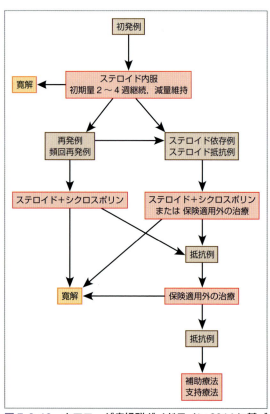

図7-3-12 ネフローゼ症候群ガイドライン2014に基づく巣状分節性糸球体硬化症（FSGS）の治療指針（文献3より改変）

ing variant はステロイドの反応性が悪い（表 7-3-3）。

発症機序

病因としては MCNS と同様に T 細胞の機能異常に伴う糸球体上皮細胞障害が主要な機序として想定されているが，それ以外にも糸球体ろ過障壁のタンパク質透過性を亢進させる何らかの液性因子の関与も指摘されている。

治療

MCNS と同様でステロイドが尿タンパク減少や腎機能低下の抑制に有効であり，20〜50％台の寛解導入率を示す[3]。両疾患において，腸管浮腫が顕著で内服ステロイドの吸収が不十分な場合は，ステロイドパルスを考慮する。また，ステロイド抵抗性の場合は，後シクロスポリンとの併用療法が，尿タンパク減少や腎機能低下の抑制に有効である。さらに，他の免疫抑制薬との併用も，ステロイド減量を早めて副作用の出現を抑えることに有用である。

本項目で扱った薬物一覧

薬物	作用機序など
● RAS（レニン-アンジオテンシン系）阻害薬	
アンジオテンシン変換酵素（ACE）阻害薬	ACE を阻害してアンジオテンシン II の産生を抑制→降圧作用 輸出細動脈を拡張→糸球体内圧の低下
アンジオテンシン II 受容体拮抗薬（ARB）	AT_1 受容体を阻害→降圧作用 輸出細動脈を拡張→糸球体内圧の低下
● 副腎皮質ステロイドホルモン薬（ステロイド）	● アラキドン酸代謝物の阻害やサイトカイン産生の抑制→抗炎症作用 T 細胞、B 細胞の機能抑制→免疫抑制
● 免疫抑制薬	
カルシニューリン阻害薬	カルシニューリン阻害→T 細胞の活性化を抑制→免疫抑制 糸球体上皮細胞障害を抑制→尿タンパク減少
シクロスポリン	
タクロリムス	
代謝拮抗薬	
アザチオプリン	プリンヌクレオチド合成を阻害→リンパ球の増殖を抑制→免疫抑制
ミゾリビン	IMPDH を阻害→リンパ球の増殖を抑制→免疫抑制
ミコフェノール酸モフェチル	
アルキル化薬	
シクロホスファミド	二本鎖 DNA が一本鎖になる過程を阻害→細胞増殖抑制→免疫抑制
リツキシマブ	CD20 に対するモノクローナル抗体→B 細胞枯渇→免疫抑制
エクリズマブ	C5 に対するモノクローナル抗体→補体活性化抑制
● 抗血小板薬	アデニル酸シクラーゼ活性化→血小板 cAMP 合成→血小板凝集抑制
ジピリダモール	
塩酸ジラゼプ	糸球体係蹄壁の陰性荷電減少抑制→尿タンパク減少
● 抗凝固薬	
ワルファリン	ビタミン K に拮抗→トロンビン抑制→抗凝固作用

●抗脂質異常症薬	
HMG-CoA 還元酵素阻害薬	メバロン酸の生合成阻害→コレステロール減少
エイコサペンタエン酸	中性脂肪低下や抗血小板作用だけでなく、ANCA関連血管炎に対しては制御性T細胞を誘導→抗炎症作用

参考文献

1) 眞部俊ほか：日本腎臓会誌 58：614-621, 2016
2) 松尾清一ほか：エビデンスに基づく IgA 腎症診療ガイドライン 2014：日本腎臓会誌 57：5-137, 2015
3) 松尾清一ほか：エビデンスに基づくネフローゼ症候群診療ガイドライン 2014：日本腎臓会誌 56：909-1028, 2014
4) 松尾清一ほか：エビデンスに基づく急速進行性腎炎症候群（RPGN）診療ガイドライン 2014：日本腎臓会誌 57：139-232, 2015
5) Kronbichier A et al：Am J Nephrol 39：322-330, 2014

【山﨑 大輔，西山 成】

4 腎血管性高血圧の薬物治療

目標
- 腎血管性高血圧の原因，症状，診断，治療，予後を理解する。

腎動脈閉塞

腎動脈は左右それぞれ1本ずつあり，腎臓に入る直前に3本に分岐，その後，多数の細い動脈に枝分かれする。片側あるいは両側の腎動脈が狭窄あるいは閉塞することにより，血圧が上昇する。また，高血圧が既往の場合，それまでコントロールされていた血圧が再上昇することがある。複数の降圧薬で治療しても血圧が下がらない（治療抵抗性）場合があるが，アンジオテンシン変換酵素（angiotensin converting enzyme：ACE）阻害薬，アンジオテンシンⅡ受容体拮抗薬（angiotensin Ⅱ receptor blocker：ARB）またはレニン阻害薬の投与を受ける患者では，腎機能が急速に低下することがある。ただちに薬物の投与を中止すれば，腎機能は回復する。侵襲的治療の基本は，狭窄部位の拡張，閉塞の解除となる。狭窄や閉塞は画像検査で確認することができる。また，動脈硬化や線維筋異形成症の場合，体の他の部位（脳，心臓，末梢血管）に狭窄が生じているケースが多いため，注意が必要である。

原因

アテローム性動脈硬化や線維筋異形成症などの場合，動脈壁の肥厚と弾力性の低下を来し，腎動脈が著しく狭窄し，血流障害が生じる。腎血管性高血圧の9割が腎動脈狭窄によるといわれている。腎外性の要因として，大動脈や腎動脈の内膜が断裂，乖離することで，腎臓に行く血流が不十分になることがある。また，腎細胞がんにおいて，成長した腫瘍により血管が圧迫され，低灌流が生じることがある。

急性腎動脈閉塞は，体内の別の部位で発生した血栓やアテロームが血流に乗って移動し，腎動脈に流入，接着することにより発生する（塞栓性）ケースもある。典型的には，心臓で発生した大きな血栓の断片や，大動脈で形成された脂質沈着物（アテローム）の断片が塞栓を起こすと考えられている。一方，腎動脈内部で血栓が生じ，閉塞が起きる場合もあり，通常は過去に障害を受けた部位で生じやすい。手術や血管造影，血管形成術などにより生じた傷害が原因となる場合もあれば，動脈硬化や動脈炎，動脈瘤などによって腎動脈に徐々に傷害が蓄積し，そこに血栓が生じる場合もある。急性閉塞の場合，高血圧は稀である。

両側性閉塞を除き，閉塞に伴う腎血流低下により，腎内傍糸球体装置よりレニンが分泌され，高レニン性の高血圧へとつながる（図7-4-1）。レニン-アンジオテンシン系阻害薬による高血圧治療により，劇的な降圧効果がみられることが発見の一因になるケースもある。

症状

腎血管血流障害による血流雑音が聴取される。線維筋異形成の場合，心窩部に雑音が聴き取れることがある。血中のレニン-アルドステロンナトリウム値の上昇，カリウム値低下が認められる。急性腎動脈完全閉塞の場合は，間断なくうず

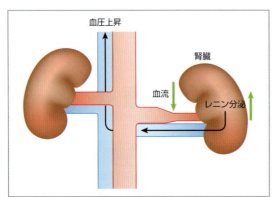

図 7-4-1　腎血管性高血圧
何らかの原因により，腎動脈が狭窄し，レニンが放出される。

く側腹部痛，腹痛，発熱，悪心，嘔吐をもたらす。肉眼的血尿，乏尿または無尿が起こる場合があり，高血圧は稀である。完全閉塞により急性腎不全（腎梗塞）がもたらされる。

診断

拡張期高血圧の突然の発症，治療により安定していた高血圧が急激に悪化した場合，初期高血圧が重篤であり腎機能障害を伴う場合，あるいは薬物治療抵抗性の高血圧の場合，腎血管性高血圧の疑いがある。腎臓の大きさの非対称性，および説明できない急性肺水腫または心不全の症状発現を繰り返す場合も，腎血管性高血圧が示唆される。血液検査所見にて，血中レニン-アルドステロンの上昇を確認する。カプトプリルを負荷することにより，レニンの大幅な上昇が確認できる。

腎動脈狭窄は，主に腎臓の画像検査により診断を行う。CT 血管造影検査，磁気共鳴血管造影（magnetic resonance angiography：MRA）検査，ドップラー超音波検査，およびアイソトープ血流スキャン（シンチグラフィー〈レノグラム〉）では，腎臓への血流の遮断や血流量の低下を確認することができる。CT 検査と MRA 検査は高い確度で診断が可能である。CT 検査では造影剤を使用する必要があるため，腎機能が低下している患者では造影剤腎症のリスクのため，使用に注意が必要である。同様に MRA 検査では，静脈内造影剤（ガドリニウム）を使用する必要があり，腎機能が低下している患者（慢性腎臓病ステージ G4〜G5）では腎性全身性線維症のリスクのため，使用は控える。ドップラー超音波検査は非侵襲ではあるが，腎動脈狭窄が高度にならないと（半分以上）同定は難しい。腎機能の回復の経過は超音波検査，核医学検査または血液検査により注意深くモニタリングを行う必要がある。

治療，予後

治療の目的は，動脈硬化の進展を阻止すること，ならびに遮断されている血流を回復させることにより，腎障害の進行を抑制し，血圧を降下させることである。

薬物治療は，本態性高血圧に対する治療と同様，ACE 阻害薬，アンジオテンシンⅡ受容体拮抗薬，利尿薬，カルシウム拮抗薬，β遮断薬（3 章参照）を用いて，単独ないし併用により行われる。ただし，両側性あるいは単腎性腎動脈狭窄の場合，レニン-アンジオテンシン系阻害薬は腎機能障害の急激な進行を引き起こすことがあり，注意が必要となる。

動脈硬化や線維筋異形成症が原因で生じた閉塞を解消する治療法としては，バルーンカテーテルとよばれる器具を鼠径部大腿動脈から腎動脈まで挿入し，閉塞部位をバルーンにより取り除く方法（経皮的血管形成術）がある。閉塞の再発を予防するため，開通と同時にステントとよばれる短い管を動脈内に留置する。この場合，抗血小板薬（アスピリン〈aspirin〉やクロピドグレル〈clopidogrel〉，8 章 2「血液凝固異常の薬物治療」参照）が術後に投与される。経皮的血管形成術は，線維筋性異形成に対して良い予後を示し，術後は高血圧が改善し，降圧薬が不要になることもある。一方，動脈硬化性の場合は，経皮的血管形成術施行が困難なケースや，行っても再狭窄を起こすケースもある。アテローム硬化病変は線維筋性異形成による病変に比べて，血管形成術に対する成績が劣るが，これはおそらく患者がより高齢で動脈硬化による血管病変がより広範囲であるためと考えられ

る。高血圧が持続することがあり，手術合併症はより多くみられる。腎血管アテローム硬化を有する患者における経皮血管形成術後 2 年以内の再狭窄率は，特に腎動脈入口部に病変が存在する場合は 50％ にのぼり，ステント挿入を行った場合は約 25％ である。動脈硬化や線維筋異形成症によって生じた閉塞に対して血管形成術が不成功に終わった場合，あるいは腎動脈分枝における広範な病変のために経皮的血管形成術が技術的に実施できない場合は，伏在静脈バイパス術も検討される。

急性腎動脈閉塞には，外科的手術は推奨されない。通常は，抗凝固薬による治療が行われる（ヘパリン〈heparin〉，ワルファリン〈warfarin〉，3 章 2「虚血性心疾患の薬物治療」および 8 章 2「血液凝固異常の薬物治療」参照）。抗凝固薬の投与は，まずヘパリン静脈内注射で開始され，その後は長期間にわたってワルファリン経口投与が継続される。抗凝固薬は血栓の増大と新たな血栓の発生を予防する。早期発見例（3 時間以内）では，抗凝固薬よりも血栓を溶かす薬物（血栓溶解薬または線維素溶解薬〈tissue plasminogen activator：t-PA〉。アルテプラーゼ〈alteplase〉，ウロキナーゼ〈urokinase〉あるいはストレプトキナーゼ〈streptokinase〉，3 章 2「虚血性心疾患の薬物治療」および 8 章 2「血液凝固異常の薬物治療」を参照）が奏功しうる。ただし，血栓溶解薬によって腎機能の改善が得られるのは，動脈の閉塞が不完全な場合と血栓がすぐに溶ける場合だけに限られる。完全閉塞の状態が 30〜60 分間経過すると，永続的な損傷の生じる可能性が高くなる。多くのケースで完全な回復はなく，多臓器に渡る塞栓症のため，予後は悪い。

本項目で扱った薬物一覧	
薬物	作用機序など
アンジオテンシンⅡ受容体拮抗薬（ARB）アンジオテンシン変換酵素（ACE）阻害薬	レニン-アンジオテンシン系の阻害による降圧効果。すべての腎動脈が閉塞している場合は，腎機能の急激な低下が起こる可能性があるため，使用しない。3 章 4「高血圧の薬物治療」も参照
カルシウム拮抗薬	血管平滑筋内への Ca^{2+} 流入阻害による血管弛緩作用による降圧作用。レニン-アンジオテンシン系阻害薬が使用できない場合に用いる。3 章 4「高血圧の薬物治療」も参照
アスピリン	シクロオキシゲナーゼ阻害による血小板凝集抑制作用により，ステントの狭窄を防ぐ。3 章 2「虚血性心疾患の薬物治療」，8 章 2「血液凝固異常の薬物治療」も参照
クロピドグレル	血小板 $P2Y_{12}$ 受容体への ADP の結合阻害により，血小板凝集を抑制する。3 章 2「虚血性心疾患の薬物治療」，8 章 2「血液凝固異常の薬物治療」も参照
ヘパリン	アンチトロンビンⅢの活性化により，トロンビンや第 Xa 因子を阻害する。これにより凝固作用を抑制する。3 章 2「虚血性心疾患の薬物治療」，8 章 2「血液凝固異常の薬物治療」も参照
ワルファリン	肝臓において，ビタミン K エポキシド還元酵素（vitamin K epoxide reductase：VKOR）に対して，ビタミン K と競合的拮抗作用を示す。VKOR は血液凝固において，プロトロンビン，第Ⅶ因子，第Ⅸ因子，第Ⅹ因子などの生合成に関わる酵素である。3 章 2「虚血性心疾患の薬物治療」，8 章 2「血液凝固異常の薬物治療」も参照

アルテプラーゼ ウロキナーゼ ストレプトキナーゼ	内因性プラスミノーゲンの活性化により，血栓（フィブリン）を溶解する．3章2「虚血性心疾患の薬物治療」，8章2「血液凝固異常の薬物治療」も参照

参考文献

1) Dieter RS et al：Expert Rev Cardiovasc Ther 3：413-422, 2005
2) Garovic VD et al：Circulation 112：1362-1374, 2005
3) 日本腎臓学会編：エビデンスに基づくCKD診療ガイドライン 2009，日本腎臓学会，2009

【中野 大介，西山 成】

5 腎盂腎炎の薬物治療

目　標
- 腎盂腎炎の原因，症状，診断，治療を理解する。

　腎盂腎炎（pyelonephritis）は男性よりも女性に多く発症する。大腸菌は，正常時から大腸に存在する細菌（常在菌）の一種で，腎盂腎炎の原因の多くを占める。感染は，外陰部から尿道を経て膀胱まで広がり，さらに尿管を逆行して腎臓へと達する。健康な人の尿路では，尿の流れによって細菌が洗い流されるほか，尿管と膀胱とのつなぎ目が閉じることによって，腎臓への感染の波及は防止されている。しかし，先天的・後天的な構造上の異常，腎臓結石，前立腺の肥大など尿の流れを妨げる物理的な閉塞があったり，膀胱から尿管への尿の逆流が起きたりすると，腎盂腎炎のリスクが高まることになる。小児が腎盂腎炎を繰り返す場合，尿路系に先天性の異常が存在することも考えられる。

原因

　腎盂腎炎は腎臓から尿管につながる場所にある腎盂で細菌が繁殖し，腎臓にまで炎症が波及したものをいう。多くの場合，尿道口から侵入した細菌が膀胱，尿管へと上行し，腎臓に至る上行性感染である。そのため腎盂腎炎では，膀胱炎や尿道炎を伴うことが多い。上行性感染が原因の腎盂腎炎の割合は95％ともいわれている（図7-5-1）。大腸菌が原因の大半を占める。感染経路は，外陰部の尿道口が主で，細菌は尿道を経て膀胱へ入り，さらに尿管を上行して腎臓へと至る。そのほかにリンパと血行を介して生じるケースがあり，

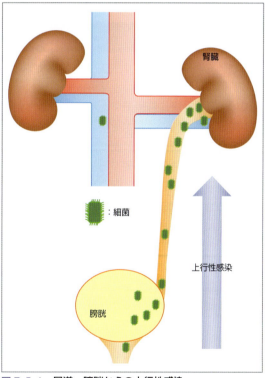

図7-5-1　尿道・膀胱からの上行性感染

リンパ行性感染は，膀胱や尿管，腎臓周囲のリンパ腺を介して，血行性感染では，腎臓から見て遠隔の臓器（例えば，皮膚ブドウ球菌感染など）で繁殖した細菌が，血液を通じて腎臓に達し炎症を起こす。稀に結核菌，真菌，ウイルスも原因となる。

　炎症が繰り返し生じることにより慢性化した場合や，感染症が長期間続いた場合，慢性腎盂腎炎

となる。慢性腎盂腎炎の大半は，背景に尿路閉塞，難治性の大きな腎臓結石，膀胱から尿管への尿の逆流（幼児に多い）などの起因疾患が認められる。治療はこの原因疾患の治療が優先される。慢性腎盂腎炎では，細菌が血流中に放出されて，全身性菌血症，さらに敗血症を引き起こすことがある。また妊娠中には腎盂腎炎のリスクが増大する。妊娠により大きくなった子宮によって尿管が圧迫されることにより，尿の流れが妨げられた結果生じる。尿道カテーテルなど，異物に付着した細菌により感染が生じる場合もある。

症状

発熱，背部痛，頭痛，倦怠感，悪寒，尿の混濁などが多くみられる。特に，発熱，背部痛，尿の混濁は，腎盂腎炎に特徴的である。重症例（小児や高齢者に多い）では脱水を伴う意識障害が出ることもある。細菌が血流に乗り，敗血症をもたらすこともあり，注意が必要である。また，糖尿病や免疫機能が低下している状態では，腎盂腎炎のリスクと重症度が高まる。慢性複雑性腎盂腎炎は，尿路に基礎疾患がある場合や，糖尿病や悪性腫瘍によって免疫力が低下している状態にあると発症しやすい。急性腎盂腎炎に比べて症状は軽く，発熱は微熱程度で背部痛も軽微である。全く自覚症状がないこともあるが，慢性化により，腎実質の傷害が進行し，腎機能低下や高血圧が誘発される。

診断

腎盂腎炎が疑われた場合，尿検査，採血，超音波（エコー）検査などを行う。

- 尿検査：尿中の白血球と細菌の種類，数を確認する。培養により細菌の種類を確定し，抗生物質を選択する。
- 血液検査：炎症や腎機能障害の重症度を判定する。
- 超音波検査：器質的な原因により尿の流れが妨げられていないか確認する。

加えて，触診し，膀胱部や腎臓部を押した際に痛みがないかを確認する。膀胱炎があれば膀胱部が痛み，腎盂腎炎では腎臓部が痛む。

治療

通常，尿道口より侵入した細菌は尿により体外に排泄される。そのため，水分は十分に摂取することが大切である。排尿を我慢することによって，細菌が膀胱内で繁殖し，尿管，腎盂へと上行し，腎盂腎炎を引き起こすこととなる。発症した腎盂腎炎に対しては，抗生剤が治療の中心となる。軽症例では，抗生剤の内服と水分補給により症状は沈静化する。重症例は，入院して抗生剤と水分補給の点滴を行う。3～5日ほどの治療で症状に改善が認められれば，軽症例に準じた治療を行う。腎盂腎炎の危険因子，原因因子があれば，そちらの治療を行う。特に，尿の通過障害がある場合には，緊急に通過の改善を行う。

腎盂腎炎の治療で使う代表的な抗生剤

原因菌の大部分は大腸菌である。治療にはニューキノロン系，セフェム系などの抗菌薬が使われる。

- ニューキノロン系の抗菌薬は，Ⅱ型トポイソメラーゼ（DNAジャイレースおよびトポイソメラーゼⅣ）阻害作用によりDNA複製を阻害し，細胞分裂を妨げる。DNAジャイレースは，細菌においてDNAをらせん状にたたみ込み，細胞内に封入するのに必須の酵素である。トポイソメラーゼⅣは，複製ずみのDNAを娘細胞に分与するために親細胞からDNAを切断するための酵素である。いずれの酵素阻害も，正常な細胞分裂を妨げ，細菌の増殖を抑制し，細菌を死滅させる。内服薬として，レボフロキサシン（levofloxacin），トスフロキサシン（tosufloxacin），シプロフロキサシン（ciprofloxacin）などがある。なお，この作用は，濃度依存性であり，少量を毎食後服用するような頻回投与よりも，高用量を1日1回投与のほうが効果が高いことがわかっている。

　ニューキノロン系薬物は，アルミニウムやマグネシウムなどの金属イオンとキレートを形成し，消化管吸収が低下する。そのため，これらの金属イオンを含有する薬物との同時摂取は避ける必要がある。一部の非ステロイド性抗炎症薬（non-steroidal anti-inflammatory drugs：NSAIDs）との併用により痙れんが誘発されることがある。これは，ニューキノロン系薬物が中枢神経系においてGABA受容体を阻害し，NSAIDsによりその作用が増強されるためと考えられている。また，薬物代謝酵素阻害により，ワルファリンやテオフィリンなどの血中濃度が上昇しやすくなる。

- セフェム系はグラム陰性菌への作用が強い第3世代のものが使われる。セフェム系薬物は細菌において細胞壁保持に重要なタンパク質であるペニシリン結合タンパク質を抑制することにより，細胞壁合成を阻害して，殺菌作用を示す。セフトリアキソン（ceftriaxone）やセフカペン（cefcapene）などがある。セフェム系薬物により細菌増殖を抑制するには，血中濃度を常に高く保つ必要がある。さらに，経口製剤はバイオアベイラビリティが低いため，治療には静注型製剤が好まれる。

好発因子の治療

　腎盂腎炎の再発を起こさないようにするため，背景に好発因子がある場合は，そちらの治療も重要となる。

◆前立腺肥大症◆

　前立腺の肥大により，排尿機能に問題が生じてくる疾患である。排尿障害により，菌が排泄されにくくなり，増殖しやすくなるため，腎盂腎炎のリスクが高まる。前立腺の肥大は加齢とともに頻度が高くなり，80歳では約90%に肥大が認められる。肥満，高血圧，糖尿病，脂質異常症・メタボリックシンドロームなどによってもリスクが高まる。排尿障害などの症状を伴わないものは，治療の必要はない。症状として，尿が出にくい，勢いが弱い，出始めるまで時間がかかる，排尿が途切れる，尿が頻繁に出る，力まなければ出ない，残尿感などがあげられる。

　肥大した前立腺が排尿障害を引き起こす機序として，①交感神経系の活性により，前立腺部平滑筋が収縮し，尿道を圧迫する，②肥大した前立腺が器質的に尿道を圧迫する，などが考えられる（図7-5-2）。治療は，これらの原因によって異なる。

- ①の場合，アドレナリンα_{1a}，α_{1d}受容体拮抗薬（α_{1a}，α_{1d}遮断薬）が用いられる。タムスロシン（tamsulosin），シロドシン（silodosin），ナフトピジル（naftopidil）などが使われる。前立腺肥大では，交感神経活性の亢進に伴い，ノルアドレナリン/α_1受容体を介した前立腺平滑筋異常収縮が生じており，これを受容体遮断薬により抑制する。
- ②の場合，前立腺のサイズを小さくする必要がある。前立腺肥大は男性ホルモンであるテストステロンが前立腺細胞に取り込まれたのち，5α-還元酵素によりジヒドロテストステロンに変換されることにより引き起こされる。そのため，5α-還元酵素阻害薬（フィナステリド〈finasteride〉，デュタステリド〈dutasteride〉）が用いられる。抗アンドロゲン効果を目的にクロルマジノン（chlormadinone）も使用可能であるが，副作用（勃起不全，性欲減退，女性化乳房など）も多いため，注意が必要である。

　また，過活動膀胱を併発した蓄尿障害に対しては，α_1受容体阻害のほかに，膀胱平滑筋弛緩による蓄尿機能改善を目的に，ムスカリンM_2，M_3受容体拮抗薬（M_2，M_3受容体遮断薬）（イミダフェ

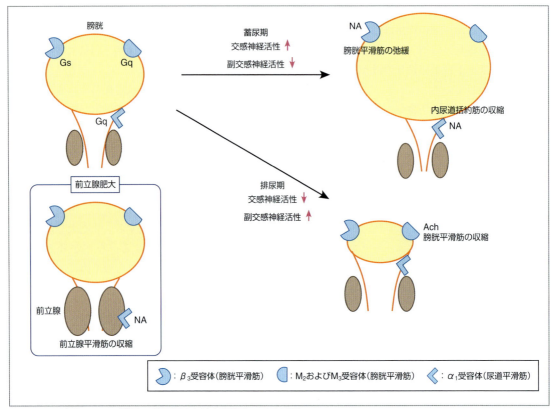

図 7-5-2　膀胱における排尿・蓄尿調節と前立腺肥大による影響
NA：ノルアドレナリン，Ach：アセチルコリン。

ナシン〈imidafenacin〉，フェソテロジンフマル塩〈fesoterodine fumarate〉，ソリフェナシン〈solifenacin〉など）やアドレナリン β_3 受容体（β_3 受容体）作用薬（ミラベグロン〈mirabegron〉）などが用いられる．近年では，前立腺平滑筋の弛緩を目的に，ホスホジエステラーゼ 5 阻害薬（タダラフィル〈tadalafil〉）も用いられる．薬物治療により，十分な治療効果が得られない場合や腎盂腎炎を併発した場合，腎機能障害がみられた場合は，手術による肥大部の除去が行われる．

- M_2 および M_3 受容体拮抗薬：過活動膀胱では副交感神経活性亢進により M_2 および M_3 受容体を介した膀胱平滑筋の収縮が起きている．M_2 および M_3 は Gq タンパク質と共役しており，細胞内 Ca^{2+} 濃度の上昇により平滑筋収縮を引き起こしているため，これの抑制により蓄尿能力の向上を得る．
- β_3 受容体作用薬：膀胱平滑筋は受容体により弛緩する．蓄尿期膀胱容積を拡大する目的で，β_3 受容体を活性化させる．β_3 受容体は Gq タンパク質に共役しており，アデニル酸シクラーゼの活性化と細胞内 cAMP の上昇により平滑筋弛緩を起こす．
- ホスホジエステラーゼ 5 阻害薬：平滑筋内ホスホジエステラーゼ 5 の阻害により，内因性細胞内 cGMP を増大させることにより，膀胱平滑筋内 Ca^{2+} 濃度を低下させ，弛緩を引き起こす．

◆尿管結石◆

腎臓と尿管に結石があるものを「上部尿路結石」といい，全尿路結石の 95％ を占める．腎内に結石が留まっている間は無症状の場合もあるが，尿管にまで結石が下りてくると，腰から下腹部にかけ

て激痛が生じる。血尿が生じるケースもある。結石の直径が 5 mm 以下と小さい場合，尿とともに自然排泄される可能性が高いため，経過観察となることもある。

　成人では，カルシウムや尿酸の代謝障害や，不規則な生活習慣により石が形成される。小児においては，尿路の構造的な異常により膀胱尿管逆流症が生じることが多い。多くは排尿障害に伴う尿路感染症により明らかになる。先天性構造異常の場合，超音波検査により出生前診断で明らかとなることもある。

　尿管が閉塞し，腎臓に尿が停滞することにより水腎症が引き起こされる。この状態を放置した場合，腎盂腎炎が悪化して細菌が血中に移行し，敗血症をきたして生命の危険が生じることがある。尿路閉塞の場合，膀胱留置カテーテルや腎瘻造設（腰から腎臓へチューブを刺入し，尿を排泄させる方法）により尿を人工的に排泄させる方法がとられるが，チューブの挿入により感染症をきたすことがある。第3～4世代セフェム系抗菌薬やカルバペネム系抗菌薬（イミペネム〈imipenem〉，メロペネム〈meropenem〉，ドリペネム〈doripenem〉）が使用される。ともにペニシリン結合タンパク質を阻害することにより細菌細胞壁合成を阻害して，殺菌作用を示す。カルバペネム系抗菌薬は非常に広い抗菌スペクトルを有するが，それゆえ，効果を示さない細菌群（メチシリン耐性黄色ブドウ球菌〈methicillin-resistant *Staphylococcus aureus*：MRSA〉，フラボバクテリア，レジオネラ，クラミジア，マイコプラズマ，真菌など）を覚えておく必要がある。

◆その他の原因◆

　膣内の常在菌が性行為によって尿路に侵入し，膀胱炎や腎盂腎炎を発症することがある。性行為前後も陰部を清潔に保つことが予防につながる。また，性行為後の排尿により，細菌の侵入を防ぐことができる。ほかに，神経障害によって膀胱の知覚や排尿などに障害が生じることがある（神経因性膀胱）。神経因性膀胱では，残尿が多くなるため膀胱で細菌が繁殖しやすく，尿路感染をきたすリスクが高まる。

本項目で扱った薬物一覧	
薬物	作用機序など
●ニューキノロン系抗菌薬 　レボフロキサシン 　トスフロキサシン 　シプロフロキサシン	●DNAジャイレースおよびトポイソメラーゼⅣ阻害により，細菌の増殖を抑制して，死滅させる。10章3「細菌感染症の薬物治療」も参照
●セフェム系抗菌薬 　セフトリアキソン 　セフカペン	●細胞壁合成を阻害して，殺菌作用を示す。世代により抗菌スペクトルは異なる。10章3「細菌感染症の薬物治療」も参照
●アドレナリンα_{1a}, α_{1d}受容体拮抗薬 　タムスロシン 　シロドシン 　ナフトピジル	●前立腺平滑筋および内尿道括約筋の弛緩により，排尿を促す。2章も参照
●5α-還元酵素阻害薬 　フィナステリド 　デュタステリド	●テストステロン活性化阻害により，前立腺の肥大を抑制する
●ムスカリンM_2, M_3受容体拮抗薬 　イミダフェナシン 　フェソテロジンフマル塩 　ソリフェナシン	●ムスカリンM_2およびM_3の抑制により，膀胱平滑筋の異常収縮を抑制する。2章も参照

●アドレナリンβ_3受容体作用薬 　　ミラベグロン	●β_3受容体刺激により膀胱括約筋を弛緩させ，蓄尿機能の改善を起こす
●ホスホジエステラーゼ5阻害薬 　　タダラフィル	●ホスホジエステラーゼ5を阻害することにより，前立腺平滑筋を弛緩させ，閉塞部位を拡張する
●カルバペネム系抗菌薬 　　イミペネム 　　メロペネム 　　ドリペネム	●細胞壁合成を阻害して，殺菌作用を示す。抗菌スペクトルが非常に広い。10章3「細菌感染症の薬物治療」も参照

参考文献

1) Ramakrishnan K et al：Am Fam Physician 71（5）：933-942, 2005
2) Raszka WV Jr et al：Pediatr Rev 26（10）：364-370, 2005
3) 重篤副作用疾患別対応マニュアル 急性腎盂腎炎，厚生労働省，2011
4) 山本新吾ほか：JAID/JSC感染症治療ガイドライン2015―尿路感染症・男性性器感染症―，日本感染症学会，日本化学療法学会，JAID/JSC感染症治療ガイド・ガイドライン作成委員会，尿路感染症・男性性器感染症ワーキンググループ，2016

【中野 大介，西山 成】

6 急性・慢性尿細管間質性腎炎の薬物治療

目標

- 急性・慢性尿細管間質性腎炎の原因，症状・診断，治療・予後を理解する。

尿細管間質性腎炎（tubulointerstitial nephritis）とは，腎臓の尿細管とその周囲の間質に炎症が発生する病気であり，急性型と慢性型がある。急性型の大半は薬物に対するアレルギー性反応あるいは感染症である。どのような医薬品でも起こりうるが，代表的なものを表 7-6-1 に記す。尿検査で異常が発見されることが少なく，詳細な腎機能障害で発見されることが多い。進行すると腎機能の低下に加えて，尿量の減少や浮腫が生じる。

原因

急性尿細管間質性腎炎の最も多い原因は薬剤誘発性であり，他疾患に対して使われた薬物に対するアレルギー反応が発症原因と考えられている。Ⅰ型からⅣ型までのすべてのアレルギー反応が関与すると考えられ，薬物が抗原として尿細管間質において抗原-抗体反応を起こし免疫反応，炎症反応を誘導する。抗生物質や化学療法薬，非ステ

表 7-6-1　尿細管間質性腎炎を引き起こす原因

薬剤性	・抗生物質（β-ラクタム系，マクロライド系，テトラサイクリン系，アミノグリコシド系，リファンピシン等） ・非ステロイド性抗炎症薬（NSAIDs） ・化学療法薬 ・免疫抑制薬（シクロスポリン，タクロリムス） ・リチウム含有薬 ・抗てんかん薬（カルバマゼピン，フェノバルビタール，フェニトイン） ・シメチジン，ラニチジン， ・アロプリノール（＋フロセミド，チアジド系利尿薬） ・インターフェロン ・アリストロキア酸を含む漢方薬 ・重金属（カドミウム，鉛等）
免疫異常，感染症	・腎盂腎炎 ・腎実質の感染 ・シェーグレン症候群 ・グッドパスチャー（Goodpasture）症候群 ・全身性エリテマトーデス ・IgA 腎症
その他	・鎌状赤血球症，再生不良性貧血 ・サルコイドーシス，結核，ウェゲナー（Wegener）肉芽腫 ・ブドウ膜炎
器質的	・閉塞性尿路疾患 ・逆流性腎症
代謝性	・高尿酸血症および痛風を伴う遺伝性腎症 ・慢性低カリウム症 ・高カルシウム血症，高カルシウム尿症 ・高シュウ酸血症

ロイド性抗炎症薬（nonsteroidal anti-inflammatry drugs：NSAIDs）など多くの薬物が原因物質となりうる。薬物を服用後に，炎症性細胞浸潤と浮腫が腎間質に認められるが，発症までの期間は，数日～数カ月と幅が広い。服薬の速やかな休止が必要となるが，NSAIDsのように数カ月かけて徐々に組織に損傷を与えるものは，障害慢性化を引き起こし，病態を慢性腎臓病へと移行させる。

慢性尿細管間質性腎炎は，継続した尿細管障害が原因で生じる進行性の間質への炎症細胞浸潤と組織線維化，尿細管萎縮と機能障害および腎機能の進行性の悪化である。慢性尿細管間質性腎炎では，糸球体硬化も確認できる。免疫介在性疾患が原因として最も多くみられ，感染，逆流または閉塞性腎症，薬物およびその他の疾患がそれに続く。多くが不可逆性の慢性腎臓病へと進行する。

症状，診断

発見されるまで自覚症状が乏しい例がしばしばある。特に，慢性尿細管間質性腎炎の場合は，ほぼ無症状，無兆候である。急性の場合は，原因薬物の服用後，発症期間を経て，発熱やじん麻疹，多尿，腎機能の障害に伴い，関節痛，吐き気，下痢などが発症し，浮腫や尿量低下が生じる。

診断は基本的に，服薬歴や画像診断に基づき行う。急性尿細管間質性腎炎では，尿沈渣に血球成分が認められ，通常はみられない好酸球が出現する。タンパク尿はあまりみられない。尿細管機能障害により，尿中へのカリウムと尿酸の排泄低下が生じ，高カリウム血症と代謝性アシドーシスが生じることがある。超音波検査では，間質への炎症細胞浸潤と浮腫のために，著明な腎腫大が確認される。慢性尿細管間質性腎炎では，尿中の白血球と赤血球は一般的ではない。超音波検査では腎萎縮と瘢痕を示す場合がある。糸球体障害は正常～軽微なものから完全硬化巣までさまざまである。硬化糸球体と切り離された尿細管が萎縮している像（atubular glomeruli）も確認できる。脱落細胞成分による円柱形成も確認される。間質はさまざまな程度の炎症細胞と線維化が認められる。障害部位と正常部位は明確に区別できる。

治療，予後

第1に原因と考えられる薬物の使用を中止する。背景として治療可能な病因がある場合は，そちらの治療を行う（後述）。腎機能への影響が軽度である場合は，これらの処置で腎機能は回復に向かうことが多い。また，アレルギー反応の抑制にプレドニゾロンなどのステロイドが使用される。高用量を複数回に分けて短期間ずつ投与するステロイドパルス療法も用いられる。ステロイドはグルココルチコイド（糖質コルチコイド）受容体に結合して，核内に移行し，抗炎症分子の発現上昇と，炎症惹起分子の発現抑制により，腎炎を抑制する。

鎮痛薬性腎症

特定の鎮痛薬を長期間（ときに生涯）にわたり累積的に使用した結果生じる。腎機能の低下とタンパク尿を呈し，血圧の上昇と尿濃縮障害が生じる。乳頭壊死にまで病態が進行すると，側腹部痛と血尿が生じる。診断は薬物使用歴および非造影CTに基づく。CTにおいて腎萎縮，輪郭の凹凸化および乳頭石灰化が観察される。診断時の腎障害進行度により，予後が分かれる。鎮痛薬の服薬中止により回復するケースもあるが，進行して慢性腎臓病になるケースもある。

代謝性腎症

◆急性尿酸腎症◆

尿細管の管腔内への尿酸結晶沈着に起因する管内閉塞性尿路疾患であり，乏尿～無尿性機能障害が特徴である。主な原因として，リンパ腫，白血病またはその他の骨髄増殖性疾患治療後の腫瘍崩解症候群であるが，尿酸塩を過剰産生するレッシュ-ナイハン（Lesch-Nyhan）症候群（ヒポキサンチン-グアニンホスホリボシルトランスフェラーゼ欠損）やファンコーニ（Fanconi）症候群に

おける近位尿細管再吸収低下による過剰排泄の治療後にも生じうる。診断は重度の高尿酸血症（15 mg/dL超）を伴う急性腎障害で疑いが生じる。尿検査は正常または尿酸塩結晶を示す場合がある。

早期の治療開始により腎機能の完全な回復を得られるケースも多い。尿酸の排泄を促す目的で，ループ利尿薬と生理食塩水輸液の静脈内投与が行われるが，それでも利尿が誘発されない場合は，血液透析により循環血中の過剰な尿酸塩を除去する場合がある。予防は，腫瘍の治療を開始する前に，クエン酸製剤などで尿をpH 6.5以上にアルカリ化して尿酸の可溶性を高めておき，アロプリノールおよび生理食塩水輸液により尿量を2.5 L/日以上に維持して尿酸の排泄を促す。尿酸オキシダーゼ（ラスブリカーゼ）（尿酸を5-ヒドロキシイソ尿酸＋過酸化水素→水溶性のアラントイン＋二酸化炭素に変換）を用いて，尿酸塩を水に可溶性の代謝物に変換する手段もあるが，アナフィラキシー，溶血（反応により生じる過酸化水素が原因と考えられている）などの副作用が報告されており，注意深い管理が必要である。

慢性尿酸腎症

慢性高尿酸血症が病態背景にあり，髄質の間質内に尿酸塩結晶が沈着して起こる慢性尿細管間質性腎炎である。慢性炎症と線維化に引き続いて慢性腎臓病にまで進行する。慢性尿酸腎症はかつて，結節性痛風患者で一般的であったが，今では痛風本態が治療されるため稀である。原疾患である痛風の薬物治療（6章7「高尿酸血症（痛風）の薬物治療」参照）には，コルヒチン（colchicine）やNSAIDsによる対症療法と，尿酸産生抑制薬であるアロプリノール（allopurinol）やフェブキソスタット（febuxostat），トピロキソスタット（topiroxostat），尿酸排泄促進薬であるベンズブロマロン（benzbromarone）やプロベネシド（probenecid）による高尿酸血症の改善が行われる。

高シュウ酸尿症

感受性の高い患者がシュウ酸塩含有度の高い食物（茶，チョコレート，ホウレンソウ，ダイオウ，スターフルーツなど）を摂取するか，またはシュウ酸塩に代謝される外因性物質（エチレングリコール摂取，メトキシフルラン麻酔，高用量アスコルビン酸など）への曝露により発症する。シュウ酸塩はCaとの結合により水に不溶性となるため，シュウ酸の尿中への排泄量が多くなると，シュウ酸カルシウムの沈殿が生じ，腎結石-尿細管間質性腎炎を生じる。

治療は基礎疾患の治療に基づく。高シュウ酸食品を避け，尿量を増やすために水分摂取を増やす。ときにサイアザイド系利尿薬を併用する。その他の治療には，カルシウム炭酸塩による腸内シュウ酸塩のキレート，ピリドキシンによるグリオキシル酸（シュウ酸へと変換される）のグリシンへの変換促進，クエン酸カリウムによる尿中シュウ酸カルシウム溶解度の上昇（尿のアルカリ化によるクエン酸排泄の促進と，結晶凝集化の阻止）などがある。

高カルシウム血症

慢性的な高カルシウム血症と高カルシウム尿症は，尿細管細胞壊死，間質の線維化と石灰化の原因となる。診断は，高カルシウム血症と腎機能障害により疑いをもち，腎石灰化は，超音波検査または非造影CTで検出されうる。腎結石・尿細管性アシドーシス，腎性尿崩症を併発することがある。治療は，高カルシウム血症の管理により行われる。

慢性低カリウム血症

慢性低カリウム血症は，尿濃縮能障害および近位尿細管や遠位尿細管細胞の空胞化を引き起こし，炎症性変化，線維化および腎囊胞も認められる。治療は，基礎原因の是正と経口的カリウムサプリメントからなる。

重金属腎症

代表的なものとして，鉛，カドミウムなどの重金属曝露により近位尿細管機能障害が生じる。比

較的早期における変化として，尿酸分泌の低下と高尿酸血や腎性糖尿がある．数年におよぶ慢性的な曝露は，尿細管萎縮，間質の線維化，高血圧および痛風を生じる．キレート療法による治療で腎機能は安定化しうるが，エチレンジアミン四酢酸（ethylenediaminetetraacetic acid：EDTA）はカドミウム曝露による腎毒性を増強する場合もある．回復は不完全な場合がある．

逆流性腎症

逆流性腎症は，膀胱尿管逆流によって感染尿が腎実質に逆流して誘発される．膀胱尿管逆流は新生児および幼児において発症し，腎臓に生涯にわたる傷（瘢痕）を残すことがある．重症例では腎盂や腎実質にまで逆流が生じ，瘢痕化のリスクが最も高い．逆流は，尿管膀胱弁の機能不全または下部尿路の機械的な閉塞によって起こる．症状と徴候がほとんど存在しないため，幼児のときに発症していても，成人になってからタンパク尿，高血圧および腎機能障害を呈するようになり，瘢痕が発見されることもある．診断は，排尿膀胱尿道造影により尿管拡張の度合いを推察する．後期のこの段階で腎生検を行うと，ネフローゼ域のタンパク尿の原因である巣状糸球体硬化症が示される．大半の幼児において，逆流は自然消失する．

本項目で扱った薬物一覧	
薬物	作用機序など
尿細管間質性腎炎	
●ステロイド	●グルココルチコイド受容体に結合して，抗炎症性の細胞応答を引き起こす．6章4「ステロイドホルモン」も参照
尿酸腎症	6章7「高尿酸血症（痛風）の薬物治療」も参照
●尿酸オキシダーゼ（ラスブリカーゼ）	●尿酸を水溶性物質に酸化し，尿中への排泄を促す
●尿酸産生抑制薬 　　アロプリノール 　　フェブキソスタッド 　　トピロキソスタット	●キサンチンオキシダーゼを阻害し，ヒポキサンチン→キサンチン→尿酸のそれぞれの反応を抑制して，尿酸産生を抑制する
●尿酸排泄促進薬 　　ベンズブロマロン 　　プロベネシド	●腎近位尿細管における尿酸の再吸収を抑制することにより尿酸の排泄を促進する．結石生成予防の目的で尿アルカリ化薬（クエン酸化合物）を併用することが推奨される
高シュウ酸尿症	
カルシウム炭酸塩	腸管内にて，過剰なシュウ酸をキレートする
ピリドキシン	グリオキサル酸からシュウ酸への変換を，グリシンへの変換へと変化させる
クエン酸カリウム	尿のアルカリ化およびシュウ酸あるいはリン酸カルシウム結晶の成長・凝集の阻止

参考文献

1) Isnard P et al：Medicine（Baltimore）95：e3349, 2016
2) Perazella MA et al：Nat Rev Nephrol 6：461-470, 2010
3) 重篤副作用疾患別対応マニュアル 間質性腎炎（尿細管間質性腎炎），厚生労働省，2007
4) MSD Manual Professional version：http://www.msdmanuals.com/professional/genitourinary-disorders/tubulointerstitial-diseases/tubulointerstitial-nephritis

【中野 大介，西山 成】

7 二次性糸球体疾患の薬物治療

目標
- 二次性糸球体疾患の代表的なものの病態生理，薬物治療を理解する。

はじめに

二次性糸球体疾患とは，膠原病，感染症，悪性腫瘍等，さまざまな疾患に伴って続発する糸球体疾患のことを示す（表7-7-1）。

原発性糸球体疾患として急性糸球体腎炎，IgA腎症，特発性膜性腎症，膜性増殖性糸球体腎炎，溶連菌感染後糸球体腎炎，急速進行性糸球体腎炎，微小変化型ネフローゼ症候群，巣状分節性糸球体硬化症を紹介したが，各疾患の病理所見と類似の特徴をもつ二次性糸球体疾患が存在するため，必ず二次性の要素がないかを確認することが必要である。二次性糸球体疾患の場合は，基本的には原疾患治療が必要になる。

例えば，IgA腎症は関節リウマチや肝硬変でメサンギウム領域にIgAの沈着を示す。また，膜性腎症は悪性腫瘍に続発するものが有名であるが，その他にもB型肝炎等の感染症，シェーグレン症候群等の膠原病に合併するし，関節リウマチに使用される金製剤やD-ペニシラミンでも起こる。膜性増殖性糸球体腎炎は免疫グロブリンを伴うC3沈着を呈するグループで，特に二次性を考える必要があり，C型肝炎や感染性心内膜炎等の感染症が有名である。急速進行性糸球体腎炎では，顕微鏡的多発血管炎等の血管炎に続発して起こることが多い。巣状分節性糸球体硬化症は，HIV等の感染症や肥満等の糸球体過剰ろ過に続発する機能的適応によって生じるものが有名である。Columbia分類は原疾患を特定するのに役立つとされ，例えば糸球体過剰ろ過に続発する機能的適応によって生じるものはperihiler variantが多いとされ，HIVによるものはcollapsing variantを示すとされる。

以上，二次性糸球体疾患の総論について概説してきた。ここからは二次性糸球体疾患の中でも重要な疾患について解説していく。

表7-7-1 各二次性糸球体疾患の原因

IgA腎症	IgA血管炎，肝硬変，関節リウマチ等
膜性腎症	自己免疫性疾患（全身性エリテマトーデス，シェーグレン症候群等），感染症（B型肝炎，C型肝炎等），悪性腫瘍（肺がん，乳がん，膀胱がん等），薬物（金製剤，D-ペニシラミン，ブシラミン等）
膜性増殖性糸球体腎炎	自己免疫性疾患（全身性エリテマトーデス等），感染症（C型肝炎，B型肝炎等） ※組織学的に血栓性微小血管症やパラプロテイン血症と類似することがある
急速進行性糸球体腎炎	全身性エリテマトーデス，顕微鏡的多発血管炎，多発血管炎性肉芽腫症，抗GBM病，IgA血管炎等
微小変化型ネフローゼ症候群	薬剤（NSAIDs，インターフェロン，リチウム等），アレルギー疾患（花粉症，アトピー性皮膚炎），悪性腫瘍（悪性リンパ腫，白血病等）
巣状分節性糸球体硬化症	家族性遺伝子変異（ネフリン，ポドシン等），ウイルス感染（HIV，パルボウイルスB19等），薬物（ヘロイン等），適応的構造機能反応 ｛ネフロン減少性（片側性腎無形成，腎異形成，膀胱尿管逆流等） 　非ネフロン減少性（高血圧，肥満等）

GBM：糸球体基底膜，NSAIDs：非ステロイド性抗炎症薬，HIV：ヒト免疫不全ウイルス

ループス腎炎

　全身性エリテマトーデス（systemic lupus erythematodes：SLE）は蝶形紅斑や関節痛，血球異常や臓器障害といった多彩な臨床症状を特徴とした自己免疫疾患であり，関節リウマチに次いで多く，好発年齢は20歳代で，女性が圧倒的に多い。ループス腎炎（lupus nephritis）はSLEに合併する腎病変で，患者の約4〜6割が罹患し，また予後に関連する重要な疾患である。

　ループス腎炎の光学顕微鏡所見は多彩であり，メサンギウム増殖性糸球体腎炎や膜性増殖性糸球体腎炎，膜性腎症を呈するものまでさまざまである。光学顕微鏡所見は，IRS/RPSによる2003年分類によりⅠ型からⅥ型に分類される。Ⅲ型とⅣ型では活動性病変（active lesion：A）と慢性病変（chronic lesion：C）の有無により，A，A/C，Cの3つの活動性に分かれ，Ⅳ型はさらに分節性病変（segmental lesion：S）とびまん性病変（global lesion：G）に分かれる。免疫抗体法ではIgGを主体とした免疫グロブリン（immunoglobulin：Ig）M，IgA，IgEが陽性となり，いわゆるフルハウスパターンを呈することがある。また補体成分ではC3，C4，C1qが染色される。電子顕微鏡で認められる沈着物も多彩であり，内皮下，基底膜内，上皮下，さらにメサンギウム領域にみられる。

病態生理

　ループス腎炎の病態は抗DNA抗体が関わっている。自己抗原に対する抗体産生の機序は不明であるが，Toll様受容体（Toll-like receptor：TLR）との関わりが示唆されている。血中の抗DNA抗体とDNAが免疫複合体を形成し，糸球体係蹄に捕捉される機序や，陽性に荷電したヒストンが陰性に荷電した糸球体基底膜に捕捉され，ヒストンを仲介として抗DNA抗体が沈着し，局所で免疫複合体を形成する in situ IC formation 等の機序が推測されている。

治療

◆従来治療◆

　ループス腎炎だけでなく，SLEに伴う全身の病変を評価する必要がある。中枢神経病変や肺胞出血といった致命的な病態を合併している場合は，より積極的な治療が必要になる。またSLEでは抗リン脂質抗体が陽性となることがあり，抗リン脂質抗体症候群（antiphospholipid syndrome：APS）を合併することがある。この場合は血栓症を併発する可能性があり，またステロイドの投与に伴い血管過凝固状態になるため，必要に応じて抗血小板・抗凝固療法の併用が必要になる。

　ループス腎炎の治療は，寛解導入と寛解維持療法に分けて考える必要がある。寛解導入では，ステロイドが治療の中心である。病理組織分類（ISN/RPS分類，表7-7-2参照）も重要で，Ⅱ型はステロイドの反応性は高いとされ，ステロイド量は少量または中等量でよいが，Ⅳ型で活動性が高い場合は大量のステロイドが必要であるとされる。

　免疫抑制薬は，活動性が高くステロイド単独ではコントロールできない場合や，Ⅳ型等の組織学的に重症度が高い場合に併用される。免疫抑制薬はシクロホスファミド（cyclophosphamide）とミコフェノール酸モフェチル（mycophenolate mofetil：MMF）が主に使用される[1]。シクロホスファミドは，パルスよりも内服のほうが副作用は多いとされ，主な臨床試験はパルスによるものである。シクロホスファミドパルス併用療法はステロイド単独療法と比較して，腎不全への移行を抑制することが示された。その後，高用量シクロホスファミドパルスと低用量シクロホスファミドパルスを比較した臨床試験が行われたが，寛解率や再発率には差がなく，副作用にも差がないことから，低用量での併用の選択肢もある。しかし，シクロホスファミドには用量依存性の副作用の問題が依然として残る。特にループス腎炎は若年女性に発症することが多く，卵巣機能不全と悪性腫瘍

の問題は非常に重要である。一方，MMFはシクロホスファミドと効果は同等で，副作用は少ないとされる。これまで日本では保険適用外であったが，近年保険適用となったため，今後ループス腎炎に対するMMFの使用は増えると考えられる。また近年，Ⅳ＋Ⅴ型のループス腎炎に対してマルチターゲット療法（ステロイド〈corticosteroid〉＋タクロリムス〈tacrolimus〉＋MMFまたはミゾリビン〈mizoribine〉）が有効であるとの報告がある[2]。マルチターゲット療法は複数の作用機序の免疫抑制薬を使うことで，ループス腎炎に対しても多面的に効果が期待でき，また骨粗しょう症や眼病変

表7-7-2 ループス腎炎のISN/RPS 2013年分類

Ⅰ型：微小メサンギウムループス腎炎
　光顕では正常だが，蛍光抗体法でメサンギウムに免疫複合体を認める
Ⅱ型：メサンギウム増殖性ループス腎炎
　光顕でメサンギウム細胞増加やメサンギウム基質の増生を認める
Ⅲ型：巣状ループス腎炎
　全糸球体の50％未満に（管内性あるいは管外性）病変が認められる
Ⅳ型：びまん性ループス腎炎
　全糸球体の50％以上に（管内性あるいは管外性）病変が認められる
Ⅴ型：膜性ループス腎炎
　メサンギウム変化にかかわらず，上皮下の免疫沈着物を認める
　Ⅲ型，Ⅴ型と複合する場合がある。その際は，Ⅴ＋Ⅳ-G（A/C）等と表記
Ⅵ型：進行した硬化性ループス腎炎
　活動性の認められない全節性硬化像を示す糸球体が90％以上

	活動性病変（A）	硬化性病変（C）
糸球体病変	細胞増殖，フィブリノイド壊死，核崩壊，細胞性半月体，ヒアリン血栓，ワイヤーループ病変，白血球浸潤	糸球体変化，線維性半月体
尿細管間質病変	間質細胞浸潤	間質線維化，尿細管萎縮

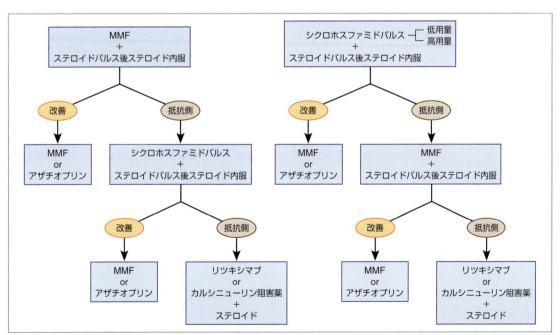

図7-7-1　米国リウマチ学会（American College of Rheumatology：ACR）に基づくループス腎炎の治療指針
MMF：ミコフェノール酸モフェチル

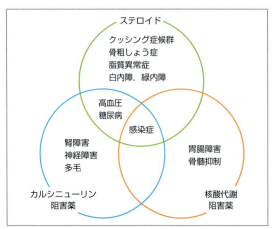

図 7-7-2 マルチターゲット療法で使用する免疫抑制薬と副作用

といったステロイド特有の副作用を減らすことが期待される（図 7-7-2）。

寛解維持療法としては，日本ではステロイドの使用量を減らすためにアザチオプリン（azathioprine），ミゾリビン，タクロリムスが併用されていた。しかし，MMF がアザチオプリンと比較して寛解維持に有効である報告がある。MMF が日本でも保険適用となったことを受けて，今後 MMF の使用が増えると予想される。

◆その他の治療◆

ヒドロキシクロロキン

ヒドロキシクロロキン（hydroxychloroquine）は抗マラリア薬でありながら，海外では皮膚病変等の軽症の SLE の標準的治療薬である。SLE では死細胞のクリアランス低下や好中球の NETosis 等により増加した自己由来の核酸が TLR7 や TLR9 を介して形質細胞様樹状細胞を活性化し，I 型インターフェロン（interferon：IFN）産生を強く誘導する。I 型 IFN は獲得免疫系の T 細胞および B 細胞を活性化して自己抗体産生等の SLE の病態に強く関与することが知られている。

抗マラリア薬の作用機序として，エンドソーム内 pH 上昇による抗原提示の阻害，エンドソームにおける TLR 阻害による IFN 産生抑制等が考えられている。ヒドロキシクロロキンは，腎や神経病変に対しても再燃や病変の進展を抑制し，SLE の生命予後を改善することが示されている。

リツキシマブ

リツキシマブ（rituximab）は中枢神経系ループス等の治療抵抗性での有効性が報告されており，難治例では投与が考慮される。しかし，ランダム化比較試験では有意差が認められず，現時点では SLE やループス腎炎に対する有効性は確立されていない。

ベリムマブ

ベリムマブ（belimumab）は可溶性 BlyS（B リンパ球刺激因子〈B lymphocyte stimulator〉）/BAFF（B cell activating factor belonging to the tumor necrosis factor）を中和する完全ヒト型モノクローナル抗体で，米国で SLE 治療薬として承認され，活動性の SLE に対しての有効性が示された。しかし，重度のループス腎炎や中枢神経系ループスに対しての有効性は示されておらず，現時点では重篤な臓器病変のない SLE に対しての使用が考えられる。

血管炎

急速進行性糸球体腎炎（rapidly progressive glomerulonephritis：RPGN）は原発性以外に上記の SLE や顕微鏡的多発血管炎（microscopic polyangiitis），多発血管炎性肉芽腫症（glanulomatosis with polyangiitis），グッドパスチャー（Goodpasture）症候群によっても起こる。血管炎のうち，顕微鏡的多発血管炎や多発血管炎性肉芽腫症は Chapel Hill 分類に基づくと小血管炎（small vessel vasculitis：SVV）であり，その中でも特に，抗好中球細胞質抗体（anti-neutrophil cytoplasmic antibody：ANCA）との関連性が強い ANCA 関連血管炎に属する（図 7-7-3）。顕微鏡的多発血管炎や好酸球性多発血管炎性肉芽腫症（eosinophilic granulomatosis with polyangiitis）は MPO（ミエロペルオキシダーゼ〈myeloperoxidase〉）-ANCA

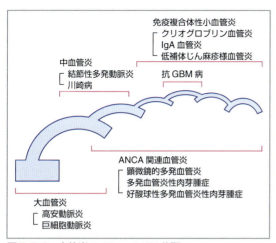

図 7-7-3 血管炎の Chapel Hill 分類
GBM：糸球体基底膜，ANCA：抗好中球細胞質抗体

が陽性のことが多く，多発血管炎性肉芽腫症は，PR3（プロテイナーゼ 3〈proteinase3〉）-ANCA が陽性のことが多い。これらの血管炎では障害される臓器スペクトラムが異なっており，例えば多発血管炎性肉芽腫は耳，鼻，上気道，肺，腎に病変が多く，好酸球性多発血管炎性肉芽腫症は肺病変や多発多神経炎が多い。RPGN の頻度としては，顕微鏡的多発血管炎，多発血管炎性肉芽腫症，好酸球性多発血管炎性肉芽腫症の順で多い。

病態生理

ANCA 関連血管炎は感染を契機に発症することがあり，何らかの感染や病原菌の構成成分が発症に関与している可能性が考えられる。実際に，細菌由来のリポ多糖を MPO で免疫したマウスに投与すると，MPO-ANCA が出現し，腫瘍壊死因子-α（tumor necrosis factor-α：TNF-α）の増加，好中球の集積や糸球体壊死や半月体形成が起こる。ANCA は好中球を活性化し，活性酸素を産生するだけでなく，血管内皮細胞と接着し，血管壁を障害する（半月体形成の機序は前述の通り）。一方で，グッドパスチャー症候群は糸球体の基底膜の一部を抗原とする抗糸球体基底膜（glomerular basement membrane：GBM）が原因であり，Ⅱ型アレルギーが病態である。

治療

血管炎に合併する急速進行性糸球体腎炎の治療については，原発性糸球体腎炎のそれと同様であるため，割愛する。しかし，急速進行性糸球体腎炎に対する治療だけでなく，血管炎により生じる他の症状や臓器障害も加味して治療方針を決定する。例えば，肺胞出血を合併している場合は，治療強度を強めるべきである。また EPA は ANCA 関連血管炎に対して制御性 T 細胞を誘導することで，従来の免疫抑制治療に補助的に使用できる可能性がある。

IgA 血管炎（紫斑病性腎炎）

IgA 血管炎（ヘノッホ-シェーンライン〈Henoch-Schönlein〉紫斑病）は，Chapel Hill 分類では顕微鏡的多発血管炎と同様に小血管炎に分類される。症状としては紫斑（下腿を中心とした点状出血斑），関節痛，消化器症状が三主徴とされ，腎症状が生じた場合に紫斑病性腎炎とよぶ。

IgA 血管炎は 90％ が 4〜11 歳の小児に発症し，予後は良好であると考えられているが，成人の場合は約 50〜80％ に腎炎を合併するとされ，小児に比べて重症化することが多い。病理像としては IgA 腎症と同様に蛍光染色で IgA がメサンギウム領域に沈着するが，光学顕微鏡ではメサンギウム増殖が主体の IgA 腎症より半月体形成が目立つとされる。病理組織学的の分類としては国際小児腎疾患研究会（International Study of Kidney Disease in Childhood：ISKDC）によるものが広く使用されており，メサンギウム増殖と半月体の程度により分類される。

病態生理

病態は多くが不明であるが，上気道感染に伴って起こることがあるため，感染が誘因となっている可能性がある。また血中の IgA 型免疫複合体が高値となっており，IgA 腎症と同様に IgA 型免疫複合体が糸球体に沈着することで腎炎が起こって

表 7-7-3　紫斑病性腎炎の国際小児腎疾患研究会（ISKDC）分類

グレード	病変
I	微小変化
II	メサンギウム増殖のみ
III	50%未満の糸球体に半月体形成を認める 　a）巣状メサンギウム増殖 　b）びまん性メサンギウム増殖
IV	50〜75%の糸球体に半月体形成を認める 　a）巣状メサンギウム増殖 　b）びまん性メサンギウム増殖
V	75%以上の糸球体に半月体形成を認める 　a）巣状メサンギウム増殖 　b）びまん性メサンギウム増殖
VI	膜性増殖性腎炎病変

いると考えられる。しかし，なぜIgA腎症は腎臓だけを障害し，IgA血管炎はそれ以外の臓器にも障害を起こすかは不明である。

治療

治療としては血管の炎症を抑制すること，腎症においては免疫複合体の産生を抑制することが目的となり，ステロイドと免疫抑制薬が中心となるが，明確な治療方針は存在せず，腎機能，尿所見，ISKDC分類（表7-7-3）による病理組織学的分類から治療方針を決定する。血尿単独や軽度のタンパク尿で腎機能も正常の場合は，抗血小板薬やRAS（レニン-アンジオテンシン系〈renin-angiotensin system〉）阻害薬で治療しながら経過観察をする。また，IgA腎症と同様にステロイドパルス治療に扁桃摘出を組み合わせることもある。急速進行性糸球体腎炎やネフローゼ症候群を呈する症例では，パルス療法を含めたステロイド治療，免疫抑制薬，抗血小板薬や抗凝固療法を組み合わせたカクテル療法が行われる。また紫斑病性腎炎ではXIII因子が欠乏していることがあり，第XIII因子製剤の投与が検討されることもある。

その他の膠原病類縁疾患

関節リウマチに伴う腎疾患

関節リウマチ（rheumatoid arthritis）は関節滑膜を炎症の主座とし，多発性関節炎を主徴とする原因不明の進行性の炎症性疾患である。関節リウマチに伴う腎疾患は主に，①薬剤性の腎障害，②AAアミロイドーシス（下記参照），③血管炎に伴う半月体形成性糸球体腎炎，④関節リウマチ固有の腎症に分類される。

薬剤性の腎障害については，カルシニューリン阻害薬，非ステロイド性抗炎症薬（non-steroidal anti-inflammatory drugs：NSAIDs）による尿細管間質障害や金製剤，D-ペニシラミンによる膜性腎症が有名である。これらは薬物を中止することで改善することが多いが，腎障害が遷延する例ではステロイド治療が必要な場合もある。

関節リウマチは，経過中に血管炎を伴うことがあり，この場合に，悪性関節リウマチと診断される。悪性関節リウマチに伴う腎障害は，半月体形成糸球体腎炎となることが多く，関節リウマチの治療を強化する必要がある。ヒト化抗ヒトインターロイキン-6受容体モノクローナル抗体であるトシリズマブ（tocilizumab）が有効であるとの報告もある。また，近年は関節リウマチに使用される生物学的製剤であるTNF-α阻害薬で，経過途中にANCA陽性の半月体形成性糸球体腎炎を生じることが知られており，TNF-α阻害薬を投与している関節リウマチでは，両者の鑑別が必要になる。

関節リウマチ固有の腎症は，組織学的にIgA腎症が多いとされる。症状もIgA腎症に類似しており，血尿優位の尿異常を呈する。比較的軽症例が多いが，中には末期腎不全に至ることもあるため，必要に応じて通常のIgA腎症に準じて治療を行う。

強皮症に伴う腎疾患

全身性強皮症（systemic sclerosis）は，皮膚硬化を主症状とする全身性結合組織疾患である。全身性強皮症に伴う腎疾患としては，強皮症腎クリーゼとANCA関連血管炎が重要である。

強皮症腎クリーゼは全身性強皮症のうち約4〜5%に合併するとされ，生命予後に関与するため

重要である。強皮症腎クリーゼは腎弓状動脈や小葉間動脈の血管内皮障害と，それにより起こる小動脈の狭窄によって腎皮質の血流が低下し，RASが活性化することで，悪性腎硬化症に類似した病態を呈する。組織所見は腎弓状動脈や小葉間動脈に同心円状内膜肥厚やムコイド沈着による内腔狭窄，フィブリノイド壊死が特徴的である。

病態としてRASの亢進が悪循環を引き起こしているため，これを遮断するために短時間作用型のアンジオテンシン変換酵素（angiotensin converting enzyme：ACE）阻害薬であるカプトリル（captopril）を使用する。ACE阻害薬単独で効果が不十分な場合はアンジオテンシンⅡ受容体拮抗薬（angiotensinⅡreceptor blocker：ARB）やCa拮抗薬を併用する。なお，治療開始後の腎機能の軽度悪化は糸球体内圧の低下に伴う一過性のものであり，治療の中止の指標とはならない。

一方，ANCA関連血管炎は急速に腎機能が低下する点では強皮症腎クリーゼと似ているが，RASの活性化や著しい血圧上昇は伴わない。病態は腎クリーゼとは違い，顕微鏡的多発血管炎に類似しており，組織学的にも半月体形成性糸球体腎炎を呈する。治療はANCA関連急速進行性糸球体腎症に準じてステロイド，免疫抑制薬を使用する。

シェーグレン症候群に伴う腎疾患

シェーグレン（Sjögren）症候群は中年女性に多く認められ，唾液腺や涙腺を標的とする自己免疫疾患であり，乾燥症状を主徴とする。他の膠原病とオーバーラップしやすい。シェーグレン症候群に伴う腎病変としては，①間質性腎炎，②糸球体腎炎が重要である。

間質性腎炎はシェーグレン症候群に特徴的な腎病変である。腎障害が主な症状であるが，尿細管間質の障害される範囲により腎性尿崩症や遠位尿細管性アシドーシスを合併することがある。間質に浸潤する細胞はCD4陽性のT細胞が主体であり，唾液腺や涙腺の炎症組織部の細胞プロファイルと類似しているため，共通の細胞性免疫が発症に関与している可能性がある。治療は細胞性免疫を抑制するためにステロイドが中心となる。尿細管性アシドーシスを合併する場合はアシドーシスについては重曹でアルカリ化し，低カリウム血症に対してはクエン酸カリウムを投与する。

一方で，シェーグレン症候群に合併する糸球体腎炎としては，膜性腎症，膜性増殖性糸球体腎炎，メサンギウム増殖性糸球体腎炎があり，各組織型に準じた治療を行う。

クリオグロブリン血症に伴う腎疾患

クリオグロブリンは血清を低温にするとゲル状に沈降し，加温により再溶解する免疫グロブリンである。クリオグロブリン血症（cryoglobulinemia）自体は比較的高頻度で認められ，C型肝炎，HIV，膠原病や悪性腫瘍等で認められるが，そのうち，2～3％が血管炎を起こす。クリオグロブリン血症関連血管炎の原因は90％以上がC型肝炎に関連するものと考えられている。C型肝炎関連クリオグロブリン血管炎は紫斑，神経炎，レイノー（Raynaud）症状，下腿潰瘍等の症状が見られ，30％の症例で腎炎を合併する。

病態生理

病態としては樹状細胞のtoll様受容体（TLR）がC型肝炎ウイルスを認識し，BAFFを産生する。一方で，C型肝炎ウイルスを感知したB細胞は抗体を産生するが，BAFFの刺激によりB細胞がクローナルに増殖し，結果として分化した形質細胞が増殖する。形質細胞はリウマチ活性をもったIgMを産生し，これがIgGと結合して免疫複合体を形成し，さらに血管内皮に結合することで血管炎を起こすとされる。組織像としては膜性増殖性糸球体腎炎を呈し，さらに毛細血管腔にエオジン好性の血栓が認められる。また電子顕微鏡で基底膜内皮下に特徴的な線維状沈着物を認めることも特徴的である。

治療

C型肝炎の治療，炎症の鎮静化（ステロイド，

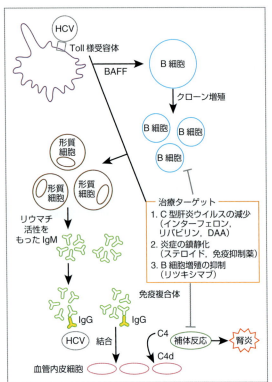

図 7-7-4　C 型肝炎関連クリオグロブリン血症の病態
HCV：C 型肝炎ウイルス，BAFF：B cell activating factor belonging to the tumor necrosis factor，Ig：免疫グロブリン，DAA：直接作用型抗ウイルス薬

免疫抑制薬），B 細胞増殖の抑制が主な治療のターゲットとなる。C 型肝炎の治療については詳細を割砕するが，これまで腎障害を合併している場合（クレアチニンクリアランス≦50 mL/分）はインターフェロンしか選択肢がなく，ゲノタイプ 1 の治療には難渋していた。しかし，近年，直接作用型抗ウイルス薬（direct acting antiviral：DAA）が発達し，腎障害でも使用できるダクラタスビル（daclatasvir）が登場したことで腎障害や腎炎を合併している C 型肝炎の治療が変化してきている。ダクラタスビルは C 型肝炎ウイルスの NS5A 領域をターゲットとした DAA であり，腎障害でも使用することができる上に，NS3-4A 領域をターゲットとしたプロテアーゼ阻害薬であるアスナプレビル（asunaprevir）と併用することで，高い抗ウイルス活性を発揮する。B 細胞増殖の抑制に対してはリツキシマブ（rituximab）が有効で

あるとの報告があるが，日本では保険で承認されていない。

アミロイド腎症（amyloid nephropathy）

　形質細胞あるいは B 細胞の異常増殖により過剰に産生される免疫グロブリンのことをパラプロテインとよび，このパラプロテインが腎臓の血管や糸球体に沈着したり，糸球体でろ過された後に尿細管管腔内で円柱を形成することで腎障害を来たす。このようなパラプロテイン血症に伴う腎障害は，アミロイドーシスのほかに軽鎖沈着症，軽鎖重鎖沈着症，イムノタクトイド腎症，fibrillary 腎症等がある。

病態生理

　アミロイドーシスは特定の構造（β シート構造）をもつ難溶性の線維状タンパク質が，臓器の細胞外に沈着する疾患である。症状としては，全身症状のほかに末梢神経障害，自律神経障害による起立性低血圧，消化管アミロイドーシス，心アミロイドーシス等がある。アミロイドーシスが腎臓に沈着すると，タンパク尿はしばしばネフローゼレベルとなり，高度の浮腫を認めることがある。アミロイドーシスの中でも腎症の原因となる頻度が高いのが，M タンパク質軽鎖に由来する AL アミロイドーシスと急性期反応タンパク質であるアミロイド A タンパク質（serum amyloid A：SAA）に由来する AA アミロイドーシスである。AL アミロイドーシスでは，原発性に加えて骨髄腫や良性単クローン性 γ グロブリン異常症（monoclonal gammopathy of undetermined significance：MGUS）に合併することがある。AA アミロイドーシスは関節リウマチや炎症性腸疾患が原因で生じる。組織学的には糸球体や血管壁にエオジン好性・PAS（過ヨウ素酸シッフ〈periodic acid-schiff〉）陽性の無構造物が沈着することが特徴的であり，コンゴーレッド染色では濃紅色に染色され，偏光下では複屈折性を示す。また電子顕微鏡では幅 7〜13 nm の細線維構造を示す。

治療

アミロイドーシスの原因によって異なる。AAアミロイドーシスの場合は慢性炎症性疾患が背景にあることが多く，炎症の原因となる疾患の治療が重要になる。近年，IL-6 受容体抗体が関節リウマチに対して保険適用となり，関節リウマチに対するAAアミロイドーシスに有効である可能性がある。ALアミロイドーシスは，多発性骨髄腫に伴う場合は原疾患の治療が優先されるが，原発性ALアミロイドーシスの場合も多発性骨髄腫に準じた治療が行われることが多い。治療は移植の適応がある場合は自家末梢血幹細胞移植が行われる。移植の適応にない場合はメルファラン（melphalan）＋デキサメタゾン（dexamethasone）併用療法が選択される。治療抵抗性や再発例に対しては，近年，サリドマイド（thalidomide），レナリドミド（lenalidomide），ボルテゾミブ（bortezomib）といった新規薬物が導入されている。サリドマイドは免疫調整薬の1つで，血管新生抑制効果をもつ。レナリドマイドはサリドマイドの誘導体で，直接的な抗腫瘍活性と免疫調節作用をあわせもつ。一方，ボルテゾミブは26Sプロテアソームの$\beta 5$サブユニットにあるプロテアーゼを標的とする可逆性のプロテアソーム阻害薬である。これらの薬物のAAアミロイドーシスに対する有効性が報告されつつあるが，安全性も含めた十分なデータがないのが現状である。

糖尿病性腎症

糖尿病性腎症（diabetic nephropathy）は糖尿病により生じる細小血管障害であり，3大合併症（神経障害，網膜症，腎症）の1つである。糖尿病性腎症は日本の新規透析導入の原因疾患の1位である。診断は微量アルブミン尿の出現で診断するが，糖尿病の罹患期間が5年以上と長いことや，網膜症が先行していること，高度の血尿を認めないことが特徴とされる。糖尿病性腎症は微量アルブミン尿，タンパク尿が出現し，急速に腎機能が低下して，末期腎不全に至る。

表 7-7-4 糖尿病性腎症の病期分類

病期	尿アルブミン値（mg/gCr）あるいは尿タンパク値（g/gCr）	GFR（eGFR）（mL/分/1.73 m²）
第1期（腎症前期）	正常アルブミン尿（30 未満）	30 以上
第2期（早期腎症期）	微量アルブミン尿（30～299）	30 以上
第3期（顕性腎症期）	顕性アルブミン尿（300 以上）あるいは持続性タンパク尿（0.5 以上）	30 以上
第4期（腎不全期）	問わない	30 未満
第5期（透析療法中）	透析療法中	

Cr：クレアチニン，eGFR：推算糸球体ろ過量

病態生理

糖尿病性腎症では早期から高血糖とともに糸球体ろ過量（glomerular filtration rate：GFR）が上昇する糸球体過剰ろ過（glomerular hyperfiltration）が起こることがわかっており，これが糖尿病性腎症の進行のリスクファクターとなっている。細胞外液過剰により糸球体過剰ろ過が起こる機序が提唱されていたが，臨床試験で塩分制限によっても糸球体過剰ろ過が是正されないことが判明し，近年では近位尿細管の再吸収に関連する機序が重要であると考えられている。糖尿病患者では近位尿細管細胞が過形成期と肥大期を経て，tubular growth を起こし，その結果として近位尿細管の再吸収能が亢進している。近位尿細管再吸収が亢進することでdistal Cl⁻ delivery が低下し，これが尿細管糸球体フィードバック（tubuloglomerular feedback：TGF）を介して糸球体過剰ろ過を起こしている。

治療

◆血糖コントロール◆

腎不全が進行するにつれて，血糖降下薬の多く

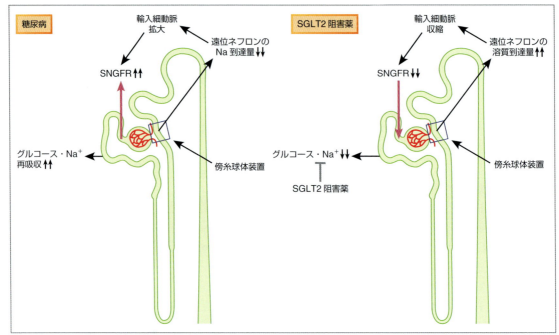

図 7-7-5　糖尿病性腎症における尿細管糸球体フィードバック（TGF）と SGLT（ナトリウム/グルコース共輸送体）2 阻害薬
SNGFR：単一ネフロン糸球体ろ過量

や低血糖を中心とした副作用が増加するため，慎重投与や禁忌となる．このため原則的に，血糖降下薬としては DPP-4 阻害薬（リナグリプチン〈linagliptin〉が腎機能に応じた用量調節の必要なし）や α-グルコシダーゼ阻害薬（ボグリボース〈boglibose〉，アカルボース〈acarbose〉）を使用する．またグルカゴン様ペプチド-1（glucagon-like peptide-1：GLP-1）アナログであるリラグルチド（liraglutide）も腎機能に応じた用量調節の必要がなく，使用可能である．このように血糖降下薬は腎不全の進行とともに使える薬物が少なくなり，これらによって血糖コントロールが不十分になる場合は，インスリンに切り替える必要がある．近年，SGLT2（ナトリウム/グルコース共輸送体 2〈sodium glucose cotransporter 2〉）阻害薬が糖尿病性腎症の進展抑制に効果があるとされ，注目を集めている[3]．SGLT2 阻害薬は SGLT2 を阻害することで Na^+ の再吸収も抑制するため，結果として遠位ネフロンへの Na^+ の到達量が増える．これを緻密斑で感知し，TGF が調節されることで輸出細動脈が収縮し，結果的に糸球体内圧を下げると考えられる．ただし，SGLT2 阻害薬についてはそれ以外のメカニズムも腎保護効果に関与しているとされ，さらなるメカニズムの解明が望まれる[4]．

◆血圧コントロール◆

糖尿病性腎症の場合は，血圧 130/80 mmHg 未満を目標する．第 1 選択薬は RAS 阻害薬とし，単剤で血圧コントロールが困難な場合はカルシウム拮抗薬，利尿薬，α 遮断薬，β 遮断薬を併用する．RAS 阻害は糖尿病性腎症の進展抑制効果があるとされる．

RAS 阻害薬はアンジオテンシン II の作用を抑制することで，輸出細動脈を拡張し，糸球体内圧を下げることで腎保護効果を発揮する．ただし，臨床試験からは進行速度の速い糖尿病性腎症については RAS 阻害薬単独では進行抑制効果に乏しいと考えられている．

本項目で扱った薬物一覧	
薬物	作用機序など
ループス腎炎	
ステロイド	グルココルチコイド受容体に結合して，抗炎症性の細胞応答を引き起こす
●免疫抑制薬	
シクロホスファミド	二本鎖 DNA が一本鎖になる過程を阻害→細胞増殖抑制→免疫抑制
ミコフェノール酸モフェチル	IMPDH を阻害→リンパ球の増殖を抑制→免疫抑制
ヒドロキシクロロキン	Ⅰ型インターフェロンを抑制→免疫抑制
リツキシマブ	CD20 に対するモノクローナル抗体→B 細胞枯渇→免疫抑制
ベリムマブ	B リンパ球刺激因子/B 細胞活性化因子を中和するモノクローナル抗体→免疫抑制
IgA 血管炎（紫斑病性腎炎）	
●ステロイド	●上記と同じ
●免疫抑制薬	●各免疫抑制薬の作用機序は 7 章 3「原発性糸球体疾患の薬物治療」参照
関節リウマチ	
トシリズマブ	IL-6 に対するモノクローナル抗体→免疫抑制
強皮症	
●アンジオテンシン変換酵素阻害薬	
カプトリル	RAS の亢進を止め，内皮細胞障害を軽減する
シェーグレン症候群	
ステロイド	上記と同じ
C 型肝炎	
ダクラタスビル＋アスナプレビル	ダクラタスビルは NS5A 領域，アスナプレビルは NS3-4A 領域をターゲットにして，C 型肝炎ウイルスを減少させる
AL アミロイドーシス	
サリドマイド レナリドミド ボルテミゾブ	サリドマイドは血管新生抑制効果をもち，レナリドミドはサリドマイドの前駆体，ボルテミゾブは可逆性のプロテアソーム阻害薬
糖尿病性腎症の治療薬	
● RAS 阻害薬	●輸出細動脈を拡張→糸球体内圧の低下
● SGLT2 阻害薬	●尿細管糸球体フィードバックを調節→糸球体内圧の低下

参考文献

1) Hahn BH et al：Arthritis Care Res（Hoboken）64：797-808, 2012
2) Liu Z et al：Ann Intern Med 162：18-26, 2015
3) Wanner C et al：N Engl J Med 375：323-334, 2016
4) Gilbert RE：Kidney Int 86：693-700, 2014

【山﨑 大輔，西山 成】

8 常染色体優性遺伝多発性嚢胞腎の薬物治療

目標

- 常染色体優性遺伝多発性嚢胞腎の病態生理，薬物治療を理解する。

はじめに

常染色体優性遺伝多発性嚢胞腎（autosomal dominant polycystic kidney disease：ADPKD）は3000〜7000人に1人の有病率をもつ最も頻度の高い遺伝性腎疾患であり，60歳までに1/2が末期腎不全に至るとされ，透析導入患者の3〜5％を占める。病因としては約80％が*PKD1*，約10％が*PKD2*の変異による。家族歴がある場合は腹部エコーで3つ以上，腹部CTで5つ以上の嚢胞が各腎に認められる場合に診断される。腎症状としては腎機能悪化のほかに，腎嚢胞の増大による腹部膨満感や嚢胞内出血，嚢胞内感染を認める。一方で，ADPKDは腎外症状も特徴の1つであり，肝嚢胞や脳動脈瘤，僧房弁逆流症等がある。特に脳動脈瘤は致死的になる可能性があるため，必ず頭部MRIでスクリーニングする必要がある。

病態生理

ADPKDは腎容積の増大に伴って，尿細管，血管が圧迫され，尿細管の逆漏出や虚血を来すことで，レニン-アンジオテンシン系（renin-angiotensin system：RAS）が亢進し，腎障害が進展する。ADPKDは上記のように*PKD*遺伝子変異により起こるが，PKDがコードしているポリシスチン1, 2は尿細管においてCa^{2+}チャネルとして機能している。正常尿細管上皮細胞では尿流を感知して細胞内にCa^{2+}を流入させる。ところが，

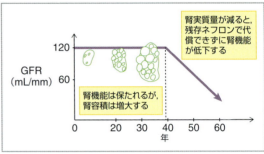

図7-8-1 常染色体優性遺伝多発性嚢胞腎（ADPKD）と年齢，腎容積，腎機能の関係
GFR：糸球体ろ過量

ADPKDではポリシスチン1, 2の障害により細胞内へのCa^{2+}の流入が減り，ホスホジエステラーゼの活性が低下し，サイクリックアデノシン一リン酸（cyclic adenosine monophosphate：cAMP）からAMPへの分解が抑制されることで，cAMPが増えている。cAMPを介する細胞内シグナル伝達が嚢胞液の分泌を起こし，腎容積が増大する。

治療

降圧治療

上記のような機序から，ADPKDに対してRAS阻害薬を中心とした降圧治療が行われている。しかし，アンジオテンシン変換酵素（angiotensin converting enzyme：ACE）阻害薬を使用したランダム化比較試験では，ACE阻害薬はタンパク尿を減らす効果を認める一方で，腎機能障害の発生率

には差がなかった．

バソプレッシン V_2 受容体拮抗薬

近年はADPKDに対してバソプレッシンV_2受容体拮抗薬（V_2受容体拮抗薬）であるトルバプタン（tolvaptan）が保険承認され，注目を集めている[1]．

ADPKDではcAMPにより転写調節されるアクアポリン2およびバソプレッシンV_2受容体の発現が増加している．バソプレッシンV_2受容体はADPKDの囊胞形成の場である遠位尿細管や集合管に局在しており，バソプレッシンV_2受容体の刺激によって，cAMPが増加し，囊胞径が拡大する．トルバプタンは囊胞上のバソプレッシンV_2受容体を阻害することで，cAMPを抑制して囊胞液分泌増加を抑制する．これにより腎容積の増大速度が抑制され，結果的に腎機能悪化も抑制する．また腎容積の増大を減らすことで腎臓痛などの症状も改善する．

トルバプタンは総腎容積が750 ml以上で，腎容積の増大速度がおおむね5％以上の患者が適応とされ，推算糸球体ろ過量（estimate glomerular filtration rate：eGFR）15 mL/分未満の患者には使用することができない．副作用としては肝障害に注意する以外に，水利尿を起こすため，それに伴う高ナトリウム血症や口渇，脱水に十分に注意する必要がある．このため，使用する場合は水分摂取を励行し，水分摂取が十分できない患者は投与を避けるほうが望ましい．またCYP（シトクロムP450〈cytochrome P450〉）3A4阻害効果をもつ薬物（特に一部の抗真菌薬や抗生物質）と併用する場合は，投与量を減量する必要があり，投与前に確認しておく必要がある．

ソマトスタチンアナログ

ソマトスタチンは成長ホルモンの分泌を抑制するホルモンとして発見され，長時間作用型ソマトスタチンアナログであるオクトレオチド（octoreotide）は先端巨大症等の治療に使用されている．一方で，ソマトスタチンはソマトスタチン受容体に結合し，細胞内のcAMP産生を抑制する．またソマトスタチン受容体は腎臓だけでなく，肝臓にも存在しているため，ADPKDでは腎囊胞だけでなく肝囊胞に対しても治療効果が期待されている．ソマトスタチンアナログは現在ADPKDに対して保険適用ではないが，臨床試験では腎容積，肝容積をともに抑制しており，今後，ADPKDに対して有効な薬物となりうる[2]．

mTOR阻害薬

エベロリムス（everolimus）はもともとシロリムスの誘導体として合成されたマクロライド系免疫抑制薬・抗腫瘍薬である．細胞内結合タンパク質のFK506結合タンパク質（FK-506 binding protein：FKBP）-12と複合体を形成し，細胞周期のG1期からS期への誘導に関与する主要な調節タンパク質であるmTOR（mammalian target of rapamycin）に結合して，細胞増殖シグナルを阻害し，T細胞，B細胞および血管平滑筋細胞の増殖を抑制する．多発性囊胞腎では機序は不明であるが，mTOR経路が活性化しており，これにより細胞増殖が亢進している．このため，エベロリムスにより細胞増殖を抑制し，ADPKDの治療に結びつく可能性があると考えられている[2]．しかし，臨床試験では腎容積の増大は抑制したが，腎機能は抑制しなかった．

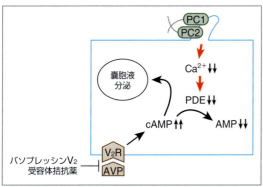

図7-8-2　ADPKDにおける囊胞増大の機序とバソプレッシンV_2受容体拮抗薬の作用機序
PC：ポリシスチン，PDE：ホスホジエステラーゼ，cAMP：サイクリックアデノシンーリン酸，V_2R：バソプレッシンV_2受容体，AVP：アルギニンバソプレッシン

本項目で扱った薬物一覧	
薬物	作用機序など
● RAS（レニン-アンジオテンシン系）阻害薬	● RAS を阻害→ADPKD の進展抑制
●バソプレッシン V₂受容体拮抗薬 　　トルバプタン	バソプレシン V₂受容体を阻害→cAMP を抑制→囊胞液分泌抑制→囊胞増大を抑制
●ソマトスタチンアナログ 　　オクトレオチド	ソマトスタチン受容体に結合→cAMP を抑制→囊胞液分泌抑制→囊胞増大を抑制
● mTOR 阻害薬 　　エベロリムス	mTOR 経路を抑制→細胞増殖を抑制→囊胞増大を抑制

参考文献

1) 丸山彰一監修：エビデンスに基づく多発性囊胞腎（PKD）診療ガイドライン 2017，東京医学社
2) Mochizuki T et al：Clin Exp Nephrol 17:317-326, 2013

【山﨑 大輔，西山 成】

9 膀胱尿管逆流の治療

目標
- 先天異常による膀胱尿管逆流の病態生理，治療を理解する。

先天異常による膀胱尿管逆流

尿管は，膀胱底の後方で膀胱壁に進入し，膀胱壁内を斜走したのち，膀胱内に開口している。よって，尿が膀胱内に充満し，膀胱内圧が上昇すると，壁内尿管が圧迫され内腔が狭くなる。このような機序が「弁」の役割を果たし，膀胱からの尿管への尿の逆流を防いでいる（図 7-9-1）。しかし，さまざまな原因によりこの機能に障害が生じ，膀胱内の尿が尿管・腎盂に逆流する現象を**膀胱尿管逆流**（vesicoureteral reflux）とよぶ。膀胱尿管逆流は，先天的な異常による原発性膀胱尿管逆流と，下部尿路通過障害や神経因性膀胱による続発性膀胱尿管逆流に分類されるが，本項では前者に焦点を絞り，その病態生理および治療について述べる。

病態生理

原発性膀胱尿管逆流の原因としては，尿管膀胱移行部の先天的な発育異常が最も多く，壁内尿管が短い，尿管あるいは膀胱の筋層発育が悪い，といった異常により逆流が生じる。

逆流そのものは無症状であるが，細菌感染や高度の逆流により，上部尿路の障害をきたすことがある。下部尿路の細菌が逆流により上部尿路まで送られるため，腎盂腎炎の誘発により腎機能障害をきたす可能性がある。すなわち，反復する感染および逆流という物理的負荷により，逆流性腎症やそれに引き続く腎不全が起きるおそれがある。

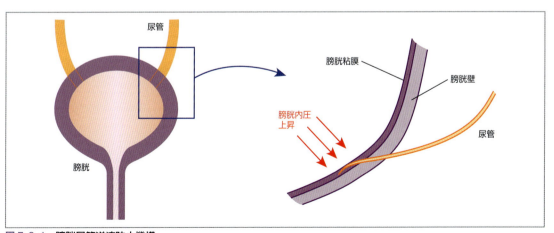

図 7-9-1　膀胱尿管逆流防止機構
膀胱充満時，粘膜下にある尿管が膀胱の内側から圧迫されることにより，尿管への逆流を防いでいる。

治療

　自然治癒する場合がある一方，尿路感染予防の目的で少量の抗菌薬を連日投与する保存的治療が行われる場合もある．治癒しない，再発を繰り返す，あるいは腎機能障害が認められる症例に対しては，外科的手術が行われる（膀胱尿管新吻合術）．感染症治療薬については10章を参照されたい．

【清水　孝洋，齊藤　源顕】

10 勃起不全の薬物治療

目標
- 勃起不全の病態生理，薬物治療を理解する。

勃起不全（erectile dysfunction：ED）は性行為を満足に行うに十分な陰茎の勃起が得られないか，あるいは勃起が持続しなくなる状態である。本項では，陰茎勃起の機序を概説した後，勃起不全に対する薬物治療について述べる。

病態生理

勃起は陰茎海綿体平滑筋の**弛緩**により惹起される。この弛緩により動脈圧に近い圧力の血液が海綿体の洞様毛細血管へと流入し，陰茎が腫脹して勃起が生ずる[1]。この反応における主要メディエーターは**一酸化窒素**（nitric oxide：NO）である。NOはグアニル酸シクラーゼを活性化させ，サイクリックグアノシン一リン酸（cyclic guanosine monophosphate：cGMP）濃度を上昇させる。cGMPは細胞内 Ca^{2+} イオン濃度を減少させることで平滑筋を弛緩させると考えられている。

勃起不全は，血管障害や糖尿病，前立腺手術の後遺症といった原因がある器質性，勃起機能そのものは正常だが心因的要因（ストレス，自信喪失など）や精神疾患（統合失調症，うつ病など）による心因性，および両者の要因による混合性，の3つに分類される。

薬物治療

ホスホジエステラーゼ5阻害薬

◆**作用機序**◆

ホスホジエステラーゼ5（phosphodiesterase 5：PDE5）はNOの細胞内セカンドメッセンジャーであるcGMPを分解する酵素である。このため，PDE5阻害薬はPDE5によるcGMPの分解を抑制することで，陰茎海綿体平滑筋における**cGMP濃度を増加させ，陰茎勃起を促進する**（図7-10-1）[1,2]。

◆**薬物**◆

シルデナフィル（sildenafil），バルデナフィル

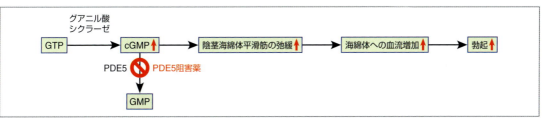

図7-10-1　勃起不全に対するホスホジエステラーゼ5（PDE5）阻害薬の作用
赤い矢印が作用を表す。
cGMP：サイクリックグアノシン一リン酸

（vardenafil）およびタダラフィル（tadalafil）が用いられ，器質性，心因性，混合性，すべての勃起不全に有効である．また，これら薬物の勃起不全に対する治療効果はほぼ同等であり，後述する副作用もほぼ同等である．一方，作用持続時間および薬物吸収におよぼす食事の影響には違いがみられる．シルデナフィルおよびバルデナフィルの半減期は約 3〜5 時間である一方，タダラフィルは約 18 時間と有意に長い．またシルデナフィルおよびバルデナフィルは高脂肪食の摂取によりその吸収が遅延するため，原則空腹時に服用する必要がある．一方，タダラフィルではそのような食事の影響はみられない．

◆ 副作用 ◆

最も頻発するのは頭痛，潮紅，消化不良，鼻閉であるが一般的に軽症である．PDE5 阻害薬による色覚異常（青と緑の識別が困難になる）の報告があるが，これは網膜の PDE6 阻害作用によると考えられている．また稀だが緊急性の高い副作用として持続勃起症（有痛で長期の勃起）がある．

◆ 薬物相互作用 ◆

PDE5 阻害薬は NO の血圧低下作用を増強するため，硝酸薬との併用により過度の低血圧を誘発する危険性がある．よって，**PDE5 阻害薬と硝酸薬の併用は禁忌**である（硝酸薬は 3 章 1「心不全の薬物治療」参照）．α 遮断薬を投与している患者に対して用いる場合，PDE5 阻害薬は相加的な血圧低下作用を生じる可能性があるため，両者の併用時には注意が必要である（α 遮断薬は 3 章 4「高血圧の薬物治療」参照）．PDE5 阻害薬はシトクロム P450（cytochrome P450：CYP）3A4 アイソザイムにより代謝されるため，CYP3A4 を強力に阻害する薬物（クラリスロマイシン，プロテアーゼ阻害薬など）との併用時には，PDE5 阻害薬の投与量を減ずる必要がある．

その他

アルプロスタジル（alprostadil）が勃起不全検査薬として使われる．アルプロスタジルは合成プロスタグランジン E_1（prostaglandin E_1：PGE_1）であり，PGE_1 は陰茎海綿体の平滑筋を弛緩させる．アルプロスタジルによる平滑筋弛緩作用は，海綿体組織においてサイクリックアデノシン一リン酸（cyclic adenosine monophosphate：cAMP）濃度が増加するためだと考えられている．

PDE5 阻害薬による治療効果が不十分であった患者に対し，アルプロスタジルが海綿体へ直接注射される．アルプロスタジルは局所的に作用するため，有害作用の出現率は低いと考えられるが，稀だが持続勃起症を起こす場合がある．

本項目で扱った薬物一覧	
薬物	作用機序など
● PDE5 阻害薬 　シルデナフィル 　バルデナフィル 　タダラフィル	● PDE5 による cGMP 分解の抑制→cGMP の作用増強→陰茎海綿体平滑筋の弛緩
● その他 　アロプロスタジル	● 陰茎海綿体平滑筋の弛緩

参考文献
1) Andersson KE：Pharmacol Rev 63：811-859, 2011
2) Palit V et al：Nat Rev Urol 7：603-609, 2010

【清水　孝洋，齊藤　源顕】

11 尿路疾患の薬物治療

目　標
- 尿路疾患（過活動膀胱，前立腺肥大症）の病態生理，薬物治療を理解する。

　尿路疾患に対する治療薬は多岐にわたるが，本項では臨床上薬物療法が中心となる過活動膀胱および前立腺肥大症に焦点を絞り，それらの病態生理および薬物治療について述べる。

過活動膀胱

病態生理

　膀胱に尿が十分に貯留していないにもかかわらず，急激に尿意を催す。**過活動膀胱（overactive bladder）**はこのような尿意切迫感を必須症状とし，一般に頻尿や夜間頻尿を伴う，症状症候群である。診断の際には，同様な症状を呈する局所の疾患（細菌性膀胱炎，間質性膀胱炎，前立腺炎，尿道炎，膀胱がん，前立腺がんなど）を除外する必要がある[1]。

　過活動膀胱は，原因により神経因性と非神経因性に分類される。神経因性過活動膀胱は，中枢神経-末梢神経間のネットワークにおける制御異常によって生じると考えられており，橋より上位の中枢障害（脳血管疾患，パーキンソン病など）に起因するものと，脊髄障害に起因するものがある[2]。明らかな神経疾患が同定されない非神経因性過活動膀胱は，膀胱血流障害，前立腺肥大症に代表される下部尿路閉塞，加齢，女性に見られる骨盤底弛緩などにより生じると考えられている。

薬物治療

　下部尿路の末梢神経支配について知っておくと，薬物の作用機序について理解しやすい（図7-11-1）。

　蓄尿は交感神経と体性神経の興奮による脊髄反射によって制御され，膀胱アドレナリン**β₃受容体（β₃受容体）刺激**および副交感神経節の抑制により**排尿筋は弛緩**し，内尿道括約筋はアドレナリンα₁受容体（α₁受容体）刺激，外尿道括約筋はニコチン性アセチルコリン受容体（N）刺激により，それぞれ収縮する。

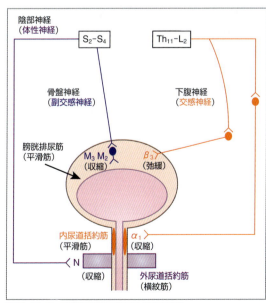

図7-11-1　下部尿路における神経支配

排尿時，膀胱伸展による尿意は，仙髄から脊髄を上行し，脳幹の橋排尿中枢へと伝達され，脊髄-脳幹-脊髄反射を誘発する。この排尿反射により**ムスカリン受容体 M_3 および M_2** サブタイプを介して**排尿筋が収縮**し，交感神経・体性神経の抑制を介して尿道括約筋が弛緩する。

◆抗コリン作用薬
(2章3「抗コリン作用薬」参照)◆

作用機序

膀胱平滑筋にはムスカリン受容体サブタイプ M_3 および M_2 が主として発現しており，膀胱平滑筋収縮は M_3 受容体を介して惹起される。一方 M_2 受容体は，サイクリックアデノシン一リン酸（cyclic adenosine monophosphate：cAMP）産生を抑制することで膀胱平滑筋の弛緩を抑え，Ca^{2+} イオンによる平滑筋収縮を効率的なものにしていると考えられている。このため，**抗コリン作用薬**により蓄尿期における**膀胱平滑筋の不随意な収縮が抑制**され，尿意切迫感，頻尿が改善される。また抗コリン作用薬は従来，後述する前立腺肥大症に対しては使用禁忌とされてきたが，$α_1$ 遮断薬との併用により蓄尿症状（頻尿，尿意切迫感など）が有意に抑制されるとの報告が数多くなされている[3]。

薬物

オキシブチニン（oxybutynin），プロピベリン（propiverine），トルテロジン（tolterodine），ソリフェナシン（solifenacin），イミダフェナシン（imidafenacin），フェソテロジン（fesoterodine）が用いられる。オキシブチニン，ソリフェナシンおよびイミダフェナシンは M_3 受容体に対する選択性が比較的高い。またオキシブチニンやプロピベリンにはカルシウム拮抗作用もある。

副作用

抗コリン作用薬に共通するものとして，口渇，便秘，眼圧上昇，尿閉，顔面潮紅，頻脈，血圧上昇などがある。このため，禁忌として緑内障，腸閉塞，尿閉，重篤な心疾患，重症筋無力症などがあげられる。オキシブチニンには経皮吸収型製剤も存在し，内服型に比してこれら全身性の副作用は少ない一方，かゆみ，発疹といった皮膚症状をきたす場合がある。

◆アドレナリン $β_3$ 受容体作用薬（$β_3$ 作用薬）◆

作用機序

膀胱平滑筋にはアドレナリン $β_3$ 受容体（$β_3$ 受容体）が豊富に発現しており，$β_3$ 受容体の刺激は cAMP 産生の増加を引き起こし，結果，**膀胱平滑筋が弛緩**する。このため頻尿が改善される。

薬物

現在市販されている $β_3$ 作用薬は，ミラベグロン（mirabegron）のみである。

副作用

抗コリン作用薬で認められる口渇，便秘といった副作用はほとんどみられないが，高血圧の出現に注意が必要である。抗不整脈薬との併用，重篤な心疾患のある患者，妊婦・授乳婦への投与は禁忌となっている。

前立腺肥大症

病態生理

前立腺肥大症（benign prostatic hyperplasia）は前立腺の過形成・肥大により下部尿路が閉塞され排尿困難を呈する病態である。閉塞に由来する症状として排尿遅延，尿線細小，残尿感などを呈する。また下部尿路症状として頻尿，夜間頻尿，尿意切迫，切迫性尿失禁などがある。前立腺肥大症はしばしば過活動膀胱の原因となる。男性の加齢に伴い有病率が増加し，中高齢男性に好発する疾患である[3]。

発生機序についてはいまだ不明な点が多い。男性ホルモン，炎症，血流障害といった種々の因子

が加齢に伴い変化・関与し，前立腺肥大が発生すると考えられている[4,5]。また解剖学的な前立腺肥大の程度と患者が訴える排尿障害の程度は相関しない，すなわち前立腺の「大きさ」と前立腺肥大症の症状はかならずしも一致しない点に注意が必要である。

薬物治療

前立腺肥大症の治療に用いられる主要薬物は，アドレナリンα_1受容体遮断薬，5α還元酵素阻害薬，ホスホジエステラーゼ5（phosphodiesterase 5：PDE5）阻害薬，である。

◆アドレナリンα_1受容体拮抗薬（α_1遮断薬）
（2章5「抗アドレナリン作用薬」参照）◆

作用機序

前立腺肥大症には，器質的閉塞のほか，交感神経の過剰興奮による尿道内圧上昇に起因する機能的閉塞も関与している。尿道・前立腺の平滑筋に発現するα_1受容体が平滑筋収縮に関与しているため，**α_1遮断薬により平滑筋が弛緩**し，尿道抵抗が減少することで前立腺肥大症の症状が改善すると考えられる。

薬物

テラゾシン（terazosin），タムスロシン（tamsulosin），ウラピジル（urapidil），ナフトピジル（naftopidil）およびシロドシン（silodosin）が用いられている。α_1受容体サブタイプ（α_{1A}，α_{1B}，α_{1D}）のうち，ヒト前立腺にはα_{1A}およびα_{1D}受容体が発現しており，α_{1D}受容体はヒト膀胱にも発現が認められる（図7-11-2）[6,7]。一方，α_{1B}受容体は主に血管に発現している。テラゾシンおよびウラピジルはα_1受容体のすべてのサブタイプを遮断する。タムスロシンはα_{1A}およびα_{1D}受容体，シロドシンはα_{1A}受容体，ナフトピジルはα_{1D}受容体への選択性が比較的高い（表7-11-1）[8]。

副作用

めまい，倦怠感，鼻閉，頭痛，傾眠，起立性低血圧を起こすことがある。タムスロシン，シロドシンおよびナフトピジルはα_{1B}受容体への選択性が低いため，血圧に対する影響は相対的に少ないものの，めまいおよび起立性低血圧を起こす場合がある。またタムスロシンおよびシロドシンは，射精管のα_{1A}受容体遮断による射精障害を起こすことがある。

薬物相互作用

タムスロシンおよびシロドシンはシトクロムP450（cytochrome P450：CYP）3A4およびCYP2D6により代謝されるため，これらCYPを阻害する薬物（ベラパミル，ジルチアゼムなど）はタムスロシンおよびシロドシンの血中濃度を増加させるおそれがある。一方，CYPを誘導する薬物（カルバマゼピン，フェニトインなど）は，これらα_1遮断薬の血中濃度を減少させる場合がある。

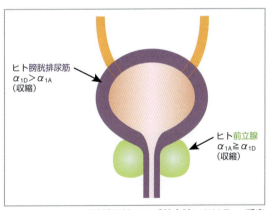

図7-11-2 ヒト膀胱排尿筋および前立腺におけるα_1受容体サブタイプの発現分布

表7-11-1 α_1遮断薬の相対的選択性

	テラゾシン	タムスロシン	ウラピジル	ナフトピジル	シロドシン
α_1受容体サブタイプ親和性	$\alpha_{1A}=\alpha_{1B}=\alpha_{1D}$	$\alpha_{1A}=\alpha_{1D}>\alpha_{1B}$	$\alpha_{1A}=\alpha_{1B}=\alpha_{1D}$	$\alpha_{1D}\geqq\alpha_{1B}>\alpha_{1A}$	$\alpha_{1A}>\alpha_{1D}>\alpha_{1B}$

◆5α還元酵素阻害薬◆

作用機序

　男性ホルモンのテストステロンは前立腺細胞内に取り込まれると，5α還元酵素により活性体のジヒドロテストステロンへと代謝され，細胞の増殖を促進する．このため，**5α還元酵素阻害薬**は前立腺における**ジヒドロテストステロンの産生を減少**させることで**前立腺の大きさを縮小**させ，前立腺肥大症の症状を改善する．一方，5α還元酵素阻害薬は$α_1$遮断薬に比して効果発現までに時間を要する（$α_1$遮断薬→7～10日以内，5α還元酵素阻害薬→最大12カ月）．また5α還元酵素阻害薬の効果発現には前立腺が肥大している必要がある．よって，肥大した前立腺に対し，5α還元酵素阻害薬と$α_1$遮断薬を併用するのは有用である．

薬物

　現在，国内で保険適用されている5α還元酵素阻害薬はデュタステリド（dutasteride）のみであるが，欧米ではフィナステリド（finasteride）も使用されている．デュタステリドのほうがフィナステリドより作用が強力である．

副作用

　射精減少，勃起不全，女性化乳房，精子減少症など性機能に関する副作用があげられる．

薬物相互作用

　デュタステリドはCYP3A4により代謝されるため，CYP3A4を阻害する薬物はデュタステリドの血中濃度を増加させるおそれがある．また5α還元酵素阻害薬とテストステロンを併用すると，テストステロンがその活性体であるジヒドロテストステロンへ代謝されるのが抑制されるため，両者の併用は望ましくない．

◆PDE5阻害薬◆

　2014年にPDE5阻害薬のタダラフィルが前立腺肥大症の治療に認可された．尿道や前立腺組織内のPDE5を阻害することでcGMP濃度が上昇し，尿道・前立腺の平滑筋弛緩により尿道抵抗が減少することで前立腺肥大症の症状が改善すると考えられている．7章10「勃起不全の薬物治療」参照．

本項目で扱った薬物一覧	
薬物	作用機序など
過活動膀胱	
●抗コリン作用薬 　　オキシブチニン 　　プロピベリン 　　トルテロジン 　　ソリフェナシン 　　イミダフェナシン 　　フェソテロジン	●膀胱平滑筋のムスカリン受容体（M_3およびM_2）遮断による平滑筋収縮抑制
●アドレナリン$β_3$受容体作用薬 　　ミラベグロン	●膀胱平滑筋の$β_3$受容体刺激による平滑筋弛緩
前立腺肥大症	
●アドレナリン$α_1$受容体拮抗薬 　　テラゾシン 　　タムスロシン 　　ウラピジル 　　ナフトピジル 　　シロドシン	●尿道・前立腺平滑筋の$α_1$受容体遮断による平滑筋弛緩→尿道抵抗の減少

●5α還元酵素阻害薬 　　デュタステリド	●テストステロンのジヒドロテストステロンへの代謝を抑制→肥大した前立腺の縮小→尿道抵抗の減少
●PDE5 阻害薬 　　タダラフィル	●PDE5 による cGMP 分解の抑制→cGMP の作用増強→尿道・前立腺平滑筋の弛緩→尿道抵抗の減少

参考文献

1) 日本排尿機能学会過活動膀胱診断ガイドライン作成委員会編：過活動膀胱診断ガイドライン，ブラックウェルパブリッシング，2015
2) Yoshimura N et al：Neurourol Urodyn 33：59-66, 2014
3) 日本泌尿器科学会編：前立腺肥大症診断ガイドライン，リッチヒルメディカル，2011
4) Oesterling JE：Prostate Suppl 6：67-73, 1996
5) Shimizu S et al：Int J Urol 21：856-864, 2014
6) Nasu K et al：Br J Pharmacol 119：797-803, 1996
7) Malloy BJ et al：J Urol 160：937-943, 1998
8) Yamada S et al：Handb Exp Pharmacol 202：283-306, 2011

【清水 孝洋，齊藤 源顕】

8章 血液・造血器・リンパ系

1 貧血の薬物治療 …………………………………… 341
2 血液凝固異常の薬物治療 ………………………… 351

1 貧血の薬物治療

目標
- 貧血（赤血球減少）の病態生理を理解する。
- 貧血の原因となる疾患と，それらの薬物治療を理解する。

　貧血は，肺から取り込む酸素を全身組織に運搬する役割を担っている「赤血球が減少する」疾患である。赤血球は骨髄で産生・放出されて末梢循環に入り，その寿命は約 120 日である。血液の赤血球数は，骨髄での赤血球生成と，出血や溶血による赤血球喪失のバランスによって決定されるため，赤血球の生成低下や喪失増加は貧血につながる（図 8-1-1）。赤血球量はヘモグロビン濃度やヘマトクリット値で表される（表 8-1-1）。男性と比べて女性でやや低いのは，月経による血液喪失が影響するためである。ヘモグロビン濃度やヘマトクリット値が基準値よりも低い場合に貧血と診断される。

分類，症状

　貧血の原因として，①鉄欠乏性貧血や再生不良性貧血のような骨髄における赤血球産生低下によるもの，②溶血性貧血など赤血球破壊の亢進によるもの，③出血による赤血球喪失によるもの，④造血性成長因子エリスロポエチン産生低下によるもの，がある。

　貧血の分類として赤血球形態によるものがあり，平均赤血球容積（mean corpuscular volume：MCV），平均赤血球血色素量（mean corpuscular hemoglobin：MCH），平均赤血球血色素濃度（mean corpuscular hemoglobin concentration：MCHC）によって分類される（ウィントローブ〈Wintrobe〉の赤血球指数）（表 8-1-2）。MCV はヘマトクリット値（%）÷赤血球数（$\times 10^6/\mu L$）$\times 10$，MCH はヘモグロビン（g/dL）÷赤血球数（$\times 10^6/\mu L$）$\times 10$，MCHC はヘモグロビン（g/dL）÷ヘマトクリット値（%）$\times 100$ で計算される。

　貧血では全身組織への酸素運搬能低下が引き起こされるため，末梢組織・臓器は酸素欠乏状態に陥り，皮膚蒼白，易疲労感，めまい，動悸，低血圧といった症状を呈する。そのために代償機構が働くことで，①赤血球造血因子エリスロポエチン（後述）産生増加による赤血球産生亢進，②心拍出量増加や末梢血管抵抗減弱による組織血液量増大，③ヘモグロビンの酸素親和性低下による末梢での酸素放出亢進，がみられる。本項で学ぶべきことは，貧血（赤血球減少）における病態生理と薬物治療法である。

病態生理

　赤血球産生においては，骨髄造血における赤血球造血因子（エリスロポエチン）とヘモグロビン産生に必要な鉄の関与が大きく，治療薬も主に両者の補充となる。また，ビタミン B_{12} や葉酸も赤血球産生に関与するため，これらの欠乏に対しては治療薬物として使用される。ここでは，赤血球産生に関わる病態生理について解説する。

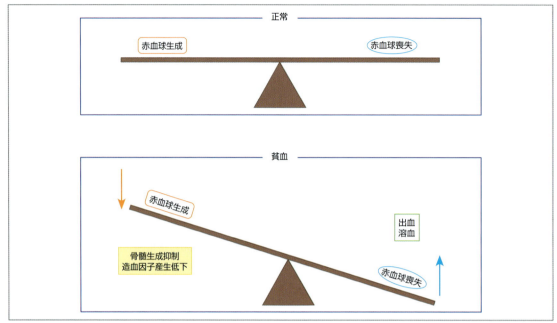

図 8-1-1　赤血球を規定する因子
赤血球数は，赤血球生成と赤血球喪失のバランスによって決定される。赤血球の生成低下もしくは喪失増加は貧血となる。

表 8-1-1　ヘモグロビン値，ヘマトクリット値，赤血球数の正常値

	ヘモグロビン値 (g/dL)	ヘマトクリット値 (%)	赤血球数 (×10^4/μL)
男性	13〜17	40〜50	450〜600
女性	11〜15	35〜45	400〜500

赤血球の分化機構

赤血球は，多能性幹細胞が，インターロイキン-3（interleukin-3：IL-3），IL-6，幹細胞因子（stem cell factor：SCF），顆粒球コロニー刺激因子（granulocyte-colony stimulating factor：G-CSF）といった刺激により骨髄系幹細胞への分化が促進される。骨髄系幹細胞は，IL-3，顆粒球単球コロニー刺激因子（granulocyte macrophage colony stimulating factor：GM-CSF），トロンボポエチンなどによって混合コロニー形成単位（colony forming unit-mix：CFU-Mix）を経たのち，前期赤芽球系前駆細胞（burst-forming-unit-erythroid：BFU-E）に分化する。エリスロポエチンによって，BFU-Eは後期赤芽球系前駆細胞（colony-forming unit-erythroid：CFU-E）に分化し，CFU-Eから赤芽球に分化が促進される。その後，赤芽球から網赤血球を経て成熟赤血球が産生される（図 8-1-2）。ヘモグロビンは主に赤芽球で合成される。通常の赤血球寿命は約 120 日である。

生体内鉄代謝機構

成人の体内鉄含有量は約 3〜5 g であり，そのうち 65％ は赤血球のヘモグロビン鉄で占められている。残りは肝臓，脾臓，骨髄などの貯蔵鉄，また，すべての細胞において酵素活性化のために利用されるヘム鉄である。

一般に，鉄は食事により経口摂取され，上部小腸から吸収される。腸管細胞内に吸収された鉄は鉄排出輸送体フェロポルチン（ferroportin：FPN）を介して血管側へ放出され，トランスフェリンと結合して全身へと運ばれる。食物中から吸収される鉄は 1 日数 mg，また排出される鉄も消化管粘膜などの脱落により 1 日 1 mg とごくわずかである。よって体内鉄の大部分は老廃した赤血球ヘモグロビン由来のヘム鉄であり，老廃した赤血球は

表 8-1-2 貧血の分類と疾患

小球性低色素性貧血 MCV≦80 MCHC≦30	正球性貧血 MCV=80～100 MCHC=31～35	大球性貧血 MCV≧101 MCHC=31～35
・鉄欠乏性貧血 ・感染，炎症などに伴う貧血 ・サラセミア	・急性出血 ・溶血性貧血 ・二次性貧血 　（腎性貧血など） ・骨髄性疾患 　（再生不良性貧血など）	・ビタミン B_{12} 欠乏性貧血 　（悪性貧血，胃切除術後） ・葉酸欠乏・代謝異常

MCV：平均赤血球容積，MCHC：平均赤血球血色素濃度

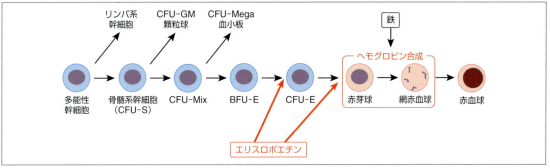

図 8-1-2 赤血球の分化過程
エリスロポエチンに対する感受性は CFU-E が高い。鉄は赤芽球と網赤血球におけるヘモグロビン合成で必要となる。
CFU-GM：顆粒球-マクロファージコロニー形成細胞，CFU-Mega：巨核球系前駆細胞，CFU-S：脾コロニー形成細胞，CFU-Mix：混合コロニー形成単位，BFU-E：前期赤芽球系前駆細胞，CFU-E：後期赤芽球系前駆細胞

網内系で処理され，再利用される。貪食された赤血球由来のヘム鉄は鉄とビリベルジンに分解され，鉄は循環中のトランスフェリンと結合して運搬されて，再利用される。骨髄中の赤芽球は，ヘモグロビン合成が盛んであるために必要とされる鉄量が多い。赤芽球へと輸送された鉄によりヘムが合成され，グロビンタンパク質と結合してヘモグロビンが形成される。生体内鉄貯蔵で最も重要な役割を果たしている臓器は肝臓であり，肝細胞内に輸送された鉄は，大部分が鉄保持タンパク質であるフェリチンに格納される。細胞質で合成されたフェリチンの一部は血清中に分泌されるため，臨床では血清フェリチン濃度が生体内貯蔵鉄量のマーカーとして用いられる（図 8-1-3）。しかし，フェリチン値は炎症にも影響されるため，注意が必要である。

また，主に肝臓で産生されるヘプシジンは，鉄代謝に重要な役割を担っている。ヘプシジン産生は鉄過剰や炎症で増加し，鉄欠乏や低酸素下で減少する。FPN は生体における唯一の鉄排出輸送体であるが，ヘプシジンは FPN と結合して FPN を分解する作用を有する[1]。感染症，膠原病など炎症性疾患で生体内鉄量が十分あるにもかかわらず貧血を呈するのは，炎症によるヘプシジン産生増加が FPN 分解を促進して細胞内からの鉄排出を抑制する結果，鉄利用障害が起こるためである。またヘプシジン増加は消化管からの鉄吸収も抑制するため，長期的には生体内鉄量を減少させて鉄欠乏を引き起こす（図 8-1-4）。

エリスロポエチン産生機構

エリスロポエチンは糖鎖付加タンパク質であり，通常は腎臓で産生されて骨髄での赤血球増殖と分化の制御に関わっている。エリスロポエチンは転写因子である低酸素誘導因子の制御を受けており，エリスロポエチン遺伝子のプロモーター領域に低酸素誘導因子が結合することで転写が促進される（図 8-1-5）[2]。

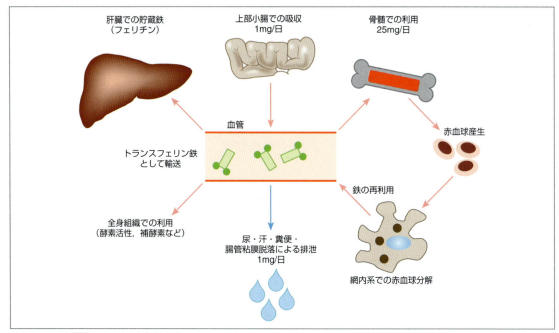

図 8-1-3　生体内における鉄代謝機構
消化管から吸収される鉄，尿・汗などから排泄される鉄は 1 日あたり数 mg とわずかであり，大部分は再利用されている．

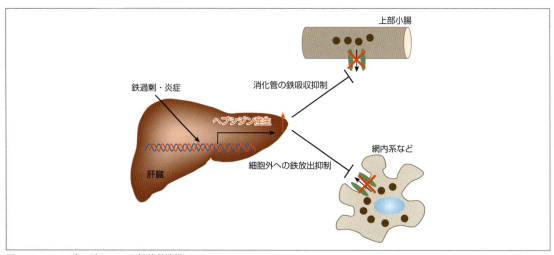

図 8-1-4　ヘプシジンによる鉄代謝制御
鉄や炎症によってヘプシジン産生は増加して，鉄排出輸送体フェロポルチンを分解し，細胞外への鉄排出を抑制する．

　貧血になると組織酸素化が不十分となり，低酸素誘導因子が活性化してエリスロポエチンが合成される．腎臓でのエリスロポエチン産生がどの細胞で行われるかについて線維芽細胞由来や周皮細胞由来といわれているが，まだどの細胞由来か，はっきりしていない．エリスロポエチンに対する感受性は，CFU-E が高く，CFU-E の分化・増殖が促進されて赤血球産生が増加する．

ビタミン B_{12} と葉酸代謝

　胃粘膜から分泌される内因子は，ビタミン B_{12} と結合することで，回腸末端で吸収されやすくな

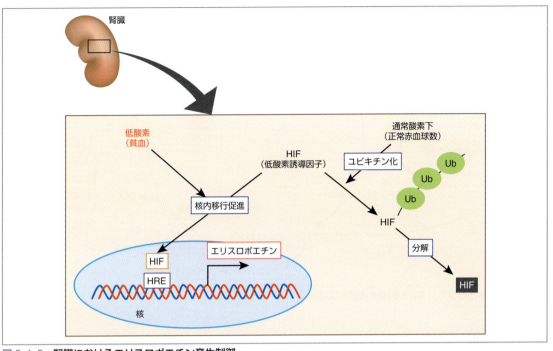

図 8-1-5　腎臓におけるエリスロポエチン産生制御
貧血（低酸素）刺激によって，低酸素誘導因子（HIF）が核内移行し，エリスロポエチン遺伝子プロモーターの低酸素応答配列（HRE）に結合することで，エリスロポエチン転写が促進される。

る。ビタミン B_{12} 欠乏は，大球性貧血を引き起こすが，それ以外にも消化管症状，神経学的異常などを引き起こす。ビタミン B_{12} は，食餌性や貯蔵型である N^5-メチルテトラヒドロ葉酸が葉酸補因子前駆物質テトラヒドロ葉酸に変換する酵素反応に必要である。テトラヒドロ葉酸が不足すると，DNA合成に必要なプリンとデオキシチミジル酸の合成が障害される。また葉酸は水溶性ビタミンに分類されており，小腸遠位部から吸収される。葉酸は各種補酵素の前駆体として重要であり，葉酸還元酵素によってジヒドロ葉酸に還元され，プリンとデオキシチミジル酸の合成で必要となるテトラヒドロ葉酸として作用する。よって葉酸が不足しても，赤血球産生に必要なDNA合成が障害される（図8-1-6）。その結果，核が未熟で細胞質は成熟した巨赤芽球が出現するが，巨赤芽球は骨髄内で崩壊して成熟赤血球ができないために貧血が出現する。

貧血を呈する代表的疾患

鉄欠乏性貧血

鉄欠乏性貧血（iron deficiency anemia）は貧血の原因で最も多く見られるものであり，貧血に伴う蒼白，易疲労感，動悸，めまい，組織低酸素症といった症状が出現する。鉄の過剰喪失によるものが大部分であり，主な原因は，①胃切除術などによる鉄吸収低下，②妊娠などによる鉄需要増大，③消化管出血，子宮筋腫，月経過多による鉄排泄増大，④偏食・栄養不良による鉄摂取不足，などがある。鉄欠乏によって骨髄への鉄供給が減少するため，赤血球産生が抑制される。また鉄-ポルフィリン環とグロビン鎖のヘモグロビン形成も障害されるため，低ヘモグロビンの小赤血球が形成されることにより，小球性低色素性貧血を呈するようになる。また感染症や膠原病など慢性炎症性疾患においても鉄欠乏性貧血を呈するが，この

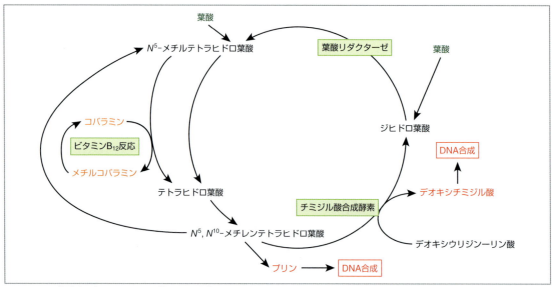

図8-1-6 葉酸とビタミン B_{12} を利用する酵素反応経路

場合，前述と機序は異なり，生体内鉄量は十分あるにもかかわらず鉄利用障害が生じることで引き起こされる。

再生不良性貧血

骨髄の造血幹細胞数の減少とそれによる汎血球（赤血球，白血球，血小板のすべて）減少を主徴とする。原因として，先天性のもの（遺伝子異常によるファンコーニ（Fanconi）貧血〈常染色体劣性遺伝〉），後天性のもの（特発性，薬剤に起因する二次性など）に大別される。再生不良性貧血（aplastic anemia）の赤血球減少は造血能機能低下が原因であり，骨髄機能低下に伴う鉄利用障害を来しているが鉄欠乏はみられないため，正球性正色素性貧血となる。貧血治療には輸血療法が行われるため，長期の輸血による鉄過剰症（ヘモクロマトーシス）を合併することが問題となる。鉄過剰症治療には鉄キレート剤による徐鉄療法が行われる。

溶血性貧血

溶血性貧血（hemolytic anemia）とは，赤血球の破壊による末梢血中の赤血球数減少を来す病態である。原因疾患は，①遺伝性球状赤血球症，グルコース6-リン酸脱水素酵素欠損症など先天性のもの，自己免疫性，脾機能亢進など後天性のものがある。溶血性貧血のうち，サラセミアはヘモグロビン構成成分ポリペプチド鎖の合成が抑制された疾患であり，小球性低色素性貧血を呈する。しかし鉄欠乏性貧血とは異なり，鉄剤投与には反応しない。溶血性貧血の疾患では，輸血療法が行われ，頻回の輸血によってむしろ鉄過剰を来すために徐鉄療法が必要となることがある。

巨赤芽球性貧血

巨赤芽球性貧血（megablastic anemia）では，ビタミン B_{12} や葉酸の欠乏によるDNA合成障害を原因として赤血球の成熟が阻害され，核は未熟で細胞質は成熟した巨赤芽球が骨髄中に出現するが，巨赤芽球が骨髄で崩壊するため赤血球産生が低下して貧血を呈する。ビタミン B_{12} は胃粘膜細胞から分泌される内因子と複合体を形成することで吸収されるため，悪性貧血（萎縮性胃炎などによる内因子分泌不全）や胃全摘出後など内因子欠乏によるビタミン B_{12} 吸収障害に伴うものが多い。また野菜にはビタミン B_{12} が少ないため，菜

食主義者には摂取不足から発症することがある。また葉酸欠乏による巨赤芽球性貧血は，葉酸代謝がアルコールで阻害されるため慢性アルコール中毒患者に多い。また薬物（ジヒドロ葉酸レダクターゼ阻害薬）投与による影響や，妊娠や授乳中にもみられることがある。

腎性貧血

エリスロポエチン産生低下による貧血の代表的疾患である。慢性腎不全では腎機能低下が進行するのに伴ってエリスロポエチンの産生が低下するために，腎性貧血（renal anemia）を合併する。多くは正球性正色素性貧血であるが，慢性腎不全患者では鉄欠乏性貧血も合併しやすく，その場合は小球性低色素性となる。慢性腎不全では炎症性サイトカイン増加によりヘプシジン産生が促進されるために，鉄利用障害ならびに鉄吸収障害が生じるためと考えられている。

薬物治療

鉄欠乏性貧血の治療に用いられる薬物は鉄剤であるが，消化管出血，子宮筋腫などの慢性失血による二次的な鉄欠乏性貧血の場合は，その原因疾患の治療が優先される。鉄製剤には経口用と注射用の2種類あるが，原則，経口療法から開始する。鉄剤投与をいつまで行うかであるが，経口投与で貯蔵鉄が回復した時点まで（血清フェリチン値の正常化を目安とする）である。しかし回復までに数カ月を要することが多い。

中等度・重度の貧血を呈している場合，もしくは鉄喪失が多量であり経口投与では補充が追いつかない場合，消化器疾患のため経口補充が困難な場合は，最初から静脈注射で鉄補充を行う。鉄過剰投与を避けるべく総鉄投与量を算出して必要鉄量を補充する。所定の必要鉄量の投与終了後は，引き続き経口投与に切り替えるなど鉄剤治療を継続する必要はない。また腎不全などで造血刺激因子（エリスロポエチン）減少が原因の場合は，赤血球増殖因子エリスロポエチン製剤（後述）投与が行われるが，鉄欠乏もある場合には，同時に鉄剤投与を行う必要がある。

経口鉄剤

◆薬物◆

経口鉄剤として硫酸第一鉄などが以前から用いられているが，近年は副作用が少ない徐放剤がつくられている。徐放剤としては他にフマル酸第一鉄ナトリウムがある。血球産生に用いられる鉄量は 0.4〜0.9 mg/kg/日と推定され，投与量は吸収率を見込んで1日 200 mg で十分とされる。

鉄吸収に影響するものとして，鉄吸収を増加させるものにはビタミンCがある。ビタミンCは鉄を還元型に変換することで吸収を促進させる。鉄吸収を阻害するものとして，タンニン酸（お茶），炭酸マグネシウム（下剤），胃酸分泌抑制薬（ヒスタミン H_2 受容体拮抗薬〈H_2 受容体拮抗薬〉，プロトンポンプ阻害薬），抗生物質（テトラサイクリン，一部のセフェム系）などがあり，注意する必要がある。加えて鉄剤内服が奏功しない鉄剤不応性の原因に萎縮性胃炎による鉄欠乏があり，ヘリコバクター・ピロリ菌の関与が示唆されている。この場合はピロリ菌の除去で貧血は改善する。服用に際して，吸収に影響しない水，白湯での飲用が望ましい。

◆副作用◆

経口鉄剤服用患者の 10〜20% に副作用が出現するが，その大部分は悪心，腹痛，便秘，下痢，嘔吐といった消化管症状である。消化管症状は剤型や服薬時間の変更によって低減できることが多い。肝障害が出現したときには，投与を中止する。特に，慢性肝障害，肝硬変（ウイルス性，アルコール性など），脂肪肝においては，鉄は病態増悪因子であるため[2]，これらを有する患者には鉄剤投与が過剰にならないように注意が必要である。なお経口鉄剤服用によって便が黒くなることがある。乳幼児，小児が大量の鉄剤を誤って飲んだ場合，急性鉄中毒を起こして，死に至ることもある。

静注用鉄剤

適応は，①経口鉄剤の副作用で服薬できない場合，②出血など鉄喪失が多く，経口補充では間に合わない場合，③消化管疾患のため服薬できない場合，④鉄吸収が極めて悪く補充が不十分の場合，⑤透析，自己血輸血の際の鉄補充，である。静脈内投与で鉄を補充する場合は，毎日継続して治療する。ただし，小児患者には原則，静注用鉄剤は投与しない。静注鉄補充にあたっては，鉄補充が過剰にならないように総鉄投与量を必ず算出する。いくつかの計算方法があるが，以下にその1つを記載する。

$$3.4 \times (16-X)/100 \times 65 \times 体重 + 500 \text{ mg}$$
（X：治療前のヘモグロビン値）

あるいは

$$[2.2(16-X) + 10] \times 体重 \text{ mg}^{3)}$$

◆投与方法◆

静注用鉄剤の希釈には5〜20％ブドウ糖を用いて，2〜5倍に希釈して投与する。静注鉄剤はpH 9〜10で安定するため，酸化還元作用のある薬物との混和で容易に不安定化する。また生理食塩水で希釈すると鉄コロイドが不安定になるため，用いないほうがよい。よって，他の薬物と混注したり，点滴内に加えたりして投与してはならない。また，鉄剤は経口投与と静注投与の併用は意味をなさない。併用しても，静脈投与による腸管粘膜ブロックのため経口鉄剤は吸収されないためである。

◆副作用◆

アレルギーやアナフィラキシーがあっても，適正に希釈投与することで副作用の頻度は軽減できる。また鉄は生理的排泄機構がなく，容易に鉄過剰をきたすため，漫然と投与することは二次性の鉄過剰症の原因となるため避けるべきである。

赤血球造血因子製剤

◆エリスロポエチン◆

造血にかかわる増殖因子の多くは組換え遺伝子技術によって生産され利用できるようになっており，現在は赤血球造血因子としてエリスロポエチン（erythropoietin）が臨床で使用されている。

作用

慢性腎不全においては，確実にヘモグロビン値，ヘマトクリット濃度を改善できる。網赤血球は約10日で増加し，ヘモグロビン値，ヘマトクリット濃度の増加は数週間で見られる。半減期は，静注で約9時間，皮下投与で約20時間であるため，週3回投与が必要である。また，鉄欠乏を伴っている場合は同時に鉄剤の補充を要する。

副作用

エリスロポエチン投与に伴う貧血の改善によって，急激なヘマトクリット，ヘモグロビンの増加により高血圧や血栓症を発症することがある。これらの副作用は，貧血を徐々に改善させたり治療して適切な血圧にすることで最小限に抑えることができる。またヘモグロビン濃度を12 g/dL以上にするためにエリスロポエチンを使用すると，心血管事故や死亡リスクを増加させることが明らかとなっている。そのため，エリスロポエチン治療中の患者は，ヘモグロビン濃度は12 g/dLを超えないことと濃度上昇が2週間で1 g/dLより高くならないように留意する[4]。

◆ダルベポエチン◆

ダルベポエチン（darbepoetin）は，エリスロポエチンの構造のアミノ酸配列の一部を改変し，新たな糖鎖を付加したものである。クリアランスが減少して，半減期が静注で約30時間，皮下投与で約70時間とエリスロポエチンの3倍を有しており，またエリスロポエチンと比較しても効果に差はなく，週1回の投与ですむメリットがある。

ビタミン B_{12}

活性型であるシアノコバラミン（cyanocobalamin）とヒドロキソコバラミン（hydroxocobalamin）が治療に用いられる。ビタミン B_{12} 欠乏のほとんどすべての原因は吸収障害に基づくため，非経口ビタミン B_{12} 静注が用いられる。

葉酸

ビタミン B_{12} と異なり，葉酸は経口投与でもよく吸収されるため，非経口的に投与されることは稀である。

鉄キレート剤

現在，国内で使用されているものは非経口投与薬のデフェロキサミンと，経口投与薬のデフェラシロクスの2剤である。

◆デフェロキサミン◆

元々は *Streptomyces griseoflavus* から得られた鉄含有抗生物質フェリオキサミンであり，これの鉄を含有していないものがデフェロキサミン（deferoxamine）である。経口投与では有効性が低いため，皮下もしくは静脈内投与される。半減期が10〜20分と短いために，持続注入ポンプを用いて8〜12時間かけて投与する。鉄を含有したデフェロキサミンは，腎臓，肝臓よりほぼ同程度で鉄が排出される。副作用は網膜，聴覚，骨形成への影響があるが，鉄過剰の低減によって投与量を調節すれば副作用発現は少ない。比較的安全性が高く，優れた効果があるものの，持続投与は患者負担が大きいのがネックとなる。

◆デフェラシロクス◆

デフェラシロクス（deferasirox）は経口活性型であり，鉄選択性が高い。3価鉄に対する親和性は高いものの，2価鉄に対する親和性は低い。半減期は8〜16時間と長いため，1日1回投与で十分な血中濃度を維持できる。しかし，溶解度は低く100 mL以上の水で懸濁して服用する必要がある。副作用は，ショック・アナフィラキシー，急性腎不全，消化管症状，聴覚障害などがある。

本項目で扱った薬物一覧	
薬物	適応，副作用など
鉄欠乏性貧血	
経口鉄剤	消化管症状の副作用（悪心，腹痛，便秘，下痢，嘔吐など）。鉄吸収を阻害する併用薬に注意（タンニン酸〈お茶〉，炭酸マグネシウム〈下剤〉，胃酸分泌抑制薬〈H_2 受容体拮抗薬，プロトンポンプ阻害薬〉，抗生物質〈テトラサイクリン，一部のセフェム系〉など）
静注用鉄剤	過剰投与を防ぐために，総鉄投与量を必ず算出して投与
巨赤芽球性貧血	
ビタミン B_{12}	ビタミン B_{12} 欠乏の原因は，吸収障害のため非経口的に静脈注射で補充
葉酸	原則，経口投与
腎性貧血（赤血球造血因子製剤）	
遺伝子組換えヒトエリスロポエチン	投与中，ヘモグロビン濃度は12 g/dLを超えないように注意が必要
ダルベポエチン	半減期が長く週1回の投与ですむ

頻回輸血による鉄過剰症（再生不良性貧血，溶血性貧血など）に対する鉄キレート剤	
デフェロキサミン	持続投与が必要。鉄含有デフェロキサミンは腎臓，肝臓より排出される
デフェラシロックス	半減期が長く，1日1回投与で十分な血中濃度が得られる。溶解度が低いため懸濁液で服用

参考文献

1) Nemeth E et al：Science 306：2090-2093, 2004
2) Pietrangelo A：Liver Int 36：116-123, 2016
3) Semenza, GL and Wang, GL：Mol. Cell. Biol 12.：5447-5454, 1992
4) 内田立身ほか：臨床血液 37：123-128，1996
5) 日本透析医学会編：2008年版 慢性腎臓病における腎性貧血治療ガイドライン，透析会誌 41：661-716, 2008

【池田 康将】

2 血液凝固異常の薬物治療

目標

- 血液の凝固・止血系ならびに線溶系の経路とその異常による病態生理を理解する。
- 血栓症と出血に対する薬物治療を理解する。

生体内では線溶・凝固系のホメオスタシスが維持されており，血管内を循環する血液は通常，凝固しないように制御されているが，出血した場合は，①血小板凝集，②血液凝固因子の活性化，③フィブリン網の形成により止血され，形成されたフィブリン網は線維素溶解系（線溶系）で速やかに分解される。しかし，血管内での不必要な血栓形成は，脳梗塞，急性心筋梗塞，深部静脈血栓症，肺塞栓症，播種性血管内凝固症候群（disseminated intravascular coagulation：DIC）などの原因となる。反対に，血友病，手術後，過量な抗凝固薬投与は異常出血の原因となる。本項では，線溶・凝固系の病態生理ならびにその異常に伴う血栓形成，異常出血の病態生理と治療に用いられる薬物を学ぶ。

病態生理

出血すると血管傷害部位は，①局所の血管収縮，②一次止血，③二次止血，④線維素溶解，の4つの過程を経て止血される。

1. 局所の血管収縮：出血直後の反応で，神経原性もしくは血管収縮物質により一時的な血管平滑筋の収縮が生じて，局所血流減少によって出血を抑制する。
2. 一次止血：血小板凝集による血小板血栓を形成する。傷害血管内皮下に露出したコラーゲンにフォン・ヴィルブランド因子（von Willebrand factor：vWF）が付着し，血小板は糖タンパク質（glycoprotein：GP）Ⅰb受容体を介してvWFと接着する。接着した血小板は内部から顆粒を放出して活性化する。放出された顆粒にはさまざまな局所活性物質が含まれており，そのうちアデノシン二リン酸（adenosine diphosphate：ADP）やトロンボキサンA_2（thromboxane A_2：TXA_2）は血小板形態の変化とGPⅡb-Ⅲa活性化を促進し，血小板はフィブリノーゲンを介して架橋結合するように凝集し，最終的に血栓を形成する（図8-2-1）。
3. 二次止血：血液凝固カスケードを介したものであり，フィブリン凝集塊を形成して，より強固な血栓を形成する。血液凝固因子は肝臓で産生され，活性化されていない前駆体の状態で存在しているが，凝固カスケードにおいて先行する活性化した因子に切断されて活性化される。二次止血には，外因系と内因系の2つの血液凝固経路がある。外因系は組織因子（tissue factor：TF）で，内因系は第Ⅻ因子で活性化されるが，これら2つの経路とも第Ⅹ因子を活性化することで，プロトロンビンをトロンビンに分断して活性化する。トロンビンはフィブリノーゲンをフィブリンに変換してフィブリン重合体を形成する。またトロンビンはⅩⅢ因子を活性化して，フィブリン重合体を架橋しフィブリン塊を安定化する（図8-2-2）。フィブリン塊は血小

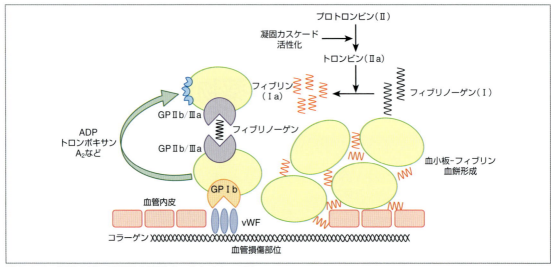

図 8-2-1　傷害血管における血栓形成・止血メカニズム
傷害血管内皮下コラーゲンに付着したフォン・ヴィルブランド因子（vWF）に血小板が接着して活性化する。活性化した血小板は凝集して血栓を形成する（一次止血）。血液凝固カスケードが活性化され，血小板や赤血球を巻き込んで，より強固な血栓を形成する（二次止血）。
ADP：アデノシン二リン酸，GP：糖タンパク質

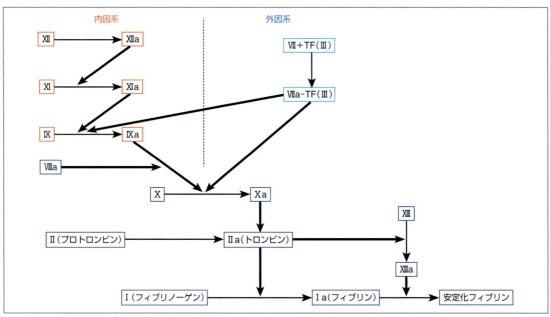

図 8-2-2　凝固カスケード
凝固カスケードは内因性，外因性ならびに共通の経路に分類される。いずれの経路でも最終産物としてのフィブリノーゲンからフィブリンが生成され，止血血栓を形成する。
TF：組織因子

板や赤血球などを巻き込んで血栓を形成する（図 8-2-1）。

4. 線維素溶解（線溶系）：止血を傷害血管局所に限定して，血栓が拡大するのを制限するために

フィブリンを分解させる機構である。これには，①プロスタサイクリン，②抗トロンビンⅢ，③プロテインCおよびプロテインS，④組織因子経路阻害体（tissue factor pathway inhibitor：TFPI），⑤組織型プラスミノーゲン活性化因子（tissue plasminogen activator：t-PA），がある。セリンプロテアーゼであるプラスミンの前駆体プラスミノーゲンの状態で循環しており，傷害に反応して血管内皮細胞からt-PAが合成され，プラスミノーゲンをプラスミンに変換・活性化する。プラスミンはフィブリンを分解して血栓拡大を制限する（図8-2-3）。

以上のように，血小板と凝固カスケードが正常止血に重要な役割を担っているが，止血凝固系異常は血栓塞栓症の原因となる。また線溶系の異常でも血栓塞栓症の原因となる。

血栓塞栓症

前述のように，正常な血管内を循環する血液は通常凝固しないようになっているが，動脈硬化に伴うプラーク破綻による血管内皮傷害によって線溶・凝固系のホメオスタシスが破綻した場合には血栓が形成される。

血栓塞栓症（thromboembolism）が引き起こされる3大要因には，①内皮傷害，②異常血流，③凝固能亢進，があり，これらは血栓形成において相互関係がある。1856年にドイツの病理学者であるVirchowが提唱したものを基にしており，ウィルヒョー（Virchow）の三主徴とよばれている（図8-2-4）[1]。

内皮障害では，①傷害内皮下に露出したコラーゲンへの血小板付着の促進，②組織因子による凝固カスケードの活性化，③傷害内皮でのt-PAなどの欠乏による線溶系の欠乏，によって血栓形成が促進される。

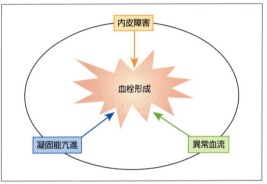

図8-2-4　ウィルヒョーの三主徴
①内皮障害，②異常血流，③凝固能亢進が血栓形成の三大要因である。

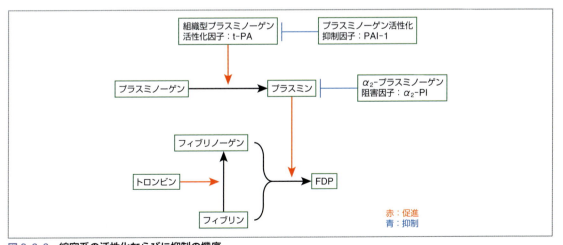

図8-2-3　線溶系の活性化ならびに抑制の機序
組織型プラスミノーゲン活性化因子（t-PA）によってプラスミンはプラスミノーゲンに活性化されて，フィブリンを分解してフィブリン分解産物（FDP）が生成される。血栓溶解経路は，プラスミノーゲン活性化抑制因子（PAI-1）とα₂-プラスミノーゲン阻害因子（α_2-PI）による2段階調節機構で制御されている。

異常血流とは，正常な層流ではない乱流やうっ滞が生じる状態をさす。動脈硬化病変における血管内腔狭窄部位で血流は乱流となり，乱血流は内皮傷害を引き起こしたり，逆流して血流のうっ滞を生じる。血管局所の血行静止は血栓形成を促進する。同様に，心房細動では心房内の血行が静止・うっ血することによる心房内血栓が形成される。

凝固能亢進は，異常に亢進した凝固反応のことをいう。一次的な障害として，プロテインCまたはS欠損症などの先天異常があり，二次的な障害として，外科手術後の安静によるものやエコノミー症候群による静脈血栓塞栓症が有名であり，抗リン脂質抗体症候群や経口避妊薬服用でも引き起こされることがある。

血栓とは血管に付着し局所にとどまっている凝固塊のことであり，塞栓とは血栓が剝がれて浮遊した凝固塊が，血流によって運ばれて血管を塞ぐことをさす。動脈血栓は，比較的血小板が多い（白色血栓）。一方，静脈血栓は動脈血栓よりも血小板成分が少なく高濃度のフィブリン線維で形成されており，多数の捕捉された赤血球を含む（赤色血栓）。

急性冠症候群

急性冠症候群（acute coronary syndrome）は，冠動脈の動脈硬化性プラーク破裂によって引き起こされる血栓症である。

プラークが破綻すると，内皮下のコラーゲンにvWFとGPⅠbを介して血小板が付着する。そして血小板からトロンボキサンA_2やADPなどが放出されることで血小板が活性化して，凝固カスケードが促進される。活性化した血小板は，GPⅡb-Ⅲaを発現してフィブリノーゲンと結合し血小板凝集が形成される。活性化した凝固カスケードはトロンビンを生成し，フィブリノーゲンをフィブリンに変換してフィブリンネットを形成し，血栓を形成する。よって，急性冠症候群の病態の中心は，血小板を介した血栓症が関与している。

急性期には経皮的冠動脈内治療（風船療法，ステント治療）が行われることがほとんどであるが，血栓が多い場合は，冠動脈内に血栓溶解薬が選択的に投与されることもある。また，経皮的冠動脈内治療が可能な施設に患者を送るまでに時間がかかる場合には，発症から12時間以内であれば，末梢から血栓溶解薬を投与することもある。

冠動脈疾患の治療に用いられる冠動脈ステントにはステント内血栓症の合併症があり，薬物溶出性ステントが使用されるようになってからはステント内の内皮化遷延による遅発性ステント血栓症が問題となっている。

冠動脈疾患において，急性期の抗血小板療法は2剤併用が標準的治療法となっており，慢性期にはアスピリン投与を基本として，疾患の状態によって2剤併用も考慮される。冠動脈疾患の病態生理やその他の薬物治療の詳細については，3章2「虚血性心疾患の薬物治療」を参照。

心房細動

心房細動（atrial fibrillation）は，持続する慢性心房細動と，普段は正常洞調律であるが一過性に心房細動が出現して，また正常に戻る発作性心房細動に分類される。心房細動では，心房が正常に収縮せず，心房内の血流が停滞して血栓を形成する（図8-2-5）。

心房に形成された血栓は，心房収縮が再開すると剝離して血栓症を起こす。心房細動による内皮機能障害も加わって，凝固系活性化と血小板活性化も促進される。また凝固系活性化によって，心房内血栓は静脈血栓のようなフィブリンに富んだ血栓が形成される。そのため，抗血小板薬よりも抗凝固療法が有効である。

心房細動治療には，抗血栓療法のほかに，抗不整脈薬，カテーテルアブレーションによる治療もある。心房細動それ自体は致死的ではないが，心房細動によって心房内血栓（特に左心耳内）が形成され，それが塞栓源となって脳梗塞などの重篤な合併症を起こすため，リスク評価を行い，抗血栓療法の適応ならびに方法を決定する[2]。

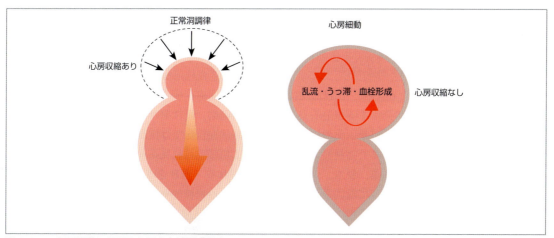

図 8-2-5 心房細動における心房内血栓形成機序
正常洞調律では心房は規則性に収縮するが，心房細動では心房収縮が失われるため，心房内血流が停滞して血栓が形成される．

脳梗塞

脳梗塞（cerebral infarction）は，微小末梢血管性病変であるラクナ梗塞，アテローム性動脈硬化が原因であるアテローム性血栓性脳梗塞，心房細動による心原性脳塞栓症に分類される．アテローム性血栓性脳梗塞の発症機序には，急性冠症候群と同様，アテローム性プラーク破裂が引き金となり脳梗塞を引き起こす．破裂部位での血小板凝集と血栓形成によって内腔が閉塞する血栓性閉塞と，形成された血栓が塞栓子となり末梢の脳動脈を閉塞する塞栓性閉塞がある．

治療については，急性期においてはラクナ梗塞では抗血小板療法，アテローム血栓性脳梗塞では抗血小板療法と抗凝固療法，心原性脳塞栓症では抗凝固療法が行われる．超急性期（発症から4.5時間以内）ではt-PA静脈投与も行われる．慢性期の再発予防に，ラクナ梗塞，アテローム性血栓性脳梗塞では抗血小板薬，心原性脳塞栓症では心房細動治療と同じ抗凝固薬が投与される．

深部静脈血栓症

深部静脈血栓症（deep venous thrombosis）は，エコノミークラス症候群と称されることもある．飛行機での長時間の姿勢保持，手術後の長期間のベッド安静によって下肢静脈血流がうっ滞し，静脈血栓症を発症する．症状は，血栓形成静脈の還流障害による腫脹，皮膚色調変化があるが，血栓が肺へと遊離すると重篤な肺血栓塞栓症を引き起こす．血流うっ滞のほかに，炎症や悪性腫瘍などに伴う凝固能亢進，中心静脈カテーテル留置による静脈壁損傷も静脈血栓形成の原因となる．治療は抗凝固療法が基本であり，血栓溶解療法も行われる．

肺血栓塞栓症

肺血栓塞栓症（pulmonary thromboembolism）の原因は，ほとんどは深部静脈血栓症であり，肺高血圧心と換気血流不均衡による低酸素血症が病態の中心である．急性肺血栓塞栓症では，広範囲の血流途絶によってショックなど重篤な状態を来すことがある．慢性肺血栓塞栓症では，微小血栓の繰り返しによる労作性呼吸困難を呈する．深部静脈血栓症と同様に，早期に抗凝固療法を行い，ショックなどの禁忌例を除いては血栓溶解療法が行われる．

近年，凝固因子カスケードの最終産物トロンビンがプロテアーゼ活性化型受容体（protease activated receptor）にリガンドとして結合し，炎症シグナルなどを活性化して動脈硬化や肥満を促進す

ることが明らかとなった。凝固止血経路の新たな作用であり注目されている[3]。

出血性疾患

出血性疾患（hemorrhagic disease）には血友病などの先天性疾患，手術後に発症する線溶系亢進に起因するもの，抗血小板薬・抗凝固薬の使用に伴う副作用によるものがある。また播種性血管内凝固症候群は基礎疾患（悪性腫瘍，脱水，火傷，敗血症，重症感染症など）によって凝固系が過剰に活性化され，微小血栓多発に伴う循環障害と多臓器障害を発症すると同時に，血小板・凝固因子の消費と線溶系亢進のために出血傾向を併発する疾患である（図 8-2-6）。治療は，抗血小板薬，抗凝固薬が原因であれば投与を中止する。またヘパリン，ワルファリンの作用を拮抗する薬物，線溶系抑制薬，欠乏した凝固因子の補充のために凝固因子濃縮製剤も使用される。

薬物治療

血栓形成機序の観点から，①抗血小板薬，②抗凝固薬，③血栓溶解薬の3つに分類される。治療薬は，動脈血栓症・静脈血栓症ともに急性期には血栓溶解薬，慢性期には動脈血栓症では抗血小板薬，静脈血栓症では抗凝固薬が用いられる。ただし，心房細動は動脈系血栓であるが，抗凝固薬が用いられる（表 8-2-1）。主な薬物の止血凝固系における治療標的を図 8-2-7 に示す。

抗血小板薬

アスピリン

刺激された血小板は，膜リン脂質からアラキドン酸を遊離してホスホリパーゼを活性化する。活性化ホスホリパーゼは，シクロオキシゲナーゼ（cyclooxygenase：COX）-1 をプロスタグランジン H_2 に変換し，プロスタグランジン H_2 はトロンボキサン A_2 に，さらに代謝される。アスピリン（aspirin）は COX-1 のセリン残基を不可逆的にアセチル化して活性部位へのアラキドン酸結合を阻

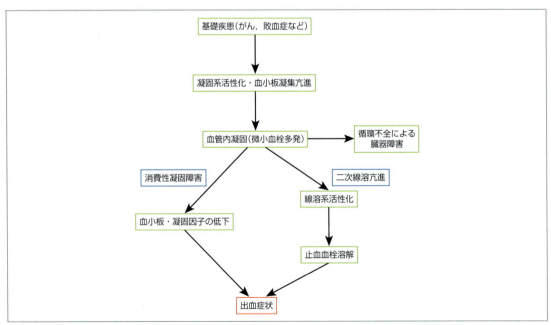

図 8-2-6　播種性血管内凝固症候群の病態形成機序
血栓形成に伴う①血小板・凝固因子消費，②線溶系亢進により出血傾向を示す。

害することで，トロンボキサンA_2合成を抑制して血小板凝集を抑制する。また，アスピリンはトロンボキサンA_2合成阻害のみならず，COX-1，COX-2を阻害するためプロスタグランジン（prostaglandin：PG）類の生成も抑制するが，血小板凝集抑制作用をもつPGI_2も減少させる。低用量のアスピリンではTXA_2は減少させるが，内皮細胞がCOXを合成するため，PGI_2合成は代償され減少しない。しかし高用量のアスピリンではPGI_2合成は代償されず血栓形成を促進し，血小板凝集抑制作用が減弱される（アスピリンジレンマ）。

適応疾患は，不安定狭心症，心筋梗塞，脳血管障害の二次予防や，末梢閉塞性動脈疾患，また冠動脈ステント術後，冠動脈バイパス術後などがある。効果は速やかに発現して，約7日間持続する。そのため，抜歯や観血的手術を行う際には，1週間前より事前の休薬が必要となる。副作用には，消化管出血，脳出血などがある。

クロピドグレル，チクロピジン

クロピドグレル（clopidogrel），チクロピジン（ticlopidine）は，血小板上の受容体へのADP結合を阻害して，血小板のフィブリノーゲンへの結合とGPⅡb/Ⅲa受容体活性化を阻害して血小板凝集を抑制する。アスピリンとは異なり，プロスタグランジン経路には影響しない。一過性脳虚血発作や脳卒中，不安定狭心症の患者に有効である。また，冠動脈ステント留置後のステント内血栓予防の標準的治療としてアスピリンとともに用

表8-2-1 血栓症の治療薬

	動脈血栓症	静脈血栓症
代表的な疾患	急性冠症候群 アテローム性血栓性脳梗塞 末梢閉塞性動脈疾患	深部静脈血栓症 肺血栓塞栓症 心房細動*
急性期治療薬物	血栓溶解薬	血栓溶解薬
慢性期治療薬物	抗血小板薬	抗凝固薬

*心房細動の血栓は左心房に生じるが，左心房内血栓はフィブリンに富んだ血栓であり静脈血栓と類似しているため，こちらに分類した。

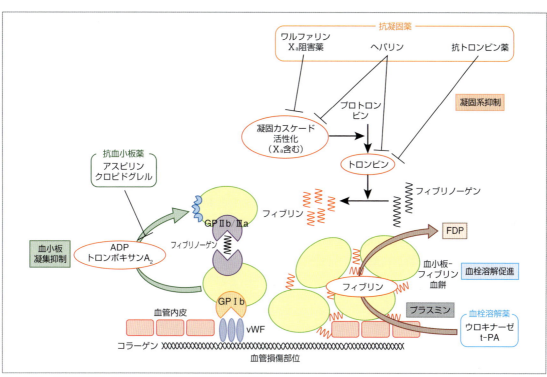

図8-2-7 抗血小板薬，抗凝固薬，血栓溶解薬の作用部位

いられる。チクロピジンの副作用は悪心，消化管症状，出血があるが，最も重大なものに顆粒球減少症がある。血栓性血小板減少性紫斑病もみられる。クロピドグレルはチクロピジンよりも副作用が少ないため，近年はこちらが使用される。

ジピリダモール

ジピリダモール（dipyridamole）は，アデノシン取り込みとホスホジエステラーゼ活性を阻害して血小板機能を抑制するが，血管拡張作用も有する。末梢閉塞性動脈疾患や薬物負荷心筋シンチグラフィに使用される。

シロスタゾール

シロスタゾール（cilostazol）は，ホスホジエステラーゼ阻害薬で，cAMP分解を抑制して血管拡張作用ならびに血小板凝集を抑制する薬物であり，末梢閉塞性動脈疾患や脳梗塞後の治療に用いられる。

GPⅡb/Ⅲa受容体阻害薬

血小板凝集におけるGPⅡb/Ⅲa受容体に結合し，vWFやフィブリノーゲンとの結合を遮断して血小板凝集を抑制する。急性冠症候群に対して静脈内投与で使用されるが，日本では未発売である。

抗凝固薬

主なものにヘパリン，ワルファリン，抗トロンビン薬，第Ⅹa因子阻害薬があり，作用機序はそれぞれ異なる。ヘパリン，ワルファリンは古くから抗凝固薬として確立されたものであり，血栓症の治療と予防には欠かせない薬物である。また2011年になって，新しい経口抗凝固薬（novel oral anticoagulant：NOAC）である抗トロンビン薬（ダビガトラン），第Ⅹa因子阻害薬（リバーロキサバン，エドキサバン，アピキサバン）が使用可能となった。

ヘパリン
作用機序

ヘパリン（heparin）は主に注射で用いる抗凝固薬であり，血栓形成を速やかに抑制するために用いられている。ヘパリンの抗凝固作用は，アンチトロンビン（antithrombin：AT）Ⅲと結合して，凝固因子を不活性化することで発揮される。ヘパリンはATⅢの構造を変化させて，ATⅢの作用速度を1000倍に増加させる。ヘパリンと結合したATⅢは，トロンビンとⅩa因子を阻害する。また低分子量ヘパリン（分子量6000以下）はATⅢと結合して，Ⅹa因子のみを選択的に阻害する。

投与方法は，急速な抗凝固作用を得るため，静脈内に1回投与され，その後低用量もしくは持続投与される。活性化トロンボプラスチン時間（activated partial thromboplastin time：APTT）が正常の2倍前後になるように調節する。ヘパリンの半減期は1.5時間，低分子ヘパリンは3〜7時間である。

臨床使用

急性深部静脈血栓症や肺血栓塞栓症，急性冠症候群の抗血栓薬として使用される。また術後静脈血栓症の予防，透析や人工心肺など体外循環装置使用時の血栓形成防止にも使用される。

副作用

主な合併症は出血である。このため，使用中は定期的に出血時間を観察する必要がある。ヘパリンによる過剰な抗凝固作用が出現した場合は，投与を中止する。加えて出血がみられ止血困難なときは，ヘパリン中和薬である硫酸プロタミンで拮抗させて止血する。低分子ヘパリンは，比較的出血の合併症が少ないといわれている。ヘパリン投与によるATⅢの活性低下は，凝固カスケードの不活性化につながり血栓症を促進するため，長期にわたるヘパリン使用では，ヘパリン低用量治療が行われる。また重篤な副作用にヘパリン起因性血小板減少症（heparin-induced thrombocytopenia：HIT）がある。

投与後5日以内に発症する非免疫機序による血小板減少Ⅰ型は重篤ではないが，投与後5〜14日に発症するⅡ型は正常の50％以下の血小板減少と全身の血栓症を引き起こすために，非常に重篤である。この機序には，ヘパリン-血小板第Ⅳ因子複合体による免疫グロブリン（immunoglobulin：Ig）Gを介した血小板凝集と血小板内の活性物質の遊離の促進が関与している。HITが生じた場合は，ただちにヘパリンを中止するとともに，代替抗凝固薬として抗トロンビン薬を開始する必要がある[4]。

ワルファリン

ワルファリン（warfarin）はクマリン系抗凝固薬であり，補因子としてのビタミンK拮抗作用によって抗凝固作用を発揮する。

作用機序

肝臓で合成される凝固因子（Ⅱ，Ⅶ，Ⅸ，Ⅹ）は，補因子のビタミンKにその合成を依存する。ワルファリンはビタミンK活性化を阻害することで，前述のビタミンK依存性凝固因子の合成を抑制する。ヘパリンとは異なり，効果発揮までに投与後12時間前後を要し，場合によっては数日かかることもある。

投与方法

ワルファリンは経口投与され，速やかに吸収される。半減期は約40時間であるが，個人差がある。ワルファリンの効果はプロトロンビン時間の国際標準比（prothrombin time international normalized ratio：PT-INR）を指標としてモニタリングする。疾患によって多少異なるが，正常の1.5〜2.5倍を効果の目安として，投与量を適宜増減する。急性深部静脈血栓症，肺塞栓症の進行・再発抑制，外科手術後の静脈血栓症予防のためにも使用される。また心筋梗塞後，人工弁置換術後，慢性心房細動における心内血栓予防に使用される。

副作用

効果が過剰になると当然，出血の副作用が出現する。そのためPT-INRの検査を定期的に行い，投与量を調節する必要がある。軽度の出血であれば，投薬中止もしくはビタミンK投与によって治療する。重篤な出血は，ビタミンK大量投与，もしくは緊急時には血漿輸血も行われることがある。皮膚病変・壊死は稀な合併症である。そして，催奇性・流産の原因となるため妊婦には禁忌である。

またワルファリンは食物・薬物相互作用の多い薬物である。クロラムフェニコール，解熱鎮痛剤，ヒスタミンH_2受容体拮抗薬（H_2受容体拮抗薬）などは作用を増強，ビタミンKを含む納豆，クロレラ，青汁などの食物，リファンピシン，バルビタール，経口避妊薬などは作用を減弱するため，注意が必要である。

◆第Ⅹa因子阻害薬◆

リバーロキサバン，エドキサバン，アピキサバン

作用機序

リバーロキサバン（rivaroxaban），エドキサバン（edoxaban），アピキサバン（apixaban）は，選択的かつ直接的に第Ⅹa因子を阻害する。いずれも経口投与され，最高血中濃度到達時間は約1〜2時間，半減期は約12時間であり，ワルファリンと異なり，服用したその日から効果が発現する。抗凝固作用はビタミンK非依存性であるため，食物の影響は受けないが，肝臓のCYP（シトクロムP450〈cytochrome P450〉）代謝を受ける。ワルファリンと異なり，効果をモニタリングしながら，投与量を適宜変更する必要はない。

臨床使用

現在，非弁膜症性心房細動の血栓予防薬として適応があり，エドキサバン，リバーロキサバンは深部静脈血栓症，肺血栓塞栓症にも適応を取得している。

副作用
出血，肝機能障害，間質性肺炎。

フォンダパリヌクス
作用機序
フォンダパリヌクス（fondaparinux）はアンチトロンビンⅢに結合することで，アンチトロンビンⅢの第Ⅹa因子の阻害作用を増強して，間接的に第Ⅹa因子を阻害する。半減期が約16時間とヘパリンに比べて長いため，1日1回皮下投与で効果が発揮される。

臨床使用
急性肺血栓塞栓症および急性深部静脈血栓症の治療に使用される。

副作用
出血，肝機能障害，ショック。

◆抗トロンビン薬◆
アルガトロバン
作用機序
アルガトロバン（argatroban）は小分子でトロンビンの活性部位に選択的に結合して，トロンビンを直接的に阻害する抗凝固薬である。半減期が短いため静脈内投与で使用され，APTT値をモニターして効果を監視する。

臨床使用
血栓症による脳梗塞，慢性動脈閉塞症，先天性ATⅢ欠乏やATⅢ低下患者の血液体外循環時の抗凝固療法に使用される。またHITⅡ型の治療にも用いられる。

副作用
出血（消化管，脳），ショック，肝機能障害など

ダビガトラン
作用機序
ダビガトラン（dabigatran）は日本では2011年に使用可能になった経口直接トロンビン阻害薬である。肝臓で代謝を受けないプロドラッグであり，ビタミンK非依存性のため食物の影響は受けない。ワルファリンと異なり，最高血中濃度到達時間は約2時間，半減期は約12時間とより短く，服用当日より効果が出現する。

臨床使用
日本では心房細動の血栓形成抑制に使用されるが，海外では深部静脈血栓症，肺血栓塞栓症の治療，予防にも使用される。

副作用
消化管出血，脳出血，間質性肺炎，アナフィラキシー。

◆血栓溶解薬◆
作用機序
ウロキナーゼと組織型プラスミノーゲン活性化因子（t-PA）がある。どちらもプラスミノーゲンをプラスミンに変換して，フィブリンを分解することで血栓溶解作用を発揮する。副作用は，消化管からの出血，脳梗塞部位からの脳出血，心筋梗塞部位からの心破裂などがある。

ウロキナーゼ
ウロキナーゼ（urokinase）は第1世代の血栓溶解薬であり，かつてはよく使用された。少量投与ではa_2プラスミノーゲン阻害因子で失活し，大量投与では血栓だけでなく循環血液中のフィブリンの過剰な分解により出血を来す。投与方法は，1日量60,000〜240,000単位を投与し，以後漸減して7日間投与する。

t-PA（アルテプラーゼ〈alteplase〉，モンテプラーゼ〈monteplase〉）
ヒト遺伝子組換えt-PAが製品化され使用されている。理論上は，血栓もしくは止血血栓のフィブリンに結合しているプラスミノーゲンを選択的に活性化するため，ウロキナーゼよりも出血のリ

スクが少ないといわれている。また，半減期が約5分と短い。投与方法は，総投与量 0.6 mg/kg の10%を急速投与し，残りを1時間で静注する。

ストレプトキナーゼ

ストレプトキナーゼ（streptokinase）は，β溶血連鎖球菌Cグループの培養培地から精製された細胞外タンパク質である。酵素活性を有さず，プラスミノーゲンと1：1活性複合体を形成し，非複合体プラスミノーゲンをプラスミンに変換して，血栓を溶解させる。ただし，日本では血栓溶解薬としては認可されていない。

出血治療薬

アミノカプロン酸，トラネキサム酸

アミノカプロン酸（aminocaproic acid），トラネキサム酸（tranexamic acid）はプラスミノーゲン活性化阻害薬であり，経口投与される。副作用として血管内血栓症がある。

メシル酸ナファモスタット，メシル酸ガベキサート

作用機序

メシル酸ナファモスタット（nafamostat mesilate），メシル酸ガベキサート（gabexate mesilate）は合成プロテアーゼ阻害薬であり，タンパク質分解酵素を阻害して作用を発揮する。トロンビン，活性型凝固因子，プラスミンなどを阻害するとともに，血小板凝集も抑制する。

臨床使用

播種性血管内凝固症候群の治療に用いられるが，膵炎治療にも用いられる。また，出血性病変・出血傾向を有する患者の血液体外循環時の灌流血液の凝固防止にも使用される。静脈注射薬である。

硫酸プロタミン（protamine sulfate）

作用機序

プロタミンは陽性荷電しており，陰性荷電のヘパリンと相互作用して抗凝固作用のない安定な複合体を形成し，ヘパリン作用と拮抗する。

臨床使用

ヘパリン作用中和薬として使用される。潮紅，徐脈，過敏症などの副作用がある。ヘパリン 100単位あたりプロタミン 1 mg を静脈内投与する。

ビタミン K

作用機序

ビタミン K は II，VII，IX，X 因子を活性化するが，ワルファリンがビタミン K の作用を阻害することで抗凝固作用を発揮することから，その理由を理解するのは容易である。

臨床使用

ワルファリンの過剰作用による出血に使用される。しかし即効性はなく，効果発現に投与後 24時間程度必要なため，緊急時には新鮮凍結血漿が使用される。ビタミン K は静脈内投与，経口投与で補充される。

◆凝固因子製剤◆

凝固因子活性の低下は出血の原因となるため，血友病に関連した出血の治療に投与される。標準的には血漿由来，熱処理または界面活性剤処理凝固因子濃縮剤，遺伝子組換え凝固因子濃縮剤がある。感染症の問題があるため，遺伝子組換え凝固因子濃縮剤の使用が推奨される。

本項目で扱った薬物一覧

薬物	作用機序など
抗血小板薬	
アスピリン	COX-1 のセリン残基を不可逆的にアセチル化して活性部位へのアラキドン酸結合を阻害することで，トロンボキサン A_2 合成を抑制

	クロピドグレル チクロピジン	血小板受容体のADP結合を阻害して、フィブリノーゲンへの結合とGPⅡb/Ⅲa受容体活性化を阻害
	ジピリダモール	アデノシン取り込みとホスホジエステラーゼ活性の阻害により血小板機能抑制と血管拡張作用を発揮
	シロスタゾール	ホスホジエステラーゼ阻害により、cAMP分解が抑制され、血管拡張作用と血小板凝集抑制作用を発揮
抗凝固薬		
	ヘパリン 低分子量ヘパリン	アンチトロンビンⅢと結合して、凝固因子を不活性化することで抗凝固作用を発揮。低分子量ヘパリン（分子量6000以下）はアンチトロンビンⅢと結合して、Xa因子のみを選択的に阻害
	ワルファリン	補因子としてのビタミンK拮抗作用により、肝臓で合成されるビタミンK依存性凝固因子（Ⅱ、Ⅶ、Ⅸ、Ⅹ）の合成を抑制
●Xa因子阻害薬		
	経口薬：リバーロキサバン、エドキサバン、アピキサバン	選択的かつ直接的に第Xa因子を阻害
	注射薬：フォンダパリヌクス	アンチトロンビンⅢに結合することで、アンチトロンビンⅢの第Xa因子の阻害作用を増強して間接的に第Xa因子を阻害
●抗トロンビン薬		
	アルガトロバン（注射薬） ダビガトラン（経口薬）	トロンビンの活性部位に選択的に結合して、トロンビンを直接的に阻害
●血栓溶解薬		
	ウロキナーゼ t-PA	プラスミノーゲンをプラスミンに変換し、フィブリン分解を促進して血栓を溶解
出血治療薬		
	アミノカプロン酸 トラネキサム酸	プラスミノーゲン活性化阻害薬であり、経口投与される。副作用として血管内血栓症がある
	メシル酸ナファモスタット メシル酸ガベキサート	合成プロテアーゼ阻害薬で、タンパク質分解酵素を阻害。トロンビン、活性型凝固因子、プラスミンなどを阻害し、血小板凝集も抑制
	硫酸プロタミン	陰性荷電のヘパリンと相互作用して抗凝固作用のない安定な複合体を形成し、ヘパリン作用と拮抗
	ビタミンK	Ⅱ、Ⅶ、Ⅸ、Ⅹ因子を活性化
●凝固因子製剤		●凝固因子活性低下に関連した出血の治療に投与される

参考文献

1) Wolberg AS et al：Anesth Analg 114：275-285, 2012
2) 井上博ほか：循環器病の診断と治療に関するガイドライン（2012年度合同研究班報告）心房細動治療（薬物）ガイドライン（2013年改訂版）
3) Ramachandran R et al：Br J Pharmacol. 153：Suppl 1：S 263-282, 2009
4) 厚生労働省：重篤副作用疾患別対応マニュアル　ヘパリン起因性血小板減少症（HIT），2010

【池田　康将，堀ノ内　裕也】

9章 神経・精神系

1. 中枢神経序説 …………………………………… 365
2. 認知症の薬物治療 ……………………………… 374
3. パーキンソン病の薬物治療 …………………… 385
4. 骨格筋弛緩薬 …………………………………… 389
5. 麻酔薬 …………………………………………… 396
6. てんかんの薬物治療 …………………………… 407
7. 不安症，不眠症の薬物治療 …………………… 417
8. 統合失調症の薬物治療 ………………………… 421
9. 気分障害の薬物治療 …………………………… 424
10. 依存性薬物 ……………………………………… 430
11. 中枢性鎮痛薬 …………………………………… 433

1 中枢神経序説

目標
- 中枢神経の構成要素を理解する。
- 薬物治療の観点から，中枢神経系を理解する。

中枢神経における薬物の歴史は長い。アルコールやモルヒネなど，太古の時代から使用されているものもある。古来，さまざまな植物アルカロイドが薬という概念すら超えて使用されてきた。現在においても，中枢神経系への作用機序が明らかになったのはその一部である。また，多くの中枢神経に作用する薬物の作用機序は複雑である。中枢神経自体が複雑であるため，神経疾患の病態生理の解明も困難である。一方，近年の社会保障費用増大に伴い，日本においては，神経系に限らず，可能な限り単剤処方が推奨されている。

脳と脊髄は頭蓋骨と脊柱の脊椎管から構成される骨の中にあり，髄膜に覆われている。髄膜内は脳脊髄液（cerebrospinal fluid：CSF）に満たされている。中枢神経は情報伝達を担う神経細胞（neuron）と栄養を担うグリア細胞に大別される。神経細胞は 10^{11} 個，グリア細胞はその9倍の数がある。$-40 \sim -90$ mV の静止膜電位から，電位依存性 Na^+ チャネルの活性化により膜電位が浅くなり，活動電位（action potential）が発生する。再分極には K^+ チャネルが重要である。遠部への活動電位の伝達，すなわち軸索伝導は，跳躍伝導といわれる。すなわち，軸索周囲のランビエ絞輪（Ranvier's node，オリゴデンドロサイトによる髄鞘間部）における空間的な距離のある伝導である。中枢神経の本質がニューロンによる非連続性単位で構成されるネットワークであることを指摘したのは Santiago Ramón y Cajal（1852〜1934年。スペインの神経解剖学者。1906年にノーベル医学生理学賞受賞。今日の神経科学・神経解剖学の基礎を確立した）である。Cajal のニューロン説は電子顕微鏡による神経細胞の独立性の確認により，今日では疑いようのない真実として受け取られている。

化学的神経伝達（chemical neurotransmission）

神経系は神経細胞のネットワーク，すなわち，神経細胞間のシナプス（synapse）結合が特徴である。ヒトの脳には数百億の神経細胞が存在し，個々の神経細胞は千単位の神経細胞とシナプスで連結している。したがって，ヒトの脳内には兆単位のシナプスが存在する。

人体におけるシナプスには化学シナプスと電気シナプスの2種類があるが（図9-1-1），中枢神経薬理において重要なのは，化学シナプスである。化学シナプスとは，シナプスという特定の細胞間構造に神経伝達物質が放出され，神経伝達物質が受容体に結合することにより，情報伝達が行われるシステムである。多くの薬物標的が化学シナプスの前シナプス（シナプス間隙の前にある構造で化学伝達物質を放出する）や後シナプス（シナプス間隙の後ろにある構造で化学伝達物質を受ける受容体がある）に存在する。電気シナプスとは，イオンを通過させることで情報を伝達するシ

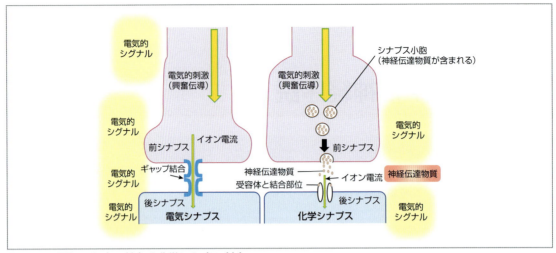

図 9-1-1　電気シナプス（左）と化学シナプス（右）

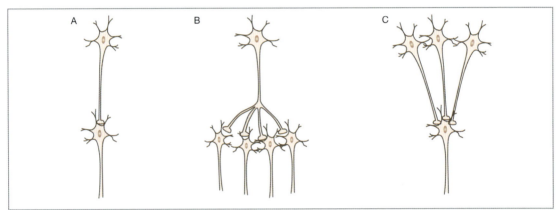

図 9-1-2　階層的ネットワーク（**A**）と拡散的ネットワーク（**B**）および収束的ネットワーク（**C**）
情報が発散する場合と逆に収束する場合がある。

ステムであり，網膜の神経細胞間や心筋の筋線維間などに見られる。電気シナプスは中枢神経においては海馬や大脳皮質の抑制性神経で認められているものの，薬物標的としては重要とみなされていない。コネクソンというタンパク質六量体が2つの細胞の細胞膜を貫通し，ギャップ結合とよばれる細胞間結合を形成し，電気シナプスを構成している。コネクソンはコネキシンというタンパク質が六角形に配列した六量体構造が特徴である。したがって，以下の説明ではシナプスと記した場合は化学シナプスを意味する。

神経細胞同士は複雑な配線で結ばれて，多数の化学シナプスを介してシナプス結合を形成している。階層的（hierarchical）ネットワークとよばれる直列性情報伝達機構と，拡散的（diffuse），あるいは収束的（convergence）ネットワークとよばれる並列的情報伝達システムが存在する（図 9-1-2）。中枢神経薬理においては拡散的ネットワークに作用するものが多い。

化学シナプスの種類としては，下記のものがある。すなわち，軸索樹状突起間シナプス（axodendritic synapse），神経軸と神経細胞体間に存在する軸索細胞体間シナプス（axosomatic synapse），さらに神経軸間に存在する軸索軸索間シナプス

（axoaxonic synapse）である。上記概念は一方向性情報伝達システム（情報が一定の方向にしか伝達されない）である。

化学シナプスにおける神経伝達物質は十数個が同定されている。そのうち，薬物標的になっているのは，セロトニン（serotonin：5-HT），ドパミン（dopamine：DA），ノルアドレナリン（noradrenaline：NA），アセチルコリン（acetylcholine：ACh），グルタミン酸（glutamate），γ-アミノ酪酸（γ-aminobutyric acid：GABA），ヒスタミン（histamine），各種神経ペプチド（neuropeptide）やホルモン（hormone）などの神経伝達物質および神経調節物質（neuromodulator）である。興奮性神経伝達物質の代表はグルタミン酸であり，抑制性の代表はGABAである。薬物という観点からはモルヒネ様作用をもつβ-エンドルフィン（β-endorphin），マリファナ様作用を有するアナンダミド（anandamide）が内因性物質として重要である。モルヒネやマリファナは内因性神経伝達物質やそのカスケードが明らかになる前から使われており，また，ジアゼパムはベンゾジアゼピン受容体の発見以前から処方されてきた。

古典的神経伝達

古典的神経伝達（classic neurotransmission）では，神経細胞の軸索を電気インパルスが伝達し，前シナプスに到達すると，シナプス間隙への化学伝達物質放出が起こる。化学伝達物質は後シナプスにある特殊な受容体に作用し，次の神経細胞へ情報が伝達する。単一の神経細胞における情報伝達は脱分極による電気信号であるが，神経細胞間の情報伝達は化学伝達物質に依存することになる。この化学物質による情報伝達様式を，興奮-分泌連関（excitation-secretion coupling）という。化学伝達物質は後シナプスに存在する受容体に結合すると，電気的インパルスに変換し，次の神経細胞へ信号を伝える。後シナプスを有する神経細胞においては，セカンドメッセンジャーなど，一連の化学反応を起こす（図9-1-1右，化学シナプス）。

逆行性情報伝達システム

シナプス後神経細胞からシナプス前細胞への逆行性情報伝達システム（retrograde neurotransmission）も存在する（図9-1-3）。拡散性ガスである一酸化窒素（nitric oxide：NO）が代表である。NOは後シナプス細胞で合成されて，拡散により前シナプスへ伝わり，神経細胞内で可溶型グアニル酸シクラーゼを活性化しサイクリックグアノシン一リン酸（cyclic guanosine monophosphate：cGMP）を増加させ，情報伝達を行う。このほか，内因性マリファナ様物質であるエンドカンナビノイドや，神経栄養因子（neurotrophic factor）も知られている。神経成長因子（nerve growth factor：NGF）は前シナプスに取り込まれ，さらに神経細胞内シナプス小胞に取り込まれ，核にまで情報が伝達し，遺伝子発現などを制御する。

シナプスを介さない神経伝達

シナプスを介さない神経伝達も存在する。非シナプス性拡散神経伝達（nonsynaptic diffusion neurotransmission），あるいは容量神経伝達（vol-

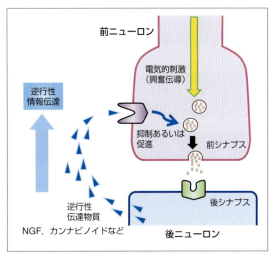

図9-1-3　逆行性情報伝達
一部の情報伝達系においては，逆行性に情報が伝わるものがある。
NGF：神経成長因子

ume neurotransmission）とよばれる伝達システムで，前述の NO やドパミンが知られている。ドパミンはシナプス間隙からあふれ，より遠くのシナプスにあるドパミン受容体に結合し，情報伝達を行うことが知られている。樹状突起に存在する自己受容体（autoreceptor）も知られている。

階層系システム

階層系システム（hierarchical system）をとる情報伝達系の代表はアセチルコリン神経や興奮性アミノ酸である。これらは運動神経や感覚神経の情報伝達を担っている。

拡散系システム

拡散系（diffuse system）として，モノアミン神経伝達物質（アミノ基を 1 つだけ含む神経伝達物質）がある。モノアミンにはドパミン，ノルアドレナリン，アドレナリンのアテコールアミンと，セロトニン，ヒスタミンがある。拡散系は覚醒，情動，気分，同期などに関係している。オレキシン（orexin）は，モノアミン神経系を制御するシステムと考えられていて，睡眠障害の一種であるナルコレプシー（narcolepsy）に深く関係しており，拡散系システムと言える。ナルコレプシーは発作的眠気と過眠症を特徴とする疾患である。その主な原因はオレキシンの欠如であり，一部はオレキシン受容体の遺伝子異常であることが報告されている。オレキシンとその受容体による情報伝達系が，覚醒維持，睡眠調節，摂食に関与することが判明している。

各神経系について

アセチルコリン神経

アセチルコリン神経は Ch 群（cholinergic cell group，Ch1～6）に分類される（図 9-1-4）。マイネルト基底核（Ch4）はアセチルコリン神経であるが，アルツハイマー型認知症において脱落することが知られている。脳のニューロンの約 5％が

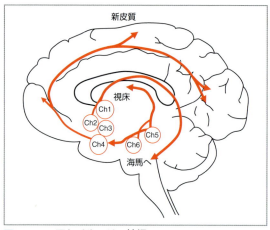

図 9-1-4 アセチルコリン神経
Ch1～Ch4 までの神経核は，大脳基底核の下にある前脳基底部に存在している核群。Ch1（内側中隔核），Ch2（ブローカ対角帯核）からの海馬への入力は，海馬における記憶に関与している。Ch4（マイネルト基底核）は記憶，覚醒，認知，思考に重要である。Ch5（橋脚被蓋核）と Ch6（背側外側被蓋核）は，背側路と腹側路の 2 経路を介して覚醒に関与する。

ACh 受容体を有する。中枢神経系の ACh に対する主な反応は，遅い興奮である。この反応は G タンパク質共役型のムスカリン M_1 受容体（M_1 受容体）を介するもので，K^+ イオンの膜透過性の減少による。

アミン系神経

セロトニン，ノルアドレナリン，アドレナリン，ヒスタミン，ドパミンを総称し，モノアミン神経伝達物質とよぶ。A 群（ノルアドレナリン神経核，ドパミン神経核），B 群（セロトニン神経核），C 群（アドレナリン神経核），E 群（ヒスタミン神経核）に分類される。

ドパミン神経

ドパミン（dopamine）は G タンパク質共役型の K^+ チャネル活性化（ポストシナプス）や Ca^{2+} チャネル抑制（プレシナプス）による遅い抑制作用を発揮する。ドパミン受容体は 5 種類（D_1～D_5）が同定されている。ドパミン神経核はノルアドレナリン神経核とともに A 群を構成し，黒質，腹側被蓋野（ventral tegmental area，ventral tegmentum：VTA）などにある。ドパミン神経は A8～A17 ま

での神経核群に分類される。黒質緻密部に主要な神経核（A9）がある（図9-1-5）。黒質線条体路（尾状核，被殻へ投射）と，腹側被蓋野（A10）から大脳辺縁系を構成する側坐核に投射する中脳-辺縁経路（mesolimbic pathway）が薬理学的に重要である。腹側被蓋野から前頭葉に投射する中脳-皮質経路（mesocortical pathway）もある。視床下部（弓状核，A12）から正中隆起に投射し下垂体門脈にドパミンを分泌する隆起-下垂体経路は，D_2受容体を介してプロラクチン分泌を制御する。この経路を遮断するD_2受容体拮抗薬はプロラクチン遊離を促し，副作用として乳房肥大を起こす。

ドパミン作動性経路を遮断する薬物には，古典的抗精神病薬（クロルプロマジン〈chlorpromazine〉など）があり，副作用としてパーキンソン様の症状を引き起こすことが知られている。中枢性ドパミン作動性神経を活性化する薬物には中枢神経系刺激薬（アンフェタミン〈amphetamine〉）や抗パーキンソン病薬（レボドパ〈levodopa〉）などがある。

ノルアドレナリン神経

ノルアドレナリン作動性ニューロンの細胞体は主に橋と延髄に局在し（図9-1-6），青斑核（locus coeruleus〈LC〉核，A6）が最大の神経細胞群である。投射は広範で，興奮性作用は$α_1$と$β_1$受容体の活性化，抑制性作用は$α_2$と$β_2$受容体の活性化に依存する。

青斑核からのノルアドレナリン神経の投射はlocus coeruleus-noradrenaline systemあるいはLC-NA systemとよばれる。青斑核から分泌されるノルアドレナリンは多くのニューロンを活性化する。青斑核から皮質への投射は，背側経路と，前脳基底核を経由する腹側経路が知られている。

アドレナリン神経

アドレナリンを生合成する神経は，フェニルエタノールアミン-N-メチルトランスフェラーゼ

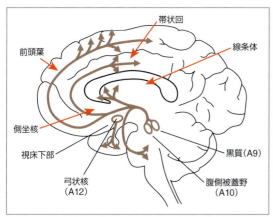

図 9-1-5　ドパミン神経
腹側被蓋野はほ乳類の脳における中脳の一領域で，被蓋の腹側部に位置する。被蓋とは脳幹の背側の領域を指し，系統発生的に古い部分である。

表9-1-1　ドパミン受容体と拮抗薬

薬理学的分類		D_1様受容体		D_2様受容体		
遺伝子による分類		D_1（線条体）	D_5	D_2（線条体）プロラクチン分泌	D_3	D_4
共役型Gタンパク質		Gs cAMP（↑）		Gi/o cAMP（↓）		
解離定数K_i値（nM）	ハロペリドール	80	100	1.2	7	2.3
	クロルプロマジン	90	130	3	4	35
	クロザピン	170	330	230	170	21
	ネモナプリド	—	—	0.06	0.3	0.15.
	リスペリドン	—	—	5	6.7	7

文献1より改変。
D_1クラス（D_1，D_5）Gs共役型でサイクリックアデノシン一リン酸（cAMP）が増加する。D_2クラス（D_2，D_3，D_4）Gi共役型でcAMPが減少する。D_1とD_2は線条体に発現し，基底核における運動制御に関与する。D_2は前下垂体プロラクチン分泌細胞にも発現し，プロラクチン分泌を制御する。多くの抗精神病薬はD_2に親和性を示すので，統合失調症との関係があると考えられている。

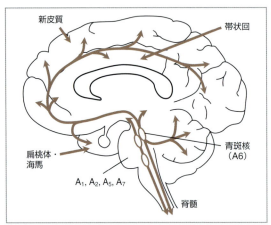

図 9-1-6　ノルアドレナリン神経
青斑核（A6）が最大である。

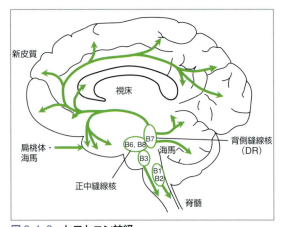

図 9-1-8　セロトニン神経
セロトニン神経は橋の縫線領域，中線領域，脳幹上位の細胞体（B1〜B9）から始まり，中枢神経系に広く投射する。背側縫線核（DR）などがある。

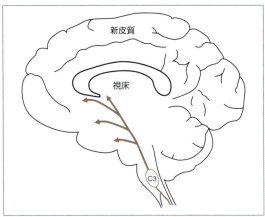

図 9-1-7　アドレナリン神経

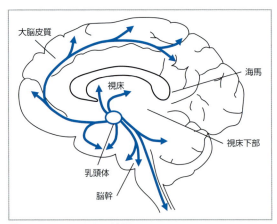

図 9-1-9　ヒスタミン神経
後部視床下部の結節乳頭核（TMN）に神経細胞があり，脳内に広く投射する。

（phenylethanolamine *N*-methyltransferase：PNMT）の免疫組織化学により同定する。アドレナリン神経核（C3）は，延髄外側網様体に存在する（図 9-1-7）。一部は迷走神経核（C2），脊髄交感性側柱（C1）に分布する。自律機能制御が主な機能と考えられている。細胞数も少なく，ノルアドレナリンやドパミンほどには重視されていない。

セロトニン神経

　セロトニン（5-hydroxytryptamine：5-HT）経路は橋の縫線領域，中線領域，脳幹上位の細胞体（B1〜B9）から始まる（図 9-1-8）。中枢神経系のほとんどの領域に投射する。多数の 5-HT 受容体サブタイプが同定されているが，5-HT$_3$（イオンチャネル型）以外は G タンパク質共役型である。セロトニンは刺激を受ける受容体サブタイプに応じて，興奮あるいは抑制性作用を 1 つのニューロンで起こすことが知られている。三環系抗うつ薬，選択的セロトニン再取り込み阻害薬など，うつ病の治療に用いられる多くの薬物がセロトニン作動性経路に作用する。レセルピン（reserpine）は，その副作用として抑うつ症状があるが，中枢神経系のニューロンのセロトニンとノルアドレナリン両方の貯蔵顆粒を枯渇させる。B 群のセロト

ニン神経核は縫線核である。縫線核は脳幹に存在し，3つの核群に細分類される（吻側核群，背側縫線核，尾側核群）。セロトニン神経は脳全体に投射する。

ヒスタミン神経

ヒスタミン神経は後部視床下部の結節乳頭核（tuberomammillary nucleus：TMN）に神経細胞があり，脳内に広く投射する（図9-1-9）。満腹中枢の視床下部腹内側核（ventromedial hypothalamic nucleus：VMH）や室傍核（paraventricular nucleus：PVN）には密な連絡がある。PVNやVMHなどヒスタミン神経系の投射部位にはヒスタミンH_1受容体（H_1受容体）が豊富に発現しており，生理機能に関与している。

ヒスタミンは，ヒスチジンデカルボキシラーゼ（histidine decarboxylase：HDC）により，必須アミノ酸であるヒスチジンから合成される。他に食物からの吸収も供給源である。ヒスタミンの主な産生細胞は肥満細胞，好塩基球やECL細胞（enterochromaffin-like cell）である。ヒスタミンは細胞内の顆粒に貯蔵されており，細胞表面の抗体に抗原が結合するなどの外部刺激により放出される。末梢組織においては血管透過性亢進，平滑筋収縮，血管拡張，腺分泌などの作用があり，アレルギー反応や炎症の発現に重要である。

中枢神経系でも神経伝達物質として働く。オキシトシン分泌，覚醒，食行動，平衡感覚，記憶学習能などの生理機能を促進する。受容体はH_1，H_2，H_3，H_4の存在が知られている。臨床上重要となるのは，H_1とH_2であり，H_1は中枢神経系，平滑筋，血管内皮に分布する。H_2は胃において胃壁細胞からの胃酸分泌を亢進する。H_3，H_4の役割は不明な部分が多いが，H_3は主に中枢神経系に発現し，ヒスタミン神経終末からのヒスタミン遊離を抑制するオートレセプターと考えられている。H_4はマスト細胞や好酸球に分布し，免疫反応に関与する。中枢におけるヒスタミンの作用は主に，H_1受容体を介するものである。

神経伝達物質

グルタミン酸

グルタミン酸神経は，興奮性神経伝達物質の1つである。高等生物の中枢神経における速いシナプス伝達の大部分は，グルタミン酸が関与すると考えられている。

大脳皮質グルタミン酸神経は皮質の第Ⅴ，Ⅵ層の錐体細胞より出て，錐体路，交連系，連合系を形成する。脳神経系や脊髄後根神経節（一次求心性神経）もグルタミン酸神経である。グルタミン酸神経は記憶・学習などの脳高次機能に重要である。一方，細胞外グルタミン酸の上昇はグルタミン酸受容体の過剰活性化によりグルタミン酸興奮毒性とよばれる細胞障害作用を示す。細胞外グルタミン酸はグルタミン酸トランスポーター（輸送体）によるクリアランスが重要である。シナプス小胞内の高濃度のグルタミン酸はシナプス小胞グルタミン酸トランスポーター（vesicular glutamate transporter：VGLUT）により保たれている。

必須アミノ酸であるグルタミン酸とアスパラギン酸は，血液脳関門を透過しない。したがって，循環系から直接的に供給されることはない。グルタミン酸の供給は2経路ある。1つは神経終末におけるミトコンドリア内で，グルタミナーゼによって，グルタミンが加水分解されてグルタミン酸になる経路。もう1つは，アスパラギン酸からトランスアミナーゼによってアミノ酸転移を受け，グルタミン酸を合成する経路である。グルタミン酸の放出は多くの神経伝達物質同様，シナプス終末におけるカルシウム依存性エキソサイトーシスである。シナプス間隙におけるクリアランスには，前シナプスのグルタミン酸再取り込みトランスポーターとグリア細胞における取り込みトランスポーターが重要である。

グルタミン酸にはイオンチャネル内蔵型と，代謝調節型（Gタンパク質共役型）の2種類の受容体群がある。イオンチャネル内蔵型受容体は薬理学的にN-メチル-D-アスパラギン酸（N-methyl-

表9-1-2 イオンチャネル内蔵型グルタミン酸受容体

サブタイプ	サブユニット	作用薬
AMPA	GluR1 GluR2 GluR3 GluR4	グルタミン酸, AMPA
カイニン酸	GluR5 GluR6 GluR7 KA1 KA2	グルタミン酸, カイニン酸
NMDA	NR1 NR2A NR2B NR2C NR2D	グルタミン酸, グリシン, NMDA

D-aspartate：NMDA）受容体と non-NMDA（AMPA 受容体, カイニン酸〈KA〉受容体）に大別される（表9-1-2）。NMDA 受容体はケタミン（ketamine）により遮断される。NMDA 受容体は, 学習や記憶に関係したシナプスの可塑性において重要である。NMDA 受容体アンタゴニストのメマンチン（memantine）は, アルツハイマー病の治療に用いられている。

代謝調節型（G タンパク質共役型）のグルタミン酸受容体は mGluR1～mGluR8 の8種類がある。

GABA とグリシン（Cl^- チャネル）

γ-アミノ酪酸（γ-aminobutyric acid：GABA）は, 脳のニューロンの抑制性シナプス後電位（inhibitory postsynaptic potential：IPSP）を起こす主要な抑制性神経伝達物質である。中枢神経ではほとんどの細胞に GABA 受容体が発現している。合成経路の一部はグルタミン酸合成経路と重なっている。グルタミン酸から GABA への変換はグルタミン酸デカルボキシラーゼ（glutamate decarboxylase：GAD）に依存する。ビタミン B_6 は GAD の補酵素であり, 小児におけるビタミン B_6 欠乏は, てんかんの原因となる。GABA のシナプス間隙におけるクリアランスには, Na^+/GABA 共輸送体（cotransporter）が重要である。

GABA は短い軸索を有する介在ニューロンを主とし, 広範な分布を示す。海馬 GABA 神経, 嗅球 GABA 神経, 線条体-黒質系, 小脳 GABA 神経, 脊髄 GABA 神経, 網膜 GABA 神経が主な神経分布経路である。$GABA_A$ 受容体の活性化で Cl^- チャネルが開口する。$GABA_B$ 受容体（中枢作動性筋弛緩薬であるバクロフェン〈baclofen〉により活性化される）は, K^+ チャネル開口, あるいは Ca^{2+} チャネルを閉じる G タンパク質共役型受容体である。早い IPSP は $GABA_A$ 受容体拮抗薬で遮断され, 遅い IPSP は $GABA_B$ 受容体拮抗薬で遮断される。

鎮静睡眠薬であるバルビツール酸（barbiturate）, ベンゾジアゼピン（benzodiazepine）などが $GABA_A$ 受容体に作用する。グリシン受容体は, 脳より脊髄に多く存在し, 脊髄性痙れん薬であるストリキニーネ（strychnine）により遮断される。

神経ペプチド

多くのペプチドが中枢神経系で同定されている。代表的なものとして, オピオイドペプチド（opioid peptide, β エンドルフィン〈β-endorphin〉, メチオニン/ロイシンエンケファリン〈エンケファリン[enkephalin]〉, ダイノルフィン〈dynorphin〉）がある。オピオイド鎮痛薬（モルヒネ〈morphine〉など）の臨床作用は, 脳脊髄幹全体に分布しているこれら内因性ペプチド受容体が作用点となっている。

サブスタンス P は, 脊髄と脳幹の痛みの感覚経路にあるニューロンの緩徐興奮性シナプス電位（slow EPSP）伝達物質である。

エンケファリン

エンケファリンは, オピオイド（内在性のアヘン類縁物質）の一種である。メチオニンエンケファリン（methionine enkephalin：Met-enk）と, ロイシンエンケファリン（leucine enkephalin：Leu-enk）の存在が知られている。どちらも δ 受容体に作用する5個のアミノ酸からなるオピオイドペプチドである。メチオニンエンケファリンは中枢および末梢神経系, 胃, 膵臓, 腸管粘膜細胞,

下垂体神経葉などで合成され，分泌される。脳中，特に大脳皮質，線条体に存在し，視床下部室傍核ではオキシトシンニューロンに分布している。鎮痛作用は弱く，一過性である。メチオニンエンケファリンは，ほ乳類の冬眠誘導にも関与している。

両エンケファリンとも，プロエンケファリン遺伝子でコードされており，前駆体タンパク質が翻訳後プロセシングを受けてエンケファリンがつくられる。ロイシンエンケファリンについては，プロダイノルフィン遺伝子産物である前駆体からもつくられる。

オレキシン系

オレキシン（orexin，ヒポクレチン）は前駆体タンパク質であるプレプロオレキシンから生成され，7回膜貫通型Gタンパク質共役型受容体（G protein-coupled receptor：GPCR）に結合，作用する。オレキシンを含む神経細胞は，視床下部外側野とその周辺に特異的に発現している。オレキシンにはオレキシンAとオレキシンBの2つのアイソペプチドがあり，オレキシン受容体は2種類（オレキシン1受容体〈OX_1R〉および2受容体〈OX_2R〉）存在する。OX_1Rでは，オレキシンAに対する親和性がBの10倍高い。OX_2RはAとBに対して同様の親和性を有する。

脳内の広汎な領域に投射しており，覚醒/睡眠に関連する神経核（青斑核，背側縫線核，結節乳頭核，前脳基底核，背外側被蓋核など），血圧調節

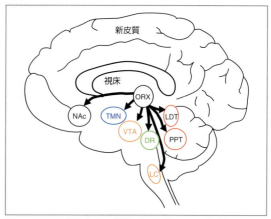

図 9-1-10　オレキシン神経（ORX）とその投射
NAc：側坐核（GABA神経），TMN：結節乳頭核（ヒスタミン神経），VTA：腹側被蓋野（ドパミン神経など），DR：背側縫線核，LDT：背外側被蓋核（Ch5, アセチルコリン神経），PPT：橋脚被蓋核（Ch6, アセチルコリン神経），LC：青斑核（A6, ノルアドレナリン神経）

に関連する神経核に興奮性の入力を送っている。腹側被蓋野にも投射し，ドパミン神経伝達の増強にも関与する（図9-1-10）。

参考文献
1) 柳澤輝行編著：新薬理学入門 改訂3版，南山堂，2008
2) 柳澤輝行ほか監訳：カッツング薬理学エッセンシャル，丸善出版，2012
3) 仙波純一ほか監訳：ストール精神薬理学エセンシャルズ 神経科学的基礎と応用 第4版，メディカルサイエンスインターナショナル，2015

【村上　学】

2 認知症の薬物治療

目標
- 認知症の原因と特徴，アルツハイマー病の病態生理と薬物治療を理解する。

原因，臨床的特徴

DSM-5による認知症の概観

Diagnostic and Statistical Manual of Mental Disorders（DSM-5）による認知症（dementia）は，さまざまな原因で記憶障害（健忘〈amnesia〉），言語障害（失語〈aphasia〉），運動機能障害（失行〈apraxia〉），認知障害（失認〈agnosia〉），実行機能障害（作業記憶や問題解決能力の障害）などの障害を示す病態である。主症状である記憶障害を呈する前に，他の症状が先行する場合もある。

原因疾患は多く，古くは Alois Alzheimer の記載（1907年）など，神経病理学的な所見に基づく分類がなされている。現在も，最終的には病理学的診断，すなわち死後診断（剖検）が重要とみなされている。分類に伴う治療法が確立されているわけではないが，主たる認知症の原因疾患であるアルツハイマー病に伴うアミロイド病理に関しては認知症治療の中でも先行しており，多数の新規治療法が試みられている。

所見

アルツハイマー病：老人斑と神経原線維変化

現在，世界の先進国の多くは超高齢化社会に向かっている。65歳以上の高齢者の5〜10％において，認知症を発症すると考えられている。日本においても，人口の高齢化とともに，認知症，特にその50％以上を占めるアルツハイマー病は，加速度的に有病率が高くなってきている。

アルツハイマー病の特徴的病理所見は老人斑（senile plaque）である。海馬，海馬傍回，側頭葉における老人斑（アミロイドβタンパク質の凝集）やリン酸化タウタンパク質の凝集による神経原線維変化を示す。したがって老人斑（βアミロイドプラーク〈β-amyloid plaque〉）の形成を阻害することが，根本的治療として期待される。つまり，老人斑による神経細胞の脱落を予防できれば，アルツハイマー病の進行を予防できると期待される。すでにある程度の病状であっても，アルツハイマー病の進行を遅らせるような治療法が考案されつつある。

◆アミロイド前駆体タンパク質の生理機能◆

アミロイド前駆体タンパク質（amyloid precursor protein：APP）の生理的な作用は不明な部分が多い。APPは抗酸化作用を有する。また，金属イオンをキレートし，コレステロール輸送に関与する。生理機能としては，血管損傷部位における修復に関与していると考えられている。すなわち，通常のアミロイドβ（Aβ）ペプチドは急性の脳損傷の際に，脳を保護していると考えられている。通常のAβペプチドの生理作用は，血管壁へのコレステロール沈着を防ぎ，動脈硬化を予防することにあると考えられる。事実，アルツハイ

マー病の大きなリスクとして知られるアポリポプロテインEは，Aβの分解に関与している。また，孤発性アルツハイマー病では，Aβのクリアランスが低下していることが知られている。

◆生理的APPペプチドの産生と代謝◆

APPはN末端が神経細胞の外，C末端が神経細胞の内側にある膜貫通型タンパク質であり，複数のスプライスバリアントが存在するが，695～770アミノ酸という長さである。α-セクレターゼはAPPを膜外露出部位で切断し，αAPPとして知られるN末端側の可溶性ペプチドと，C末端側のペプチド（83個のアミノ酸）の，2つのペプチドに分解する。83個のアミノ酸からなるペプチドは細胞膜内に存在し，神経細胞膜内で作用するγ-セクレターゼにより膜貫通領域が切断され，p3やp7という小さなペプチドを産生する。p3やp7は蓄積性を示さず，アミロイドも形成しない（図9-2-1）。

◆アミロイド仮説◆

アルツハイマー病の有力仮説は，APPからアミノ酸40個程度の異常Aβペプチドが産生され，老人斑が形成され，認知症に至るという仮説である。遺伝性アルツハイマー病では，いくつかの特定の配列をもつ遺伝子が知られている。その1つがAPP遺伝子である。これはAPPをコードする遺伝子で，21番染色体上にあり，5種類以上のスプライスバリアントが存在する。APP変異による遺伝性アルツハイマー病には，最初に報告されたAPP695のほかにAPP770，APP751などがある。これらは早発性で異常なAPPを産生し，アミロイドを蓄積することが病態と関係すると考えられている。21番染色体が3本（トリソミー）になることで，ダウン症が発症する。ダウン症ではアルツハイマー病とよく似た脳の状態となり，50歳以上では全例でアルツハイマー病を発症することが知られている。

異常なAβペプチド蓄積は，Aβペプチド産生の過多，あるいはその代謝過程の異常による蓄積と考えられている。すなわち，アルツハイマー病の本態はアミロイド形成Aβペプチドの過剰産生か，Aβペプチドの代謝異常にある。アルツハイマー病を発症する患者の神経細胞内ではAPPをコードする遺伝子やAPPをより小さなペプチドに切断する酵素，あるいはペプチドを除去（クリアランス）する機構に異常があると考えられている。

◆老人斑の元になるAβペプチドの産生経路◆

正常なAPP分解経路のほかに，老人斑の原因となるAβペプチドを産生するAPP分解経路が存在する。毒性ペプチド産生経路では正常の酵素であるα-セクレターゼではなく，β-セクレターゼ（BACE1〈β-site APP cleaving enzyme 1〉ともいう）という酵素がAPPの膜貫通部位よりN末端に近い部位でAPPを切断する。この結果，N末端側の可溶性成分と，膜貫通領域を有する91

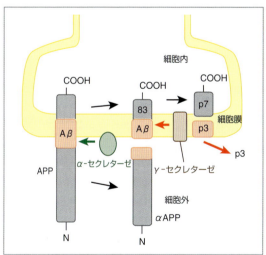

図9-2-1　アミロイド前駆体タンパク質（APP）の生理的分解
α-セクレターゼが細胞膜貫通領域近傍のアミロイドβ（Aβ）部位を切断し，可溶性ペプチドのαAPPと膜貫通領域を含む83アミノ酸のペプチドができる。83アミノ酸からなるC末端領域はさらにγ-セクレターゼにより切断され，p3とp7のペプチドができる。p3とp7には蓄積性はないので，アミロイドは形成されない。

個のアミノ酸からなる2つのペプチドが形成される。さらに91個のアミノ酸は神経細胞膜内にあるγ-セクレターゼによる分解を受ける（図9-2-2, 図9-2-3）。γ-セクレターゼの切断部位は複数あり、切断部位によって産生されるペプチドの長さが異なる。この結果、アミロイドを形成するAβ40, Aβ42, Aβ43などのペプチドができる。特にAβ42がアミロイド形成、すなわち老人斑の原因として重要である。

アルツハイマー病では遺伝子異常などによりAPPが変化し、これが（α-セクレターゼではなく）β-セクレターゼを介する経路で分解されると、蓄積性の高い、神経細胞に毒性を示すペプチドが産生される。アルツハイマー病にならない人は蓄積性のないペプチドを産生しているか、発生の段階から神経細胞毒性を発揮しないようにする効率的ペプチドクリアランスシステムを有していると思われる。遺伝要因や環境要因による異常なAPP分解経路による異常なAPP分解の結果、毒性のあるペプチドの過剰産生と蓄積が起こり、シナプス機能が障害されることになる。

◆オリゴマー仮説◆

オリゴマー仮説とは、アミロイドβが数個～数十個の分子による集合体（オリゴマー）を形成し、これが神経細胞のシナプスを抑制し、認知機能を低下させるという説である。これは従来の、アミロイド病変である老人斑がアルツハイマー病の原因という説の発展型である。老人斑と認知機能低下との間に必ずしも相関関係が認められない例が報告されており、アミロイドによるアルツハイマー病の病態生理がうまく説明できなかった。そこで、オリゴマー形成により、**細胞膜にチャネルを形成し、神経細胞を傷害するというメカニズム**が考えられている。家族性アルツハイマー病の遺伝子変異の多くはAPP遺伝子上のβ, γ-セクレターゼによる切断部位近傍に多く（図9-2-4中の*部位）、アミロイド仮説を支持する根拠となっている。実験動物ではあるが、アルツハイマー病患者で発見された、オリゴマーだけを形成しアミロイド線維は形成しない変異型アミロイドβ（E693Δ変異）をもつトランスジェニックマウスでは、老人斑がなくてもアルツハイマー病が発症し、進行する。すなわち、老人斑がなくとも進行

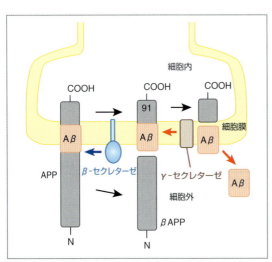

図9-2-2　蓄積性アミロイドペプチドの産生
アミロイド前駆体タンパク質（APP）をβ-セクレターゼが切断すると、可溶性ペプチドのβAPPと、膜貫通領域とアミロイドβ（Aβ）部位とを含む91個のアミノ酸のペプチドができる。91アミノ酸からなるペプチドはさらにγ-セクレターゼにより切断され、Aβ40, Aβ42, Aβ43などのAβペプチドを形成する。これら細胞膜貫通領域を含むAβペプチドは疎水性で蓄積性を有し、アミロイドの原因となる。

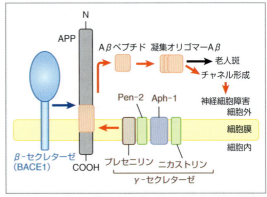

図9-2-3　アミロイド形成に関与するセクレターゼの構成図
プレセニリン1および2はγ-セクレターゼ活性に必須の分子であり、ニカストリン、Pen-2やAph-1などと膜タンパク質複合体を形成し、膜内配列切断アスパラギン酸プロテアーゼを形成する。プレセニリン1の遺伝子変異が家族性アルツハイマー病と連鎖することが知られている。
APP：アミロイド前駆体タンパク質，Aβ：アミロイドβ，BACE：β-site APP cleaving enzyme

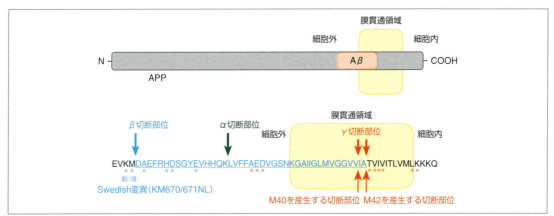

図 9-2-4　アミロイド前駆体タンパク質（APP）のアミロイドβ（Aβ）部と各酵素の切断部位，βおよびγ-セクレターゼによる切断に影響を与える遺伝子変異

生理的なα切断によりAβの16番目（K）と17番目のアミノ酸（L）部位で切断され，その後，γ切断を受けるとP3（Aβ17-40/42）が生じる。一方，β切断の場合，Aβ（Aβ1-40/42）が生じる。特にAβ（Aβ1-42）は膜貫通領域の配列を多く含むため，疎水性が高く，凝集しやすくなる。青字はAβ配列である。総Aβ産生量を変化させる遺伝子変異（β切断への影響）では，β-セクレターゼ切断部位近傍に存在するSwedish変異（KM670/671NL），Italian変異（A673V）がAPPのβ-セクレターゼに対する親和性を高め，総Aβ産生量を上昇させる。Aβ42の産生比率を上昇させる遺伝子変異（γ切断への影響）は，AβのC末端に存在するIranian変異（T714A），Austrian変異（T714I），German変異（V715A），French変異（V715M），Florida変異（I716V），Iberian変異（I716F），London変異（V717Iのほか，L，F，G），Australian変異（L723P），Belgian変異（K724N）などがあり，γ-セクレターゼによる切断を変化させ，全Aβ中のAβ42の産生比率を上昇させる。

＊：APPのβ-セクレターゼに対する親和性を高め，総Aβ産生量を上昇させる。
＊：γ切断に影響し，Aβ42の産生を上昇させる遺伝子変異。

性のアルツハイマー病を呈することが知られている。

◆タウ仮説◆

　老人斑と認知機能低下が相関しないため，タウタンパク質の過剰リン酸化を認知症の原因とする説である。タウタンパク質は神経細胞で発現している微小管随伴タンパク質で，普段は細胞骨格において微小管の安定化に働いている。

　タウ仮説とは，老人斑（β-アミロイドプラーク）形成により炎症反応が誘起され，グリア細胞（ミクログリアやアストロサイト）が活性化され，サイトカインやフリーラジカルなどの発生が続き，神経原線維変化が起こるというものである。これらの反応により，さまざまなキナーゼやホスファターゼの活性が変化し，**タウタンパク質の過剰なリン酸化**を引き起こす。過剰にリン酸化されたタウタンパク質が神経細胞の微小管を崩壊させ，タウタンパク質同士で結合し，神経細胞内での神経原線維変化の形成を誘発する。異常にリン酸化されたタウが軸索を通して輸送されて，さらにシナプスで放出される。異常リン酸化タウが近接する細胞に取り込まれることによって，アルツハイマー病による細胞死が拡大していくという説もある。この説では，こうして伝播した異常なリン酸化タウは，取り込まれた神経細胞内にある正常タウに付着し，ミスフォールドし，異常なリン酸化タウを次々に産生することになる。これら一連の反応が最終的に神経細胞の破壊を起こし，アルツハイマー病を引き起こす。アルツハイマー病の主原因とはみなされていないが，病気の進行に影響している可能性がある。

遺伝性のアルツハイマー病

　大部分のアルツハイマー病の症例は孤発性（非遺伝性）である。一方，低頻度ではあるが，常染色体優性遺伝形式のアルツハイマー病が知られている。遺伝するアルツハイマー病の存在は，アルツハイマー病における病態メカニズムを考える上で重要である。家族性アルツハイマー病は早発性

(65歳以前の発症)であり，3つの異なる染色体(21番，14番，1番)における変異が知られている。21番染色体の変異は異常APPをもたらし，β-アミロイドプラークを増加させる。14番染色体での変異はプレセニリン1の異常で，プレセニリン1はγ-セクレターゼ複合体の構成要素である。1番染色体の変異はプレセニリン2の異常で，プレセニリン2もγ-セクレターゼの構成要素である。これら3つの遺伝子変異はアミロイド産生とリンクすると考えられ，アミロイド仮説の根拠の1つとなっている。

アポリポタンパク質とアルツハイマー病

Aβ42ペプチドオリゴマーの形成がアルツハイマー病の原因であるとするアミロイドカスケード仮説では，ペプチドの異常産生，あるいはペプチドの代謝異常が発病と結びつくことになる。ペプチドのクリアランスに重要なタンパク質はアポリポタンパク質E (apolipoprotein E：ApoE) である。ApoEはAβペプチドに結合し，それを除去することによって，アルツハイマー病の発症を予防している可能性がある。特に3つあるApoEのうち，ApoE4のホモ接合体はアルツハイマー発病の確率が50％以上である。

アルツハイマー病の診断と病期

従来のアルツハイマー病による認知症の診断法は，アルツハイマー病の暫定臨床診断をするために，神経学的評価と神経心理検査を行い，死後の剖検によって確定診断を行ってきた。確定診断が死後になるため，治療に反映しにくいという問題点があった。

2011年に診断基準が改訂され，アルツハイマー病の概念を3病期に分けて考えるようになった(表9-2-1)。認知機能が正常な状態，軽度認知障害 (mild cognitive impairment：MCI)，最終的なアルツハイマー病という3つの病期である。新しい診断基準は生前診断を目的とし，バイオマーカーが基準に含まれている。基準に取り入れ

表9-2-1 アルツハイマー病の3病期

第1期	前臨床期(無症候性アミロイドーシス)
第2期	軽度認知障害(アミロイドーシスとわずかな神経変性がみられる症候性の前認知症期)
第3期および最終期	認知症(神経変性を伴うアミロイドーシスと認知機能低下)

られた5つのバイオマーカー(アミロイドPET，髄液中Aβ，髄液中タウ濃度，PETにおけるフルオロデオキシグルコース取り込み，構造的MRI)は，アミロイドーシス/アミロイド沈着に関するバイオマーカーや神経変性に関するバイオマーカーが主である。

アルツハイマー病の薬物治療

発病時には相当のアミロイド，老人斑の蓄積があることから，より早期に介入することが重要と考えられている。病期としては無症候性のアミロイドーシス(第1期)，あるいは初期の状態(第2期)を対象とする。

アルツハイマー病に対する多くの治療薬候補はアミロイドカスケードを標的にしている。バイオマーカーはアルツハイマー病の第1期，あるいは第2期の早期に診断して，特異的薬物療法の適応になる患者を同定するために重要である。病期の進行を評価できる可能性も高い。

さまざまな治療薬の開発が進められているが，現在用いられているものは，後述するコリンエステラーゼ阻害薬とNMDA受容体拮抗薬である。

ワクチン

アルツハイマー病ワクチンは動物実験における成功例が示され，欧米でヒトに対する治験が行われた。Aβペプチドに対する最初のワクチン(AN1792)は，第2相臨床試験の段階で被験者の6％(298例中18例)に急性髄膜脳炎を起こし，中止された。治験は中止されたが，死亡例の一部で老人斑の大幅な減少が報告されている。Aβペプチドに対する抗体が増加した例では，病気の進行も抑えられたとの報告もある。

免疫療法

　Aβペプチドに対する抗体をヒトに用いる受動免疫法である。bapineuzumab（Aβペプチドの末端部に対するヒト化マウスモノクローナル抗体），solanezumab（Aβペプチドの中間部に対するヒト化マウスモノクローナル抗体），その他（crenezumab）を用いた免疫療法の臨床試験の結果が報告されている。静注用免疫グロブリン製剤による受動免疫の臨床試験も報告されている。これは免疫グロブリン製剤の注射により，Aβペプチドに対する抗体を形成し，脳内のAβペプチドの除去が進むという機序が考えられている。抗体療法は，投与した抗体に対する抗体が体内で産生される可能性もあり，現段階では治験の域にとどまっている。

β-セクレターゼ阻害薬

　生理的には，β-セクレターゼは消化酵素のペプシンと似た酵素である。β-セクレターゼは長い尾部を有し，自身を膜表面につなぎとめることにより，一部のタンパク質のみを分解する。生理的に神経軸索を取り囲むミエリン鞘形成に重要なニューレグリン（neuregulin）や，神経情報伝達に重要な電位依存性Na^+チャネルなどを分解する。アルツハイマー病においては，APPを膜貫通部位よりN末端に近い部位で切断する。この分解産物がγ-セクレターゼによる分解を受け，アミロイドを形成するAβ40，Aβ42，Aβ43というペプチドができる。したがって，β-セクレターゼによるAPPの異常分解を抑制することができれば，病的アミロイドを形成するAβ40，Aβ42，Aβ43というペプチドの産生を抑制できるはずである。β-セクレターゼ阻害薬としてSCH1381252，CTS21666などの臨床開発が進められている。

γ-セクレターゼ阻害薬

　γ-セクレターゼ阻害薬（γ-secretase inhibitor：GSI）により，Aβペプチド産生を抑制することになる（図9-2-3，図9-2-4）。これまでいくつかのγ-セクレターゼの阻害薬が開発されている。

◆第1世代γ-セクレターゼ阻害薬◆

　semagacestatはγ-セクレターゼを阻害する低分子化合物である。結果的にsemagacestatは，アルツハイマー型認知症患者の認知機能を改善せず，皮膚がんなどの発がんリスクを増大させた。semagacestatはγ-セクレターゼ阻害作用だけではなく，Notch阻害作用も有する。Notchは分裂増殖する細胞において細胞運命経路（cell fate pathway）に関与する。semagacestatの発がんリスク（皮膚がん）はNotch阻害と関係すると考えられている。発がんリスクのため，semagacestat（LY450139）の開発は中止された。

◆第2世代γ-セクレターゼ阻害薬（Notch-sparing GSI）◆

　GSI-953（begacestat），PF-3084014，BMS-708163などがNotch-sparing効果を有するγ-セクレターゼ阻害薬として治験が進められている。同様のカスケードに働く薬として非ステロイド性抗炎症薬（non-steroidal anti-inflammatory drugs：NSAIDs）の一部がNotch遮断効果なしにγ-セクレターゼ活性を調節することから，期待されている。実際，非ステロイド性抗炎症薬は疫学的にアルツハイマー病発症リスクを低下させることが知られている。

アセチルコリンを標的とする治療

◆コリン仮説◆

　アルツハイマー型認知症は神経伝達物質のアセチルコリン（acetylcholine：ACh）の産生不全，アセチルコリン作動性神経の障害によって発症するという，長い歴史をもつ仮説である。

　アルツハイマー病患者の脳において，アセチルコリン神経の起始核であるマイネルト基底核（前脳基底核）の神経細胞が変性脱落していることが知られている。アセチルコリン合成酵素であるコリンアセチルトランスフェラーゼが減少し，認知

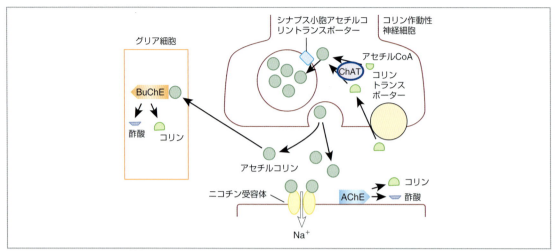

図 9-2-5　アセチルコリン神経
アセチルコリンは 2 つの酵素により代謝される。神経細胞とシナプス間隙にあるアセチルコリンエステラーゼ（AChE）とグリア細胞にあるブチリルコリンエステラーゼ（BuChE）である。アセチルコリンは代謝を受けてコリンと酢酸になる。コリンはトランスポーターにより再取り込みを受け，コリンアセチルトランスフェラーゼ（ChAT）によりアセチルコリンになる。

症の程度と相関することも示されている。不足するアセチルコリンを補う方法として，アセチルコリン補充療法や，アセチルコリン分解酵素の阻害薬の投与などが進められた。

中枢性可逆的アセチルコリンエステラーゼ（acetylcholinesterase：AChE）阻害薬であるタクリンが米国で発売されたが，肝障害や服薬コンプライアンスが問題となった。一方，中枢への組織移行率が高く，可逆的特異的 AChE 阻害作用を有するドネペジルが実用化されている。現在，アルツハイマー病による認知症の症状に対して評価の確立している薬物の多くは，神経伝達物質のアセチルコリンを増加させる作用を有している。対症療法としての効果は認められているが，疾患の根本的治療とはなりえないと考えられている。

◆アセチルコリンの薬理学◆

アセチルコリンはコリン作動性神経細胞内でコリンとアセチル補酵素 A（acetyl coenzyme A，アセチル CoA）から合成される。アセチル CoA は神経細胞のミトコンドリア内でグルコースからつくられる。この 2 つの基質とコリンアセチルトランスフェラーゼ（choline acetyltransferase：ChAT）により，アセチルコリンが合成される。

アセチルコリンはアセチルコリンエステラーゼ（AChE）かブチリルコリンエステラーゼ（butyrylcholinesterase：BuChE）のどちらかの酵素によって分解される。BuChE は「偽コリンエステラーゼ」あるいは「非特異的コリンエステラーゼ」ともよばれる。AChE と BuChE は，それぞれ別の遺伝子によってコードされる。AChE は脳内，特にアセチルコリン入力を受ける神経細胞に存在するが，BuChE はグリア細胞に多く存在する。コリン作動性シナプスにおいてアセチルコリンを不活化する主要な酵素は AChE である。中枢神経系神経細胞から放出されたアセチルコリンは，AChE によって急速かつ完全に分解されてしまう（図 9-2-5）。AChE は，腸，骨格筋，赤血球，リンパ球，血小板等に存在する。BuChE は，腸，血漿，骨格筋，胎盤，肝などに存在する。

多くのニコチン受容体サブタイプが脳内に存在する。脳外の骨格筋や神経節に存在するのは，別のサブタイプである。中枢神経系にあるニコチン受容体のうち最も重要なものは，$α_7$ サブユニットからなるサブタイプと，$α_4$ および $β_2$ サブユニットからなるサブタイプである。$α_7$ ニコチン受容体

は，シナプス前およびシナプス後の両方に存在し，$α_4β_2$サブタイプはシナプス後にある。

シナプス後$α_7$ニコチン受容体は前頭前皮質における認知機能に重要である。コリン作動性神経細胞上の前シナプスにある$α_7$ニコチン受容体にアセチルコリンが結合すると，さらにアセチルコリンの放出を促進する（フィードフォワード放出）。$α_7$ニコチン受容体は他の神経伝達物質を放出する神経細胞上にも存在し，ドパミンやグルタミン酸の放出も促す。コリン神経回路のうち，前脳基底部にある神経細胞から前頭前皮質，扁桃体，海馬に投射する経路が記憶に関して非常に重要であると考えられている。

コリンエステラーゼ阻害薬

上記のように，アルツハイマー病ではアセチルコリンの欠乏が症状と関係している。実際には，コリンエステラーゼ阻害薬は軽度〜中等度のアルツハイマー病患者が適応である。アセチルコリン神経の変性が進行した重症例では，効果は期待できない。

AChEを阻害する作用によるアルツハイマー病治療薬として，ドネペジル（図9-2-6）やガランタミンがある。また，AChEとBuChEの2つを阻害するアルツハイマー病治療薬として，リバスチグミンがある。リバスチグミンは小分子であり，貼付剤として利用されている。これらの薬の作用機序は，重症筋無力症の筋肉終板における治療法と原理的には同じである。

アセチルコリンの利用率が高まることは記憶力を高め，アルツハイマー病患者の認知機能低下を数カ月にわたって遅らせるなどの効果がある。しかし，アルツハイマー病の後期では後シナプスにおけるアセチルコリン受容体を有する神経細胞が変性してしまうため，コリンエステラーゼ阻害薬は効果が見込めなくなる。コリンエステラーゼ阻害薬の副作用は末梢組織に多いBuChEに対する阻害作用に依存する。ドネペジル，ガランタミンはBuChEに対する作用が弱いので，副作用は軽微である。副交感神経が亢進した結果，副作用が生じる場合は抗コリン作用薬の投与が有効となる。

ドネペジル

ドネペジル（donepezil）は長時間作用型の可逆的選択的AChE阻害薬である。BuChEに対する阻害作用はない（図9-2-6）。コリン作動性神経細胞以外の他の中枢神経系領域でも，AChEを阻

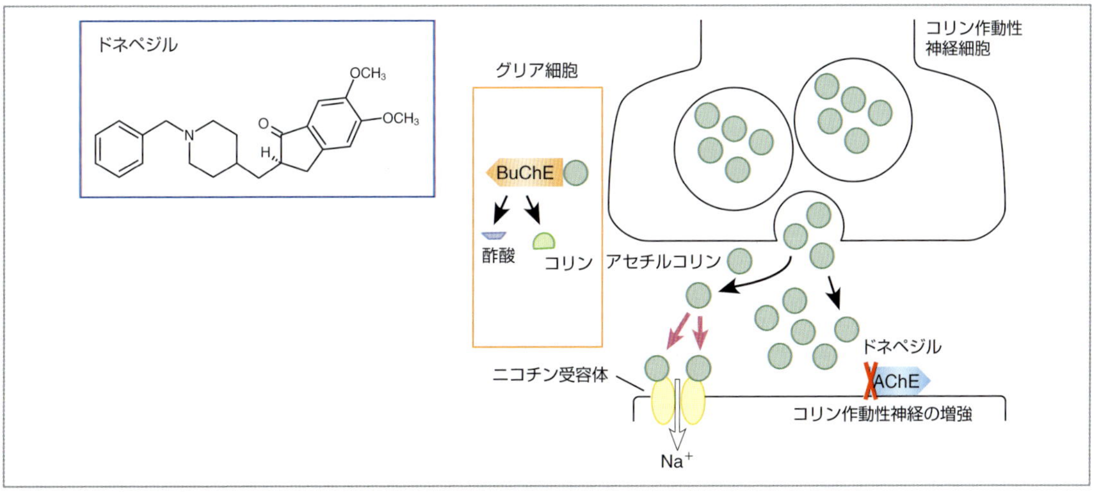

図9-2-6　ドネペジル
ドネペジルはアセチルコリンエステラーゼ（AChE）を阻害する。中枢への移行が強いため，中枢神経におけるアセチルコリン濃度を増加させ，アセチルコリン神経の情報伝達を強化する。末梢神経にも作用するため，副交感神経に由来する消化器系の副作用が生じやすい。
BuChE：ブチリルコリンエステラーゼ

害する。ドネペジルは末梢のAChEも阻害するため，副交感神経に由来する消化器系の副作用が生じることがあるが，ほとんどは一過性である。末梢組織に多く存在するBuChEに対する阻害作用はないため，末梢組織における副作用は比較的軽度である。

リバスチグミン

リバスチグミン（rivastigmine，図9-2-7）は中時間作用型コリンエステラーゼ阻害薬である。皮質および海馬に存在するAChEに対して，より選択性がある。また，グリア細胞内のBuChEも阻害するので，中枢神経系におけるアセチルコリン濃度を増加させる。リバスチグミンは末梢の

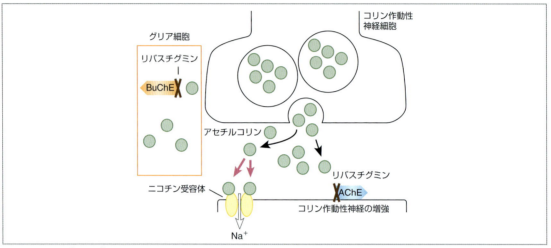

図 9-2-7　リバスチグミン
リバスチグミンはアセチルコリンエステラーゼ（AChE）とブチリルコリンエステラーゼ（BuChE）を阻害する。そのため副交感神経に由来する症状が出やすい。しかし，グリア細胞におけるBuChEも阻害するため，脳内におけるアセチルコリン濃度をより増加させると考えられる。

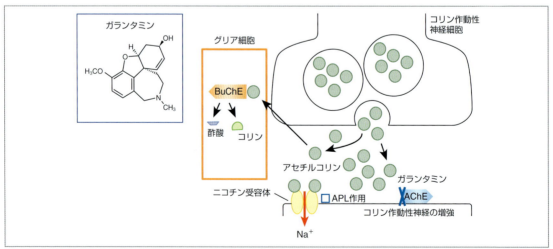

図 9-2-8　ガランタミン
ガランタミンはアセチルコリンエステラーゼ（AChE）を阻害するが，アセチルコリン受容体にアロステリックに作用し，ニコチン受容体を活性化しやすくする。
BuChE：ブチリルコリンエステラーゼ，APL：allosteric potentiating ligand

AChEとBuChEの両方を阻害するため，経口投与された場合に副交感神経に起因する副作用（徐脈や消化管潰瘍）を来しやすい。経皮吸収型製剤が普及し，末梢性副作用は軽減されている。

ガランタミン

ガランタミン（galantamine）はヒガンバナ，マツユキソウ，スイセンに含まれる植物アルカロイドであり，コリンエステラーゼ阻害薬である。ガランタミンは競合的AChE阻害作用のほか，ニコチン性アセチルコリン受容体の立体構造を変化させ，アセチルコリンに対する感受性を高め，アセチルコリンの働きを助け，情報の伝達を活性化する効果も有する（APL〈allosteric potentiating ligand〉作用）（図9-2-8）。

グルタミン酸を標的とする治療

◆グルタミン酸仮説◆

アルツハイマー病においては，老人斑や神経原線維変化の神経毒性により，興奮性の神経伝達物質であるグルタミン酸の濃度が異常に上昇し，グルタミン酸受容体のサブタイプである N-メチル-D-アスパラギン酸（N-methyl-D-aspartate：NMDA）受容体チャネルが過剰に活性化し，神経細胞に障害を来す（図9-2-9）。生理的には，グルタミン酸受容体の1つであるNMDA受容体は Mg^{2+} イオンによるマグネシウムブロックにより制御されている。後シナプスのNMDA受容体は

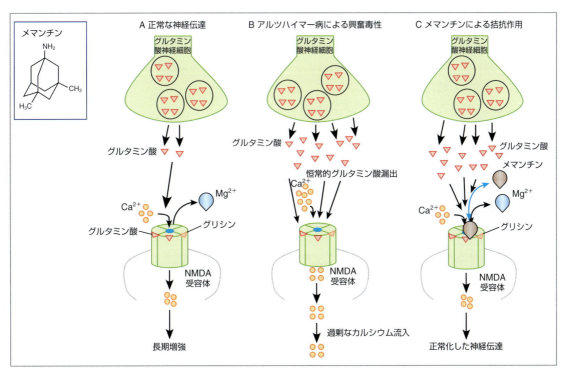

図9-2-9　グルタミン酸神経とメマンチン
A：正常なグルタミン酸 N-メチル-D-アスパラギン酸（NMDA）受容体の神経伝達。休止時は Mg^{2+} イオンにより遮断されているが，グルタミン酸が受容体に結合し，グリシンが受容体に結合すると，マグネシウムブロックが外れ，チャネルが開口し，Ca^{2+} イオンが流入する。B：アルツハイマー病ではアミロイドの影響によりグルタミン酸トランスポーターが低下し，グルタミン酸の再取り込みの阻害が起こる。グルタミン酸の放出も増加し，結果的に恒常的なグルタミン酸の漏出が起きる。後シナプスにおいては過剰な Ca^{2+} 流入が起こる。そのため，適正な長期増強が起こらなくなり，記憶障害やフリーラジカルの増加を来すことになる。C：メマンチンは低親和性の非競合的NMDA受容体拮抗薬であり，結合部位は Mg^{2+} イオンの結合部位である。頻度依存性がある。例えば，シナプス間隙に多量のグルタミン酸が存在していても，高頻度刺激状態では，開口するとすぐにメマンチンが2価イオンの通り道であるマグネシウム結合部位に結合するため，チャネルは遮断される。親和性が低いので，メマンチンはすぐに受容体から解離する。結果的に低頻度の正常な神経伝達のみ，伝わるようになる。

脱分極刺激，グルタミン酸の NMDA 受容体への結合，グリシンの NMDA 受容体への結合という事象が同時に起こると開口する。アルツハイマー病の疾患の進行に伴い，グルタミン酸の放出が連続的にシナプス後受容体に損傷を与えると考えられる。最終的には，興奮毒性による細胞死によって神経細胞を損傷する。

メマンチン

メマンチン（memantine）は低～中等度の親和性の非競合的 NMDA 受容体拮抗薬であり，使用依存性(use-dependency)がある。つまり，NMDA 受容体の活性化とチャネル開口が繰り返される（頻用される）状態でのみ，拮抗作用が現れる。したがって，生理的な神経伝達のように低頻度の受容体活性化が起こる場合は，チャネル抑制作用が現れない。すなわち，正常な伝達に対する阻害作用はない。メマンチンは開口しているチャネルを遮断するが，親和性は低～中等度である。正常なグルタミン酸神経伝達に対しては親和性が高くないために受容体から離れ，チャネルは開口し，正常な情報伝達が起きる。また，メマンチンはドパミン D_2 受容体アゴニストとしても作用する。グルタミン酸受容体に対しては，病的な状態，つまりアルツハイマー病における持続的グルタミン酸の異常漏出に伴うチャネル開口時にのみ，Mg^{2+} イオン結合部位に結合する。したがって，メマンチンは NMDA 受容体のイオンチャネルが異常に開口しているときだけ，チャネルを遮断する。結合部位は Mg^{2+} イオン結合部位である。結果的に，メマンチンはアルツハイマー病におけるグルタミン酸による神経伝達の異常活性化を減弱し，グルタミン酸が連続的に放出されているにもかかわらず，グルタミン酸神経細胞を休止状態にとどめ，病態進行に歯止めをかけ，認知機能を改善する（図 9-2-9）。

メマンチンの特徴として，他の認知症治療薬との併用がある。これは NMDA 受容体拮抗作用をもつメマンチンに対して，リバスチグミン，ガランタミン，ドネペジルはコリンエステラーゼ阻害作用をもち，作用機序が異なるためである。

本項目で扱った主な薬物一覧	
薬物	作用機序など
●コリンエステラーゼ阻害薬 　　ドネペジル 　　リバスチグミン 　　ガランタミン	●アセチルコリン欠乏の改善
● NMDA 受容体拮抗薬 　　メマンチン	● NMDA 受容体の活性化とチャネル開口が繰り返される状態でのみ，拮抗作用

参考文献

1) 仙波純一ほか監訳：ストール精神薬理学エセンシャルズ 神経科学的基礎と応用 第4版, メディカルサイエンスインターナショナル, 2015
2) 田中千賀子ほか編：NEW 薬理学 改訂第6版, 南江堂, 2011
3) 柳澤輝行ほか監訳：カッツング薬理学エッセンシャル, 丸善出版, 2012

【村上 学】

3 パーキンソン病の薬物治療

目標
- パーキンソン病の病態生理, 薬物治療を理解する.

病態生理

パーキンソン（Parkinson）病は, ドパミン作動性神経の中でも, 黒質-線条体系のドパミン作動性神経の変性に起因する疾患である. 神経の一次的変性によるパーキンソン病以外にも, ドパミン神経が二次性に変性・脱落することにより生じる病態もあり, まとめてパーキンソン症候群とよばれる. 二次性神経変性の原因は, 脳血管疾患, 脳腫瘍, 薬剤性などさまざまある. 主要な兆候である黒質-線条体系の変性による運動失調以外にも, 自律神経症状, 精神症状を呈する. 自律神経症状としては, 便秘, 排尿障害, 起立性低血圧などが, 精神症状としては, 感情鈍麻, 認知症, うつ病, 幻視などがある（表9-3-1）.

ドパミンの補充がその治療の根幹となるが, 統合失調症の項目でも述べる通り, ドパミンは中枢神経系はもちろん, 全身において重要な神経伝達物質であり, 全身投与により, さまざまな副作用を呈することを理解することが重要である.

ドパミン作動性神経

ドパミン作動性神経は, 黒質-線条体系, 視床下部-下垂体系, 中脳-辺縁・皮質系の3種類に大きく分けられる. 黒質-線条体系は運動制御に関係しており, 前述の通り, この系においてドパミンが減少すると錐体外路症状を呈するパーキンソン病を発症する. 視床下部-下垂体系は内分泌に関係しており, この系でのドパミンの減少は, 乳汁分泌等の内分泌疾患を引き起こす. 中脳-辺縁・皮質系において, ドパミンが過剰であると統合失調症の陽性症状を発症する. したがって, ドパミンを補充するパーキンソン病の治療の際には, これらの系への影響を考慮しなければならない. また, 黒質-線条体系において, アセチルコリン作動性神経がドパミンと協調してその制御を行ってい

表9-3-1 パーキンソン病の症状

1. 運動失調（錐体外路症状）
   安静時振戦, 無動・固縮, すくみ足, 姿勢反射障害
2. 精神症状
   感情鈍麻, 認知症, うつ症状, 幻視
3. 自律神経症状
   便秘, 排尿障害, 起立性低血圧

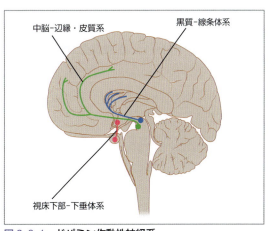

図9-3-1 ドパミン作動性神経系
ドパミン作動性神経系は, 大きく3つに分けられる（表9-8-2参照）.

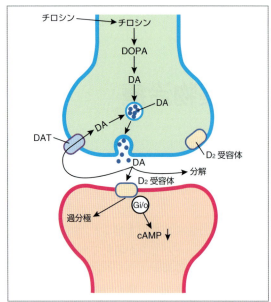

図 9-3-2　ドパミン作動性シナプスとドパミン代謝
ドパミンはシナプス間隙に分泌された後に DAT により再吸収され，再利用される。
DA：ドパミン，DAT：ドパミントランスポーター，cAMP：サイクリックアデノシン一リン酸

る。したがって，アセチルコリン作動性神経とドパミン作動性神経のバランス制御も治療対象になる。

薬物治療

抗パーキンソン病薬

◆L-ドパ（レボドパ）とカルビドパ◆

パーキンソン病（症候群）は黒質-線条体系におけるドパミン枯渇が病因なので，その補充が治療の中心となる。ただし，ドパミン自体は血液脳関門を通過できないので，その前駆物質である L-ドパ（L-dopa）を投与することになる。しかし，末梢組織中には，この L-ドパをドパミンに変換するドパデカルボキシラーゼが豊富に存在し，脳内への移行の妨げになっている。このために，この酵素の阻害薬を同時に投与することで，L-ドパの脳内移行効率を上げる。カルビドパ（carbidopa）は

ドパデカルボキシラーゼの基質となってその阻害を行い，さらに血液脳関門を通過しないので，末梢におけるドパデカルボキシラーゼのみを阻害する。現在，脳内ドパミンの補充療法のために，L-ドパとカルビドパの合剤が治療に用いられている。この合剤により，L-ドパの使用量は 1/10 に減量でき，末梢組織における L-ドパの副作用を減らすことが可能である。

L-ドパの副作用は変換されたドパミンによるものが中心で，消化器症状として延髄の嘔吐中枢の刺激による悪心・嘔吐や心臓作用による動悸，頻脈などがある。また中枢神経系の副作用としては，中脳-辺縁・皮質系でもドパミンが増えることによる精神症状がみられ，興奮，幻覚，妄想等が生じることがある。さらに，長期の服用や病状の進行によって，薬効時間が短縮し服薬後短時間で効果が減弱してしまい，次回服薬前の症状の悪化がみられる wearing off 現象や，服用と関係なく効果が変動してしまう on-off 現象がある。また，舌や全身の不随意運動であるジスキネジアも副作用の 1 つである。

◆ドパミン分解酵素阻害薬◆

ドパミンの分解を抑えることによってドパミン量を増やし，パーキンソン症状を改善する薬物である。セレギリン（selegiline）は神経系においてシナプス間隙でのドパミンを分解するモノアミン酸化酵素 B（monoamine oxidase-B：MAO-B）を阻害し，脳内ドパミン量を増加させる。L-ドパと併用することにより L-ドパの効果を高め，使用量を減らすことができる。また COMT 阻害薬であるエンタカポン（entacapone）は末梢に存在するカテコール-O-メチルトランスフェラーゼ（catechol-O-methyltransferase：COMT）を阻害することにより，L-ドパの分解を減らすことができ，併用する L-ドパの効果を高める。ともに，L-ドパと同様の副作用がある。

◆ドパミン受容体作用薬◆

ブロモクリプチン（bromocriptine）に代表され

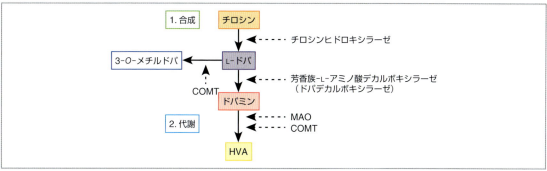

図 9-3-3　ドパミンの代謝経路
MAO：モノアミン酸化酵素，COMT：カテコール-O-メチルトランスフェラーゼ，HVA：ホモバニリン酸

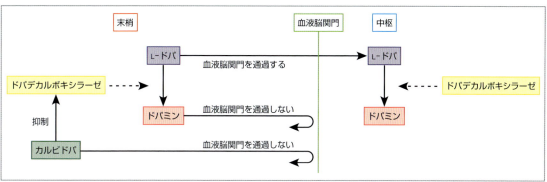

図 9-3-4　L-ドパとカルビドパ
ドパミンは血液脳関門を通らない。カルビドパも血液脳関門を通らない。

表 9-3-2　パーキンソン病治療薬の副作用

1．運動症状 　ジスキネジア 　wearing off 現象 　on-off 現象
2．精神症状 　興奮，幻覚，妄想
3．自律神経 　動悸，頻脈，不整脈
4．消化器症状 　悪心，嘔吐
5．その他 　抗コリン作用薬では，口渇，便秘

る麦角系のドパミン D_2 受容体作用薬（D_2 受容体作用薬）とタリペキソール（talipexole），ロピニロール（ropinirole）等の非麦角系 D_2 受容体作用薬がある。

抗コリン作用薬

　パーキンソン病では線条体におけるドパミンが減少し，相対的にアセチルコリン作動性神経が優位になっている。抗コリン作用薬はそのバランスを適正化し，パーキンソン症状に効果を示す。ビペリデン（biperiden）やトリヘキシフェニジル（trihexyphenidyl）等が用いられる。抗コリン作用薬は認知症を悪化させるので，高齢者には注意が必要であるほか，抗ムスカリン薬の全般的副作用が生じる。

アマンタジン

　アマンタジン（amantadine）は，A型インフルエンザ治療薬であるが，ドパミンの放出を促進し，ドパミンの再取り込みを阻害する作用があり，パーキンソン病の治療に用いられる。それ以外に NMDA 受容体阻害作用ももつ。

本項目で扱った薬物一覧	
薬物	作用機序など
●ドパミン増加薬	
L-ドパ	ドパミンの前駆体，血液脳関門通過
カルビドパ	末梢でのL-ドパ→ドパミンを阻害，血液脳関門不通過
●ドパミン分解酵素阻害薬	
セレギリン	MAO阻害
エンタカポン	COMT阻害
●ドパミン受容体作用薬	
ブロモクリプチン	麦角系
タリペキソール	] 非麦角系
ロピニロール	
●抗コリン作用薬	
ビペリデン	] 中枢での抗コリン作用
トリヘキシフェニジル	
●その他	
アマンタジン	ドパミン放出促進とNMDA受容体阻害

参考文献

1) Brunton LL et al：Goodman and Gilman's The Pharmacological Basis of Therapeutics 12th, McGraw-Hill Medical, 2011
2) Katzung BG et al：Basic & Clinical Pharmacology 13th, McGraw-Hill Medical, 2014
3) Whalen K：Lippincott Illustrated Reviews：Pharmacology 6th, LWW, 2014
4) 浦辺晶夫ほか編：今日の治療薬2017 解説と便覧，南江堂，2017
5) 田中千賀子ほか編：NEW薬理学 改訂第7版，南江堂，2017

【平 英一】

4 骨格筋弛緩薬

> **目　標**
> - 骨格筋弛緩薬の種類と薬理学的作用機序を理解する。

　骨格筋では運動神経刺激により，運動神経終末でアセチルコリンが分泌され，ニコチン性アセチルコリン受容体に結合することで筋収縮する。筋弛緩薬はこのアセチルコリン受容体に結合して骨格筋の弛緩性麻痺を引き起こして，神経伝達を抑制する。受容体占拠が終板をブロックするか興奮させるかによって，以下の2つに分類される（図9-4-1）。

1. 非脱分極性筋弛緩薬：パンクロニウム，ベクロニウム，ロクロニウム
2. 脱分極性筋弛緩薬：スキサメトニウム

　筋弛緩薬は，主に全身麻酔の補助薬として使用される。

筋収縮

　アセチルコリン（acetylcholine：ACh）は，神経終末において，コリンとアセチルCoAから合成される。活動電位が運動神経終末に達すると，シナプス小胞膜と神経終末膜が融合し，シナプス小胞に貯蔵されたAChがシナプス間隙に放出される。

　放出されたAChがシナプス間隙を拡散し，神経筋接合部の筋終板にあるニコチン性ACh受容体（mAChR, N_M受容体）に結合する。N_M受容体は5つのサブユニット（2つのα, β, δ, ε）で構成されている。AChが2つのαサブユニットに結合するとイオンチャネルが開き，Na^+イオンとCa^{2+}イオンが筋線維内に流入し，K^+イオンは細胞外に出る。十分な数のイオンチャネルが開き，静止膜電位が脱分極する。脱分極はNa^+チャネルの活性化でさらに増強される。閾値を超えると，活動電位が筋線維中に伝播し，興奮収縮連関が活性化されて，筋の収縮が起こる（図9-4-2）。

　AChが拡散によりN_M受容体から離れると，膜の再分極が起こる。AChはシナプスにあるアセチルコリンエステラーゼで分解される。

筋弛緩薬

　筋弛緩薬は神経筋接合部の終板に存在するN_M受容体に作用し，神経から筋へのインパルス伝達を妨げる。すべての筋弛緩薬は神経伝達物質であるAChに似た構造をもっている。筋弛緩薬は筋終板以外のACh受容体も刺激する。筋弛緩薬の副作用の多くは，筋弛緩薬が筋終板以外に存在するACh受容体を刺激するために起こる。自律神経節のニコチン性ACh受容体（N_N受容体）や心臓のACh受容体（ムスカリン作用性）にも作用するために，循環器系へ影響を及ぼす。N_M受容体は終板に存在する成人型受容体のほか，終板以外の場所に存在する胎児型のものがある。胎児型のN_M受容体は成人型と同じ5つのサブユニットからなっているが，2つのα, β, γ, δという構成になっている。

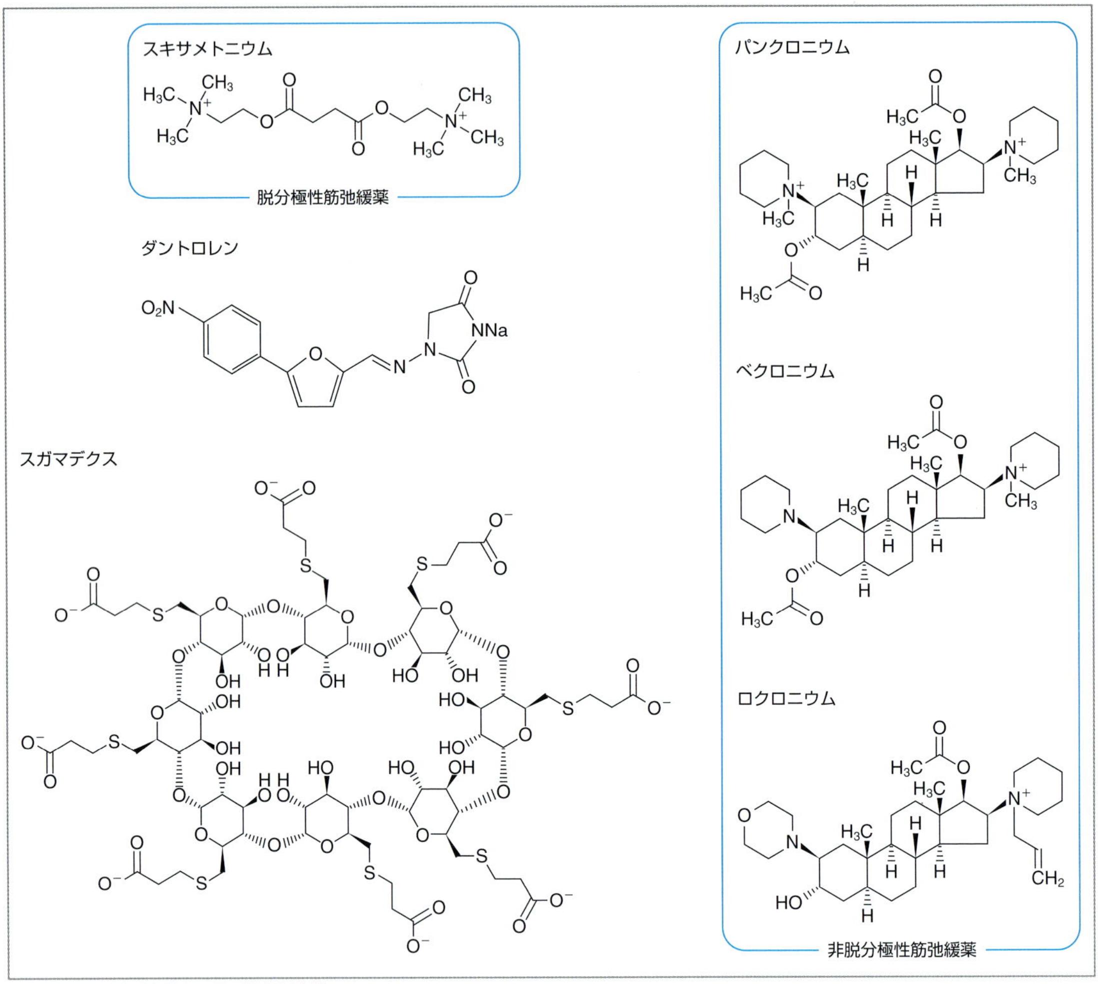

図 9-4-1　筋弛緩薬，筋弛緩拮抗薬

脱分極性筋弛緩薬

現在使用されているのはスキサメトニウムのみである。

◆スキサメトニウム◆

薬理作用・薬物動態

構造的には2つのアセチルコリン（ACh）分子として描くことができる。スキサメトニウム（suxamethonium）は神経筋接合部のACh受容体に結合し，脱分極を起こす。スキサメトニウムはAChと違い，終板のアセチルコリンエステラーゼでは加水分解されないため，持続的な脱分極を引き起こす。この脱分極が，周辺の筋細胞への活動電位伝播の引き金となり，筋線維の収縮を引き起こす。静脈内投与後細かい筋肉の単収縮（線維束性収縮）が観察され，その後筋肉が弛緩する（phase Iブロック）。

スキサメトニウムは肝臓，血漿中に存在する非特異的血漿コリンエステラーゼ（偽性コリンエステラーゼ）により分解される。血漿コリンエステラーゼは神経筋接合部には存在しないため，スキサメトニウムは終板から細胞外液中に拡散し，血漿コリンエステラーゼにより分解されることによって，その作用がなくなる。軽度の脱分極が起こっているときには，ニコチン性ACh受容体では

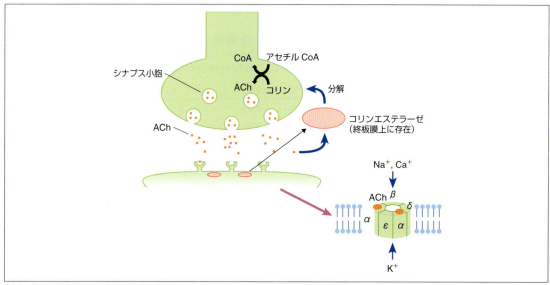

図9-4-2　神経筋接合部での神経伝達
ACh：アセチルコリン

AChに対する反応は発生しない。
　効果発現時間は30秒～1分と早く，通常量のスキサメトニウムの作用は約3～10分しか持続しない。

副作用
作用の遷延
　異型コリンエステラーゼ血症患者，血漿コリンエステラーゼの抑制を起こすジスチグミンを投与されている患者（緑内障など）では，作用が遷延する。
　スキサメトニウムを大量投与すると非脱分極性筋弛緩薬と同じ作用を引き起こし，作用時間が延長する（phaseⅡブロック）。長時間スキサメトニウムが作用することでニコチン受容体が脱感作し，AChと結合してもチャネルが開口しなくなるためである。約半数の患者は，15分以内にphaseⅡブロックから改善する。

循環器系副作用
　交感神経，副交感神経系の神経節刺激作用や，アドレナリン作用性神経終末からのノルアドレナリン放出を促進したりするため，循環動態に対する作用は複雑である。交感神経節のニコチン性ACh受容体に作用すると，心拍数増加や高血圧が起こる。副交感神経系の作用が強いときには，徐脈と低血圧が起こる。

高カリウム血症
　神経終末での持続的脱分極はK^+の流出を伴うので，結果として高カリウム血症が起こる（不整脈の危険性）。
　運動神経が切断された骨格筋線維では，数日するとニコチン性ACh受容体がすべての細胞膜に広がる。この場合，スキサメトニウムは収縮と高カリウム血症を伴う持続的な脱分極を引き起こす。これらの作用は，多発外傷，熱傷，筋疾患の患者に起こりがちである。これらの患者にスキサメトニウムを使用すると，重大な副作用（横紋筋融解，高カリウム血症，心停止）を起こす危険性がある。

筋収縮によるもの
　いくつかの筋肉（外眼筋など）は複数の終板によって構成される筋線維なので，段階的応答をすることができる。そこで筋線維を脱分極させて，収縮を引き起こす。眼輪筋などの収縮による眼圧上昇，全身の筋収縮による筋肉痛，腹部の筋収縮による胃内容の逆流などの問題がある。スキサメ

トニウムによる手術後の筋肉痛は，少量の非脱分極性筋弛緩薬の前投与（precurarization）で防ぐことができる。

悪性高熱症

揮発性吸入麻酔薬，スキサメトニウムなどの筋弛緩薬などを用いた全身麻酔のとき，急速に体温が上昇し，死に至ることもある症候群である。筋細胞内の筋小胞体膜にあってCa^{2+}の放出チャネルとして機能するリアノジン受容体タンパク質の分子に遺伝的に異常があるために，上記薬物により長時間にわたってCa^{2+}放出チャネルが開口して，細胞内Ca^{2+}濃度が上昇することにより起こる。持続性筋収縮，原因不明の頻脈・不整脈，高二酸化炭素血症が起こる。治療は誘因薬物の投与中止，ダントロレンの静注，全身冷却に代表される対症療法が重要である。

ダントロレン

ダントロレン（dantrolene）はヒダントイン誘導体で，筋小胞体からのCa^{2+}遊離を減少させ，骨格筋の興奮収縮連関を抑制する。筋の活動電位は発生するが，筋収縮は起こらない。主に悪性高熱症，悪性症候群の治療に使用される。

非脱分極性筋弛緩薬

非脱分極性筋弛緩薬には長時間作用型のパンクロニウム，中時間作用型のベクロニウム，ロクロニウムがある。それぞれ，作用時間，代謝排泄経路，循環に対する作用が異なっており，症例に応じて使い分けられる。

◆作用機序◆

非脱分極性筋弛緩薬は，術中筋弛緩維持，気管挿管などで広く使用される。終板にあるN_M受容体の2つのACh結合部位に競合的に働き，AChの作用をブロックする。非脱分極性筋弛緩薬は受容体を活性化させないので，N_M受容体が内蔵するイオンチャネルが開かず，膜電位は変化しない。非脱分極性筋弛緩薬はAChとは競合的に働くので，筋弛緩の程度は両者の占拠率による。

◆パンクロニウム◆

パンクロニウム（pancuronium）は，ステロイド核にACh様構造をもつ長時間作用型の筋弛緩薬である。心筋のM_2 ACh受容体の抑制作用により，心拍数や血圧が増加する。現在はほぼ使用されていない。

◆ベクロニウム◆

ベクロニウム（vecuronium）は，迷走神経系抑制効果，神経節に対する作用が減弱し，循環器系の副作用がみられない。ヒスタミン遊離作用がないため，気管支喘息でも使用可能である。蓄積作用が弱いため，持続投与も可能である。20～50％は胆汁中に排出され，30～35％が未変化体で腎臓から排出される。

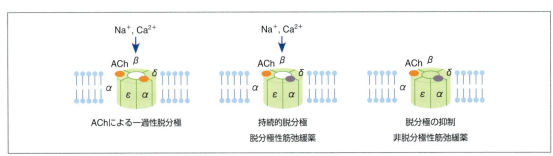

図9-4-3 神経筋接合部での筋弛緩薬の作用
ACh：アセチルコリン

◆ロクロニウム◆

ロクロニウム（rocuronium）はアミノステロイド構造をもつベクロニウムの第3位のアセチル基を水素基に置換し、D環の第四級アンモニウム基に結合しているメチル基をアリル基に置換したアナログである。非常に作用発現が早い（90秒）。主に、代謝されずに胆汁中に排泄される。腎からも排泄されるが、20～30%である。また、反復投与しても蓄積性がなく、作用持続時間の延長がみられない。これは代謝産物がほとんどなく、また代謝産物に作用がないことによる。また、特異的な拮抗薬であるスガマデクス（後述）が存在する。

非脱分極性筋弛緩薬の拮抗薬

◆ネオスチグミン◆

以前はネオスチグミン（neostigmine）などのアセチルコリンエステラーゼ阻害薬の投与によって神経終末から放出されたAChの分解を抑制することでシナプスでのAChの濃度を上昇させ、シナプス終板へのAChの作用を増強、持続させ、筋弛緩効果の短縮を行っていた。コリンエステラーゼ阻害薬の投与はニコチン受容体（神経筋接合部）だけでなく、ムスカリン受容体（副交感神経終末）でもAChの増加を起こす。結果、気管支収縮、徐脈、低血圧が発生する。その作用を拮抗するため、アトロピン（ムスカリン受容体拮抗薬）を併用投与していた。

◆スガマデクス◆

2010年にスガマデクス（sugammadex）が日本でも発売された。スガマデクスはロクロニウムに対する特異的な拮抗薬である。基本骨格は8個のグルコースが環状に連なったγ-シクロデキストリンよりなり、その中央の空洞部分へ、ロクロニウムの4つのステロイドリングを取り込んで包接複合体を形成し、さらに側鎖にアニオンとして存在するカルボキシル基が陽性荷電するロクロニウムの第四級窒素と静電結合する。1:1の複合体を形成し、複合体は主に腎臓から排泄される。ネオスチグミンよりも素早い筋弛緩の拮抗効果があり、特異的な副作用がない。ベクロニウムに対しても筋弛緩拮抗効果は認められるものの、親和性はロクロニウムの1/3程度である。

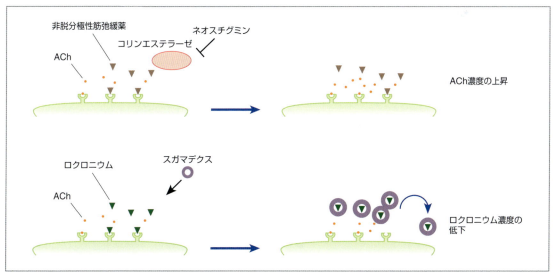

図9-4-4　筋弛緩薬拮抗薬の作用機序
ACh：アセチルコリン

まとめ

図9-4-5に筋弛緩薬，筋弛緩薬拮抗薬の作用部位を示す．

1. 筋弛緩薬：神経筋接合部の終板のニコチン性ACh受容体に作用する．
2. 筋弛緩薬拮抗薬：コリンエステラーゼ阻害薬はコリンエステラーゼを阻害し，神経終末のAChの増加を引き起こす．受容体占拠率の低下が筋弛緩作用を拮抗する．
3. スガマデクスは，筋弛緩薬（特にロクロニウム）と複合体を形成し，筋弛緩作用を拮抗する．

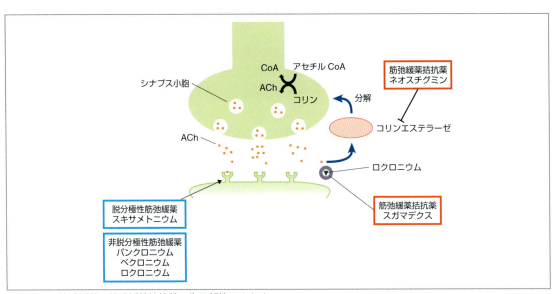

図9-4-5　筋弛緩薬，筋弛緩薬拮抗薬の作用部位のまとめ
ACh：アセチルコリン

薬物	作用機序など
筋弛緩薬	終板に存在するACh受容体に結合することで作用する
●脱分極性筋弛緩薬 　スキサメトニウム	●筋収縮後の筋弛緩 作用時間が早い．血漿コリンエステラーゼで分解．筋収縮，高カリウム血症など副作用が多い
●非脱分極性筋弛緩薬 　パンクロニウム 　ベクロニウム 　ロクロニウム	●筋収縮なしでの筋弛緩作用 頻脈の問題がある 循環器系副作用がない 作用時間が早く，蓄積性がない
●その他の末梢性筋弛緩薬 　ダントロレン	●悪性高熱症の治療に用いられる 筋小胞体からのCa^{2+}放出を抑制する
筋弛緩薬拮抗薬	
●コリンエステラーゼ阻害薬 　ネオスチグミン	●コリンエステラーゼを阻害し，神経筋接合部のACh濃度の上昇を引き起こすことで筋弛緩の拮抗作用を示す 神経接合部以外でもAChが増加することで発生する副作用がある

本項目で扱った薬物一覧

| ●筋弛緩回復薬 スガマデクス | ●ロクロニウムと複合体を形成し筋弛緩作用を拮抗する　反応が早い。特異的な副作用がない |

参考文献

1) Krause T et al：Anesthesia 59：364-373, 2004
2) Naquib M et al：Anesthesiology 96：202-231, 2002
3) Magorian T et al：Anesthesiology 79：913-918, 1993
4) 鈴木孝浩：日本臨床麻酔学会誌 27：631-638, 2007

【北村 裕亮，西山 成】

5 麻酔薬

> **目　標**
> - 全身麻酔薬の種類と薬理学的作用機序を理解する。
> - 局所麻酔薬の種類と薬理学的作用機序を理解する。

　麻酔とは，外科手術などの身体的，精神的な苦痛を取り除くために神経を麻痺させて，一定時間，無痛，反射喪失の状態をつくり出すことである。麻酔は可逆的に任意の時間だけ得られることが望まれる。そのために用いる薬を麻酔薬という。
　吸入や静脈注射により意識を消失させることを全身麻酔といい，手術を行う上で必要な部分に投与して，その部位で麻酔をかけて，意識を消失させない方法を局所麻酔という。それぞれ全身麻酔薬，局所麻酔薬が使用される。

全身麻酔薬

　全身麻酔法は中枢神経系（脳と脊髄）に薬物を作用させて麻酔状態を得る方法である。全身麻酔状態の定義は，以下の3つの条件を満たすことである。すなわち，①**鎮静**，②**鎮痛**，③**筋弛緩**である（図9-5-1。4要素で表すときは，鎮静，鎮痛，筋弛緩の3つに**有害反射の抑制**を加える）。
　麻酔に要求されるレベルは，痛みを生じる刺激の強さ，すなわち侵害受容器刺激の程度に依存する。したがって，手術で必要とされている麻酔の程度を調節する必要がある。1つの薬物による全身麻酔では，極端な循環抑制を生じる用量を必要とする可能性がある。そのため，目的に沿った選択的な薬物を組み合わせて使用することで，鎮静，鎮痛，筋弛緩の3要素を調節する方法，**バランス麻酔**が行われている（図9-5-2）。

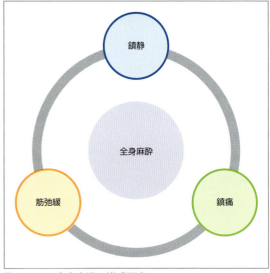

図9-5-1　全身麻酔と構成要素

　全身麻酔薬は呼吸器から吸収され作用を発現する**吸入麻酔薬**と静脈より投与される**静脈麻酔薬**に分類される。

作用機序

　全身麻酔薬の詳細な作用機序は，いまだにはっきりしていない。現在，特定のタンパク質に直接結合し，作用していると考えられており，さまざまな分子が検討報告されている。その代表的なものについて，下記に示す。

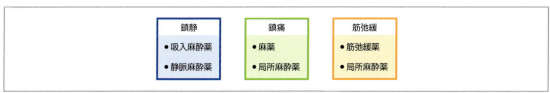

図 9-5-2　バランス麻酔と各要素で使用される主な方法

◆ニューロンレベル◆

1. 抑制性神経系の増強：$GABA_A$受容体は中枢神経系に広範に存在し，GABAを介する抑制性神経伝達に関与する。ほとんどの麻酔薬は$GABA_A$受容体に結合し，GABAの作用を増強すると考えられている。また，高濃度になると直接$GABA_A$受容体を活性化すると考えられている。
2. 興奮性神経系の抑制：イオンチャネル型グルタミン酸受容体の1つであるNMDA受容体は，興奮性グルタミン酸神経伝達の速い応答に関与している。多くの吸入麻酔薬はNMDA受容体を阻害すると考えられている。静脈麻酔薬であるケタミンもNMDA受容体を遮断する。

その他，K^+チャネル，グリシン受容体，アセチルコリン受容体などの報告がある。

◆神経回路レベル◆

麻酔効果がどの神経系に作用しているかも，十分に解明されていない。全身麻酔薬によって，一般的には脳代謝活性は低下する。中脳網様体や大脳皮質などの上行性網様体賦活系の抑制が考えられている。

吸入麻酔薬

現在，用いられる吸入麻酔薬はすべて全身麻酔薬である。笑気以外は標準状態で液体であり，使用するには専用の気化器が必要である。また，揮発させて使用することから**揮発性麻酔薬**とよばれる。

◆吸入麻酔薬の力価◆

麻酔の効果は，50％の患者が限定的な痛み刺激（皮膚切開）に反応しないときの最小肺胞内濃度（minimum alveolar concentration：MAC）で表すことができる。MACが低いほど麻酔作用が強い。脂肪親和性の低い亜酸化窒素は高濃度を吸入しなければならないが，脂肪親和性の高い揮発性麻酔薬の場合は低濃度で作用を発揮する。MACは体温，年齢，電解質の濃度，併用麻酔薬など，さまざまな因子に影響される（表 9-5-1）。

◆麻酔作用の発現と停止の速度（分配係数）◆

血液/ガス分配係数は，平衡状態に達した吸入麻酔薬の（肺胞内）濃度に対する血液中の吸入麻酔薬の濃度の比であり，吸入麻酔薬の導入と麻酔からの回復の指標となる。血液/ガス分配係数が小さいほど，吸入麻酔薬の導入と麻酔からの回復が速い。

吸入麻酔薬は，ガスとして肺から吸収されて効果を発揮する。肺から吸収された吸入麻酔薬は血液中を移行し，脳に到達する。血液から脳内に吸入麻酔薬が移行し，脳内の吸入麻酔薬の分圧が上昇し，平衡状態に達したときに効果を発揮する。吸入麻酔薬が効果を発揮するのは，

　　　肺胞内分圧⇔血液分圧⇔脳内分圧

というこの3つが平衡状態に達したときである。血液/ガス分配係数は肺から血液への移行，組織（脳，脂肪など）/血液分配係数は血液から組織への移行の程度を表し，高いほど移行しやすいことを示す（図 9-5-3）。

血液/ガス分配係数が高く，血液に吸入麻酔薬

表 9-5-1　最小肺胞内濃度（MAC）に影響する因子

体温	高くなると MAC は上昇する
年齢	6 カ月の乳幼児が一番高く，加齢とともに低下
ナトリウム濃度	高ナトリウム血症では，MAC は高くなる
麻薬，麻酔薬などの併用	MAC は低くなる

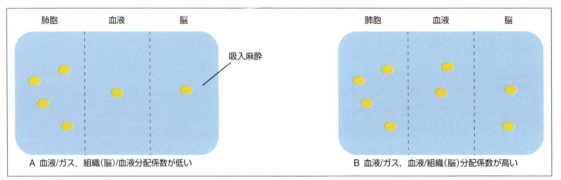

図 9-5-3　吸入麻酔薬の効果発現と血液ガス分配係数の関係模式図
血液/ガス分配係数，血液/組織分配係数が低い＝溶ける量が少なく，少量で飽和する。吸入麻酔の作用発現時の肺胞濃度が同じ麻酔薬 A と B で比較したとき，図内の吸入麻酔の総量は A＜B となっている（A は 4：1：1 合計 6，B は 4：2：2 合計 8）。吸入麻酔がどちらも同じ量で体内に入るとすると，B のほうがこの状態になるのに時間がかかる。

表 9-5-2　吸入麻酔薬と特徴

	MAC（%）	血液/ガス分配係数	代謝率	気道刺激性	気管支拡張	特徴
ハロタン	0.7	2.3	20	−	＋	不整脈，肝障害
イソフルラン	1.15	1.43	0.2	＋	＋	気道刺激性
セボフルラン	1.7	0.63	3	−	＋	覚醒時せん妄
デスフルラン	6	0.42	0.02	＋	−	気道刺激性
笑気	105	0.47	0.004	−	−	拡散性低酸素血症

MAC：最小肺胞内濃度

が移行しやすいことは，血液中の吸入麻酔薬が飽和状態（平衡状態）になるまでにより多くの吸入麻酔薬を必要とするということを示す。同様に，血液/組織分配係数が高いことは，吸入麻酔薬が組織中に多く取り込まれ，平衡状態に達するまでにより多くの吸入麻酔薬を必要とすることを示す。このため，血液/ガス分配係数や血液/組織分配係数が小さいほど，少ない麻酔薬で平衡状態に達するが，大きければ大きいほど，血液や組織によく溶け込むので必要な吸入麻酔薬がより多く必要であり，導入に時間がかかる。

◆各論◆

笑気

　笑気（亜酸化窒素〈nitrous oxide〉）は，臨床でよく使われるガス麻酔薬であるが，麻酔作用は弱い。麻酔導入，覚醒が早く，比較的，呼吸・循環抑制が少ない。強力な鎮痛作用をもつが，最小肺胞濃度（MAC）が高いため，単独で全身麻酔をするのは困難である。麻酔作用は弱く（MAC＝105），単独では使用せず，ほかの吸入麻酔薬と併用で使用する。笑気を加えると，ほかの麻酔薬の濃度を下げることができることが利点である。体内の閉鎖腔において気化し，閉鎖腔容積の拡大，内圧上昇を引き起こす。笑気を使用した場合，麻

酔終了時に酸素を十分に投与しないと笑気が血液中から肺胞に大量に移行することで肺胞の酸素分圧低下が発生し，低酸素状態になることがある（拡散性低酸素血症〈diffusion hypoxia〉）。

現在では全静脈麻酔の普及や，オピオイド主体のバランス麻酔が普及していること，術後の悪心・嘔吐の発生率上昇や笑気自体が環境汚染の原因となるなど，次第に敬遠される方向にある。

イソフルラン

イソフルラン（isoflurane）は血液/ガス溶解係数が低く，導入・覚醒が速い。気道刺激性があり，咳反射，喉頭痙れんなどを誘発することがある。末梢血管拡張により，血圧は低下する。末梢血管拡張作用，心収縮力抑制作用のため，血圧が低下することがある。脈拍に関しては増加することがある。脳代謝率を減少させるが，脳血流量は増加する。筋弛緩作用は弱いが，非脱分極性筋弛緩薬と併用すると，筋弛緩作用は増強する。気道の刺激性から，緩徐導入は困難である。生体内代謝率は低い。

セボフルラン

セボフルラン（sevoflurane）は血液/ガス分配係数が低いため，急速な導入・覚醒が可能である。心筋カテコールアミン感受性亢進作用も低い。気道刺激性がないため，小児の緩徐導入に用いられる。末梢血管拡張により血圧は低下する。末梢血管拡張作用，心収縮力抑制作用のため，血圧が低下することがある。脳代謝率を低下させるが，脳血流量は増加する。筋弛緩作用は弱いが，非脱分極性筋弛緩薬と併用すると，筋弛緩作用は増強する。

デスフルラン

デスフルラン（desflurane）は血液/ガス分配係数が他の吸入麻酔薬に比べて最も小さいので，速い麻酔作用の発現と麻酔後の早期の覚醒，回復が期待でき，かつ麻酔深度が調整しやすいことが特徴である。蒸気圧が高い（20℃で 669 mmHg）ので，加熱加圧式の気化器が必要となる。脂肪への溶解度は低い。生体内でほとんど代謝されない。気道刺激性があり，緩徐導入には使用できないので，プロポフォール（静脈麻酔薬）などで麻酔導入し，維持に使用する。

静脈麻酔薬

静脈麻酔薬の投与方法は大きく2つある。1つは単回投与で，急速に血中濃度を上昇させる方法である。また，コンピュータ内蔵シリンジポンプを用いた持続投与による，麻酔維持に使用されることがある。静脈麻酔薬は吸入麻酔薬より急速な血中濃度の上昇があり速やかに効果発現するので，全身麻酔の導入に使用されることが多い。すべての静脈麻酔薬は，鎮静作用はあっても鎮痛作用はない（例外，ケタミン）。

多くの静脈麻酔薬は作用時間が短い。これは薬物の再分布によるものである。静脈内投与後，脳血流が多いため，脳内は急速に有効濃度まで上昇する。薬物はそのあと，体内に再分布するので末梢濃度は上昇し，脳内濃度は減少する。ただし，静脈麻酔薬は種類によっては代謝，排泄が遅いので，体内に蓄積し，覚醒に時間がかかるものがある。

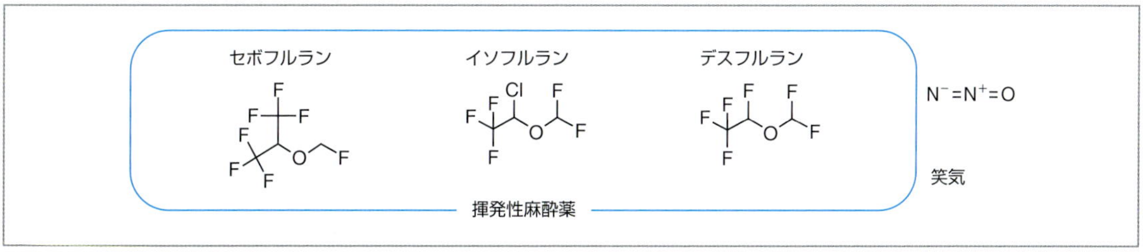

図 9-5-4　吸入麻酔薬の化学式

全静脈麻酔（total intravenous anesthesia：TIVA）は，体内に蓄積性の少ない鎮静薬，鎮痛薬，筋弛緩薬の組み合わせで，静注薬のみで行う麻酔の方法である。

バツビツール酸系

チオペンタール（thiopental），チアミラール（thiamilal）は脂質に溶けやすく，血液脳関門の通過速度が速く，超短時間作用性の鎮静薬として麻酔導入に使用される。中枢神経系の$GABA_A$受容体（Cl^-チャネル）に結合し，GABAの作用を増強し，Cl^-チャネルを開口させる。作用の消失が速いが，これは分解が早いのではなく脳以外の組織に再分布されるからである。麻酔の導入には適しているが，麻酔維持には適さない。脳の酸素代謝を減少させるため，痙れん重積にも使用される。鎮痛作用はない。肝臓で代謝される。

ケタミン

ケタミン（ketamine）は，NMDA受容体の拮抗薬として作用する。そして，興奮性グルタミン酸作動性伝達を阻害する。NMDA受容体は記憶，学習だけでなく慢性疼痛にも関与する。脳波上で，大脳皮質が徐波化していても，大脳辺縁系では覚醒波を示すので**解離性麻酔薬**ともいわれる。

組織に対する刺激性や毒性がなく，水溶性であることから，静注だけでなく筋注でも使用できる。健忘作用をもつ。鎮痛作用は麻酔作用の半量投与でも認められ，特に体表面の痛みを強く抑える。内臓知覚には有効ではない。上位脳からの下行性抑制系の活動増強および脊髄後角での痛覚伝導の抑制を引き起こす。また強い鎮静作用をもつため，難治性疼痛にも使用される。心血管系への直接作用，中枢を介する交感神経刺激作用により血圧が上昇し，心拍数が増加する。脳血流量，頭蓋内圧上昇作用をもつ。ケタミンは回復期に不快な夢，幻覚が現れることがある。呼吸器系では気管支拡張作用が強く，呼吸抑制が少ない。

プロポフォール

プロポフォール（propofol）は，バルビツール酸系薬に代わる単回投与の導入薬，また，持続投与による麻酔維持薬として使用される。作用発現が早い。肝臓で代謝され，代謝も早いため覚醒も

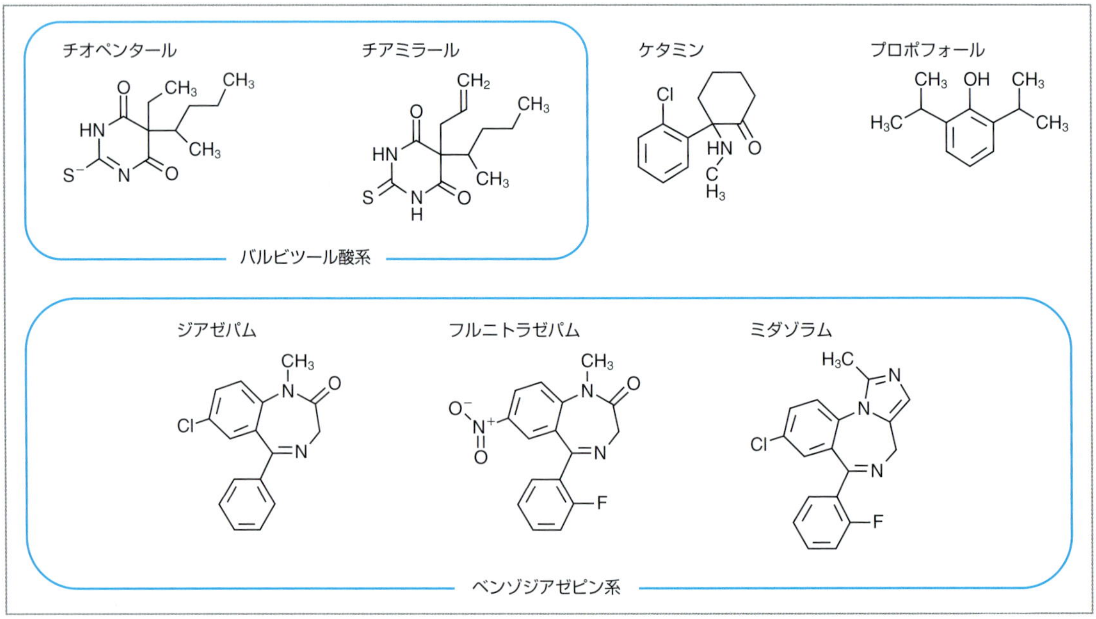

図9-5-5　静脈麻酔薬

速い。中枢神経系のGABA$_A$受容体に結合し，GABAの作用を増強し，Cl$^-$チャネルを開口させる。脳代謝，脳血流，頭蓋内圧を減少させる。血管拡張作用，交感神経活動および圧受容器反射の抑制がみられる。ほとんど水に溶けないため，製剤は脂肪乳剤である。静脈投与時の疼痛がみられる。手術・麻酔後の悪心・嘔吐を抑制する効果もある。

ベンゾジアゼピン系

抗不安薬で，催眠鎮静薬に分類される。健忘作用が強く，鎮痛作用はない。循環抑制が少ないことが特徴である。経口薬が多く，静脈投与できるものはジアゼパム（diazepam），ミダゾラム（midazolam），フルニトラゼパム（flunitrazepam）の3剤である。抗痙れん薬としても用いられる。半減期が長く，作用時間が長い。その中で作用の短いミダゾラムは，心抑制が少ないことから，心疾患患者の麻酔導入に使用される。

局所麻酔薬

局所麻酔薬（local anesthetic：LA）は局所において神経伝導を遮断し，無痛状態をつくるために使用する薬物である。局所麻酔薬は，主に末梢神経の侵害受容ニューロンに作用させ，局所に無痛状態をつくり出す区域麻酔に使用される。

作用機序

◆Na$^+$チャネルの遮断◆

局所麻酔薬は電位依存性Na$^+$チャネル孔内の特異的な部位に結合して，細胞内へのNa$^+$流入を抑制する。局所麻酔薬がNa$^+$チャネル孔内に到達するのはほとんどが細胞の内側からであるため，作用を発揮するためにはまず細胞膜を通過する必要がある。生体内で，局所麻酔薬はH$^+$と結合している陽イオン型と結合していない遊離塩基型で存在し，このうち遊離塩基型が細胞膜を通過することができる。つまり，神経線維周囲に達した局所麻酔薬のうち遊離塩基型が細胞膜を通過して神経細胞内に入る。そして，細胞内でH$^+$と結合して陽イオン型となった局所麻酔薬が，電位依存性Na$^+$チャネルが開口した際にチャネル孔内に進入して結合し，Na$^+$イオンの流入を抑制する。これにより，活動電位の発生が抑制され，神経伝導が遮断される（図9-5-6）。

陽イオン型と遊離塩基型の割合は，薬物のpK_a（$-\log$解離定数）と周囲のpHで決定されるため，局所麻酔薬の効果は外液pHに影響される。例えば，炎症部位は正常部位よりも酸性であるため，陽イオン型の局所麻酔薬の割合が多くなり（細胞

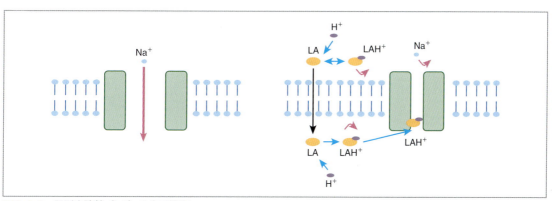

図9-5-6　局所麻酔薬（LA）の作用機序
神経周囲の膜電位依存性Na$^+$チャネルでは，刺激によりNa$^+$チャネルが開口し神経伝達が行われる。局所麻酔薬はH$^+$イオンが結合していない状態で細胞膜を貫通し，細胞内に入る。脂肪内で再び陽イオン型になり，Na$^+$チャネル内の結合部位に結合し，Na$^+$の流入を阻害する。

内に入れる遊離塩基型が少なくなり），局所麻酔効果が弱くなる。

また，局所麻酔薬がK^+チャネル，Ca^{2+}チャネルなどを抑制することも知られているが，それには高濃度が必要であり，局所麻酔薬としての作用における意義は明確ではない。

◆頻度依存性（使用依存性）◆

電位依存性Na^+チャネルは，静止状態（閉状態），活性化状態（開状態），不活性化状態の3つの状態を取る。局所麻酔薬は，このうち静止状態のチャネルに親和性が低く，活性化状態および不活性化状態のチャネルに高い親和性を有している。そのため，Na^+チャネルが活性化（および不活性化）されている状態が高頻度に出現するほど，チャネルに対する抑制がより強く起こることになる。この現象を頻度依存性・使用依存性（use-dependence）という。痛み刺激により高頻度の刺激伝導が起こる場合は，局所麻酔薬の効果が増強する。

薬理作用

すべての神経細胞の活動電位の立ち上がり（第0相）は，電位依存性Na^+チャネルを通るNa^+流入によって形成される。そのため，局所麻酔薬はすべての神経の刺激伝導を抑制する。

◆末梢神経系◆

一般的に局所麻酔薬に対する感受性は細い神経ほど高く，また無髄線維は有髄線維より高い。ただし，$A\delta$線維と細さが似るB線維（自律神経）のみ例外で，局所麻酔薬により，B線維，細い無髄C線維と細い有髄$A\delta$線維，太くて有髄の$A\gamma$線維，$A\beta$線維，$A\alpha$線維，の順で遮断される（表9-5-3）。一般的に，局所麻酔薬の効果は自律神経遮断→痛覚・温度覚消失→触圧覚消失→運動神経の抑制の順番で発生する。

局所麻酔薬に対する神経の感受性の違いに関しては，はじめに述べた神経線維の太さと髄鞘の有無だけでなく，発火頻度や神経束内での神経線維の位置も影響を与える。

◆中枢神経系◆

中枢神経系に対する作用は，局所麻酔薬による中毒症状として問題となる。投与経路によらず，局所麻酔薬が吸収され血中濃度が上昇することにより発生する。初期には不安，興奮，多弁などの症状が先行する。これは，大脳皮質の抑制系を遮断することによる。この頃には中枢神経の興奮症状により頻脈や血圧の上昇がみられる。さらに進行すると振戦などが現れ，ついには痙れんに至る。さらに高濃度になると，中枢神経系すべてが抑制され，昏睡，呼吸不全，循環不全が発生する。

◆心筋◆

心房筋や心室筋の活動電位第0相も電位依存性Na^+チャネルを通るNa^+電流によって形成されるため，局所麻酔薬は心臓にも作用する。局所麻酔薬のうち，リドカインは第1群抗不整脈薬として使用される（3章3「不整脈の薬物治療」参照）。また，毒性として，局所麻酔薬は心筋の興奮伝導の抑制や収縮力の低下をもたらす。

表9-5-3　末梢神経線維の分類

神経線維	髄鞘	直径（μm）	伝導速度（m/s）	機能など
$A\alpha$	有髄	12～20	70～120	深部知覚，運動神経
$A\beta$	有髄	5～12	30～70	触圧覚
$A\gamma$	有髄	3～6	15～30	筋緊張，固有感覚
$A\delta$	有髄	2～5	12～30	一次痛覚，温度覚
B	有髄	1～3	3～15	自律神経節前線維
C	無髄	0.4～1.2	0.5～2	二次痛覚，自律神経節後線維

化学構造

局所麻酔薬は基本構造として，脂溶性の芳香環（ベンゼン環）と水溶性のアミノ基が，アミド型あるいはエステル型結合により連鎖する形をとっている（図9-5-7）。

臨床適用

局所麻酔の様式は次のような方法があり，使い分けられている。

1. 表面麻酔（surface anesthesia）：粘膜，創面に局所麻酔薬の塗布や噴霧などを行う。リドカインやコカインなどが使われる。正常の皮膚では局所麻酔薬の透過性が悪いため，効果が出にくい。
2. 局所浸潤麻酔（infiltration anesthesia）：皮下に局所麻酔薬を浸潤させ，知覚遮断する。組織の周囲を局所麻酔薬で取り囲むフィールドブロック（field block）も含まれる。
3. 伝達麻酔（conduction anesthesia）：神経幹，神経叢，神経節などの周囲に局所麻酔薬を注射し，その支配下組織の知覚麻痺を起こす方法である。
4. 硬膜外麻酔（epidural anesthesia）：脊椎管内の硬膜外腔に局所麻酔薬を注入し，感覚神経が脊髄硬膜を通過する外側で伝導を遮断する。手術中，術後の鎮痛目的以外に，がん性疼痛などの除痛目的にも使用されている。
5. 脊椎麻酔（spinal anesthesia）：脊椎くも膜下腔に局所麻酔薬を注入し，脊髄神経を麻酔し，痛覚，運動，交感の各神経線維を一時的に遮断する方法である。穿刺は，主に第2腰椎から第1仙椎の間で行われ，腰椎麻酔（lumbar anesthesia）といわれることもある。麻酔の範囲は，注入部位，薬液の比重，量，濃度，患者体位で決まる。麻酔上限域が第4胸髄以上の高位まで及ぶと，交感神経遮断により低血圧が起こる。第4頸髄以上になると呼吸障害が発生し，人工呼吸が必要になる。

副作用

◆局所麻酔薬中毒◆

局所麻酔薬は血中濃度の上昇に応じて，中枢神経系と心臓に影響を及ぼす。中枢神経作用は，興奮・鎮静の2相からなるのが特徴で，低い濃度では脳内のGABA作動性抑制性ニューロンの遮断によって，多弁や痙れん等の興奮症状を生じ，さらに血中濃度が上昇すると興奮性ニューロンの遮断によって鎮静や意識消失を生じる。痙れん等の発現には海馬や扁桃体などの大脳辺縁系が関与しているが，血中濃度の上昇に伴う広範囲な神経遮断を要する。さらに血中濃度が上昇すると循環器系の副作用が発生し，その結果，血圧の低下，徐脈，頻脈，心室性不整脈，心停止が生じる。

局所麻酔薬中毒に対する治療法は対症療法が行われ，痙れんに対してはベンゾジアゼピン系誘導体が用いられ，呼吸停止すれば人工呼吸，低血圧に対しては昇圧薬の使用や，心停止に対しては心臓マッサージを行うことである。対症療法に加えて，脂肪乳剤の投与が推奨されている。脂肪乳剤

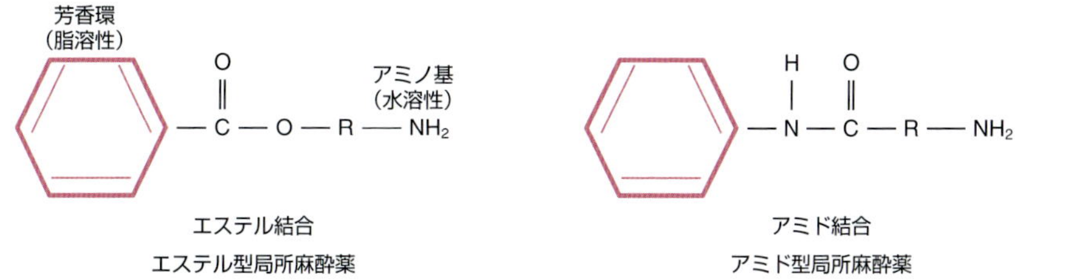

図9-5-7 局所麻酔薬の化学構造

を投与することにより，長時間作用型の局所麻酔薬が脂肪乳剤に取り込まれ，血中濃度が低下する。

◆過敏症症状◆

局所麻酔薬に対するアレルギー症状，もしくはアナフィラキシーショックなどの過敏反応を示す例がある。エステル型局所麻酔薬のアナフィラキシーの発症頻度は，アミド型局所麻酔薬による発症頻度に比べて高い。エステル型局所麻酔薬では，血漿中のコリンエステラーゼで，加水分解される分解産物の1つであるパラアミノ安息香酸（para-aminobenzoic acid：PABA）が高い抗原性をもち，抗体産生やTリンパ球の感作を促すため，アレルギー反応が起こりやすい。アミド型局所麻酔薬そのものによるアレルギー反応は少なく，添加されているメチルパラベンが強い抗原性を示し，アレルギー反応の原因となっている。メチルパラベンはPABAと化学構造が類似しており，交叉抗原性があるためである。

各論

コカイン

コカイン（cocaine）は最も早くから用いられたエステル型局所麻酔薬である。血管収縮作用や中枢神経興奮作用をもつ。現在は局所麻酔薬としては，ほぼ使用されない。

プロカイン

プロカイン（procaine）は，表面麻酔作用，局所刺激性もないエステル型局所麻酔薬である。作用発現が遅く，持続時間も短い。

リドカイン

リドカイン（lidocaine）は，最初に合成されたアミド型局所麻酔薬である。電位依存性Na^+チャネルの一部は心筋などにも発現しており，Ｉｂ群抗不整脈薬としても使用される。表面麻酔，浸潤麻酔，伝達麻酔，硬膜外麻酔，脊椎麻酔など幅広く使用されている。他の局所麻酔薬に比べて安全域が広い薬物である。麻酔作用が強く，作用発現が速く，持続時間が中程度である

メピバカイン

メピバカイン（mepivacaine）はアミド型局所麻酔薬である。浸潤麻酔，伝達麻酔，硬膜外麻酔に使用される

リドカインに類似した構造で，基本的には同じ作用を示すが，リドカインに比べて作用持続時間が長い。

ブピバカイン

ブピバカイン（bupivacaine）はアミド型局所麻酔薬で，作用時間が長い。硬膜外麻酔，神経ブロック，脊髄くも膜下麻酔に使用される。ブピバ

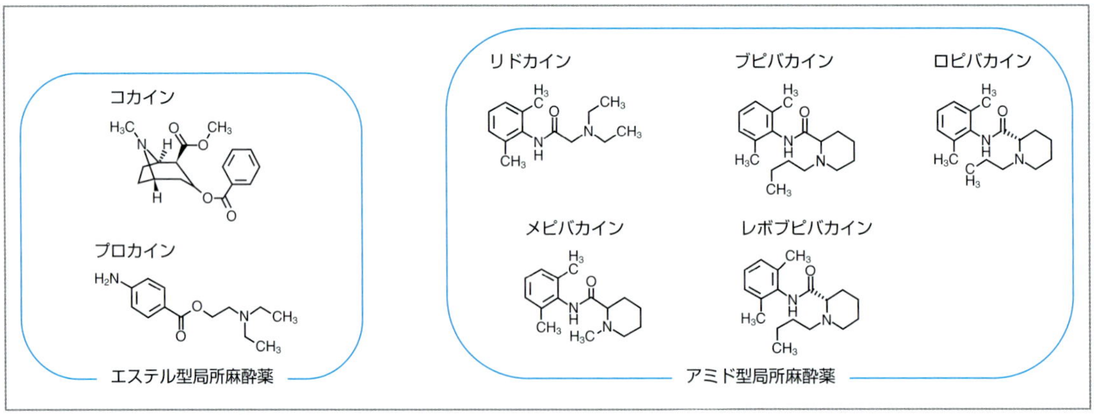

図 9-5-8　主な局所麻酔薬

カインの化学構造には不斉炭素原子があるため，光学異性体（R体とS体）が存在する。R体とS体が1：1に混合したラセミ体である。R（＋）体が心毒性を示す。脂質親和性が高いため，神経膜のNa^+チャネルばかりでなく，心筋Na^+チャネルへの作用も強く持続的である。ブピバカインは，心毒性が強く，痙攣が発現する投与量と心停止が発現する投与量の差が少ないことが問題である。重篤な心血管系症状（心室性不整脈など）が生じた場合，長時間作用型であるために，蘇生が難しくなるという問題も指摘されている。

レボブピバカイン

レボブピバカイン（levobupivacaine）は，ブピバカインのS（－）体のみを製剤化したものである。硬膜外麻酔，神経ブロックなどに用いられる長時間作用タイプの局所麻酔薬である。ブピバカインと同等の効力をもちながら，心血管系や中枢神経系への副作用が少ないことが最大の特徴である。

ロピバカイン

ロピバカイン（ropivacaine）はキシリジン系製剤，純粋なS（－）体である。脂質親和性が比較的低く，アミド型局所麻酔薬に属する。心毒性が低い。作用時間が長く術後鎮痛に適する。低濃度での痛覚遮断と運動神経遮断の分離に優れる。すなわち，知覚・交感神経を麻痺させるが，運動神経をそのままにしておくのが特徴である。この点でも術後痛管理への有用性が期待されている。

本項目で扱った薬物一覧

薬物	作用機序など
全身麻酔薬	
吸入麻酔薬	呼吸器より吸入されて効果を発揮する
●ガス麻酔薬	
笑気（亜酸化窒素）	MACは高く麻酔効果は弱く，他の麻酔薬と併用される
●揮発性麻酔薬	
イソフルラン	気道刺激性がある。脈拍増加作用あり。体内代謝率は低い
セボフルラン	気道刺激性がなく，緩徐導入に用いられる
デスフルラン	麻酔の導入，覚醒が早い。気道刺激性がある。体内代謝率が最も低い
静脈麻酔薬	静脈内注射により麻酔作用を発揮する
●バルビツール酸系	
チオペンタール	脂質に溶けやすい。$GABA_A$受容体に結合し，GABAの作用増強
チアミラール	麻酔効果の消失は，脳以外への再分布による
●ケタミン	●NMDA受容体拮抗作用。鎮痛作用をもつ。解離性麻酔薬
●プロポフォール	●$GABA_A$受容体に作用し効果を発現する。作用発現が早い。肝臓で速やかに代謝される。持続投与による麻酔維持にも使用される
●ベンゾジアゼピン系	
ジアゼパム	健忘作用が強い
ミダゾラム	循環に対する作用が弱い。抗痙攣作用をもつ
フルニトラゼパム	半減期が長く，作用時間も長い

局所麻酔薬	
●エステル型 　コカイン 　プロカイン	アレルギーの発生頻度が高い
●アミド型 　リドカイン 　メピバカイン 　ブピバカイン 　レボブピバカイン 　ロピバカイン	抗不整脈としても使用される リドカインよりも作用時間が長い 作用時間が長い。心毒性が強い ブピバカインの光学異性体。心毒性が弱い 心毒性が弱い。長時間作用型。運動神経遮断が弱い

参考文献

1) Hemmings HC Jr et al：Trends Pharmacol Sci 26（10）：503-510, 2005
2) Miller RD ed：Miller's Anesthesia 8th, 2014
3) Neal JM et al：Reg Anesth Pain Med 37：16-18, 2012
4) Oda Y：J Anesth 27：811-814, 2013

【北村 裕亮，西山 成】

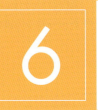

てんかんの薬物治療

目標
- てんかんの分類，原因，薬物治療を理解する。

　古代ギリシャではヒポクラテスの時代まで，てんかん（epilepsy）は「神聖病」の名でよばれ，てんかん発作は「神がかり的超自然現象」と信じられていた。

　てんかんは種々の原因で起こる大脳ニューロンの過剰興奮・発射で，反復性発作を主徴とする（急性疾患や代謝障害によりてんかん様発作を示す場合は，急性症候性発作に分類される）。てんかんの有病率は0.4～0.9％で，一般人口の100～200人に1人が罹患している。日本では，高い有病率に比して診療には地域差があるといわれている。

　てんかん発作では異常放電が生じている部位の機能が異常症状として現れる。異常放電は突然出現し，突然消失する。てんかん発作も突然に始まり，突然に終了する。持続は短いもので1秒以下，長くて数分程度である。異常放電はエネルギー消費が大きく，発作後，神経細胞は疲弊して脳の機能が低下，手足が麻痺したりなどの，発作後朦朧状態が続くことになる。

　原疾患が多様と考えられるため，発作型の分類により，治療に用いる薬物を選択する。発作の型により第1選択薬が異なるので，確定診断が重要である。感染症，脳出血，脳梗塞など，さまざまな疾患を原因とする場合は，症候性てんかんとよぶ。原因が不明の場合は，特発性てんかんとよばれる。一部を除き，遺伝性はない。

分類

部分発作

　部分発作（partial seizure）とは，発作が大脳半球の一部から始まるてんかんである。

◆単純部分発作◆

　単純部分発作（simple partial seizure）とは，意識が清明な状態で起こる発作で，限局した脳部位における神経細胞の興奮である。発生部位に応じた感覚，自律神経，運動神経の異常に基づく症状を呈する。比較的単純な運動症状（例えば，痙れ

表 9-6-1　てんかんの分類と治療薬

分類	分類	第1選択薬	第2選択薬
部分発作	単純部分発作	カルバマゼピン	ラモトリギン，フェニトイン，バルプロ酸，ゾニサミド，併用薬としてレベチラセタムやトピラマート
	複雑部分発作	カルバマゼピン	同上
全般発作	欠神発作	バルプロ酸	エトスクシミド，ラモトリギン
	強直間代発作	バルプロ酸	クロバザム，ラモトリギン，フェノバルビタール，フェニトイン，併用薬としてレベチラセタムやトピラマート
	ミオクロニー発作	バルプロ酸	クロナゼパム，併用薬としてレベチラセタム
	脱力発作	バルプロ酸	エトスクシミド

ん），感覚症状（例えば，しびれ），精神症状を伴う。大脳皮質の一定領域に始まる局所発射であり，棘波と徐波が脳波上の特徴である。

部分発作の発生には，①細胞レベルでの電気活動の亢進，②周辺ニューロンとの同期，③隣接領域への伝播という3つのプロセスがある。

すなわち，まず発作開始時に，ある神経細胞で発作性脱分極が起こる（①）。脱分極により，周辺神経細胞群において連続的な活動電位を発生する（②）。さらにこの神経細胞群においてGABA（γ-アミノ酪酸〈γ-amino butyric acid〉）抑制作用の低下，ニューロン発火の増加による細胞外 K^+ 濃度の上昇，NMDAチャネルの開口などの要因が伴うと，同期放電が出現し，症状が出現する。この際，同期放電が十分に強いと，隣接領域へ電気活動が伝播する（③）。

◆複雑部分発作◆

複雑部分発作（complex partial seizure）は，数分間の意識障害を伴う発作である。単純部分発作で始まり，途中から意識障害を起こす場合と，最初から意識障害を伴う場合がある。無反応，あるいは自動症（複雑な運動症状）を伴う。認知，感情，幻覚などの症状を伴う場合もある。広汎性，あるいは側頭葉，前頭葉に高振幅徐波，多棘波が脳波上に認められる。従来，側頭葉てんかんとよばれていた病態である。

◆二次性全般化◆

部分発作が両側の大脳半球へ及ぶと，強直間代発作となる。この状態を二次性全般化という。全般発作の中でも，短時間の意識消失や無反応を特徴とするのが欠神発作である。強直間代発作においては意識消失と同時に全身の強直性痙れんが生じ，間代性の痙れんを示す（大発作〈grand mal〉とよばれていたものである）。

全般発作

全般発作（generalized seizure）は発作開始時に両側の半球が侵襲される発作で，意識障害を呈する。運動現象は両側性である。発作時脳波像は両側性であり，両側半球の広汎なニューロン発射を反映する。

◆欠神発作◆

欠神発作（absence seizure）は突然始まり，数秒から30秒間持続し，突然終了する。痙れんを伴わない発作で，顔面，四肢の異常運動を伴う（図9-6-1）。行動の中断，空虚な凝視，短時間の眼球上転が認められることもある。脳波上，規則正しい左右対称性の3 Hz 棘徐波複合が見られ，異常脳波は両側性である。従来，小発作（petit mal）とよばれていたものである。

◆ミオクロニー発作◆

ミオクロニー発作（myoclonic seizure）は，ミオクロニー痙れんと間代発作に分けられる。

ミオクロニー痙れん

ミオクロニー痙れんは，突然起こる短時間の筋収縮発作である。発作の持続時間は数秒以内と短い。両側の四肢筋の一部または筋肉群が不随意な収縮を起こすことにより，意図せずに腕が瞬間的に動く（図9-6-2）。ミオクロニー痙れんは単独で起こることもあるが，全般強直間代発作を伴

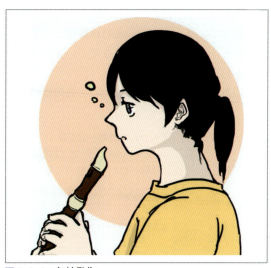

図9-6-1　欠神発作

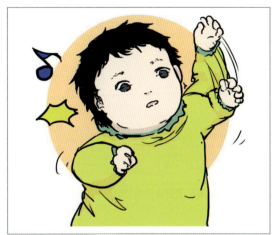
図9-6-2　ミオクロニー発作

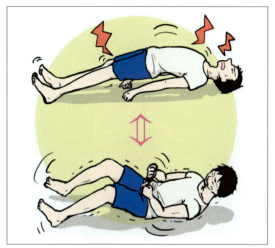
図9-6-3　強直間代発作

う場合もある。ミオクロニー痙れんの発作時脳波として，多棘徐波あるいは棘徐波や鋭徐波が出現する。発作間欠期にも突発波が認められる。

　ミオクロニー痙れんは外的刺激によって誘発される。突然の音，睡眠でも誘発され，光刺激で誘発されることが多い。1997年，テレビのアニメーション番組『ポケットモンスター』の放送中，激しい光の明滅効果により，多くの学童が光過敏性発作を起こした（ポケモンショック）。

間代発作

　反復性のミオクロニー痙れんである。発作時脳波は10 Hz以上の速波と徐波である。発作間欠期には棘徐波あるいは多棘徐波が出現する。

◆強直発作◆

　強直発作（tonic seizure）は，数秒程度の短時間の強直状態が起こる発作である。眼球や頭部が一側に偏位する。胸部強直痙れんで呼吸停止になることもある。乳幼児期てんかんに多い。ウエスト（West）症候群とレノックス・ガストー（Lennox-Gastaut）症候群が代表である。

◆強直間代発作◆

　強直間代発作（tonic-clonic seizure）は，突然，意識消失とともに持続する強直性筋収縮が起きる発作である（図9-6-3）。チアノーゼを呈することもある。その後，間代痙れん相（数分間）に移行する。間代痙れん後，筋弛緩し，意識障害となる。発作時は10 Hz以上の律動波が認められ，間代期になると徐波が出現する。発作間欠期には多棘徐波あるいは棘徐波，鋭徐波発射が認められる。大発作とよばれていた発作である。従来，部分発作の二次性全般化による発作も強直間代発作として扱っていたが，国際分類では二次性全般化は部分発作として分類される。

◆脱力発作◆

　脱力発作（atonic seizure）は筋緊張の突然の減弱で，地面に倒れることもある（図9-6-4）。発作が極めて短い場合，転倒発作ともよばれる。欠神発作の症状として起こることもある。発作時，脳波は多棘徐波，平坦化あるいは低振幅速波が出現し，発作間欠期は多棘徐波が出現する。

てんかんの重積発作

　てんかん発作が継続する場合，重積発作となる。通常，20〜30分以上発作が続くものを重積発作という。重積発作が1時間以上続く場合，静脈内にてんかん発作を抑える薬を静注し，異常電気活動を止める必要がある。

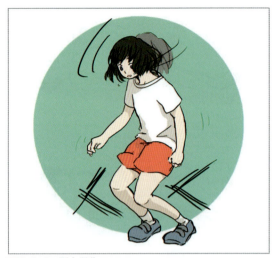

図 9-6-4　脱力発作

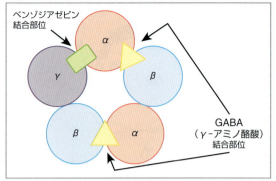

図 9-6-5　$GABA_A$受容体の模式図

高齢者てんかん

　高齢化社会の進行とともに高齢者のてんかんが増加している。症候性てんかんの占める割合が多く，脳血管障害が 30％以上を占める。脳卒中発症後，65 歳以上では 50％以上がてんかんを発症する。アルツハイマー病発症後，10～20％がてんかん発作を示すと報告されている。高齢者てんかんの問題点として，強直間代発作が少なく，意識障害（意識が曇る程度）などが多いため，てんかんとして認知されず，認知症などと間違えられることが多い点があげられる。

原因

　感染，腫瘍，脳障害などがあるが，多くは不明である。

GABA 仮説

　一部てんかんの原因として，興奮性神経と抑制性神経のバランスが壊れているという GABA 仮説が知られている。$GABA_A$受容体による抑制性神経の作用が減弱化し，痙れん発作が誘発されるという病態が想定されている。GABA には，クロライドチャネル内蔵型受容体である $GABA_A$受容体と，抑制性 G タンパク質である Gi タンパク質共役型受容体である $GABA_B$受容体の存在が知られている。てんかん治療には，特に $GABA_A$受容体が重要である。ビククリン（GABA 拮抗薬），ピクロトキシン（Cl^-チャネル遮断薬）などの $GABA_A$受容体拮抗薬が痙れんを引き起こすことが知られている。逆に，$GABA_A$受容体作用薬が痙れん発作を抑えることが知られている。これら薬理学的事実を基に，$GABA_A$受容体による抑制性神経の減弱が病因であるとの仮説が示されている。

◆$GABA_A$受容体の構造◆

　$GABA_A$受容体は五量体構成で 1 つの Cl^-チャネルを構成する。イオンが通過するチャネルポアは中心部である。α（6 種類），β（4 種類），γ（4 種類），およびδ，ε，θ，ρ，πサブユニットで構成される。GABA 結合部位はαとβの結合部位付近，ベンゾジアゼピン結合部位はαとγの結合部位付近にある。$GABA_A$受容体の中でも，$\alpha 1$ サブユニットで構成される受容体は，催眠作用に重要である（図 9-6-5）。$\alpha 2$，3，5 サブユニットで構成される受容体は，抗不安作用，筋弛緩作用に重要である。Cl^-イオンが流入すると，膜電位が深くなり，過分極となる。

薬物治療

抗てんかん薬の作用機序

抗てんかん薬（antiseizure drug, antiepileptic drug, anticonvulsant）の薬理作用は，神経細胞の過剰興奮を抑制することにある．歴史的には1912年のフェノバルビタールの使用，1928年のフェニトインの開発などがある．

◆Na^+チャネルの遮断◆

電位依存性Na^+チャネルを抑制することにより，神経細胞の軸索，細胞体における脱分極を抑制し，活動電位発生を抑える．フェニトイン，カルバマゼピンが代表である．他にフェノバルビタール，バルプロ酸，ラモトリギン，ゾニサミドにもNa^+チャネルの遮断作用がある．

◆Ca^{2+}チャネルの遮断◆

視床神経細胞における神経細胞の興奮が，棘徐波形成の原因である．エトスクシミド，バルプロ酸はT型Ca^+チャネルを抑制し，棘徐波による欠神発作を抑制する．エトスクシミドは欠神発作の第2選択薬である．ガバペンチンはGABAの誘導体であるが，Ca^+チャネルの$α2/δ$サブユニットに結合し，チャネルをある程度制御すると考えられている．

◆$GABA_A$受容体（Cl^-）チャネル活性化◆

$GABA_A$受容体サブユニットのN末端の細胞外ドメインにGABA結合部位とベンゾジアゼピン結合部位がある．ベンゾジアゼピンは$GABA_A$受容体に結合し，Cl^-チャネルの開口頻度を増加させる．フェノバルビタールなどのバルビツール酸系薬も（結合部位は異なるが）Cl^-チャネルの開口を延長させる．

代表的な抗てんかん薬

抗てんかん薬は長期間服用することになる．したがって，副作用を避けるために各薬物の薬物動態学の側面が重要である．抗てんかん薬の代謝経路，および他の薬物との相互作用を理解することが肝要である．

以下，代表的な抗てんかん薬について，述べる．

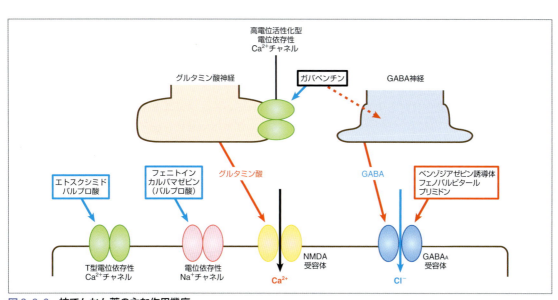

図9-6-6 抗てんかん薬の主な作用機序
亢進する場合は赤線，抑制する場合は青線，直接作用でない場合は破線で示す．
GABA：$γ$-アミノ酪酸

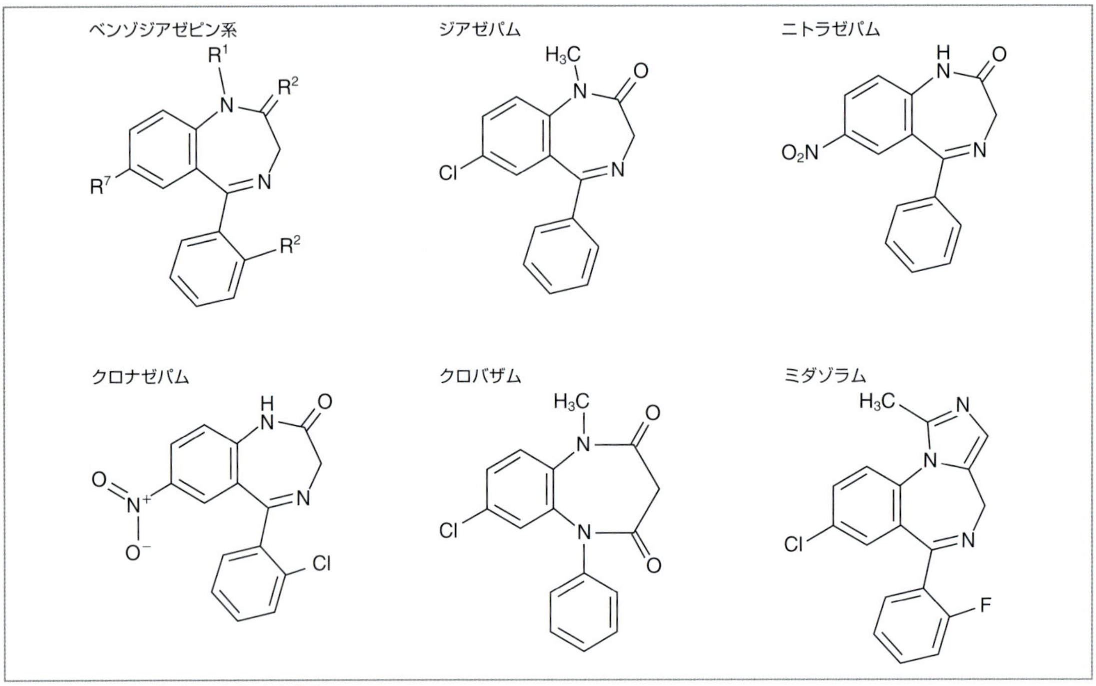

図 9-6-7　ベンゾジアゼピン誘導体

◆ベンゾジアゼピン誘導体◆

ベンゾジアゼピン誘導体の中でも，ジアゼパム（diazepam）はてんかん重積発作の第1選択薬である。ベンゾジアゼピン（benzodiazepine）は$GABA_A$受容体に結合し，Cl^-チャネルの開口頻度を増加させる。ジアゼパムの静注により重積状態を中断することができるが，静注時には呼吸抑制に注意が必要である。ジアゼパムの作用時間は長くはないので，重積発作に対応する場合などの静脈内注射に適する。

ニトラゼパム（nitrazepam），クロナゼパム（clonazepam），クロバザム（clobazam），ミダゾラム（midazolam）なども用いられる。ミダゾラムは短時間作用型で水溶性であるため，静脈内注射に適している。副作用として，鎮静，耐性，依存がある。

◆フェニトイン◆

フェニトイン（phenytoin：PHT）は，電位依存性Na^+チャネルを不応期にとどめて，活動電位の反復を抑え，発作焦点からの異常興奮の拡大を阻止する。初回通過効果に個人差があり，血中では97％が血漿タンパク質に結合する。これらの理由により，治療薬物の血中モニタリングが必要である。

薬物動態についても，他の併用薬物（例えば，カルバマゼピン）に大きく影響を受ける。代謝においてもリファンピシンによる代謝酵素の誘導や，イソニアジドなどによる代謝酵素の阻害が知られている。フェニトイン自身も代謝酵素を誘導し，カルバマゼピンなどの代謝を亢進することが知られている。フェニトインは連用により，歯肉増殖（成人で40％に発症），異所性発毛，催奇形性などの副作用が知られている。その他，副作用として，眼振，複視，鎮静，貧血，末梢ニューロパチー，骨粗しょう症，肝薬物代謝誘導がある。

◆カルバマゼピン◆

カルバマゼピン（carbamazepine：CBZ）は電位依存性Na^+チャネルを不応期に維持し，反復性活動電位発生を抑制し，抗てんかん作用を示す。

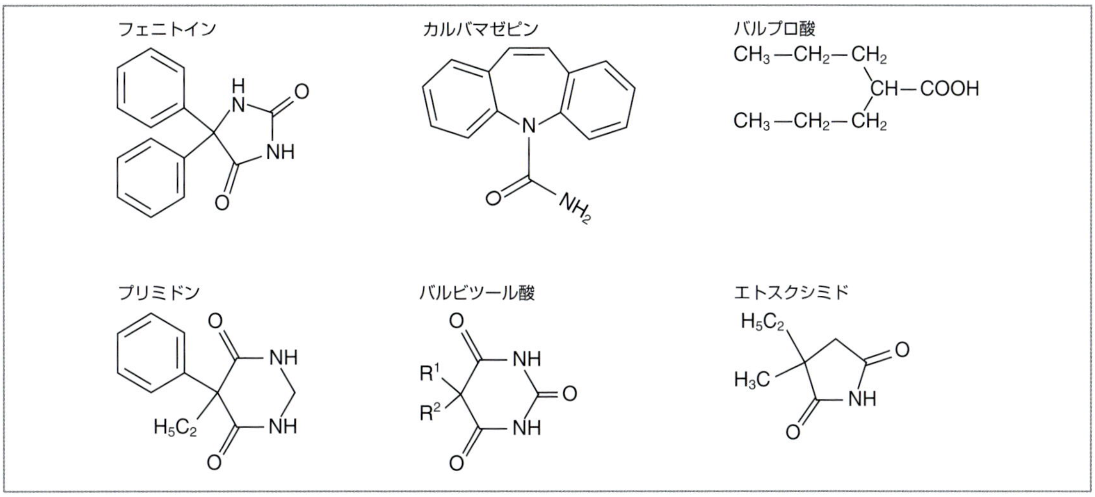

図9-6-8 フェニトイン，カルバマゼピン，バルプロ酸，プリミドン，バルビツール酸，エトスクシミド

双極性障害などの興奮状態に対しても抑制作用を示す。統合失調症の興奮状態に対しても有効である。そう病にも用いられる。

　肝臓の薬物代謝酵素を誘導する。カルバマゼピンの代謝誘導だけでなく，エトスクシミドやバルプロ酸の代謝も促進する。その他，運動失調，再生不良性貧血，汎血球減少，無顆粒球症，単球性白血病，血小板減少，溶血性貧血，皮膚粘膜眼症候群（スティーヴンス-ジョンソン〈Stevens-Johnson〉症候群），中毒性表皮壊死症（ライエル症候群），SLE（全身症エリトマトーデス〈systemic lupus erythematosus〉）様症状，肝障害，急性腎不全などの副作用が知られている。

◆バルプロ酸◆

　バルプロ酸（valproic acid：VPA）の主作用は，電位依存性 Na^+ チャネル抑制作用と考えられている。また，GABAトランスアミナーゼ阻害作用もあり，GABA分解を抑制する。結果としてGABA濃度を増加させ，GABA神経伝達を亢進する。T型 Ca^{2+} チャネルに対する遮断作用もある。これらの広範な作用を有する広域スペクトルの抗痙れん薬である。

　強直間代発作，小発作・大発作混合型の場合には第1選択薬である。

副作用として，肝障害（劇症肝炎など），消化器症状，顆粒球減少，血小板減少，汎血球減少，眠気，悪心，振戦，脱毛などがある。

◆フェノバルビタール◆

　フェノバルビタール（phenobarbital：PB）には，$GABA_A$ 受容体のアゴニスト作用により Cl^- の透過性を上昇させて後シナプス膜を安定化し発作焦点からの異常放電を抑制する作用，および電位依存性 Ca^{2+} チャネル抑制作用がある。

　安全性が高く，小児てんかんで重要である。催眠作用が有名であるが，低用量で抗てんかん作用を示す。副作用として鎮静作用による眠気，鎮静，認知障害や肝薬物代謝誘導がある。酵素誘導による耐性，依存性，呼吸抑制もある。

◆プリミドン◆

　プリミドン（primidone）は，フェノバルビタールのプロドラッグである。生体内で代謝され，フェノバルビタールとフェニルエチルマロンアミドになる。両代謝産物とも抗痙れん作用を示し，代謝されない状態でも，抗痙れん作用を有する。副作用はフェノバルビタールと同様である。

◆アセタゾラミド◆

アセタゾラミド（acetazolamide）は炭酸脱水酵素阻害薬である。中枢神経における二酸化炭素を増やすことにより，興奮性を低下させる。緑内障，メニエル（Ménière）病などにも使用される。副作用として代謝性アシドーシス，再生不良性貧血，急性腎不全などがある。

◆ゾニサミド◆

ゾニサミド（zonisamide：ZNS）は電位依存性 Na^+ チャネル抑制，低電位活性化型 Ca^{2+} チャネル（T型 Ca^{2+} チャネル）抑制，炭酸脱水酵素阻害作用などを有するが，正確な作用機序は不明である。抗痙れん作用が強く，他の抗てんかん薬で抑制できないときに使用される。副作用として急性腎不全，めまい，錯乱，興奮，下痢，体重減少，皮膚粘膜眼症候群がある。

◆エトスクシミド◆

エトスクシミド（ethosuximide：ESM）は，視床-大脳皮質間における T型 Ca^{2+} チャネルを抑制する。T型 Ca^{2+} チャネルはペースメーカー電流に寄与すると考えられており，活動電位発生を抑制する。エトスクシミドは欠神発作の第1選択薬である。欠神発作の患者において臨床発作の改善と並行して，異常脳波，特に小発作波形の減少をもたらす。副作用として食欲不振，体重減少が知られている。

◆ガバペンチン◆

ガバペンチン（gabapentin：GBP）は GABA 誘導体であり，GABA 類似構造を有する。$GABA_A$ 受容体に対する直接作用は知られていない。高電位活性化型電位依存性 Ca^{2+} チャネルの $α_2/δ$ サブユニットに結合し，前シナプスで Ca^{2+} の流入を抑制する。$α_2/δ$ サブユニットはイオンが通過するチャネルポアを構成するわけではないが，電流量を制御する。この作用により，神経伝達物質の遊離を抑制すると考えられる。他に GABA の流

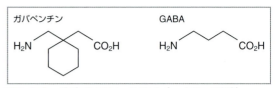

図9-6-9　ガバペンチン，GABA（γ-アミノ酪酸）

入に関わる GABA トランスポーター（GAT-1）の細胞内プールから細胞膜への移動を促進し，GABA の取り込みを促進し，GABA を増加させ，抑制系を亢進させる。結果として，ガバペンチンはグルタミン酸神経など興奮性神経を抑制し，抑制性神経である GABA 神経系を亢進することによって抗痙れん作用を発現する。ガバペンチンは体内で代謝を受けずに，腎臓排泄される。したがって薬物相互作用の観点からも有利であり，他剤との併用もしやすい。鎮痛薬としても有効性がある。副作用として急性腎不全，皮膚粘膜眼症候群がある。

◆トピラマート◆

トピラマート（topiramate：TPM）は，AMPA/カイニン酸グルタミン酸受容体機能抑制，電位依存性 Na^+ チャネル抑制，高電位活性化型電位依存性 Ca^{2+} チャネル抑制，炭酸脱水酵素阻害，$GABA_A$ 受容体機能増強などにより抗てんかん作用を示す。

◆ラモトリギン◆

ラモトリギン（lamotrigine：LTG）は電位依存性 Na^+ チャネルを抑制する。双極性障害にも用いられる。副作用として，めまい，アタキシア（運動失調），悪心，発疹がある。また，皮膚粘膜眼症候群が知られている。

◆GABA について◆

$GABA_A$ 受容体には GABA 以外にフェノバルビタール，ベンゾジアゼピンの結合部があり，薬物が結合すると，Cl^- チャネルが開口し，神経細胞の興奮を抑制する。

GABA は GABA 分解酵素により分解されるが，

バルプロ酸はこの分解酵素を阻害し，シナプス間隙の GABA 濃度を上昇させる．ガバペンチンはグルタミン酸の遊離を抑制する．レベチラセタム（levetiracetam：LEV）はシナプス小胞のタンパク質結合部位（SV2A）に作用し，発作を抑制する．各薬物の作用機序は複数ある場合も多い．

抗てんかん薬の薬物治療における注意点

抗てんかん薬の服用により，約 70％が寛解する．単剤治療で始めるのが原則である．長期治療が必要であり，コンプライアンス（服薬遵守．服薬を適時適量行い，注意事項を守ること），アドヒアランス（患者自らが疾患を理解し，治療を理解し，主体的に治療に取り組むこと）も重要である．

小児期に発症したてんかん患者 8 割において成人になるまでに発作が抑制される．また，半数以上において抗てんかん薬が中止可能である（完全寛解）．

◆薬物選択◆

発作型により第 1 選択薬を決定する．したがって診断は重要である．抗てんかん薬の有効量は個人によって異なる場合が多く，治療域を参考に十分量まで増量し，効果を判定する．無効であれば，別の薬物を導入する．半減期の長い薬物が多いので，定常状態に達するまでに数日間は必要である．発作頻度，発作の変化，脳波検査，薬物の血中濃度測定，さらに薬疹（カルバマゼピンやラモトリギンなど）や肝障害（バルプロ酸）などの副作用の有無が重要となる．

日本てんかん学会では，部分発作にはカルバマゼピン，全般発作にはバルプロ酸が推奨されている．

ガバペンチンは代謝を受けずに腎臓排泄される．また，血漿タンパク質との結合率も非常に低い．したがって他の薬物との併用を考慮する場合，薬物相互作用が少ないはずである．レベチラセタムは作用機序が他の薬物と異なり，神経伝達物質が充満しているシナプス小胞にあるタンパク質結合部位（SV2A）に作用し，代謝を受けずに腎臓排泄される．したがって，薬物相互作用が起きにくい．

一般に 3 年以上脳波が正常化し，発作も認めなければ，薬物治療の減量や中止の対象となる．小児と成人で，てんかんの再発率は異なる．小児てんかんの場合，発作再発率は 30％程度であり，特発性部分てんかんや欠神てんかんは再発が少ない．若年ミオクロニーてんかんは再発率が高い．成人てんかんでは，発作の再発率が 50％程度あり，再治療となる場合が多い．

◆薬物血中濃度測定検査の重要性—有効血中濃度◆

通常の薬物血中濃度測定検査（therapeutic drug monitoring：TDM）では，すべての抗てんかん薬の血中濃度，すなわちタンパク質結合体と非結合体双方を測定している．有効なのはタンパク質非結合体である（タンパク質非結合体が血液脳関門を通過し，薬理作用を示す）．したがって，血中で薬物と結合するタンパク質であるアルブミンなどの濃度が低値の場合，注意が必要である．特に高齢者は，低アルブミン血症を有する場合が多い．同様に肝疾患を有する場合も注意が必要である．

◆発作が重積した場合の薬物治療◆

全般性強直間代発作の重積では，呼吸困難から死亡の可能性がある．気道確保，静脈路確保を行い，血圧維持，循環動態の把握など，全身状態の管理が必要である．すみやかに抗てんかん治療（ジアゼパム静注，あるいは注腸）を行う．状況によりミダゾラムの口腔・鼻腔内投与なども行われる．ジアゼパムは呼吸抑制作用があり，呼吸管理が重要である．なお，ジアゼパムは脂溶性が高く，注射剤はコロイド状態である．溶液の pH（酸性で沈殿しやすい）や塩濃度により沈殿物を形成しやすいため，点滴静注には不向きである．

◆催奇形性◆

抗てんかん薬（単剤）服用中の先天性奇形の発生率は 5％程度と考えられており，一般の発生率

(2％) より高い。多剤併用の場合はさらに高率となる。したがって，妊婦では抗てんかん薬の減量が必要である。異常としては口唇裂，心奇形，二分脊椎（神経管欠損），泌尿器系異常などがある。トリメタジオンは催奇形性が強い。

本項目で扱った主な薬物一覧	
薬物	作用機序など
●ベンゾジアゼピン誘導体	
ジアゼパム	$GABA_A$受容体に結合し，Cl^-チャネルの開口頻度を増加させる
ニトラゼパム	
クロナゼパム	
クロバザム	
ミダゾラム	
バルプロ酸	電位依存性Na^+チャネル抑制，T型Ca^{2+}チャネル抑制，GABAトランスアミナーゼ阻害作用
フェノバルビタール	$GABA_A$受容体のアゴニスト作用，および電位依存性Ca^{2+}チャネル抑制作用
プリミドン	
フェニトイン	電位依存性Na^+チャネル阻害
カルバマゼピン	
ラモトリギン	
エトスクシミド	T型Ca^{2+}チャネル抑制
ガバペンチン	GABA誘導体。高電位活性化型電位依存性Ca^{2+}チャネルのα_2/δサブユニットに結合し，前シナプスでCa^{2+}の流入を抑制する。GABAトランスポーター活性化

参考文献

1) 田中千賀子ほか編：NEW 薬理学 改訂第 6 版，南江堂，2011
2) 柳澤輝行編著：新薬理学入門 改訂 3 版，南山堂，2008
3) 柳澤輝行ほか監訳：カッツング薬理学エッセンシャル，丸善出版，2012

【村上　学】

7 不安症，不眠症の薬物治療

目　標
- 不安症と不眠症の病態生理と薬物治療を理解する。

病態生理

　不安症（anxiety disorder）と不眠症（insomnia，睡眠障害〈sleep disorder〉）は異なった病名がついているが，病態と治療薬は類似している。ともに精神・身体症状が引き起こされるが，ストレスや恐怖など，精神に負担をかけるような外因により精神が過緊張状態になり，その結果，精神・身体症状が生じると考えられている。現在，精神的緊張を和らげる薬物（鎮静薬）がその治療薬として用いられ，効果をあげている。神経系の興奮を抑える薬物である鎮静薬は，広くは，同様に神経の過興奮により生じるてんかんや痙れんの治療に用いられる抗痙れん薬も含まれる概念であるが，狭義の鎮静薬は不安や睡眠障害を改善する抗不安薬，睡眠薬を指す。

　臨床的には，不安神経症では精神的緊張のための不安感の増大や，パニック障害，適応障害のような精神症状，食欲不振や下痢，過呼吸などの身体症状がみられ（表9-7-1），睡眠障害の一部はその症状の1つでもある。昼間に症状がみられれば不安神経症，夜間に睡眠障害がみられれば不眠症として治療を行う。また，強迫神経症も不安障害の1つであり，同様の治療薬を用いる。

　睡眠障害は具体的には寝つけない入眠障害と，頻回に睡眠から覚醒してしまう睡眠持続障害，そして早くに目が覚めてしまう早期覚醒がある。

　これらの疾患に用いられる薬物は，バルビツール酸系薬，ベンゾジアゼピン系薬等のγ-アミノ酪酸（γ-aminobutyric acid：GABA）受容体賦活薬が中心で，最近，一部の選択的セロトニン関連薬等も用いられる。

表9-7-1　不安症と不眠症（睡眠障害）の分類

不安症	
精神症状	不安の増大，過緊張，恐怖感，パニック障害，強迫症
身体症状	食欲不振，下痢，過呼吸，頭重・頭痛，肩こり，動悸

不眠症（睡眠障害）	
入眠障害	寝つきの障害
持続障害	中途覚醒
早期覚醒	朝早く目が覚める

薬物治療

抗不安薬

　抗不安薬として用いられる薬物は，主にベンゾジアゼピン系薬である。過去にはバルビツール酸系薬の使用が多かったが，依存性，中毒性のほか，睡眠，特にREM睡眠の障害もあり，現在はベンゾジアゼピン系薬が中心となっている。

◆ベンゾジアゼピン系薬◆

　主な作用は分子レベルでは$GABA_A$受容体のCl^-チャネルの開口頻度を上げることにより，細胞の興奮を抑制する。ベンゾジアゼピン系薬自体は$GABA_A$受容体のアゴニストではなく，GABAの作用を増強する。抗不安作用は大脳皮質や辺縁

系におけるGABA作動性神経の賦活であり、その結果、これらの部位での神経興奮が抑制される。

ベンゾジアゼピン系薬の薬物動態

ベンゾジアゼピン系薬は脂溶性であり、経口投与後、消化管で吸収される。肝臓でグルクロン酸抱合を受け水溶性となり、腎から排泄される。安全域が広く、安全性の高い薬であるが、胎盤を通過しやすい。また、母乳中にも移行する。

臨床適用は、主にその作用時間により選ばれる。作用時間の短い物は睡眠導入薬、長いものや、中間型の薬物が主に抗不安薬として用いられる。短時間作用型にはエチゾラム（etizolam）、クロチアゼパム（clotiazepam）等、中間型にはロラゼパム（lorazepam）、長時間型にオキサゾラム（oxazolam）、ジアゼパム（diazepam）等がある（表9-7-2）。

副作用は、その主作用が遷延、もしくは強いことに由来する眠気や過鎮静があり、筋弛緩作用がある。逆に不安が高まり、錯乱、興奮等を起こすこともある。高齢者では、認知障害、譫妄が出ることもある。バルビツール酸系薬ほどではないが、長期投与により、耐性や身体依存、精神依存がみられることがある（表9-7-3）。

◆セロトニン受容体作用薬◆

セロトニン受容体の中でも$5-HT_{1A}$受容体は中枢神経系では海馬、縫線核等に分布している。細胞体に存在する自己受容体であり、刺激により細胞膜の過分極を引き起こし、シナプス伝達を抑制する。この作用薬であるタンドスピロン（tandospirone）が抗不安薬として用いられる。ベンゾジアゼピン系薬に比べて眠気等の副作用が少ない。

睡眠薬

前述したように、睡眠障害には寝つけない入眠障害、頻回に睡眠から覚醒してしまう睡眠持続障害、そして早くに目が覚めてしまう早期覚醒がある。睡眠薬はこれらに合わせた使用が大事である。

◆ベンゾジアゼピン系薬◆

睡眠薬においてもベンゾジアゼピン系薬が中心であり、特に睡眠障害に効果のある薬物が開発されており、睡眠障害の種類によって使い分けられる。基本的には、入眠障害には超短時間作用型のトリアゾラム（triazolam）、短時間作用型のブロチゾラム（brotizolam）等が用いられる。睡眠持続障害である中途覚醒には、中時間作用型のニトラゼパム（nitrazepam）、フルニトラゼパム（flunitrazepam）や長時間作用型のクアゼパム（quazepam）等が用いられる（表9-7-4）。

薬物動態や副作用は、抗不安薬で述べたベンゾジアゼピン系薬と同じである。

表9-7-2 ベンゾジアゼピン系抗不安薬の作用時間による分類

短時間作用型（〜6時間）	エチゾラム、クロチアゼム
中時間作用型（〜12時間）	ロラゼパム
長時間作用型（〜24時間）	オキサゾラム、ジアゼパム

表9-7-3 ベンゾジアゼピン系抗不安薬の副作用。バルビツール酸系薬との比較

	ベンゾジアゼピン系	バルビツール酸系
睡眠	REM睡眠抑制なし	REM睡眠抑制
依存性	＋	＋＋＋
過量投与	安全域が広い	安全域が狭い、呼吸抑制、循環抑制
肝ミクロソームP450	誘導は少ない	誘導
薬物相互作用	少ない	＋＋＋
耐性	少ない	＋＋＋
脳内作用	大脳辺縁系	脳幹網様体系

REM : rapid eye movement

表9-7-4 ベンゾジアゼピン系睡眠薬の作用時間による分類

分類	薬物	時間（半減期）	適用
超短時間	トリアゾラム	<3時間	入眠，追加投与
短時間	ブロチゾラム	<8時間	入眠，中途覚醒
中時間	ニトラゼパム，フルニトラゼパム	<24時間	入眠，中途覚醒
長時間	クアゼパム	<24〜48時間	早朝覚醒

◆非ベンゾジアゼピン系薬◆

バルビツール酸系薬

バルビツール酸系薬もGABA$_A$受容体に結合し，GABAの作用を増強する（図9-7-1）。脂溶性が高く，消化管から速やかに吸収される。中枢神経系への移行も早い。肝ミクロソームのP450により代謝されるが，この代謝酵素を誘導するために，耐性ができやすく，他の薬物の代謝にも大きな影響を与える薬物相互作用を引き起こしやすい。睡眠時においてもREM睡眠を抑制し，睡眠の質を低下させる。さらに，ベンゾジアゼピン系薬に比べて精神・身体依存を引き起こしやすく，また，過量による中枢抑制が強く，過鎮静による呼吸停止等の急性中毒を引き起こしやすい。このように副作用等が多く，現在は抗てんかん薬や麻酔導入薬としての使用が中心となっている。睡眠薬としてはペントバルビタール（pentobarbital）やアモバルビタール（amobarbital）がある。

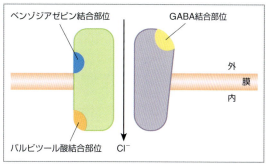

図9-7-1 **GABA$_A$受容体**
GABA$_A$受容体はCl$^-$チャネルであり，GABA（γ-アミノ酪酸）結合により開口する。ベンゾジアゼピン，バルビツール酸自体では開口しないが，GABA存在下で開口を促進する。

非ベンゾジアゼピン系GABA$_A$受容体作用薬

ゾピクロン（zopiclone）やゾルピデム（zolpidem）はGABA$_A$受容体に作用する非ベンゾジアゼピン系の薬物であり，超短時間作用型の睡眠薬として用いられている。筋弛緩作用が弱く，転倒の危険が少なく高齢者に使用しやすい。耐性もほとんどない。

本項目で扱った薬物一覧

薬物	作用機序など
抗不安薬	
●ベンゾジアゼピン系薬 　エチゾラム 　クロチアゼム 　ロラゼパム 　オキサゾラム 　ジアゼパム	● GABA$_A$受容体機能促進
●セロトニン受容体作用薬 　タンドスピロン	● 5-HT$_{1A}$受容体活性化

睡眠薬	
●ベンゾジアゼピン系薬 　トリアゾラム 　ブロチゾラム 　ニトラゼパム 　フルニトラゼパム 　クアゼパム	● $GABA_A$ 受容体機能促進
●非ベンゾジアゼピン系薬 　バルビツール酸系薬 　　ペントバルビタール 　　アモバルビタール	$GABA_A$ 受容体機能促進
非ベンゾジアゼピン系 $GABA_A$ 受容体作用薬 　ゾピクロン 　ゾルピデム	$GABA_A$ 受容体機能促進

参考文献

1) Brunton LL et al：Goodman and Gilman's The Pharmacological Basis of Therapeutics 12th, McGraw-Hill Medical, 2011
2) Katzung BG et al：Basic & Clinical Pharmacology 13th, McGraw-Hill Medical, 2014
3) Whalen K：Lippincott Illustrated Reviews：Pharmacology 6th, LWW, 2014
4) 浦辺晶夫ほか編：今日の治療薬 2017 解説と便覧, 南江堂, 2017
5) 田中千賀子ほか編：NEW 薬理学 改訂第 7 版, 南江堂, 2017

【平　英一】

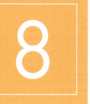

8 統合失調症の薬物治療

目標
- 統合失調症の病態生理と薬物治療を理解する。

病態生理

統合失調症（schizophrenia）は，精神運動の興奮，幻覚，妄想などの精神症状を呈する疾患であり，さらに感情の平坦化や自発性の減衰，認知能力の低下といった症状も呈し，病状が変動しながら，慢性に進行していく。精神運動の興奮，幻覚，妄想などは統合失調症の症状の中でも陽性症状とよばれるが，一方，感情の平坦化や自発性の減衰，認知能力の低下といった症状は陰性症状とよばれ，ともに統合失調症の症状である（表9-8-1）。

統合失調症は発病が多因子にわたる疾患であるが，病因としてドパミン仮説が提唱されている。脳内の中脳-辺縁系におけるドパミン量の増加が統合失調様症状の中でも主に陽性症状を引き起こすことや，患者での脳内ドパミン受容体の増加やドパミン作動性神経の亢進が認められており，ドパミン受容体拮抗薬の治療への有効性が認められている。

薬物治療

前述したように，統合失調症には陽性症状と陰性症状があるが，現在，治療は陽性症状のコントロールが中心となっている。陽性症状は中脳-辺縁系におけるドパミン過剰によると考えられ，これに用いられる薬物は，ドパミン受容体拮抗作用を有するものとなる。

ドパミン作動性神経

パーキンソン（Parkinson）病の項（9章3）でも述べたが，中枢神経系におけるドパミン作動性神経は，大きく黒質-線条体系，視床下部-下垂体系，中脳-辺縁・皮質系の3種類がある（表9-8-2）。黒質-線条体系は運動制御に関係しており，この系においてドパミンが減少すると錐体外路症状を発症する。視床下部-下垂体系は内分泌に関係しており，この系でのドパミンの減少はプロラクチン分泌を増加させ，乳汁分泌等を引き起こす。最後の中脳-辺縁系においてドパミンが過剰であると，統合失調症の陽性症状を発症する。一方，中脳-皮質系におけるドパミンの不足が陰性症状の原因と考えられている。

◆ドパミン D_2 受容体拮抗薬◆

これまで，ドパミン D_2 受容体拮抗薬（D_2 拮抗薬）が統合失調症の治療薬として中心的な役割を果たしてきているが，主に陽性症状を改善する定型抗精神病薬，そして陽性症状に加え陰性症状も

表9-8-1 統合失調症の症状

1. 陽性症状	幻覚，幻視，妄想，精神運動興奮
2. 陰性症状	感情鈍麻，意欲消失，認知能力の低下

表9-8-2 ドパミン作動性神経

1. 中脳-辺縁・皮質系：情動，高次精神活動
2. 黒質-線条体系：錐体外路（運動制御）
3. 視床下部-下垂体系：内分泌（プロラクチン）

（9章3「パーキンソン病の薬物治療」の項も参照）

改善する非定型抗精神病薬がある。定型抗精神病薬はD_2遮断作用が中心であり，非定型抗精神病薬はこれに加え，薬物によりセロトニン受容体など他の受容体にも作用を示し効果をもたらす。

定型抗精神病薬

主作用はすべてD_2遮断作用である。これにより，幻覚，妄想，精神運動発作といった陽性症状を抑制する。薬物としては，フェノチアジン誘導体のクロルプロマジン（chlorpromazine），ブチロフェノン系のハロペリドール（haloperidol），ベンザミド系のスルピリド（sulpiride），チアプリド（tiapride）が代表的である（表9-8-4）。

ドパミンD_2受容体（D_2受容体）はGタンパク質共役型受容体であり，D_2拮抗薬は，これに類似した膜7回貫通型受容体への遮断作用を多かれ少なかれもっており，このために副作用が出現する。統合失調症の治療は長期にわたるので，副作用に特に注意が必要である。副作用として問題になるのは，主作用としてD_2遮断作用に起因するものと，それ以外の膜7回貫通型受容体の遮断によるものに分けられる。D_2遮断の作用はさらに，ドパミン作動性神経系が3種類あることから，それぞれの系に及ぶ。

中脳-辺縁・皮質系におけるD_2受容体の遮断が治療目的であるが，黒質-線条体系のD_2受容体も抑制することになる。これにより，錐体外路症状が副作用として出現することがある。また，視床下部-下垂体系のD_2受容体を抑制することによりプロラクチン分泌が増加し，乳汁分泌や月経異常，射精不能などが起こることがある。一方，他の受容体遮断の副作用としては，主なものにムスカリン型アセチルコリン受容体遮断作用である便秘，口渇，ヒスタミンH_1受容体（H_1受容体）遮断やセロトニン5-HT受容体（5-HT受容体）遮断による食欲亢進と肥満，アドレナリン$α_1$受容体（$α_1$受容体）遮断による起立性低血圧や鎮静，傾眠などの副作用が出ることがある（表9-8-5）。

表9-8-3　ドパミン受容体

受容体	D_1	D_2
細胞内	cAMP↑	cAMP↓　K^+チャネル開口，Ca^{2+}チャネル抑制
分布	線条体，皮質，辺縁系，血管平滑筋	線条体，皮質，辺縁系，黒質
作用薬	SKF38393	ブロモクリプチン
拮抗薬	SCH23390	ハロペリドール*

*代表として示すが，他のドパミンD_2受容体拮抗薬も含め選択性は低く，多くの受容体を遮断する。
cAMP：サイクリックアデノシン一リン酸

表9-8-5　D_2拮抗薬の副作用

抗D_2作用	錐体外路症状，ジスキネジア，内分泌，プロラクチン分泌増加，月経異常
抗ヒスタミン作用	鎮静，皮むけ，肥満
抗$α$作用	起立性低血圧
抗ムスカリン作用	口渇，便秘，尿閉
抗セロトニン作用	食欲亢進，肥満

*さまざまな受容体に拮抗作用を示す。

表9-8-4　D_2拮抗薬の各種受容体に対する作用

	ドパミンD_2	$α_1$	5-HT	ヒスタミン	ムスカリン
フェノチアジン系　クロルプロマジン	強	強	中	中	中
ブチロフェノン系　ハロペリドール	強	中	弱	弱	±
ベンザミド系　スルピリド	強	±	±	±	±
SDA　リスペリドン	中	中	強	中	中
MARTA　クロザピン　クエチアピン	中 弱	中 強	強 弱	強 弱	中 弱
アリピプラゾール	強	弱	中	中	±

SDA：セロトニン-ドパミン拮抗薬，MARTA：多元受容体作用抗精神病薬

非定型抗精神病薬

　非定型抗精神病薬も定型抗精神病薬と同様にD$_2$受容体を遮断するが，これに加えて，セロトニン受容体も遮断するセロトニン-ドパミン拮抗薬と，さらに多くの受容体を遮断する多元受容体作用抗精神病薬（mulit-acting receptor targeted antipsychotics：MARTA）がある。さらに，ドパミンD$_2$受容体の部分アゴニストであるドパミン部分作用薬も統合失調症の新しい治療薬として用いられる。ともに錐体外路症状が出にくく，陰性症状にも効果がみられるのが特徴であるが，糖尿病，脂質代謝異常，体重増加といった副作用がみられる（表9-8-6）。

　セロトニン-ドパミン拮抗薬にはリスペリドン（risperidone）等があり，少量でドパミン系とともにセロトニン系も遮断し，陽性症状に加えて陰性症状も改善するなど抗精神病効果が大きい。これは，セロトニン5-HT$_{2A}$受容体が中脳-皮質系でドパミンの分泌を抑制しており，この受容体を遮断することにより，中脳-皮質系におけるドパミン量を増加させるためと考えられている。錐体外路症状も出にくい。多元受容体作用抗精神病薬にはクロザピン（clozapine），クエチアピン（quetiapine），オランザピン（olanzapine）等があり，やはり陰性症状にも効果があり，錐体外路症状が出にくい。ドパミン部分アゴニストのアリピプラゾール（aripiprazole）は，拮抗薬に比べてD$_2$遮断作用は弱く副作用も少ないが，不安等の副作用はある。

表9-8-6　その他の特筆すべき副作用

D$_2$拮抗薬	悪性症候群，肝障害
リスペリドン	高プロラクチン血症，性機能障害
MARTA	体重増，糖尿病，無顆粒球症

MARTA：多元受容体作用抗精神病薬

本項目で扱った薬物一覧

薬物	作用機序など
D$_2$拮抗薬	
●定型抗精神病薬 　　クロルプロマジン 　　ハロペリドール 　　スルピリチド 　　チアプリド	●ドパミンD$_2$受容体遮断
●非定型抗精神病薬 　　リスペリドン 　　クロザピン 　　クエチアピン 　　オランザピン 　　アリピプラゾール	ドパミンD$_2$受容体遮断，ドパミン・セロトニン受容体遮断 MARTA，D$_2$受容体遮断 ドパミン受容体部分アゴニスト

参考文献

1) Brunton LL et al：Goodman and Gilman's The Pharmacological Basis of Therapeutics 12th, McGraw-Hill Medical, 2011
2) Katzung BG et al：Basic & Clinical Pharmacology 13th, McGraw-Hill Medical, 2014
3) Whalen K：Lippincott Illustrated Reviews：Pharmacology 6th, LWW, 2014
4) 浦辺晶夫ほか編：今日の治療薬2017 解説と便覧，南江堂，2017
5) 田中千賀子ほか編：NEW薬理学 改訂第7版，南江堂，2017

【平　英一】

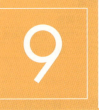

気分障害の薬物治療

目標
- 気分障害の病態生理と薬物治療を理解する。

うつ病

病態生理

うつ病（depression）の主症状は，精神症状としてのうつ状態と身体症状からなる（表9-9-1）。うつ状態は抑うつ気分，意欲の減退，焦燥感等があり，身体症状として不眠や食欲不振，下痢などの消化器症状，頭痛などがある（表9-9-2）。うつ病は，うつのみを症状とする単極性障害であり，躁状態とうつ状態を繰り返す躁うつ病は双極性障害といわれる。うつ病の原因としては，セロトニンやノルアドレナリンなどのモノアミン作動性神経が関与していると考えられている。このモノアミン仮説では，脳内のセロトニン，ノルアドレナリン等が不足している状態でうつ状態となり，これらを補う治療により，改善がみられる。

薬物治療

◆抗うつ薬◆

脳内のセロトニンやノルアドレナリン類を増やす作用の薬物が用いられている。古典的にはモノアミン再取り込み阻害薬である三環系抗うつ薬，その誘導体である四環系抗うつ薬，さらに選択的セロトニン再取り込み阻害薬，セロトニン・ノルアドレナリン再取り込み阻害薬などの薬物がある。すべて，シナプス間隙のセロトニンやノルアドレナリン量を増やす。

表9-9-1 気分障害

うつ病（大うつ病）	抑うつに加え，身体症状もある
双極性障害（躁うつ病）	躁，うつを繰り返す。うつのみのこともある
気分変調症（神経症）	軽度うつが続く
適応障害	大きなストレスによる一時的な抑うつ状態

表9-9-2 うつ病でみられる症状

精神症状	身体症状
●抑うつ気分 ●意欲減退 ●焦燥感	●不眠 ●食欲不振 ●頭痛 ●下痢

三環系抗うつ薬

イミプラミン（imipramine），アミトリプチリン（amitriptyline）を代表とする薬物で，シナプス終末においてモノアミントランスポーターを阻害することによりモノアミン類の再取り込みを阻害し，セロトニンやノルアドレナリン濃度を上昇させる。実際には効果がみられるまでに数週間を要するが，強力な効果が得られる。三環系抗うつ薬はその構造から受容体遮断作用もあり，副作用としては，ムスカリン受容体遮断作用による頻脈，口渇，便秘，排尿困難，アドレナリン α_1 受容体（α_1 受容体）遮断作用による起立性低血圧，ヒスタミン H_1 受容体（H_1 受容体）遮断作用による過鎮静，眠気，体重増加などがある。

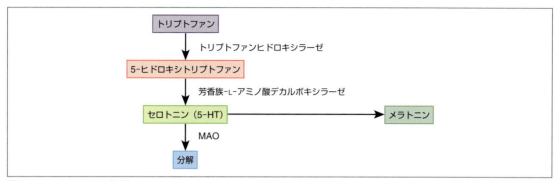

図 9-9-1　セロトニン代謝
MAO：モノアミン酸化酵素

四環系抗うつ薬

作用機序は三環系抗うつ薬と同じである。三環系に比べて効果は弱いが，効果の発現は早く数日で効果が出る。また，副作用も弱い。ミアンセリン（mianserin）やマプロチリン（maprotiline）等がある。

選択的セロトニン再取り込み阻害薬

選択的セロトニン再取り込み阻害薬（selective serotonin reuptake inhibitor：SSRI）には，フルオキセチン（fluoxetine），フルボキサミン（fluvoxamine），パロキセチン（paroxetine）等があり，セロトニン神経終末においてセロトニントランスポーターを阻害し，セロトニンの再取り込みを阻害する。ノルアドレナリン受容体やムスカリン受容体への親和性は低く，三環系抗うつ薬のような副作用は少ない。しかし，セロトニン $5-HT_3$ 受容体（$5-HT_3$ 受容体）刺激作用があり，悪心・嘔吐や下痢，性機能障害といった副作用がある。さらに，肝臓で代謝を受けるが，シトクロム P450（cytochrome P450：CYP）を阻害し，薬物相互作用が出やすい。また，中止により中断症状が出やすいほか，未成年への投与では自殺念慮に注意が必要である。

セロトニン・ノルアドレナリン再取り込み阻害薬

セロトニン・ノルアドレナリン再取り込み阻害薬（serotonin noradrenaline reuptake inhibitor：SNRI）にはミルナシプラン（milnacipran）等があり，セロトニンに加えノルアドレナリンの再取り込みも阻害する。このために SSRI に比べて意欲向上効果が強く，また，効果の発現が早い。ムスカリン受容体への親和性は低く，三環系抗うつ薬のような副作用は少ない。$5-HT_3$ 受容体刺激作用もないので，SSRI のような悪心・嘔吐や下痢，性機能障害といった副作用もない。また CYP 阻害もなく，薬物相互作用の心配は少ない。しかし，ノルアドレナリンの増加によるアドレナリン受容体刺激症状がみられ，尿閉，血圧上昇，頻脈，頭痛等の副作用がみられることがある。

◆その他の薬物◆

ミルタザピン（mirtazapine）はトランスポーターの阻害ではなく，シナプス前受容体であるアドレナリン α_2 受容体（α_2 受容体）を遮断してノルアドレナリンやセロトニンの放出を促進し，シナプスにおけるこれらを増加し作用を発現する。H_1 受容体阻害作用により，眠気と体重増加の副作用がある。トラゾドン（trazodone）は $5-HT_{2A}$ 受容体拮抗作用と弱いセロトニントランスポーター阻害作用をもつ。副作用が少なく鎮静作用が強い。

双極性障害（躁うつ病）

病態生理

双極性障害（bipolar disorder）とは，躁状態と

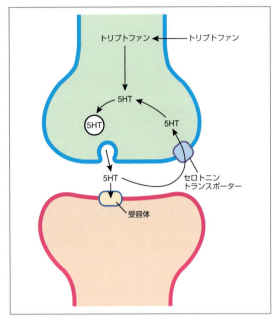

図 9-9-2　セロトニンシナプス
セロトニンは再取り込みにより，リサイクルされる。

表 9-9-4　抗うつ薬の種類とその特徴

• 三環系抗うつ薬 　イミプラミン 　アミトリプチリン	• 強い抗うつ効果
• 四環系抗うつ薬 　ミアンセリン	• 効果は三環系に比べて弱いが速効性がある
• SSRI 　フルオキセチン 　フルボキサミン	• マイルドな効果
• SNRI 　ミルナシプラン	• 意欲向上効果
• α_2受容体拮抗薬 　ミルタザピン	• 強力な抗うつ効果
• 5-HT$_2$受容体拮抗薬 　トラゾドン	• 鎮静作用が強い。セロトニン再取り込みも阻害

SSRI: 選択的セロトニン再取り込み阻害薬，SNRI: セロトニン・ノルアドレナリン再取り込み阻害薬

表 9-9-5　双極性障害

Ⅰ型：躁とうつが明らか
Ⅱ型：うつ症状が中心
うつ相：抑うつ気分，意欲減退
躁病相：高揚感，活動的，多弁，自信過剰

表 9-9-3　抗うつ薬の副作用

三環系	抗コリン効果（口渇，便秘，排尿困難），α_1受容体遮断作用（起立性低血圧），H$_1$受容体遮断作用（眠気，体重増）
四環系	眠気
SSRI	悪心・嘔吐，下痢，性機能障害
SNRI	ノルアドレナリン増加症状，頻脈，血圧上昇，尿閉，薬物相互作用
α_2遮断薬	H$_1$拮抗作用，眠気，体重増加

SSRI: 選択的セロトニン再取り込み阻害薬，SNRI: セロトニン・ノルアドレナリン再取り込み阻害薬

うつ状態を繰り返す疾患であるが，Ⅰ型とⅡ型に分けられる。Ⅰ型では明確な躁とうつを繰り返す。Ⅱ型では躁状態がはっきりせず，うつが目立ち，うつ病との区別がつきにくいが，抗うつ薬ではなく，双極性障害治療薬で治療効果がみられる。実際の症状は，うつ状態はうつ病とほぼ同じであり，精神症状としての抑うつ気分，意欲減退等とともに，不眠や消化器症状などの身体的症状を伴う。躁状態では逆に，気分の高揚に伴う不眠，多弁などの過活動や自信過剰がみられ，対人関係でのトラブルに至ることがある（表 9-9-5）。

薬物治療

気分安定薬は双極性障害に用いられる薬物で，躁状態の治療のみならず，双極性障害のうつ状態の予防にも効果がみられる。使用薬物にはリチウムのほか，バルプロ酸やカルバマゼピン等の抗てんかん薬として用いられている薬物や，抗精神病薬として用いられているオランザピン（olanzapine），アリピプラゾール（aripiprazole），クエチアピン（quetiapine）等も用いられる（表 9-9-6）。

◆気分安定薬◆

リチウム

リチウム（lithium）が双極性障害に効くメカニズムは不明だが，イノシトール代謝回転を阻害することが知られている。経口投与で消化管からよく吸収され，腎から排泄される。効果が認められるまでは投与後1週間程度が必要である。リチウムは安全域の狭い薬であり，有効血中濃度が0.8〜1.2 mEq/Lに対して1.5 mEq/Lで中毒症状が出る。このために血中濃度のモニタリング（therapeutic drug monitoring：TDM）が必要であ

る。副作用には胃腸障害，頭痛，口渇，細かい手の震え，不整脈等がある。また，過量による中毒症状には粗大振戦，運動失調，鎮静，錯乱があり，濃度が高いと死に至る危険度が上がる。

バルプロ酸，カルバマゼピン

バルプロ酸（valproic acid），カルバマゼピン（carbamazepine）はともに抗てんかん薬としても用いられているが，神経の興奮を抑えることから，気分安定薬としての効果もみられる。副作用に注意が必要で，リチウムとともにTDMが必要である。

非定型抗精神病薬

最近は，非定型抗精神病薬も双極性障害の治療に使われることが増えている。オランザピン，アリピプラゾール，クエチアピン等が躁状態の治療に用いられ，特にリチウムは効果発現に時間がかかるのに対して，これらの薬物は早期に鎮静効果がみられる。ただし，それぞれの薬物に特徴的な副作用である脂質代謝異常や不安に注意が必要である。

精神刺激薬

精神刺激薬が治療に用いられる疾患の病態生理

◆ナルコレプシー◆

ナルコレプシー（narcolepsy）は，日中の強い眠気と睡眠発作を主症状とする。原因はレム（REM）睡眠とノンレム（non-REM）睡眠関連の睡眠障害と考えられ，このために感情の高ぶりがあると，突然の脱力発作を起こすカタレプシーや，睡眠中の金縛りとよばれる睡眠麻痺，悪夢を見る入眠時の幻覚等が主症状である。これに加え，入眠中に起こる自動症や睡眠障害などの症状もある。この睡眠障害の原因はペプチドホルモンであるオレキシンが視床下部で不足しているためと考えられている。

治療薬

神経系の賦活のために，ドパミン，ノルアドレナリン再取り込み阻害作用とシナプス小胞からの放出促進作用をもつメチルフェニデート（methylphenidate）が用いられる。しかし，覚醒作用，中枢興奮作用や依存性がきわめて高いので，注意が

表9-9-6 双極性障害の治療薬とその副作用

治療薬	効果	時間	副作用
●気分安定薬			
リチウム	抗躁効果	長	消化器症状，振戦，不整脈
バルプロ酸	抗躁効果	短	消化器症状，肝障害，催奇形性
カルバマゼピン	抗躁効果	短	消化器症状，発疹
●抗精神病薬			
オランザピン	抗躁効果	短	脂質代謝異常
アリピプラゾール	抗躁効果	短	不安

※リチウム，バルプロ酸，カルバマゼピンは母乳移行に注意が必要。

表9-9-7 精神刺激薬を用いる疾患

疾患	症状	治療薬
ナルコレプシー	睡眠発作，カタレプシー，睡眠麻痺，入眠幻覚	メチルフェニデート
ADHD	不注意，過活動，衝動性	メチルフェニデート アトモキセチン

ADHD：注意欠如多動性障害

必要である。

◆注意欠如多動性障害◆

注意欠如多動性障害（attention deficit hyperactivity disorder：ADHD）は，集中力が続かない，じっとしていられない，順番が待てない等の，過活動，不注意，衝動性を中心とした症状を呈する行動障害である。原因は不明であるが，ドパミン，ノルアドレナリン系神経系の機能不全があることが明らかになっている。

治療薬

ドパミン，ノルアドレナリン系神経系の機能不全を改善する，前述のメチルフェニデートが用いられるが，子供には影響が大きいため，依存性の少ないメチルフェニデートの徐放剤とノルアドレナリン再取り込みの選択的阻害薬であるアトモキセチン（atomoxetine）が用いられる。

本項目で扱った薬物一覧	
薬物	作用機序など
うつ病	
●三環系抗うつ薬 　イミプラミン 　アミトリプチン	●モノアミントランスポーターの阻害
●四環系抗うつ薬 　ミアンセリン 　マプロチリン	●モノアミントランスポーターの阻害
●選択的セロトニン再取り込み阻害薬（SSRI） 　フルオキセチン 　フルボキサミン 　パロキセチン	●セロトニントランスポーターの阻害
●セロトニン・ノルアドレナリン再取り込み阻害薬（SNRI） 　ミルナシプラン	●セロトニン・ノルアドレナリントランスポーターの阻害
●その他 　ミルタザピン 　トラゾドン	$α_2$受容体遮断 5-HT_{2A}受容体遮断
双極性障害	
●気分安定薬 　リチウム 　バルプロ酸 　カルバマゼピン	イノシトール代謝の抑制]神経興奮の抑制
非定型抗精神病薬 　オランザピン 　アリピプラゾール 　クエチアピン	ドパミン・セロトニン受容体阻害 ドパミン受容体部分アゴニスト ドパミン・セロトニン受容体阻害
精神刺激薬が用いられる疾患	
ナルコレプシー 　メチルフェニデート	ドパミン放出促進とドパミン・ノルアドレナリントランスポーターの阻害
注意欠如多動性障害 　メチルフェニデート 　アトモキセチン	 ノルアドレナリントランスポーターの阻害

参考文献

1) Brunton LL et al：Goodman and Gilman's The Pharmacological Basis of Therapeutics 12th, McGraw-Hill Medical, 2011
2) Katzung BG et al：Basic & Clinical Pharmacology 13th, McGraw-Hill Medical, 2014
3) Whalen K：Lippincott Illustrated Reviews：Pharmacology 6th, LWW, 2014
4) 浦辺晶夫ほか編：今日の治療薬 2017 解説と便覧，南江堂，2017
5) 田中千賀子ほか編：NEW薬理学 改訂第7版，南江堂，2017

【平 英一】

10 依存性薬物

目標
- 依存性薬物の作用を理解する。

依存性薬物

依存性薬物は，精神的，身体的依存症を引き起こす薬物である（表9-10-1）。中枢興奮薬と中枢抑制薬，幻覚薬があり，多くは乱用薬物として取り締まられているが，カフェイン，ニコチン，アルコール（エタノール）のように嗜好品とされているものや医薬品として用いられているものもある。中枢興奮薬は嗜好品であるカフェイン，ニコチン以外は，コカイン，アンフェタミン等，法規制があるものがほとんどである。中枢抑制薬には嗜好品でもあるアルコールと，治療薬である睡眠導入薬，モルヒネ類がある。モルヒネは治療に用いられるが，それ以外のモルヒネ類も含めて法規制の対象になっている。幻覚薬には法規制のある大麻，LSD等がある。脱法ドラッグも法規制の対象となっている。

表9-10-1 精神依存と身体依存

精神依存	・薬物による快感を得るために薬物摂取を欲求する ・薬物の中断による不快感を避けるために薬物摂取を欲求する
身体依存	・薬物の中断により現れる心拍・血圧の変動，発汗，振戦などがある

中枢興奮薬

◆メチルキサンチン類◆

メチルキサンチン類（methylxanthine）には，コーヒーや茶に含まれるカフェインやテオフィリンがある。細胞内への小胞体からのカルシウム放出，ホスホジエステラーゼ（phosphodiesterase：PDE）阻害作用，アデノシン受容体へのアンタゴニスト作用をもつ。中枢神経系に対しては覚醒作用をもつ。過量では不整脈，痙れんを起こし，離脱症状として疲労感，鎮静がある。

◆ニコチン◆

ニコチン（nicotine）はタバコの主成分である。ニコチン性ACh受容体のアゴニストであり，さまざまな生体反応を引き起こす。中枢に対しては覚醒作用があるが，急性中毒では，悪心，流涎，嘔吐，下痢，頭痛，冷汗に始まり，呼吸困難，血圧低下，痙れんが現れ，死に至ることもある。また，離脱症状（表9-10-2）とよばれる深刻な身体依存を引き起こす。

◆コカイン◆

コカイン（cocaine）は中枢神経系において，ドパミン再取り込みを行うモノアミントランスポーターを阻害することによりシナプスのドパミン量を増加させ，中枢を興奮させる。気分高揚，幻覚を引き起こす。精神依存を引き起こし，作用機序からもわかる通り，統合失調症様の精神症状を来たす。次で述べる逆耐性もある。

◆アンフェタミン◆

アンフェタミン（amphetamine）は，中枢神経

表9-10-2 依存性薬物による症状（中毒症状）

依存	精神依存，身体依存
耐性	同量では同等の効果が得られず，使用量が増加する
逆耐性	薬物に対する感受性が高くなり，少量の使用によっても効果が強く出る
離脱症状，中断症状	薬物を中断したときに出る症状

系において，ドパミンの放出を促し，モノアミンオキシダーゼ（monoamine oxidaze：MAO）を阻害することによりシナプスでのドパミン量を増やす．コカイン同様に気分高揚，幻覚，妄想などの統合失調症様の精神症状を引き起こし，精神依存も起こる．さらに，投与を繰り返すと症状が増強される逆耐性（表9-10-2）もある．

中枢抑制薬

◆アルコール◆

アルコール（alcohol，エタノール〈ethanol〉）は中枢抑制作用をもち，鎮静効果があるが，依存性もある薬物である．慢性摂取により，中枢神経系の変性，末梢神経障害，肝機能障害等を起こす．中枢症状では，離脱症状として振戦せん妄，幻覚等がある．また，胎児に対する影響も大きく，妊娠中のアルコール乱用は，胎児の奇形や知能障害を引き起こす．大量摂取では急性中毒を起こす．急性中毒では脱抑制による多弁，興奮に続き，感覚機能，運動機能，思考力の低下，さらに錯乱，記憶消失と進み，昏睡から呼吸，循環不全に至る．

◆モルヒネ類◆

モルヒネ類は麻薬取締法の対象となる．オピオイドが活性成分で，各種オピオイド受容体に結合し鎮痛効果を示すが，依存性と耐性が問題となる（11章参照）．オピオイド受容体のうちMOP（μ）受容体に結合するモルヒネ類が中心だが，それ以外のオピオイド受容体に結合するものもある．ヘロインはモルヒネ（morphine）を主成分とするが，乱用薬物として依存性が問題となる．モルヒネ類の中枢神経系に対する作用は鎮痛が主であるが，連続使用により多幸感が得られる．治療に際して適正使用を行えば，特に疼痛をもつ患者での精神的依存性はほとんど問題とはならない．乱用により依存が形成される．

睡眠導入薬

睡眠導入薬はバルビツール酸系薬物（barbiturate）とベンゾジアゼピン系薬（benzodiazepine）が主であるが，バルビツール酸系薬は依存性がベンゾジアゼピン系よりも強く，耐性も起こりやすく，現在は使用頻度が低下している．依存は精神依存，身体依存ともに生じ，中断による退薬症状も出る．この症状は不安，不眠，脱力感や振戦，せん妄を伴う．また，肝薬物代謝酵素シトクロムP450（cytochrome P450：CYP450）を誘導するために，耐性に加え，薬物相互作用も起こしやすい．安全域も狭く，大量摂取の急性中毒では昏睡，呼吸抑制，血圧低下，体温下降を起こし，生命の危険に至る．

幻覚薬

知覚の異常を来す薬物群であり，気分変調，幻覚等を生じ，依存も生じる．

◆LSD◆

LSD（lysergic acid diethylamide）は合成幻覚薬であり，セロトニン自己受容体を刺激して，セロトニン作動性神経系を抑制する．これにより幻覚が生じると考えられている．

◆大麻（マリファナ）◆

大麻（cannabis）はカンナビノイドが活性成分であり，カンナビノイド受容体を刺激する．内因性のカンナビノイドにはアナンダミドをはじめとして，2-アラキドノイルグリセロール（2-arachidonoylglycerol：2-AG）などがある．中枢神経系には主にカンナビノイド受容体1（cannabinoid 1：CB_1）が存在しており，カンナビノイド受容体CB_1刺激は細胞内cAMP濃度を下げ，電位依存性Ca^{2+}チャネルを抑制し，細胞内Ca^{2+}濃度を低下

させ，K$^+$チャネルを活性化する。大麻等の植物由来カンナビノイドの代表は，テトラハイドロカンナビノールとその前駆物質，代謝物である。植物由来カンナビノイドは中枢神経系に抑制的に働き，鎮静作用があるが，幻覚作用ももつ。また，記憶障害や食欲増進作用もある。依存性，耐性もあり，中止時に興奮，錯乱，過敏に加え，頻脈，悪心，発汗等がみられる。

それ以外の依存性薬物

◆有機溶剤◆

シンナー中毒が多い。シンナーには，トルエン，ベンゼン等が含まれる。摂取により，神経系を抑制し，酩酊，昏睡から死に至る危険がある。精神的依存があり，多幸感，幻覚，異常体験がある。

本項目で扱った薬物一覧

薬物	作用機序など
●中枢興奮薬	
メチルキサンチン類	アデノシン受容体遮断
ニコチン	ニコチン性ACh受容体の刺激
コカイン	モノアミントランスポーターの抑制
アンフェタミン類	ドパミン放出促進，MAO阻害
●中枢抑制薬	
アルコール	神経抑制
モルヒネ類	オピオイドMOP（μ）受容体の刺激
●睡眠導入薬	
バルビツール酸系薬	GABA$_A$受容体の機能促進
ベンゾジアゼピン系薬	
●幻覚薬	
LSD	セロトニン受容体の刺激
大麻	カンナビノイド受容体の刺激
●その他	
有機溶剤	神経抑制

参考文献

1) Brunton LL et al：Goodman and Gilman's The Pharmacological Basis of Therapeutics 12th, McGraw-Hill Medical, 2011
2) Katzung BG et al：Basic & Clinical Pharmacology 13th, McGraw-Hill Medical, 2014
3) Whalen K：Lippincott Illustrated Reviews：Pharmacology 6th, LWW, 2014
4) 浦辺晶夫ほか編：今日の治療薬2017 解説と便覧，南江堂，2017
5) 田中千賀子ほか編：NEW薬理学 改訂第7版，南江堂，2017

【平　英一】

11 中枢性鎮痛薬

目標
- 痛みの中枢性神経路と中枢性鎮痛薬による薬物治療を理解する。
- 偏頭痛の病態と治療薬物を理解する。

痛みの神経路

痛みの求心性神経路と痛みに対して抑制をする遠心性神経路がある。求心性神経路では，末梢からの痛み受容体刺激は脊髄後角で二次神経を介し，視床に至り，さらに皮質に投射する。遠心性神経路は主に延髄から中脳にかけて存在する網様体から始まり，主に脊髄後角で痛覚を抑制する。求心路の脊髄後角における伝達物質はサブスタンスPやグルタミン酸がある。網様体では，γ-アミノ酪酸（γ-aminobutyric acid：GABA）神経系が求心路と遠心路を介在する。また，オピオイド受容体が広範囲に存在し，痛み刺激の制御を行っている。

治療薬

中枢神経系に作用する鎮痛薬は，モルヒネを代表とする麻薬性鎮痛薬，非麻薬性鎮痛薬（麻薬拮抗性鎮痛薬）とその他の作用による薬物がある。

麻薬性鎮痛薬

がん性疼痛を含む慢性疼痛には，オピオイド類が効果的である。オピオイドは，オピオイド受容体に結合し，鎮痛効果を示す薬物の総称である。モルヒネ（morphine）は代表的オピオイドで，ケシから抽出されたアルカロイドであり，アヘンの主成分である。内因性オピオイドはペプチドで，

表9-11-1 オピオイドとその受容体

受容体	内因性オピオイド
MOP（μ）	Met-エンケファリン・エンドルフィン
KOP（κ）	ダイノルフィン
DOP（δ）	Leu-エンケファリン
NOP	ノシセプチン

エンケファリン，エンドルフィン，ダイノルフィン，ノシセプチン等があり，受容体刺激作用によって，鎮痛効果を示す（表9-11-1）。特に，次に述べるMOP受容体作用薬が麻薬性鎮痛薬である。

◆オピオイド受容体◆

内因性リガンドに従って，MOP, KOP, DOP, NOP受容体に分類されている。MOP受容体はMet-エンケファリン・エンドルフィンに対する受容体であり，μ受容体ともよばれ，その刺激は一番鎮痛効果が大きい。モルヒネはこの受容体刺激薬である。他に，ダイノルフィン受容体のKOP受容体（κ受容体），Leu-エンケファリン受容体のDOP受容体（δ受容体），ノシセプチン受容体のNOP受容体がある。すべて細胞内サイクリックアデノシン一リン酸（cyclic adenosine monophosphate：cAMP）の減少とK^+チャネルの開口，Ca^{2+}チャネル開口抑制により，神経細胞に対して抑制的に働く。

表9-11-2 モルヒネの作用と副作用

	作用	副作用
中枢神経系	痛覚伝導路の抑制 鎮静作用 延髄の呼吸中枢の抑制，鎮咳作用	眠気 呼吸抑制
消化器	蠕動の抑制	便秘（耐性はできない），悪心・嘔吐
皮膚		ヒスタミン遊離によるかゆみ
瞳孔	縮瞳（中毒時に起き耐性はできない。禁断時には散瞳）	

モルヒネの作用と副作用

　MOP受容体に作用し，脊髄，脳レベルでの痛みに対する閾値の上昇効果により，鎮痛効果が得られる。がんの慢性疼痛に効果的であるが，神経障害性疼痛に対する効果は劣る。その他，多幸感もあるが，鎮静，呼吸抑制，咳反射抑制，消化管蠕動運動の抑制，縮瞳，そしてヒスタミン遊離などの作用もある。したがって，副作用として，眠気，呼吸抑制，嘔吐，便秘，搔痒感がある。縮瞳は中毒の指標となる。耐性や依存の形成もみられるが，疼痛治療の際に適正使用すれば，通常は問題とならず，精神的依存も形成されない。

　連用により多幸感が出現するために精神的依存が生じる。身体的依存が生じると，退薬により不安感，いらいら等の不快感，不眠，悪心・嘔吐，発汗，下痢などの自律神経症状が現れる。鎮痛効果や呼吸抑制などの中枢作用に耐性ができやすいが，便秘には耐性ができにくく，重症化することがある。縮瞳にも耐性は生じず，中毒での退薬時に散瞳が起こる。

動態

　経口投与，静脈内投与，筋肉内投与，皮下投与，硬膜外投与等が可能である。肝臓でグルクロン酸抱合を受け，尿中に排泄される。

モルヒネ以外のオピオイド薬

　オキシコドン（oxycodone）はモルヒネより強力な鎮痛効果がある。フェンタニル（fentanyl）も強力であり，麻酔に使用される。これらは主にMOP受容体に作用する。メサドン（methadone）はMOP受容体に加え，後述するNMDA受容体

表9-11-3 中枢性鎮痛薬のまとめ

麻薬性鎮痛薬（MOP刺激）	
・モルヒネ	
・オキシコドン	モルヒネより強力
・フェンタニル	オキシコドンよりさらに強力
・メサドン	NMDAアゴニスト作用ももつ
非麻薬性鎮痛薬	
・ペンタゾシン	KOP受容体作用薬
・ブプレノルフィン	MOP受容体部分作用薬
Ca^{2+}チャネル阻害薬	
・プレガバリン	神経障害性疼痛に有効
NMDA受容体拮抗薬（フェンサイクリジン系）	
・ケタミン	慢性疼痛に有効

拮抗作用もあり，経口の鎮痛薬として用いられる。コデイン（codeine）の鎮痛効果はあまり強くなく，鎮咳薬として用いられる。

非麻薬性鎮痛薬

　KOP受容体に対する部分作用薬であるペンタゾシン（pentazocine）が代表的な非麻薬性鎮痛薬である。鎮痛効果，多幸感，依存性はモルヒネより弱い。ブプレノルフィン（buprenorphine）はMOP部分作用薬で，受容体への結合が強く，長時間の鎮痛効果が得られる。

◆オピオイド受容体作用薬以外の中枢性鎮痛薬◆

　シナプスにおけるCa^{2+}チャネル阻害薬のプレガバリン（pregabalin）はシナプスにおけるCa^{2+}の流入を抑制することにより神経伝達興奮を抑制し，鎮痛効果を発揮する。神経障害性疼痛に使われる。副作用としては，めまい，眠気等がある。

　NMDA受容体拮抗薬であるフェンサイクリジ

ン系のケタミン（ketamine）は，脊髄レベルで痛覚刺激を抑制する。副作用に，呼吸抑制，頭蓋内圧の上昇，血圧上昇，心拍数増加がある。麻酔薬としても用いられ，回復期に知覚体験異常を伴うことがある。

モルヒネ拮抗薬

これは鎮痛薬ではないが，モルヒネ等による呼吸抑制が生じたときの治療薬になる。ナロキソン（naloxone）がある。

偏頭痛

病態生理

偏頭痛は拍動性の頭痛で，肩・首のこりや疲労感，音・光過敏などの前駆症状があり，頭痛とともに悪心・嘔吐を伴うこともある。原因ははっきりしていないが，発作は脳血管内の血小板からのセロトニン放出による脳血管の収縮に始まり，セロトニンが枯渇すると血管が拡張し，三叉神経を刺激して頭痛を感じると考えられている。

偏頭痛治療薬

発作時には，セロトニン 5-$HT_{1B/D}$ 受容体（5-$HT_{1B/D}$ 受容体）刺激により血管を収縮させるトリプタン（triptan）やエルゴタミン（ergotamine）を用いる。血管収縮作用があるので，虚血性心疾患や脳血管疾患の人への投与は注意を要する。悪心・嘔吐の副作用もみられることがある。非ステロイド性抗炎症薬（non-steroidal anti-inflammatory：NSAIDs）も末梢性の鎮痛効果がある。予防には，神経の興奮を抑えるバルプロ酸や発作初期の血管の収縮を抑制するカルシウム拮抗薬のロメリジン（lomerizine）などが用いられる。

表 9-11-4　偏頭痛の症状

前兆症状
・首・肩のこり
・光がちらつくように感じる
・音・光過敏
症状
・こめかみ，側頭部の拍動性頭痛
・悪心・嘔吐

表 9-11-5　偏頭痛の治療

発作時：脳血管の拡張	
・トリプタン	5-$HT_{1B/D}$ 受容体刺激による血管収縮
・エルゴタミン	〃
・NSAIDs	軽度に使用する
予防薬	
・バルプロ酸	神経興奮の抑制
・ロメリジン	前兆期の血管収縮の抑制

薬物	作用機序など
●麻薬性鎮痛薬	
モルヒネ	MOP 受容体刺激による鎮痛
オキシコドン	MOP 受容体刺激による鎮痛
フェンタニル	MOP 受容体刺激による鎮痛
メサドン	MOP，NMDA 受容体拮抗
コデイン	MOP 受容体刺激による呼吸中枢抑制
●非麻薬性鎮痛薬	
ペンタゾシン	MOP 受容体刺激による鎮痛
ブプレノルフィン	MOP 受容体刺激による鎮痛
プレガバリン	シナプスにおける Ca^{2+} 流入を阻害し，神経伝達を抑制
ケタミン	NMDA 受容体拮抗薬
●モルヒネ拮抗薬	
ナロキソン	オピオイド受容体拮抗

本項目で扱った薬物一覧

●偏頭痛治療薬 　トリプタン 　エルゴタミン 　バルプロ酸 　ロメリジン	$5\text{-HT}_{1B/D}$刺激による血管収縮 Na^+チャネル遮断，GABAトランスアミナーゼ阻害 Ca^{2+}チャネル抑制による血管収縮の抑制

参考文献

1) Brunton LL et al：Goodman and Gilman's The Pharmacological Basis of Therapeutics 12th, McGraw-Hill Medical, 2011
2) Katzung BG et al：Basic & Clinical Pharmacology 13th, McGraw-Hill Medical, 2014
3) Whalen K：Lippincott Illustrated Reviews：Pharmacology 6th, LWW, 2014
4) 浦辺晶夫ほか編：今日の治療薬2017 解説と便覧，南江堂，2017
5) 田中千賀子ほか編：NEW薬理学 改訂第7版，南江堂，2017

【平　英一】

10章 感染症

1 感染症治療薬 …………………………………… 439
2 ウイルス感染症の薬物治療 …………………… 446
3 細菌感染症の薬物治療 ………………………… 457
4 真菌感染症，寄生虫症の薬物治療 …………… 477

1 感染症治療薬

目標
- 抗菌薬の作用，抗菌スペクトル，微生物が耐性を獲得する機構を理解する。
- 感染症治療薬投与の原則を理解する。

感染症とは

感染症は，病原体が体内に進入し，生体に不利益な反応を引き起こす疾患である。

感染症の薬物治療において重要となる病原体は，細菌，ウイルス，真菌，寄生虫であり，感染症治療薬はこの4種に対応する抗菌薬，抗ウイルス薬，抗真菌薬，抗寄生虫薬に大別される。さらに，薬物の化学構造や抗菌作用の仕組み，そして抗菌作用を示す微生物のパターンを示すスペクトルによって細分化される。

本項では，感染症治療薬のうち抗菌薬を取り上げ，作用のしくみと抗菌スペクトル，微生物が耐性を獲得する機構，そして感染症治療薬の投与の原則について解説する。

抗菌作用のしくみ

抗菌薬は，人体には影響なく，微生物には有効な薬物でなければならない。そのため，人体には存在しない構造を標的とした，細菌への選択性の高い薬物が開発されてきた。

抗菌薬の作用は以下の4種類に大別される（図10-1-1）。

- 細胞壁の合成阻害（β-ラクタム系，グリコペプチド系）
- 30sや50sのリボソームユニットの合成阻害（アミノグリコシド系，テトラサイクリン系，マクロライド系）
- 核酸の合成阻害（サルファ剤）
- DNAの合成阻害（ニューキノロン系）

β-ラクタム系の抗菌薬は，化学構造を基準として，ペニシリン系，セフェム系，カルバペネム系，モノバクタム系に細分化される。β-ラクタム系の抗菌薬の構造は，細胞壁の合成に必要なペニシリン結合タンパク質に類似しており，細胞壁合成の過程でペニシリン結合タンパク質のかわりに細胞壁に取り込まれることで，細胞壁の合成を阻害する。グリコペプチド系は細胞壁を構成するペプチドの前駆体と結合することで，細胞壁の合成を阻害する。

アミノグリコシド系の抗菌薬は，タンパク質の合成に必要な30sと50sのリボソームユニットに

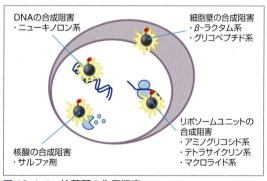

図10-1-1 抗菌薬の作用機序

結合することで，抗菌作用を発揮する．テトラサイクリン系は30sのリボソームユニットに，マクロライド系は50sのリボソームユニットにそれぞれ結合することで，タンパク質の合成を阻害する．

核酸の合成を阻害するサルファ剤は，葉酸の合成に必要なジヒドロプテロイン酸合成酵素を阻害し，葉酸の供給をジヒドロプテロイン酸合成酵素に依存している細菌に対して抗菌作用を発揮する．

ニューキノロン系の抗菌薬は，グラム陽性菌にはトポイソメラーゼⅣを，グラム陰性菌にはDNAジャイレースを標的とすることで，DNAの合成を阻害する．

スペクトル

スペクトルとは，細菌の種類に対する抗菌薬の活性を表したものである（表10-1-1）．

特定の種類の細菌だけに抗菌活性をもつ場合，狭域スペクトルという．グラム陽性菌に対してはペニシリン系や第1世代のセフェム系が有効である．グラム陰性菌にはアミノグリコシド系や第3世代セフェム系が有効となる．

グラム陽性菌やグラム陰性菌などの細菌学的な分類を越えて，多種類の細菌に対して抗菌効果を発揮する場合，広域スペクトルという．カルバペネム系やニューキノロン系，テトラサイクリン系などが広域スペクトルの抗菌薬にあたる．カルバペネム系は，感染症の起因菌が同定されていないなかで患者が重篤な状態に陥った場合の切り札となる．広域スペクトルの抗菌薬の乱用は耐性菌の発生のリスクを高めてしまうため，安易な使用は控えなければならない．

耐性

耐性の機構

感染症の治療は，細菌の耐性獲得との戦いといえる．1928年にFlemingによって発見されたペニシリンは，第二次大戦中の1942年に単離されて実用化され，数多くの命を救った．しかし，わずか数年後にはペニシリン耐性菌が発見され，ペニシリンが無効となる症例が急速に増加した．細菌の感染症治療薬に対する耐性獲得は，今日でも深刻な問題である．

耐性菌は，医療従事者の稚拙な医療行為や，農業・畜産での大量の農薬の使用により発生する．抗菌薬の不適切な使用は，治療が失敗に終わるどころか，耐性菌の増加や進化を加速させる．

細菌の抗菌薬に対する耐性の機構は，主に以下の3種類に分類される（図10-1-2）．

- 抗菌薬を不活化する酵素を産生する．
- 抗菌薬の作用部位の構造を変化させ，抗菌薬を作用部位に結合させにくくする．
- 抗菌薬を細胞の外へくみ出す排出ポンプを合成

表10-1-1 抗菌薬のスペクトル

抗菌薬の種類	グラム陽性	グラム陰性	クラミジア	リケッチア
ペニシリン系	←→	→		
セフェム系　第1世代	←→			
第2世代		←→		
第3世代		←→		
第4世代		←→		
カルバペネム系		←→		
グリコペプチド系	←→			
アミノグリコシド系		←→		
マクロライド系	←→	←→		
ニューキノロン系		←→		←→
テトラサイクリン系		←→		←→
サルファ剤	←→	←→		

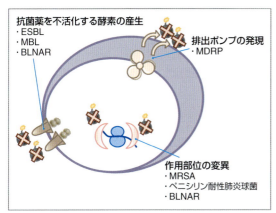

図10-1-2 耐性の機構
ESBL：基質特異性拡張型β-ラクタマーゼ，MBL：メタロβ-ラクタマーゼ，BLNAR：β-ラクタマーゼ非産生アンピシリン耐性インフルエンザ菌，MDRP：多剤耐性緑膿菌，MRSA：メチシリン耐性黄色ブドウ球菌

する。

　抗菌薬を不活化する酵素を産生する耐性菌は多い。アミノグリコシド系の抗菌薬は，アミノグリコシド構造を不活化するアミノグリコシド修飾酵素によって不活化される。β-ラクタム系の抗菌薬には，β-ラクタム環を切断するβ-ラクタマーゼ産生菌が存在する。β-ラクタマーゼには，ペニシリン実用化前からペニシリンに耐性をもつペニシリナーゼ産生菌が知られていた。1980年代には，ペニシリナーゼに安定なセフェム系を分解するセファロスポリナーゼ，いわゆる基質特異性拡張型β-ラクタマーゼ（extended-spectrum β-lactamase：ESBL）が出現した。今日では，カルバペネム系を分解するメタロβ-ラクタマーゼ（metallo β-lactamase：MBL）が報告されている。

　抗菌薬の作用部位の構造を変化させて耐性を獲得する場合，抗菌薬の作用部位のアミノ酸の1残基から数残基が変異して，抗菌薬の作用部位への親和性を低下させる方法が一般的である。ニューキノロン系に対しては，DNAジャイレースの変異により作用部位への結合親和性を低下させて，耐性を獲得する。テトラサイクリン系に対しては，タンパク質を作用部位に修飾させ，作用部位への結合を阻害させることにより，耐性を獲得す

る。マクロライド系へは，作用部位の変異や修飾によって耐性を獲得する。多剤耐性菌として報告されたメチシリン耐性黄色ブドウ球菌（methicillin-resistant Staphylococcus aureus：MRSA）は，ペニシリン結合タンパク質を変異させることにより，すべてのβ-ラクタム系の抗菌薬に対しての耐性を獲得した。

　抗菌薬を排出することは，一般的な耐性獲得の機構である。抗菌薬を排出ポンプにより標的の細胞外にくみ出して，細胞質の抗菌薬の濃度を低下させることで，最小発育阻止濃度（minimum inhibitory concentration：MIC）を上昇させる。したがって，不十分な用法・用量で抗菌薬を投与すると，耐性菌の増殖や変異を加速させてしまうことになる。肺炎連鎖球菌や緑膿菌，結核菌などが，排出ポンプによって耐性を獲得する。

外部からの遺伝子獲得

　遺伝子変異や抗菌薬による淘汰だけでは，宿主に悪影響を及ぼすような耐性菌はなかなか発生しない。しかし，遺伝子のうち移動可能な部位であるインテグロンやトランスポゾンのやりとりが細菌間で頻繁に行われており，このような遺伝子の水平伝播によって，宿主へ悪影響を与えるような耐性菌が出現する。

　遺伝子の水平伝播には，形質導入，形質転換および接合伝達が存在する（図10-1-3）。形質導入は細胞外に放出された遺伝子を取り込むことで，耐性遺伝子を獲得する。形質転換は細菌に感染するウイルスであるファージを介して耐性遺伝子を取り込む。接合伝達は，細菌が直接プラスミドを取り込む機構である。多剤耐性遺伝子を丸ごと受け継ぐことができるため，最も警戒すべき耐性遺伝子の獲得の機構となる。

PK-PD理論

　PK-PD理論（pharmacokinetics-pharmacodynamics theory）とは，抗菌薬の薬効を最大限に引き出すための用法・用量を決定する理論である

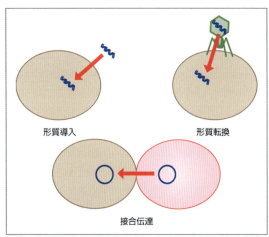

図 10-1-3　遺伝子の水平伝播

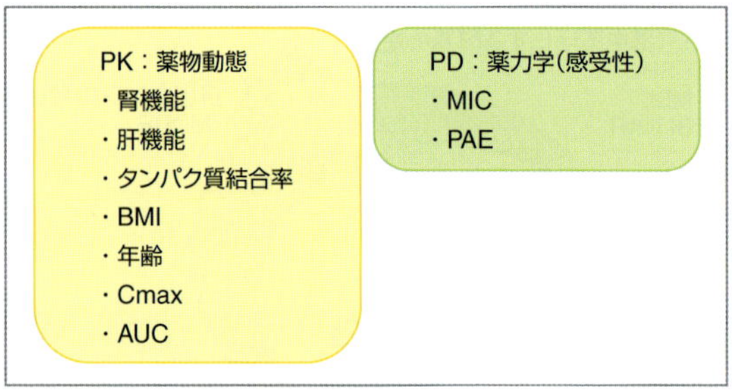

図 10-1-4　PK-PD のパラメータ
BMI：body mass index, AUC：area under the curve,
MIC：最小発育阻止濃度, PAE：post-antibiotic effect

（図 10-1-4）。

　まず考慮しなければならないのは，細菌の抗菌薬に対する感受性（MIC など）である．例えば，バンコマイシンの治療の有効性は，血中濃度のAUC（area under the curve）/MIC が 400 以上であることと関係があるため，MIC が小さければ治療効果は高くなる．治療効果を予測するために，MIC は重要となる．

　次に，患者ごとの薬物動態の多様性も考慮しなければならない．抗菌薬が作用を発揮するには，感染部位の薬物濃度が抗菌作用に影響する．患者ごとの薬物動態の違いを考慮するために，タンパク質結合率や腎機能などの要素を加味する必要がある．例えば，バンコマイシンは腎排泄型の薬物であるため，腎機能の低下した患者には，投与量を低めに設定する．

　また，効果的に抗菌薬の効果を発揮させるためには，濃度-時間曲線のタイプも重要となる．濃度-時間曲線には，次の 3 パターンが存在する（表 10-1-2）．

- MIC より高い血中濃度で推移した時間（T＞MIC）
- Cmax/MIC
- AUC_{24}（24 時間 AUC）/ MIC

　Cmax は最高血中薬物濃度，AUC_{24} は薬物の 24 時間の AUC である．投与量が同じであっても，分割投与すると，T＞MIC が増加し，Cmax/MIC は減少する．逆に，1 日 1 回の投与であれば，T＞MIC は減少し，Cmax/MIC が増加する．AUC_{24}/MIC は，分割投与しても，1 日 1 回の投与であっても，1 日あたりの投与量が変わらなければ同じ値となる．

　このようなタイプの違いが存在する理由は，抗菌薬の性質による．T＞MIC のタイプの抗菌薬は，作用部位での薬物濃度が MIC よりも高ければ，薬物濃度をさらに上昇させたところで有効性にそれほど違いが出ない．したがって，分割投与して T＞MIC を増加させると，抗菌作用が高まる．T＞MIC タイプの抗菌薬には，β-ラクタム系が存在する．

　逆に，Cmax が重要となる抗菌薬も存在する．アミノグリコシド系には PAE（post-antibiotic

表 10-1-2　PK-PD のタイプ

タイプ	抗菌作用	投与設計	抗菌薬
T＞MIC	時間依存	分割投与	β-ラクタム系 ペニシリン セフェム カルバペネム
Cmax/MIC	濃度依存 PAE あり	1 日 1 回投与	アミノグリコシド系 ニューキノロン系 ダプトマイシン
AUC_{24}/MIC	時間依存 弱めの PAE あり	目標値まで投与量を増大	テトラサイクリン系 マクロライド系 バンコマイシン リネゾリド クリンダマイシン

MIC：最小発育阻止濃度, AUC：area under the curve, PAE：post-antibiotic effect

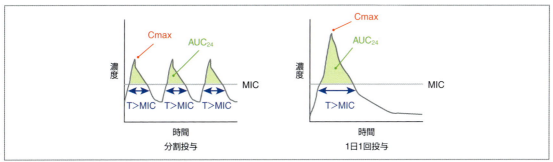

図 10-1-5　**PK-PD のタイプ**
AUC：area under the curve，MIC：最小発育阻止濃度

effect）があるため，一度投与すると抗菌作用は持続する．聴覚障害などの重篤な副作用が存在するため，副作用の発症を抑えるためには，1日1回の投与が望ましい．また，リファンピシンは細胞内の薬物濃度が上昇すると，薬物の排出ポンプが飽和してしまう．一度細胞内の薬物濃度が高くなると，細胞内の薬物濃度を長時間高く維持できるため，抗菌作用が持続する．したがって，細胞内の薬物濃度を高める目的で，1日1回の投与となる（図10-1-5）．

　AUC_{24}/MIC のタイプは，作用部位での濃度を MIC 以上に維持する必要があるものの，PAE ももつ．そのため，1日あたりの投与量が治療効果を判定するための指標となる．このような抗菌薬にはバンコマイシンがある．バンコマイシンは TDM（therapeutic drug monitoring）を行い，$AUC_{24}/MIC>400$ を保つように投与設計をする．通例は代替指標としてトラフ値を用い，10 μg/mL 以上を維持するように投与回数を決める．したがって，分割投与になることが多い．

最適（標的）治療，de-escalation

臓器移行性と感受性

　臓器移行性とは，抗菌薬が感染臓器へ到達する指標である．ほぼすべての感染症では，感染部位は全身にまたがっておらず，特定の臓器に限定される．抗菌薬が作用を発揮するには，感染臓器へ抗菌薬が移行しなければならない．したがって，抗菌薬を投与する際には臓器移行性を考慮する必要がある．また，起因菌に対して感受性の高い抗菌薬であれば，治療が成功する確率は高くなる．検体を適切な方法で採取し，感受性の検査をすることが重要となる．さらに，抗菌薬の選択には重症度も考慮する必要がある．重症例では抗菌薬の選択が予後に関わるため，カルバペネム系などの広域スペクトルの抗菌薬であっても，使用をためらってはならない．

　例をあげると，尿路感染症では，起因菌はグラム陰性桿菌やグラム陽性球菌など多岐にわたるため，広域のスペクトルの抗菌薬が選択される．したがって，尿路感染症には，尿に移行しやすく，広域のスペクトルをもつレボフロキサシンが有効であることが多い．尿路感染症でも腎盂腎炎の重症例になると，セフェム系やカルバペネム系が推奨される．

empiric therapy と de-escalation

　感染症を発症した患者が来院した場合，最初に考慮することは，適切な抗菌薬を選択する，ということである．正確な評価をせずに抗菌薬を投与することは，耐性菌を増加させるばかりか，病態を重篤化させる可能性すらある．

　empiric therapy とは，起因菌を特定する前から抗菌薬を選択し，投薬を開始する治療法である．検査結果が出るまでに治療開始を遅らせることが難しい重症例や，免疫状態が低下している症例で

行われる。感染臓器と年齢・性別などの宿主の要因，渡航歴の有無や感染した状況などを考慮して，抗菌薬を選択する。グラム染色などの迅速に判定できる検査の結果も判断の手がかりとなる。発熱性好中球減少症など重篤な症状を呈する場合は，広域のスペクトルをもつ抗菌薬や抗真菌薬を選択する。

疾患によっては，起因菌が同定できるまで待つことが可能なものもある。この場合，empiric therapy は不要となる。

de-escalation とは，起因菌にターゲットを絞って狭域のスペクトルの抗菌薬へ切り替えていくことである。起因菌にターゲットを絞ることによって，菌交代現象や耐性菌の発生のリスクを抑えつつ，治療効果を高めることができる（表10-1-3）。

ひとたび起因菌を同定できれば，感染部位に対して最も効果の高い抗菌薬を選択して治療することができる。これを definitive therapy という。適切な抗菌薬を選択し，PK-PD 理論に基づいた投与設計をすることで，抗菌作用を最大まで引き出し，副作用を最小限に抑えることができる。可能であれば，治療期間をできるだけ短く抑える。そうすることで耐性菌の発生を抑えることができるばかりか，患者を元気づけることもできる。

抗菌薬の併用は，エビデンスがないのであればできるだけ避ける。たとえ2剤の併用であっても，副作用の発症リスクを高めるばかりか，感染を予防するはずの常在細菌叢にまでダメージを与えることになるからである。

抗菌薬の予防投与

抗菌薬の予防投与とは，感染症に罹患する可能性のある状況の前に，感染症の予防を目的として抗菌薬を投与することである。原則として，感染すると予測される起因菌を標的として，抗菌薬を選択する。

免疫能の低下した患者への予防投与

AIDS（後天性免疫不全症候群〈acquired immune deficiency syndrome〉）や移植後の免疫抑制療法中など，免疫能の低下した患者には，抗菌薬や抗真菌薬などを予防投与する。HIV（ヒト免疫不全ウイルス〈human immunodeficiency virus〉）感染症では，CD4 数が 200 個/mm^3 未満を示した時点で，ニューモシスチス肺炎の予防を目的として，ST 合剤の投与を開始する。CD4 数が 200 個/mm^3 以上まで回復した場合には，ST 合剤の投与を中止する。一般的に，投与量は感染症治療に使用する用量よりも低めに設定する。

術前の予防投与

術前の抗菌薬の予防投与は，手術部位感染（surgical site infection：SSI）の予防を目的として投与する。遠隔部位については対象としない。したがって，手術部位の常在菌を標的として抗菌薬を選択する。皮膚表面の表在菌を標的とする場合には第1世代セフェム系を，消化管などを標的とする場合には第2世代セフェムを用いる。広域スペクトルの抗菌薬を用いる必要はない。また，術前の予防投与は免疫でコントロール可能なレベルに

表 10-1-3 治療法と de-escalation

治療法	臓器移行性	重症度	感受性	抗菌薬のスペクトル
empiric therapy	考慮	考慮	不明	広め
definitive therapy	考慮	考慮	特定	狭域

まで起因菌の増殖を予防できればよい。したがって，術前60分前に抗菌薬の予防投与を開始し，術後24時間までに中止するのが基本となる。

術前の抗菌薬の予防投与については，盲目的に行うべきではない。大腸など，不潔かつ汚染の予想される部位の手術では，術前の抗菌薬の予防投与を積極的に行うべきである。しかし，ヘルニア根治術や乳房再建術などの清潔手術では，術前の抗菌薬の予防投与がSSIを予防するとするエビデンスはないため，術前の抗菌薬の予防投与は推奨されない。また，心臓の手術は清潔手術であるものの，SSIを発症した場合に重篤化しやすい。そのため，心内膜炎の感染リスクの高い患者に対して，術前の抗菌薬を予防投与するように推奨されている。

参考文献

1) Brunton L et al：Goodman & Gilman's The pharmacological basis of therapeutics 12e, McGraw-Hill Medical, 2011
2) 日本化学療法学会「抗菌化学療法認定医認定制度審議委員会」編：抗菌薬適正使用生涯教育テキスト，日本化学療法学会，2008
3) 日本外科感染症学会編：周術期感染管理テキスト，診断と治療社，2012
4) Gilbert DN et al：The Sanford Guide to Antimicrobial Therapy, Antimicrobial Therapy, digital content update-6. 21. 2016
5) 矢野晴美：絶対わかる抗菌薬はじめの一歩，羊土社，2010
6) 大曲高夫監修：抗菌薬コンサルトブック，南江堂，2015
7) 二木芳人監修：薬学生・薬剤師レジデントのための感染症学・抗菌薬治療テキスト，じほう，2015
8) 日本病院薬剤師会監修：薬剤師のための感染制御マニュアル 第3版，薬事日報社，2011
9) 細川直登編："実践的"抗菌薬の選び方・使い方，医学書院，2014
10) 田中千賀子ほか編：NEW 薬理学 改訂第6版，南江堂，2011
11) 中谷晴昭ほか編：実践臨床薬理学，朝倉書店，2010

【小坂 信二，西山 成】

2 ウイルス感染症の薬物治療

目標
- ウイルス感染症と，その治療薬について理解する。

　ウイルスの基本構造は，遺伝子物質（核酸）とそれを取り囲むタンパク質の殻（カプシド）からなる。ウイルスの種類によっては，エンベロープとよばれる脂質二重膜をカプシドの外側に有するものもある。ウイルスは，その核酸の性状からDNA型とRNA型に大別することができ，DNA型にはB型肝炎ウイルスや単純ヘルペスウイルスなどが，RNA型にはC型肝炎ウイルスやヒト免疫不全ウイルスなどが分類される。ウイルスは細菌とは異なり，増殖のために必要な代謝系を欠いており，感染した宿主細胞を利用して増殖する。その増殖メカニズムは，細胞への吸着→侵入→脱殻→核酸およびタンパク質の合成→ウイルス粒子の形成（増殖）→細胞からの放出，という一連のステップを経由する（図10-2-1）。抗ウイルス薬の多くはこのメカニズムのいずれかのポイントにおいて抑制的に作用することによってウイルスの増殖を阻害する。一方，インターフェロン（interferon：IFN）は抗ウイルス遺伝子や免疫調節遺伝子の誘導および増強を介して抗ウイルス作用を発揮するサイトカインであり，肝炎治療などに使用される。本項では代表的なウイルス感染症とその治療薬について解説する。

単純ヘルペスウイルス，水痘・帯状疱疹ウイルス

　ヒトへの感染能を有するヘルペスウイルス

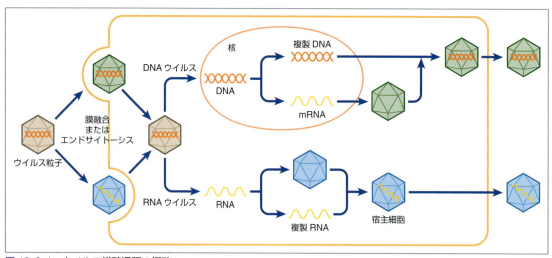

図10-2-1　ウイルス増殖過程の概略

（human herpes virus：HHV）はHHV-1～8の8種類が存在し，遺伝子や性状からα，βおよびγの3つのサブファミリーに分類される．単純ヘルペスウイルス（herpes simplex virus：HSV）や水痘・帯状疱疹ウイルス（varicella-zoster virus：VZV）はαサブファミリーに属し，遺伝子レベルでは高い相同性を有する．その一方で，HSVは接触感染が主な感染経路であるのに対し，VZVの主な感染経路は飛沫感染（空気感染）であるように，生物学的挙動や感染症状などにおいてさまざまな違いが認められる．HSVおよびVZVともに，局所における初感染後，知覚神経末端から逆行輸送されて三叉神経節などの神経細胞に生涯にわたり潜伏し続け，宿主の免疫力低下時に回帰感染により再活性化し症状が再発するサイクルを繰り返す．症状として，HSVは口唇ヘルペス，性器ヘルペスや脳炎などを，VZVは水痘および帯状疱疹を呈する．

治療薬と作用機序および副作用

抗ウイルス薬としてアシクロビル（aciclovir），バラシクロビル（valaciclovir），ファムシクロビル（famciclovir），ビダラビン（vidarabine）が使用される．バラシクロビルはアシクロビルのL-バリルエステル体であり，投与後，主に肝初回通過効果により速やかにアシクロビルに変換されるプロドラッグである．プロドラッグ化により経口吸収性が改善され，アシクロビル経口製剤より高いAUC（area under the curve）が得られるため，投与回数を少なくすることができる．アシクロビルは錠剤や注射剤，外用剤など剤型が豊富なため，症状に合わせた投与経路の選択が可能である．

アシクロビルは，ウイルス感染細胞内に入ると，ウイルス由来のチミジンキナーゼにより一リン酸化された後，宿主由来のキナーゼによりリン酸化され，アシクロビル三リン酸となる．ファムシクロビルは経口投与後，脱アセチル化により6-デオキシペンシクロビルを経て活性代謝物であるペンシクロビルに変換され，ウイルス感染細胞内においてキナーゼの働きにより三リン酸化体となる．ビダラビン（Ara-A）も他の薬物同様，三リン酸化体へと変換される．これらの薬物の三リン酸化体は正常基質であるヌクレオチド（デオキシアデノシン三リン酸〈deoxyadenosine triphosphate：dATP〉またはデオキシグアノシン三リン酸〈deoxyguanosine triphosphate：dGTP〉）と競合してウイルスDNAポリメラーゼによりウイルスDNAに取り込まれると，DNA鎖の伸長を停止させ複製を阻害し，抗ウイルス作用を発揮する．作用発現に必須である各薬物のリン酸化第1段階は，感染細胞内に存在するウイルス由来チミジンキナーゼによるため，ウイルス非感染細胞に対する障害性は少ないものと考えられる（図10-2-2）．

一方，各薬物とも腎機能に基づいた用法用量の調節が必要であり，ビダラビン以外はクレアチニンクリアランスを指標とする投与量の目安が示されている．

共通した副作用として悪心・嘔吐や下痢などの消化器症状，発疹などの皮膚症状，眠気，頭痛などがあげられる．アシクロビルは曝露量の増加に伴い，精神神経障害や腎障害のリスクも増加することが報告されている．腎機能低下者や高齢者では，投与間隔の調節など慎重な投与を考慮する．

サイトメガロウイルス

サイトメガロウイルス（cytomegalovirus：CMV）はヘルペスウイルス科のサイトメガロウイルス属を代表する二本鎖DNAウイルスである．日本人成人の抗CMV抗体陽性率は80～90％と欧米諸国より高いとされており，ほとんどが新生児期や乳幼児期に経産道的あるいは母乳，唾液，尿などの分泌物を介して初感染するが，輸血や性行為による感染も認められる．しかし，近年では若年者の抗CMV抗体陽性率が60％台と低下傾向を示しており，成人における初感染例への対策も必要とされている．CMV感染とCMV感染症は区別しなければならず，各ガイドラインにおいても対応が異なることを理解しておく必要がある．感染状態にあっても必ずしもCMV感染症に移行す

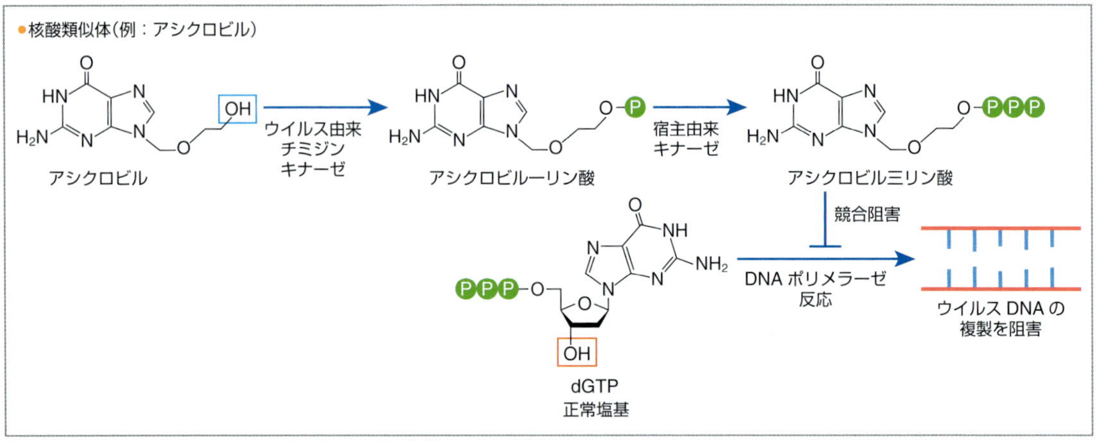

図 10-2-2 ヘルペスウイルス属に対する治療薬
dGTP：デオキシグアノシン三リン酸

るわけではなく，免疫機能が正常であれば不顕性感染となり症状は認められないものの，潜伏・持続感染して終生寄生する。一方，免疫機能が脆弱な場合には顕性感染となり，胎児では小頭症，感音性難聴，発達遅延などの症状を，臓器移植患者などでは肺炎，腸炎，網膜炎などの症状をきたす。潜伏感染細胞には，骨髄球系前駆細胞が確認されている。移植医療におけるドナー・レシピエント間での感染や免疫抑制薬使用時などの免疫抑制状態での再活性化に特に注意が必要であろう。

治療薬と作用機序および副作用

CMV に対する抗ウイルス薬としてガンシクロビル（ganciclovir），バルガンシクロビル（valganciclovir），ホスカルネット（foscarnet）が承認されており，海外では cidofovir も使用される（国内未承認）。バルガンシクロビルはガンシクロビルの L-バリンエステルであり，経口投与により，主に小腸壁や肝臓で速やかに加水分解されてガンシクロビルへと変換される。プロドラッグ化により経口吸収が改善され，高い AUC を得ることができる。いずれの抗ウイルス薬も腎機能に基づく投与量の調節が必要であり，クレアチニンクリアランスなどを指標に用法・用量を設定する。中等度の消化管障害までは，ガンシクロビル点滴静注と経口バルガンシクロビルの吸収は同等と報告されている。

ガンシクロビルはアシクロビルなどと同様の核酸アナログ型の抗ウイルス薬であり，CMV 感染細胞内において，ウイルス由来および感染細胞由来のプロテインキナーゼによりリン酸化されて活性型のガンシクロビル三リン酸になる。三リン酸化体はウイルス DNA ポリメラーゼの基質である dGTP の取り込みを競合的に阻害し，DNA に取り込まれた三リン酸化体はウイルス DNA の伸長を停止または制限することによって DNA 鎖の複製を阻害する。一方，ホスカルネットはキナーゼによるリン酸化を必要とせず，DNA ポリメラーゼのピロリン酸結合部位に直接作用して DNA ポリメラーゼ活性を抑制し，CMV の増殖を抑制する。

ガンシクロビルおよびバルガンシクロビルは骨髄抑制や腎機能低下，膵炎，血栓性静脈炎，痙れんなどが報告されているが，骨髄抑制の発現頻度が最も高い。血球減少が認められた場合は減量や休薬，あるいは G-CSF（顆粒球コロニー刺激因子〈granulocyte-colony stimulating factor〉）の投与や輸血を考慮する。忍容性が得られない場合は，ホスカルネットへの変更を考慮する。ホスカルネットは腎毒性が高いため，頻回の腎機能検査と腎障害軽減のため補液や利尿薬を投与する。利尿薬としてチアジド系利尿薬が推奨されているが，日常臨床ではループ系利尿薬が使用される機会が多

く，腎機能への影響に，特に注意が必要である。また，キレート作用により低ナトリウム血症，低カリウム血症などの電解質異常を起こしやすいため，頻回の血液検査を行う。その他，痙れん発作，テタニー，振戦，頭痛などの副作用が報告されているが，ガンシクロビルと比較して骨髄抑制は少ない。

インフルエンザウイルス

インフルエンザウイルスは，オルトミクソウイルス科に属するRNAウイルスに分類される。ウイルス粒子内の核タンパク質複合体の抗原性の違いから，A・B・Cの3型に分けられ，このうち流行的な広がりをみせるのはA型とB型である。インフルエンザウイルス粒子の表面には，赤血球凝集素（hemagglutinin：HA）とノイラミニダーゼ（neuraminidase：NA）という糖タンパク質があり，A型ではHAに16の亜型が，NAに9つの亜型が見出されているが，B型はA型ほどの多様性はない。HAとNAは同一の亜型内で抗原性を毎年のように変化させるため，インフルエンザウイルスはたくみにヒトの免疫機構から逃れ，毎年冬期に流行し続ける。さらにA型は数年から数10年単位で，突然，別の亜型に取って代わり，感染拡大による大流行（パンデミック）を引き起こすこともある。感染や重症化を予防するため，ワクチン接種が利用されている。

治療薬と作用機序および副作用

抗インフルエンザウイルス薬として，アマンタジン（amantadine）がA型に，オセルタミビル（oseltamivir），ザナミビル（zanamivir），ペラミビル（peramivir）およびラニナミビル（laninamivir）がA型およびB型に対して承認されている（表10-2-1）。アマンタジンはM2イオンチャネルの働きを阻害することでウイルスの脱殻過程を抑制し，抗ウイルス効果を発揮する。B型にはM2イオンチャネルが存在しないため，A型にのみ効力を示す。しかし，きわめて速やかな耐性獲得につながること，流行しているA型ウイルスのアマンタジン耐性率が非常に高いことから，現在ではほとんど用いられない。オセルタミビルをはじめとするA型およびB型に使用される薬物はNA阻害薬として作用し，宿主細胞からのウイルス粒子遊離抑制により抗ウイルス活性を示す。各NA阻害薬の特徴を表10-2-1に示す。いずれの薬物も発症後48時間以内の投与開始が原則とされる。オセルタミビルは異常行動などの精神神経系副作用が懸念されるため，10歳代の患者には原則投与を差し控える。頻度の高い副作用として，下痢や悪心などの消化器症状や発疹が報告されている。その他の薬物として，RNAポリメラーゼ阻害作用を示すファビピラビル（favipiravir）は，新型または再興型インフルエンザウイルス感染症に対して，使用を国が判断した場合のみ投与が検討される。

B型・C型肝炎ウイルス

B型肝炎ウイルス（hepatitis B virus：HBV）は血液や体液を介して感染し，感染時期，感染時の宿主の免疫能によって，一過性感染で終息するものと持続感染するものとに大別される。宿主の免疫能が確立される思春期以降の感染は，急性肝炎の発症あるいは不顕性感染で経過し，慢性化率は

表 10-2-1　**A型およびB型インフルエンザウイルスに使用されるNA阻害薬**

薬物名	オセルタミビル	ザナミビル	ラニナミビル	ペラミビル
投与法	内服	吸入	吸入	点滴静注
標準的用法用量	75 mg×2回/日（cap） 2 mg/kg×2回/日（DS） 5日間	10 mg×2回/日 5日間	40 mg（10歳以上） 20 mg（10歳未満） 単回	300 mg（成人） 10 mg/kg（小児） 単回（重症例は反復可）
予防投与の適応	あり（7〜10日間）	あり（10日間）	あり（2日間）	なし

NA：ノイラミニダーゼ，cap：カプセル，DS：ドライシロップ

10%以下とされている。しかし，近年ではゲノタイプAによる感染が増加しており，成人後の感染でも20～30%が慢性化するとの報告もある。一方，母子垂直感染や乳幼児期の医療行為などによる水平感染は，免疫寛容によりHBVが排除されずに持続感染の状態（無症候性キャリア）となる。HBV自体は細胞障害性が低いと考えられ，HBVの存在のみで肝炎となることはない。しかし，免疫機能の発達に伴って細胞傷害性T細胞などが感染細胞を排除し始め，活動性の肝炎となる。その後，多くの場合はHBe（e：HBVの最外殻〈envelope〉）抗原の消失とHBe抗体の出現（HBe抗原セロコンバージョン）により非活動性キャリアとして肝炎は沈静化するが，10～20%は肝炎の持続や再燃による慢性肝炎を経て，肝硬変さらには肝がんへと進展する。近年では，免疫抑制薬や抗がん薬などが投与される症例でのHBV再活性化が問題となっており，再活性化による肝炎は重症化しやすいだけでなく原疾患の治療を困難にさせるため，発症そのものを阻止することが最も重要である。

C型肝炎ウイルス（hepatitis C virus：HCV）は，アミノ酸の相同性によっていくつかのゲノタイプに分類される。日本人のHCVキャリアのゲノタイプは約70%が1b型，約20%が2a型，約10%が2b型に属するとされている。HCVの感染経路の1つとして輸血や血液製剤の使用を介した感染があげられる。チェックが不十分であった時代にこれらの医療行為を受けた場合には，必ず検査を行う必要がある。それ以外の感染経路として，医療従事者の針刺し事故やHCV汚染器具を用いた医療行為，薬物乱用による注射器の使い回し，刺青などがあげられる。HCVは成人で初感染すると，20～30%は一過性感染で終息して自然治癒するが，70～80%はHCVキャリアとなり，急性肝炎から慢性肝炎へと移行する。慢性肝炎では症状に差はあるものの，ALTの上昇や肝線維化を呈し，肝硬変への進行や肝がんの発症を認める場合もある。治療には従来，IFNがキードラッグとして用いられ，作用時間を持続したPEG-IFN（ペグ・インターフェロン）やリバビリン併用療法により治療成績が向上してきた。最近では直接作用型抗ウイルス薬（direct-acting antiviral：DAA）の登場により，IFNを用いずに経口薬のみで治療を行うIFNフリー療法も可能となり，高い著効率が得られている。

治療薬と作用機序および副作用

◆インターフェロン（HBVおよびHCV）◆

IFNαおよびβともに標的細胞膜上のI型IFN受容体に結合することにより薬理作用を発揮する。IFNの受容体への結合によりJAK1やSTAT1などのシグナル伝達因子を介して核内へと情報が伝播し，IFN誘導遺伝子が誘導および増強される。これらの遺伝子には多様な抗ウイルス遺伝子，免疫調節遺伝子が含まれ，その遺伝子産物により抗ウイルス効果が発揮されると考えられている。

IFNの副作用として，全身倦怠感，発熱，頭痛，関節痛などのインフルエンザ様症状は最も発症頻度が高く，60～95%に認められる。その他，血球減少，抑うつ・不眠などの精神症状，自己免疫現象，間質性肺炎，心筋症，眼底出血などがあげられる。PEG化によりIFN血中濃度が安定するため，インフルエンザ様症状は軽減できる。また，うつ症状によりIFNα不耐応の症例ではIFNβの投与を考慮する。

◆核酸アナログ製剤（HBV）◆

核酸アナログ製剤はHBV複製過程に直接作用する薬物であり，HIVに類似した逆転写酵素活性を抑制することで抗ウイルス活性を示す。日本では，ラミブジン（lamivudine），アデホビル（adefovir），エンテカビル（entecavir），テノホビル（tenofovir）が承認されている。ラミブジンはデオキシシチジン三リン酸（deoxycytidine triphosphate：dCTP），アデホビルおよびテノホビルはdATP，エンテカビルはdGTPとそれぞれ類似の構造をしており，DNAへの取り込みにおいて競

合することで，DNA鎖の伸長を抑制する。投与を中止するとウイルス再増殖による肝炎の再燃が高頻度に起こるため，長期にわたり服用しなければならない。ラミブジンは薬物耐性が出現しやすいため現在では使用頻度は低く，エンテカビルが第1選択として使用される。核酸アナログ製剤は総じて安全性の高い薬物であるが，アデホビルおよびテノホビルでは腎機能障害と低リン血症に注意すべきであり，定期的な腎機能および血清リン値の測定が推奨される。エンテカビルは食事の影響により吸収が低下するため，空腹時に投与する。また，米国食品医薬品局はテノホビル以外の核酸アナログ製剤は胎児への影響が否定できないとしており，挙児希望の場合には慎重に薬物を選択する。

リバビリン（HCV）

リバビリン（ribavirin）はグアノシンと構造が類似した核酸アナログであり，DNA/RNAウイルスに対して幅広い抗ウイルス活性を示す。作用機序として，グアノシン三リン酸のRNAへの取り込みを競合阻害するRNAポリメラーゼの抑制のほか，Th1優位の免疫誘導作用，ウイルスの変異誘導，細胞内GTPの枯渇作用などが示唆されているが，詳細は不明である。

主な副作用として溶血性貧血があり，貧血や心疾患を有する症例への適応は慎重な検討を要する。その他にリンパ球減少，高尿酸血症，そう痒感，皮疹などがある。腎臓にて排泄されるため，慢性腎不全または腎機能低下者では投与禁忌である。また，催奇形性が報告されており，妊娠中および授乳中の女性には投与禁忌であり，挙児の可能性のある症例に投与する場合は，投与中および投与終了後6カ月間は避妊が必要である。

◆DAA（HCV）◆

HCVゲノムはウイルス粒子の形成に関わる構造タンパク質と増殖に必要な酵素群などの非構造タンパク質をコードする領域で構成され，DAAは非構造タンパク質であるNS3/4A，NS5AおよびNS5Bの機能阻害により抗ウイルス作用を示す。

NS3/4Aはセリンプロテアーゼおよび RNAヘリカーゼとして働き，前駆タンパク質を切断して成熟タンパク質へと誘導する。NS3/4Aプロテアーゼ阻害薬は第1世代（直鎖状構造）であるテラプレビル（telaprevir）と，第2世代（環状または分岐構造）であるシメプレビル（simeprevir），バニプレビル（vaniprevir）など4剤が承認されている。パリタプレビル（paritaprevir）はその血中濃度を上昇させるブースターの役割を果たすリトナビル（ritonavir）を含有する配合剤として承認されている。第2世代は親和性および特異性に優れており，第1世代で問題であった溶血性貧血や皮膚病変などの副作用頻度や耐性変異の改善が期待されている。NS5Aはコアタンパク質も含めたHCVタンパク質と複合体を形成し，RNA複製に重要な役割を果たすタンパク質と考えられている。NS5A複製複合体阻害薬には，ダクラタスビル（daclatasvir）など3剤が承認されている。NS5Bは，RNA依存性RNAポリメラーゼ活性を有するタンパク質としてHCV複製に関与する。NS5Bポリメラーゼ阻害薬であるソホスブビル（sofosbuvir）は，肝細胞内で活性代謝物であるウリジン三リン酸型に変換され，複製過程で遺伝子に取り込まれ，RNAの伸長停止によりポリメラーゼ反応を阻害する。これらDAAのうち，テラプレビル，シメプレビル，バニプレビルはPEG-IFNとリバビリンとの併用療法に使用され，それ以外の薬物はIFNフリー療法として各薬物を組み合わせて使用する。

DAAを併用するIFN療法における副作用として，テラプレビル併用により副作用は増加し，皮膚症状，貧血，高尿酸血症，腎機能障害などが重要な副作用とされる。皮膚症状は発症頻度が高く，スティーヴンス-ジョンソン（Stevens-Johnson）症候群などの重篤な皮膚障害を発症することもあるため，十分な注意が必要である。一方，第2世代NS3/4Aプロテアーゼ阻害薬ではテラプレビルと比較して高い忍容性が認められるものの，特徴的な副作用として，シメプレビルでは一過性の高

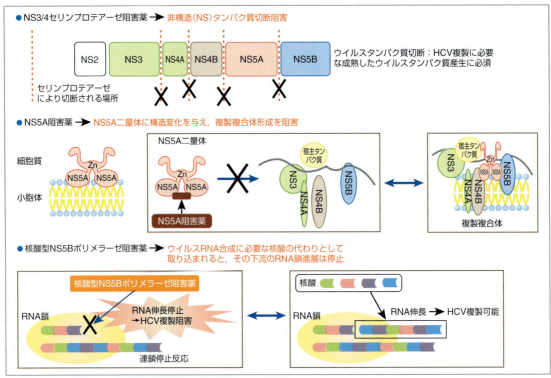

図 10-2-3　各種 DAA（直接作用型抗ウイルス薬）の作用機序
HCV：C 型肝炎ウイルス

ビリルビン血症が，バニプレビルでは悪心や下痢などの胃腸障害がそれぞれ報告されている。IFN フリー療法としての DAA の副作用として，鼻咽頭炎や頭痛，全身倦怠感などが共通して認められる。ダクラタスビル＋アスナプレビル（asunaprevir）併用療法では AST・ALT 上昇が報告されており，重度の ALT 上昇では投与中止により改善が見込まれる。ソホスブビル＋リバビリン併用療法では，特に高齢者における貧血に注意を要する。レジパスビル（ledipasvir）/ソホスブビル配合剤療法では，皮膚そう痒などが認められる。オムビタスビル（ombitasvir）/パリタプレビル/リトナビル配合剤療法では特徴的な副作用として末梢性浮腫が認められており，カルシウム拮抗薬との関連性が示唆されるため，併用を避ける。併用せざるをえない場合には，カルシウム拮抗薬を減量するなどの対応が必要となる。

HIV

ヒト免疫不全ウイルス（human immunodeficiency virus：HIV）は，受容体を介して宿主の CD4 陽性 T リンパ球やマクロファージ系に結合し，HIV 自身の逆転写酵素の働きにより，宿主細胞内でウイルス RNA を DNA へと逆転写させる。逆転写された DNA は宿主細胞の核内において HIV 自身のインテグラーゼにより宿主遺伝子に組み込まれる。その後，転写と翻訳により形成された HIV の複合タンパク質は，HIV 由来のプロテアーゼによって切断されて，HIV に必要なタンパク質が完成する。これらのタンパク質と RNA が組み合わさることで HIV の基本構造が複製され，宿主の細胞膜から分離して新たなウイルス粒子が形成される。抗 HIV 薬はこのような複製過程において，正常な宿主細胞の増殖に影響を与えないポイントを阻害することで増殖を抑制する。具

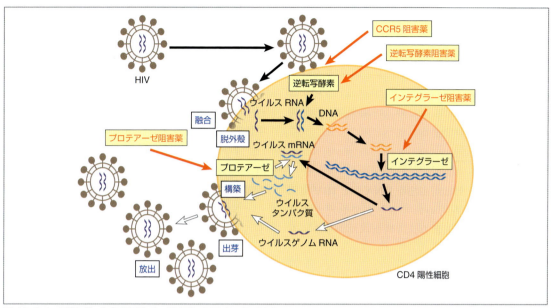

図 10-2-4　HIV（ヒト免疫不全ウイルス）のライフサイクル

体的には，細胞表面受容体との結合，逆転写，宿主 DNA への組み込み，プロテアーゼによる切断の過程が標的となる（図 10-2-4）。現在標準的な HIV 療法として，抗 HIV 薬を 3 剤以上組み合わせて併用する抗レトロウイルス療法（antiretroviral therapy：ART）が行われる。早期からの治療開始は，死亡や後天性免疫不全症候群（acquired immune deficiency syndrome：AIDS）発症などのリスクを低下させるとした報告が多数なされてきており，長期予後に好ましいと考えられる。そのため 2017 年度版の抗 HIV 治療ガイドラインでは，CD4 陽性 T リンパ球数にかかわらず，すべての HIV 感染者において治療の開始が推奨されている。

治療薬と作用機序および副作用

◆ヌクレオシド系逆転写酵素阻害薬◆

ヌクレオシド系逆転写酵素阻害薬（nucleic acid reverse transcriptase inhibitor：NRTI）は，五炭糖の 3′ 部分の水酸基を欠いた修飾ヌクレオシドの構造をしており，細胞内でリン酸化されて活性型ヌクレオチドへと変換される。この活性型ヌクレオチドが正常ヌクレオチドと競合して逆転写過程の HIV DNA に取り込まれ，DNA 鎖の伸長を阻害する。ジドブジン（zidovudine），アバカビル（abacavir），テノホビル（tenofovir）などの 7 剤が国内で承認されている。

◆非ヌクレオシド系逆転写酵素阻害薬◆

非ヌクレオシド系逆転写酵素阻害薬（non-nucleic acid reverse transcriptase inhibitor：NNRTI）は，ヌクレオシドの骨格をもたず，逆転写酵素の活性中心近傍に結合してアロステリック効果により酵素活性を阻害する。ネビラピン（nevirapine），エファビレンツ（efavirenz），エトラビリン（etravirine），リルピビリン（rilpivirine）の 4 剤が承認されている。ネビラピンとエファビレンツは結合部位が似通っているため交叉耐性を示すことが多いが，エトラビリンは交叉耐性が少ない。

◆プロテアーゼ阻害薬◆

プロテアーゼ阻害薬（protease inhibitor：PI）は HIV 由来プロテアーゼの酵素活性部位に結合して失活させることにより，機能的タンパク質の生

成を阻害してウイルス粒子の成熟を抑制する。サキナビル（saquinavir）やリトナビル（ritonavir），アタザナビル（atazanavir），ダルナビル（darunavir）などの8剤が承認されている。PIの多くはシトクロムP450（cytochrome P450：CYP）3A4などの代謝酵素を阻害するため，併用薬物との薬物相互作用に注意を要する。

◆インテグラーゼ阻害薬◆

インテグラーゼは宿主細胞DNAへとHIV遺伝子断片を組み込むための基質として処理する3'プロセシング活性と組み込み酵素活性の少なくとも2つの活性をもつとされ，インテグラーゼ阻害薬（integrase strand transfer inhibitor：INSTI）はこれらの酵素活性を阻害する。ラルテグラビル（raltegravir），エルビテグラビル（elvitegravir），ドルテグラビル（dolutegravir）が承認されている。

◆CCR5阻害薬（侵入阻害薬）◆

マラビロク（maraviroc）のみが承認されている。HIVが宿主細胞内に侵入する際，エンベロープの糖タンパク質gp120と宿主細胞のCD4が結合した後に補受容体と結合する結果，細胞膜の融合が起こり，HIV内容物が流入する。この補受容体にはCCR5とCXCR4があり，マラビロクは選択的にCCR5に結合してその立体構造を変化させ，CCR5指向性HIVの細胞内への侵入を阻害する。そのため，CXCR4指向性およびCCR5/CXCR4二重指向性HIVに対して阻害効果は示さない。

◆抗HIV薬の副作用◆

NRTIにNNRTIまたはPIを併用するARTを施行中の患者では，高コレステロール血症および高中性脂肪血症のリスクが上昇する傾向にある。また，インスリン抵抗性の増大に伴う糖代謝異常にPIの関連が指摘されており，ART開始後の耐糖能異常や糖尿病合併症例では薬物選択を慎重に行うべきである。ARTは生涯にわたり継続すべきであることから，長期投与に伴う代謝異常による動脈硬化性疾患の発症リスクを十分に把握し，アタザナビルやINSTIなど，代謝異常の頻度が少ないとされる薬物を選択するなどの工夫を要する。肝機能障害はすべての抗HIV薬において生じる可能性がある。インジナビル（indinavir）やアタザナビルは腎結石に注意を要する。エファビレンツはめまい，ふらつきなど中枢神経系症状，精神症状が起こりうるため，精神科受診歴や職業上の影響を確認する必要がある。また，ジダノシン（didanosine），サニルブジン（sanilvudine）を代表とするNRTIではミトコンドリア障害による乳酸アシドーシスを起こすことがある。その他，多くの抗HIV薬で，投与直後から徐々に軽減していく胃腸症状や開始後1〜3週に一過性に生じる皮疹などがある。

本項目で扱った薬物一覧	
薬物	作用機序など
単純ヘルペスウイルスおよび水痘・帯状疱疹ウイルス	
アシクロビル	DNA鎖の伸長を停止させて複製を阻害し，抗ウイルス作用を発揮する
バラシクロビル	アシクロビルに変換されるプロドラッグ
ビダラビン	DNA鎖の伸長を停止させて複製を阻害し，抗ウイルス作用を発揮する
サイトメガロウイルス	
ガンシクロビル	ウイルスDNAの延長を制限することによりDNA鎖の複製を阻害
バルガンシクロビル	ウイルスDNAの延長を制限することによりDNA鎖の複製を阻害
ホスカルネット	DNAポリメラーゼ活性を抑制し，サイトメガロウイルスの増殖を抑制

インフルエンザウイルス		
	アマンタジン	インフルエンザウイルスの A 型には有効であるが，B 型インフルエンザウイルスには無効
	オセルタミビル ザナミビル ペラミビル ラニナミビル	ノイラミニダーゼを選択的に阻害し，新しく形成されたウイルスの遊離を阻害
	ファビピラビル	インフルエンザウイルスの複製に関与する RNA ポリメラーゼを選択的に阻害
B 型および C 型肝炎ウイルス		
	インターフェロン	正常ヌクレオチドとの競合により DNA 複製を阻害。RNA ポリメラーゼの抑制，Th1 優位の免疫誘導作用など。
●核酸アナログ製剤		
	ラミブジン	HCV 前駆タンパク質から成熟タンパク質へのプロセシングを阻害
	アデホビル エンテカビル	DNA への取り込みにおいて競合することで，DNA 鎖の伸長を抑制
	テノホビル	複製に必要な複合体形成を阻害
	リバビリン	グアノシン三リン酸の RNA への取り込みを競合阻害
● DAA		
	シメプレビル バニプレビル	NS3/4A プロテアーゼ阻害薬，大環状の第 2 世代プロテアーゼ阻害薬
	ダクラタスビル	NS5A 複製複合体阻害薬
	ソホスブビル	NS5B RNA ポリメラーゼを阻害する
	リバビリン	RNA ポリメラーゼ阻害により RNA 鎖伸長を停止
ヒト免疫不全ウイルス		
●ヌクレオシド系逆転写酵素阻害薬		
	ジドブジン アバカビル テノホビル	HIV 遺伝子の宿主細胞 DNA への組み込みを阻害。逆転写過程の HIV DNA に取り込まれ，DNA 鎖の伸長を阻害
●非ヌクレオシド系逆転写酵素阻害薬		
	ネビラピン エファビレンツ エトラビリン リルピビリン	HIV-1（ヒト免疫不全ウイルス 1 型）の逆転写酵素を阻害することによって，ウイルスの増殖を抑制
●プロテアーゼ阻害薬		
	サキナビル リトナビル アタザナビル ダルナビル	プロテアーゼ阻害作用により HIV ウイルスの構造タンパク質に影響を及ぼし，感染性を有するウイルスの産生を抑制
●インテグラーゼ阻害薬		
	ラルテグラビル	インテグラーゼの活性部位に結合することで酵素活性を阻害し，HIV の複製サイクルを阻害
	エルビテグラビル	インテグラーゼの阻害により，HIV DNA の宿主 DNA への組み込みを抑え，ウイルス増殖を阻止
	ドルテグラビル	インテグラーゼの活性部位に結合することで酵素活性を阻害し，HIV の複製サイクルを阻害

● CCR5 マラビロク	HIVの宿主細胞内への侵入を阻害

参考文献

1) Brunton L et al : Goodman & Gilman's The pharmacological basis of therapeutics 12e, McGraw-Hill Medical, 2011
2) 日本化学療法学会「抗菌化学療法認定医認定制度審議委員会」編：抗菌薬適正使用生涯教育テキスト，日本化学療法学会，2008
3) 日本外科感染症学会編：周術期感染管理テキスト，診断と治療社，2012
4) Gilbert DN et al : The Sanford Guide to Antimicrobial Therapy, Antimicrobial Therapy, digital content update-6. 21. 2016
5) 矢野晴美：絶対わかる抗菌薬はじめの一歩，羊土社，2010
6) 大曲貴夫監修：抗菌薬コンサルトブック，南江堂，2015
7) 二木芳人監修：薬学生・薬剤師レジデントのための感染症学・抗菌薬治療テキスト，じほう，2015
8) 日本病院薬剤師会監修：薬剤師のための感染制御マニュアル 第3版，薬事日報社，2011
9) 細川直登編："実践的"抗菌薬の選び方・使い方，医学書院，2014
10) 田中千賀子ほか編：NEW薬理学 改訂第6版，南江堂，2011
11) 中谷晴昭ほか編：実践臨床薬理学，朝倉書店，2010

【小坂 信二，西山 成】

3 細菌感染症の薬物治療

> **目標**
> ● 細菌感染症治療薬の作用機序，臨床応用，副作用を理解する。

β-ラクタム系抗菌薬

◆概説◆

β-ラクタム系抗菌薬は，基本構造にβ-ラクタム環を有する。その環状構造の違いによって，ペニシリン系抗菌薬，セフェム系抗菌薬，モノバクタム系抗菌薬，カルバペネム系抗菌薬に分類される。臨床では，各抗菌薬の特徴に応じた使い分けが重要となる。

◆作用機序◆

細菌細胞膜に局在する細胞壁（ペプチドグリカン）合成酵素であるペニシリン結合タンパク質（penicillin binding protein：PBP）のトランスペプチダーゼ活性部位に結合し，その酵素活性を阻害する（図10-3-1）。この阻害作用は酵素の活性中心にあるセリン残基がβ-ラクタム環に求核的に反応することに起因しており，両分子間で共有結合が形成されることから不可逆的な作用である。結果として，細菌細胞壁の生合成および隔壁形成が阻害されるため，ペニシリン系抗菌薬は殺菌性の抗菌薬に分類される。また，細胞壁合成が活発化している対数増殖期には抗菌活性を発揮するが，休止期には十分な抗菌活性を発揮することができない。

ペニシリン系抗菌薬

◆概説◆

ペニシリン系抗菌薬は，基本構造としてβ-ラクタム環と5員環のチアゾリジン環を有している

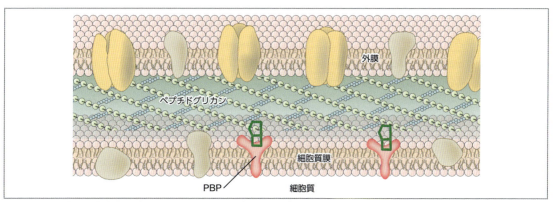

図10-3-1 グラム陰性菌に対するβ-ラクタム系抗菌薬の作用機序
PBP：ペニシリン結合タンパク質

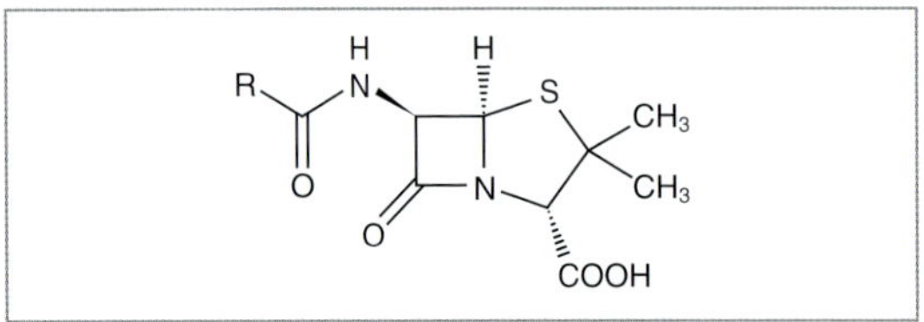

図10-3-2　ペニシリン系抗菌薬の基本構造

（図10-3-2）。本質的な抗菌活性はβ-ラクタム環が担っており、薬理学的な特徴や抗菌スペクトラムの大部分はβ-ラクタム環の側鎖構造により決定される。経口または注射投与後の吸収は良好で、吸収後は全身に広く移行し、胎盤通過性も良好である。中枢神経系や髄液等への移行は少ないが、髄膜に炎症があると、脳・髄液中に入りやすくなる。代謝はほとんど受けず、主に腎から高濃度に尿中に排泄されるため、尿路感染症に有効である。一方、ピペラシリンなどは胆汁中にも排泄され、胆道感染症にも有効である。

◆**臨床応用**◆

現在、日本で使用されているペニシリン系抗菌薬は、「古典的ペニシリン」「アミノペニシリン」「抗緑膿菌ペニシリン」の3種類に分類される。古典的ペニシリンに分類されるペニシリンG（penicillin G：PCG）は主にグラム陽性球菌（gram positive coccus：GPC）をカバーする。特に、肺炎球菌や神経梅毒の第1選択薬である。その他、レプトスピラ、破傷風菌、*Clostridium perfringens* などもカバーできる。口腔内の嫌気性菌である *Peptostreptococcus*、放線菌のアクチノミセスなどもカバーできる。しかし、メチシリン感受性黄色ブドウ球菌（methicillin-sensitive *Staphylococcus aureus*：MSSA）はペニシリンを破壊する酵素であるペニシリナーゼを産生するため、通常MSSAをPCGでカバーすることはできない。主な臨床的適応は、連鎖球菌感染症（感染性心内膜炎、壊死性筋膜炎）、肺炎球菌性肺炎、髄膜炎菌感染症、放線菌感染症、梅毒などがあげられる。

一方、アミノペニシリンにはアンピシリン（ABPC〈ampicillin〉）、アンピシリン・スルバクタム（ABPC/SBT〈sulbactam〉）、アモキシシリン（AMPC〈amoxicillin〉）、アモキシシリン・クラブラン酸（AMPC/CVA〈clavulanate〉）がある。PCGが主にGPCをカバーするのに対し、アミノペニシリンはグラム陰性桿菌（gram negative rods：GNR）の腸内細菌（*Escherichia coli*, *Klebsiella*, *Proteus* などを含む。緑膿菌〈*Pseudomonas aeruginosa*〉は除く）のカバーが可能である。ただし、GNRにおけるアミノペニシリン耐性は進行しているため、感受性がある場合にのみアミノペニシリンを第1選択薬として使用できる。また、*Klebsiella* はABPC、AMPCに対して内因性に耐性である。ABPC、AMPCの主な臨床的適応は、腸球菌感染症（主に *Enterococcus faecalis*）、胆道系感染症、尿路感染症、リステリア感染症（髄膜炎）などがあげられる。

さらに、ABPC、AMPCにβ-ラクタマーゼ阻害薬のスルバクタムやクラブラン酸を配合したABPC/SBT、AMPC/CVAがある。これらはABPCやAMPCでカバーできる菌に加え、β-ラクタマーゼを産生する菌もカバーすることができる。β-ラクタマーゼ産生菌のうち臨床的に特に重要となるのは、MSSA、グラム陰性菌、嫌気性菌 *Bacteroides* であり、ABPC/SBT、AMPC/CVAはこれらの菌に対するスペクトルを獲得している。β-ラクタマーゼ配合ペニシリンの主な臨床的適応は、皮膚、軟部組織感染症、骨髄炎、糖尿病性足病変、動物咬傷、腹腔内・骨盤内感染症などがあげられる。

抗緑膿菌ペニシリンにはピペラシリン（PIPC〈piperacillin〉）、ピペラシリン・タゾバクタム（PIPC/TAZ〈tazobactam〉）がある。これらはその名の通り、これまでのペニシリンに加え、緑膿菌に対するスペクトラムを有している。したがって、これらは主に医療関連感染（入院後48時間以降に発生した感染症の総称で、中心静脈ライン感染、尿路感染、医療関連肺炎、手術部位感染などを含む）の初期治療および最適治療に学術的な適応がある。逆に、緑膿菌を考慮する必要のない状況では、一般に学術的適応はない。PIPCにβ-

ラクタマーゼ阻害薬を配合した薬物が，PIPC/TAZであり，PIPCのスペクトラムに加え，β-ラクタマーゼを産生する菌もカバーすることができる。すなわち，先に述べたMSSA，グラム陰性菌，嫌気性菌Bacteroidesの3種類のβ-ラクタマーゼ産生菌にも使用できる。通常，医療関連感染を想定した初期治療では，単剤使用の場合は，PIPCよりもPIPC/TAZを使用するほうが，スペクトラム上，カバー漏れが少なく患者にとってより安全である。

◆ 副作用 ◆

副作用は少ないが，重要なものとして過敏（アレルギー）反応がある。皮膚発疹，じん麻疹，発熱などのほか，顆粒球減少症，血小板減少症，腎障害もこれに起因する。したがって，使用前にアレルギー歴を聴取することが重要となる。その他，胃腸障害（悪心，下痢，食欲不振），肝毒性，腸内細菌叢の変動と関連したビタミンK・B欠乏症，偽膜性大腸炎，製剤中のナトリウムやカリウムの過剰負荷に伴う電解質異常などがある。重篤な皮膚症状として，スティーヴンス-ジョンソン（Stevens-Johnson）症候群と中毒性皮膚壊死症候群がまれに起こる。

セフェム系抗菌薬

◆ 概説 ◆

セファロスポリン系，セファマイシン系およびオキサセフェム系抗菌薬を総称してセフェム系抗菌薬とよび，これらはβ-ラクタム環と6員環のジヒドロチアジン環を基本構造として有している（図10-3-3）。ペニシリン系抗菌薬と同様，抗菌活性はβ-ラクタム環が有しており，側鎖の構造により抗菌スペクトラムや組織移行性が変化する。R_1側鎖は主に抗菌薬のPBPへの結合親和性やβ-ラクタマーゼに対する安定性を付与し，R_2側鎖は中枢神経への移行性などの体内動態に影響するとされている。一般に，セファロスポリン系抗菌薬は細胞内および硝子体への移行性が悪い。ま

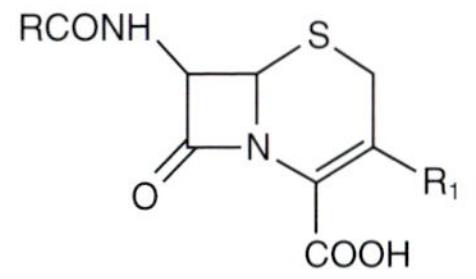

図10-3-3　セフェム系抗菌薬の基本構造

た，髄液への移行性が優れているセファロスポリン系抗菌薬はセフトリアキソン，セフォタキシム，セフタジジム，セフェピムである。セフォペラゾンおよびセフトリアキソンは胆汁排泄型であり，腎不全患者に対する用量調節が不要とされている。これら以外のセファロスポリン系抗菌薬は尿中排泄型であり，腎障害患者に対する用法・用量の調節が必要である。

◆ 臨床応用 ◆

セフェム系抗菌薬は世代分類され，第1世代から第4世代までの4世代に分けられる。セフェム系抗菌薬は第1世代から第3世代と世代が新しくなるにつれ，グラム陰性菌のカバーが改善されていく。逆に，グラム陽性菌のカバーは世代が新しくなるにつれ，低下していく。第4世代は第1世代と第3世代の長所をあわせもつ特徴がある。いずれの世代のセファロスポリン系抗菌薬も基質特異性拡張型β-ラクタマーゼ（extended-susceptible β-lactamase：ESBL）およびカルバペネマーゼによって分解されるため，これらのβ-ラクタマーゼ産生菌による感染症には使用できない。セファマイシン系，オキサセフェム系についてはESBL産生菌に対しても抗菌力を示すが，臨床的な有効性に対しては十分に検証されていない。

第1世代セフェム系抗菌薬

第1世代セフェム系抗菌薬には，注射剤のセファゾリン（cefazolin：CEZ），経口剤のセファレキシン（cefalexin：CEX）がある。GPCでは，MSSA，連鎖球菌をカバーする。腸球菌はカバーできない。グラム陰性菌では，腸内細菌のE. coli, Klebsiella pneumoniae, Proteus mirabilisなどが

カバーできるが，インフルエンザ菌，モラキセラはカバーが弱く，弱毒性GNR（エンテロバクター，セラチア，緑膿菌）には無効である。嫌気性菌*Bacteroides*もカバーしない。主な臨床適用は，皮膚軟部組織感染症，下部消化管を除く手術部位感染症予防，黄色ブドウ球菌（MSSAのみ）感染症一般などがあげられる。

第2世代セフェム系抗菌薬

第2世代セフェム系抗菌薬には，セファロスポリン系抗菌薬のセフォチアム（経口，注射，cefotiam：CTM），セファマイシン系抗菌薬のセフメタゾール（注射，cefmetazol：CMZ），オキサセフェム系のフロモキセフ（注射，flomoxef：FMOX）がある。第2世代セフェム系抗菌薬は，第1世代よりGNRへのスペクトラムが広くなる。具体的には，第1世代でカバー可能な菌に加え，インフルエンザ菌，モラキセラのカバーが改善されている。一方，MSSAに対するカバーは低下しており，かつ緑膿菌のカバーもできない。嫌気性菌*Bacteroides*のカバーはCTMにはないが，CMZ，FMOXではある。主な臨床適用は，セファロスポリン系は第1世代とほぼ同じである。一方，セファマイシン系は市中感染で軽症の腹腔内・骨盤内感染症，肝・胆道系感染症，下部消化管手術の際の手術部位感染症予防，誤嚥性肺炎などがあげられる。

第3世代セフェム系抗菌薬

第3世代セフェム系抗菌薬には，注射剤としてセフトリアキソン（ceftriaxone：CTRX），セフォタキシム（cefotaxime：CTX），セフタジジム（ceftazidime：CAZ），セフォペラゾン（cefoperazone：CPZ），経口剤としてセフカペンピボキシル（cefcapene pivoxil：CFPN-PI），セフジトレンピボキシル（cefditoren pivoxil：CDTR-PI），セフジニル（cefdinir：CFDN）などがある。第1，2世代に比べ，グラム陽性菌のカバーは低下するが，グラム陰性菌のカバーはさらに改善する。腸球菌のカバーはない。また，CAZ以外は緑膿菌に無効，CPZ以外は嫌気性菌*Bacteroides*のカバーがない。さらに，CPZ以外の第3世代セフェム系注射剤は髄液移行性があるので，細菌性髄膜炎の治療に使用できる。ちなみに，第1，2世代セフェム系抗菌薬は，細菌性髄膜炎の治療には使用できない。また，CTRXとCTXのスペクトラムは同一であるが，CTRXが肝代謝型薬物で半減期は6～7時間程度（1日1～2回投与可能），CTXが腎排泄型薬物で半減期は1時間程度（1日3～4回投与が必要）という相違点がある。したがって，CTRXは腎排泄による用量調節が不要である。CAZ以外の第3世代セフェム系注射剤の主な臨床適用は，市中発症の髄膜炎（肺炎球菌，髄膜炎菌），肺炎（肺炎球菌，インフルエンザ桿菌，クレブシエラ），尿路感染症，特発性細菌性腹膜炎などがあげられる。一方，抗緑膿菌活性を有するCAZでは，緑膿菌による感染症一般が臨床適用となる。

第4世代セフェム系抗菌薬

第4世代セフェム系抗菌薬には，注射剤としてセフェピム（cefepime：CFPM），セフォゾプラン（cefozopran：CZOP）がある。β-ラクタマーゼに安定で，第3世代セフェム系抗菌薬の抗菌力を有し，かつグラム陽性菌に対する抗菌力を第1・2世代セフェム系抗菌薬に匹敵するまで高めている。緑膿菌にも有効である。ただし，嫌気性菌*Bacteroides*や腸球菌のカバーはない。主な臨床適用は，緑膿菌を含むGNRによる感染症全般，発熱性好中球減少症があげられる。

◆副作用◆

副作用はペニシリンと類似している。アナフィラキシー反応の頻度はペニシリン薬よりも低いとされる。なお，分子中にメチルテトラゾールチオール構造を有するCMZ，CPZ，ラタモキセフなどは，胆汁中に排泄され，細菌により代謝を受けてテトラゾールチオールを生じる。これは肝アセトアルデヒド脱水素酵素を阻害するので，アンタビュース（嫌酒薬）様作用（悪心，嘔吐，めまい，頻脈など）を示すことがある。したがって，

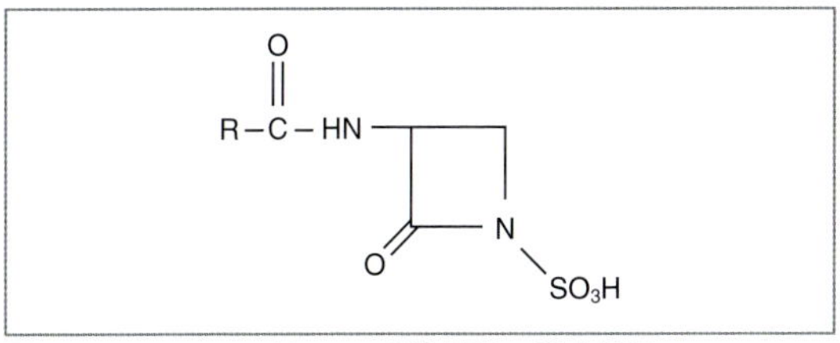

図 10-3-4　モノバクタム系抗菌薬の基本構造

服用中はアルコールの飲用を避ける。

モノバクタム系抗菌薬

◆概説◆

モノバクタムは，1つのβ-ラクタム環のみを有した構造となっている（図 10-3-4）。注射剤としてアズトレオナム（aztreonam：AZT）がある。AZTは殺菌性抗菌薬であり，緑膿菌を含むグラム陰性菌のみをカバーできるが，GPC，嫌気性菌には無効である。主に腎排泄型の薬物であるので，腎機能の低下例では減量が必要である。

◆臨床適用◆

医療関連感染や緑膿菌が想定される場合に用いられる。β-ラクタム系にアレルギー（タイプ1以外）がある患者に対する代替薬として用いられる。

◆副作用◆

発疹や下痢などであるが，発現頻度は低い。使用中に軽症の肝機能障害（GOT・GPT上昇）が現れることがある。

カルバペネム系抗菌薬

◆概説◆

カルバペネム系抗菌薬はペニシリンの基本骨格であるチアゾリジン環に対して，メチレン置換および二重結合を導入した構造を有する。また，ペニシリン系抗菌薬やセフェム系抗菌薬ではβ-ラクタム環のC-6位にはアミノアシル側鎖が*cis*位で配置されているのに対し，カルバペネム系抗菌薬ではヒドロキシエチル側鎖が*trans*位で配置されている（図 10-3-5）。この構造が，カルバペネム系抗菌薬のカルバペネマーゼに対する優れた安定性を付与している。分類は特になく，日本では注射剤として，イミペネム・シラスタチン（imipenem/cilastatin：IPM/CS），パニペネム・ベタミプロン（panipenem/betamipron：PAPM/BP），メロペネム（meropenem：MEPM），ドリペネム（doripenem：DRPM）がある。好気性のグラム陽性菌・グラム陰性菌および嫌気性の菌種に対する幅広い抗菌スペクトルを有する。また，抗菌効果は時間依存性であるため，効果と相関を示すPK-PDパラメータはMICより高い血中濃度で推移した時間（time above MIC：T＞MIC）である。主に腎排泄型の薬物のため，腎機能の低下例では用法・用量の調節が必要である。ただし，PAPMは24時間尿中排泄率が28～31％と低いため，腎機能に応じた用法・用量の調節は不要とされている。

◆臨床適用◆

幅広い抗菌スペクトルを有することから，複数

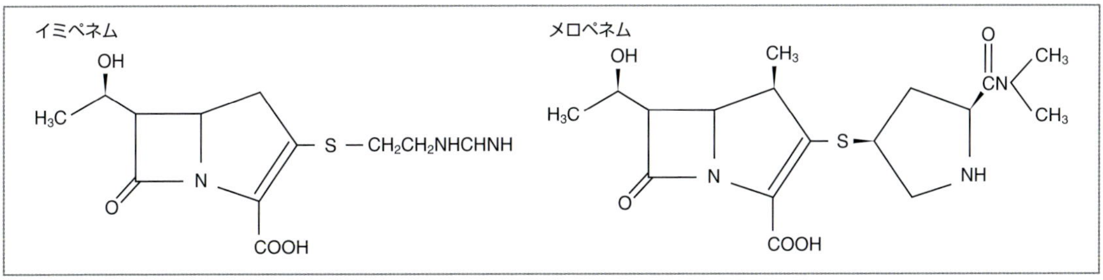

図 10-3-5　主なカルバペネム系抗菌薬の化学構造

菌による感染症や敗血症，他のβ-ラクタム系抗菌薬では効果がなかった細菌感染症，発熱性好中球減少症に対して使用される。緑膿菌感染症に対する初期治療としても用いられる。しかし，近年カルバペネム耐性の緑膿菌，アシネトバクター，腸内細菌科細菌の増加が臨床的に重大な問題となっているため，カルバペネム系抗菌薬を限定的に適正に使用することが特に求められている。

◆副作用◆

発熱，発疹，アレルギーのほか，中枢神経系では痙れんに注意する。なお，カルバペネム系抗菌薬とバルプロ酸ナトリウムの併用時にはバルプロ酸の血中濃度低下例，てんかん発作の頻度が増加した症例などが報告されており，併用禁忌である。

テトラサイクリン系抗菌薬

◆概説◆

テトラサイクリン核とよばれる4つの六員環構造を有するもので，テトラサイクリン（tetracycline：TC），ミノサイクリン（minocycline：MINO），ドキシサイクリン（doxycycline：DOXY）などがある（図10-3-6）。

◆作用機序◆

細菌のタンパク質合成系において，アミノアシルtRNAがmRNA・リボソーム複合体と結合するのを妨げ，タンパク質合成を阻害することにより静菌的抗菌作用を発揮する。また，本剤は動物のリボソームには作用せず，細菌のリボソームの30Sサブユニットに特異的に作用することから，選択毒性を有する（図10-3-7）。

◆体内動態◆

脂溶性の高いMINOとDOXYはほぼ完全に吸収され，組織移行性にも優れ，全身に広く移行する。テトラサイクリン系薬は代謝を受けにくく，未変化体で一部は尿中に，大半は胆汁を経て糞便中に排泄されるので，腎機能低下時でも常用量が使用可能である。

◆臨床適用◆

スペクトラムが広く，さまざまな菌の感受性検査でsusceptible（感受性あり）と判定され，多様な感染症に適用できると思われがちであるが，多

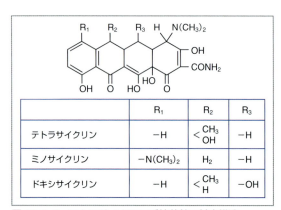

図10-3-6　テトラサイクリン系抗菌薬の基本構造

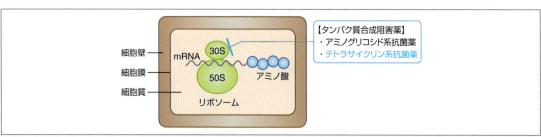

図10-3-7　テトラサイクリン系抗菌薬の作用機序

くの場合，ほかに第1選択となる薬物がある。基本的にはβ-ラクタム系抗菌薬がきかない微生物の一部に用いられる。必然性のある適用以外は，第1選択としてはならない。

◆**副作用**◆

代表的な副作用には，嘔気，光線過敏症があげられる。まれに偽性脳腫瘍が起こることもある。MINOでめまい感が現れることがあるので，自動車運転等には従事させない。また，小児（8歳以下）では，不可逆性の骨や歯の色素沈着が起こることがある。

マクロライド系抗菌薬

◆**概説**◆

大環状（14または16員環）ラクトンに数個の糖が結合したもので，日本では14員環マクロライド系抗菌薬のエリスロマイシン（erythromycin：EM），クラリスロマイシン（clarithromycin：CAM），ロキシスロマイシン（roxithromycin：RXM），15員環マクロライド系抗菌薬のアジスロマイシン（azithromycin：AZM），16員環マクロライド系抗菌薬のジョサマイシン（josamycin：JM）などが医薬品として承認されている（図10-3-8）。

◆**作用機序**◆

細菌の70Sリボソームの50Sサブユニットと結合し，細菌のタンパク質合成阻害により抗菌活性を示す（図10-3-9）。マクロライド系抗菌薬は菌体細胞をよく透過するが，ヒトの細胞には入りにくいので，選択毒性は優れている。また，他のマクロライド系抗菌薬と交叉耐性を示すため，注意が必要である。静菌的作用を有するが，菌株によっては殺菌的作用を示す。

◆**臨床適用**◆

一般的には，GPC（特にブドウ球菌）やマイコプラズマによる呼吸器感染症，ペニシリンアレルギー患者の肺炎球菌または溶連菌感染症に用いら

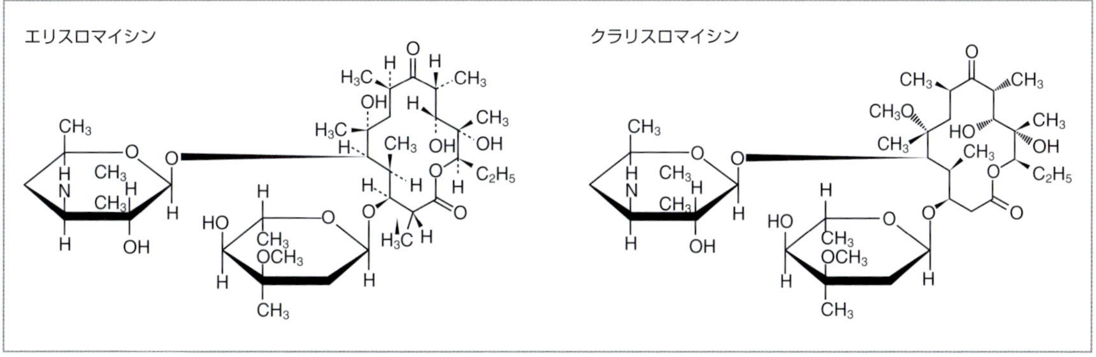

図10-3-8　主なマクロライド系抗菌薬の化学構造

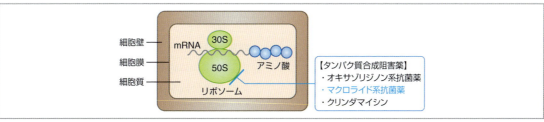

図10-3-9　マクロライド系抗菌薬の作用機序

れるが，耳鼻咽喉科感染症（咽喉頭炎，中耳炎など），潜在性化膿性疾患，歯科・口腔外科領域感染症などにも用いられる。マイコプラズマ肺炎，クラミジア肺炎，レジオネラ感染症などには第1選択薬として使用されるが，国内外で肺炎球菌，溶連菌およびマイコプラズマの耐性化が進んでいる。抗菌活性以外にも，免疫調整作用，抗炎症作用，細菌バイオフィルムの形成阻害作用を有し，びまん性汎細気管支炎などの慢性呼吸器疾患にも有効である。

◆ **副作用** ◆

代表的な副作用には，嘔気，腹痛，下痢，肝機能障害（特にEM），心電図上QT延長などがある。また，抗コレステロール薬のHMG-CoA還元酵素阻害薬との併用で，EM, CAMでは横紋筋融解が起こるリスクがあるため，CPKをモニターする。特に，EM, CAMでは薬物相互作用が多いため注意が必要である。

リンコマイシン系抗菌薬

◆ **概説** ◆

リンコマイシン（lincomycin：LCM）とクリンダマイシン（clindamycin：CLDM）があり（図10-3-10），作用機序はマクロライド系抗菌薬と類似している。肺内以外の各種臓器あるいは食細胞内中への移行性に優れていることに加え，特筆すべき点として，嫌気性菌に対して優れた抗菌活性を示す。その一方で，GNRには活性が弱く，無効である。

◆ **作用機序** ◆

リボソーム50Sサブユニットに作用し，ペプチド転移酵素反応を阻止しタンパク質合成を阻害する（図10-3-10参照）。

◆ **臨床適用** ◆

GPCや嫌気性菌に対する活性を活かして，皮膚軟部組織感染症，口腔内感染症，腹腔内感染症（大腸の穿孔が関与する腹膜炎など），婦人科領域の骨盤内感染症，尋常性痤瘡（にきび）に対する局所塗布などに使用される。

◆ **副作用** ◆

肝機能障害，血液障害（顆粒球減少），過敏症（皮膚発疹）などが現れることがある。特徴的な副作用として，*Clostridium difficile*（*Clostridioides difficile*）の異常増殖（エンドトキシンの過剰産生）による偽膜性大腸炎がまれに見られるので注意を要する。

アミノグリコシド系抗菌薬

◆ **概説** ◆

アミノグリコシド系抗菌薬は，通常，分子の中央に位置するヘキソース核に2つ以上のアミノ糖がグリコシド結合した構造であり，極性が高く，親水性である（図10-3-11）。

◆ **作用機序** ◆

細菌のリボソーム30Sサブユニットに結合し，翻訳開始複合体の阻害，mRNA翻訳阻害等によりタンパク質合成を阻害する（図10-3-12）。

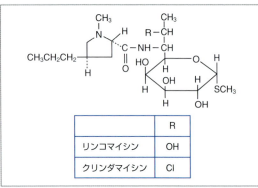

図10-3-10　主なリンコマイシン系抗菌薬の化学構造

◆**臨床適用**◆

ゲンタマイシン（gentamycin：GM），トブラマイシン（tobramycin：TOB），アミカシン（amikacin：AMK）は緑膿菌を含む好気性 GNR による重症感染症に β-ラクタム系薬と併用される。また，腸球菌，黄色ブドウ球菌にある程度の抗菌活性があり，相乗効果を期待して GM が β-ラクタム系薬やバンコマイシンと併用される。また，ストレプトマイシン（streptomycin：SM），カナマイシン（kanamycin：KM）は結核菌に，スペクチノマイシン（spectinomycin：SPCM）は淋菌に，アルベカシン（arbekacin：ABK）はメチシリン耐性黄色ブドウ球菌（methicillin-resistant *Staphylococcus aureus*：MRSA）に適用がある。一方，組織移行性は腎泌尿器系，胸水，腹水などの細胞外液に限局され，細胞内移行性は不良である。加えて，肺炎球菌，偏性嫌気性菌，あるいは膿瘍などの嫌気性環境下では無効である。

◆**副作用**◆

最重要な副作用は，腎機能障害（場合によっては不可逆となりうる）と不可逆性の聴覚障害（第Ⅷ脳神経障害）である。そのため，使用開始前には，腎機能，電解質（Na^+，K^+など）を確認し，使用開始後も注意深くモニターしていく。ピーク値とトラフ値を測定し，常に安全域に血中濃度があることを確認する。聴覚障害については，14日間以上アミノグリコシド系抗菌薬を使用する場合には，週1回の聴力検査を実施する。

キノロン系抗菌薬

◆**概説**◆

キノロン系抗菌薬は1960年代，ナリジクス酸（nalidixic acid：NA）がマラリアの特効薬であるクロロキンの合成中間体として見出され，この基本構造をもとに改良されてきた。キノロン系抗菌薬は発見年が，シノキサシン（cinoxacin）の発見年（1973年）以前のものをオールドキノロン，ノルフロキサシン（norfloxacin）の発見年（1980年）以降のものをニューキノロンという。さらに，

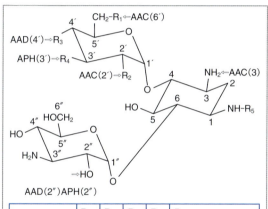

図 10-3-11　主なアミノグリコシド系抗菌薬の化学構造

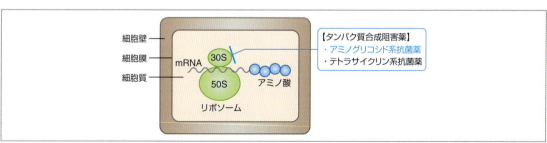

図 10-3-12　アミノグリコシド系抗菌薬の作用機序

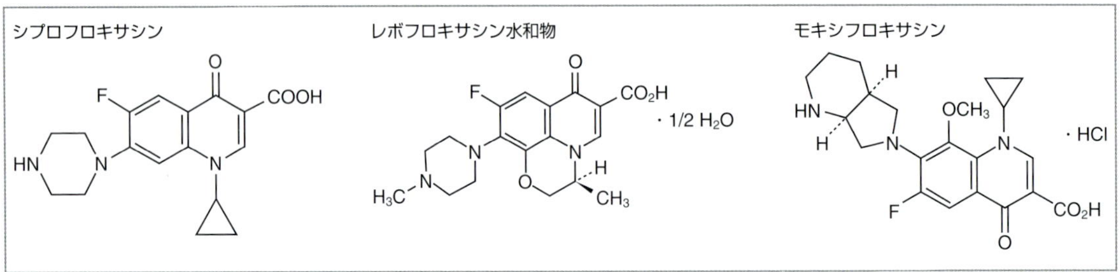

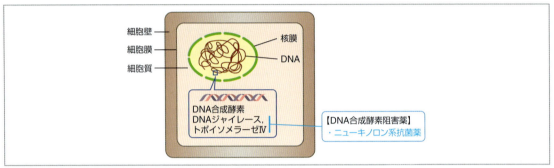

図10-3-13 主なキノロン系抗菌薬の化学構造

図10-3-14 キノロン系抗菌薬の作用機序

表10-3-1 ニューキノロン系抗菌薬の適用例
- レジオネラ症などの非定型肺炎カバーも想定している肺炎
- 緑膿菌の関与を想定する肺炎,尿路・泌尿器感染症,腹腔内感染症などの敗血症
- 緑膿菌の関与を想定する骨・軟部組織感染症(糖尿病性足壊疽など)
- 発熱性好中球減少症の初期治療(特に軽症で外来でのフォローアップが可能なとき,状態が安定して経口に切り替えていく際など)
- 旅行者下痢症
- 多剤耐性結核および第1選択薬が無効な非結核性抗酸菌症
- β-ラクタム系抗菌薬アレルギーのときの代替
- 髄膜炎菌アウトブレイク時の曝露後予防,炭疽菌などのバイオテロ時の予防投与

ニューキノロン薬でもレボフロキサシン(levofloxacin)以降のニューキノロンは肺炎球菌をカバーでき,「レスピラトリーキノロン」とよばれている。図10-3-13に代表的なキノロン系抗菌薬の構造式を示す。

◆**作用機序**◆

細菌のDNAジャイレース(トポイソメラーゼⅡ)およびトポイソメラーゼⅣ阻害作用を示し,結果としてDNA合成を阻害する(図10-3-14)。この作用は殺菌的である。また,キノロン系薬に曝露された細菌は,細胞壁の合成が進み伸展

したとしてもDNA合成は抑制されており,血中濃度が菌の最小発育阻止濃度(minimum inhibitory concentration:MIC)以下あるいは消失したとしても,細菌の増殖抑制効果(post antibiotic effect:PAE)が持続して認められる。

◆**臨床適用**◆

ニューキノロン系抗菌薬は,主にGNRのカバーが可能であり,特に腸内細菌,緑膿菌を含む医療関連感染や免疫不全患者で問題となる"SPACE"とよばれる菌(*Serratia, Pseudomonas, Acinetobacter, Citrobacter, Enterobacter*)をカ

バーする。レスピラトリーキノロンであれば，上記以外にGPCとして，連鎖球菌，腸球菌，肺炎球菌，MSSA，マイコプラズマ，レジオネラ，クラミジアなどにスペクトラムを有している。ただし，必要な臨床状況は限られており，多くは他の狭域抗菌薬で治療可能である。さらに，キノロン系抗菌薬に耐性を有する菌は増えているため，自施設やその周囲における代表的な起炎菌に対するキノロン系抗菌薬の感受性の割合を理解しておくことが重要である。具体的な適用例を表10-3-1に示す。

◆副作用◆

頻度が高い副作用は消化器症状であるが，軽微である。特徴的なのは中枢神経症状，循環器系症状，筋骨格系症状，血糖値異常である。したがって，クラスⅠ，クラスⅢの抗不整脈薬を服用中の患者には使用しない。また，18歳以下の小児，妊婦，授乳婦には小児の軟骨形成障害の可能性があるため，原則使用しない。

グリコペプチド系抗菌薬

◆概説◆

日本の医療現場で使用可能なグリコペプチド系抗菌薬は，バンコマイシン（vancomycin：VCM）とテイコプラニン（teicoplanin：TEIC）の2種類である（図10-3-15）。β-ラクタム系薬とは作用機序が異なり，ペニシリン結合タンパク質の変異した耐性グラム陽性菌，特にメチシリン耐性黄色ブドウ球菌（MRSA）感染症の治療薬として重要である。

◆作用機序◆

細菌の細胞壁合成阻害により殺菌的作用を有する。他のβ-ラクタム系抗菌薬とは異なり，細胞壁ペプチドグリカン合成の前駆体（ムレインモノマー）のD-アラニル-D-アラニン部位に結合することにより，ムレイン架橋酵素と基質との結合を

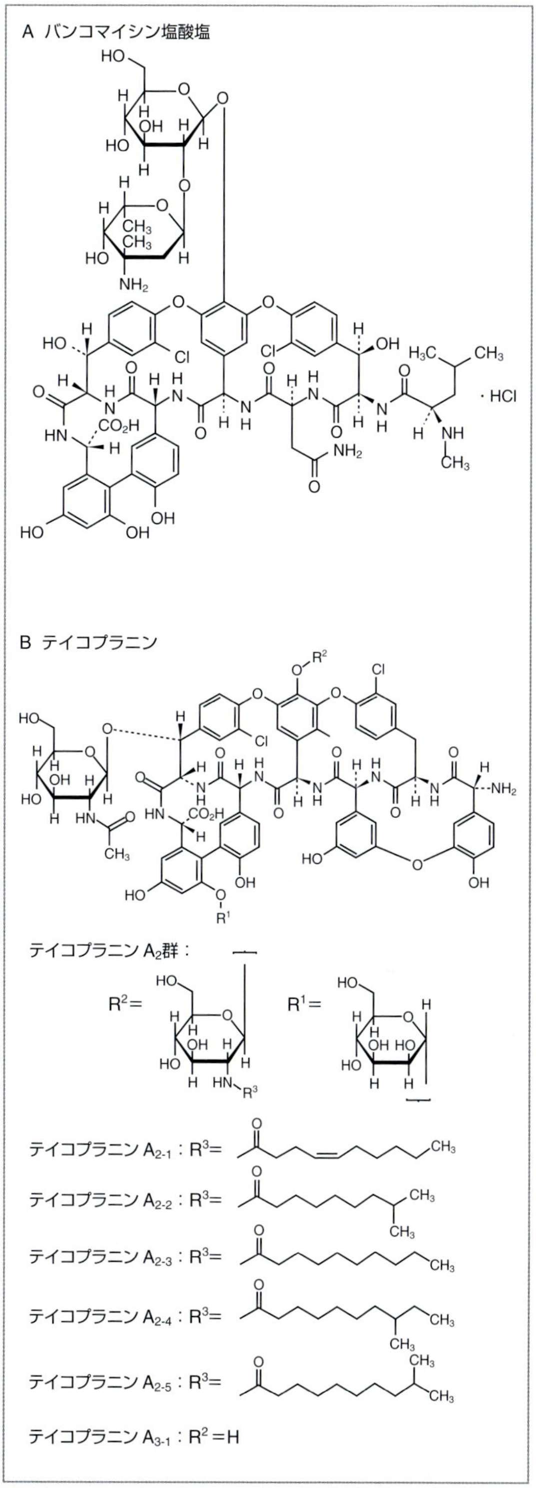

図10-3-15　主なグリコペプチド系抗菌薬の化学構造

図 10-3-16　グリコペプチド系抗菌薬の作用機序

阻害する（図 10-3-16）。

◆**臨床適用**◆

　経験的治療として，β-ラクタム系抗菌薬耐性のGPC 感染症が疑われるとき（カテーテル関連血流感染症，脳外科術後髄膜炎，手術部位感染，院内・市中肺炎で MRSA の関与が疑われる場合など），培養結果判明前の GPC 菌血症などに使用される。一方，標的治療として MRSA 感染症，メチシリン耐性表皮ブドウ球菌（methicillin-resistant *Staphylococcus epidermidis*：MRSE）感染症，*Enterococcus feacium* 感染症，ペニシリン耐性肺炎球菌（penicillin resistant *Streptococcus pneumoniae*：PRSP）による細菌性髄膜炎，β-ラクタムアレルギーをもつ患者の GPC 感染症などに使用される。また，VCM の経口薬は *Clostridium difficile*（*Clostridioides difficile*）関連腸炎に，TEIC は耐性遺伝子 vanB を有するバンコマイシン耐性腸球菌（vancomycin resistant enterococci：VRE）感染症に使用される。

◆**副作用**◆

　腎機能障害，レッドネック症候群，第Ⅷ脳神経障害，過敏症，汎血球減少，血栓性静脈炎，肝機能障害などが報告されている。VCM と比較して，TEIC のほうが安全性に優れていると考えられているが，両薬物ともに安全性および有効性の確保のため，TDM によって投与スケジュールを調節する必要がある。

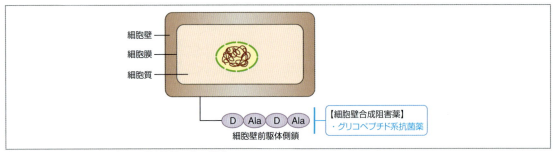

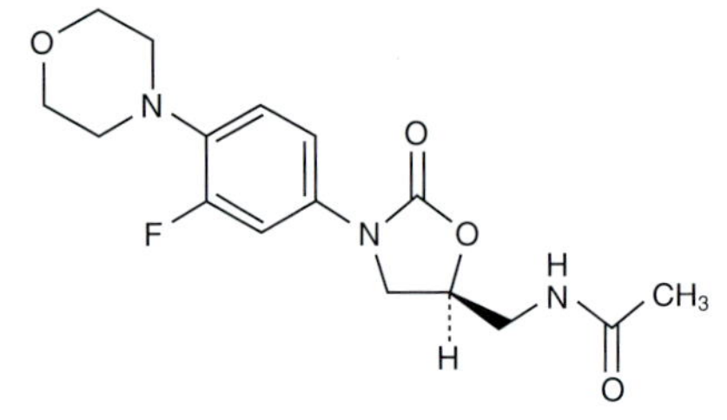

図 10-3-17　リネゾリドの化学構造

オキサゾリジノン系抗菌薬

◆**概説**◆

　日本で使用されるオキサゾリジノン系抗菌薬にはリネゾリド（linezolid：LZD）がある。LZD はオキサゾリジノン骨格を有する新しいクラスの合成抗菌薬である（図 10-3-17）。VCM 耐性腸球菌，MRSA などの耐性 GPC のための抗菌薬であり，適正使用が重要な薬物である。

◆**作用機序**◆

　細菌のタンパク質合成における翻訳の開始段階で，リボソーム 50S サブユニットに結合し，ペプチド合成の開始複合体（70S 開始複合体）の形成を阻害する（図 10-3-18）。

◆**臨床適用**◆

　VRE などを含む多剤耐性のグラム陽性菌による感染症が想定される場合，MRSA を含む多剤耐性グラム陽性菌による重症感染（皮膚軟部組織感

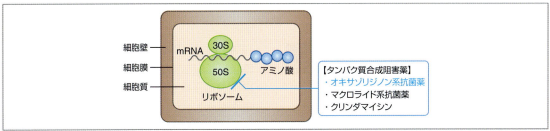

図 10-3-18　オキサゾリジノン系抗菌薬の作用機序

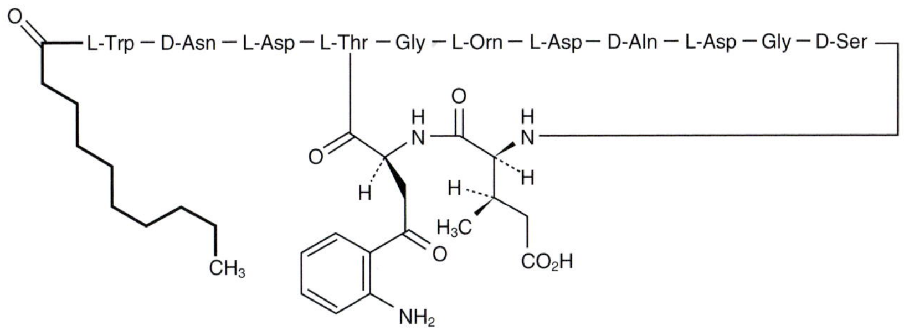

図 10-3-19　ダプトマイシンの化学構造

染，肺炎など）が想定される場合がよい適用となる。ただし，静菌性抗菌薬のため MRSA の菌血症，感染性心内膜炎に対しては，第 1 選択薬としては推奨されていない。

◆副作用◆

骨髄抑制，視神経症，間質性肺炎，腎不全，ショック，低ナトリウム血症，乳酸アシドーシス等が現れることがある。血小板減少は 14 日間以上投与時に，視神経障害は 28 日以上投与時に発現頻度が高くなる傾向がある。また，アドレナリン作用薬やチラミンを多く含有する飲食物（チーズ，赤ワイン等）と併用時，血圧上昇，動悸が現れることがある。

環状リポペプチド系抗菌薬

◆概説◆

日本の臨床現場ではダプトマイシン（daptomycin：DAP）が使用される（図 10-3-19）。

◆作用機序◆

DAP は Ca^{2+} 濃度依存的に細菌の細胞膜に結合し，膜中に挿入される。細胞膜に挿入された DAP がオリゴマーを形成し，イオン透過性の構造が生じる。イオン透過性の構造が細胞膜機能に障害を与え，細胞内 K^+ の流出をもたらし，細菌を破壊する。

◆臨床適用◆

臨床的に重要なグラム陽性菌のほぼすべてに抗菌活性を有するが，特に MRSA 感染症の治療薬として重要である。血流感染や皮膚軟部組織感染が主な治療対象となる。肺サーファクタントに結合し不活性化されるため，肺炎には無効である。

◆副作用◆

消化器症状，注射部位反応，頭痛，CK（クレアチンキナーゼ〈creatine kinase〉）上昇，AST/ALT

上昇などがある。

抗結核薬

◆概説◆

1944年に人類初の抗結核薬であるストレプトマイシン（SM）が発見され，1953年にイソニアジド（isoniazid：INH），1957年にピラジナミド（pyrazinamide：PZA），その後，カナマイシン（KM）やエタンブトール（ethambutol：EB）が発売され，1970年にリファンピシン（rifampicin：RFP）が臨床使用されるようになった（図10-3-20）。結核はこれらの抗結核薬を併用して治療される。

◆作用機序◆

- RFP：殺菌的作用を有する。細菌のRNAポリメラーゼに直接作用して，RNA合成の開始反応を阻害することにより抗菌力を発揮する。
- INH：殺菌的作用を有する。第1の作用点は，結核菌に特異な細胞壁成分であるミコール酸の合成を阻害して，細胞壁合成を阻害することにあるとされている。他に核酸の生合成阻害，糖およびアミノ酸代謝の阻害などが考えられている。
- PZA：細胞壁の合成を阻害することにより，酸性環境・細胞内において殺菌的に作用する。
- EB：核酸合成を阻害することにより，静菌的作用を有する。
- SM：リボソームの30Sに結合し，タンパク質合成を阻害することにより，静菌的作用を有する。

◆臨床適用◆

INH，RFP，EB，PZAの4剤を2カ月間使用し，その後INH，RFPを4カ月間使用した合計6カ月の治療が標準的治療である。結核菌の感受性結果や副作用によって，使用薬物を適宜変更する。不規則な内服は治療失敗，耐性獲得，再発率上昇の危険性があり，決められた内容や期間の順守が重要である。

◆副作用◆

- RFP：胃腸障害，肝機能障害，過敏反応など。薬物代謝酵素（シトクロムP450〈cytochrome P450：CYP〉3A4）を誘導するので，本酵素が関与する抗HIV薬（プロテアーゼ阻害薬，併用

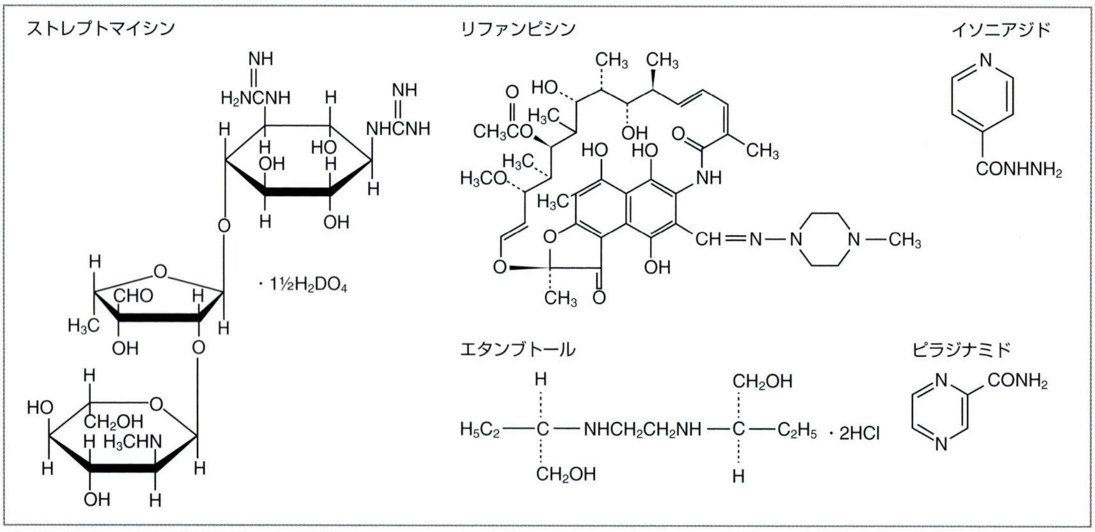

図10-3-20　主な抗結核薬の化学構造

禁忌），クマリン系抗凝結薬，経口糖尿病薬，シクロスポリン，テオフィリンなど（以上，併用注意）の作用が減弱する。

- INH：副作用は比較的少ないとされる。末梢神経障害（四肢知覚異常，しびれ感）を起こすことがあり，ビタミンB_6の投与で改善がみられる。他に，肝障害，過敏反応，中枢神経障害などが現れることがある。肝障害はRFPとの併用により増強されるため注意する。
- PZA：劇症肝炎などの重篤な肝障害や黄疸の報告があるため，肝障害の患者への投与は禁忌である。その他，高尿酸血症，胃腸障害，過敏症などが現れることがある。また，本剤は腎排泄型の薬物であるため，腎障害の患者ではその程度により用量調節が必要である。
- EB：最も注意すべき副作用は視力障害である。RFPとの併用で増強されるので注意する。早期発見であれば可逆的に改善するが，発見が遅れた場合，不可逆的となる。したがって，早期発見が困難な乳幼児では禁忌となる。その他，すでに視神経障害を起こしている可能性のある糖尿病やアルコール依存症患者への投与も禁忌である。
- SM：アミノグリコシド系抗菌薬に共通の腎障害，第Ⅷ脳神経障害が重要である。第Ⅷ脳神経障害の頻度は5％以上または頻度不明で報告されており，同じアミノグリコシド系薬のGM（0.1％未満）やAMK（0.1～5％未満）と比較して高くなっている。

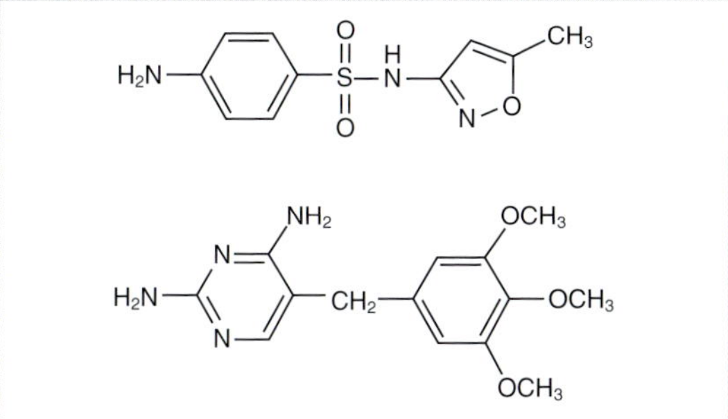

図10-3-21　スルファメトキサゾール（上），トリメトプリム（下）の化学構造

ST合剤

◆概説◆

ST合剤は，持続性サルファ剤であるスルファメトキサゾール（sulfamethoxazole：SMX）と2,4-ジアミノピリミジン系の抗菌物質トリメトプリム（trimethoprim：TMP）を5：1の比率で配合した合成抗菌薬である（図10-3-21）。

◆作用機序◆

ST合剤は，SMXとTMPのそれぞれが葉酸合成経路の異なる場所を阻害することによって，相乗的にDNA合成を阻害する。SMXは細菌の葉酸合成過程で構造が類似しているp-アミノ安息香酸（*para*-aminobenzoic acid：PABA）と競合して，ジヒドロ葉酸の合成を阻害する。TMPは細菌細胞中でジヒドロ葉酸から活性葉酸であるテトラヒドロ葉酸への還元を酵素的に阻害し，プリン体および核酸合成を阻害する（図10-3-22）。

◆臨床適用◆

グラム陽性菌，グラム陰性菌，原虫，*Pneumocystis jirovecii*と幅広い有効性がある一方で，耐性化が進行している。副作用の問題からも，経験的治療ではなく原因菌が判明し，かつ薬物感受性

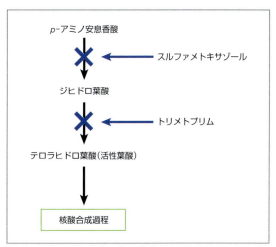

図10-3-22　ST合剤の作用機序

検査により他の抗菌薬が無効であると判断された場合に使用される。ただし，*Stenotorophomonas maltophilia*，*Burkholderia cepacia*，*Nocardia asteroides* といった多剤に自然耐性を示す菌種による感染症には，第1選択薬として投与される。

◆副作用◆

発熱，発疹，タイプ1アレルギー，スティーヴンス-ジョンソン症候群などの頻度が相対的に高い。嘔気・嘔吐，下痢，食欲不振などの消化器症状も比較的多い。また，重篤な副作用として造血器障害（再生不良性貧血，溶血性貧血，巨赤芽球症，汎血球減少，無顆粒球症など）がある。高用量の使用において，高カリウム血症，低ナトリウム血症が現れることがある。

その他の抗感染症薬

その他，臨床的に重要な感染症治療薬としてメトロニダゾール，ホスホマイシン，コリスチンをあげる。

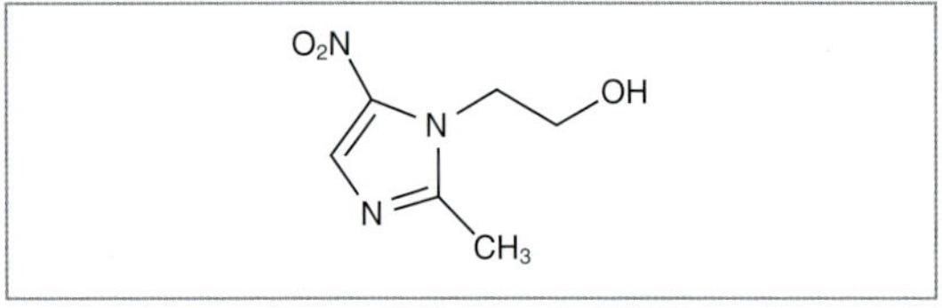

メトロニダゾール

◆概説◆

メトロニダゾール（metronidazole：MNZ）は，ニトロイミダゾール化合物の1つで，臨床上，*Clostridum difficile*（*Clostridioides difficile*），*Bacteroides fragilis* を含む嫌気性菌感染症で利用価値の高い抗菌薬である（図10-3-23）。2014年9月に注射剤が販売され，内服困難な患者にも使用可能になった。

◆作用機序◆

MNZ自体に抗菌活性はない。原虫または菌体内で酸化還元反応を受け，ニトロソ化合物に変化する。この過程で生成したフリーラジカルがDNA合成阻害およびDNA損傷を引き起こすと考えられている（図10-3-24）。殺菌的作用を示し，濃度依存的である。

◆臨床適用◆

基本的に *Clostridum difficile*（*Clostridioides difficile*）関連疾患，嫌気性菌 *Bacteroides fragilis* の第1選択薬である。そのほか，*Fusobacterium*，*Prevotella* などの嫌気性菌全般についてのカバーも有する。したがって，腹腔内感染，脳膿瘍，そのほか嫌気性菌を含む複合菌感染症に使用される。一方，嫌気性菌以外のグラム陽性菌，グラム陰性菌のカバーはない。そのほかの適用として，ピロリ菌除菌，アメーバ赤痢，トリコモナス症，細菌性膣症，ランブル鞭毛虫感染症などがある。

図10-3-23　メトロニダゾールの化学構造

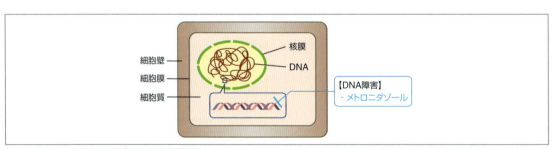

図10-3-24　メトロニダゾールの作用機序

◆副作用◆

悪心，食欲低下等の消化器症状が多い。まれな副作用に，痙れん発作，末梢神経障害がある。アルコールとの併用でジスルフィラム様作用（悪酔い）を引き起こすことが知られている。

ホスホマイシン

◆概説◆

ホスホマイシン（fosfomycin：FOM）は単純な化学構造を有し，内服剤はカルシウム水和物であり，注射剤はナトリウム塩である（図10-3-25）。分子量が少ないので組織移行性に優れ，また血漿タンパク結合率も低いので抗原性が低い。体内でほとんど代謝されずに尿中に排泄される。

◆作用機序◆

FOMは，細菌細胞壁合成の初期段階（ウリジン二リン酸-N-アセチルグルコサミン-エノールピルビン酸転移酵素）を阻害する殺菌的作用を示す。β-ラクタム系抗菌薬とは異なる作用機序を有することから，交叉耐性が少ないという特徴がある。

◆臨床適用◆

黄色ブドウ球菌，*Enterococcus faecalis* および本剤に感受性のあるGNRによる感染症の治療に使われる。また最近では，基質特異性拡張型β-ラクタマーゼ産生大腸菌に対する有効性が報告されている。実際の臨床における使用機会はあまり多くなく，尿路感染症，感染性腸炎の治療やβ-ラクタム系抗菌薬にアレルギーのある患者への代替薬として使用される。

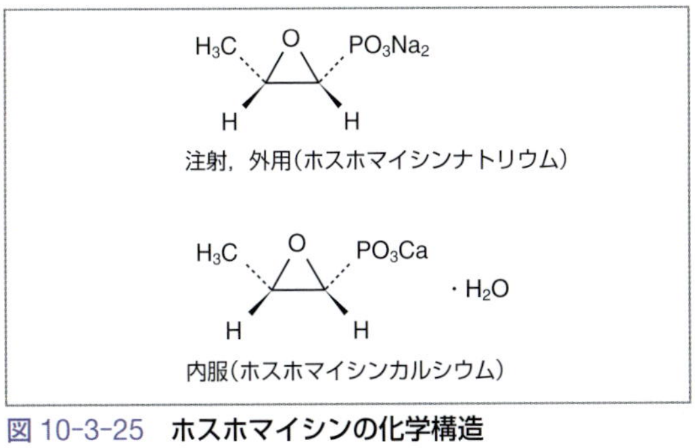

◆副作用◆

内服で胃腸障害，肝機能障害，静注で肝機能障害，胃腸障害，血管痛，静脈炎が現れることがある。また，注射薬は14.5 mEq/g（力価）のナトリウムを含有しており，心不全，腎不全，高血圧症などのナトリウム接種制限を要する患者に投与する場合は注意が必要である。

コリスチン

◆概説◆

コリスチン（colistin：CL）は，1950年に福島県内の土壌中細菌 *Bacillus polymyxa* var. *colistinus* より分離されたポリミキシン系ペプチド（ポリペプチド系）抗菌薬である（図10-3-26）。過去に安全性の問題から販売中止となった歴史があり，慎重な使用が求められる。2015年に再度承認され，臨床での使用が可能となった。

◆作用機序◆

カルシウムとマグネシウムの架橋により安定化されている脂質二重膜からなる外膜および内膜を有するグラム陰性菌に対し，ポリカチオン性ペプチド環が結合し，カルシウムとマグネシウムの架橋構造を崩壊させる。また，CLの側鎖脂肪酸もグラム陰性菌の外膜のリポポリサッカライドに結合し，CLが外膜に入り込み，細胞膜の透過性を上昇させ，細胞の内容物を漏洩させ溶菌させる。エンドトキシンの不活性化作用も有する。

◆臨床適用◆

グラム陽性菌や嫌気性菌には無効だが，プロテウス，セラチアなどを除くGNRに有効である。日本では，多剤耐性の緑膿菌，アシネトバクター

図10-3-25 ホスホマイシンの化学構造

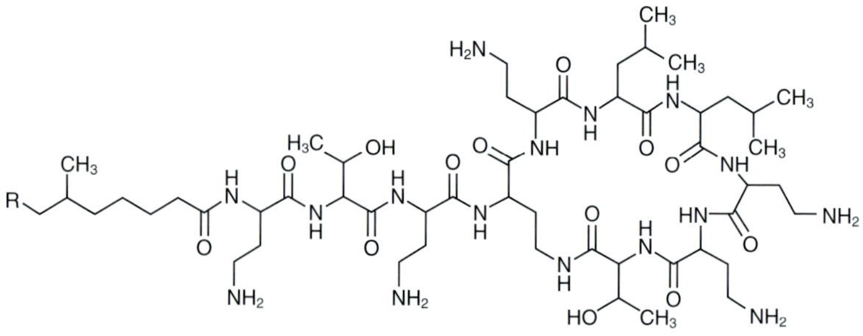

図10-3-26　コリスチンの化学構造

属，大腸菌，シトロバクター属，クレブシエラ属，エンテロバクター属が適用になっている。

◆副作用◆

腎障害，神経障害，呼吸窮迫，無呼吸，発疹，過敏反応などが現れることがある。腎障害・神経障害発現のリスク因子として，総投与量，投与期間，高齢者，糖尿病，高APACHE（acute physiology and chronic health evaluation）Ⅱスコアなどがある。併用薬として，筋弛緩作用を有する薬物や，腎機能障害を起こすVCM，アミノグリコシド系抗菌薬，NSAIDsなどに注意が必要である。

本項目で扱った薬物一覧	
薬物	作用機序など
● β-ラクタム系抗菌薬	● ペニシリン結合タンパク質のトランスペプチダーゼ活性部位に結合し，その酵素活性を阻害。細菌細胞壁の生合成および隔壁形成が阻害される
ペニシリン系抗菌薬 　　ペニシリンG 　　アンピシリン 　　アンピシリン・スルバクタム 　　アモキシシリン 　　アモキシシリン・クラブラン酸 　　ピペラシリン 　　ピペラシリン・タゾバクタム	グラム陽性菌・グラム陰性菌に有効
セフェム系抗菌薬 　　第1世代セフェム系抗菌薬 　　　セファゾリン 　　　セファレキシン	グラム陽性菌に対する抗菌力に優れているが，グラム陰性菌に対しての作用が弱く，緑膿菌には無効
第2世代セフェム系抗菌薬 　　　セフォチアム 　　　セフメタゾール 　　　フロモキセフ	第1世代に比べて，グラム陰性菌（インフルエンザ菌など）へのカバーが改善
第3世代セフェム系抗菌薬 　　　セフトリアキソン 　　　セフォタキシム 　　　セフタジジム 　　　セフォペラゾン	グラム陽性菌に対する抗菌力は弱いがグラム陰性菌に対しての作用は強く，緑膿菌は一部に有効

	セフカペンピボキシル セフジトレンピボキシル セフジニル	
	第4世代セフェム系抗菌薬 　セフェピム 　セフォゾプラン	グラム陽性菌，グラム陰性菌に抗菌力を示し，緑膿菌に対しても有効
	モノバクタム系抗菌薬 　アズトレオナム	グラム陰性菌に対して強い抗菌力があるが，グラム陽性菌に対しては無効
	カルバペネム系抗菌薬 　イミペネム・シラスタチン 　パニペネム・ベタミプロン 　メロペネム 　ドリペネム	グラム陽性菌，グラム陰性菌，嫌気性菌に対して有効
●テトラサイクリン系抗菌薬 　テトラサイクリン 　ミノサイクリン 　ドキシサイクリン		●細菌のリボソームの30Sサブユニットに特異的に作用し，タンパク質合成を阻害
●マクロライド系抗菌薬 　エリスロマイシン 　クラリスロマイシン 　ロキシスロマイシン 　アジスロマイシン 　ジョサマイシン		●細菌の70Sリボソームの50Sサブユニットと結合し，タンパク質合成を阻害
●リンコマイシン系抗菌薬 　リンコマイシン 　クリンダマイシン		●細菌のリボソーム50Sサブユニットに作用し，ペプチド転移酵素反応を阻止してタンパク質合成を阻害
●アミノグリコシド系抗菌薬 　ゲンタマイシン 　トブラマイシン 　アミカシン 　ストレプトマイシン 　カナマイシン 　スペクチノマイシン 　アルベカシン		●細菌のリボソーム30Sサブユニットに結合し，タンパク質合成を阻害
●キノロン系抗菌薬 　レボフロキサシン		●細菌のDNAジャイレース（トポイソメラーゼⅡ）およびトポイソメラーゼⅣ阻害作用を示し，結果としてDNA合成を阻害
●グリコペプチド系抗菌薬 　バンコマイシン 　テイコプラニン		●細胞壁ペプチドグリカン合成の前駆体のD-アラニル-D-アラニン部位に結合することにより，細胞壁合成を阻害
●オキサゾリジノン系抗菌薬 　リネゾリド		●細菌のリボソーム50Sサブユニットに結合し，タンパク質合成を阻害
●環状リポペプチド系抗菌薬 　ダプトマイシン		●イオン透過性の構造が細胞膜機能に障害を与え，細胞内K^+の流出をもたらし細菌を破壊
●抗結核薬 　ストレプトマイシン 　イソニアジド		リボソームの30Sに結合し，タンパク質合成を阻害する 細胞壁成分であるミコール酸の合成を阻害して，細胞壁合成を阻害
ピラジナミド		細胞壁の合成を阻害

	カナマイシン	タンパク質合成を阻害
	エタンブトール	核酸合成を阻害
	リファンピシン	RNAポリメラーゼに直接作用して，RNA合成の開始反応を阻害
●ST合剤		
	スルファメトキサゾール	p-アミノ安息香酸と競合して，ジヒドロ葉酸の合成を阻害
	トリメトプリム	テトラヒドロ葉酸への還元を酵素的に阻害し，プリン体および核酸合成を阻害
●その他		
	メトロニダゾール	DNA合成阻害およびDNA損傷を引き起こす
	ホスホマイシン	細菌細胞壁合成の初期段階（ウリジンニリン酸-N-アセチルグルコサミン-エノールピルビン酸転移酵素）を阻害
	コリスチン	細胞膜の透過性を上昇させ，細胞の内容物を漏洩させ溶菌させる

参考文献

1) Brunton L et al：Goodman & Gilman's The pharmacological basis of therapeutics 12e, McGraw-Hill Medical, 2011
2) 日本化学療法学会「抗菌化学療法認定医認定制度審議委員会」編：抗菌薬適正使用生涯教育テキスト，日本化学療法学会，2008
3) 日本外科感染症学会編：周術期感染管理テキスト，診断と治療社，2012
4) Gilbert DN et al.：The Sanford Guide to Antimicrobial Therapy, Antimicrobial Therapy, digital content update-6. 21. 2016
5) 矢野晴美：絶対わかる抗菌薬はじめの一歩，羊土社，2010
6) 大曲高夫監修：抗菌薬コンサルトブック，南江堂，2015
7) 二木芳人監修：薬学生・薬剤師レジデントのための感染症学・抗菌薬治療テキスト，じほう，2015
8) 日本病院薬剤師会監修：薬剤師のための感染制御マニュアル 第3版，薬事日報社，2011
9) 細川直登編："実践的"抗菌薬の選び方・使い方，医学書院，2014
10) 田中千賀子ほか編：NEW薬理学 改訂第6版，南江堂，2011
11) 中谷晴昭ほか編：実践臨床薬理学，朝倉書店，2010

【小坂 信二，西山 成】

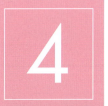

真菌感染症，寄生虫症の薬物治療

目標
- 深在性真菌症，表在性真菌症に用いられる抗真菌薬について理解する。
- 寄生虫症の治療に用いられる抗原虫薬，駆虫薬について理解する。

真菌感染症

真菌はかび，酵母，キノコなどの総称で，人体と同じく核をもつ真核細胞である。真菌の多くは無害であるが，一部の真菌はヒトに感染（寄生）し真菌症を引き起こす。真菌の中には微小な胞子をまき散らして繁殖するものがあり，この胞子は空気中に浮遊していることが多く，ヒト等に吸い込まれたり，体の表面（主に皮膚）に付着したりすることがある。そのため真菌感染症は肺や皮膚から始まることが多くみられる。真菌症は寄生する部位により分類ができ，皮膚角質層内に真菌が感染する表在性真菌症と，皮膚有棘層以下に感染する深在性真菌症に分けられる。なお，深在性真菌症には，内臓に真菌が感染する内臓真菌症も含まれる。いずれも移植手術を受けた後や，ステロイドや免疫抑制薬の投与，衛生環境の悪化があると感染するリスクが高くなる。さらに，感染を起こした真菌が常在性であるか外来性であるかにより，内因性真菌症と外因性真菌症にも分けられる。

真菌は細菌に比べて細胞膜やタンパク質合成経路などがヒト細胞と類似しているため，抗真菌薬は抗菌薬よりもターゲットへの選択性が低く，種類も非常に少ない。真核細胞とヒト細胞の大きな違いは，細胞膜ステロールがエルゴステロールであること，細胞壁をもつことである。この違いが抗真菌薬の作用標的となっているが，構造分子の属・種間差が存在するため，これらの差がターゲットと薬物の親和性もしくは作用強度の差となり，抗真菌スペクトラムの違いに現れてくる（図10-4-1）。

真菌症のうち，放線菌症とノカルジア症（放線菌，ノカルジアはともに細菌様真菌）にはペニシリン系薬やサルファ薬が奏効するが，その他の真菌症（カンジダ症，アスペルギルス症など）には抗細菌性薬は無効であるため，抗真菌薬を選択することになる。

主に深在性真菌症の治療に用いられる抗真菌薬

◆ポリエン系抗真菌薬◆

アムホテリシンB

アムホテリシンB（amphotericin-B：AMPH-B）は *Streptomyces nodosus* が産生する抗生物質で，皮膚や粘膜に局所投与されて用いられる。作用機序は真菌およびリーシュマニア原虫のそれぞれの細胞膜成分であるエルゴステロールおよびエピステロールに高い親和性をもち，これらステロールと結合することで，細胞膜の透過性を高め，細胞質成分を露出させることで死滅させる。ポリエン系抗真菌薬は消化管からはほとんど吸収されず，アムホテリシンBも例外ではない。そのため経口投与により全身に感染している真菌症を治療することはできない。この場合は注射による投与が行われる。すなわち消化管の真菌症に対し

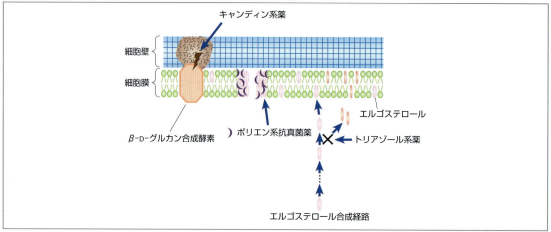

図10-4-1 抗真菌薬の作用機序

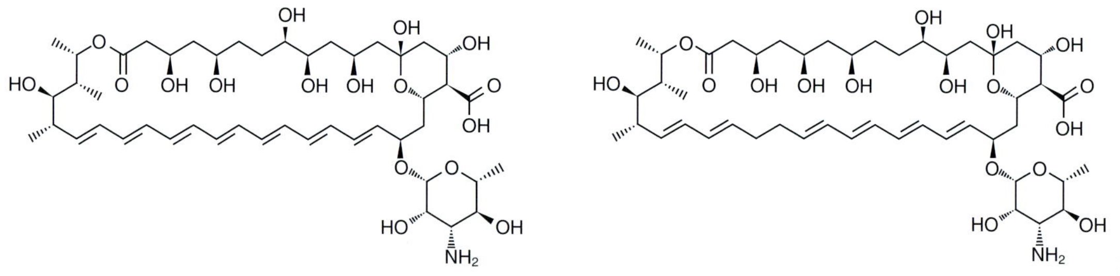

図10-4-2 アムホテリシンB, ナイスタチンの化学構造

ては経口投与, 全身性の真菌症に対しては注射投与が選択される。

ナイスタチン

ナイスタチン (nystatin：NYS) は *Streptomyces voursin* が産生する抗生物質で, カンジダに有効である。内服では消化管カンジダ症に, 外用では皮膚・外陰カンジダ症に用いる。アムホテリシンBとともに細菌由来であり, 作用機序も同様で, 膜の透過性障害作用をもつ。腸管からは吸収されないため, 深在性真菌症には無効である。副作用は比較的少ないが, 悪心, 嘔吐, 下痢などの症状が現れることがある。

◆グリセオフルビン◆

グリセオフルビン (griseofulvin：GRF) は, 1939年にOxfordらにより *Penicillium griseofulvum* Dierckx の培養液より分離された抗生物質で, 皮膚, 爪, 毛髪の表在性および深在性の皮膚真菌症に有効である。カンジダや他の真菌の多くには無効であり, 内臓真菌症には効果はない。グリセオフルビンは菌糸の発育領域で微小管に作用して, 有糸分裂を妨げることにより抗真菌作用を示す(静菌的)。消化管からの吸収は10％ほどと, あまりよくない。血中のグリセオフルビンはケラチンを含む皮膚などの基底細胞に取り込まれ, ケラチンと結合して角質層に寄生する真菌の成長を抑制する。こうした真菌は, 新生する角質層が古

い感染組織にとってかわることで順次脱落していく。服用したほとんどが未変化体として糞便中に排泄され，尿中排泄はほとんどない。重篤な副作用はほとんどない。

◆イミダゾール誘導体（imidazole）◆

ミコナゾール

ミコナゾール（miconazole）は，深在性真菌症の治療薬として全身的に投与される。アムホテリシンBと同様に，内臓真菌症を起こすほとんどの真菌に対して抗菌力をもち，皮膚糸状菌に対しても効果を示す。真菌の細胞膜であるエルゴステロールの合成経路を阻害し，細胞膜透過性を障害する（静菌的）。また高濃度では直接細胞膜リン脂質と相互作用し，細胞膜を傷害する（殺菌的）。腸管からの吸収が悪いため，全身投与に対しては点滴静注で行う。また，組織移行性は比較的よいが，血漿タンパク質結合率が高く髄液中への移行は悪いため，髄膜炎に対しては髄腔投与もされる。口腔内カンジダ症にはゲル経口用として，皮膚真菌症やカンジダによる膣炎，外陰膣炎には膣坐剤として使用される。アムホテリシンBと比べ副作用は少ないが，消化器症状（悪心・嘔吐，下痢，食欲不振）や過敏症が起こりうる。また，添加剤がポリオキシエチレン硬化ひまし油であるため，アナフィラキシーショックにも注意が必要である。アムホテリシンBは発熱，悪寒，腎障害などが必発であるが，ミコナゾールは肝代謝であるため，これらがなく使いやすい。テルフェナジン（terfenadine）やシサプリド（cisapride）との併用は，QT延長，致死性不整脈を誘発するため禁忌である。またシトクロムP450（cytochrome P450：CYP）3A4と関連するため，クマリン系抗凝固薬，経口糖尿病薬，トリアゾラム（triazolam）などとの併用でこれらの薬物の作用が増強され，リファンピシン（rifampicin）との併用でその血中濃度の低下がみられる。

ケトコナゾール

ケトコナゾール（ketoconazole）は全身投与が可能であり，深在性真菌症に用いられる。腸管から吸収されるため，経口投与が可能である。

◆トリアゾール誘導体（triazole）◆

フルコナゾール

フルコナゾール（fluconazole）は，カンジダ，クリプトコッカス，アスペルギルスに有効であり，これらの真菌血症，真菌髄膜炎，消化管・呼吸器・尿路真菌症に用いられる。作用機序はミコナゾールと同じであり，エルゴステロールの合成阻害により細胞膜透過性を障害する。ミコナゾールとの違いは，腸管からの吸収がよいため経口投与も注射も可能であること，脳脊髄液中に移行し，真菌性の髄膜炎の治療が可能であること，排

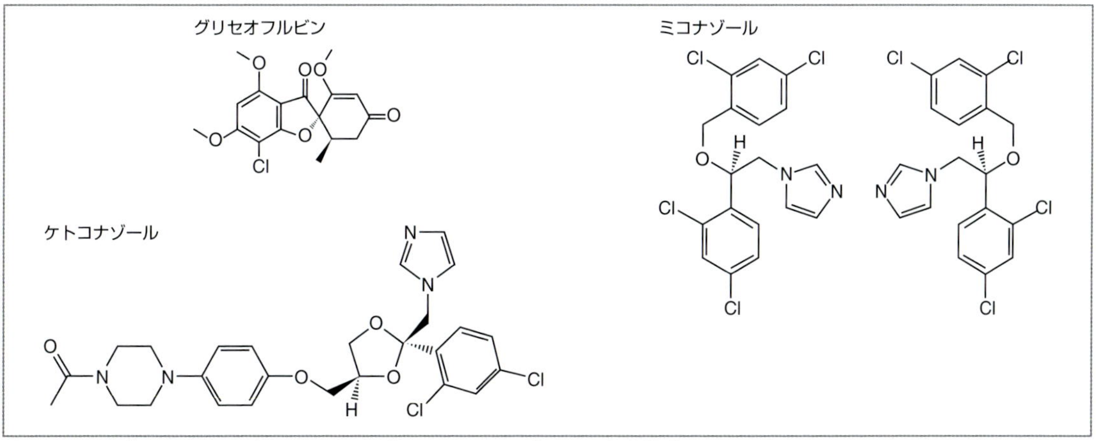

図 10-4-3　グリセオフルビン，ケトコナゾール，ミコナゾールの化学構造

泄は大部分が未変化体のまま尿中に行われること，などである。副作用はミコナゾールと同様，比較的少ない。内服時は消化器症状，発熱，肝酵素の上昇などがあり，静注時は発疹やアナフィラキシーショックにも注意が必要である。また，CYP3A4 で代謝されるので，トリアゾラムやエルゴタミン（ergotamine）等との併用は禁忌である。

イトラコナゾール

イトラコナゾール（itraconazole）は，皮膚糸状菌，カンジダ，クリプトコッカス，アスペルギルス等，幅広い抗真菌スペクトルを有し，皮膚真菌症と内臓真菌症のどちらにも適応をもつ初めての経口剤である。作用機序はミコナゾール等と同様に，エルゴステロールの合成阻害により細胞膜透過性を障害する。上部腸管より吸収され，組織親和性や移行性も良好である。主に肝代謝され，糞尿中に排泄される。副作用は比較的少なく，消化器症状や肝機能障害が起こることがある。CYP3A4 で代謝されるので，併用薬には注意が必要である。

◆フルシトシン◆

フルシトシン（5-flucytosine：5-FC）は，カンジダ，クリプトコッカス，アスペルギルスのほか，黒色真菌による消化管・呼吸器・尿路感染症，敗血症，髄膜炎に有効である。本剤はクリプトコッカス髄膜炎の第 1 選択薬である。選択的に真菌細胞に取り込まれ，細胞内でフルオロウラシル（5-fluorouracil：5-FU）となり，DNA・RNA 合成を阻害する。消化管からの吸収はよいが，耐性が速やかに形成されるため，単独では用いずにアムホテリシン B との併用で用いられる。ただし，アムホテリシン B と併用すると，アムホテリシン B の腎障害によりフルシトシンの血中濃度が上昇し，それにより骨髄抑制が生じやすくなるため，注意が必要である。フルシトシンは血漿タンパク質結合率が低く，低分子量のため血中濃度が高く，肺や髄液への移行もよい。排泄はほとんどが未変化体のまま尿中へ排泄される。副作用は消化器症状が主であり，白血球・血小板の減少，肝機能障害等が現れることがある。特に注意すべきは骨髄抑制である。

表在性真菌症の治療にのみ用いられる抗真菌薬

◆シクロピロクスオラミン◆

シクロピロクスオラミン（ciclopiroxolamine）は N-ヒドロキシピリドン系の合成抗菌薬であり，カンジダにも皮膚糸状菌にも効果のある外用の抗真菌薬である。作用機序は細胞膜に存在する Mg 依存性 ATP アーゼに働き，真菌細胞膜の能動輸送系に対して阻止作用を示すとされている。

◆その他◆

皮膚糸状菌症の治療薬として，シッカニン（siccanin），バリオチン（variotin），ピロルニトリン（pyrrolnitrin）がある。化学合成剤ではウンデシレン酸（undecylenic acid），トルナフテート（tolnaftate），トルシクラート（tolciclate），エキサラミド（exalamide）等がある。

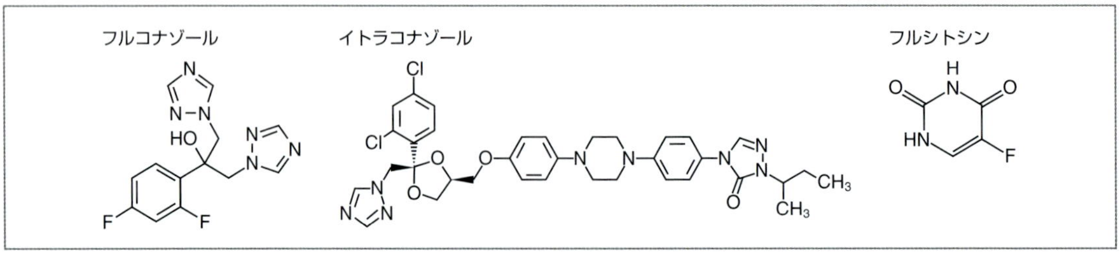

図 10-4-4　フルコナゾール，フルシトシン，イコラコナゾールの化学構造

寄生虫症

　生物は原核生物と真核生物に大別され，次のような点で異なっている。原核生物は核が核膜で囲まれておらず（構造的に区別できる核をもたない），染色体がほぼ裸のまま細胞内に存在している。核膜のほか，ミトコンドリア，色素体，紡錘体，小胞体，ゴルジ体などももっていない。大腸菌などの細菌類や藍藻類などがこれに該当する。一方，真核生物は核が核膜に囲まれており（明確な核をもつ），細胞分裂の際に染色体構造を生じる。ヒトなどの脊椎動物から植物，原生動物などが該当し，原核生物以外のすべての生物を含む。さらにこれら真核生物は原生生物界，菌類界，動物界，植物界に分類することができる。

　では，寄生虫はどこに属しているのだろうか。寄生虫は上記の原生生物界の中の原虫と，動物界の中の蠕虫が主なものである。原虫は単細胞の寄生虫であり，摂食，運動，代謝，生殖などの機能を単細胞で行っている。一方，蠕虫は多細胞の寄生虫であり，種々の組織や臓器が分化し，機能を分担している。

　日本では寄生虫により起こる疾病は年々減少してきているが，海外での感染，輸入食品，ペットなど動物からの感染など，現在も問題となっている。

抗原虫薬

◆抗マラリア薬◆

　感染症を起こすマラリア原虫には，熱帯性マラリア，三日熱マラリア，四日熱マラリア，卵型マラリアの4種類があり，雌のハマダラカにより媒介される。マラリア原虫は感染後，循環器系から肝組織内に侵入し増殖するが，およそ5～16日の発育期が存在するため臨床症状はすぐには発現しない。肝細胞にて増殖した原虫は，再度循環器系に放出され，赤血球内へと侵入する。そこで発育して宿主である赤血球を破壊する。この時期に，発熱発作が起こる。抗マラリア薬は，赤血球内の原虫に作用することで発熱発作を抑制する薬物と，肝細胞内の組織型原虫に作用することで，発病や再発を予防する薬物とがある。

赤血球内の原虫に作用する薬物

　弱塩基類であるクロロキン（chloroquine）やキニーネ（quinine）は原虫が感染した赤血球内に入り込み，原虫を特異的に殺す作用がある。これらの詳しい作用機序は明らかになっていないが，免疫が活性化するために必要な細胞同士の連絡を抑えているという説や，弱塩基性薬物による原虫リソソームのpH上昇が作用に関与しているという説がある。クロロキンはマラリア原虫に対し有効な薬物であるが，不可逆性の重篤な視力障害であるクロロキン網膜症が起こる可能性がある。

　その他，ジヒドロ葉酸還元酵素阻害薬のピリメタミン（pyrimethamine），ジヒドロ葉酸合成阻害薬のスルファドキシン（sulphadoxine），タンパク質合成阻害薬のテトラサイクリン（tetracycline）などがある。これらは単剤では作用が弱いため，他の薬物と併用して使用される。

幹細胞内の組織原虫に作用する薬物

　感染初期の肝組織型原虫を殺すことにより，赤血球内感染と発熱発作を予防する目的ではピリメタミンが用いられる。

　三日熱原虫や卵型原虫による感染時の肝組織型原虫による再発を予防する目的では，プリマキン（primaquine）が用いられる。プリマキンの作用機序は，生体内でキノリンキノン中間体を形成し，その電子担体としての性質により酸化剤としての毒性を発現することによると考えられている。

◆ニューモシスチス肺炎治療薬◆

　ニューモシスチス肺炎は，*Pneumocystis jirovecii* という原虫とカビの性質をあわせもった微生物が肺に感染し，増殖することによって引き起こされる肺炎である。免疫機能が正常な人は無症候保菌にとどまっているが，エイズや臓器移植時など免疫機能が低下した患者では日和見感染として

発症する。具体的な症状は呼吸困難や頻呼吸が多く，発熱や咳を伴うが，痰はほとんど出ない。また，胸部 X 線写真をみて，ほとんど陰影がみられない初期においても，しばしば呼吸困難がみられる。治療は内服，注射，吸入といった複数の投与経路があり，トリメトプリム（trimethoprim）とサルファ剤の合剤や，ペンタミジン（pentamidine）などがある。

◆抗トリコモナス薬◆

トリコモナス症とは，トリコモナス原虫とよばれる病原体が人体に寄生することにより引き起こされる疾患である。人体に寄生するトリコモナスは口腔，腸，腟の3種類が確認されているが，中でも腟に寄生するものがさまざまな疾患を誘発する。また性行為により感染することから，クラミジアなどのように性病の1つとして位置づけられている。さらに腟に寄生するため，男性よりも女性に症状が出やすいとされている。男性の場合は尿道炎や前立腺炎などの症状が現れる。検査は顕微鏡検査と培養検査が一般的である。治療は男女問わずメトロニダゾール（metronidazole）の内服が主である。さらに腟炎に感染している女性は，腟内への腟錠の挿入や軟膏を塗布するといった局所療法が併用されることもある。メトロニダゾールは原虫または菌体内の酸化還元系によって還元を受け，ニトロソ化合物（R-NO）に変化する。このR-NOが抗原虫作用および抗菌作用を示す。また，反応の途中で生成したヒドロキシラジカルがDNAを切断し，DNAらせん構造の不安定化を招く。

駆虫薬

蠕虫類とは体が左右対称で前後に細長い下等動物の俗称である。駆虫薬とは，その蠕虫類を体内から駆除するために使用される薬物のことをいう。駆虫薬には寄生虫を殺す殺寄生虫薬と，虫を麻痺させて排出を促す排寄生虫薬とがある。消化管内の寄生虫を駆除するには，消化管から吸収されにくい薬物が望ましく，またヒトの組織内に侵入した寄生虫を駆除するには，組織内に移行する薬物でなければならない。さらにヒトの細胞機能には作用せず，寄生虫に対してのみ作用するという選択性も重要になってくる。

チアベンダゾール

チアベンダゾール（thiabendazole）は，ベンズイミダゾールの誘導体であり，糞線虫の駆除に使用される。また，殺虫・駆虫の両作用をもち，殺菌剤や食品添加物，木材防腐剤としても用いられる。投与後速やかに吸収され，24時間以内に血中から消失する。詳細な作用機序は不明であるが，蠕虫に特異的な酵素であるフマル酸塩還元酵素を阻害すると考えられている。

ジエチルカルバマジン

ジエチルカルバマジン（diethylcarbamazine）は，線虫であるフィラリアの駆除薬である。消化管から吸収されやすく，血液中や組織内に到達する。明確な作用機序はわかっていないが，フィラリアに対する免疫力を高めることや，フィラリアの酸素消費を抑制することで殺虫するといわれている。

パモ酸ピランテル

パモ酸ピランテル（pyrantel pamoate）は，ヒトや家畜の腸管寄生虫に優れた駆虫効果をもつ。ニコチン様作用により脱分極性の神経筋接合部の遮断を起こし，麻痺や拘縮を引き起こす。さらにコリンエステラーゼ阻害作用も示す。経口投与後，消化管からはほとんど吸収されないため，腸全域における寄生虫に作用し，安全性も高いものがある。一方で，血液には溶解しにくいため，血液中に存在する寄生虫に対する効果は弱い。また，経口投与の大部分は糞便中に排泄され，尿中への排泄はごくわずかである。

メベンダゾール

メベンダゾール（mebendazole）はンゾイミダゾール系の駆虫薬であり，スペクトラムが広いた

め，多くの寄生虫治療に用いることができる。消化管からの吸収は20％程度と低いため，消化管外の寄生虫に対しては使用されない。また，軽度から中等度の感染症に対し単剤で使用されるが，重症感染症に対しては，ピペラジン（piperazine）の投与が望ましい。メベンダゾールは比較的容認性の高い薬物であるが，高用量を投与すると骨髄抑制が起こることがある。また，妊婦への安全性は確立されていない。

イベルメクチン

イベルメクチン（ivermectin）は，静岡県伊東市川奈の土壌から分離された放線菌 *Streptomyces avermitilis* の発酵産物から単離されたエバーメクチン類から誘導された半合成経口駆虫薬である。線虫の筋肉・神経に存在するグルタミン酸作動性 Cl^- チャネルに選択的かつ高い親和性をもって結合する。これにより，クロライドに対する細胞膜の透過性が上昇して神経または筋細胞の過分極が生じ，寄生虫を麻痺させ駆虫活性を発現する。

本項目で扱った薬物一覧

薬物	作用機序など
真菌感染症	
●ポリエン系抗真菌薬	●細胞膜の透過性を高め，細胞質成分を漏出させることで死滅させる
アムホテリシンB	細胞質成分を漏出させることで死滅させる
ナイスタチン	細胞質成分の漏出によって殺菌作用を示す
●グリセオフルビン	●菌糸の発育領域で微小管に作用して有糸分裂を妨げる
●イミダゾール誘導体	●真菌細胞膜の主要構成成分であるエルゴステロールの合成抑制により，抗真菌作用を示す
ミコナゾール	高濃度では直接細胞膜リン脂質と相互作用し，細胞膜を傷害（殺菌的）
ケトコナゾール	真菌細胞膜の主要構成成分であるエルゴステロールの合成経路を阻害
●トリアゾール誘導体	
フルコナゾール	真菌細胞膜の主要構成成分であるエルゴステロールの合成経路を阻害
イトラコナゾール	真菌細胞膜の主要構成脂質であるエルゴステロールの生合成反応を阻害
●フルシトシン	●真菌細胞内に選択的に取り込まれた後，5-フルオロウラシルとなり，核酸合成系等を阻害し，抗真菌作用を発揮
●シクロピロクスオラミン	●真菌細胞膜の能動輸送系に対して阻止作用を示す
抗原虫薬	
●抗マラリア薬	
クロロキン	］原虫が感染した赤血球内に入り込み，原虫を特異的に殺す
キニーネ	
●ニューモシスチス肺炎治療薬	
トリメトプリム	］葉酸代謝経路を阻害し，ニューモシスチス・カリニに対して生育阻害活性を示す
サルファ剤	
ペンタミジン	グルコース代謝およびタンパク質合成を抑制する
●抗トリコモナス薬	
メトロニダゾール	ニトロソ化合物が抗原虫作用を示す
駆虫薬	
チアベンダゾール	高い駆虫率を示すが，嘔気等の副作用発現率が高く，重篤な肝障害を起こす
パモ酸ピランテル	消化管からはほとんど吸収されないため，腸全域における寄生虫に作用する
メベンダゾール	スペクトラムが広いため，多くの寄生虫症治療に用いることができる
イベルメクチン	神経または筋細胞の過分極が生じ，寄生虫を麻痺させる

参考文献

1) Brunton L et al：Goodman & Gilman's The pharmacological basis of therapeutics 12e, McGraw-Hill Medical, 2011
2) 日本化学療法学会「抗菌化学療法認定医認定制度審議委員会」編：抗菌薬適正使用生涯教育テキスト，日本化学療法学会，2008
3) 日本外科感染症学会編：周術期感染管理テキスト，診断と治療社，2012
4) Gilbert DN et al：The Sanford Guide to Antimicrobial Therapy, Antimicrobial Therapy, digital content update-6. 21. 2016
5) 矢野晴美：絶対わかる抗菌薬はじめの一歩，羊土社，2010
6) 大曲貴夫監修：抗菌薬コンサルトブック，南江堂，2015
7) 二木芳人監修：薬学生・薬剤師レジデントのための感染症学・抗菌薬治療テキスト，じほう，2015
8) 日本病院薬剤師会監修：薬剤師のための感染制御マニュアル 第3版，薬事日報社，2011
9) 細川直登編："実践的"抗菌薬の選び方・使い方，医学書院，2014
10) 田中千賀子ほか編：NEW薬理学 改訂第6版，南江堂，2011
11) 中谷晴昭ほか編：実践臨床薬理学，朝倉書店，2010

【小坂 信二，西山 成】

11章 腫瘍

1. 抗悪性腫瘍薬 ……………………………………… 487
2. アルキル化薬，抗腫瘍性抗生物質 …………… 489
3. 白金製剤 …………………………………………… 493
4. 代謝拮抗薬 ………………………………………… 496
5. トポイソメラーゼ阻害薬 ………………………… 501
6. 微小管阻害薬 ……………………………………… 504
7. 内分泌療法薬 ……………………………………… 508
8. サイトカイン ……………………………………… 512
9. 分子標的治療薬 …………………………………… 514
10. 免疫チェックポイント阻害薬 ………………… 530
11. その他の抗がん薬 ……………………………… 533

1 抗悪性腫瘍薬

目標
- 抗悪性腫瘍薬として主に使われているのは，殺細胞性抗がん薬と分子標的治療薬であることを理解する．
- 抗悪性腫瘍薬では，耐性の出現が問題になることを理解する．

悪性腫瘍の薬物療法はこの70年の間に導入され，ある種の腫瘍においては治癒も望めるところまできた．最初の抗悪性腫瘍薬は，1946年に発表されたナイトロジェンマスタードである．第二次世界大戦中，皮膚毒であるマスタードガスを積載したアメリカ船が沈没し，その乗員に白血球減少が観察された事実に基づき開発された．現在，さまざまな研究により多くの抗悪性腫瘍薬が開発され，治療領域も広がってきている．

抗悪性腫瘍薬には，殺細胞性抗がん薬であるアルキル化薬，抗腫瘍性抗生物質，白金製剤，代謝拮抗薬，トポイソメラーゼ阻害薬，微小管阻害薬のほかに，内分泌療法薬，サイトカイン，分子標的治療薬が含まれる．このうち抗悪性腫瘍薬として広いがん腫で主として使用されているのが，殺細胞性抗がん薬と分子標的治療薬である．

殺細胞性抗がん薬は，悪性腫瘍細胞が増殖過程において正常の制御因子に対する感受性を失い，正常細胞に比べて制御不能な速い増殖をする性質を利用して，抗腫瘍効果を引き起こす．しかし，多くのがん細胞は骨髄細胞や胃腸粘膜細胞のように分裂増殖の活発な正常細胞に比べ，その増殖は遅いことも知られており，増殖率をもってのみがん細胞の殺細胞性抗がん薬に対する感受性を説明することは不可能である．この理解のために，細胞動態とその制御に関する理解が不可欠となる．

分子標的治療薬は，疾患の成立メカニズムを解明した上で，そこに関わる特定の分子を標的として開発された薬物である．がん細胞の増殖，浸潤，転移に関わる分子機構が明らかになるにつれて，それらを分子標的とした抗腫瘍薬が次々に開発されており，開発スピードは近年加速化し，さまざまな分子を標的とした薬物が登場している．

抗悪性腫瘍薬は効果を発揮することもあるが，効果がみられない場合も多い．はじめての治療で投与した薬物に反応しないことを自然耐性，効果があった初回治療後に薬物抵抗性が出てくるものを獲得耐性とよんでいる．

耐性発現には，細胞動態，生化学的・薬理学的要因が関与する．細胞動態としては，増殖が平衡相に達しており増殖画分にある細胞の比率が少なくなることが耐性に結びつく．生化学的要因としては，細胞内への薬物の取り込みの低下や細胞内からの薬物駆出の増加，細胞内解毒機構の活性化，薬物の細胞内標的酵素やタンパク質の変化，障害DNA修復機構の促進が耐性に結びつく．特にある薬物で治療した場合，その薬物と同じ種類の薬物のみならず，他の関係ない薬物にも耐性を示す現象を多剤耐性（multidrug resistance：MDR）とよんでいる．この現象には細胞における薬物のエネルギー依存性排出機構の増強が介在し，こうした細胞には，P糖タンパク質とよばれる細胞膜輸送タンパク質の過剰発現が認められる．薬理学的要因としては，抗悪性腫瘍薬の吸収不良，速い排泄や分解，薬物の相互作用による治療薬の不十分な血中濃度，薬物の到達しにくい部位の腫瘍の

存在などが関係する．各薬物に関して，特殊な耐性獲得機序が存在しており，抗悪性腫瘍薬を使用する場合，その耐性機序も知る必要がある．

日本において使用されている主な抗悪性腫瘍薬を各項目末の表に示す．

参考文献

1) DeVita VT et al：Cancer. Principles and Practice of Oncology 7th edition, Lippincott Williams & Wilkins, a Wolters Kluwer business, 2011
2) 日本臨床腫瘍学会編：新臨床腫瘍学 改訂第4版，南江堂，2015
3) 西條長宏ほか：がん化学療法・分子標的療法 update，中外医学社，2009
4) 浦部晶夫ほか：今日の治療薬2016，南江堂，2016

【吉岡 孝志】

2 アルキル化薬，抗腫瘍性抗生物質

目標
- アルキル化薬は，アルキル基を有して，主として interstrand cross link を起こして殺細胞効果を示すことを理解する。
- 抗生物質として開発する過程で抗腫瘍活性がみつかり，抗悪性腫瘍薬として使用されている薬物が存在することを理解する。

アルキル化薬は，その構造の中にアルキル基（—CH_2—CH_2—）をもち，核酸などの分子にアルキル基を導入できる化合物の総称である。抗腫瘍性抗生物質は，抗生物質として開発される中で抗腫瘍活性が見出され，現在，殺細胞性抗がん薬として使用されている薬物である。

アルキル化薬

アルキル化薬は，一般にDNAの構成塩基としてのグアニンの6位の酸素や7位の窒素，アデニンの1位ないし3位の窒素をアルキル化し，橋状結合を形成して二重鎖内を cross link し，正常なDNAの複製を阻害し殺細胞効果を示す。この橋状結合の形成は，1つの二重鎖DNA分子内に2個の求核部位のアルキル化が起こることで可能となり，bifunctional alkylation とよばれている。bifunctional alkylation は，DNAの一本鎖内で起こることもあるが，二本鎖をまたいで起こることもある。前者を intrastrand cross link，後者を interstrand cross link とよんでいるが，interstrand cross link が殺細胞効果に主として関与するとされている。DNA単鎖の1個の求核部位のみアルキル化を起こす monofunctional alkylator も存在する。その場合，グアニンの6位の酸素へのアルキル化が殺細胞効果に関与するとされており，本作用で抗腫瘍効果を発揮するアルキル化薬には，トリアジン類に属するダカルバジンとテモゾロミドがある。

アルキル化薬の多くは細胞周期非特異性だが，特に細胞増殖活性の高い細胞に対して作用が強いため，骨髄・消化管粘膜・生殖細胞・毛根などに副作用が出やすい。また，細胞内のグルタチオン（glutathione：GSH）と結合しやすく，アルキル化薬の繰り返し投与時，GSH増加がアルキル化薬の耐性の原因となる。アルキル化薬は，マスタード類，ニトロソウレア類，アジリジン類，トリアジン類に分類される。

副作用として，多くの薬物で骨髄毒性が用量制限毒性となる。ニトロソウレア類では遅延性骨髄毒性が特徴的である。悪心・嘔吐の消化器毒性も多いが，白金誘導体ほどではない。生殖器・肺障害，脱毛，催奇形性，発がん性，免疫抑制も認められる。

マスタード類

最初の抗がん薬であるナイトロジェンマスタード（nitrogen mustard）とその修飾化合物をさす。現在マスタード類の代表は，シクロホスファミドである。

◆シクロホスファミド◆

シクロホスファミド（cyclophosphamide：CPA）は，1958年，ドイツのArnoldとBrockらにより開発された。彼らは，薬物を合成化学的に反応性の低い物質に変え，生体内ではじめて活性化がみられるようにデザインする潜在活性物質（masked compound）の考え方に基づき，数種のナイトロジェンマスタードのcyclic phosphamide esterを開発した。その中でシクロホスファミドが動物実験および臨床実験で特に優れていることが証明された。

シクロホスファミドは生体内で，まず肝シトクロムP450の酵素反応により4-ヒドロキシシクロホスファミド（4-hyroxycyclophosphamide）に代謝され血中から組織中に入り，アルドホスファミド（aldophosphamide）を経てホスホラミドマスタード（phosphoramide mustard）とアクロレイン（aclorein）となる。前者は抗腫瘍活性に，後者は膀胱毒性に関与することが知られている。シクロホスファミドおよびその代謝産物カルボキシホスファミド（carboxyphosphamide）は腎排泄される（図11-2-1）。

シクロホスファミドは広い抗腫瘍活性をもち，リンパ腫や乳がんなど造血器腫瘍や固形腫瘍に最も広範に用いられているアルキル化薬である。また，超大量化学療法や自己免疫疾患の治療にも用いられている。

用量制限毒性（dose limiting toxicity：DLT）は，白血球減少だが回復は早い。脱毛も特徴的で，4-ヒドロキシシクロホスファミドのような脂溶性物質が毛囊内へ取り込まれやすいためと説明されている。高用量で用いるとき5〜10%に出血性膀胱炎の出現が見られ，投与時の尿量の確保とアクロレインの毒性を抑えるメスナ（mesna）の投与が考慮されるべきである。

◆イホスファミド◆

イホスファミド（ifosfamide）は，シクロホスファミドの構造異性体で，生体内において活性化後，腫瘍細胞のDNA合成を阻害し作用する。シクロホスファミド耐性例にも有効であるが，主として肉腫，胚細胞腫，小児がんに使用される。用量制限毒性は出血性膀胱炎で，実際にはシクロホスファミドより高頻度で起こるため，メスナを用いてアクロレインの滞留を予防する。

◆その他のマスタード類◆

より低毒性のマスタード類としてメルファラン（melphalan）や，ブスルファン（busulfan）があり，造血幹細胞移植の前治療薬として用いられている。前者は，ナイトロジェンマスタードにフェニルアラニンを結合した構造を有し，多発性骨髄腫の標準療法としても使用されている。また，ベ

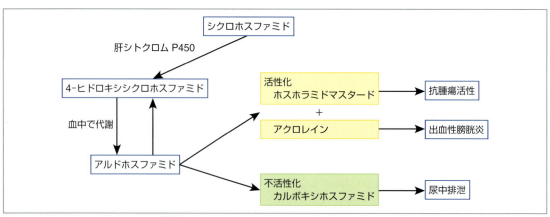

図11-2-1　シクロホスファミドの代謝

ンダムスチン（bendamustine）がアルキル化作用とプリン代謝拮抗作用を併せもつ薬として低悪性度B細胞性非ホジキンリンパ腫とマントルリンパ腫の治療薬として使用されている。短時間の曝露で長時間にわたってDNA鎖を損傷するという特徴を有する。

ニトロソウレア類

アルカリと反応するとジアゾアルカンを産生してアルキル化能を発揮する物質の一群で，抗がん性が強いため，これを原型にさまざまな誘導体が合成されてきた。血液脳関門を通過することと骨髄の遅延性毒性が特徴である。ニムスチン（nimustine）とラニムスチン（ranimustine）が日本で開発され，脳腫瘍を中心に用いられている。また，その他のニトロソウレアとして，カルムスチン（carmustine）が悪性神経膠腫手術時の切除面に被覆，徐放する留置用剤として開発され，ストレプトゾシン（streptozocin）が膵・消化管神経内分泌腫瘍治療薬として使用されている。

アジリジン類

ナイトロジェンマスタードが最初に環化してアジリジン環を形成した後，アルキル化を行って抗腫瘍効果を示すことから，最初からアジリジン構造を有する抗がん薬が検討され，開発された。チオテパ（thiotepa），マイトマイシンC（mitomycin C），カルボコン（carboquone）がこれにあたるが，現在使用されているのはマイトマイシンCのみである。

マイトマイシンCは，1955年，秦らによって放線菌の *Streptomyces caespitosus* の培養液中より分離された抗腫瘍性抗生物質である。分子構造中にアジリジン，ウレタン，キノングループといった3つの抗がん性を示すラジカルが含まれ，DNA合成を選択的に阻害し強い抗がん活性をもち，広い抗腫瘍スペクトラムをもつことで注目された。

非小細胞肺がんや消化器がんで広く使われてきたが，現在は他の薬物にとって代わられてきている。肝代謝され腎排泄される。

最も問題となる有害事象は骨髄毒性で，遷延性，蓄積性がある。嘔気などの消化器症状と脱毛が多くみられる。溶血性尿毒症症候群が出現することもあり，間質性肺炎も認める。

トリアジン類

トリアジン類には，プロカルバジン（procarbazine），ダカルバジン（dacarbazine），テモゾロミゾ（temozolomide）が含まれる。

プロカルバジンは，モノアミンオキシダーゼ（monoamine oxidase：MAO）阻害薬の開発中に発見された。悪性リンパ腫にのみ適応をもち，ホジキン病の標準療法のMOPP療法（メクロレタミン，ビンクリスチン，プロカルバジン，プレドニゾロン）に使用される。ダカルバジンは，プリン合成中間産物から合成され，プリン塩基合成阻害薬として開発されたが，作用機序はグアニン塩基のアルキル化によるものと考えられている。ホジキン（Hodgkin）病に対するABVD療法（ドキソルビシン，ブレオマイシン，ビンブラスチン，ダカルバジン）として使用されるとともに，悪性黒色腫のkey drugと位置づけられている。有害事象は悪心・嘔吐で，インフルエンザ様症状が出ることがある。投与に際して血管痛が問題となることもある。テモゾロミドは，ダカルバジン類似の構造を有するmonofunctional alkylatorで，分子量が小さいため血液脳関門を通りやすく，主として脳腫瘍の治療に用いられている。*MGMT*（O^6-methylguanine-DNA-methyltransferase）遺伝子のプロモーター領域がメチル化され不活化された膠芽腫により効果的であることが知られている。主な有害事象は骨髄毒性だが，cross-linkを形成しない分，ニトロソウレアに比べてその程度は弱いとされる。

抗腫瘍性抗生物質

ブレオマイシン

ブレオマイシン（bleomycin）は，*Streptomyces verticillus* の培養液中から抽出された抗腫瘍性抗生物質である。

鉄イオンと Fe（Ⅱ）-ブレオマイシン複合体をつくり，DNA と架橋形成する過程でフリーラジカルが産生され，一本鎖および二本鎖 DNA の切断が起こる。G_2 期と M 期特異的であるため時間依存性に作用する。

腎排泄され，腎機能低下例では肺毒性が増加することがある。

さまざまな投与経路から投与される。以前は，皮膚がん，頭頸部がん，肺がん，食道がん，悪性リンパ腫に有効とされ使用されたが，毒性の関係から，現在はホジキンリンパ腫の ABVD 療法と胚細胞腫の BEP 療法（ブレオマイシン，エトポシド，シスプラチン）にのみ使用されている。

骨髄毒性は比較的軽微だが，肺毒性が問題となる。肺毒性の発症機序は不明で，生検所見も非特異的である。間質性肺炎は，投与量依存的に増加する。ペプロマイシン（peplomycin）は，ブレオマイシン類似物質である。

アクチノマイシン D

アクチノマイシン D（actinomycin D）は *Streptomyces parvullus* から分離された。細胞周期非特異的で，低濃度では RNA 合成阻害に，より高濃度では DNA・RNA 両者の合成阻害に働く。肝臓で代謝され尿・胆汁中に排泄されるが，半減期が非常に長い特徴をもつ。ウィルムス（Wilms）腫瘍，絨毛上皮腫，破壊性胞状奇胎に高い効果を示す。副作用としては，骨髄毒性と消化器毒性が認められる。また，血管外漏出は軟部組織に潰瘍などを形成する。放射線増感剤作用も有するといわれている。

本項目で扱った主な薬物一覧

薬物	特徴
●アルキル化薬	
ナイトロジェンマスタード	最初の抗がん薬、マスタード類
シクロホスファミド	代表的アルキル化薬、マスタード類
イホスファミド	シクロホスファミドの構造異性体、肉腫などの治療に使用
ニムスチン	ニトロソウレア類、血液脳関門を通過する
ストレプトゾシン	ニトロソウレア類、膵・消化管神経内分泌腫瘍の治療に使用
マイトマイシン C	アジリジン類、放線菌から日本で創薬された抗腫瘍性抗生物質
ダカルバジン	トリアジン類、悪性黒色腫の治療に使用
テモドロミゾ	トリアジン類、血液脳関門を通過する脳腫瘍治療の主力薬
●抗腫瘍性抗生物質	
ブレオマイシン	胚細胞腫治療の主力薬
アクチノマイシン D	ウィルムス腫瘍、絨毛上皮腫、破壊性胞状奇胎の治療薬

参考文献

1) DeVita VT et al：Cancer. Principles and Practice of Oncology 7th edition, Lippincott Williams & Wilkins, a Wolters Kluwer business, 2011
2) 日本臨床腫瘍学会編：新臨床腫瘍学 改訂第 4 版，南江堂，2015
3) 西條長宏ほか：がん化学療法・分子標的療法 update，中外医学社，2009
4) 浦部晶夫ほか：今日の治療薬 2016，南江堂，2016

【吉岡　孝志】

3 白金製剤

目標

- 白金製剤は，架橋反応のような platinum-DNA adduct を隣接する塩基間に形成して細胞障害に働くことを理解する。
- シスプラチンの毒性軽減のため，さまざまな白金製剤が開発されていることを理解する。

1965年，Rosenberg らが培養液中の大腸菌に対する電場の影響の研究中に，白金電極より溶出した化合物に殺細胞効果があることを発見し，1969年，白金化合物であるシスプラチンが高い抗腫瘍効果をもつことを報告した。現在シスプラチンは，強い抗腫瘍効果と広い抗腫瘍スペクトラムをもつ薬物として，臨床において抗がん薬治療の中心的な位置を占めている。しかし，腎毒性，悪心・嘔吐，聴覚障害，末梢神経障害などの重篤な毒性をもつ。シスプラチンの毒性改善のため多数の類似体の開発が試みられてきた。また，抗腫瘍スペクトラムの異なる白金誘導体も開発されてきている。現在シスプラチンのほかにカルボプラチン，ネダプラチン，オキサリプラチンが臨床で使用されている。

白金誘導体は血中でタンパク質と結合する。抗腫瘍活性は，血漿タンパク質と結合していない白金誘導体が細胞内に拡散後，活性化して起こる。シスプラチンでは非タンパク質結合シスプラチンが細胞内に拡散した後，クロールが水分子によって置換され，アミンラジカルとなり活性化する。このアミンラジカルが bifunctional alkylating agent として DNA 求核部位と反応する。これは，DNA 鎖内および DNA 鎖間のみならず DNA-タンパク質とも cross link を形成する。DNA に対するシスプラチンの主な反応部位は，隣接する2つのグアニン，もしくは隣接するグアニン-アデニン塩基対間の intrastrand cross-link で，それらの platinum-DNA adduct が複製，転写の両方を阻害する。ただし，platinum-DNA adduct の生成が細胞障害に結びつくメカニズムは，必ずしも明らかではない。

カルボプラチン，ネダプラチンは，アミンラジカルを放出する脱離基をそれぞれシクロブタンジカルボン酸，グリコール酸配位子に変えて，シスプラチンの腎・消化管毒性軽減をねらったものである。オキサリプラチンは，アミンラジカルを 1,2-ジアミノシクロヘキサン（1,2-diaminocyclohexane）ラジカルに変えることでシスプラチンと交叉耐性のない良好な抗腫瘍効果をもつ白金誘導体の開発の過程で生まれたもので，シスプラチンが抗腫瘍効果を示さない大腸がんなどに有効性をもつ（図 11-3-1）。

白金誘導体の耐性化の機序は，薬物細胞内濃度の低下と解毒機構の亢進による platinum-DNA adduct の生成低下と，DNA 修復の増大，DNA 障害をトリガーとするアポトーシス誘導阻害が関与するとされている。

シスプラチン

シスプラチン（*cis*-diamminedichloroplatinum II〈CDDP〉, cisplatin）は白金誘導体の代表で，現在多くのがん腫治療における key drug となってい

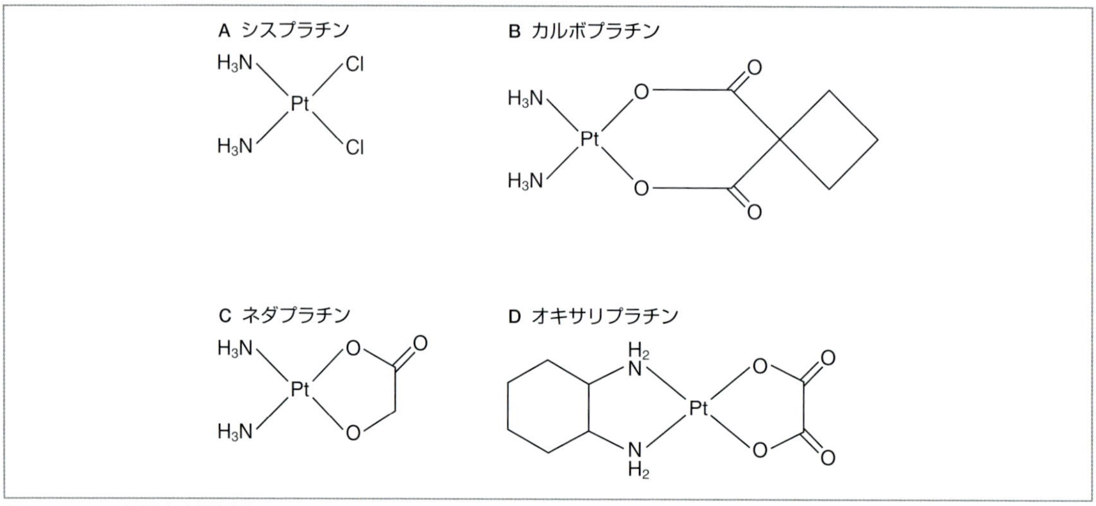

図11-3-1　各種白金誘導体

　る。
　腎毒性と悪心・嘔吐が最も大きな副作用である。腎毒性の軽減のため，十分な補液と利尿薬の併用が行われる。シスプラチンの悪心・嘔吐は，投与24時間以内の急性のものと24時間以上の遅延性のものに分けられる。急性のものには，セロトニン3型（5-HT$_3$）受容体拮抗薬が有効で，遅延性のものに対してはニューロキニン1（NK$_1$）受容体拮抗薬およびステロイドが有効で使用される。
　聴覚障害は，シスプラチンの蓄積毒性で内耳に起こる非可逆的変化である。オーディオグラフ上4000～8000 Hz高周波領域に起こる。また，主に四肢遠位優位の異常感覚，感覚鈍麻を伴う末梢神経障害が起こることがある。蓄積性があり，投与増加に伴い悪化するが，可逆性である。

カルボプラチン

　カルボプラチン（carboplatin）は，シスプラチンの効果を減弱させることなく，腎毒性や悪心・嘔吐を軽減することを目的に開発された薬物で，第2世代の白金誘導体である。シスプラチンの配位子のCl$^-$イオンをシクロブタンジカルボン酸に置き換えた cis-diamminecyclobutanedicarboxyl-atoplatiumⅡで，脱離基であるシクロブタンジカ

ルボン酸がCl$^-$イオンより安定しているため，腎毒性の軽減につながった。抗腫瘍活性はシスプラチンとほぼ同等で，同様のがん腫に使用されるが，交叉耐性が知られており，シスプラチン無効例には効果を示さない。主な有害事象は血小板減少で，その程度は血中濃度曲線下面積（area under the curve：AUC）と相関することから，投与量の単位はAUCが使用される。シスプラチンと異なり腎毒性回避のための大量輸液は不要で，250 mLの生理食塩水か5％ブドウ糖液に溶解して投与が可能なため，外来化学療法で頻用されている。

ネダプラチン

　ネダプラチン（nedaplatin）は脱離基としてグリコール酸をもつ白金二価錯体（cis-diamminegly-colatoplatinumⅡ）で，日本でシスプラチンの投与後の腎毒性や悪心・嘔吐を軽減することを目的に開発されたが，血小板減少を中心とする血液毒性が強い。
　投与後，血漿中ではほとんどがタンパク質非結合型として存在し水溶性であることが腎毒性の軽減につながったと考えられているが，投与後1000 mL以上の輸液が必要とされる。
　食道がん，卵巣がん，子宮頸がんへの有効性が

臨床第Ⅱ相試験で示されているが，大規模な第Ⅲ相試験は行われておらず，いずれのがん腫においても標準療法としては組み込まれていない。

オキサリプラチン

オキサリプラチン（oxaliplatin）は，担体配位子として1,2-ジアミノシクロヘキサン，脱離基としてシュウ酸エステルをもつ白金二価錯体（trans-1-diaminocyclohexaneoxalatoplatiniumⅡ）である。担体配位子として1,2-ジアミノシクロヘキサンをもつため，シスプラチン，カルボプラチンと異なる抗がんスペクトラムを有していることから，第3世代の白金誘導体とされる。シスプラチン耐性細胞系を用いた実験においても有効性が証明されており，シスプラチンと非交叉耐性を有する。

オキサリプラチンは，チミジル酸合成酵素（thymidylate synthase：TS）の発現を抑制することから5-フルオロウラシル（5-fluorouracil：5-FU）との相乗効果を示し，5-FU持続静注とレボホリナート（levofilonate）との併用療法（FOLFOX療法）で結腸・直腸がんで標準療法として認められた。その後，5-FU系抗がん薬との併用療法で，胃がん，膵臓がんでも標準療法として使用されている。

有害事象として最も問題となるのが，神経障害である。投与中から数日間持続する急性期の感覚異常として，手足・口唇周囲のしびれや咽頭・喉頭などの感覚異常が，低温や冷たいものへの曝露で誘発される。また，繰り返し投与することで用量依存性に発現する，持続性の四肢の主として指趾を中心としたしびれと運動障害は，頻度も高く有効な治療法がない。しばしば休薬を余儀なくされ，回復にも月単位，年単位を要する。その他にも，重篤なアナフィラキシーやアレルギー反応も注意を要する有害事象で，治療サイクル回数にかかわらず発現する。

本項目で扱った主な薬物一覧

薬物	特徴
シスプラチン	はじめて開発された白金誘導体
カルボプラチン	シスプラチンの腎毒性軽減のために開発された
オキサリプラチン	シスプラチンと異なるがん腫に効果をもつ。大腸がんの主力薬

参考文献

1) DeVita VT et al：Cancer. Principles and Practice of Oncology 7th edition, Lippincott Williams & Wilkins, a Wolters Kluwer business, 2011
2) 日本臨床腫瘍学会編：新臨床腫瘍学 改訂第4版，南江堂，2015
3) 西條長宏ほか：がん化学療法・分子標的療法 update，中外医学社，2009
4) 浦部晶夫ほか：今日の治療薬2016，南江堂，2016

【吉岡 孝志】

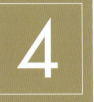

4 代謝拮抗薬

目 標
- 代謝拮抗薬は，核酸の代謝過程を拮抗阻害することを理解する。
- 代謝拮抗薬の作用は，細胞周期のS期特異的であることを理解する。

　代謝拮抗薬は，生体の基質または補酵素と似た構造をもってこれらと競合し，その酵素反応を阻害し抗腫瘍効果を発揮する。増殖の盛んな時期に作用するため，効果は時間依存性となる。

　1948年，Farbarらが葉酸のアナログで小児急性リンパ性白血病の寛解導入に成功したのが，代謝拮抗薬の始まりとなった。

　現在，代謝拮抗薬は，葉酸代謝拮抗薬，ピリミジン代謝拮抗薬，プリン代謝拮抗薬，その他に分けられる。

葉酸代謝拮抗薬

メトトレキサート

　メトトレキサート（methotrexate：MTX）は，1948年に開発された葉酸の4-amino,10-methyl analogueで，現在でも臨床で広く用いられている葉酸代謝拮抗薬である。

　葉酸は，細胞内で酸化型葉酸（dihydrofolate：FH_2）からジヒドロ葉酸還元酵素（dihydrofolate reductase：DHFR）により還元型葉酸（tetrahydrofolate：FH_4，5,10-メチレンテトラヒドロ葉酸〈5,10-methylenetetrahydrofolate：CH_2-FH_4〉，10-ホルミルテトラヒドロ葉酸〈10-formyltetrahydrofolate：10-CHO-FH_4〉）となる。CH_2-FH_4 はチミジル酸合成酵素（thymidylate synthase：TS）の補酵素として，10-CHO-FH_4 は de novo プリン合成系の補酵素として，それぞれヌクレオシド合成系に関わっている。メトトレキサートは，ジヒドロ葉酸還元酵素に不可逆的に結合して阻害し還元型葉酸を減少させ，チミジル酸合成酵素を介したデオキシウリジン一リン酸（deoxyuridine monophosphate：dUMP）からチミジル酸（thymidylate：dTMP）の変換を障害するとともに，プリン生合成も障害しDNA合成阻害に働く。また，メトトレキサートおよびそのジヒドロ葉酸還元酵素阻害の結果増える FH_2 などが，ホリルポリグルタミン酸合成酵素によりポリグルタミン酸塩化され，ジヒドロ葉酸還元酵素，チミジル酸合成酵素，de novo プリン合成系酵素などを直接抑制しDNA合成阻害に働く（図11-4-1）。メトトレキサートは，還元型葉酸と共通の能動輸送の低下で細胞内に取り込まれることが知られており，両者は細胞内への取り込み過程でも競合する。

　メトトレキサート耐性化の機序としては，葉酸能動輸送の低下，ポリグルタミン酸塩化能の低下，ジヒドロ葉酸還元酵素活性の増加などが指摘されている。

　メトトレキサートは，ほとんど尿中排泄で，糸球体ろ過後，近位尿細管からも排泄される。非ステロイド性抗炎症薬やST合剤は，近位尿細管でのメトトレキサート排泄を抑制しメトトレキサートの毒性を増強することがあるので，使用に注意する。

　メトトレキサートは，白血病，絨毛性疾患，乳

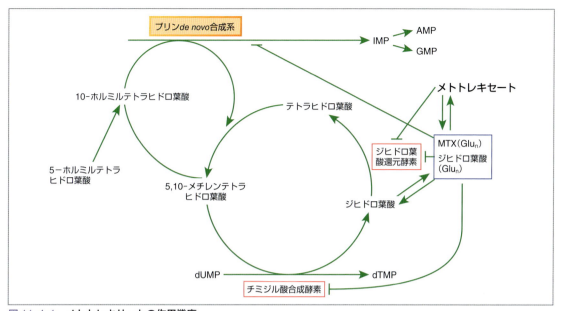

図 11-4-1　メトトレキサートの作用機序
IMP：イノシン一リン酸，AMP：アデノシン一リン酸，GMP：グアノシン一リン酸，Glu_n：ポリグルタミン酸塩，dUMP：デオキシウリジン一リン酸，dTMP：デオキシチミジン一リン酸

がん，肉腫，急性白血病，悪性リンパ腫，胃がんに使用される。

　主な毒性は，骨髄抑制と口内炎，腎障害，肝障害である。腎障害は，尿が酸性に傾くとメトトレキサートが結晶化し尿細管に沈殿するために起こると考えられており，尿のアルカリ化のため炭酸水素ナトリウムと尿のアルカリ化作用をもつ利尿薬アセタゾラミドの投与が推奨される。まれに間質性肺炎が起きることがある。

　2000年代に入り，マルチターゲット葉酸代謝拮抗薬としてペメトレキセド（pemetrexed）が悪性中皮腫や非小細胞性肺がんの標準治療として使用されている。ペメトレキセドは，メトトレキサート同様，葉酸能動輸送体で細胞内に取り込まれる。ホリルポリグルタミン酸合成酵素でポリグルタミン酸化を受けて，細胞内への貯留性が高まるとともに，ジヒドロ葉酸還元酵素，チミジル酸合成酵素，de novo プリン合成系酵素など複数の標的を強力に阻害する。有害事象が細胞内のホモシステイン高値と関連していることがわかり，ホモシステインをメチオニンに変換する系の補酵素であるビタミン B_{12} をあらかじめ投与することで有効性を損なうことなく有害事象を軽減できることがわかり，安全に投与できるようになった。

ピリミジン代謝拮抗薬

フッ化ピリミジン類

　1954年，Rutmanらが，ラット肝がん細胞では正常の細胞より大量にウラシルを消費することを見出した。これがもとになり5-フルオロウラシル（5-fluorouracil：5-FU）が合成され，1957年にHeidelbergerらが抗腫瘍活性を見出して以来，さまざまな誘導体が合成されてきた。5-FUは，特に消化器がんでは今もなお key drug である。

　5-FU の抗腫瘍効果のメカニズムは，①5-FU の代謝産物である 5-フルオロデオキシウリジン一リン酸（5-fluorodeoxyuridine monophosphate：FdUMP）がチミジル酸合成酵素と還元型葉酸で補酵素の $CH_2\text{-}FH_4$ の間で三元複合体（ternary complex）を形成し，チミジル酸合成酵素本来の作用

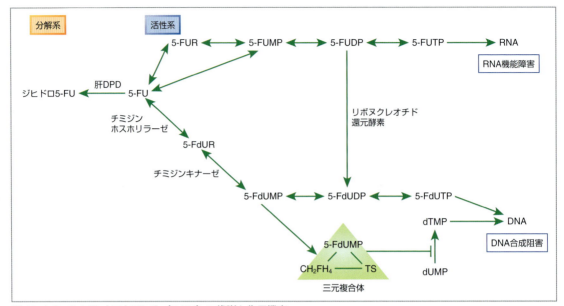

図 11-4-2　5-フルオロウラシル（5-FU）の代謝と作用機序
DPD：ジヒドロピリミジンデヒドロゲナーゼ，5-FUR：5-フルオロウリジン，5-FUMP：フルオロウリジン一リン酸，5-FUDP：5-フルオロウリジン二リン酸，5-FUTP：5-フルオロウリジン三リン酸，5-FdUR：5-フルオロデオキシウリジン，5-FdUMP：5-フルオロデオキシウリジン一リン酸，5-FdUDP：5 フルオロデオキシウリジン二リン酸，5-FdUTP：5-フルオロデオキシウリジン三リン酸，CH_2-FH_4：5,10-メチレンテトラヒドロ葉酸，TS：チミジル酸合成酵素，dTMP：デオキシチミジン一リン酸，dUMP：デオキシウリジン一リン酸

である dUMP からチミジル酸への合成を阻害し，DNA 合成障害を起こす。②5-FU の代謝産物である 5-フルオロデオキシウリジン三リン酸（5-fluorodeoxyuridine triphosphate：5-FdUTP）が DNA に取り込まれ，DNA 障害に働く。③5-フルオロウリジン三リン酸（5-fluorouridine triphosphate：5-FUTP）がウリジン三リン酸（uridine triphosphate：UTP）のかわりに RNA に取り込まれ RNA 障害に働く，と説明されている（図 11-4-2）。

5-FU 耐性機序として，ジヒドロピリミジンデヒドロゲナーゼ（dihydropyrimidine dehydrogenase：DPD）などの 5-FU 分解系酵素の活性上昇，FdUMP 標的酵素であるチミジル酸合成酵素の 5-FU 抵抗性獲得などの関連が示唆されている。

5-FU の大部分は主に肝臓に分布する DPD により分解を受け，α-フルオロ-β-アラニン，尿素，アンモニア，二酸化炭素となって主に呼気から排泄される。

消化器がんの抗がんスペクトラムは非常に広い。

副作用には，胃腸障害，手掌紅斑，間質性肺炎，神経毒性などがある。抗ウイルス薬ソリブジンと 5-FU 系薬の併用により重篤な血液毒性が発現し，死亡に至った例も報告されている。

さまざまな誘導体が使用されている。肝シトクロム P450 による代謝と自然分解で緩徐に 5-FU を産生するマスク化合物テガフール（tegafur），5-FU の分解抑制剤ウラシル（uracil）を配合したテガフール・ウラシル配合剤（UFT），DPD を阻害するギメスタットと，消化管に高濃度に分布して 5-FU をリン酸化する酵素の阻害剤であるオテラシルカリウムをテガフールに配合したエスワン（S1），体内で 5-FU に変換されるカルモフール（carmofur），腫瘍組織に高濃度に存在するピリミジンヌクレオシドホスホリラーゼ（pyrimidine nucleoside phosphorylase：PyNPase）で 5-FU に変換されるドキシフルリジン（doxifluridine）やカペシタビン（capecitabine）などがある。

テガフール・ウラシル配合物や S1 は，生化学的修飾を 1 剤中で実現した薬剤である。また，5-FU はメトトレキサートや葉酸，シスプラチンに

よっても効果が増強され，生化学的修飾の effector drug として，併用療法でも重要な位置を占めている。

シタラビンおよび誘導体

シタラビン（cytarabine, 1-β-arabinofuranosyl-cytosine, Ara-C）は，シチジン拮抗薬で，1959年，Walwick らによって抽出され，急性骨髄性白血病治療に用いられた。

Ara-C は，ヌクレオシド特異的膜輸送タンパク質により細胞内に取り込まれた後，デオキシシチジンキナーゼ（deoxycytidine kinase）により ara-cytidine monophosphate（Ara-CMP）となり，さらにリン酸化され Ara-CDP から Ara-CTP となって，DNA 合成時のデオキシシチジン三リン酸（deoxycytidine triphosphate：dCTP）と DNA ポリメラーゼの反応を競合的に阻害する。また，Ara-CTP は，DNA 鎖に取り込まれ DNA 鎖の伸長を阻害する。Ara-C はシチジンデアミナーゼ（cytidine deaminase）とデオキシシチジンデアミナーゼ（deoxycytidine deaminase）で不活性化されるので，Ara-C の抗腫瘍活性は細胞内のこれら活性化・脱アミノ化の酵素のバランスで決まる。また，殺細胞効果以下の濃度で白血病細胞を分化誘導することも知られている。

Ara-C は S 期特異的薬物であり，時間依存性の薬物である。耐性化の機序としては，膜輸送系の障害，脱アミノ化酵素の増加，活性化酵素の欠損などが示唆されている。主に急性白血病に使用されるが，多岐の腫瘍に使用可能である。主な副作用は骨髄毒性である。

プロドラッグとして，シタラビンオクホスファート（cytarabine ocfosfate），エノシタビン（enocitabine）がある。

デオキシシチジン（deoxycytidine）の 2' 位の水素をフッ素で置き換えた誘導体，ゲムシタビン（gemcitabine）は，Ara-C と似た挙動をとりながらも腫瘍スペクトラムが広く，造血器以外の固形腫瘍にも有効性を示す。Ara-C が DNA に取り込まれたところで DNA 合成が止まるのに対して，ゲムシタビンは取り込まれたのち別のヌクレオシドが 1 つ付加した状態で DNA 合成が止まるため，DNA 修復がより困難になり，それがより高い抗腫瘍効果につながる。膵がん，胆道がん，非小細胞肺がん，尿路上皮がん，卵巣がんに使用されている。

プリン代謝拮抗薬

Hitchings と Elion らが，1950 年代初頭にチオプリン（thiopurine）を開発してプリン代謝拮抗薬による化学療法が始まった。

6-メルカプトプリン（6-mercaptopurine：6-MP）は，ヒポキサンチンのアナログで，細胞内でヒポキサンチン-グアニンホスホリボシルトランスフェラーゼ（hypoxantine-guanine phosphoribosyl transferase：HGPRT）により 6-MP-リボースリン酸となり，de novo のプリン生合成を阻害する。プリン生合成の阻害は，5'-ホスホリボシル-1-ピロリン酸（5'-phosphoribosyl-1-pyrophosphate：PRPP）を増加させ，HGPRT による反応をさらに活性化する。また，6-MP-リボースリン酸は，さらにリン酸化され 6-チオグアニンヌクレオチド（6-thioguanine nucleotide）となり，DNA と RNA へ組み込まれ障害を起こす。

耐性化の機序として，HGPRT の減少や変質との関連や，活性化を阻害する膜タンパク質の存在が示唆されている。

急性白血病と慢性骨髄性白血病に使用される。主な副作用は骨髄毒性である。6-MP はまた，キサンチンオキシダーゼ（xanthine oxidase）により 6-チオ尿酸（6-thiouric acid）となり不活性化されるので，キサンチンオキシダーゼ阻害薬アロプリノール（allopurinol）で毒性が増強する可能性がある。

フルダラビン（fludarabine）は，アデノシン（adenosine）のリボースをアラビノース（arabinose）に置換したアナログである Ara-A に，アデノシンデアミナーゼ（adenosine deaminase：ADA）による不活性化を受けにくいように 2 位に

フッ素を導入したアデニン誘導体で，慢性リンパ性白血病に使用されている。ペントスタチン（pentostatin）は，*Streptomyces antibioticus* の発酵物質で，強力なアデノシンデアミナーゼ抑制効果をもつ物質だが，作用に伴う二次産物が三リン酸体 dATP となって働くので，プリン代謝拮抗薬に分類される。成人 T 細胞白血病や有毛細胞白血病に用いられている。クラドリビン（cladribine, 2-CdA）は，デオキシアデニン誘導体で，細胞内に入り活性化して2-CdATP となって DNA に取り込まれて DNA 鎖を切断するとともに，DNA ポリメラーゼやリボヌクレオチドレダクターゼを阻害してデオキシヌクレオチド三リン酸プールの不均衡を生じさせてアポトーシスに誘導する。慢性リンパ性白血病，非ホジキンリンパ腫，有毛細胞白血病などに用いられている。

その他

ヒドロキシカルバミド（hydroxycarbamide）は，尿素誘導体で DNA 合成障害を起こすため，代謝拮抗薬に数えられている。

本項目で扱った主な薬物一覧

薬物	特徴
メトトレキサート	最初の葉酸代謝拮抗薬
ペメトレキセド	マルチターゲットの強力な葉酸代謝拮抗薬
5-フルオロウラシル (5-FU)	最初のフッ化ピリミジン
テガフール	肝臓で 5-FU に変換される経口フッ化ピリミジン
テガフール・ウラシル配合剤（UFT）	テガフールを強力化した経口フッ化ピリミジン
エスワン	UFT をさらに強力化した経口フッ化ピリミジン
ドキシフルリジン	腫瘍組織内で 5-FU に変換される経口フッ化ピリミジン
カペシタビン	ドキシフルリジンを強力にした経口フッ化ピリミジン
シタラビン	シチジン拮抗薬で，急性骨髄性白血病の主力薬
ゲムシタビン	造血器以外の固形腫瘍にも有効性を示すシタラビン誘導体
メルカプトプリン	プリン代謝拮抗薬で，急性および慢性骨髄性白血病に使用される
フルダラビン	慢性リンパ性白血病に用いられるプリン代謝拮抗薬

参考文献

1) DeVita VT et al：Cancer. Principles and Practice of Oncology 7th edition, Lippincott Williams & Wilkins, a Wolters Kluwer business, 2011
2) 日本臨床腫瘍学会編：新臨床腫瘍学 改訂第 4 版，南江堂，2015
3) 西條長宏ほか：がん化学療法・分子標的療法 update，中外医学社，2009
4) 浦部晶夫ほか：今日の治療薬 2016，南江堂，2016

【吉岡 孝志】

5 トポイソメラーゼ阻害薬

> **目 標**
> - トポイソメラーゼ阻害薬は，DNAのねじれの解消を阻害して抗腫瘍効果を発揮することを理解する。
> - TopoⅠ阻害薬とTopoⅡ阻害薬が存在することを理解する。

　DNAトポイソメラーゼは，二本鎖DNAの一方または両方を切断して再結合する酵素である。DNAは複雑な高次構造をとっており，複製，転写，合成などが行われるときには，適宜，切断，再結合して，ねじれや構造上のゆがみが是正されなければならない。トポイソメラーゼはDNAの立体構造を調節する酵素である。

　トポイソメラーゼには，Ⅰ型酵素（Topo〈topoisomerase〉Ⅰ）とⅡ型酵素（TopoⅡ）がある。TopoⅠは，DNAと結合することで一本鎖のみを切断する。そして切断部と共有結合して切断複合体を形成し，その複合体が回転しながらねじれを解消して切断部を再結合することでねじれを解消する。TopoⅡは，二本鎖DNAと結合して双方を切断し複合体を形成，その後ねじれを解消してDNAの二本鎖を再結合させる。トポイソメラーゼ阻害薬は，切断複合体に結合して安定化することでDNAの再結合を抑制して，細胞死を導く。

トポイソメラーゼⅠ阻害薬

　カンプトテシン（camptothecin）は中国原産の植物カンレンボク（喜樹，*Camptotheca acuminata*）から抽出された植物アルカロイドで，TopoⅠ阻害作用を示す。高い抗腫瘍効果と広い抗腫瘍スペクトラムを有する薬物として注目された。しかし，1960年代から1970年代に行われたさまざまな臨床試験で，高度の骨髄抑制と出血性膀胱炎の合併が認められたことから，臨床応用は困難とされた。その後，抗腫瘍活性を保持しつつ毒性を軽減する誘導体の開発が進められ，イリノテカン（irinotecan）やノギテカン（nogitecan）などが開発された。

　イリノテカンは，カルボキシルエステル結合により側鎖が結合して水和性を維持したカンプトテシン誘導体である。肝臓・胆管・腫瘍細胞に存在するカルボキシルエステラーゼで側鎖が切り離され，7-エチル-10-ヒドロキシカンプトテシン（7-ethyl-10-hydroxycamptothecin，SN-38）に変換されて抗腫瘍効果を発揮する。抗腫瘍効果は，TopoⅠのDNA切断鎖の再結合の阻害によるDNA生成阻害，cdc2キナーゼ活性化の阻害に関連したG_2期停止，ならびにアポトーシス誘導により起こる。胆汁排泄が主な代謝経路で，イリノテカンはそのままの形で，SN-38は一部そのままで，多くは肝のUDPグルクロン酸転位酵素（UDP glucuronosyl transferase）の1つUGT1A1でグルクロン酸抱合され，SN-38グルクロニドとして胆汁排泄される。UGT1A1には複数の遺伝子多型が存在し，それによって酵素活性が異なることも知られている。日本人では*UGT1A1*6*と*UGT1A1*28*があり，いずれかのホモ接合体もしくは複合ヘテロ接合体を有する患者では薬物代謝が遅延して好中球減少など重篤な副作用が発現する可能性が高くなるため，遺伝子多型を測定して使用する必要がある場合もある。また，腸内細菌叢にはグル

クロン酸抱合を加水分解するグルクロニダーゼを有しSN-38グルクロニドをSN-38に変換することで重篤な下痢を起こすことがあり，腸管閉塞状態がある際にはイリノテカンは禁忌となる。

抗腫瘍スペクトラムは広く，特に肺がん，直腸がん，結腸がん，膵臓がんでは第1選択薬の1つになってきている。用量制限毒性は，骨髄抑制と下痢である。特に白血球減少時の下痢は致死的で，胆汁排泄されるfree SN-38が原因と考えられている。

ノギテカンもカンプトテシン誘導体で，A環9位がジメチルアミノメチル基に置換されて水和性が保持されている。ノギテカンはそれ自体が活性体で，既治療小細胞肺がんで使用されている。用量制限毒性は好中球減少である。

トポイソメラーゼⅡ阻害薬

TopoⅡによるDNA鎖切断状態で共有結合複合体を硬直安定化し，DNA鎖の通り抜けと再結合を阻害して最終的に細胞死に至らしめる。DNAインターカレターと非インターカレターに分けられる。

DNAインターカレター

1960年代，*Streptomyces*類から発見されたドキソルビシン（doxorubicin）とダウノルビシン（daunorubicin）は当初，抗腫瘍性抗生物質とされたが，現在ではその作用機序からTopoⅡ阻害薬に分類される。

最も重要な作用機序はTopoⅡ阻害作用だが，DNAの近接する2つの塩基間の平面構造に一部を差し込み一本鎖もしくは二本鎖に断裂を生じさせるDNAインターカレターとしても働く。化学的に還元を受けて3つのフリーラジカルを生じ，細胞内タンパク質障害にも働く。

ドキソルビシンは*Streptomyces*より抽出され，S期特異的に働く。肝臓で活性化され，肝臓と腎臓で排泄される。広い抗腫瘍スペクトラムを有し，悪性リンパ腫，乳がんなどでは第1選択薬となる。用量制限毒性は，骨髄抑制，特に白血球減少だが，ほとんど可逆的である。血管外漏出は，周囲組織に障害を与える。蓄積毒性としての心毒性も問題となる。フリーラジカルによるとされ，心筋症の形をとる。心毒性軽減の目的で，誘導体のピラルビシン（pirarubicin）とエピルビシン（epirubicin）が合成された。アクラルビシン（aclarubicin）やミトキサントロン（mitoxantrone）も同様の目的で開発された薬物である。

また，ドキソルビシンをペグ化リポソームに封入したドキソルビシンリポソーム注射剤も卵巣がんなどで使用されている。リポソーム製剤にすることで，ドキソルビシンの組織内停留時間を延長させ，腫瘍内濃度を高めることで有効性を引き上げるとともに，骨髄抑制や脱毛・心毒性を軽減することを目的として開発された。

ダウノルビシンは*Streptomyces peucetius*から抽出された。肝臓で活性化され，核酸合成全過程に作用し，肝排泄される。急性白血病のkey drugの1つである。心毒性は，ドキソルビシンの2倍量で発現する。誘導体にイダルビシン（idarubicin）がある。

DNA非インターカレター

エトポシド（etoposide）が代表で，メギ科の多年草*Podophyllum peltatum*などの根茎より抽出されたポドフィロトキシンの半合成体から開発された。

作用機序は，TopoⅡ阻害によるDNA合成阻害で，G_2期とS期に作用する。肝臓で代謝され腎臓で排泄されるので，血中動態は腎臓での排泄，肝での代謝，血中におけるアルブミンとの結合で決定される。

広い抗腫瘍スペクトラムをもつが，肺小細胞がん，睾丸腫瘍でシスプラチンとの併用で，悪性リンパ腫でもドキソルビシンとの併用で第1選択薬の1つとなっている。

用量制限毒性は骨髄毒性で，特に顆粒球減少で，経口薬では下痢や口内炎も問題となる。脱毛は多く，時にアレルギー症状が出ることがある。

抗てんかん薬が排泄に影響を与えることもある。また，二次性の発がんとして急性非リンパ性白血病の報告もある。

本項目で扱った主な薬物一覧	
薬物	特徴
イリノテカン	カンレンボクから抽出したカンプトテシンの誘導体。Topo I 阻害薬
ノギテカン	カンプトテシン誘導体，Topo I 阻害薬
ドキソルビシン	抗腫瘍性抗生物質，Topo II 阻害薬
ピラルビシン	ドキソルビシンの心毒性軽減のために開発された Topo II 阻害薬
エピルビシン	
ドキソルビシンリポソーム	ドキソルビシンの腫瘍内濃度を高めるために開発された
ダウノルビシン	抗腫瘍性抗生物質，Topo II 阻害薬
エトポシド	DNA インターカレター作用をもたない Topo II 阻害薬

参考文献

1) DeVita VT et al：Cancer. Principles and Practice of Oncology 7th edition, Lippincott Williams & Wilkins, a Wolters Kluwer business, 2011
2) 日本臨床腫瘍学会編：新臨床腫瘍学 改訂第 4 版，南江堂，2015
3) 西條長宏ほか：がん化学療法・分子標的療法 update，中外医学社，2009
4) 浦部晶夫ほか：今日の治療薬 2016，南江堂，2016

【吉岡 孝志】

微小管阻害薬

目標
- 微小管阻害薬は，微小管の伸長・短縮を阻害して抗腫瘍効果を発揮することを理解する。
- 主な有害事象が，末梢神経障害であることを理解する。

微小管は，チューブリンとよばれるタンパク質が重合したものである。チューブリンは，α，βの2つのサブユニットからなるヘテロ二量体を形成し，それがさらに集合して線状の13個のプロトフィラメントを形成し，さらに重合して内径12 nm，外径25 nmで筒状構造をとったものが微小管である。この微小管は細胞分裂時，紡錘糸の形成を行うほかに，細胞内輸送や繊毛・鞭毛運動に関与しており，特に神経細胞においては軸索や樹状突起に存在してさまざまなタンパク質，核酸，オルガネラの輸送に重要な役割を果たす。

微小管は細胞周期のほとんどの期間で格子状構造をとっているが，分裂期になると紡錘形に変化して染色体へ付着，染色体同士を分離する。微小管は重合と脱重合を繰り返しながら，動的平衡状態に保たれている。グアノシン三リン酸（guanosine triphosphate：GTP）と微小管結合タンパク質（microtubule-associated protein：MAP）がチューブリンの重合を促進し，Ca^{2+}イオンが脱重合へ傾ける。この動的平衡を障害して抗腫瘍効果を得るのが微小管阻害薬である。

微小管阻害薬には，重合阻害に働くビンカアルカロイド，脱重合阻害に働くタキサン，ユニークな構造をもつエリブリンや抗体薬物複合体であるトラスツズマブエムタンシン，さらに海外ではエポチロン系抗がん薬の開発が進んでいる。

ビンカアルカロイド

ビンカアルカロイドは，家庭薬として用いられていたニチニチソウ（*Catharanthus roseus*）の茎，葉，根の抽出物で，その合成物質から最初に，ビンクリスチン（vincristine）が見つかった。現在使用されるビンカアルカロイドは，ビンクリスチン，ビンブラスチン（vinblastine），ビンデシン（vindesine），ビノレルビン（vinorelbine）である。

作用機序は，チューブリンの重合阻害で，GTP結合部位近くのβチューブリンプラス端（伸長側）に結合することで重合を阻止する。反対側のαチューブリンマイナス端の分解速度は変わらないため，結果的に微小管は破壊され，分裂停止を招き，細胞死に至る。ビンカアルカロイドは，他の細胞周期にあるがん細胞や正常細胞にも作用する。

ビンカアルカロイドは，半減期が長い特徴がある。肝臓で代謝され胆汁中に排泄される。肝臓での代謝は，シトクロムP450（cytochrome P450：CYP）3A4が関与すると考えられている。

薬物耐性機序は，多剤耐性（multidrug resistance：MDR）による。また，標的であるチューブリンの構造的・機能的変化も関与するとされる。

副作用としては，ビンクリスチンを除き骨髄毒性である。神経障害はビンクリスチンに強く起こるが，他のビンカアルカロイドで問題となることは少ない。また，組織障害作用が強く，血管外漏出により水疱や潰瘍形成が起こることがある。血

管障害性も強く，血管炎を引き起こすことも知られている。

ビンクリスチンは，白血病，悪性リンパ腫，小児腫瘍（神経芽腫，ウィルムス〈Wilms〉腫瘍，横紋筋肉腫，睾丸性胎児性がん，血管肉腫）に，ビンブラスチンは，悪性リンパ腫，絨毛性疾患に，ビンデシンは，急性白血病，悪性リンパ腫，肺がん，食道がんに，ビノレルビンは肺がん，乳がんに，それぞれ用いられる。

タキサン

タキサンは，1963年にタイヘイヨウイチイ（*Taxus brevifolia*）の樹皮の抽出物が抗がん作用を有することが発見され，1971年にパクリタキセルがその活性物質であることが突き止められ，抗がん薬としての開発が始まった。その後，ヨーロッパイチイ（*Taxus baccata*）の針葉に含まれる10-デアセチルバッカチン（10-deacetylbaccatin）Ⅲからドセタキセルが合成された。パクリタキセルも同物質より生合成されている。

タキサンの作用機序は，微小管を構成しているβチューブリンのGDP（グアノシン二リン酸〈guanosine diphosphate〉）部位に結合し，Ca^{2+}イオンによるチューブリンの微小管からの脱重合を抑制する。これにより微小管とチューブリンの動的平衡は微小管形成側に傾き，異常な紡錘糸を形成することで，細胞分裂が障害されアポトーシスに至る。この細胞分裂障害から細胞死に至る機序は解明されていない。タキサンは放射線増感作用を有することが知られており，それはタキサンが細胞を放射線感受性の最も高いG_2期に停止させることによると考えられている。

耐性化機序には，MDRタンパク質の関与が示唆されている。チューブリンの構造的・機能的変化が耐性機序に関わることも示唆されている。

副作用は骨髄毒性，特に顆粒球減少が特徴的である。

パクリタキセル

タキサンは水溶性でないため，パクリタキセル（paclitaxel：PTX）にはクレモフォールEL（Cremophor EL）とエタノールが含まれる。このため開発当初，過敏反応が問題となったが，ステロイド，ヒスタミンH_1, H_2受容体（H_1, H_2受容体）拮抗薬の併用で克服可能となった。

肝臓でシトクロムP450（CYP）2C8で代謝を受け，胆汁排泄される。腹腔内体腔液移行もよいとされる。M期で作用する。配合剤のクレモフォールELは，多剤耐性タンパク質（P糖タンパク質）を阻害するといわれている。卵巣がん，乳がん，非小細胞肺がん，胃がんなど多岐のがん腫に使用される。副作用としては，クレモフォールELに由来するアレルギー反応がある。末梢神経障害も出現する。一過性の関節痛や筋肉痛も特徴的である。脱毛はほぼ全例に認める。

また，新たな製剤として，ヒト血清アルブミンと抱合したナノ粒子製剤（パクリタキセルアルブミン懸濁型）が乳がん，胃がん，非小細胞肺がん，膵臓がんで使用されている。パクリタキセルと異なり，易水溶性で過敏反応や末梢神経障害が少ないとされる。溶解性の向上で，投与時間も短縮できる。用量制限毒性は好中球減少である。

ドセタキセル

ドセタキセル（docetaxel）は，肝臓でシトクロムP450（CYP）3A4で代謝され，胆汁排泄される。乳がん，非小細胞肺がん，胃がん，頭頸部がん，卵巣がん，前立腺がんなどに使用される。

副作用は，毎週投与法を行った際の疲労感や，添加物ポリソルベート80による過敏症状が報告されている。浮腫や体腔液貯留は特徴的である。皮膚障害もみられる。口内炎は投与時間の長いスケジュールでみられる。末梢神経障害や一過性の関節痛，筋肉痛も見られる。

カバジタキセル

カバジタキセル（cabazitaxel）は，ドセタキセ

ル化学療法歴を有する去勢抵抗性前立腺がんに有効性を示した微小管脱重合阻害作用を有する薬物である．パクリタキセルやドセタキセル同様，肝代謝を受けて大部分が胆汁排泄される．

ドセタキセル耐性の獲得機序は，細胞外に排泄されるためと説明されているが，カバジタキセルは，ドセタキセルの細胞外排泄機構では細胞外に排泄されないため有効と考えられている．

有害事象は好中球減少と下痢で，特に発熱性好中球減少が国内第Ⅰ相試験で半数に認められ，顆粒球コロニー刺激因子（granulocyte-colony stimulating factor：GCS-F）の予防投与も検討する必要がある．

その他の微小管阻害薬

エリブリン（eribulin）

神奈川県三浦半島油壺から採取された海綿動物のクロイソカイメン（*Halichondria okadai*）に強力な抗がん作用をもつ物質が含まれていることがわかり，それから抗がん活性を有する物質として単離されたハリコンドリン B（halichondrin B）の構造をもとに合成された微小管重合阻害薬．ビンカアルカロイドとの違いは，ビンカアルカロイドが微小管の外側に結合するのに対して微小管の伸長端にのみ結合するため，作用の選択性が高まる．また，従来の作用に加えて，腫瘍の血流循環を改善すること，上皮細胞化を誘導すること，がん細胞の転移能を減少させるなどの作用があることが，*in vitro* の実験で示されている．乳がん，悪性軟部腫瘍で使われている．

有害事象は好中球減少で，肝代謝の薬物のため肝障害時には注意を要する．

トラスツズマブエムタンシン

トラスツズマブエムタンシン（trastuzumab emtansine）は，抗 HER2 モノクローナル抗体であるトラスツズマブに微小管阻害薬であるエムタンシンをリンカーでつないだ抗体薬物複合体である．エムタンシンは，強力な細胞傷害作用をもつが，治療安全域が狭く毒性が強く出る．トラスツズマブとつなぐことで腫瘍選択的な薬物輸送が可能となり，毒性を最小限に抑えながら最大限の抗腫瘍効果を引き出すとともに，トラスツズマブ自体の抗腫瘍効果も加わる．HER2 過剰発現乳がんの治療薬として使用されている．有害反応は，抗体薬としての事象に加えて，血小板減少が問題となる．

エポチロン

エポチロン（epothilone）は，粘液細菌の *Sorangium cellulosum* の培養液から抽出された．タキサン同様，微小管を安定化して分裂を停止させアポトーシスを誘導する新規微小管阻害薬である．

タキサンと微小管への結合部位が異なるため，より強力な微小管阻害作用を有するとともに，P 糖タンパク質で細胞外に排出されにくいため，タキサン耐性腫瘍にも有効とされる．

まだ国内では使用されていない．

本項目で扱った主な薬物一覧	
薬物	特徴
ビンクリスチン	微小管重合阻害薬．ツルニチニチソウから最初にみつかった
ビンブラスチン	悪性リンパ腫，絨毛性疾患に用いられる微小管重合阻害薬
ビンデシン	急性白血病，悪性リンパ腫に用いられる微小管重合阻害薬
ビノレルビン	肺がん，乳がんに用いられる微小管重合阻害薬
パクリタキセル	タイヘイヨウイチイから開発された最初の微小管脱重合阻害薬
パクリタキセルアルブミン懸濁型	パクリタキセルをアルブミン抱合したナノ粒子製剤
ドセタキセル	ヨーロッパイチイから開発された微小管脱重合阻害薬

カバジタキセル	ドセタキセル耐性克服のために開発された微小管脱重合阻害薬
エリブリン	ハリコンドリンBの構造をもとに合成された微小管重合阻害薬
トラスツズマブエムタンシン	トラスツズマブにエムタンシンをリンカーでつないだ抗体薬物複合体

参考文献

1) DeVita VT et al：Cancer. Principles and Practice of Oncology 7th edition, Lippincott Williams & Wilkins, a Wolters Kluwer business, 2011
2) 日本臨床腫瘍学会編：新臨床腫瘍学 改訂第4版，南江堂，2015
3) 西條長宏ほか：がん化学療法・分子標的療法update，中外医学社，2009
4) 浦部晶夫ほか：今日の治療薬2016，南江堂，2016

【吉岡 孝志】

7 内分泌療法薬

> **目標**
> - 内分泌療法薬は，ホルモン受容体を阻害することで抗腫瘍効果を発揮することを理解する。
> - 内分泌療法薬は，内分泌依存性のがん腫に使用されることを理解する。

　内分泌療法薬は，一般に乳がん，前立腺がん，子宮内膜がんのようなホルモン反応性の悪性腫瘍の治療や，カルチノイドに伴う腫瘍随伴症候群の症状コントロールに使用される。主な対象となるのは性ホルモンであるエストロゲン，プロゲステロン，アンドロゲン等のステロイドホルモンで，脂溶性で産生後に血中を運ばれて標的臓器で効果を発揮する。

　ステロイドホルモンは，基本的に細胞内に入り核内受容体を介して，標的となる遺伝子を刺激して，その遺伝子産物であるタンパク質の産生を増大することで，作用を起こす。

　主な内分泌療法薬は，選択的エストロゲン受容体調節薬，選択的エストロゲン受容体抑制薬，アロマターゼ阻害薬，性腺刺激ホルモン放出ホルモンアナログ，性腺刺激ホルモン放出ホルモン拮抗薬，抗アンドロゲン薬，その他に分けられる。

選択的エストロゲン受容体調節薬

　選択的エストロゲン受容体調節薬（selective estrogen receptor modulator：SERM）はエストロゲン受容体に結合して，エストロゲンを競合阻害する薬物である。

タモキシフェン

　タモキシフェン（tamoxifen）は，最も広く使用されているエストロゲン受容体（estrogen receptor：ER）競合阻害薬で，閉経前 ER 陽性浸潤性乳がん術後補助療法としての 5 年間投与は標準療法であり，米国では，閉経前 ER 陽性非浸潤性乳がんの治療，乳がんの予防などにも使用されている。タモキシフェンは，主にシトクロム P450（cytochrome P450：CYP）2D6 でエンドキシフェン（endoxifen）に変換されて作用する。CYP2D6 には遺伝子多型が知られており，遺伝子多型によって代謝効率が異なり，それが治療効果やホットフラッシュなどの副作用と相関するといわれている。また，CYP2D6 を阻害する薬物との併用は，タモキシフェンの効果を減弱するとされる。

　タモキシフェンにはエストロゲン様作用もあるため，子宮内膜がんの発生を増加させる一方で，閉経後の患者で骨密度を低下させないことも知られている。

トレミフェン

　トレミフェン（toremifene）は，タモキシフェンと類似の構造で，効果と副作用は同等だが高用量での投与が認められている。タモキシフェンと交叉耐性が存在し，経口吸収はタモキシフェンより若干よいというデータが存在する。ER 陽性閉経後乳がんで使用されている。

選択的エストロゲン受容体抑制薬

　選択的エストロゲン受容体抑制薬（selective

estrogen receptor downregulator：SERD）のフルベストラント（fulvestrant）はERの拮抗薬で，結果としてERの抑制薬として働く。すなわち，エストロゲンがERに結合するのを競合的に阻害することで，ERが標的遺伝子に結合できなくなり，ERタンパク質の発現低下を引き起こす。一次内分泌療法不応のER陽性閉経後乳がんに使用されている。忍容性は良好だが，有害反応として注射部位の反応とほてり，無力症，頭痛，消化器症状が報告されている。

アロマターゼ阻害薬

閉経時，卵巣におけるホルモン産生は終了する。しかし，エストロゲンはP450ファミリーの1つであるアロマターゼにより，副腎由来のアンドロゲンを利用してエストロゲンに変換されることで，供給される。このアロマターゼを阻害することでエストロゲンの産生阻害を引き起こすアロマターゼ阻害薬が，閉経後乳がんの内分泌療法に使用されている。

アロマターゼ阻害薬として使用されているのが，非ステロイド性のアナストロゾール（anastrozole）とレトロゾール（letrozole），ステロイド性のエキセメスタン（exemestane）の3薬物である。いずれも，ER陽性閉経後乳がんに対して，進行再発乳がん治療でも術後補助療法としても，タモキシフェンより優れていることが証明されている。

非ステロイド性アロマターゼ阻害薬は，関節痛，筋肉痛，骨粗しょう症，骨折の危険性が高いことが示されている。ステロイド性アロマターゼ阻害薬は，非ステロイド性と同様の副作用に加えて，ステロイド特有の体重増加や痤瘡が加わることもあるが，適応投与量では少ない。アナストロゾールとレトロゾールは，in vitroではレトロゾールの効果が高いとされたが，術後補助療法における直接比較では差がないことが示された。

性腺刺激ホルモン放出ホルモンアナログ

性腺刺激ホルモン放出ホルモンアナログ（gonadotropin-releasing hormone analog）は，閉経前乳がん，前立腺がん，子宮内膜症などの治療に使用されている。視床下部より自律的に分泌されている黄体化ホルモン放出ホルモン（luteinizing hormone-releasing hormone：LH-RH）を持続的に高濃度で供給することで，下垂体にあるLH-RH受容体のdown-regulationを起こし脱感作に誘導し，卵胞刺激ホルモン（follicle stimulating hormone：FSH），LHの分泌を抑制する。結果として，卵巣や睾丸摘出時と同じレベルまでエストロゲン，アンドロゲンを低下させ，抗腫瘍効果を引き起こす。ゴセレリン（goserelin）とリュープロレリン（leuprorelin）が使用されている。一過性に性ホルモンが上昇するため，ほてりや発汗，悪心などのフレア現象が起きることがある。

性腺刺激ホルモン放出ホルモン拮抗薬

性腺刺激ホルモン放出ホルモン拮抗薬（gonadotropin-releasing hormone antagonist）として，デガレリクス（degarelix）が前立腺がんに使用されている。下垂体のLH-RH受容体を直接拮抗阻害し，LHの放出を抑制する。作用薬と異なり一過性のLH放出によるフレア現象を起こすことなく，すみやかな血清テストステロン，PSA（前立腺特異抗原〈prostate specific antigen〉）の減少がみられる。注射部位の疼痛，発赤など報告されているが，長期投与による毒性については，まだよくわかっていない。

抗アンドロゲン薬

フルタミド（flutamide）とビカルタミド（bicalutamide），アビラテロン（abiraterone）が抗アンドロゲン薬として前立腺がんの治療に使用されている。

フルタミドとビカルタミドは，非ステロイド性抗アンドロゲン薬で，アンドロゲンの受容体への結合を阻害することで抗腫瘍効果を発揮する。CAB（combined androgen blockade）療法としてLH-RHアゴニストと併用される。これらの薬物は，治療効果がなくなり中止するとPSAが自然に低下するアンドロゲン除去症候群が出ることがあるので，治療薬変更に際して観察期間を設ける必要がある。中枢へのホルモン分泌抑制作用はないので，性機能低下は軽度である。エストロゲン優位になるため，女性化乳房も注意を要する。フルタミドは，下痢が一般的な副作用だが，まれに重篤な肝障害を起こすことがあるので，肝機能の定期的検査は必要である。ビカルタミドはフルタミドに比較して下痢は少ない。

アビラテロンは，アンドロゲンやエストロゲンの合成のkey enzymeであるCYP17を選択的・不可逆性に阻害することで，前立腺がんに対して抗腫瘍効果を発揮する。有害事象としては，CYP17阻害が副腎皮質刺激ホルモン（adrenocorticotropic hormone：ACTH）を上昇させ鉱質ステロイド過剰になるため，低カリウム血症，高血圧，心不全などが問題になる。肝障害も注意を要する。

その他

エストラムスチン

エストラムスチン（estramustine）は，エストラジオールとナイトロジェンマスタードの化合物で，ホルモンによる細胞増殖抑制効果と殺細胞性抗がん薬よる殺細胞効果の相乗作用で抗腫瘍効果を発揮する。前立腺がんの治療薬として使用されている。ホルモン効果は，エストロゲン上昇による下垂体へのネガティブフィードバックによりアンドロゲンの産生を抑制することで起きる。血栓形成，浮腫，女性化乳房，性機能低下，肝機能障害が主な有害事象である。

メドロキシプロゲステロン

メドロキシプロゲステロン（medroxyprogesterone）は，乳がん，子宮体がんの治療に使用されている。正確な作用機序は不明だが，副腎におけるステロイドの合成抑制，ERレベルの抑制，腫瘍におけるホルモン代謝の変化，ステロイドホルモンの代謝亢進，直接的殺細胞効果などがいわれている。主な有害事象として，血栓症，体重増加，浮腫などが上げられている。

オクトレオチド

オクトレオチド（octreotide）は，ソマトスタチンアナログで消化管ホルモン産生腫瘍（カルチノイド症候群を含む），先端巨大症，下垂体性巨人症，消化管神経内分泌腫瘍の症状緩和効果を狙って使用される。ソマトスタチン受容体に結合することで効果を発揮し，数カ月から年余にわたって症状抑制効果を発揮する。

オクトレオチドは，インスリン，グルカゴン，膵ポリペプチド，ガストリン分泌を抑制する。一般に忍容性は高い。

本項目で扱った主な薬物一覧

薬物	特徴
タモキシフェン トレミフェン	SERM（選択的エストロゲン受容体調節薬）
フルベストラント	SERD（選択的エストロゲン受容体抑制薬）
アナストロゾール レトロゾール	非ステロイド性アロマターゼ阻害薬
エキセメスタン	ステロイド性アロマターゼ阻害薬
ゴセレリン リュープロレリン	LH-RHアゴニスト

デガレリクス	LH-RH アンタゴニスト
フルタミド	非ステロイド性抗アンドロゲン薬
ビカルタミド	
エストラムスチン	女性ホルモンと抗悪性腫瘍薬の化合物
メドロキシプロゲステロン	黄体ホルモン製剤
オクトレオチド	ソマトスタチンアナログ，消化管神経内分泌腫瘍治療薬

参考文献

1) DeVita VT et al：Cancer. Principles and Practice of Oncology 7th edition, Lippincott Williams & Wilkins, a Wolters Kluwer business, 2011
2) 日本臨床腫瘍学会編：新臨床腫瘍学 改訂第4版，南江堂，2015
3) 西條長宏ほか：がん化学療法・分子標的療法 update，中外医学社，2009
4) 浦部晶夫ほか：今日の治療薬2016，南江堂，2016

【吉岡 孝志】

8 サイトカイン

目標
- サイトカインの抗腫瘍効果は免疫を介して起きていることを理解する。

　サイトカインとは，主に免疫システムを構成する細胞から分泌されるタンパク質で，炎症や免疫応答を迅速かつ抗原非特異的に制御する物質である。分泌されたサイトカインは，それぞれ標的細胞の特異的サイトカイン受容体と結合し，機能が発揮されるが，作用も機能も多様である。さまざまなサイトカインが存在するが，悪性腫瘍の治療薬として使われているのはインターフェロンとインターロイキン-2 である。

インターフェロン

　インターフェロン（interferon：IFN）は，ウイルスに接触した細胞から分泌されるウイルス抑制因子として最初に発見されたサイトカインである。抗ウイルス作用に加えて，細胞増殖作用，免疫調節作用などをもつことが明らかになった。IFN にはタイプⅠ～Ⅲがあるが，腫瘍の治療に用いられるのは，タイプⅠ（α，β）とタイプⅡ（γ）である。IFNα は白血球，IFNβ は多くの細胞から放出されるが，特に線維芽細胞で，IFNγ は T リンパ球とナチュラルキラー（natural killer：NK）細胞で産生される。

　IFN の効果は，免疫学的効果，非免疫学的効果，直接的抗腫瘍効果に分けて考えられる。免疫学的効果としては，NK 細胞の活性化，細胞傷害性 T 細胞活性化，抗原提示細胞の活性化を起こす。非免疫学的効果としては血管新生阻害効果が，直接的抗腫瘍効果としてはアポトーシスの誘導効果が知られている。

　IFNα は，腎細胞がん，多発性骨髄腫，ヘアリー細胞白血病，慢性骨髄性白血病に適応があるが，腎細胞がん，多発性骨髄腫，慢性骨髄性白血病では有効な分子標的治療薬が出てきたので使用されなくなってきている。ヘアリー細胞白血病も奏効率は高いが寛解することは稀で，プリン誘導体などの効果が高いため用いられなくなってきている。

　IFNβ は，皮膚悪性黒色腫，膠芽腫，星細胞腫，髄芽腫に適応があるが，有効性は低い。

　IFNγ は，腎細胞がん，菌状息肉腫，セザリー（Sézary）症候群に保険適用があるが，腎細胞がんでは有効な分子標的治療薬が出て，使用されなくなってきている。菌状息肉腫，セザリー症候群では有効薬がないこともあり，局所療法との併用で使用される。

インターロイキン-2

　インターロイキン-2（interleukin-2：IL-2）は，活性化 T 細胞から分泌され，T 細胞や NK 細胞の IL-2 受容体を介して種々のサイトカインを分泌させるとともに T 細胞の増殖を促し，細胞傷害作用を増強する。

　腎細胞がんと血管肉腫に保険適用があるが，腎細胞がんでは有効な分子標的治療薬の出現で使用されなくなってきている。血管肉腫では，放射線療法や薬物療法との併用で使用され，単独療法のデータはない。

本項目で扱った主な薬物一覧	
薬物	特徴
インターフェロンα	腎細胞がん,多発性骨髄腫などの治療に使用
インターフェロンβ	皮膚悪性黒色腫,膠芽腫などの治療に使用
インターフェロンγ	菌状息肉腫,セザリー症候群の治療に使用
インターロイキン-2	腎細胞がんと血管肉腫の治療に使用

参考文献

1) DeVita VT et al：Cancer. Principles and Practice of Oncology 7th edition, Lippincott Williams & Wilkins, a Wolters Kluwer business, 2011
2) 日本臨床腫瘍学会編：新臨床腫瘍学 改訂第4版,南江堂,2015
3) 西條長宏ほか：がん化学療法・分子標的療法update,中外医学社,2009
4) 浦部晶夫ほか：今日の治療薬2016,南江堂,2016

【吉岡 孝志】

9 分子標的治療薬

目　標
- 分子標的治療薬には，抗体薬と小分子薬が存在することを理解する。
- 悪性腫瘍の増殖，浸潤，転移に関わる分子機構を基礎に創薬されていることを理解する。

　分子標的治療薬とは，疾患の成立メカニズムを解明した上で，そこに関わる特定の分子を標的として開発された薬物である。がんに対する治療薬がほとんどだが，腫瘍壊死因子（tumor necrosis factor：TNF）阻害薬のように慢性関節リウマチやクローン（Crohn）病に用いられる治療薬も含んでいる。悪性腫瘍においては，悪性腫瘍細胞の増殖，浸潤，転移に関わる分子機構が明らかになるにつれ，それらを標的とした抗腫瘍薬が次々に開発されている。標的とされる分子には，がん遺伝子，細胞周期関連因子，増殖シグナル関連因子，血管新生関連因子，アポトーシス関連因子などがある。

　分子標的治療薬と従来の殺細胞性抗がん薬の違いは，後者が腫瘍移植動物モデルや培養がん細胞を使って殺細胞効果を指標にランダムスクリーニングされてきたのに対して，前者はがん治療の標的となる分子を設定して，その分子活性を阻害する物質を選択することから開発が始められた点である。

　分子標的治療薬は，構造上，抗体薬と小分子薬に分けられる。抗体薬は主に，増殖因子やその受容体，血液細胞の表面マーカーを標的としており，細胞膜の外側で働く。小分子薬と比べると，投与時反応（infusion reaction）などの有害事象があるが特異性は高い。小分子薬は，細胞膜を透過して細胞内分子を標的とすることが多い。主として，標的分子のATP結合部位や触媒部位への特異的結合による酵素活性阻害を引き起こす。標的分子以外の似たような分子も阻害するため，抗体薬よりも特異性が低い。

　分子標的治療薬の標的としているものの多くが，細胞増殖や血管新生に関わるシグナル伝達系に属する分子である。リガンドとよばれる刺激が受容体に結合すると，その受容体が二量体を形成し，受容体の細胞内に存在するチロシンキナーゼドメインが活性化する。その下流のカスケードのリン酸化が起こりシグナルが伝達され，最終的には核内の転写活性の賦活化を通して増殖，分化誘導，アポトーシス，血管新生を促す物質を放出する（図 11-9-1）。

　現在，主な標的となっているシグナル伝達系の基軸となる受容体は，ヒト上皮受容体（human epidermal receptor：HER）と血管内皮増殖因子受容体（vascular endothelial growth factor receptor：VEGFR）である。HER は，HER1（Erb-B1），HER2（Erb-B2），HER3（Erb-B3），HER4 の4つでファミリーを形成しており，HER1 を特にヒト上皮成長因子受容体（human epidermal growth factor receptor：EGFR）とよんでいる。HER2 のリガンドはわかっていない。VEGFR は，VEGFR1（Flt-1），VEGFR2（Flk-1/KDR），VEGFR3（Flt-4）でファミリーを形成し，VEGFR1 と VEGFR2 が血管新生に，VEGFR3 はリンパ管新生に関与している。それぞれのリガンドと受容体の関係を図 11-9-2 に示す。

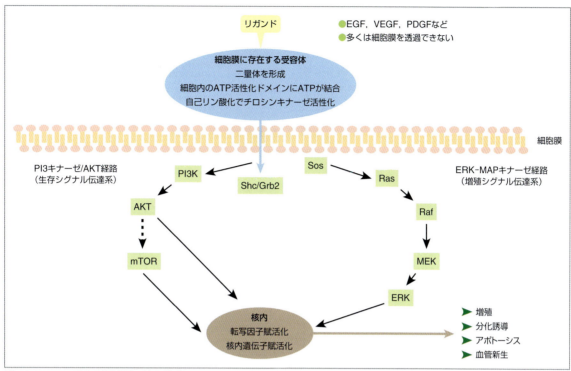

図 11-9-1　シグナル伝達系の基本構成
EGF：上皮増殖因子，VEGF：血管内皮細胞増殖因子，PDGF：血小板由来増殖因子，ATP：アデノシン三リン酸

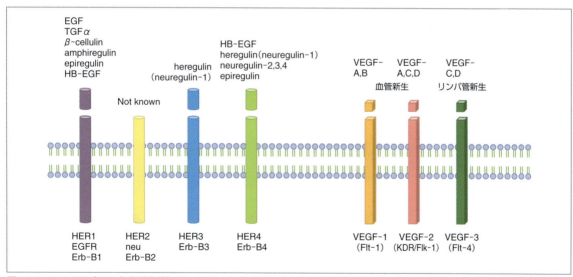

図 11-9-2　HER（ヒト上皮受容体）ファミリーと VEGFR（血管内皮増殖因子受容体）ファミリー（リガンドと受容体）
EGF：上皮増殖因子，TGF：トランスフォーミング増殖因子

抗体薬

抗体薬は，構造からキメラ型・ヒト化・完全ヒト化抗体薬に分けられる（図11-9-3）。キメラ型抗体薬は，可変領域はマウス由来のままで定常領域をヒト化したIgG1型の抗体薬で，語尾に-ximabとつけられている。ヒト化抗体は，可変領域のうち相補性決定領域（complementarity-determining region：CDR）のみマウス由来で他がヒト化したIgG1型の抗体薬で，語尾に-zumabとつけられる。いずれもマウス由来の部分が残っているため，アナフィラキシーや投与時反応が起こる可能性があるが，定常領域のFc部分がナチュラルキラー（natural killer：NK）細胞などのFc受容体と結合能を有しており，抗体依存性細胞傷害（antibody-dependent cellular cytotoxicity：ADCC）活性が期待できる。完全ヒト化抗体は，ヒト免疫グロブリン遺伝子を導入したトランスジェニックマウスを使って作製される抗体で，語尾に-umabとつけられる。完全ヒト化することで，アナフィラキシーや投与時反応が起こる可能性は少ないが，ADCC活性はない。抗体薬では，血球成分の表面抗原やシグナル伝達系のリガンド，受容体が主な標的となっている。

血球成分の表面抗原に対する抗体薬

◆**リツキシマブ**◆

リツキシマブ（rituximab）はCD20抗原に対するキメラ型モノクローナル抗体で，B細胞表面マーカーCD20抗原に特異的に結合し，その効果には補体依存性細胞傷害作用（complement-dependent cytotoxicity：CDC）とADCC作用が関与する。特に重要な働きをしているのがCDCによる細胞融解作用である。加えてNK細胞や単球などの細胞傷害機能を有する正常細胞が，そのFc受容体を介してリツキシマブと結合し，腫瘍細胞にパーフォリンやグランザイムなどの細胞傷害物質を放出するADCCにより殺細胞効果を引き起こす。また，CD20抗原にリツキシマブが結合することでアポトーシスを引き起こすシグナル伝達が起こることも知られており，bcl-2が過剰発現したt（14；18）染色体異常を伴うろ胞性リンパ腫はリツキシマブに対して高感受性を示す。主な適応疾患はCD20陽性B細胞性非ホジキン（Hodgkin）リンパ腫で，特徴的な有害事象として発熱，白血球減少，悪寒，皮膚掻痒症，頭痛，ほてり，血圧上昇，頻脈，投与時反応，腫瘍崩壊症候群，皮膚粘膜眼症候群などがある。特にB型肝炎ウイルスキャリア患者または既往患者で，治療期間中または治療終了後に劇症肝炎または肝炎の増悪，肝不全の死亡例があり，B型肝炎ウイルス薬の併用が必要な患者に関するガイドラインも出されている。また，生ワクチンや弱毒ワクチンとの併用で感染症の発病の危険があり，注意を要する。

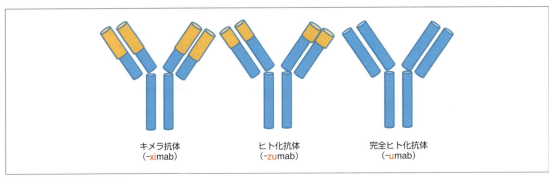

図11-9-3 **抗体薬の種類**

◆オファツムマブ◆

オファツムマブ（ofatumumab）は，CD20抗原に対するIgG1κ型完全ヒト化抗体で，リツキシマブとは異なるCD20の細胞外ループをエピトープとして認識する．CD20に対して強い親和性とより遅い解離性を有するため，リツキシマブより強力なCDCを有する．また，CD20発現の強度の低い慢性リンパ性白血病（chronic lymphocytic leukemia：CLL）などにも有効性を示す．適応疾患は，再発または難治性CD20陽性の慢性リンパ性白血病で，有害事象としては，投与回数にかかわらず起きうる投与時反応，B型肝炎ウイルスキャリアにおける再活性化がある．

◆アレムツズマブ◆

アレムツズマブ（alemtuzumab）は，正常/悪性T・Bリンパ球に高発現するが造血幹細胞には全く発現していないCD52抗原に対するヒト化モノクローナル抗体である．フルダラビン不応性となった慢性リンパ性白血病（B細胞）に有効性が証明され，再発または難治性の慢性リンパ性白血病に保険適用を得ている．投与後に遷延性のリンパ球減少を生じることから，日和見感染に注意を要する．

◆イブリツモマブチウキセタン◆

^{90}Y-イブリツモマブチウキセタン（ibritumomab tiuxetan）は，抗CD20抗体を^{90}Y（イットリウム90）で標識した放射免疫治療薬である．CD20抗原陽性細胞に結合し抗体薬として作用するとともに，^{90}Yがβ線を放出することで血流が悪く抗CD20抗体が届かなかった周囲の細胞も傷害することができる．^{90}Yの放出するβ線の90％が到達長5.3mm以内のため，投与に際して患者の隔離が必要なく，外来患者にも投与可能である．

適応疾患は，CD20陽性の再発または難治性の低悪性度Bリンパ性非ホジキンリンパ腫，マントルリンパ腫で，リツキシマブ抵抗性も含む．有害事象としては，血小板減少，白血球減少，通常より長く続く骨髄抑制（6～7週後にNadir〈ナディア，最下点：血液細胞の数が最低となる〉），貧血，無力感，嘔気，感染症，投与時反応で，特に腫瘍崩壊症候群，皮膚粘膜眼症候群，重篤な骨髄抑制などは注意を要する．骨髄抑制の原因として^{90}Yの骨髄への集積があげられるため，あらかじめインジウム（^{111}In）イブリツモマブチウキセタンで集積部位を確認し，異常な生体内分布の患者には投与しないようにする必要がある．

◆ゲムツズマブオゾガマイシン◆

ゲムツズマブオゾガマイシン（gemtuzumab ozogamicin）は抗がん薬標識抗CD33ヒト化モノクローナル抗体である．抗体に結合した抗腫瘍性抗生物質カリケアマイシン誘導体が，インターナリゼーションで細胞内に取り込まれリソソームで加水分解され，DNAに結合，DNA鎖を切断し殺細胞効果を発揮する．適応疾患は，再発または難治性CD33陽性急性骨髄性白血病で，特徴的な有害事象としては，発熱，骨髄抑制，口内炎，間質性肺疾患，投与時反応，肺障害，腫瘍崩壊症候群などが見られる．

◆ブレンツキシマブベドチン◆

ブレンツキシマブベドチン（brentuximab vedotin）は，抗CD30キメラ型モノクローナル抗体に微小管阻害薬MMAE（モノメチルアウリスタチンE〈monomethyl auristatin E〉）を酵素切断可能リンカーで結合させた抗体薬物複合体である．

CD30は，細胞膜TNF（腫瘍壊死因子〈tumor necrosis factor〉）受容体ファミリーの1つで，細胞死，細胞増殖，分化に関わる．ホジキンリンパ腫や未分化大細胞リンパ腫（anaplastic large-cell lymphoma：ALCL）等リンパ系腫瘍に高率に発現している．ブレンツキシマブベドチンは，CD30抗原に結合し細胞内に取り込まれたのち，細胞内のプロテアーゼでリンカーが分解され，MMAEが遊離して微小管に結合，微小管形成を阻害することで細胞周期をG$_2$/M期に停止させ，アポトーシスに至らせる．再発または難治性のCD30陽性

ホジキンリンパ腫もしくは未分化大細胞リンパ腫の治療に使用されている。主な有害事象は末梢神経障害で，ホジキンリンパ腫において，ブレオマイシンとの併用で間質性肺疾患が問題となったことから，ブレオマイシンとの併用は禁忌となっている。

◆モガムリズマブ◆

ケモカイン（chemokine）は細胞遊走を誘導するサイトカインの一群で，生体の恒常性維持，炎症反応，免疫応答などで重要な役割を果たす。このケモカイン受容体（chemokine receptor：CCR）の1つにCCR4があり，T細胞，特にTh2細胞，皮膚指向性T細胞，制御性T細胞などの特定のサブセットで選択的に発現することが知られている。モガムリズマブ（mogamulizumab）は，日本で開発されたヒト化抗CCR4モノクローナル抗体で，Fc部分に結合する糖鎖を低フコース処理することでADCC活性を高めた抗体薬である。CCR4は，成人T細胞白血病（adult T-cell leukemia：ATL）で90％に，末梢性T細胞リンパ腫や皮膚T細胞性リンパ腫で30〜50％程度に発現していることが知られており，適応疾患は，CCR4陽性ATLと，再発または難治性CCR4陽性の末梢性T細胞リンパ腫と皮膚T細胞性リンパ腫である。有害事象は投与時反応と皮疹で，特に中毒性表皮壊死融解症や皮膚粘膜眼症候群等の全身症状を伴う重篤な皮膚障害が報告されており，注意を要する。

抗EGFR抗体薬

抗EGFR抗体薬には，キメラ型抗体であるセツキシマブと完全ヒト化抗体であるパニツムマブの2種類が臨床応用されている。いずれもEGFRのシグナル伝達を阻害することにより効果を発揮するが，大腸がんでは以前からEGFRの下流に存在するRASタンパク質の異常が40〜50％程度に見られることが知られていた。抗EGFR抗体薬は，RASタンパク質異常の主たる原因であるK-RAS遺伝子エクソン2（コドン12，コドン13）に変異があると臨床効果を示さないことから，K-RAS遺伝子野生型であることが治療予測因子となることが明らかにされた。さらにK-RAS遺伝子のエクソン3,4，N-RAS遺伝子のエクソン2,3,4領域に変異を有する症例も臨床効果を示さないことが明らかとなり，現在すべてのRAS遺伝子変異のないRAS野生型の症例に使用されている。

共通する有害事象として，痤瘡様湿疹が認められる。これは，EGFRが皮膚の基底層や周辺のケラチノサイト，外毛根鞘，脂腺に発現して皮膚の新陳代謝に関連し，抗EGFR抗体薬はこの新陳代謝を阻害して炎症を起こすためとされる。痤瘡様湿疹は，強く出るほど抗EGFR抗体薬の効果が高く独立した効果予測因子であることが複数の臨床試験で確認されていることから，皮疹のマネジメントをしながら使用しなければならず，チーム医療が重要な薬物の代表である。

◆セツキシマブ◆

セツキシマブ（cetuximab）はキメラ型抗EGFR抗体で，EGFRと特異的に結合しEGF，トランスフォーミング増殖因子（transforming growth factor：TGF）αとの結合を競合的に阻害し，リガンド結合によるチロシンキナーゼ活性を抑える。また，ADCCによる細胞傷害作用に関与するとされる。適応疾患は，RAS野生型大腸がんと頭頸部がんであるが，頭頸部がんでは，RAS変異型はないためRASの遺伝子検査はなされず，使用されている。

特徴的な有害事象は，痤瘡様湿疹，無気力，倦怠感，投与時反応である。痤瘡様湿疹の程度は，生存期間と独立して相関を示す。

◆パニツムマブ◆

パニツムマブ（panitumumab）は完全ヒト化抗EGFR抗体で，IgG2型である。EGFRと特異的に結合しEGF，TGFαとの結合を競合的に阻害し，リガンド結合によるチロシンキナーゼ活性を抑える。CDC活性も関与しているといわれている。適応疾患はRAS野生型大腸がんのみで，セツキシマブと異なり頭頸部がんには使用されない。

特徴的な有害事象は，痤瘡様湿疹，低マグネシウム血症，倦怠感で，投与時反応はほとんどないとされる。痤瘡様湿疹はセツキシマブより高度で，セツキシマブ同様に，その程度が生存期間と独立して相関を示す。

抗HER2抗体薬

◆トラスツズマブ◆

トラスツズマブ（trastuzumab）は，HER2に対するヒト化モノクローナル抗体で，HER2の細胞外ドメインのドメインⅣに結合することで，ADCCによる細胞傷害作用のほかに，HER2分子数低下による細胞増殖シグナルの低減を起こす（図11-9-4）。転移性乳がんにおいて抗がん薬への上乗せ効果が証明され，初めてのシグナル伝達阻害薬として使用されるようになった。その後，乳がんの術後補助療法として生存期間の延長が証明され，使用されている。また，手術不能進行・再発胃がんにおいても抗がん薬への上乗せ効果が認められ，胃がんにも適用されている。使用にあたっての条件は，乳がん，胃がんとも，免疫染色でHER2（3+）あるいはHER2（2+）ならば，FISH（蛍光 in situ hybridization）法で陽性の場合に使用される。

有害事象としては，発熱，悪寒，無力症，嘔気，疼痛，投与時反応，心機能障害（特にアントラサイクリン系薬物使用歴のある患者），間質性肺疾患があげられている。特に心機能障害については，投与中は適宜，心臓超音波検査法などでモニターすることが望ましいとされている。

◆ペルツズマブ◆

ペルツズマブ（pertuzumab）は抗HER2ヒト化モノクローナル抗体で，二量体形成部位であるHER2の細胞外ドメインのドメインⅡに結合することで，HER2とHER3のヘテロ二量体を中心に二量体形成を直接的に阻害し，HER2シグナルを遮断する（図11-9-4）。トラスツズマブとの併用において抗腫瘍効果を増強する。適応は，HER2陽性の手術不能または再発乳がんである。抗がん薬とトラスツズマブの併用における上乗せ効果を

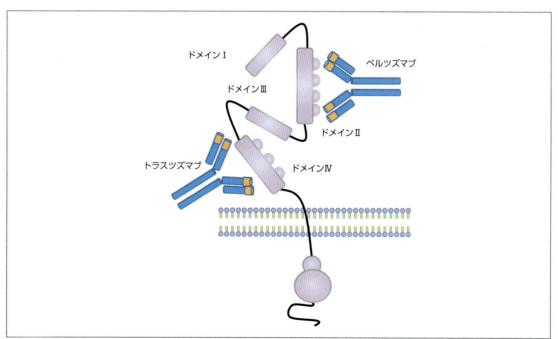

図11-9-4　トラスツズマブとペルツズマブのHER2への結合部位

示した臨床試験で，ペルツズマブ併用群で，下痢，発疹，粘膜の炎症が増加したが，心毒性の増加は認められなかった．

◆トラスツズマブエムタンシン◆

トラスツズマブエムタンシン（trastuzumab emtansine）は，トラスツズマブ1分子に対して微小管重合阻害薬であるエムタンシン約3.5分子をリンカーで結合した抗体薬物複合体である．トラスツズマブとしてHER2に特異的に結合しHER2シグナル遮断とADCC活性による細胞傷害作用を示すとともに，受容体を介したインターナリゼーションが起こって細胞内に取り込まれ，リソソームで分解されてエムタンシン代謝物が細胞内に放出され微小管と結合することで，微小管の重合を阻害し細胞周期の停止とアポトーシスを引き起こす．HER2陽性の手術不能または再発乳がんの二次治療の位置づけで使用される．

有害事象としては，間質性肺疾患，心障害，過敏症，投与時反応，肝障害，血小板減少症，末梢神経障害に気をつける必要がある．

血管新生に関わるシグナル伝達系を阻害する抗体薬

血管内皮増殖因子（VEGF）は多くのがん腫において発現が亢進しており，腫瘍増殖に重要な役割を果たす血管新生に深く関与している．VEGFが血管内皮のVEGF受容体に結合すると，一連のシグナル伝達系が活性化して，血管内皮の増殖，未成熟な血管内皮細胞の生存，血管透過性の亢進が起こる．

VEGFリガンドファミリーには，VEGF-A，B，C，D，E，胎盤増殖因子（placental growth factor：PLGF）-1, 2がある．また，VEGF受容体（VEGFR）ファミリーには，VEGFR1, 2, 3があり，VEGFR1とVEGFR2が血管新生に関わり，VEGFR3はリンパ管新生に関わる．このうち，血管新生の最も重要な中心的役割を果たしているのが，VEGF-AとVEGFR2の結合に伴うシグナル伝達系の活性化である．

◆ベバシズマブ◆

ベバシズマブ（bevacizumab）は，抗VEGF-Aヒト化モノクローナル抗体である．血管内皮の増殖を抑えることで血管新生を抑えるとともに，未熟な血管内皮細胞の生存を阻害し血管透過性を低下させることで，腫瘍間質圧を下げて抗がん薬の腫瘍への到達効率を上げる．卵巣がんや腎臓がんでは単剤でも一定の効果を示すが，多くのがん腫では抗がん薬との併用で効果を発揮する．適応疾患は，大腸がん，扁平上皮がんを除く非小細胞肺がん，乳がん，悪性神経膠腫，卵巣がんである．特徴的な有害事象は，高血圧，鼻出血も含む出血，タンパク尿，消化管穿孔，創傷治癒遅延，血栓塞栓症，可逆性後白質脳症症候群などがある．

◆ラムシルマブ◆

ラムシルマブ（ramucirumab）は，抗VEGFR2完全ヒト化モノクローナル抗体で，VEGFR2と特異的に結合することで，腫瘍の血管新生と維持を直接抑制する．ベバシズマブが阻害するVEGF-AのみならずVEGF-C, Dなどのシグナルによる伝達系の活性化も抑える点で優れているとされるが，ベバシズマブとの直接の効果の比較はない．適応疾患は，胃がんと，大腸がんの二次治療としてのイリノテカンベースの治療への上乗せである．グレード3以上の有害事象は，高血圧，腹痛，出血，動脈血栓塞栓症のイベント，タンパク尿，低ナトリウム血症，低カリウム血症である．全グレードで5%以上発現した有害事象に頭痛，下痢がある．ベバシズマブ等より有害事象は軽度とされる．

がんの骨新陳代謝調節阻害を阻止する抗体薬

正常の骨組織では，骨のリモデリングとよばれる新陳代謝が行われている．骨芽細胞からreceptor activator of NF-κB ligand（RANKL）が分泌され，破骨細胞にある受容体RANKに結合し破骨細胞の成熟化を促進して骨を破壊するとともに，

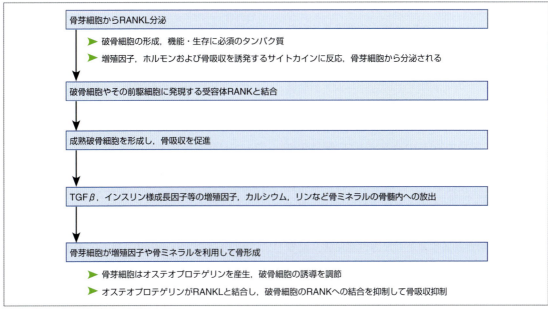

図 11-9-5　骨リモデリング維持の機序
RANKL：receptor activator of NF-κB ligand，TGF：トランスフォーミング増殖因子

骨破壊で得られたミネラルを利用して骨芽細胞が骨新生していく（図 11-9-5）。がん細胞が骨転移を起こすと，がん細胞が副甲状腺ホルモン関連タンパク質やインターロイキンなどを放出し，骨芽細胞からのRANKLの分泌を促し破骨細胞の活動を活発化させ，がんの骨転移巣を拡大していき，ひいては骨転移による骨折等の骨転移有害事象に進展する。このがんの骨転移巣の拡大を抑えて骨転移有害事象を防ぐのが，デノスマブ（denosumab）である。

デノスマブは，RANKLに対する完全ヒト化IgG2モノクローナル抗体で，RANKLがRANKへ結合するのを阻害することで，がん転移に伴う破骨細胞による骨吸収作用を強力に抑制する。適応疾患は，多発性骨髄腫ならびに固形がん骨転移による骨病変である。特徴的な有害事象は，低カルシウム血症，顎骨壊死，顎骨骨髄炎，皮膚感染症などで，低カルシウム予防のために沈降炭酸カルシウム，コレカルシフェロール，炭酸マグネシウム配合剤の併用が推奨されている。また，顎骨壊死は一度起こすとQOL（quality of life）の著しい低下を招くため注意を要する有害事象で，デノスマブ投与前の歯科受診による口腔内衛生への配慮が求められる。

小分子薬

小分子薬は，細胞内にあるさまざまな分子を標的としている。特に発がんのドライバーとなるチロシンキナーゼなどの機能獲得型ドライバー変異に対する小分子薬の開発は，がん治療の効果改善に大きな成果を上げている。また，従来治療法のなかったがん腫に対する治療にも成果を上げる小分子薬の開発も進んできている。

EGFR チロシンキナーゼ阻害薬

◆ゲフィチニブ◆

ゲフィチニブ（gefitinib）はEGFRチロシンキナーゼ阻害薬（EGFR tyrosine kinase inhibitor：EGFR-TKI）で，非小細胞肺がん治療薬として使用されている。EGFRチロシンキナーゼ部位を

コードする遺伝子変異（主にエクソン19の欠失型変異とエクソン21のL858R点突然変異）が効果予測因子であり，当初ゲフィチニブが効果を示した女性，腺がん患者，非喫煙者，アジア人にこの変異が多いことも判明している。日本人の肺腺がん症例の約40％に変異が認められる。ゲフィチニブ投与の無増悪生存期間（progression free survival：PFS）の中央値は10カ月ほどで，耐性化の原因としてエクソン20のT790Mの突然変異やMET遺伝子の増幅など，いくつかの獲得耐性機序が示唆されている。有害事象として発疹，瘙痒症，皮膚乾燥，痤瘡様湿疹，下痢，肝機能障害のほかに，重篤な有害事象として急性肺障害，間質性肺疾患が社会問題化した。間質性肺疾患の発症リスク因子は，既存の間質性肺疾患の存在，喫煙歴，パフォーマンスステータス（performance status：PS）不良などが上げられており，このような症例には投与を避ける必要がある。

◆エルロチニブ◆

エルロチニブ（erlotinib）はEGFR-TKIで，化学療法増悪後の非小細胞肺がん，EGFR遺伝子変異陽性未治療非小細胞肺がん，ゲムシタビン併用での膵がん治療に適応をもつ。有害事象としては，発疹，下痢，食欲不振，倦怠感，PT-INR（プロトロンビン時間国際標準比）上昇（ワルファリン使用時注意），肝障害，ゲムシタビン併用で虚血性心疾患・脳血管障害（2.3％）に注意を要する。発疹の程度が高度な症例ほど，有効性が高いことも知られている。

◆アファチニブ◆

ゲフィチニブやエルロチニブがEGFRチロシンキナーゼに可逆的に結合するのに対して，アファチニブ（afatinib）は不可逆的EGFR-TKIとして働くとともに，他のHERファミリーも阻害する。臨床試験においては，EGFRチロシンキナーゼ部位をコードするエクソン19欠失症例では有効性が証明されたが，エクソン21変異症例には有効性が証明されず，エクソン19変異症例に限定して使用すべきといわれている。また，脳転移症例にも有効性が示されている。

EGFR変異陽性手術不能または再発非小細胞肺がん（EGFR-TKIを含む化学療法未治療例）に適応がある。重篤な有害事象としては，間質性肺疾患，下痢，皮膚障害，肝不全（肝機能障害），心障害，消化管潰瘍（消化管出血）があり，使用にあたっては注意を要する。

EGFR・HER2阻害薬

◆ラパチニブ◆

ラパチニブ（lapatinib）はEGFR・HER2チロシンキナーゼ活性阻害小分子化合物で，dual TKIともよばれている。HER2細胞外領域がADAM 10（A disintegrin and metalloproteinase 10）によって切断されp95タンパク質が形成されると，自律的にシグナルが出て増殖するようになり，トラスツズマブ抵抗性になると考えられている。そうしたトラスツズマブ既治療HER2陽性乳がんの二次治療として，カペシタビンとの併用で使用される。有害事象として，皮膚障害，下痢，肝機能障害が起きるが，カペシタビンとの併用で下痢の重症化の可能性が高まるため注意を要する。

BCR/ABL阻害薬

慢性骨髄性白血病（chronic myelogenous leukemia：CML）の原因はフィラデルフィア染色体（Ph）で，本態は9番遺伝子のABL遺伝子を含んだ長腕部分と22番遺伝子のBCR遺伝子より長腕側が相互転座し，22番遺伝子側にBCR-ABL融合遺伝子ができて，BCR/ABL融合タンパク質を生じることによる。BCR/ABL融合タンパク質は非受容体型チロシンキナーゼで，これにより増殖のシグナルが出続けることで慢性骨髄性白血病を発症する。BCR/ABL融合タンパク質のチロシンキナーゼ活性を抑制するのがBCR/ABL阻害薬の基本的作用である。

◆イマチニブ◆

イマチニブ（imatinib）はBCR/ABL阻害薬として最初に出された薬物で，未治療の慢性骨髄性白血病に対する第1選択薬としての地位を確立している。ただし耐性化も認められ，その機序として，ATP結合領域の点変異（T315L），P糖タンパク質の排泄促進による細胞内濃度の上昇抑制，*ABL*遺伝子の点変異が上げられている。T315L以外は，ニロチニブやダサチニブが耐性例に有効である。また，T315L変異に対する薬物は開発中である。Ph陽性急性リンパ性白血病（acute lymphoblastic leukemia：ALL）にも保険適用がある。

イマチニブは，幹細胞因子受容体（KIT）や血小板由来増殖因子受容体（platelet derived growth factor receptor：PDGFR）チロシンキナーゼ活性の抑制作用ももつので，消化管間質腫瘍（gastrointestinal stromal tumor：GIST）の第1選択薬としても使われている。特に，最も多い*c-KIT*遺伝子エクソン11異常を有するGISTで効果が高いことが知られている。

イマチニブの有害事象としては，嘔気・下痢の消化器症状，体液貯留，筋肉痛，皮疹があげられる。

◆ニロチニブ◆

ニロチニブ（nilotinib）は，イマチニブの構造を変えることでBCR/ABLチロシンキナーゼとの親和性を上げて強いキナーゼ抑制効果を実現した薬物で，BCR/ABL，PDGFR，KITを抑制するマルチキナーゼ阻害薬である。当初イマチニブ耐性慢性骨髄性白血病に適応となったが，未治療慢性骨髄性白血病における効果がイマチニブより優れることから，慢性期または移行期慢性骨髄性白血病に適応がある。

有害事象としては，血球減少，高血糖，発疹，頭痛，悪心・嘔吐，肝障害，リパーゼ増加，発熱，低リン酸血症，QT延長などがある。

慢性閉塞性肺疾患や高血圧を有する場合，ニロチニブかイマチニブが選択される。

◆ダサチニブ◆

ダサチニブ（dasatinib）はSRCキナーゼ阻害薬として開発され，多くのキナーゼを阻害するため，BCR/ABLに対する特異性は低い。PDGFR，SRC等も抑制するマルチキナーゼ阻害薬である。当初，イマチニブ耐性慢性骨髄性白血病に適応となったが，未治療慢性骨髄性白血病における効果がイマチニブより優れることから，未治療も含めた慢性骨髄性白血病一般および再発・難治性Ph陽性急性リンパ性白血病に適応を有する。

有害事象には，発熱，胸水，発熱性好中球減少，消化管出血や脳出血を含む出血，体液貯留，電解質異常，低マグネシウム血症，QT延長，間質性肺疾患などがある。

糖尿病や膵炎の既往がある場合は，ダサチニブかイマチニブが選択される。

◆ボスチニブ◆

ボスチニブ（bosutinib）は，イマチニブ，ニロチニブ，ダサチニブ不応になった慢性骨髄性白血病にも有効性と忍容性が確認された，BCR/ABLとSRCを抑制するチロシンキナーゼ阻害薬である。前治療抵抗性または不耐容の慢性骨髄性白血病に適応となった。

有害事象としては，肝障害，重度の下痢，骨髄抑制，体液貯留が上げられている。

mTOR阻害薬

mTOR（mammalian target of rapamycin）は，ラパマイシンの標的タンパク質として同定されたためにこのように命名された。細胞質内にあるセリン/スレオニンキナーゼで，raptor（regulatory associated protein of mTOR）を構成因子にもつラパマイシン感受性のmTORC1と，rictor（rapamycin-insensitive companion of mTOR）を構成因子にもつラパマイシン非感受性のmTORC2の2種類が存在する。

mTORC1は，PI3K/AKTシグナル伝達系の下流に存在し，p70S6K1（40S ribosomal protein S6

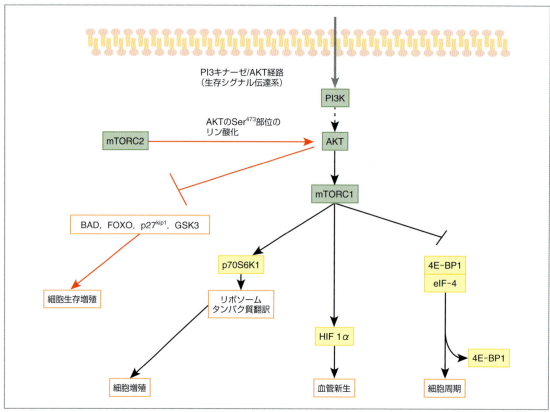

図 11-9-6　mTOR のシグナル伝達系における役割

kinase 1) や 4E-BP1 (eukaryotic initiation factor 4E-binding protein 1) のリン酸化を介して，細胞周期や細胞増殖，血管新生，アポトーシスを調節しており，重要な標的分子として認識されている（図 11-9-6）。

◆テムシロリムス◆

テムシロリムス (temsirolimus) は，細胞内でFKBP 12 と複合体を形成し，mTORC1 の活性を阻害し，mTORC1 下流の S6K と 4E-BP1/eIF-4E 複合体経路を遮断することで，細胞増殖，タンパク質合成および血管新生を抑制する，静注の mTOR 阻害薬である。また，インターロイキン-2 による T 細胞増殖抑制で免疫抑制作用を示す。切除不能または転移性腎がんに適応がある。

有害事象としては，斑点状丘疹，口内炎，無力症，悪心，高血糖，高脂血症，低リン血症，肝障害，白血球減少，アナフィラキシー，間質性肺疾患，腎障害，消化管穿孔，感染症などがある。特に，間質性肺疾患は発生頻度も高く定期的観察が必要である。

◆エベロリムス◆

エベロリムス (everolimus) は，経口の mTOR 阻害小分子である。スニチニブやソラフェニブ治療後の二次治療として，腎がんでの標準治療に用いられる。腎がんのほかに，膵神経内分泌腫瘍，結節性硬化症に伴う腎血管筋脂肪腫，手術不能または再発乳がん（主としてレトロゾール・アナストロゾール抵抗・不応性閉経後進行乳がんに用いられる），結節性硬化症に伴う上衣下巨細胞性星細胞腫に適応がある。

有害事象には，口内炎，発疹，疲労，貧血，高コレステロール血症，高中性脂肪血症，高血糖，

クレアチニン上昇などがある。また間質性肺疾患も発生頻度が高く，定期的観察を要する。さらに，B型肝炎ウイルスキャリアにおける肝炎ウイルス再活性化に伴う肝炎で死亡例があるので注意を要する。

ALK阻害薬

2番染色体上には，微小管会合タンパク質の一種をコードする*EML4*（echinoderm microtubule-associated protein-like 4）遺伝子と受容体型チロシンキナーゼをコードする*ALK*（anaplastic lymphoma kinase）遺伝子が存在する。2007年に，2番染色体短腕内に逆位 inv（2）（p21p23）を生じたために発がんしている症例が非小細胞肺がんの2～3％にあることがわかり，*EGFR*遺伝子変異に続くドライバー変異として*EML4/ALK*融合遺伝子が注目を集めた。

*EML4/ALK*融合遺伝子によりがん化している肺がん症例に，リンパ腫治療薬として開発されてきたALK阻害薬が有効であることから，ALK阻害薬が肺がん治療薬として開発されている。

◆クリゾチニブ◆

クリゾチニブ（crizotinib）はALK/MET/ROS1特異的阻害薬で，キナーゼのATP結合ポケットに結合することで酵素活性を停止させる。適応疾患は，*EML4/ALK*融合遺伝子陽性の切除不能な進行・再発の非小細胞肺がんである。有害事象には，視覚障害（物体の残像が視野中に認められるもので，暗視野と明視野との移行の際に著明になる。眼科的異常はない），悪心，下痢，末梢性浮腫，疲労，浮動性めまい，ニューロパチー，味覚障害，食欲減退がある。間質性肺疾患や劇症肝炎・肝不全による死亡例もあり注意を要する。

薬物耐性の原因として，*EML4/ALK*融合遺伝子内のLeu-1196がMetに変わる変異が最も多く，耐性克服のため第2世代のALK阻害薬の開発が進められた。

◆アレクチニブ◆

アレクチニブ（alectinib）は第2世代ALK阻害薬（経口薬）で，ALK/MET特異的阻害作用を有する。適応疾患は，*EML4/ALK*融合遺伝子陽性の切除不能な進行・再発の非小細胞肺がんである。有害事象として，クリゾチニブで認められた消化器毒性，肺障害，肝障害が軽度で頻度も低い。グレード3のものとして，好中球減少，血中ビリルビン増加，ALT増加，CPK（クレアチンホスホキナーゼ〈creatine phosphokinase〉）増加，皮疹，白血球減少，グレード2以下として味覚異常があるが，いずれも頻度は低い。奏効率も高く，明らかに効果持続期間が長い。

血管新生阻害薬，多標的阻害薬

血管新生阻害薬は，VEGFRのチロシンキナーゼを抑制することでシグナル伝達を阻害し，血管新生を抑制することで腫瘍への酸素や栄養の供給を断つ。キナーゼは互いに分子構造が類似することから，むしろ単一キナーゼのみを標的とすることは困難で，結果として複数のキナーゼを阻害する多標的阻害薬として働く。複数のキナーゼを阻害することは，目的の効果以外の効果を得られる面もあるが，多彩な有害事象を生じる側面もある。多標的阻害薬の共通する有害事象として，高血圧，リパーゼ上昇，皮疹，手足症候群，甲状腺機能障害，肝機能障害，下痢などがある。

◆スニチニブ◆

スニチニブ（sunitinib）が阻害するキナーゼは，VEGFR1，VEGFR2，VEGFR3，PDGFR，KIT，FLT-3，RETである。根治切除不能または転移性腎細胞がんの第1選択薬として，イマチニブ抵抗性消化管間質腫瘍の二次治療薬として，膵神経内分泌腫瘍の治療薬として使用されている。多標的阻害薬共通の有害事象も強く出る傾向にあり，それに加えてFLT-3キナーゼ阻害に起因するグレード3以上の好中球減少と血小板減少がみられるのが特徴である。

◆**ソラフェニブ**◆

　ソラフェニブ（sorafenib）が阻害するキナーゼは，VEGFR1，VEGFR2，VEGFR3，PDGFR，KIT，FLT-3，RAFである．根治切除不能または転移性腎細胞がんの第2選択薬として，切除不能肝細胞がんの第1選択薬として，根治切除不能分化型甲状腺がんの治療薬として使用されている．血管新生阻害に加えて，RAFキナーゼ抑制による腫瘍細胞のアポトーシス誘導を示す．有害事象は多標的阻害薬共通のものが出るが，手足症候群が30％に出るのが特徴である．

◆**パゾパニブ**◆

　パゾパニブ（pazopanib）が阻害するキナーゼは，VEGFR1，VEGFR2，VEGFR3，PDGFR，KITである．悪性軟部腫瘍と腎がんに適応を有する．転移性腎がんでは，スニチニブに対する非劣性試験で非劣性が証明され，一次治療薬としても使用される．スニチニブに比較して，FLT-3キナーゼ阻害作用がないため血液毒性が出ず使用しやすい．有害事象は多標的阻害薬共通のものが出る．

◆**アキシチニブ**◆

　アキシチニブ（axitinib）が阻害するキナーゼは，VEGFR1，VEGFR2，VEGFR3，PDGFR，KITである．切除不能または腎細胞がんに適応がある．腎細胞がんにおいてソラフェニブとの比較試験が行われて，PFS（無増悪生存期間〈progression-free survival〉）でアキシチニブが勝っていたことから，腎細胞がんの第2選択の標準薬とみなされている．有害事象は多標的阻害薬共通のものが出るが，やや高血圧と甲状腺機能障害が多く重篤になる傾向にある．

◆**バンデタニブ**◆

　バンデタニブ（vandetanib）が阻害するキナーゼは，VEGFR2，EGFR，RETである．RET遺伝子は，甲状腺髄様がんの原因遺伝子であることから，根治切除不能甲状腺髄様がんに適応をもつ．有害事象は多標的阻害薬共通のものだが，QTc延長とそれに伴う多形性心室頻拍（torsades de pointes）による死亡例がみられるため，定期的な電解質，心電図検査が推奨されている．

◆**レンバチニブ**◆

　レンバチニブ（lenvatinib）が阻害するキナーゼは，VEGFR1，VEGFR2，VEGFR3，線維芽細胞増殖因子受容体（fibroblast growth factor receptor：FGFR）1，PDGFR，KIT，RETである．放射線ヨード治療抵抗性分化型甲状腺がんを対象にプラセボとの比較が行われ，PFSの延長が認められたことから，根治切除不能甲状腺がんに適応となった．有害事象は，高血圧，手足症候群，疲労，下痢などがある．

◆**レゴラフェニブ**◆

　レゴラフェニブ（regorafenib）が阻害するキナーゼは，VEGFR1，VEGFR2，VEGFR3，TIE2，FGFR，PDGFR，KIT，RETである．このうちTIE2は血管の恒常性維持に働くシグナル伝達系で，これを阻害することで，血管の恒常性も破たんさせる．根治切除不能な進行・再発結腸・直腸がんの最終ラインで，また消化管間質腫瘍でスニチニブ不応となった三次治療において使用されている．手足症候群，高血圧，下痢，口内炎，悪心，頻脈，発声障害，発疹，疲労など多彩な有害事象が生じうる．

プロテアソーム阻害薬

　ユビキチン-プロテアソーム系は，タンパク質の選択的分解を担当する系である．分解するタンパク質にユビキチンをタグとして結合させて，プロテアソームに運び，プロテアソームでタンパク質についたユビキチンを外し，タンパク質の高次構造をほどいて，プロテアソーム内のタンパク質分解酵素部位に流し込み分解していく．プロテアソーム阻害薬は，プロテアソームのタンパク質分解酵素を阻害する．

◆ボルテゾミブ◆

ボルテゾミブ（bortezomib）は，β5サブユニットの活性中心に結合して，プロテアソームを特異的，可逆的に阻害することでIκB（転写因子NFκBの抑制因子）の分解阻害を起こす。それによりIκBが増加することで，NF-κB古典的経路が抑制され，アポトーシス誘導がかかると考えられてきた。適応疾患は，多発性骨髄腫とマントルリンパ腫である。

有害事象としては，貧血，発熱，食欲低下，骨髄抑制，皮膚障害，末梢性ニューロパチー，急性肺障害，間質性肺疾患，腫瘍崩壊症候群などがある。特に間質性肺疾患は死亡例が報告されており，注意を要する。また，B型肝炎の再活性化による肝炎の出現にも気をつける必要がある。

エピジェネティクス標的薬

遺伝子に書き込まれた核酸配列による遺伝子情報を変更することなく，個体発生や細胞分化の過程における遺伝子発現を制御する現象をエピジェネティクスと総称している。代表的な機構として，ヒストンのメチル化・アセチル化と，DNAのメチル化がある。DNAはヒストンに規則正しく巻きつきながらクロマチンを形成する。ヒストンテールのリジン残基がヒストンアセチル基転移酵素（histone acetyltransferase：HAT）でアセチル化するとDNAのヒストンへの巻きつきが緩んで遺伝子発現が活性化する。逆にリジン残基がヒストン脱アセチル化酵素（histone deacetylase：HDAC）で脱アセチル化すると巻きつきが締まり，遺伝子発現の抑制が起こる。さらにヒストンに巻きついているDNA自体にDNAメチル基転移酵素（DNA methyltransferase：DNMT）でメチル基が付加されると，さらに遺伝子発現が抑制される（図11-9-7）。

DNMT阻害やHDAC阻害を起こすことで分化に関わる遺伝子発現を誘導するのが，各阻害薬である。

◆DNMT阻害薬◆

アザシチジン（azacitidine）がDNMT阻害薬として使用されている。シトシン環の5位の炭素が窒素に置換されているため，メチル基が付加されずDNMTが非可逆的に結合した状態となり，細胞内のDNMTの機能を阻害する。結果として細胞分裂後の複製DNAに低メチル化状態を誘導し，遺伝子発現の異常な抑制を解除する。骨髄異形成症候群（myelodysplastic syndrome：MDS）に適応をもつ。有害事象としては，骨髄抑制（好中球減少，血小板減少，貧血），便秘，注射部位反応などがある。

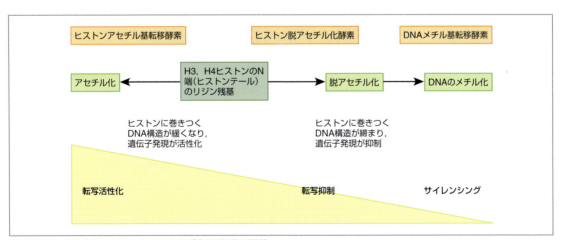

図11-9-7　エピジェネティクスによる遺伝子発現の調節

◆HDAC 阻害薬◆

ボリノスタット（vorinostat）とパノビノスタット（panobinostat）が HDAC 阻害薬として使用されている。いずれもヒドロキサム酸構造を有し，亜鉛分子とともに HDAC の酵素活性部位ポケットに入り込み，活性を阻害することで，ヒストンタンパク質の状態をアセチル化優位とする。分化の促進，細胞周期の停止，アポトーシスの誘導，血管新生の抑制などが報告されているが，詳細なメカニズムは不明である。

ボリノスタットは皮膚 T 細胞リンパ腫に適応があり，有害事象としては PT-INR 上昇，肺塞栓症，深部静脈血栓症，血小板減少症，下痢，口内乾燥，便秘，脱毛などがあげられている。

パノビノスタットは，再発または難治性多発性骨髄腫に適応があり，有害事象としては下痢，脱水，骨髄抑制，出血，感染症，QTc 延長，心障害，肝障害などが上げられている。B 型肝炎ウイルス再活性化による肝炎の危険も指摘されている。

その他の小分子薬

◆ベムラフェニブ◆

ベムラフェニブ（vemurafenib）は，V600 変異を有する BRAF キナーゼを阻害する。*BRAF* 遺伝子変異を有する根治切除不能悪性黒色腫に適応を有する。有害事象には，過敏症，皮膚粘膜眼症候群，多形紅斑，紅皮症，QTc 延長，肝障害，発疹，光線過敏症，脱毛，過角化，関節痛，悪心，下痢，血中ビリルビン上昇，ほてり，頭痛，疲労，皮膚乳頭腫などがあげられている。

◆ルキソリチニブ◆

ルキソリチニブ（ruxolitinib）は，JAK（ヤーヌスキナーゼ）-STAT 経路に関与する。細胞質内の JAK 活性化により，シグナル伝達兼転写活性化因子 STAT は不活性化状態からリン酸化され，核内に移行して目的遺伝子を活性化する。ルキソリチニブは，この JAK-STAT 経路を阻害することで，原発性骨髄線維症と既治療無効の真性多血症に効果を発揮する。有害事象としては，骨髄抑制，感染症，体重増加，下痢，疲労，末梢性浮腫などがある。

本項目で扱った薬物一覧

薬物	特徴
●抗体薬	
リツキシマブ	抗 CD20 抗体薬，B 細胞性非ホジキンリンパ腫に使用
オファツムマブ	抗 CD20 抗体薬，慢性リンパ性白血病に使用
アレムツズマブ	抗 CD52 抗体薬，慢性リンパ性白血病に使用
イブリツモマブチウキセタン	抗 CD20 抗体薬，低悪性度 B リンパ性非ホジキンリンパ腫に使用
ゲムツズマブオゾガマイシン	抗 CD33 抗体薬，急性骨髄性白血病に使用
ブレンツキシマブベドチン	抗 CD30 抗体薬，ホジキンリンパ腫に使用
モガムリズマブ	抗 CCR4 抗体薬，成人 T 細胞白血病に使用
セツキシマブ	抗 EGFR 抗体薬，*RAS* 野生型大腸がん，頭頸部がんに使用
パニツムマブ	抗 EGFR 抗体薬，*RAS* 野生型大腸がんに使用
トラスツズマブ	抗 HER2 抗体薬，HER2 陽性乳がん・胃がんに使用
ペルツズマブ	抗 HER2 抗体薬，HER2 陽性乳がんに使用
トラスツズマブエムタンシン	
ベバシズマブ	抗血管新生抗体薬
ラムシルマブ	
デノスマブ	抗 RANKL 抗体薬，骨転移有害事象予防に使用

●小分子薬	
ゲフィチニブ	EGFR-TKI, *EGFR* 遺伝子変異のある肺がんに使用
エルロチニブ	EGFR-TKI, 肺がん, 膵がんに使用
アファチニブ	EGFR-TKI, *EGFR* 遺伝子変異のある肺がんに使用
ラパチニブ	EGFR・HER2 阻害薬, HER2 陽性乳がんに使用
イマチニブ	BCR/ABL 阻害薬, 慢性骨髄性白血病, 消化管間質腫瘍に使用
ニロチニブ	BCR/ABL 阻害薬, 慢性骨髄性白血病に使用
ダサチニブ	
ボスチニブ	
テムシロリムス	mTOR 阻害薬, 腎がんに使用
エベロリムス	mTOR 阻害薬, 腎がん, 膵神経内分泌腫瘍などに使用
クリゾチニブ	ALK 阻害薬, *EMLA4/ALK* 融合遺伝子陽性肺がんに使用
アレクチニブ	第 2 世代の ALK 阻害薬
スニチニブ	多標的阻害薬, 腎細胞がん, 消化管間質腫瘍, 膵神経内分泌腫瘍に使用
ソラフェニブ	多標的阻害薬, 腎細胞がん, 肝細胞がん, 甲状腺がんに使用
パゾパニブ	多標的阻害薬, 悪性軟部腫瘍, 腎がんに使用
アキシチニブ	多標的阻害薬, 腎細胞がんに使用
バンデタニブ	多標的阻害薬, 甲状腺髄様がんに使用
レンバチニブ	多標的阻害薬, 甲状腺がんに使用
レゴラフェニブ	多標的阻害薬, 大腸がん, 消化管間質腫瘍などに使用
ボルテゾミブ	プロテアソーム阻害薬, 多発性骨髄腫などに使用
アザシチジン	DNMT 阻害薬, 骨髄異形成症候群に使用
ボリノスタット	HDAC 阻害薬, 皮膚 T 細胞リンパ腫に使用
パノビノスタット	HDAC 阻害薬, 多発性骨髄腫に使用
ベムラフェニブ	BRAF 阻害薬, *BRAF* 遺伝子変異陽性悪性黒色腫に使用
ルキソリチニブ	JAK-STAT 経路阻害薬, 原発性骨髄線維症に使用

参考文献

1) DeVita VT et al：Cancer. Principles and Practice of Oncology 7th edition, Lippincott Williams & Wilkins, a Wolters Kluwer business, 2011
2) 日本臨床腫瘍学会編：新臨床腫瘍学 改訂第 4 版, 南江堂, 2015
3) 西條長宏ほか：がん化学療法・分子標的療法 update, 中外医学社, 2009
4) 浦部晶夫ほか：今日の治療薬 2016, 南江堂, 2016

【吉岡 孝志】

10 免疫チェックポイント阻害薬

> **目 標**
> - 免疫チェックポイント阻害薬は，がんの免疫逃避状態を阻害することで抗腫瘍効果を発揮することを理解する。
> - 免疫チェックポイント阻害薬は，自己免疫関連の有害事象を有することを理解する。

抗原を取り込んだ樹状細胞は，その抗原断片を主要組織適合複合体抗原（MHC〈major histocompatibility complex〉抗原）上に載せて細胞表面に提示する。そしてナイーブT細胞は，この樹状細胞による抗原提示を受けて活性化し，免疫応答を引き起こす。このような免疫応答は，外来性の細菌などに対してばかりでなく，例えば生体内で遺伝子変異などの異常が起こった細胞に対しても引き起こされる。腫瘍細胞も，そのような細胞の1つである。つまり，T細胞が腫瘍関連抗原を提示する樹状細胞によって活性化されると，そのT細胞は腫瘍細胞を排除するように働く。

腫瘍細胞が消滅するまでこの機構が働けばよいが，腫瘍細胞は以下のように免疫による排除から逃避する能力を獲得するようになり，増殖を続ける。①T細胞の活性化には，T細胞上のCD28と抗原提示細胞上のCD80/CD86との結合が関与しているが，活性化されたT細胞は，少し遅れてCD28受容体ファミリーであるCTLA-4（cytotoxic T lymphocyte antigen-4）を細胞膜上に発現する。このCTLA-4はCD28よりも強くCD80/CD86と結合し，それらの結合はT細胞の活性化を抑制する。また，免疫抑制細胞である制御性T細胞（regulatory T cell：Treg）は恒常的にCTLA-4を発現しており，このCTLA-4の発現はTregの機能を高めるとともに，抗原提示細胞上のCD80/CD86との結合を介してT細胞の活性化を抑えるように働く。これらの機構自体は過剰な免疫反応が起こらないように生体内に備わっているものであるが，腫瘍細胞はTregを誘導し，抗腫瘍免疫応答を抑制することにより**免疫機構から逃避する**。②また，活性化されたT細胞は，さらに少し遅れて別のCD28受容体ファミリーであるPD-1（programmed cell death-1）も発現するようになる。そして抗原提示細胞や種々の末梢組織で発現がみられるPD-L1およびPD-L2とその受容体であるPD-1との結合は，T細胞の機能を抑制する。すなわち，PD-1はCTLA-4と同様に過剰な免疫応答から生体を守るように働いている。腫瘍細胞はPD-1のリガンドである**PD-L1およびPD-L2を発現することによって**，PD-1との結合を介してT細胞を抑制し**免疫機構から逃避**する（図11-10-1）。

現在，使用されている免疫チェックポイント阻害薬は，CTLA-4，PD-1，PD-L1に対する抗体薬である。これらの抗体薬は，抗腫瘍免疫応答の主役である**T細胞の抑制を解除**することや**制御性T細胞**の働きを抑制することにより効果を発揮する。PD-1阻害薬は，現在最も注目されている抗悪性腫瘍薬である。

抗CTLA-4抗体薬

イピリムマブ（ipilimumab）は，CTLA-4に対

する完全ヒト化モノクローナル抗体（IgG1 サブクラス）である。活性化 T 細胞上の CTLA-4 と結合することによって CTLA-4 と CD80/CD86 との結合を遮断して，T 細胞に対する抑制を阻害する。また，Treg 上の CTLA-4 と抗原提示細胞上の CD80/CD86 との結合を遮断することによって，ナイーブ T 細胞の活性化が低下することを防ぐ。さらに，Treg 上の CTLA-4 と結合することによって Treg の機能を低下させ，腫瘍に対する免疫応答を亢進させる（図 11-10-1）。根治切除不能な悪性黒色腫に対する治療薬として認可されている。自己免疫関連副作用として，大腸炎，重度の下痢，下垂体機能低下，甲状腺機能低下，重度の皮膚障害，投与時反応などがみられる。

抗 PD-1 抗体薬

◆ニボルマブ◆

ニボルマブ（nivolumab）は PD-1 に対する完全ヒト化モノクローナル抗体（IgG4 サブクラス）である。PD-1 と結合することによって PD-1 とリガンド（PD-L1，PD-L2）との結合を阻害して，T 細胞に対する抑制を解除する（図 11-10-1）。それによって，抗腫瘍効果を発揮すると考えられている。2014 年に根治切除不能な悪性黒色腫に対する保険適用が認可されたが，その後，適用が拡大され，2018 年 2 月現在，切除不能な進行・再発の非小細胞肺がん，根治切除不能または転移性の腎がんなど，全部で 6 種類のがん種に対する適用が認められている。有害事象としては，自己免疫関連副作用として，間質性肺疾患，1 型糖尿病，大腸炎，重度の下痢，甲状腺機能障害，重症筋無力症，投与時反応などがみられるため，注意が必要である。

◆ペムブロリズマブ◆

ペムブロリズマブ（pembrolizumab）は PD-1 に対するヒト型モノクローナル抗体（IgG4 サブクラス）であり，ニボルマブよりも後に認可された。作用機序はニボルマブと同様と考えられている。現在，根治切除不能な悪性黒色腫，PD-L1 陽性の

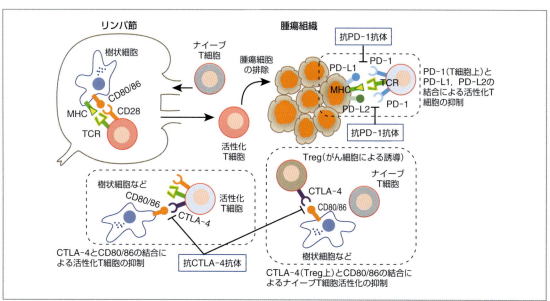

図 11-10-1　**抗 CTLA-4（cytotoxic T lymphocyte antigen-4）抗体薬，抗 PD-1（programmed cell death-1）抗体薬の作用点**
CTLA-4，PD-1 による免疫抑制機構を点線内に示す。
MHC：主要組織適合抗原，TCR：T 細胞受容体，Treg：制御性 T 細胞

切除不能な進行・再発の非小細胞肺がんなど，4種類のがん種に対して保険適用が認められている。ニボルマブと似た自己免疫関連副作用がみられる。

効果を発揮する抗PD-L1抗体も開発され，2018年2月現在，アベルマブ（avelumab）とアテゾリズマブ（atezolizumab）が国内で医薬品として認可されている。

抗PD-L1抗体薬

PD1/PD-L1シグナルを抑制することで抗腫瘍

本項目で扱った薬物一覧	
薬物	特徴
イピリムマブ	抗CTLA-4抗体薬。悪性黒色腫に使用
ニボルマブ	抗PD-1抗体薬。悪性黒色腫，肺がん，腎がんなどに使用
ペムブロリズマブ	抗PD-1抗体薬。悪性黒色腫，肺がんなどに使用
アベルマブ	抗PD-L1抗体薬
アテゾリムマブ	

参考文献

1) Pardoll DM：Nat Rev Cancer 12：252-264, 2012
2) 河上裕：臨床血液 56：2186-2193, 2015

【石井 邦明，吉岡 孝志】

11 その他の抗がん薬

目標
- さまざまな機序の抗悪性腫瘍薬が使用されていることを理解する。

サリドマイド関連薬

サリドマイド

サリドマイド（thalidomide）は，血管新生抑制作用や腫瘍壊死因子（tumor necrosis factor：TNF）-α 産生抑制，T リンパ球刺激作用を有する。再発または難治性・多発性骨髄腫とらい性・結節性紅斑に適応がある。有害事象としては，傾眠，便秘，口腔内乾燥，皮疹，発熱，末梢神経障害，手指振戦，めまいなどがある。血栓症，好中球減少，血小板減少，肺高血圧症，間質性肺炎にも注意を要する。

レナリドミド

レナリドミド（lenalidomide）はサリドマイドの誘導体で，T 細胞増殖刺激作用，インターロイキン-2（interleukin-2：IL-2）やインターフェロン（interferon：IFN）-γ の産生作用がサリドマイドより強い。さらにナチュラルキラー（natural killer：NK）細胞を活性化する作用も知られている。多発性骨髄腫と 5 番染色体長腕部欠失を伴う骨髄異形成症候群に適応を有する。有害事象としては，骨髄抑制，感染症，末梢神経障害，肝障害，黄疸，便秘，倦怠感が報告されている。サリドマイド同様，血栓症にも注意を要する。

ポマリドミド

ポマリドミド（pomalidomide）はサリドマイド誘導体で，サリドマイド関連薬の中では免疫調節関連の作用が最も強い。再発または難治性多発性骨髄腫に適応を有する。有害事象としては，骨髄抑制，感染症，末梢神経障害，便秘，下痢，呼吸困難，筋痙縮，浮動性のめまい，発疹，疲労，発熱，無力症などがあげられている。特に好中球減少は注意を要する。

分化誘導薬

トレチノイン

トレチノイン（tretinoin）はビタミン A の一種で，急性前骨髄球性白血病（acute promyelocytic leukemia：APL）細胞の分化誘導を起こす。APL 細胞は，t（15；17）（q22；q21）転座を有し，その遺伝子産物である PML/RARα キメラタンパク質が，顆粒球の分化成熟に必要な遺伝子発現を転写活性化しているレチノイン酸受容体（retinoic acid receptor：RAR）α に抑制的に働くことで，APL が発症する。トレチノインは RARα の転写活性を回復させることで APL 細胞の分化誘導を起こし，回復につなげる。

APL に適応がある。有害事象としては，中性脂肪増加，AST・ALT 上昇，口唇乾燥，皮膚乾燥，頭痛，発熱，骨痛などがみられる。時に起こる，分化した好中球の急激な増加に伴うサイトカインの産生，血管透過性の亢進による呼吸障害を中心としたレチノイン酸症候群は有名である。

タミバロテン

タミバロテン（tamibarotene）は合成レチノイドでAPL細胞誘導能がトレチノインの10倍以上といわれ、トレチノイン耐性APLにも有効性が示されている。再発または難治性APLに適応を有する。有害事象はトレチノインと同様だが、皮膚、粘膜に対する副作用が少ない。

三酸化ヒ素

三酸化ヒ素（arsenic trioxide）は、APL細胞の分化誘導、ならびにAPL細胞の形態学的変化とアポトーシスに特徴的なDNAの断片化を引き起こすことで効果を発揮する。再発または難治性APLに適応を有する。有害事象としては、骨髄抑制は必発で、その他に皮疹、悪心・嘔吐、下痢、肝障害、末梢神経障害、水分貯留、帯状疱疹などがある。監視が必要な重篤な副作用として、QT延長症候群から起こる多形性心室頻拍（torsades de pointes）がある。また、治療開始から発熱、急激な体重増加、呼吸困難、肺水腫、心嚢液貯留、胸水の症状からなるAPL分化症候群を呈することがある。

その他の抗悪性腫瘍薬

L-アスパラギナーゼ

L-アスパラギナーゼ（L-asparaginase）は、アスパラギンをアスパラギン酸に加水分解する酵素である。正常細胞にはアスパラギン合成酵素がありアスパラギン酸からアスパラギンを合成できるが、悪性細胞では合成能が欠失し、細胞外からアスパラギンを取り込んでタンパク質合成を行う。この違いを利用して、L-アスパラギナーゼは細胞外のアスパラギンを分解することで悪性細胞をアスパラギン欠乏状態に追い込み、悪性細胞のタンパク質合成を障害し殺細胞に追い込む。慢性白血病の急性転化を含む急性白血病と悪性リンパ腫に適応を有する。ショック、アナフィラキシー、重篤な凝固異常、急性膵炎、肝不全の報告があり、注意を要する。

トラベクテジン

トラベクテジン（trabectedin）は、カリブ海産のホヤ（Ecteinascidia turbinate）から単離された3つのテトラヒドロイソキノリン環を有するアルカロイド化合物である。詳細な作用機序はまだ明らかにされていないが、DNAの副溝（minor groove）のグアニンに結合してDNA修復機構に影響を与え、抗腫瘍効果を発揮するといわれている。悪性軟部腫瘍に適応がある。重篤な有害事象として、肝不全、骨髄抑制、横紋筋融解症、感染症に注意を要する。

トリフルリジン・チピラシル配合剤

トリフルリジン（trifluridine）とチピラシル（tipiracil）を2対1で配合した配合剤である。トリフルリジンはデオキシウリジン誘導体であり、in vitroで強い抗腫瘍活性を示した。しかし、in vivoでは抗腫瘍効果がみられなかったため、開発をあきらめた経緯があった。in vivoで抗腫瘍効果がみられない原因は、トリフルリジンが肝臓のチミジンホスホリラーゼで分解され標的細胞まで届かないためであり、チミジンホスホリラーゼを阻害するチピラシルを配合して標的細胞へトリフルリジンが到達するような薬物として配合剤が開発された。標的となる腫瘍細胞に到達したトリフルリジンは、チミジンキナーゼで三リン酸化されDNA複製時にチミジンの代わりにDNAに取り込まれ、DNA鎖を不安定化して、DNA機能障害を引き起こし、細胞増殖抑制やアポトーシスを引き起こす。治癒不能進行・再発結腸・直腸がんに適応を有する。有害事象は骨髄抑制と感染症で、特に好中球減少が問題となる。

本項目で扱った薬物一覧	
薬物	特徴
サリドマイド	多発性骨髄腫に使用
レナリドミド ポマリドミド	サリドマイド関連薬，多発性骨髄腫に使用
トレチノイン タミバロテン 三酸化ヒ素	分化誘導薬，急性前骨髄性白血病治療に使用
L-アスパラギナーゼ	アスパラギン分解作用。急性白血病，悪性リンパ腫に使用
トラベクテジン	DNA修復を阻害。悪性軟部腫瘍に使用
トリフルリジン・チピラシル配合剤	DNA機能を障害。大腸がんの治療に使用

参考文献

1) DeVita VT et al：Cancer. Principles and Practice of Oncology 7th edition, Lippincott Williams & Wilkins, a Wolters Kluwer business, 2011
2) 日本臨床腫瘍学会編：新臨床腫瘍学 改訂第4版，南江堂，2015
3) 西條長宏ほか：がん化学療法・分子標的療法update，中外医学社，2009
4) 浦部晶夫ほか：今日の治療薬2016，南江堂，2016

【吉岡 孝志】

12章 免疫・アレルギー疾患

1 免疫・アレルギー疾患の薬物治療 ……………… 539

1 免疫・アレルギー疾患の薬物治療

> **目 標**
> ● 免疫・アレルギー疾患の病態生理，薬物治療を理解する。

アレルギー疾患の薬物治療

アレルギー（allergy）とは，外来抗原を排除するために作動する，本来生体にとって不可欠な免疫応答がその特定の抗原に対して過剰に起き，結果として生体に不利益をもたらした場合のことを示している。アレルギーが起こる原因としては多彩なものがあるが，生活環境のほか，抗原に対する過剰な曝露，遺伝などが原因として考えられている。アレルギーを引き起こす環境由来抗原は特に**アレルゲン**（allergen）とよばれ，最近，先進国ではそれらに起因する疾患患者が急増している。

アレルギー反応の分類と病態

一般にアレルギー疾患というと気管支喘息，アレルギー性鼻炎（花粉症を含む），アトピー性皮膚炎，アレルギー性結膜炎を含むアトピー性疾患が代表となる。その他，薬物アレルギー（薬疹など），食物アレルギー（じん麻疹，アナフィラキシーなど），職業アレルギー（接触性皮膚炎など）もアレルギー疾患に含まれる。

アレルギーは，その発生機序により大きくⅠ～Ⅳ型に分類される。それぞれのアレルギー反応に引き起こされる病態がある（表12-1-1）。

◆Ⅰ型アレルギー◆

肥満（マスト）細胞や好塩基球の表面のFc受容体にIg（免疫グロブリン〈immunoglobulin〉）Eが結合している状況で，そこに抗原が結合すると複数のIgEの間に架橋を形成し，Ca^{2+}の細胞内流入を契機として，これらの細胞からヒスタミン，セロトニン，アナフィラキシーの好酸球走化因子（eosinophil chemotactic factor：ECF）-A，血小板活性化因子（platelet activating factor：PAF），さらにプロスタグランジン（prostaglandin：PG），トロンボキサン（thromboxane：TX）やロイコトリエン（leukotriene：LT）などアラキドン酸代謝物などの生理活性物質が生成される。これら生理活性物質は，**ケミカルメディエーター**（化学伝達物質）とよばれ，血管の拡張・透過性亢進，平滑筋収縮，白血球遊走，粘液分泌誘導，神経への刺激などの作用があり，浮腫や掻痒などのアレルギー症状を誘導する。これら一連の反応は抗原が体内に入ると30分以内に起こり，このため**即時型過敏症**（**即時型アレルギー反応**）とよばれる。反応が激しく，全身に起こる場合には急速に血圧が低下するショックをきたすこともあり，**アナフィラキシーショック**とよばれる。他に，じん麻疹，肺好酸球増多症候群食物アレルギー，花粉症，アレルギー性鼻炎，気管支喘息，アトピー性皮膚炎などがⅠ型アレルギーで起こる。

◆Ⅱ型アレルギー◆

Ⅱ型アレルギーは，血液循環中の血球と結合したIgGが関与する。それに抗原が再度接触すると，補体依存性の細胞融解が生じる。抗原を有する自己の細胞に結合し，それを認識した白血球が細胞を破壊する反応である。B型肝炎やC型肝炎

表 12-1-1 Coombs & Gell のアレルギー分類

	Ⅰ型	Ⅱ型	Ⅲ型	Ⅳ型
反応	アナフィラキシー反応	細胞溶解性反応	免疫複合体反応	遅延型アレルギー反応（遅延性過敏症）
同義語	即時型，アナフィラキシー型	細胞傷害型，細胞融解型	免疫複合体型，アルサス型	遅延型，細胞性免疫型，ツベルクリン型
反応時間	30分以内		数時間	1〜2日
最初の誘因	肥満細胞表面の抗原結合IgE	IgGおよび補体結合細胞結合抗原	IgGおよび補体結合可溶性抗原	抗原提示細胞表面のMHCタンパク質と結合した抗原
関与する抗体，細胞	IgE 肥満細胞 好塩基球	IgG，IgM 細胞傷害性T細胞 マクロファージ	IgG，IgM 多核白血球 マクロファージ	― 感作T細胞 マクロファージ
抗原	外来性抗原：ハウスダスト，ダニ，花粉，真菌，薬物（ハプテン）ペニシリンなど	外来性抗原：薬物ペニシリンなど 自己抗原：細胞膜・基底膜抗原	外来性抗原：細菌，薬物，異種タンパク質 自己抗原：変性IgG，DNA	外来性抗原：細菌，真菌
メディエーター	ヒスタミン，セロトニン，ECF-A，ロイコトリエン，PAFなど	補体系	補体系，リソソーム酵素	リンホカイン，IL-2，IFN-γ，サイトカイン
主な疾患	じん麻疹，薬疹，花粉症，気管支喘息，アナフィラキシーショック	類天疱瘡，溶血性貧血，血小板減少性紫斑病，TEN型薬疹，不適合輸血	皮膚小血管性血管炎，血清病，糸球体腎炎，ループス腎炎	アレルギー性接触皮膚炎，硬結性紅斑，移植片対宿主病
反応の模式図				

Ig：免疫グロブリン，MHC：主要組織適合遺伝子複合体，ECF-A：好酸球走化因子，PAF：血小板活性化因子，IL：インターロイキン，IFN：インターフェロン，TEN：中毒性表皮壊死症

などのウイルス性肝炎はこの機序で肝細胞が傷害される。ウイルスを体内から除去しようとする生体反応が，結果として肝障害を引き起こす。自己免疫性溶血性貧血，不適合輸血，特発性血小板減少性紫斑病，悪性貧血，リウマチ熱，グッドパスチャー（Goodpasture）症候群，重症筋無力症，橋本病，円形脱毛症がこの機序で起こることが知られている。また，さまざまな薬物による顆粒球減少症も含まれる。

◆ Ⅲ型アレルギー ◆

免疫反応により，抗原・抗体が結合した免疫複合体が形成され，この免疫複合体が血流に乗って流れ沈着した部位で，組織を傷害する反応である。免疫複合体の傷害する部位が限局的な部位にとどまる場合はアルサス型反応といい，全身に及ぶ場合を血清病という。過敏性肺臓炎はアルサス型反応の，全身性エリテマトーデスや溶血性連鎖球菌感染後糸球体腎炎は血清病の代表である。この種のアレルギーは，2〜8時間で発赤や浮腫となって現れる。全身性エリテマトーデス（ループス腎炎），急性糸球体腎炎，関節リウマチ，過敏性肺臓炎，リウマチ性肺炎，多発性動脈炎，アレルギー性血管炎，シェーグレン（Sjögren）症候群などがⅢ型アレルギーの例としてあげられる。また，薬物誘発性血清病や血管炎もⅢ型アレルギーの例である。スティーブンス-ジョンソン（Stevens-Johnson）症候群にもⅢ型アレルギーが関与

するとされている。

◆IV型アレルギー◆

抗原と特異的に反応する感作T細胞によって引き起こされる細胞性免疫型反応で，感作T細胞からマクロファージを活性化する因子などのさまざまな生理活性物質が遊離し組織傷害を引き起こす。薬物アレルギー，金属アレルギーなどがある。他のアレルギー反応に液性免疫が関与するのに対し，IV型アレルギーには細胞性免疫が関わっており，リンパ球の集積，増殖，活性化が引き起こされ，**遅延性過敏症（遅延型アレルギー反応）** ともよばれる。IV型アレルギーの皮内反応は，刺激後1〜2日で発赤，硬結となって現れる。接触皮膚炎，ツベルクリン反応，移植免疫，腫瘍免疫，シェーグレン症候群，感染アレルギー，薬剤性肺炎，ギラン-バレー（Guillain-Barré）症候群は，IV型アレルギーで引き起こされる。

抗アレルギー薬

アレルギー治療薬（抗アレルギー薬） とは，アレルギー疾患に対して用いられる薬物の総称であるが，臨床現場においては狭義の意味をもって使われている。つまり，アレルゲンを認識して肥満細胞や好塩基球からのケミカルメディエーター遊離を介するアレルギー応答の抑制作用を有する一連の薬物の総称として用いられている。後述するように，抗アレルギー作用を有する薬物はその作用機序から，①肥満細胞の抗原による感作抑制作用薬，②メディエーター遊離抑制薬，③ケミカルメディエーター合成酵素阻害薬および受容体拮抗薬，の3つに分類されることが多い。本項では，Th2サイトカイン阻害薬を含め記載することにする。免疫抑制薬，例えばステロイドや移植免疫抑制薬のような免疫系に作用する薬物は含めない。

アレルギー疾患では，I型アレルギー反応が病態に深く関与している。I型アレルギー反応では，肥満細胞や好塩基球に結合したIgE抗体とそれらに対応するアレルゲン分子が反応して，これらの細胞からヒスタミン，ロイコトリエン（LT）などのケミカルメディエーターや腫瘍壊死因子-α（tumor necrosis factor-α：TNF-α），インターロイキン（interleukin：IL）-3, 4, 5といったサイトカインが遊離される。メディエーターは肺，皮膚，鼻，末梢血管などの標的器官に作用してアレルギー症状を惹起する。サイトカインは炎症性細胞の遊走や活性化などのさまざまな作用により，アレルギー性炎症の発現・増殖に働く（表12-1-1）。

アレルギー疾患治療の第1歩は，起因アレルゲンの除去・回避である。アレルギー性鼻炎などにおいて，通年性に症状を有するときはダニやネコ皮屑が，季節性のときには花粉が原因であることが多い。除去・回避で効果が不十分な場合は薬物療法を行う。

◆抗アレルギー薬の分類と薬理作用◆

抗アレルギー薬は，主にI型アレルギーが病態の基盤にある疾患を対象に用いられる。I型アレルギー反応は，抗原に感作されてからその効果が症状として出現するまでに3段階の反応として特徴づけられる（図12-1-1）。まず，①抗原刺激に対応して肥満細胞上にIgE抗体がFc受容体を介して提示される。次に，②抗原とIgE抗体が反応し抗体の架橋を生じ，肥満細胞でCa^{2+}の動員が起き，顆粒からヒスタミンなどが遊離され，併せて細胞膜のリン脂質を材料にロイコトリエンなどのケミカルメディエーターが生成される。そして，③ケミカルメディエーターにより平滑筋の収縮，細静脈の血管透過性亢進，細動脈拡張，腺分泌の亢進などのアレルギー症状が発現する。

これらの反応を抑制する目的で，作用機序の異なる抗アレルギー薬が用いられる。薬物の特性により薬理作用の詳細が異なるので，副作用の出現も薬理作用のプロファイルを考慮すべきである。それぞれ異なる作用機序により，治療効果を発揮する。作用機序別に抗アレルギー薬を分類すると以下の通りとなる（表12-1-2）。

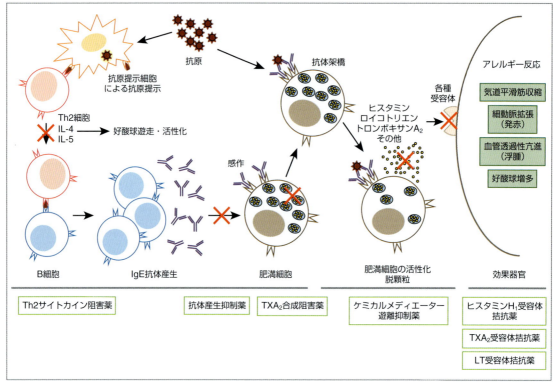

図 12-1-1　Ⅰ型アレルギー反応と抗アレルギー薬の作用点
IL：インターロイキン，TX：トロンボキサン，LT：ロイコトリエン

◆抗ヒスタミン薬
（ヒスタミンH_1受容体拮抗薬）◆

　抗原刺激により惹起された肥満細胞から遊離されるヒスタミンは，アレルギー反応の中心的役割を演じる。この作用が顕著にみられるのは気管支，腸管の平滑筋の収縮と，血管の透過性の亢進である（気管支喘息，じん麻疹など）。第1世代・第2世代の抗ヒスタミン薬は，平滑筋や腺組織といったような標的器官に分布するヒスタミンH_1受容体（H_1受容体）にも拮抗することに加え，肥満細胞上のH_1受容体にも拮抗することで，ヒスタミンによって惹起されるアレルギー症状を軽減させる。特に，第2世代抗ヒスタミン薬には肥満細胞からのメディエーター遊離抑制作用が明らかである。薬物相互作用として，アルコールや抗精神病薬との併用で作用が増強すること，降圧薬との併用で相互に作用が増強することが報告されている。1997年にテルフェナジン（terfenadine）において，相互作用により死亡に繋がる重篤な心血管系副作用を起こすことが報告され，日本では2001年に発売中止となっている。エリスロマイシン（erythromycin）などのマクロライド系抗菌薬，イトラコナゾール（itraconazole）などの抗真菌薬が肝臓の薬物代謝酵素を不活性化することにより，テルフェナジンの代謝を阻害し，テルフェナジンの血中濃度が上昇して，結果的に心停止が起こるというものである。

第1世代抗ヒスタミン薬

　古典的抗ヒスタミン薬といわれ，抗ヒスタミン作用として多彩な薬理作用を示す薬物が少なくない。例えば中枢神経作用を非特異的に抑制し，鎮静・催眠作用が現れ，湿疹・皮膚炎のかゆみ止めとして用いられるが，眠気，倦怠感があるのが欠点であり，車の運転や危険を伴う機械の操作など

表 12-1-2　主な抗アレルギー薬の分類と薬理作用

	抗ヒスタミン作用	メディエーター遊離抑制	抗ロイコトリエン作用	プロスタノイド抑制作用	IL-4, IL-5産生抑制	抗体産生抑制作用
抗ヒスタミン薬						
第1世代						
ジフェンヒドラミン	●					
クロルフェニラミン	●					
ホモクロルシクリジン	●					
シプロヘプタジン	●					
第2世代						
ケトチフェン	●	●				
アゼラスチン	●	●	●			
オキサトミド	●	●	●			
メキタジン	●	●	●			
ケミカルメディエーター遊離抑制薬						
クロモグリク酸		●				
トラニラスト		●				
LT受容体拮抗薬						
プランルカスト水和物			●			
ザフィルルカスト水和物			●			
TXA_2合成酵素阻害薬・受容体拮抗薬						
オザグレル				●		
セラトロダスト				●		
ラマトロバン				●		
Th2サイトカイン阻害薬						
スプラタスト		●		●	●	
モノクローナル抗体（抗IgE抗体）						
オマリズマブ						●

IL：インターロイキン，LT：ロイコトリエン，TX：トロンボキサン，Ig：免疫グロブリン

に従事する場合は注意が必要である。これは，大脳皮質に発現する H_1 受容体が，覚醒の維持，食欲，痙攣抑制，サーカディアンリズムの調整など，生体の恒常性維持に関与していることに起因すると考えられているが，まだ不明な点も多い。これらが抑制されると，眠気のほかにも認知能力の低下，食欲増進，体重増加，意欲減退などの中枢神経系の副作用が出現する。小児では，脳の高次機能の発達にも関与するといわれている。また，乗り物酔いによる悪心・嘔吐の予防薬として使用されている。またアセチルコリン作用を有し，アトロピン様効果，パーキンソン病の治療にも有効である。①エタノールアミン系：ジフェンヒドラミン（diphenhydramine），②プロピルアミン系：クロルフェニラミン（chlorpheniramine），③ピペラジン系：ホモクロルシクリジン（homochlorcyclizine），④ピペリジン系：シプロヘプタジン（cyproheptadine）の薬物がある。

第2世代抗ヒスタミン薬

肥満細胞からのケミカルメディエーターの遊離抑制作用とヒスタミン拮抗作用を併せもつ薬物である。ケトチフェン（ketotifen），アゼラスチン（azelastine），オキサトミド（oxatomide），メキタジン（mequitazine）などがある。眠気が少ないといわれる非鎮静性 H_1 受容体拮抗薬にエメダスチン（emedastine），エピナスチン（epinastine），フェキソフェナジン（fexofenadine），ベポタスチン（bepotastine），オロパタジン（olopatadine），エバスチン（ebastine），セチリジン（cetirizine）などがある。

◆ケミカルメディエーター遊離抑制薬（肥満細胞膜安定化薬）◆

IgE抗体による肥満細胞の脱顆粒やケミカルメディエーターの遊離を抑制する。これに属するものは複数の作用機序を併せもつものが多い。クロモグリク酸（cromoglicate），トラニラスト（tranilast），アンレキサノクス（amlexanox），ペミロラスト（pemirolast）などがある。

抗ヒスタミン作用がないので，湿疹・皮膚炎のかゆみ止めには無効である。著しく水に難容性であり，血中濃度は上昇しない。そのため，吸入，経口投与，点鼻，点眼などの，粘膜上皮などの局所における抗アレルギー効果が期待できる。気管支喘息，鼻炎の点鼻薬，点眼薬，吸入剤として用いられる。また，トラニラストはマクロファージからのIL-1の産生を抑制し，線維芽細胞からのコラーゲン生成を抑えるとして瘢痕の治療にも用いられる。副作用として，膀胱炎様症状については，現在までにクロモグリク酸，トラニラストで報告されており，いずれも投与中止によって症状は改善されたが，発現機序については薬物性アレルギーによるものか，薬物あるいはその代謝物による膀胱粘膜への直接作用なのかは不明な部分が少なくない。

◆ロイコトリエン（LT）受容体拮抗薬◆

LT受容体拮抗薬として，プランルカスト水和物（pranlukast），ザフィルルカスト水和物（zafirlukast），モンテルカスト水和物（montelukast）などがある。アレルギー反応において肥満細胞より産生され，気道平滑筋の収縮作用，気道分泌亢進作用などのアレルギー症状を悪化させるペプチドであるロイコトリエンの作用を遮断する。気管支喘息の治療に用いられる。副作用として，比較的頻度は低いものの肝障害，白血球減少，好酸球性肺炎，アレルギー性肉芽腫性血管炎などが報告されている。

◆トロンボキサン（TX）A_2合成酵素阻害薬・受容体拮抗薬◆

トロンボキサン（TX）A_2は，アラキドン酸代謝物の1つで，血小板が濃染顆粒を放出するときにつくられ，血小板凝集作用，気道や血管の平滑筋収縮作用をもっている。抗アレルギー薬としてはTXA_2の合成酵素阻害薬と受容体拮抗薬の2つがあり，気管支喘息の治療薬である。TXA_2合成酵素阻害薬として，オザグレル（ozagrel），TXA_2受容体拮抗薬（抗TXA_2薬）として，セラトロダスト（seratrodast），ラマトロバン（ramatroban）などがある。副作用として，薬理作用から推定されるように，血小板凝集抑制，出血傾向がみられる。

◆Th2 サイトカイン阻害薬◆

Th2サイトカイン阻害薬としては，スプラタスト（suplatast）がある。アレルギー疾患は，免疫システムがTh2系にシフトすることが最大の発症要因とされる。Th2サイトカイン阻害薬では，ヘルパーT細胞からのIL-4およびIL-5の産生抑制に基づくIgE抗体産生抑制作用，好酸球浸潤抑制作用などにより，また，それに加えてプロスタノイドの作用抑制作用やケミカルメディエーター遊離抑制作用を介して，抗アレルギー作用が発揮される。Ⅰ型アレルギーの抗原に感作された初期段階に作用して，アレルギーのより本質に迫る抗アレルギー薬として期待される。抗ヒスタミン作用はない。気管支喘息，アトピー性皮膚炎，花粉症などに用いられる。アレルギー疾患は，免疫システムがTh2系にシフトすることが最大の発症要因とされる。一方，このシフトをTh1系に戻す作用を有するのがアレルゲン特異的な免疫療法（減感作療法）である。副作用として，肝障害，ネフローゼ症候群などが報告されているが，いずれも軽度で投与中止により軽快する。

◆モノクローナル抗体（抗IgE抗体）◆

抗体産生抑制薬としては，抗IgE抗体であるオマリズマブ（omalizumab）が気管支喘息の治療に用いられる。ヒト化抗ヒトIgEモノクローナル抗体であり，IgEと高親和性受容体（FcεRI）の結合を阻害することで，好塩基球，肥満細胞等の炎症細胞の活性化を抑制する。既存治療によっても喘息症状をコントロールできない難治の気管支喘息患者に限って使用される。

免疫関連疾患の薬物治療：免疫機能を調節する薬

生体における免疫系の役割

免疫系は，細菌やウイルスなどの異物・非自己の侵入に対して，それを不活性化，排除しようとする生体防御機構であり，自然免疫と獲得免疫の2種類が存在する。この機構が異物（抗原）に対して過剰に反応してしまうと，アレルギーやアレルギー疾患となって顕性化する。また，この防御機構が何らかの原因により，本来自己として認識すべき組織，細胞を非自己と認識し，それらを排除しようとする状態が自己免疫疾患である。臓器移植においては，他人の臓器・組織が体内に移入されるため，非自己を排除しようとするために拒絶反応が生じる。免疫調節薬は，このような免疫反応を抑制，調節することで，患者に対して有益となるよう用いられる（図12-1-2）。

◆自然免疫◆

自然免疫は，細菌やウイルスなどへの感染初期に即時的に働く防御機構である。自然免疫はさまざまな病原体がつくり出す特有の分子をToll様受容体（Toll-like receptor：TLR）で認識することで生体反応を引き起こし，既存の抗体や補体，ナチュラルキラー（natural killer：NK）細胞が侵入してきた細菌などを攻撃し，破壊する。そして，好中球などの顆粒球が動員され，マクロファージとともに貪食作用によって細菌などを除去する。

◆獲得免疫◆

自然免疫とは対照的に，感染性物質，非自己への曝露により刺激され，特定の微生物，物質（抗原）に対する防御機構を獲得する抗原特異的な免疫応答機構である。抗原への連続した曝露により，防御能力が増加する免疫応答でもある。獲得免疫の主要な細胞はリンパ球であり，その機構に

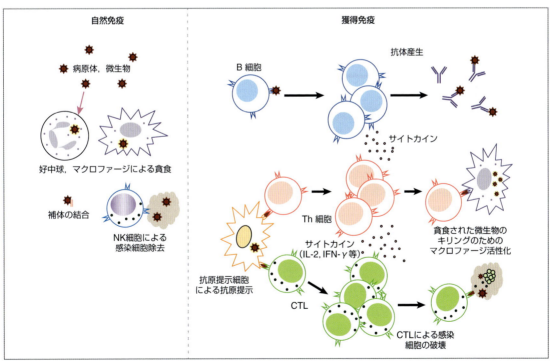

図12-1-2　免疫系の役割
NK細胞：ナチュラルキラー細胞，Th細胞：ヘルパーT細胞，IL：インターロイキン，IFN：インターフェロン，CTL：細胞傷害性T細胞

は，体内に侵入してきた異物を貪食したマクロファージが抗原を分解処理し，主要組織適合遺伝子複合体（major histocompatibility complex：MHC）に結合させる形で細胞膜上に抗原を提示する。このMHC結合抗原を認識できるヘルパーT細胞（T helper：Th細胞）が活性化され各種サイトカインを産生し，他の免疫機構を亢進させる。また，マクロファージなどによる抗原提示，Th細胞からのサイトカインにより，細胞傷害性T細胞（cytotoxic T cell：CTL）が活性化され，細菌やウイルス感染細胞を破壊することで感染拡大を防ぐ。Th細胞から放出されたサイトカインにより活性化されたB細胞は形質細胞に分化し，抗原特異的な抗体を大量に産生する。この抗体により標識された異物，細菌などに対して，マクロファージが攻撃を行う。異物に対する応答が終息すると，一部のT細胞，B細胞はメモリー細胞となり，異物の再侵入の際には，速やかな獲得免疫系の応答が生じる。また，Th細胞は，インターロイキン-2（interleukin-2：IL-2）やインターフェロン-γ（interferon-γ：IFN-γ）を産生するTh1と，IL-4やIL-13などを産生するTh2とに分類される。

◆免疫抑制薬◆

免疫抑制薬は生体反応としての免疫応答を抑制する薬物の総称で，シクロスポリンやタクロリムスのようなT細胞内のシグナル伝達を抑制する特異的免疫抑制薬，アザチオプリンやシクロホスファミドのような細胞毒性薬がある。いずれの薬物もヒトの生体防御機構において必要な免疫機能も抑制するため，投与に際して易感染性となることに注意しておかなくてはならない。免疫抑制薬が適応となる主な疾患は，膠原病などの自己免疫疾患と臓器・骨髄移植時に生じる移植片対宿主病（graft versus host disease：GVHD）の抑制である。腎移植後の免疫抑制には，カルシニューリン阻害薬（図12-1-3），副腎皮質ステロイド，プリンヌクレオチド合成阻害薬の3つが標準的な薬物として使用されている。

特異的免疫抑制薬

◆シクロスポリン◆

作用機序

シクロスポリン（ciclosporin：CsA）は，主としてTh細胞によるIL-2等のサイトカイン産生を阻害することにより，強力な免疫抑制作用を示す。この産生阻害は，シクロスポリンがシクロフィリンと複合体を形成し，T細胞活性化のシグナル伝達において重要な役割を果たしているカルシニューリンに結合し，カルシニューリンの活性化を阻害することによる。カルシニューリン阻害薬によって脱リン酸化による転写因子NFATc（nuclear factor of activated T cell）の細胞質成分の核内移行が阻止され，IL-2に代表されるサイトカインの産生が抑制される。

臨床適用と副作用

臓器・骨髄移植による拒絶反応の抑制や自己免疫疾患（関節リウマチ，ベーチェット〈Behçet〉病，再生不良性貧血，ネフローゼ症候群，全身型重症筋無力症など）の治療に使用されている。

シクロスポリンによる副作用の多くは用量依存的であるため，薬物血中濃度モニタリング（therapeutic drug monitoring：TDM）が必要な薬物である。また，シクロスポリンは主にシトクロムP450（CYP）3A4による代謝を受けるため，この酵素を阻害または誘導する薬物を併用する場合には，シクロスポリンの血中濃度が変化するため注意が必要である。発現頻度の高い副作用には腎障害があるので，腎機能のモニタリングも重要である。シクロスポリン投与により感染症を起こしやすくなり，このうちウイルス感染症ではヘルペスウイルスやサイトメガロウイルスによるものが多い。その他の副作用には肝障害，アナフィラキシー様症状，高血圧，高脂血症，高カリウム血症，振戦，多毛，耐糖能異常，歯肉肥厚などがある。

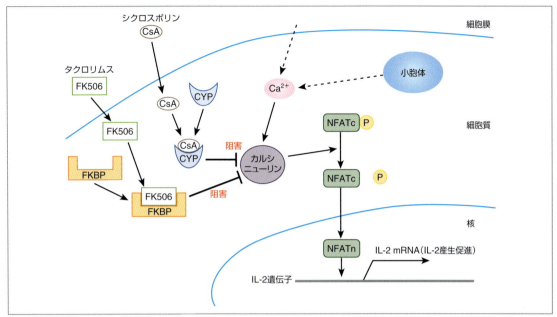

図12-1-3 免疫抑制薬（カルシニューリン阻害薬）の作用機序
FKBP：タクロリムス結合タンパク質，CYP：シトクロムP450，NFATc：nuclear factor of activated T cell，IL：インターロイキン

◆タクロリムス◆

作用機序

　タクロリムス（tacrolimus：FK506）の免疫抑制作用は，主として細胞による分化・増殖因子の産生を阻害することによるが，この産生阻害はメッセンジャーRNAへ転写レベルで抑制されることに基づくと考えられている．タクロリムスは細胞内でタクロリムス結合タンパク質（FK506-biding protein：FKBP）と結合して作用すると考えられているが，このタンパク質は，シクロスポリン結合タンパク質であるシクロフィリンとは全く異なる．この結合タンパク質の相違が，タクロリムスとシクロスポリンの作用の相違および強度の相違と考えられている．

臨床適用と副作用

　タクロリムスはシクロスポリンと同様に，骨髄・臓器移植における拒絶反応の抑制に用いられ，その他ループス腎炎，活動期潰瘍性大腸炎や多発性筋炎・皮膚筋炎に合併する間質性肺炎などにも用いられる．

　タクロリムスの免疫抑制作用は，シクロスポリンに比べ10〜100倍強力である．血清タンパク質に結合しやすく，赤血球中へも濃縮される．経口投与時にはバイオアベイラビリティが低く，血中濃度が変動しやすいため，TDMが必要な薬物である．シクロスポリンと同様にCYP3A4による代謝を受けるため，薬物相互作用に対する注意が必要となる．副作用としては腎障害，高血圧，神経障害（振戦，痙れん，幻覚），耐糖能異常などがある．

◆グスペリムス◆

作用機序

　グスペリムス（gusperimus）は，細胞傷害性T細胞の前駆細胞から細胞傷害性T細胞への成熟および細胞傷害性T細胞の増殖を抑制することによって拒絶反応の進行を妨げるとともに，活性化B細胞の増殖または分化を抑制することによって抗体産生を抑制する．また，リンホカイン産生の抑制作用，抗炎症作用などを有さないことも特徴

的な点である。

臨床適用と副作用

腎移植後の急性拒絶反応の抑制に用いられる。副作用の主なものとしては，血小板減少，白血球減少，ヘモグロビン減少，赤血球減少，顔面潮紅，顔面のしびれ感，呼吸抑制，進行性多巣性白質脳症などがある。

◆バシリキシマブ◆

作用機序

バシリキシマブ（basiliximab）は活性化T細胞表面に選択的に発現するIL-2受容体α鎖（CD25）に対して特異的な親和性を有し，IL-2の受容体への結合を阻害する。その結果，IL-2受容体を介したT細胞の活性化および増殖を抑制し，腎移植後に発現する急性拒絶反応を抑制する。

臨床適用と副作用

腎移植後の急性拒絶反応の予防に用いられる。ただし，すでに生じている拒絶反応の治療には使用しない。バシリキシマブの血中半減期は約7日間で，投与は移植術前2時間以内に1回と，術後4日目に1回行う。主な副作用には，尿路感染症，ウイルス感染症（サイトメガロウイルス感染症，サイトメガロウイルス血症），単純疱疹，肺炎，高カリウム血症などがある。また，バシリキシマブは25％がマウスのタンパク質で，75％がヒトのタンパク質で構成されているキメラ抗体であるため，過敏症反応の発現に注意する必要がある。

細胞毒性薬

◆シクロホスファミド◆

作用機序

シクロホスファミド（cyclophosphamide：CPA）は肝臓で代謝・活性化されるプロドラッグであり，この活性代謝産物がDNAをアルキル化（架橋）することによりDNAの切断，複製阻害をすることで殺細胞効果を示す。特に増殖するリンパ球，B細胞に作用するため，免疫応答を抑制する。

臨床適用と副作用

多発性骨髄腫，悪性リンパ腫，白血病，乳がん，神経芽種などの悪性腫瘍やループス腎炎，ウェゲナー（Wegener）肉芽腫症などの血管炎症候群，全身性エリテマトーデス，リウマチ性疾患などに使用される。副作用には，骨髄抑制，悪心・嘔吐，脱毛，心筋障害，出血性膀胱炎などがある。出血性膀胱炎の予防には，水分負荷と同時にメスナを併用する。

◆メトトレキサート◆

作用機序

メトトレキサート（methotrexate：MTX）の主たる作用機序は，葉酸を核酸合成に必要な活性型葉酸に還元させる酵素，ジヒドロ葉酸還元酵素（dihydrofolate reductase：DHFR）を阻害し，チミジル酸合成およびプリン合成系を阻害して，細胞増殖を抑制する。また，免疫抑制作用機序の一端としては細胞外アデノシン濃度を上昇させ，好中球やリンパ球の機能を抑制する。

臨床適用と副作用

免疫抑制作用薬としては，関節リウマチ，若年性特発性関節炎に対して用いられる。関節リウマチには，週1回の少量間欠投与がなされる。骨髄移植時における移植片対宿主病（GVHD）予防にMTXが多剤併用で使用される。副作用としては，骨髄抑制，肝障害，間質性肺炎，発疹，口内炎などがある。

◆アザチオプリン◆

作用機序

アザチオプリン（azathioprine）は代謝拮抗薬の6-メルカプトプリン（6-mercaptopurine：6-MP）のプロドラッグであり，生体内で6-MPに分解され，核酸合成を阻害することにより免疫抑制作用を表す。細胞内に取り込まれた6-MPは，チオイノシン酸から6-チオグアニンヌクレオチド（6-

thioguanine nucleotide：6-TGN）に変換され，DNAへ取り込まれて細胞障害作用を発揮すると考えられる．また，チオイノシン酸およびそのメチル化体は，5-ホスホリボシル-1-ピロリン酸（5-phosphoribosyl-1-pyrophosphate：PRPP）から5-ホスホリボシルアミンへの形成反応等プリンヌクレオチド合成に不可欠な反応を阻害する．

臨床適用と副作用

臓器移植における拒絶反応の抑制，ステロイド依存性のクローン病，潰瘍性大腸炎などに用いられる．副作用には，骨髄抑制，食欲不振，悪心・嘔吐，下痢，肝機能障害，皮疹，脱毛などがある．

◆ミゾリビン◆

作用機序

細胞の核酸合成には *de novo* 経路と salvage 経路があり，リンパ球は主に *de novo* 経路に依存している．ミゾリビン（mizoribine）はリンパ球細胞内で，モノリン酸体にリン酸化された後，プリン合成系のイノシン酸からグアニル酸に至る *de novo* 経路において，イノシン一リン酸脱水素酵素を特異的に競合阻害することにより GMP（グアノシン一リン酸〈guanosine monophosphate〉）合成を阻害する．ミゾリビンは細胞周期のS期においてDNAの合成を抑制し，Tリンパ球およびBリンパ球の分裂・増殖を阻害することにより，細胞性免疫および液性免疫ともに抑制する．リンパ球以外の細胞では salvage 経路も利用できるため，ミゾリビンの本作用の影響が少ない．高分子核酸中には取り込まれることなく作用する．

臨床適用と副作用

腎移植における拒絶反応の抑制やネフローゼ症候群，ループス腎炎（副腎皮質ホルモン剤のみでは治療困難な場合）などに適用がある．副作用には，骨髄機能抑制，間質性肺炎，肝機能障害，黄疸，消化管障害などがある．

◆ミコフェノール酸モフェチル◆

作用機序

ミコフェノール酸モフェチル（mycophenolate mofetil：MMF）は，生体内で速やかにミコフェノール酸（mycophenolic acid：MPA）に加水分解される．MPAは，*de novo* 系，salvage 系 2つのプリン生合成経路のうち，*de novo* 経路の律速酵素であるイノシン一リン酸脱水素酵素を不競合的，可逆的かつ特異的に阻害することにより，GTP（グアノシン三リン酸〈guanosine triphosphate〉），デオキシGTPを枯渇させ，DNA合成を抑制する．T，Bリンパ球細胞は核酸合成を主として *de novo* 系に依存するのに対して，免疫系以外の細胞は *de novo*，salvage 両系に依存している．MPAは salvage 系酵素には影響しないため，結果的にリンパ球細胞の増殖を選択的に抑制し，臓器移植後に発症する拒絶反応の形成不全を誘導する．

臨床適用と副作用

臓器移植後の拒絶反応の抑制，ループス腎炎などの治療に用いられる．主な副作用には，下痢，高尿酸血症，腹痛，悪心・嘔吐，白血球減少，貧血などがある．

免疫賦活薬

がん化学療法施行中や後天性免疫不全症候群（acquired immune deficiency syndrome：AIDS）など免疫能の低下した患者においては，免疫能回復のために非特異的な免疫賦活薬が用いられる．

◆免疫グロブリン◆

作用機序

免疫グロブリン（immunoglobulin：Ig）は，各種病原体と結合し抗体による中和作用，オプソニン効果，補体共存下の殺菌作用を示す．

臨床適用と副作用

低・無ガンマグロブリン血症，重症感染症，特

発性血小板減少性紫斑病，川崎病，抗体欠乏を伴う原発性免疫不全症候群や一部の後天性免疫不全症候群（慢性リンパ性白血病，骨髄移植など）の感染予防に使用される。

◆インターフェロン◆

薬理作用

ヒトのインターフェロン（interferon：IFN）は抗原性に基づいてⅠ型，Ⅱ型，Ⅲ型の3つの型に分類されている。Ⅰ型IFNは$α$，$β$など9種類以上の異なるクラスで構成されている。Ⅰ型IFNは，多くのウイルスやいくつかの病原体に応答し，マクロファージ，好中球，樹状細胞などの細胞から産生される。Ⅱ型IFNはIFN-$γ$のみからなり，T細胞やNK細胞などの免疫系細胞で産生される。IFNの抗ウイルス作用はウイルスに直接作用するのではなく，2-5オリゴアデニル酸合成酵素，プロテインキナーゼ，2-ホスホジエステラーゼなどの酵素を誘導しウイルスタンパク質の合成を阻害することや，ウイルス感染細胞の表面抗原（HLA-classⅠ抗原）の発現を増強させて，免疫担当細胞による異物としての認識を容易にすることなどがある。

臨床適用と副作用

B型・C型慢性肝炎に使用されるほか，IFN-$α$は腎がん，慢性骨髄性白血病，多発性骨髄腫，IFN-$β$は皮膚悪性黒色腫や膠芽腫，髄芽腫，星細胞腫，多発性硬化症，IFN-$γ$は腎がんなどに使用されている。副作用はインフルエンザ様症状（発熱，全身倦怠感など），白血球減少，血小板減少などが認められる。また，間質性肺炎，抑うつ，自殺企図などが出現することがあるため，投与時には注意が必要である。

◆インターロイキン-2◆

作用機序

インターロイキン-2（interleukin-2：IL-2）は，末梢血リンパ球に作用し，腫瘍細胞に対する傷害活性を増強あるいは誘導することにより，抗腫瘍効果を発揮する。主としてT細胞やNK細胞に結合し，活性化することにより，細胞傷害能の高いキラー細胞を誘導して腫瘍を傷害する。さらにB細胞やマクロファージにも結合し，免疫を賦活する。

臨床適用と副作用

日本において，IL-2製剤はテセロイキン（teceleukin）とセルモロイキン（celmoleukin）の2種類があり，血管肉腫や腎がんに使用される。副作用にはインフルエンザ様症状（発熱，悪寒・戦慄，全身倦怠感），好酸球増多，白血球増加，肝機能障害などがある。発熱の原因としては，IL-2自身あるいはIL-2刺激により単球から産生された内因性発熱物質プロスタグランジンE_2が中枢神経系の発熱中枢を刺激するために生じると考えられている。

◆顆粒球コロニー刺激因子◆

作用機序

顆粒球コロニー刺激因子（granulocyte colony stimulating factor：G-CSF）は，好中球前駆細胞から成熟好中球までの細胞に存在する受容体に特異的に結合し，好中球前駆細胞に対しては，その分化・増殖を促進させ，成熟好中球に対しては，その機能を亢進させる。

臨床適用と副作用

造血幹細胞の末梢血中への動員，造血幹細胞移植時の好中球数の増加促進，がん化学療法による好中球減少症，ヒト免疫不全ウイルス（human immunodeficiency virus：HIV）感染症の治療に支障をきたす好中球減少症，先天性・特発性好中球減少症などに使用されている。副作用には，腰痛，骨痛，頭痛，関節痛，発熱，肝機能異常などがある。

本項目で扱った主な薬物一覧

薬物	作用機序，特徴など
アレルギー疾患	
●抗ヒスタミン薬	
第1世代	
ジフェンヒドラミン	著明な鎮静作用，抗動揺病活性，抗コリン活性
クロルフェニラミン	弱度鎮静作用，市販薬の風邪薬に使用されている
ホモクロルシクリジン	弱度鎮静作用，抗動揺病活性
シプロヘプタジン	中等度鎮静作用，抗セロトニン，食欲増進作用
第2世代	
ケトチフェン	ケミカルメディエーター遊離抑制
メキタジン	ケミカルメディエーター遊離抑制，非鎮静
フェキソフェナジン	非鎮静性 H_1 受容体遮断
●ケミカルメディエーター遊離抑制薬	
クロモグリク酸	ケミカルメディエーター遊離抑制
トラニラスト	線維芽細胞のコラーゲン産生抑制
ペミロラスト	PDE 阻害による cAMP 量の増加
●LT 受容体拮抗薬	
プランルカスト水和物	LTC_4 受容体拮抗作用，気管支喘息に有効
ザフィルルカスト水和物	⎫
モンテルカスト水和物	⎬ LT 受容体拮抗薬
●TXA_2 合成酵素阻害薬・受容体拮抗薬	
オザグレル	TXA_2 合成酵素阻害
セラトロダスト	⎫
ラマトロバン	⎬ TXA_2 受容体拮抗作用
●Th2 サイトカイン阻害薬	
スプラタスト	IL-4，IL-5，IgE 産生抑制，ケミカルメディエーター遊離抑制
●モノクローナル抗体（抗 IgE 抗体）	
オマリズマブ	IgE 抗体と結合し，肥満細胞への IgE 結合を阻害。吸入抗原に対する反応性の減少
免疫関連疾患	
●特異的免疫抑制薬	
シクロスポリン（CsA）	⎫
タクロリムス（FK506）	⎬ カルシニューリン阻害薬
グスペリムス	細胞傷害性 T 細胞の成熟および増殖の抑制
バシリキシマブ	抗 CD25 抗体（IL-2 受容体拮抗薬）
●細胞毒性薬	
シクロホスファミド	DNA のアルキル化（グアニンの7位窒素と6位酸素）
メトトレキサート	ジヒドロ葉酸還元酵素阻害，チミジル酸・プリン合成系阻害
アザチオプリン	⎫
ミゾリビン	⎬ 核酸合成阻害
ミコフェノール酸モフェチル（MMF）	イノシン-リン酸脱水素酵素阻害
●免疫賦活薬	
免疫グロブリン製剤	抗体による抗原の中和作用，オプソニン効果など
インターフェロン製剤	⎫
インターロイキン-2 製剤	⎬ T 細胞，NK 細胞などの免疫担当細胞の活性化
顆粒球コロニー刺激因子製剤	好中球の機能亢進，前駆細胞からの分化・増殖促進

参考文献

1) 安東賢太郎ほか編：安全性薬理試験マニュアル，エル・アイ・シー，2009
2) 腎移植レシピエントのケアーのための KDIGO 診療ガイドライン，Am J Transplant 9，2009
3) 日本造血細胞移植学会編：造血細胞移植ガイドライン GVHD 第 3 版，日本造血細胞移植学会，2014

【冨田 修平，松永 慎司】

和文索引

●省略可能な語は［　］内に，言い換え可能な語は（　）内に示した

あ

アイソトープ（^{131}I内用）療法　183
アカルボース　224，324
アキシチニブ　526
亜急性甲状腺炎　185
アクアポリン2（AQP2）　94，270
悪性高熱症　57
悪性症候群　57
悪性貧血　346
アクチノマイシンD　492
アクチン　54
アクラトニウム　39
アクラルビシン　502
アコチアミド　144，151
アゴニスト　7，9
アザシチジン　527
アザチオプリン　160，288，548
亜酸化窒素　398
アシクロビル　447
アジスロマイシン　463
アジリジン類　491
アスコルビン酸　251，254
アスコルビン酸カルシウム　254
アスナプレビル　322
アスピリン　102，153，259，262，302，356
アスピリンジレンマ　262，357
アスピリン喘息　260
アスピリン不耐症　263
アセタゾラミド　273，414
アセチルコリン（ACh）　34，47，154，380
アセチルコリンエステラーゼ（AChE）　40，53，144，380
アセチルコリンエステラーゼ阻害薬　151
アセチルコリン受容体　30
アセチルコリン神経　368
アセチルシステイン　128
アセトアミノフェン　264
アセブトロール　79
アゼラスチン　543
アダリムマブ　160
アテゾリズマブ　532
アデニル酸シクラーゼ　84
アデノシン　111
アデノシン三リン酸（ATP）　111
アテノロール　77，120
アテローム性動脈硬化症　301
アトモキセチン　428
アトルバスタチン　231
アドレナリン　31，63，64，87，279

アドレナリン作動性神経［系］　28，29
アドレナリン作用薬　60
アドレナリン受容体　30，60
　α_1受容体　31，60，85，114
　α_2受容体　61
　β_1受容体　61，85
　β_2受容体　31，32，62
　β_3受容体　62
　β受容体　30，60
アドレナリンα受容体拮抗薬　74
アドレナリンβ受容体拮抗薬　76，98
アドレナリン受容体遮断　71
アドレナリン受容体遮断薬
　α_1［受容体］遮断薬　72，335
　α遮断薬　74，120
　β遮断薬　72，76，92，98，99，110，120
アドレナリン神経　369
アドレナリン反転　72
アトロピン　47，49
アナストロゾール　212，509
アナフィラキシーショック　539
アバカビル　453
アピキサバン　359
アビラテロン　509
アファチニブ　522
アプレピタント　141
アベルマブ　532
アポタンパク質　227
アポリポタンパク質E（ApoE）　378
アマンタジン　387，449
アミオダロン　110，111
アミトリプチリン　424
アミノカプロン酸　361
アミノグリコシド系抗菌薬　464
アミノピリン　263
アミロイドβ（Aβ）ペプチド　374，375
アミロイド仮説　375
アミロイドーシス　322
アミロイド腎症　322
アミロイド前駆体タンパク質（APP）　374
アミン系神経　368
アムホテリシンB　477
アムロジピン　116
アモキシシリン　156
アモバルビタール　419
アリピプラゾール　423
アルガトロバン　360
アルギニンバソプレシン（AVP）　165
アルキル化薬　288，289，489

アルコール　431
アルコール乱用　431
アルツハイマー型認知症　42
アルツハイマー病　374
アルテプラーゼ　303，360
アルドステロン　91，118，168，202，209
アルドステロン拮抗薬　119，209
アルドステロン受容体　94
アルファカルシドール　199，244，252
アルブミン　17
アルブミン尿　280
アルプラゾラム　141
アルプロスタジル　332
アレクチニブ　525
アレムツズマブ　517
アレルギー
　Ⅰ型アレルギー　539
　Ⅱ型アレルギー　539
　Ⅲ型アレルギー　540
　Ⅳ型アレルギー　541
アレルギー疾患　539
アレルギー治療薬　541
アレルギー反応
　Ⅱ型アレルギー反応　285
　Ⅲ型アレルギー反応　285
アレルゲン　539
アレンドロネート　245
アロプリノール　237，313
アロマターゼ阻害薬　211，509
アンジオテンシンⅡ　86，118，286
［アンジオテンシンⅡ］AT$_1$受容体　91，114
アンジオテンシンⅡ受容体拮抗薬（ARB）　89，91，116，118，286
アンジオテンシン変換酵素（ACE）阻害薬　90，116，117，286
安全域　7
アンタゴニスト　7，9
アンタビュース様作用　460
アンチピリン　263
安定狭心症　97
アンピシリン　458
アンフェタミン　430
アンブロキソール　127
アンベノニウム　43
アンレキサノクス　544

い

胃運動障害　144
イエローレター　24

イオン型/非イオン型　15
イオン化率　15
イオンチャネル内蔵型受容体　5
イオントラッピング　21
異化反応　18
異型狭心症　97
胃酸分泌抑制薬　150, 154
胃・十二指腸潰瘍　153
異常血流　354
異常自動能　107
胃食道逆流（GER）　149
胃食道逆流症（GERD）　149
イソニアジド　253, 470
イソフルラン　399
イソプレナリン　63, 68
イソプロテレノール　68
依存性薬物　430
イダルビシン　502
一次止血　351
一硝酸イソソルビド　99
一酸化窒素（NO）　36, 331
遺伝性のアルツハイマー病　377
遺伝的多型　18
イトプリド　141, 144, 151
イトラコナゾール　480
イバンドロネート　245
イピリムマブ　530
イブプロフェン　259
イプラグリフロジン　224
イプラトロピウム　51
イプリフラボン　246
イベルメクチン　483
イホスファミド　490
イマチニブ　523
イミダゾール誘導体　479
イミダフェナシン　52, 307, 334
イミプラミン　424
イミペネム　309
医薬品の臨床試験の実施に関する基準（GCP）　22
イリノテカン　501
陰イオン交換樹脂製剤　233
インスリン製剤　217
インスリン抵抗性　215
インスリン様増殖因子Ⅰ（IGF-Ⅰ）　166
陰性変時作用　30
陰性変伝導作用　31
陰性変力作用　31
インダパミド　273
インターフェロン（IFN）　322, 450, 512, 550
インターロイキン-2（IL-2）　512, 550
インテグラーゼ阻害薬（INSTI）　454
インドメタシン　259
インフリキシマブ　160
インフルエンザウイルス　449

う

ウイルス　446
ウイルス感染症　446
ウィルヒョーの三主徴　353
ウォルフ-チャイコフ効果　183

ヴォーン・ウィリアムスの分類　109
ウステキヌマブ　160
うっ血性心不全　83
うつ病　424
ウラピジル　335
ウリカーゼ　236
ウロキナーゼ　102, 303, 360

え

エイコサペンタエン酸（EPA）　234, 291
エキセナチド　220
エキセメスタン　212, 509
エクリズマブ　288, 291, 295
エストラジオール（E2）　210, 245
エストラムスチン　510
エストリオール（E3）　210, 245
エストロゲン　175, 210
エストロン（E1）　210
エスモロール　110
エスワン（S1）　498
エゼチミブ　232
エソメプラゾール　141, 151
エタンブトール　470
エチゾラム　418
エチドロネート　245
エチニルエストラジオール　211
エチルシステイン　128
エドキサバン　359
エトスクシミド　414
エトドラク　257, 259
エトポシド　502
エトレチナート　251
エドロホニウム　43
エナラプリル　91, 118
エナント酸テストステロン　175
エノシタビン　499
エピジェネティクス標的薬　527
エピルビシン　502
エファビレンツ　454
エフェドリン　67
エプレレノン　93, 119, 209, 274
エベロリムス　327, 524
エポチロン　506
エボロクマブ　232
エムタンシン　506
エリスロシン　147
エリスロポエチン　282, 343, 348
エリスロポエチン産生の低下　280
エリスロマイシン　463
エリブリン　506
エルカトニン　246
エルゴカルシフェロール　249
エルゴタミン　435
エルデカルシトール　244
エルロチニブ　522
遠位尿細管　269
塩化Ca製剤　192
塩基性NSAIDs　259
円形脱毛症　35
エンケファリン　372, 433
塩酸ジラゼプ　291

炎症性腸疾患（IBD）　159
エンタカポン　386
エンドサイトーシス　16
エンドトキシン　279
エンドルフィン　433

お

黄体形成ホルモン（LH）　165
黄体ホルモン　212
嘔吐　139
嘔吐中枢（VC）　139
横紋筋融解症　231
オキサゾラム　418
オキサゾリジノン系抗菌薬　468
オキサトミド　543
オキサリプラチン　495
オキシコドン　434
オキシトシン（OX）　166
オキシトロピウム　51
オキシブチニン　52, 334
オキシメタゾリン　67
オクトレオチド　327, 510
オザグレル　544
悪心　139
オステオカルシン　243
オセルタミビル　449
オピオイド　372
オピオイド受容体　433
オピオイド類　433
オファツムマブ　517
オマリグリプチン　221
オマリズマブ　544
オメプラゾール　141, 150
オランザピン　423
オリゴマー仮説　376
オレキシン　368, 373, 427
オンダンセトロン　141

か

咳嗽　125
階層系システム　368
階層的ネットワーク　366
回転性めまい　117
潰瘍性大腸炎（UC）　159
カイロミクロン　227
化学シナプス　365, 366
化学受容器引き金帯（CTZ）　139
化学的神経伝達　365
過活動膀胱　307, 333
核酸　446
核酸アナログ製剤（HBV）　449, 450
拡散系システム　368
拡散性低酸素症　399
拡散的ネットワーク　366
獲得免疫　545
核内受容体　6, 7
下垂体後葉疾患　176
下垂体前葉機能亢進症　166, 172
下垂体前葉機能低下症　169, 175
ガストリン　153, 154
ガストリン受容体　154

家族性アルツハイマー病　377
家族性高コレステロール血症（FH）　229
家族性低カルシウム尿性高カルシウム血症
　　（FHH）　194
家族性複合型高脂血症（FCHL）　229
褐色細胞腫　115, 121
褐色細胞腫クリーゼ　121
活性型ビタミン D_3　199
活性代謝物　18
活動電位　104, 365
活動電位発生閾値　105
カテコール-O-メチルトランスフェラーゼ
　　（COMT）　64～66
カテコールアミン　85, 87
カナマイシン　147
カバジタキセル　505
ガバペンチン　414, 415
過敏性大腸症候群　49
カフェイン　133, 430
カプシド　446
カプトプリル　91, 118, 302
カペシタビン　498
カベルゴリン　174
ガランタミン　42, 383
顆粒球コロニー刺激因子（G-CSF）　550
カルシウム拮抗薬　98, 100, 111, 116
カルシウム代謝異常　189
カルシウム薬　243
カルシトニン　191, 243
カルシトリオール　191, 200, 244
カルシニューリン阻害薬　288
カルバコール　35, 38
カルバペネム系抗菌薬　461
カルバマゼピン　412, 415, 427
カルビドパ　386
カルプロニウム　38
カルベジロール　78, 92, 120
カルペリチド　88
カルボコン　491
カルボシステイン　128
カルボプラチン　494
カルムスチン　491
間欠性跛行　92
ガンシクロビル　448
環状リポペプチド系抗菌薬　469
関節腔内注射　15
間接的抗アドレナリン作用薬　73
関節リウマチ　320
汗腺　33
完全作用薬　9
感染症　439
間代発作　409
カンデサルタン　91, 119
カンナビノイド受容体1（CB_1）　431
カンプトテシン　501

き

気管支拡張薬　130, 131
気管支喘息　129
キサンチンオキシダーゼ（XO）　236
基質特異性拡張型 $β$-ラクタマーゼ（ESBL）
　　441
気腫　135
偽性 ChE　40
寄生虫症　481
偽性副甲状腺機能低下症（PHP）　197, 198
拮抗薬　9
気道抵抗　32
気道粘液溶解薬　128
気道粘膜修復薬　127
気道粘膜潤滑薬　127
気道分泌　32
気道分泌細胞正常化薬　127
気道分泌促進薬　127
キナーゼ共役型受容体　6
キニジン　109
キニーネ　481
機能性ディスペプシア（FD）　143
キノロン系抗菌薬　465
揮発性麻酔薬　397
気分安定薬　426
偽薬　23, 24
逆アゴニスト　9
逆流性食道炎　149
逆流性腎症　314
逆行性情報伝達システム　367
吸収　15
急性咳嗽　125
急性冠症候群（ACS）　96, 97, 102, 354
急性糸球体腎炎　292
急性心筋梗塞　85
急性心不全　83, 85, 87
急性腎不全　277
急性尿細管間質性腎炎　311
急性尿酸腎症　312
急速進行性糸球体腎炎（RPGN）　295, 318
休息と消化　28
吸入ステロイド　130
吸入投与　14, 15
吸入麻酔薬　397
強化インスリン療法　219
競合的拮抗薬　9
凝固カスケード　352
凝固能亢進　354
強心配糖体　89
橋中心髄鞘崩壊症　94
強直間代発作　409
強直発作　409
強皮症腎クリーゼ　320
局所浸潤麻酔　403
局所の血管収縮　351
局所麻酔薬　396, 401
局所麻酔薬中毒　403
巨赤芽球性貧血　346
去痰薬　127
起立性低血圧　117
緊急安全性情報　24
近位尿細管　269
近視性調節麻痺　37
筋肉内注射（i.m.）　13

く

クアゼパム　418
グアニル酸シクラーゼ　36, 88
グアニル酸シクラーゼC（GC-C）　147
グアネチジン　74
クエチアピン　423
グスペリムス　547
駆虫薬　482
クッシング病　166, 168, 169, 173, 174
グッドパスチャー症候群　295
クラドリビン　500
グラニセトロン　141
クラリスロマイシン　156
クラーレ　4, 55
クリオグロブリン　321
クリオグロブリン血症　321
グリコピロニウム　51, 136
グリコペプチド系抗菌薬　467
グリシン　372
クリーゼ　121
グリセオフルビン　478
グリセリン　275
クリゾチニブ　525
クリニカルシナリオ　88
グリベンクラミド　222
グリメピリド　222
クリンダマイシン　464
グルカゴン　225
グルカゴン様ペプチド-1（GLP-1）　220
グルカゴン様ペプチド-1（GLP-1）アナログ
　　220, 324
グルココルチコイド（GC）　202, 204, 287
グルコーストランスポーター　7
グルコン酸 Ca　199
グルコン酸 Ca 製剤　192
グルタミン酸　371
グルタミン酸仮説　383
グレリン　144, 166
クロザピン　423
クロチアゼパム　418
クロナゼパム　412
クロニジン　68
クロバザム　412
クロピドグレル　102, 302, 357
クロミフェン　176, 211
クロモグリク酸　543
クロルピリホス　44
クロルフェニラミン　141, 543
クロルプロマジン　141, 369, 422
クロルマジノン　307
クロロキン　481
クローン病（CD）　159

け

経口鉄剤　347
経口投与（p.o.）　13
経細胞性上皮輸送　270
ケイ酸アルミニウム　147
経皮的血管形成術　302
経皮投与　14
ケタミン　400, 435

血液/ガス分配係数 397
血液精巣関門 18
血液胎盤関門 18
血液脳関門（BBB） 15, 17
血管緊張 113
血管新生阻害薬 525
血管内皮細胞 36
血管内皮増殖因子（VEGF） 520
血管内皮増殖因子受容体（VEGFR） 514
血漿アルドステロン濃度（PAC） 121
血漿レニン活性（PRA） 121
欠神発作 408
血清クレアチニン濃度 277
血栓塞栓症 353
血栓溶解薬 102, 356, 360
血中薬物濃度曲線 11
血中薬物濃度時間曲線下面積（AUC） 11
ケトコナゾール 479
ケトチフェン 543
ゲフィチニブ 521
ケミカルメディエーター 539
ケミカルメディエーター遊離抑制薬 543
ゲムシタビン 499
ゲムツズマブオゾガマイシン 517
下痢 146
検証的試験 23
ゲンタマイシン 465
原発性アルドステロン症 115, 121
原発性糸球体疾患 284
原発性副甲状腺機能亢進症（PHPT） 194
顕微鏡的多発血管炎 318
健忘 374

こ

抗CTLA-4抗体薬 530
抗EGFR抗体薬 518
抗HER2抗体薬 519
抗IgE抗体 544
高LDLコレステロール血症 230
抗PD-1抗体薬 531
抗PD-L1抗体薬 532
抗TSH受容体抗体（TRAb） 180
抗悪性腫瘍薬 487
降圧 286
抗アドレナリン作用薬 71, 73
抗アレルギー薬 541
抗アンドロゲン薬 509
抗インフルエンザウイルス薬 449
抗ウイルス薬 447
抗うつ薬 424
口渇 32
高カリウム血症 116, 282
高カリウム性代謝アシドーシス 94
高カルシウム血症 189, 190, 313
交感神経 27
抗凝固薬 102, 356, 358
抗菌薬 439
高血圧 113
抗結核薬 470
抗血小板薬 102, 302, 356
高血糖症 215

抗原虫薬 481
抗甲状腺薬 182
抗好中球抗体関連血管炎 295
抗コリン作用薬 47, 141, 334
抗コリン作用薬中毒 44
好酸球性多発血管炎性肉芽腫症 318
抗糸球体基底膜（GBM）抗体型半月体形成性糸球体腎炎 295
高脂血症 227, 228
鉱質コルチコイド 202, 287
高シュウ酸尿症 313
抗腫瘍性抗生物質 489, 492
甲状腺機能亢進症 115
甲状腺機能低下症 187
甲状腺クリーゼ 183
甲状腺刺激抗体（TSAb） 180
甲状腺刺激ホルモン（TSH） 165
抗真菌薬 477
合成ステロイド薬 207
合成反応 18
合成プロスタグランジンE_1（PGE_1） 332
抗体依存性細胞傷害（ADCC） 516
抗体薬 514, 516
後脱分極 107
抗てんかん薬 411
後天性免疫不全症候群（AIDS） 453
高トリグリセリド血症 233
抗トリコモナス薬 482
抗トロンビン薬 360
高尿酸血症 236
抗ヒスタミン薬 542
抗不安薬 417
後負荷 84
興奮-収縮連関（ECカップリング） 84
興奮-分泌連関 367
硬膜外麻酔 403
抗マラリア薬 481
高密度リポタンパク質（HDL） 227, 228
抗利尿ホルモン（ADH） 165
抗利尿ホルモン不適切分泌症候群（SIADH） 172, 177
抗リン脂質抗体症候群（APS） 316
抗レトロウイルス療法（ART） 453
高レニン性の高血圧 301
コカイン 67, 404, 430
孤児受容体 6
ゴセレリン 509
骨格筋弛緩薬 389
骨芽細胞 193, 241
骨吸収 242
骨形成 241
骨粗しょう症 241
骨中Glaタンパク質 243
コデイン 126, 434
古典的神経伝達 367
ゴナドレリン酢酸塩 175
コリスチン 473
ゴリムマブ 160
コリンアセチルトランスフェラーゼ 34
コリンエステラーゼ（ChE） 28, 34, 40, 51
コリンエステラーゼ阻害薬 34, 41, 381

コリンエステル類 35
コリン仮説 379
コリン作動性神経系 28
コリン作用薬 34
コルチゾール 168, 204, 206, 207
コルチゾール合成阻害薬 169, 174
コルチゾン 204
コレカルシフェロール 249
コレスチラミン 233
コレステロール（Cho） 227
コレステロールトランスポーター 7
混合型インスリン 218

さ

サイアザイド系利尿薬 93, 119
催奇形性 415
再吸収 20
細菌感染症 457
サイクリックグアノシン一リン酸（cGMP） 36, 331
最高血中薬物濃度（C_{max}） 11
最高血中薬物濃度到達時間（t_{max}） 11
最小肺胞内濃度（MAC） 397
最小発育阻止濃度（MIC） 441
再生不良性貧血 346
サイトカイン 512
サイトメガロウイルス（CMV） 447
催不整脈作用 110
細胞外液 271
酢酸オクトレオチド 173
サクシニルコリン 57
坐剤 14
殺細胞性抗がん薬 487
作動薬 9
ザナミビル 449
ザフィルルカスト 133, 544
サブスタンスP 91, 141, 372
坐薬 14
作用薬 9
サラゾスルファピリジン（SASP） 159
サリチル酸中毒 263
サリドマイド 323, 533
サリドマイド関連薬 533
サリン 44
サルブタモール 68, 131
サルメテロール 69, 131
酸塩基平衡 271
三環系抗うつ薬 424
三酸化ヒ素 534
酸性NSAIDs 259
散瞳 48

し

ジアゼパム 401, 412, 415, 418
シアノコバラミン 251, 349
シェーグレン症候群 321
ジエチルカルバマジン 482
ジエチルスチルベストロール 211
磁気共鳴血管造影（MRA）検査 302
ジギタリス 89, 111
ジギトキシン 89

和文索引

糸球体過剰ろ過　323
糸球体タンパク尿　284
糸球体ろ過　20
糸球体ろ過量（GFR）　21, 270
子宮平滑筋　32
シクレソニド　131
シクロオキシゲナーゼ（COX）　256
シクロオキシゲナーゼ-1（COX-1）　153, 257
シクロオキシゲナーゼ-2（COX-2）　153, 257
シクロスポリン　160, 288, 546
シクロピロクスオラミン　480
ジクロフェナク　259
シクロペントラート　48
シクロホスファミド　288, 289, 316, 490, 548
ジクロルボス　44
刺激伝導系　104
持効型インスリン製剤　218
ジゴキシン　89
脂質代謝異常　227
視床下部・下垂体疾患　165
ジスキネジア　51
ジスチグミン　43, 391
シスプラチン　493
自然免疫　545
持続型インスリン　218
持続静脈内投与（c.i.v.）　12
持続皮下インスリン注入療法（CSII）　219
ジソピラミド　109
シタグリプチン　221
シタフロキサシン　157
シタラビン　499
シタラビンオクホスファート　499
シックデイ　219
失語　374
失行　374
失認　374
シトクロム P450（CYP）　18
シトクロム P450（CYP）2C19　150
シトクロム P450（CYP）3A4　101
ジドブジン　453
シナカルセト　195
シナプス　365
市販後調査　24
シーハン症候群　166
ジヒドロコデイン　126, 147
ジヒドロテストステロン　213
ジヒドロピリジン（DHP）受容体　54
ジヒドロピリジン類　100
ジピリダモール　102, 291, 358
ジフェンヒドラミン　141, 543
ジブカイン　40
シプロフロキサシン　307, 466
シプロヘプタジン　543
脂肪乳剤　404
シメチジン　151
シメプレビル　451
ジメモルファン　126
重金属腎症　313
集合尿細管　269
重症筋無力症　44

重積発作　409
手術部位感染（SSI）　444
出血性疾患　356
受動拡散　16
受容体型チロシンキナーゼ　6
瞬時静脈内投与（i.v.）　12
消化管運動改善薬　144, 151
消化管平滑筋　32
笑気　398
上行性感染　305
硝酸イソソルビド　88
硝酸薬　88, 98, 99
脂溶性ビタミン　248, 251
常染色体優性遺伝多発性嚢胞腎（ADPKD）　326
静注用鉄剤　348
小腸コレステロールトランスポーター阻害薬　232
上皮型 Na^+ チャネル（ENaC）　94, 274
小分子薬　514, 521
静脈内投与　11, 12
静脈麻酔薬　399
初回通過効果　14, 15
食欲不振　143
女性化乳房　94
徐脈性不整脈　104
自律神経節遮断作用　48
自律神経節遮断薬　53
ジルチアゼム　100, 111, 116
シルデナフィル　99, 331
シロスタゾール　102, 358
シロドシン　307, 335
腎移植　281
腎盂腎炎　305
真菌感染症　477
心筋リモデリング　86
神経因性膀胱　309
神経筋接合部　53
神経筋接合部遮断薬　53
神経伝達物質　367, 371
神経ペプチド　372
腎血管性高血圧　115, 301, 302
心原性ショック　83
腎交感神経　115
真性 ChE　40
腎性高血圧　121
腎性尿崩症　171, 176
腎性貧血　347
浸透圧利尿薬　275
腎動脈閉塞　301
シンナー中毒　432
心拍出量　113
シンバスタチン　231
深部静脈血栓症　355
心不全　83
心房細動　354
心房性ナトリウム利尿ペプチド（ANP）　279

す

推算糸球体ろ過量（eGFR）　278
錐体外路症状　152

水痘・帯状疱疹ウイルス（VZV）　447
睡眠障害　368, 417, 418, 427
睡眠導入薬　431
睡眠薬　418
水溶性ビタミン　249, 252
スガマデクス　57, 393
スキサメトニウム　57, 390
スコポラミン　47, 49, 141
スタチン　230
頭痛　117
スティーブンス-ジョンソン症候群　237
ステロイド　136, 284, 287, 312, 316
ステロイドホルモン　202
ステント挿入　303
ストレプトキナーゼ　303, 361
ストレプトゾシン　491
ストレプトマイシン　465, 470
スニチニブ　525
スピロノラクトン　93, 119, 209, 274
スプラタスト　544
スペクトル　440
スルピリド　144, 422
スルピリン　263
スルファメトキサゾール　471
スルホニル尿素（SU）　222

せ

性行為　309
制酸薬　151
性腺刺激ホルモン　165
性腺刺激ホルモン放出ホルモンアナログ　509
性腺刺激ホルモン放出ホルモン拮抗薬　509
生体異物　18
成長ホルモン（GH）　165
成長ホルモン分泌不全性低身長症　170, 171
生物学的半減期　11
性ホルモン　210
脊髄腔内投与　15
脊椎麻酔　15, 403
咳反射　125
舌下投与　14
セツキシマブ　518
赤血球　341, 342
赤血球減少　341
赤血球産生　341
赤血球数　342
セビメリン　39
セファゾリン　459
セファレキシン　459
セフェピム　460
セフェム系［抗菌薬］　307, 459
セフォゾプラン　460
セフカペン　307
セフトリアキソン　307
セボフルラン　399
セラトロダスト　544
セレギリン　386
セレコキシブ　257
セロトニン受容体
　5-HT_{1A}受容体　418
　5-$HT_{1B/D}$受容体　435

5-HT$_3$受容体　141
5-HT$_4$受容体　144
セロトニン5-HT$_3$受容体拮抗薬　148, 494
セロトニン5-HT$_4$受容体作用薬　151
セロトニン神経　370
セロトニン・ノルアドレナリン再取り込み阻害薬（SNRI）　425
線維芽細胞増殖因子-23（FGF-23）　192
線維筋異形成症　301
線維束性収縮　390
線維素溶解　351, 352
全静脈麻酔（TIVA）　400
全身血管抵抗　113
全身性エリテマトーデス（SLE）　295, 316
全身性強皮症　320
全身麻酔薬　396
喘息　92
選択的α$_1$遮断薬　74
選択的α$_2$遮断薬　74
選択的β$_1$遮断薬　76
選択的β$_2$遮断薬　76
選択的アドレナリンα$_1$受容体拮抗薬　72
選択的エストロゲン受容体調節薬（SERM）　211, 245, 508
選択的エストロゲン受容体抑制薬（SERD）　508
選択的セロトニン再取り込み阻害薬（SSRI）　154, 425
先端巨大症　166, 167, 173
センノシド　147
全般性強直間代発作　415
全般発作　408
前負荷　84, 113
線溶・凝固系　351
線溶系　352
前立腺肥大症　52, 307, 334

そ

躁うつ病　424, 425
臓器移行性　443
双極性障害　424, 425
巣状分節性糸球体硬化症（FSGS）　298
即時型アレルギー反応　539
即時型過敏症　539
続発性高脂血症　229
続発性副甲状腺機能亢進症（SHPT）　196
組織型プラスミノーゲン活性化因子（t-PA）　102, 360
組織間液　271
ソタロール　110, 111
速効型インスリン　217
速効型インスリン分泌促進薬　222
ゾニサミド　414
ゾピクロン　419
ソマトスタチン　327
ソマトスタチンアナログ　167, 173
ソマトロピン　176
ソマン　44
ソラフェニブ　526
ソリフェナシン　308, 334
ゾルピデム　419

ゾレドロネート　245

た

第1世代抗ヒスタミン薬　542
第2世代抗ヒスタミン薬　543
第Ⅰ群抗不整脈薬　109
第Ⅰ相試験　23
第Ⅰ相反応　18
第Ⅱ群抗不整脈薬　110
第Ⅱ相試験　23
第Ⅱ相反応　18
第Ⅲ群抗不整脈薬　110
第Ⅲ相試験　23
第Ⅳ群抗不整脈薬　111
第Ⅳ相試験　24
第Ⅹa因子阻害薬　102, 359
ダイアジノン　44
体液バランスの是正　278
第三級アミン　49
代謝　15, 18
代謝拮抗薬　288, 496
代謝性アシドーシス　280
代謝性アルカローシス　94
代謝性腎症　312
耐性菌　440
ダイノルフィン　433
大麻　431
第四級アンモニウム化合物　51
タウ仮説　377
ダウノルビシン　502
多価不飽和脂肪酸製剤　234
ダカルバジン　491
タキサン　505
ダクラタスビル　322, 451
タクロリムス　160, 288, 547
多元受容体作用抗精神病薬（MARTA）　423
多剤耐性（MDR）　20, 487
ダサチニブ　523
タダラフィル　332
脱分極性筋弛緩薬　389, 390
脱力発作　409
ダパグリフロジン　224
多発血管炎性肉芽腫症　318
多発性内分泌腫瘍症候群（MEN）　194
ダビガトラン　360
多標的阻害薬　525
ダプトマイシン　469
タブン　44
タミバロテン　251, 534
タムスロシン　75, 307, 335
タモキシフェン　211, 508
タリペキソール　387
ダルベポエチン　348
痰　127
探索的試験　23
炭酸脱水素酵素阻害薬　273
炭酸リチウム　261
短時間作用性アドレナリンβ$_2$受容体刺激薬（SABA）　130, 131
単純部分発作　407
単純ヘルペスウイルス（HSV）　447

弾性線維　114
男性ホルモン　213
タンドスピロン　418
ダントロレン　57, 392
タンニン酸　147
タンパク質結合率　17
タンパク尿　280, 284

ち

チアジド系利尿薬　272
チアゾリジン誘導体（TZD）　223
チアプリド　422
チアベンダゾール　482
チアマゾール　182
チアミラール　400
チアミン　249
チアミン塩酸塩　252
遅延型アレルギー反応　541
遅延性過敏症　541
チオテパ　491
チオトロピウム　51, 136
チオペンタール　400
チキジウム　48
チクロピジン　102, 357
治験　22
遅発性ジスキネジア　140
チピラシル　534
チモロール　79
注意欠如多動性障害（ADHD）　428
中間型インスリン製剤　218
中枢性抗コリン作用薬　51
中枢性鎮痛薬　433
中枢性尿崩症　171, 176
腸肝循環　19
腸管麻痺　35
長時間作用型ソマトスタチンアナログ　327
長時間作用性アドレナリンβ$_2$受容体刺激薬　131
長時間作用性吸入ムスカリン受容体拮抗薬　136
超速効型インスリン　218
超低密度リポタンパク質（VLDL）　227
直接作用型抗ウイルス薬（DAA）　322, 451
直接的抗アドレナリン作用薬　73
直腸内投与　14
チラミン　66
治療係数　7
鎮咳薬　126
鎮痛薬　433
鎮痛薬性腎症　312

つ

痛風　236
ツボクラリン　55

て

低HDLコレステロール血症　233
低カリウム血症　94, 116, 313
低カルシウム血症　190, 191
低血糖症　215, 217, 225
抵抗血管　114

テイコプラニン 467
低密度リポタンパク質（LDL） 227, 228
テオフィリン 133, 430
テオフィリン徐放剤 130
テオブロミン 133
テガフール・ウラシル配合剤（UFT） 498
デカメトニウム 57
デガレリクス 509
デキサメタゾン 141, 207
デキストロメトルファン 126
テストステロン 213
デスフルラン 399
デスモプレシン酢酸塩水和物 176
デスモプレシン補充療法 171
鉄過剰症 346
鉄キレート剤 349
鉄欠乏性貧血 345
鉄代謝 342
テトラサイクリン系抗菌薬 462
テトロドトキシン 54
デノスマブ 191, 195, 246, 521
テノホビル 453
デヒドロエピアンドロステロン（DHEA） 168
デフェラシロクス 349
デフェロキサミン 349
テムシロリムス 524
デメチルクロルテトラサイクリン塩酸塩 177
テモゾロミド 491
デュタステリド 307, 336
テラゾシン 120, 335
テラプレビル 451
テリパラチド 245
テリパラチド酢酸塩 245
テルブタリン 131
電位依存性 L 型 Ca^{2+} チャネル 85
電解質異常 280
てんかん 407
電気シナプス 365
伝達麻酔 403
伝導速度 106

と

瞳孔括約筋 30, 48
瞳孔散大筋 30, 48
統合失調症 421
糖質コルチコイド（GC） 202, 287
透析 281
闘争か逃避か 27
糖代謝 32
糖代謝異常 215
糖尿病（DM） 215
　1 型糖尿病 216, 217
　2 型糖尿病 216, 219
糖尿病性ケトーシス 216
糖尿病性腎症 323
洞房結節 104
動脈硬化 115
ドキサゾシン 120
ドキシフルリジン 498
ドキソルビシン 502
特発性膜性腎症 293

ドコサヘキサエン酸（DHA） 234
トコフェロール 249
トコフェロールニコチン酸エステル 252
トシリズマブ 320
トスフロキサシン 306
ドセタキセル 505
ドネペジル 42, 381
ドパデカルボキシラーゼ 386
ドパミン 87, 66, 279, 368
ドパミン D_1 受容体 87
［ドパミン］D_2 受容体 140
ドパミン D_2 受容体拮抗薬 151, 422
ドパミン仮説 421
ドパミン作動性神経 385, 421
ドパミン作動薬 168
ドパミン神経 368, 369
ドパミン部分アゴニスト 423
トピラマート 414
トピロキソスタット 237, 313
ドブタミン 68, 87
トポイソメラーゼⅠ阻害薬 501
トポイソメラーゼⅡ阻害薬 502
トポイソメラーゼ阻害薬 501
トラスツズマブ 506, 519
トラスツズマブエムタンシン 506, 520
トラセミド 119, 272
トラゾドン 425
トラニラスト 543
トラネキサム酸 361
トラベクテジン 534
トランスポーター 7, 16, 20
トリアジン類 491
トリアゾラム 418
トリアゾール誘導体 479
トリアムテレン 93, 274
トリガードアクティビティ 107
トリグリセリド（TG） 227
トリクロルメチアジド 93, 119, 273
トリコモナス症 482
トリプタン 435
トリフルリジン 534
トリヘキシフェニジル 51, 387
ドリペネム 309
トリメタファン 53
トリメトプリム 482
トリロスタン 174
トルエン 432
トルテロジン 334
トルバプタン 93, 275, 327
トルブタミド 222
トレチノイン 251, 533
トレミフェン 508
トロピカミド 48
トロピセトロン 141
トロポニン C 54, 84
トロンビン阻害薬 102
トロンボキサン（TX）A_2 合成酵素阻害薬 544
トロンボキサン（TX）A_2 受容体拮抗薬 544
ドンペリドン 140, 151

な

ナイアシン 234, 250, 253
ナイアシンアミド 253
ナイスタチン 478
ナイトロジェンマスタード 489
内皮障害 353
内皮由来弛緩物質 31
内分泌療法薬 508
ナチュラルキラー（NK）細胞 545
ナトリウム／グルコース共輸送体 2（SGLT2）阻害薬 224, 324
ナフトピジル 307, 335
ナブメトン 259
ナプロキセン 259
ナルコレプシー 368, 427
ナロキソン 435
ナンドロロン 246

に

ニカルジピン 116
ニコチン 40, 430
ニコチンアミド 250, 253
ニコチン酸 250, 253
ニコチン酸誘導体薬 234
ニコチン受容体 30
ニコチン受容体作用薬 34, 40
ニコチン性アセチルコリン（Ach）受容体（nAChR） 30, 34, 47
ニコランジル 88, 101
ニザチジン 151
二次止血 351
二次性高血圧 113, 115, 121
二次性糸球体疾患 284, 315
二次性全般化 408
二重盲検法 23, 24
二硝酸イソソルビド 99
ニセリトロール 234
ニトラゼパム 412, 418
ニトログリセリン 88, 99
ニトロソウレア類 491
ニフェカラント 110, 111
ニフェジピン 100, 116
ニボルマブ 531
ニムスチン 491
乳酸アシドーシス 223
ニューキノロン系 306
ニューキノロン系抗菌薬 261
ニューモシスチス肺炎治療薬 481
［ニューロキニン］NK_1 受容体 141
ニューロキニン NK_1 受容体拮抗薬 141
尿細管間質性腎炎 311
尿細管再吸収 20
尿細管性タンパク尿 284
尿細管分泌 20
尿酸結晶 238
尿酸腎症 312, 313
尿酸生成抑制薬 237
尿酸トランスポーター（URAT） 236
尿酸排泄促進薬 237
尿酸排泄低下型 237
尿酸分解酵素薬 238

尿中排泄　20
尿道カテーテル　306
尿毒素　277
尿路結石　308
尿路疾患　333
ニロチニブ　523
認知症　374
忍容性　23

ぬ

ヌクレオシド系逆転写酵素阻害薬（NRTI）
　　453

ね

ネオスチグミン　43, 393
ネダプラチン　494
ネフローゼ症候群　297
ネフロン　269

の

ノイラミニダーゼ（NA）　449
脳梗塞　355
能動輸送　20
濃度反応曲線　9
ノギテカン　501
ノシセプチン　433
ノルアドレナリン　87, 63, 65, 279
ノルアドレナリン神経　369

は

バイオアベイラビリティ　15
敗血症　279
肺血栓塞栓症　355
肺水腫　85
排泄　15, 20
ハイドロコルチゾン　204, 207
排尿　32
排尿筋　52
排卵誘発薬　211
パーキンソン病　51, 385
パクリタキセル　505
破骨細胞　193, 241, 242
破骨前駆細胞　242
橋本甲状腺炎　184
橋本脳症　185
橋本病　184
播種性血管内凝固症候群　356
バシリキシマブ　548
パシレオチドパモ酸塩徐放剤　173
バセドウ病　179
バゼドキシフェン　245
パゾパニブ　526
バソプレシン　115, 165, 279
［バソプレシン］V₂受容体拮抗薬　93, 94,
　　275, 327
白金製剤　493
パニツムマブ　518
パニプレビル　451
パノビノスタット　528
パミドロネート　245
パモ酸ピランテル　482

バラシクロビル　447
パラチオン　44
パラプロテイン　322
バランス麻酔　396
バルガンシクロビル　448
バルサルタン　91, 119
バルデナフィル　331
バルビツール酸系薬　419
バルプロ酸　413, 415, 427
バルーンカテーテル　302
バレニクリン　40
パロキセチン　425
パロノセトロン　141
ハロペリドール　422
汎下垂体機能低下症　169
パンクロニウム　56, 392
バンコマイシン　467
バンコマイシン耐性腸球菌（VRE）　468
バンデタニブ　526
パントテン酸カルシウム　253

ひ

非ST上昇型心筋梗塞（NSTEMI）　98
ピオグリタゾン　223
比較試験　23
皮下注射（s.c.）　13
ビカルタミド　213, 509
ビグアナイド（BG）　223
ピコスルファートナトリウム　147
非シナプス性拡散神経伝達　367
微小管阻害薬　504
微小変化型ネフローゼ症候群（MCNS）　297
ヒスタミン　129, 154
［ヒスタミン］H₁受容体　140
ヒスタミンH₁受容体拮抗薬　141, 542
ヒスタミンH₂受容体　154
ヒスタミンH₂受容体拮抗薬　151, 153
ヒスタミン神経　370, 371
非ステロイド性抗炎症薬（NSAIDs）　153,
　　238, 256
ビスホスホネート製剤　154, 191, 245
非選択的α遮断薬　74
非選択的β遮断薬　76
非選択的アドレナリンβ受容体拮抗薬　72
ビソプロロール　92, 120
非脱分極性筋弛緩薬　389, 392
ピタバスタチン　231
ビタミン　248
ビタミンA　248, 251
ビタミンA油　251
ビタミンB₁　249, 252
ビタミンB₂　250, 252
ビタミンB₃　250, 253
ビタミンB₅　250, 253
ビタミンB₆　250, 253
ビタミンB₉　251
ビタミンB₁₂　251, 253, 344, 349
ビタミンB群　249, 252
ビタミンC　251, 254
ビタミンD　189, 191, 249, 251

ビタミンD製剤　244
ビタミンE　249, 252
ビタミンK　249, 252, 361
ビタミンK製剤　244
ビダラビン　447
非特異的血漿コリンエステラーゼ　390
ヒト絨毛性ゴナドトロピン（hCG）　175
ヒト上皮受容体（HER）　514
ヒト上皮成長因子受容体（EGFR）　514, 518
ヒト心房性ナトリウム利尿ペプチド（hANP）
　　87, 88
ヒト免疫不全ウイルス（HIV）　452
ヒドロキシカルバミド　500
ヒドロキシクロロキン　318
ヒドロキシジン　141
ヒドロキソコバラミン　251, 349
ヒドロクロロチアジド　93, 119, 273
ヒドロコルチゾン　175
非ヌクレオシド系逆転写酵素阻害薬（NNRTI）
　　453
ピノサイトーシス　16
ビノレルビン　504
非びらん性逆流症（NERD）　149
皮膚粘膜眼症候群　237
ピペラシリン　458
ビペリデン　51, 387
ビペリドレート　49
ヒポクレチン　373
ヒマシ油　147
非麻薬性鎮痛薬　434
表面麻酔　403
ピラルビシン　502
びらん性逆流症（ERD）　149
ピリドキサミン　250
ピリドキサール　250
ピリドキシン　250, 253
ピリドスチグミン　43
ピリミジン代謝拮抗薬　497
ピリン系薬剤　263
ピレンゼピン　51, 156
ピロカルピン　35, 39
ビンカアルカロイド　504
ビンクリスチン　504
貧血　280, 341
貧血の原因　341
ビンデシン　504
ピンドロール　79
ビンブラスチン　504
頻脈性不整脈　104

ふ

ファビピラビル　449
ファムシクロビル　447
ファモチジン　151
ファレカルシトリオール　200
不安症　417
不安定狭心症　98
フィゾスチグミン　42
フィトナジオン　252
フィナステリド　307, 336
フィブラート系薬　233

フィラデルフィア染色体 522
フィロキノン 249
フェソテロジン 334
フェソテロジンフマル塩 308
フェニトイン 262, 412
フェニトロチオン 44
フェニレフリン 68
フェノキシベンザミン 74
フェノチアジン誘導体 422
フェノバルビタール 413
フェノフィブラート 234
フェブキソスタット 237, 313
フェリチン 343
フェロポルチン（FPN） 342
フェンサイクリジン系 434
フェンタニル 434
フェントラミン 74
不応期 105
フォリトロピン 176
フォレスター分類 85
フォンダパリヌクス 102, 360
副交感神経 27
副交感神経活性亢進 308
副甲状腺機能低下症 197
副甲状腺疾患 189
副甲状腺ホルモン（PTH） 189, 192, 193
複雑部分発作 408
副腎髄質 27
副腎皮質刺激ホルモン（ACTH） 165
副腎皮質ステロイドホルモン薬 284
副腎皮質ホルモン 204
浮腫 271
ブスルファン 490
不整脈 104, 107
ブチリルコリンエステラーゼ（BuChE） 40, 380
ブチルスコポラミン 48
ブチロフェノン系 422
フッ化ピリミジン類 497
ブデソニド 131, 160
フドステイン 128
ブピバカイン 404
ブプレノルフィン 434
部分作用薬 9
部分発作 407
ブホルミン 223
フマル酸第一鉄ナトリウム 347
不眠症 417
ブメタニド 93, 272
ブラジキニン 91, 118
プラセボ 23, 24
プラセボ効果 24
プラゾシン 75, 120
プラバスタチン 231
フラビンアデニンジヌクレオチドナトリウム 252
プラリドキシム（PAM） 45
フランク・スターリング曲線 85
プランルカスト水和物 544
プリミドン 413
プリン代謝拮抗薬 499

フルオキセチン 425
フルコナゾール 479
フルシトシン（5-FC） 480
フルスルチアミン 252
フルタミド 213, 509
フルダラビン 499
フルチカゾン 131
フルニトラゼパム 401, 418
フルバスタチン 231
フルベストラント 509
フルボキサミン 425
ブレオマイシン 492
フレカイニド 110
プレガバリン 434
プレドニゾロン 160, 207, 287
ブレンツキシマブベドチン 517
プロカイン 404
プロカインアミド 109
プロカルバジン 491
プロクロルペラジン 141
プロゲスチン 212
プロゲステロン 213
プロゲストーゲン 175
プロスタグランジン 153
プロスタグランジンE₁誘導体 156
フロセミド 93, 119, 272
プロチゾラム 418
ブロック 107
プロテアーゼ活性化型受容体 355
プロテアーゼ阻害薬（PI） 453
プロテアソーム阻害薬 526
プロテインキナーゼG（PKG） 36
プロドラッグ 18
プロトロンビン時間の国際標準比（PT-INR） 359
プロトンポンプ 150, 155
プロトンポンプ阻害薬（PPI） 150, 153, 155
プロナーゼ 128
プロパフェノン 110
プロパンテリン 48
プロピベリン 52, 334
プロピルチオウラシル 182
プロフェナミン 51
プロブコール 233
プロプラノロール 77, 120
プロベネシド 313
プロポフォール 400
ブロムヘキシン 127
ブロモクリプチン 386
プロラクチノーマ 166〜168, 172, 174
プロラクチン（PRL） 165
分化誘導薬 533
分子標的治療薬 487, 514
分布 15, 16
分布容積（Vd） 16

へ

ヘキサメトニウム 53
ペグビソマント 173
ベクロニウム 56, 392
ベクロメタゾン 131

ベザフィブラート 234
ベーサル・ボーラス療法（BBT） 219
ベタネコール 35, 38
ベタメタゾン 207
ペニシリンG（PCG） 458
ペニシリン系抗菌薬 457
ペニシリン結合タンパク質（PBP） 457
ヘノッホ-シェーンライン紫斑病 319
ベバシズマブ 520
ヘパリン 102, 303, 358
ヘパリン起因性血小板減少症（HIT） 358
ヘプシジン 343
ベプリジル 111
ペプロマイシン 492
ヘマトクリット値 342
ヘミコリニウム-3 55
ペミロラスト 544
ペムブロリズマブ 531
ベムラフェニブ 528
ペメトレキセド 497
ヘモグロビン 342
ヘモグロビン値 342
ヘモクロマトーシス 346
ベラパミル 100, 111
ペラミビル 449
ヘリコバクター・ピロリ菌 153
ベリムマブ 318
ヘルシンキ宣言 22
ペルツズマブ 519
ヘルペスウイルス（HHV） 446
ベンザミド系 422
偏頭痛 435
ベンズブロマロン 238, 313
ベンゼン 432
ベンゾジアゼピン 412
ベンゾジアゼピン系［薬］ 401, 417
ペンタゾシン 434
ペンタミジン 482
ベンダムスチン 490
ペントスタチン 500
ペントバルビタール 419
ペントリニウム 53
便秘 146
ヘンレ係蹄 94, 269

ほ

膀胱括約筋 37, 52
膀胱三角筋 37
膀胱尿管逆流 329
膀胱排尿筋 37
膀胱平滑筋 37, 52
乏尿 277
乏尿の解消 278
ボグリボース 224, 324
ホスカルネット 448
ポナチニブ 523
ホスフェストロール 211
ホスホジエステラーゼ5 308
ホスホジエステラーゼ5阻害薬 331
ホスホマイシン 473
勃起不全（ED） 331

ボツリヌス毒素　54
ボノプラザン　141, 151, 156
ポマリドミド　533
ホモクロルシクリジン　543
ポリエン系抗真菌薬　477
ポリカルボフィルカルシウム　148
ホリナートカルシウム　253
ボリノスタット　528
ボルテゾミブ　323, 527
ホルモテロール　131
ホルモン応答配列（HRE）　7
ホルモン製剤　245
本態性高血圧　113, 116

ま

マイトマイシンC　491
膜性増殖性糸球体腎炎（MPGN）　294
マクロライド系抗菌薬　463
麻酔薬　396
マスタード類　489
マプロチリン　425
麻薬性鎮痛薬　433
マラチオン　44
マリファナ　431
マルチターゲット療法　288, 317
マレイン酸インダカテロール　136
慢性咳嗽　125
慢性冠動脈疾患（CAD）　96〜98
慢性甲状腺炎　184
慢性高尿酸血症　313
慢性糸球体腎炎　115
慢性腎臓病（CKD）　196, 279
慢性腎臓病に伴う骨・ミネラル代謝異常（CKD-MBD）　196
慢性心不全　83, 85, 89
慢性腎不全　279
慢性低カリウム血症　313
慢性尿酸腎症　313
慢性閉塞性肺疾患（COPD）　51, 135
マンニトール　275

み

ミアンセリン　425
ミエロペルオキシダーゼ（MPO）-ANCA　318
ミオクロニー痙れん　408
ミオクロニー発作　408
ミオシン　54
ミコナゾール　479
ミコフェノール酸モフェチル（MMF）　289, 316, 549
ミソプロストール　156
ミゾリビン　289, 549
ミダゾラム　401, 412, 415
ミトキサントロン　502
ミトタン　174
ミネラルコルチコイド　202, 209, 287
ミネラルコルチコイド受容体　94, 274
ミネラルコルチコイド受容体拮抗薬　274
ミノサイクリン　462
ミノドロネート　245
ミラベグロン　69, 308
ミルタザピン　425
ミルナシプラン　425

む

無作為割りつけ　24
ムスカリン受容体　30, 154, 156
　M_1受容体　140
　M_3受容体　32, 51
ムスカリン受容体作用薬　34
ムスカリン性アセチルコリン（Ach）受容体（mAChR）　30, 34, 47
無尿　277

め

メカミラミン　53
メキシレチン　109
メキタジン　543
メコバラミン　254
メサドン　434
メサラジン　159
メシル酸ガベキサート　361
メシル酸ナファモスタット　361
メスナ　289
メタコリン　35, 38
メタボリックシンドローム　216
メタロβ-ラクタマーゼ（MBL）　441
メタンフェタミン　67
メチオニンエンケファリン　372
メチシリン感受性黄色ブドウ球菌（MSSA）　458
メチシリン耐性黄色ブドウ球菌（MRSA）　441
メチラポン　174
メチルキサンチン系薬物（類）　133, 430
メチル酸ブロモクリプチン　174
メチルシステイン　128
メチルフェニデート　427
メチルプレドニゾロン　141, 207
メトクロプラミド　140, 151
メトトレキサート　262, 496, 548
メトプロロール　78, 120
メトホルミン　223
メドロキシプロゲステロン　510
メトロニダゾール　156, 472, 482
メナキノン　249
メナテトレノン　244, 252
メピバカイン　404
メフルシド　273
メベンゾラート　48
メベンダゾール　482
メマンチン　384
メルカプトエタンスルホン酸ナトリウム　289
メルゼブルクの三徴　179
メルファラン　490
メルファラン＋デキサメタゾン併用療法　323
メロキシカム　257, 259
メロペネム　309, 461
免疫　539
免疫グロブリン（Ig）　549
免疫グロブリン（Ig）E　129
免疫チェックポイント阻害薬　530
免疫賦活薬　549
免疫複合体型半月体形成性糸球体腎炎　295
免疫抑制薬　284, 288, 546
免疫療法　379

も

毛様体筋　30, 48
毛様体上皮　30
モガムリズマブ　518
モキシフロキサシン　466
モサプリド　141, 144, 147, 151
モノアミンオキシダーゼ（MAO）　64〜66
モノアミン再取り込み阻害薬　424
モノアミン酸化酵素B（MAO-B）　386
モノアミントランスポーター　7
モノクローナル抗体　544
モノクローナル抗体製剤　246
モノバクタム系抗菌薬　461
モフェゾラク　259
モメタゾン　131
モルヒネ　147, 431, 433
モンテプラーゼ　360
モンテルカスト　133, 544

や

薬剤性高脂血症　229
薬剤誘導性　311
薬物血中濃度測定検査（TDM）　415, 443
薬物受容体　5
薬物代謝酵素　15
薬物動態学　3, 11
薬物標的　5
薬理学　3
薬力学　3, 7, 11
ヤーヌスキナーゼ（JAK）　528

ゆ

有機アニオントランスポーター（OAT）　20, 270
有機カチオントランスポーター（OCT）　20
遊離脂肪酸（FFA）　227
輸液　278

よ

溶血性貧血　346
葉酸　251, 345, 349
葉酸代謝拮抗薬　496
陽性変時作用　30
陽性変伝導作用　30
陽性変力作用　30
腰椎麻酔　15
容量神経伝達　367
用量反応曲線　7
溶連菌感染後急性糸球体腎炎（PSAGN）　292
ヨヒンビン　76
四環系抗うつ薬　425

ら

ラクツロース　146
ラスブリカーゼ　238
ラニチジン　151
ラニナミビル　449

ラニムスチン 491
ラパチニブ 522
ラフチジン 151
ラベタロール 78
ラベプラゾール 141, 150
ラマトロバン 544
ラムシルマブ 520
ラモセトロン 148
ラモトリギン 414
ラロキシフェン 211, 245
ランジオロール 110
ランソプラゾール 141
ランダム化比較試験（RCT） 24
卵胞刺激ホルモン（FSH） 165, 175
卵胞ホルモン 210
卵胞ホルモン補充薬 211
ランレオチド酢酸塩 173

り

リアノジン受容体（RYR） 54, 84
リエントリー 107
リオチロニンナトリウム 188
リガンド 5
リガンド依存性イオンチャネル 6
リキシセナチド 220
リシノプリル 91, 118
リスペリドン 423
リセドロネート 245
リゾチーム 128
リチウム 426
リツキシマブ 288, 289, 296, 318, 516
六君子湯 144, 151
立毛筋 33
リドカイン 109, 404
リナグリプチン 221, 324
リナクロチド 147

利尿薬 119, 269, 278
リネゾリド 468
リバスチグミン 42, 382
リバビリン 451
リバーロキサバン 359
リファンピシン 470
リポタンパク質 17, 227
リボフラビン 250
リボフラビンリン酸エステルナトリウム 252
硫酸第一鉄 347
硫酸プロタミン 358, 361
リュープロレリン 509
良性単クローン性γグロブリン異常症（MGUS） 322
緑内障 48
リン 189
リンコマイシン 464
リンコマイシン系抗菌薬 464
リン酸水素カルシウム 243
臨床試験 22
臨床試験の一般指針 22
臨床薬理試験 23

る

ルキソリチニブ 528
ルビプロストン 146
ループス腎炎 316
ループ利尿薬 93, 119, 272

れ

レイノー現象 92
レギュラーインスリン 217
レゴラフェニブ 526
レジン 233
レセルピン 73
レチナール 248

レチノイン酸 248
レチノール 248
レトロゾール 212, 509
レナリドミド 323, 533
レニン-アンジオテンシン-アルドステロン（RAA）系 114
レニン-アンジオテンシン系（RAS） 86, 286
レニン分泌 32, 76
レパグリニド 222
レボチロキシン 175
レボチロキシンナトリウム 188
レボブピバカイン 405
レボフロキサシン 306, 466
レンバチニブ 526

ろ

ロイコトリエン（LT） 129
ロイコトリエン受容体拮抗薬（LTRA） 130, 133, 544
ロイシンエンケファリン 372
老人斑 374
ロキサチジン 151
ロキソプロフェン 259
ロクロニウム 56, 393
ロサルタン 91, 119
ロスバスタチン 231
ロピニロール 387
ロピバカイン 405
ロペラミド 147
ロメリジン 435
ロラゼパム 141, 418

わ

ワルファリン 102, 262, 291, 303, 359
ワンショット静注 12

欧文索引

● 省略可能な語は［　］内に，言い換え可能な語は（　）内に示した

数字

1α-hydroxycholecalciferol　244, 251
1-β-arabinofuranosylcytosine　499
1型糖尿病　216, 217
2-CdA　500
2型糖尿病　216, 219
5α還元酵素阻害薬　336
5-aminosalicylic acid（5-ASA）　159
5-ASA（5-aminosalicylic acid）　159
5-FC（5-flucytosine）　480
5-flucytosine（5-FC）　480
5-fluorouracil（5-FU）　497
5-FU（5-fluorouracil）　497
5-HT$_{1A}$受容体　418
5-HT$_{1B/D}$受容体　435
5-HT$_3$受容体　141
5-HT$_3$受容体拮抗薬　148, 494
5-HT$_4$受容体　144
5-HT$_4$受容体作用薬　151
5-アミノサリチル酸（5-ASA）　159
5-フルオロウラシル（5-FU）　497
6-mercaptopurine（6-MP）　160, 499
6-MP（6-mercaptopurine）　160, 499
6-propylthiouracil　182
6-メルカプトプリン（6-MP）　160, 499
50% effective concentration（EC$_{50}$）　9
50% effective dose（ED$_{50}$）　7
50% lethal dose（LD$_{50}$）　7
50% toxic dose（TD$_{50}$）　7
50%致死量（LD$_{50}$）　7
50%中毒量（TD$_{50}$）　7
50%有効量（ED$_{50}$）　7
90Y-イブリツモマブチウキセタン　517
Ⅰ型アレルギー　539
Ⅱ型アレルギー　539
Ⅱ型アレルギー反応　285
Ⅲ型アレルギー　540
Ⅲ型アレルギー反応　285
Ⅳ型アレルギー　541

ギリシャ文字

α$_1$-酸性糖タンパク質　17
α$_1$［受容体］遮断薬　72, 335
α$_1$受容体　31, 60, 85, 114
α$_2$受容体　61
α-GI（α-glucosidase inhibitor）　224
α-glucosidase inhibitor（α-GI）　224
α-グルコシダーゼ阻害薬（α-GI）　224, 324
α遮断薬　74, 120
α受容体　30, 60
β$_1$受容体　61, 85
β$_2$受容体　31, 32, 62
β$_3$受容体　62
β遮断薬　72, 76, 79, 92, 98, 99, 110, 120, 184
β受容体　30, 60
β-セクレターゼ阻害薬　379
β-ラクタマーゼ非産生アンピシリン耐性インフルエンザ菌（BLNAR）　441
β-ラクタム系抗菌薬　457
γ-aminobutyric acid（GABA）　152, 372
γ-secretase inhibitor（GSI）　379
γ-アミノ酪酸（GABA）　152, 372
γ-セクレターゼ阻害薬（GSI）　379
μ受容体　433

A

AAアミロイドーシス　322
abacavir　453
abiraterone　509
absorption　15
acarbose　224, 324
acebutolol　79
acetaminophen　264
acetazolamide　273, 414
acetylcholine（ACh）　34, 47
acetylcysteine　128
ACE（angiotensin converting enzyme）阻害薬　90, 116, 117, 286
ACh（acetylcholine）　34, 47
AChE　53
ACh受容体　34
aciclovir　447
aclarubicin　502
aclatonium　39
acotiamide　144
acquired immune deficiency syndrome（AIDS）　453
ACS（acute coronary syndrome）　96, 354
ACTH（adrenocorticotropic hormone）　165
actinomycin D　492
action potential　365
active transport　20
acute coronary syndrome（ACS）　96, 354
acute glomerulonephritis　292
acute renal failure　277
adalimumab　160
ADCC（antibody-dependent cellular cytotoxicity）　516
adenosine triphosphate（ATP）　111
ADH（antidiuretic hormone）　165
ADHD（attention deficit hyperactivity disorder）　428
ADME　15
ADPKD（autosomal dominant polycystic kidney disease）　326
adrenaline　64
adrenocorticotropic hormone（ACTH）　165
afatinib　522
afterdepolarization　107
agonist　9
AHA/ACC（American Heart Association/American College of Cardiology）ステージ分類　89
AIDS（acquired immune deficiency syndrome）　453
alcohol　431
aldosterone　202
alectinib　525
alemtuzumab　517
alfacalcidol　199, 244, 252
ALK阻害薬　525
allergen　539
allopurinol　237, 313
alprazolam　141
alprostadil　332
alteplase　303, 360
ALアミロイドーシス　322
amantadine　387, 449
ambenonium　43
ambroxol　127
American Heart Association/American College of Cardiology（AHA/ACC）ステージ分類　89
aminocaproic acid　361
aminopyrine　263
amiodarone　110
amitriptyline　424
amlexanox　544
amlodipine　116
amobarbital　419
amoxicillin　156
amphetamine　430
amphotericin-B　477
ampicillin　458
AMPK　223
amyloid nephropathy　322

amyloid precursor protein（APP） 374
anastrozole 212, 509
androgen 213
angiotensin converting enzyme（ACE）阻害薬 90, 116, 118, 286
angiotensin Ⅱ receptor blocker（ARB） 89, 91, 116, 118, 286
anorexia 143
ANP（atrial natriuretic peptide） 279
antagonist 9
antibody-dependent cellular cytotoxicity （ADCC） 516
anticholinergic drug 47
antidiuretic hormone（ADH） 165
antiphospholipid syndrome（APS） 316
antipyrine 263
antiretroviral therapy（ART） 453
anxiety disorder 417
apixaban 359
aplastic anemia 346
ApoE（apolipoprotein E） 378
apolipoprotein E（ApoE） 378
apoprotein 227
APP（amyloid precursor protein） 374
aprepitant 141
APS（antiphospholipid syndrome） 316
AQP2（aquaporin 2） 94, 270
aquaporin 2（AQP2） 94, 270
Ara-C 499
ARB（angiotensin Ⅱ receptor blocker） 89, 91, 116, 118, 286
area under the curve（AUC） 11
arendronate 245
argatroban 360
arginine vasopressin（AVP） 165
aripiprazole 423
arsenic trioxide 534
ART（antiretroviral therapy） 453
ascorbic acid 251, 254
aspirin 102, 259, 262, 302, 356
aspirin dilemma 262
aspirin intolerance 263
asunaprevir 322
AT_1受容体 91, 114
AT_1受容体拮抗薬 89, 116
atenolol 77, 120
atezolizumab 532
atomoxetine 428
atorvastatin 231
ATP（adenosine triphosphate） 111
ATP 感受性カリウムチャネル開口作用 88
atrial fibrillation 354
atrial natriuretic peptide（ANP） 279
atropine 47
attention deficit hyperactivity disorder（ADHD） 428
AUC（area under the curve） 11
autosomal dominant polycystic kidney disease （ADPKD） 326
avelumab 532
AVP（arginine vasopressin） 165

axitinib 526
azacitidine 527
azathioprine 160, 288, 548
azelastine 543
azithromycin 463
Aβ ペプチド 374, 375

B
bapineuzumab 379
basal bolus therapy（BBT） 219
Basedow 病 179
basiliximab 548
bazedoxifene 245
BBB（blood-brain barrier） 15, 17
BBT（basal bolus therapy） 219
BCR/ABL 阻害薬 522
beclometazone 131
belimumab 318
bendamustine 491
benign prostatic hyperplasia 334
benzbromarone 238, 313
benzodiazepine 412
bepridil 111
bethanechol 38
bevacizumab 520
bezafibrate 234
BG（biganide） 223
bicalutamide 213, 509
biganide（BG） 223
biological half-life 11
biperiden 51, 387
bipolar disorder 425
bisoprolol 92, 120
bleomycin 492
BLNAR 441
blood-brain barrier（BBB） 15, 17
blood-placenta barrier 18
blood-testis barrier 18
boglibose 324
bortezomib 323, 527
bosutinib 523
botulinum toxin 54
bradyarrhythmias 104
BRAF キナーゼ 528
brentuximab vedotin 517
bromhexine 127
bromocriptine 386
bromocriptine mesilate 174
bronchial asthma 129
brotizolam 418
BuChE（butyrylcholinesterase） 40, 380
budesonide 131, 160
buformin 223
bumetanide 93, 272
bupivacaine 404
buprenorphine 434
busulfan 490
butylscopolamine 48
butyrylcholinesterase（BuChE） 40, 380
B 型肝炎ウイルス（HBV） 449, 450

C
Ca^{2+} チャネル遮断薬 98, 100, 111, 116
Ca^{2+} 放出チャネル 84
cabazitaxel 505
cabergoline 174
CAD（chronic coronary artery disease） 96
caffeine 133
calcilytics 198
calcitonin 191, 243
calcitriol 200, 244
calcium ascorbate 254
calcium folinate 253
calcium L-aspartate 243
calcium pantothenate 253
calcium sensing receptor（CaSR） 189
cAMP 87
camptothecin 501
candesartan 91, 119
cannabinoid 1（CB_1） 431
cannabis 431
capecitabine 498
captopril 91, 118
carbachol 38
carbamazepine 412, 427
carbidopa 386
carbocisteine 128
carboplatin 494
carboquone 491
carmustine 491
carperitide 88
carpronium 38
carvedilol 78, 92, 120
CaSR（calcium sensing receptor） 189
CaSR 阻害薬 198
catechol O-methyltransferase（COMT） 64〜66
cathecholamine 87
Ca（感知）受容体（CaSR） 189
CB_1（cannabinoid 1） 431
CCR4 518
CCR5 阻害薬 454
CD（Crohn's disease） 159
CD4 数 444
CD4 陽性 T リンパ球数 453
CD20 290, 516, 517
CD30 517
CD33 517
CD52 517
cefalexin 459
cefazolin 459
cefcapene 307
cefepime 460
cefozopran 460
ceftriaxone 307
celecoxib 257
cerebral infarction 355
cetuximab 518
cevimeline 39
cGMP（cyclic guanosine monophosphate） 36, 331
ChE（cholinesterase） 28, 34, 40, 51
chemical neurotransmission 365

chemoreceptor trigger zone（CTZ） 139
chlormadinone 307
chloroquine 481
chlorpheniramine 141, 543
chlorpromazine 141, 369, 422
Cho（cholesterol） 227
cholecalciferol 249
cholesterol（Cho） 227
cholinesterase（ChE） 28, 34, 40, 51
cholinesterase inhibitor 41
chronic coronary artery disease（CAD） 96
chronic kidney disease（CKD） 196, 279
chronic obstructive pulmonary disease（COPD） 51, 135
chronic thyroiditis 184
chylomicron 227
ciclesonide 131
ciclopiroxolamine 480
ciclosporin 288, 546
cilostazol 102, 358
cimetidine 151
cinacalcet 195
ciprofloxacin 307
cis-diamminedichloroplatinum Ⅱ 493
cisplatin 493
c.i.v. 12
CKD（chronic kidney disease） 196, 279
CKD-MBD 196
cladribine 500
clarithromycin 156
clindamycin 464
clinical trial 22
clobazam 412
clomifen 211
clonazepam 412
clonidine 68
clopidogrel 102, 302, 357
clotiazepam 418
clozapine 423
C_{max} 11
CMV（cytomegalovirus） 447
cocaine 67, 404, 430
codeine 126, 434
colestyramine 233
colistin 473
competitive antagonist 9
COMT（catechol O-methyltransferase） 64～66
COMT 阻害薬 386
concentration-response curve 9
conduction anesthesia 403
constipation 146
continuous subcutaneous insulin infusion（CSII） 219
COPD（chronic obstructive pulmonary disease） 51, 135
cortisone 204
COX（cyclooxygenase） 256
COX-1（cyclooxygenase-1） 153, 257
COX-2（cyclooxygenase-2） 153, 257
crenezumab 379

crizotinib 525
Crohn's disease（CD） 159
cromoglicate 543
CSII（continuous subcutaneous insulin infusion） 219
CTLA-4（cytotoxic T lymphocyte antigen-4） 530
CTZ（chemoreceptor trigger zone） 139
CT 血管造影検査 302
Cushing 病 168
cyanocobalamin 251, 349
cyclic guanosine monophosphate（cGMP） 36, 331
cyclooxygenase（COX） 256
cyclooxygenase-1（COX-1） 153, 257
cyclooxygenase-2（COX-2） 153, 257
cyclopentolate 48
cyclophosphamide 289, 316, 490, 548
cyclosporine 160
CYP（cytochrome P450） 18
CYP（cytochrome P450）2C19 150
CYP（cytochrome P450）3A4 101
cyproheptadine 543
cytarabine 499
cytarabine ocfosfate 499
cytochrome P450（CYP） 18
cytochrome P450（CYP）2C19 150
cytochrome P450（CYP）3A4 101
cytomegalovirus（CMV） 447
cytotoxicT lymphocyte antigen-4（CTLA-4） 530
C 型肝炎ウイルス（HCV） 450
C 型肝炎関連クリオグロブリン血管炎 321

D

DAA（direct acting antiviral） 322, 451
dabigatran 360
dacarbazine 491
daclatasvir 322, 451
damaged associated molecular pattern（DAMP） 285
DAMP（damaged associated molecular pattern） 285
dantrolene 57, 392
dapagliflozin 224
daptomycin 469
darbepoetin 348
dasatinib 523
daunorubicin 502
decamethonium 57
deep venous thrombosis 355
de-escalation 444
deferasirox 349
deferoxamine 349
degarelix 509
dehydroepiandrosterone（DHEA） 168
dementia 374
demethylchlortetracycline hydrochloride 177
denosumab 191, 195, 246, 521
depression 424
desflurane 399

desmopressin acetate hydrate 176
dexamethazone 141
dextromethorphan 126
DHA（docosahexaenoic acid） 234
DHEA（dehydroepiandrosterone） 168
DHP（dihydropyridine）受容体 54
diabetes insipidus 171
diabetes mellitus（DM） 215
diabetic nephropathy 323
diarrhea 146
diazepam 401, 412, 418
dibasic calcium phosphate 243
diclofenac 259
diethylcarbamazine 482
diethylstilbestrol 211
digitoxin 89
dihydrocodeine 126, 147
dihydropyridine（DHP）受容体 54
dihydrotestosterone 213
dilazep hydrochloride 291
diltiazem 100, 111, 116
dimemorfan 126
dipeptidyl peptidase-4（DPP-4） 220
diphenhydramine 141, 543
dipyridamole 102, 291, 358
direct acting antiviral（DAA） 322, 451
disopyramide 109
distigmine 43
distribution 15, 16
DM（diabetes mellitus） 215
DNA インターカレター 502
DNA 型 446
DNA 非インターカレター 502
DNMT 阻害薬 527
dobutamine 68, 87
docetaxel 505
docosahexaenoic acid（DHA） 234
domperidone 140, 151
donepezil 42, 381
dopamine 66, 368
doripenem 309
dose-response curve 7
double blind test 24
doxazosin 120
doxifluridine 498
doxorubicin 502
DPP-4（dipeptidyl peptidase-4） 220
DPP-4 阻害薬 221, 324
drug receptor 5
dutasteride 307, 336
D_2（受容体）拮抗薬 151, 422
D_2受容体 140
d-ツボクラリン 55

E

E1（estrone） 210
E2（estradiol） 210, 245
E3（estriol） 210, 245
EC_{50}（50% effective concentration） 9
eculizumab 291
EC カップリング 84

ED（erectile dysfunction） 331
ED₅₀（50% effective dose） 7
edoxaban 359
edrophonium 43
EGFR（epidermal growth factor receptor） 514, 518
eGFR（estimate glomerular filtration rate） 278
EGFR・HER2 阻害薬 522
EGFR チロシンキナーゼ阻害薬 521
eicosapentaenoic acid（EPA） 234, 291
elcatonin 246
eldecalcitol 244
EML4/ALK 融合遺伝子 525
empiric therapy 443
ENaC（epithelial Na⁺ channel） 94, 274
enalapril 91, 118
enocitabine 499
entacapone 386
eosinophilic granulomatosis with polyangiitis 318
EPA（eicosapentaenoic acid） 234, 291
ephedrine 67
epidermal growth factor receptor（EGFR） 514, 518
epidural anesthesia 403
epilepsy 407
epirubicin 502
epithelial Na⁺ channel（ENaC） 94, 274
eplerenone 93, 119, 209, 274
epothilone 506
ERD（erosive reflux disease） 149
erectile dysfunction（ED） 331
ergocalciferol 249
ergotamine 435
eribulin 506
erlotinib 522
erosive reflux disease（ERD） 149
erythromycin 463
erythropoietin 348
erythrosine 147
ESBL（extended-spectrum β-lactamase） 441
esmolol 110
esomeprazole 141, 151
essential hypertension 113
estimate glomerular filtration rate（eGFR） 278
estradiol（E2） 210, 245
estramustine 510
estriol（E3） 210, 245
estrogen 210
estrone（E1） 210
ethambutol 470
ethinylestradiol 211
ethosuximide 414
ethylcysteine 128
etidronate 245
etizolam 418
etodolac 257, 259
etoposide 502
etretinate 251
everolimus 327, 524
evolocumab 232

excitation-contraction coupling（EC カップリング） 84
excretion 15, 20
exemestane 212, 509
exenatide 220
exendin-4 220
extended-spectrum β-lactamase（ESBL） 441
ezetimibe 232

F

falecalcitriol 200
famciclovir 447
familial combined hyperlipidemia（FCHL） 229
familial hypercholesterolemia（FH） 229
familial hypocalciuric hypercalcemia（FHH） 194
famotidine 151
favipiravir 449
FCHL（familial combined hyperlipidemia） 229
FD（functional dyspepsia） 143
febuxostat 237, 313
fenofibrate 234
fentanyl 434
ferroportin（FPN） 342
fesoterodine 334
fesoterodine fumarate 308
FFA（free fatty acid） 227
FGF-23（fibroblast growth factor-23） 192
FH（familial hypercholesterolemia） 229
FHH（familial hypocalciuric hypercalcemia） 194
fibroblast growth factor-23（FGF-23） 192
finasteride 307, 336
first-pass effect 14, 15
flavin adenine dinucleotide sodium 252
flecainide 110
fluconazole 479
fludarabine 499
flunitrazepam 401, 418
fluoxetine 425
flutamide 213, 509
fluticasone 131
fluvastatin 231
fluvoxamine 425
focal segmental glomerulosclerosis（FSGS） 298
folic acid 251
follicle stimulating hormone（FSH） 165, 175
fondaparinux 102, 360
formoterol 132
Forrester 分類 85
foscarnet 448
fosfestrol 211
fosfomycin 473
FPN（ferroportin） 342
Frank-Staring 曲線 85
free fatty acid（FFA） 227
FSGS（focal segmental glomerulosclerosis） 298
FSH（follicle stimulating hormone） 165, 175
fudosteine 128

full agonist 9
fulvestrant 509
functional dyspepsia（FD） 143
furosemide 93, 119, 272
fursultiamine 252

G

GABA（γ-aminobutyric acid） 372
GABA_A受容体 410, 417
gabapentin 414
GABA 仮説 410
gabexate mesilate 361
galantamine 42, 383
ganciclovir 448
gastroesophageal reflux（GER） 149
gastroesophageal reflux disease（GERD） 149
gastroparesis 144
GBM（glomerular basement membrane）抗体型半月体形成性糸球体腎炎 295
GC（glucocorticoid） 202
GC-C（guanylate cyclase C） 147
GCP（Good Clinical Practice） 22
G-CSF（granulocyte colony stimulating factor） 550
gefitinib 521
gemcitabine 499
gemtuzumab ozogamicin 517
genetic polymorphism 18
gentamycin 465
GER（gastroesophageal reflux） 149
GERD（gastroesophageal reflux disease） 149
GFR（glomerular filtration rate） 21, 270
GH（growth hormone） 165
ghrelin 144
GH 受容体拮抗薬 167, 173
glanulomatosis with polyangiitis 318
glibenclamide 222
glimepiride 222
glomerular basement membrane（GBM）抗体型半月体形成性糸球体腎炎 295
glomerular filtration 20
glomerular filtration rate（GFR） 21, 270
glomerular hyperfiltration 323
GLP-1（glucagon-like peptide-1） 220
GLP-1（glucagon-like peptide-1）アナログ 220, 324
glucagon 225
glucagon-like peptide-1（GLP-1） 220
glucagon-like peptide-1（GLP-1）アナログ 220, 324
glucocorticoid（GC） 202
glycerin 275
glycopyrronium 51, 136
golimumab 160
gonadorelin acetate 175
gonadotropin-releasing hormone analog 509
gonadotropin-releasing hormone antagonist 509
Good Clinical Practice（GCP） 22
Goodpasture 症候群 295
goserelin 509

gout 236
GPⅡb/Ⅲa受容体阻害薬 358
GPCR（G-protein coupled receptor） 6
G-protein coupled receptor（GPCR） 6
granisetron 141
granulocyte colony stimulating factor（G-CSF） 550
griseofulvin 478
growth hormone（GH） 165
GSI（γ-secretase inhibitor） 379
guanethidine 74
guanylate cyclase C（GC-C） 147
gusperimus 547
G細胞 153
Gタンパク質共役型受容体 6

H

haloperidol 422
hANP（human atrial natriuretic peptide） 87, 88
Hashimoto encephalopathy 185
Hashimoto thyroiditis 184
HBV（hepatitis B virus） 449, 450
hCG（human chorionic gonadotropin） 175
HCV（hepatitis C virus） 450
HDAC 阻害薬 528
HDL（high density lipoprotein） 227, 228
heart failure 83
Helicobacter pylori（*H. pylori*） 153
hemicholinium 3 55
hemolytic anemia 346
hemorrhagic disease 356
Henle's loop 269
Henoch-Schönlein 紫斑病 319
heparin 102, 303, 358
heparin-induced thrombocytopenia（HIT） 358
hepatitis B virus（HBV） 449, 450
hepatitis C virus（HCV） 450
HER（human epidermal receptor） 514
HER2 519
herpes simplex virus（HSV） 447
HHV（human herpes virus） 446
high density lipoprotein（HDL） 227, 228
HIT（heparin-induced thrombocytopenia） 358
HIV（human immunodeficiency virus） 452
H^+/K^+ ATPアーゼ 150, 155
hMG 175
HMG-CoA 還元酵素阻害薬 230, 291
homochlorcyclizine 543
hormone response element（HRE） 7
H. pylori（*Helicobacter pylori*） 153
H. pylori 除菌治療 156
HRE（hormone response element） 7
HSV（herpes simplex virus） 447
human atrial natriuretic peptide（hANP） 87, 88
human chorionic gonadotropin（hCG） 175
human epidermal receptor（HER） 514
human herpes virus（HHV） 446
human immunodeficiency virus（HIV） 452
hydrochlorothiazide 93, 119, 273

hydrocortisone 175, 204
hydroxocobalamin 251, 349
hydroxycarbamide 500
hydroxychloroquine 318
hydroxyzine 141
hypercalcemia 189
hyperglycemia 215
hyperuricemia 236
hypocalcemia 191
hypoglycemia 217
hypopituitarism 169
hypothyroidism 187
H_1受容体 140
H_1受容体拮抗薬 141, 542
H_2 receptor antagonist 151, 153
H_2受容体 154
H_2受容体拮抗薬 151, 153

I

ibandronate 245
IBD（inflammatory bowel disease） 159
ibritumomab tiuxetan 517
ibuprofen 259
idarubicin 502
IFN（interferon） 512, 550
ifosfamide 490
Ig（immunoglobulin） 549
IgA nephropathy 292
IgA 血管炎 319
IgA 腎症 292
Ig（immunoglobulin）E 129
IGF-Ⅰ（insulin-like growth factor Ⅰ） 166
IL-2（interleukin-2） 512, 550
i.m. 13
imatinib 523
imidafenacin 52, 308, 334
imidazole 479
imipenem 309
imipramine 424
immunoglobulin（Ig） 549
immunoglobulin（Ig）E 129
indacaterol maleate 136
indapamide 273
indomethacin 259
infiltration anesthesia 403
inflammatory bowel disease（IBD） 159
infliximab 160
insomnia 417
INSTI（integrase strand transfer inhibitor） 454
insulin-like growth factor Ⅰ（IGF-Ⅰ） 166
integrase strand transfer inhibitor（INSTI） 454
interferon（IFN） 512, 550
interleukin-2（IL-2） 512, 550
inverse agonist 9
ion trapping 21
ipilimumab 530
ipragliflozin 224
ipratropium 51
ipriflavone 246
iPTH 190
irinotecan 501

iron deficiency anemia 345
isoflurane 399
isoniazid 470
isoprenaline 68
isosorbide dinitrate 88, 99
isosorbide mononitrate 99
itopride 141, 144, 151
itraconazole 480
i.v. 12
ivermectin 483

J

JAK 528

K

K^+保持性利尿薬 274
kanamycin 147
K_{ATP}チャネル開口作用 88
ketamine 400, 435
ketoconazole 479
ketotifen 543

L

labetalol 78
lactulose 146
lafutidine 151
lamotrigine 414
landiolol 110
laninamivir 449
lanreotide acetate 173
lansoprazole 141, 150
lapatinib 522
L-asparaginase 534
LC_{50} 9
LD_{50}（50% lethal dose） 7
LDL（low density lipoprotein） 227, 228
L-dopa 386
lenalidomide 323, 533
lenvatinib 526
letrozole 212, 509
Leu-enk 372
leukotriene（LT） 129
leukotriene receptor antagonist（LTRA） 130
leuprorelin 509
levobupivacaine 405
levofloxacin 306
levothyroxine sodium 188
levothyroxine sodium hydrate 175
LH（luteinizing hormone） 165
lidocaine 109, 404
ligand 5
linaclotide 147
linagliptin 221, 324
lincomycin 464
linezolid 468
liothyronine sodium 188
lipoprotein 227
lisinopril 91, 118
lithium 426
lixisenatide 220
lomerizine 435

loperamide 147
lorazepam 141, 418
losartan 91, 119
loss of appetite 143
low density lipoprotein（LDL） 227, 228
loxoprofen 259
LSD（lysergic acid diethylamide） 431
LT（leukotriene） 129
LTRA（leukotriene receptor antagonist） 130
LT受容体拮抗薬 544
lubiprostone 146
lupus nephritis 316
luteinizing hormone（LH） 165
lysergic acid diethylamide（LSD） 431
lysozyme 128
L-アスパラギナーゼ 534
L-アスパラギン酸カルシウム 243
L型Ca^{2+}チャネル 117
L型Ca^{2+}チャネルタンパク質 54
L-ドパ 386

M

M_1受容体 140
M_3受容体 32, 51
MAC（minimum alveolar concentration） 397
mAChR（muscarinic acetylcholine receptor） 34
magnetic resonance angiography（MRA）検査 302
mammalian target of rapamycin（mTOR） 327
mannitol 275
MAO（monoamine oxidase） 64〜66
MAO-B（monoamine oxidase-B） 386
maprotiline 425
MARTA（mulit-acting receptor targeted antipsychotics） 423
MBL（metallo β-lactamase） 441
MCNS（minimal change nephritic syndrome） 297
MDR（multidrug resistance） 20, 487
mebendazole 482
mecobalamin 254
medroxyprogesterone 510
mefruside 273
megablastic anemia 346
meloxicam 257, 259
melphalan 490
memantine 384
membranoproliferative glomerulonephritis（MPGN） 294
MEN（multiple endocrine neoplasia） 194
menaquinone 249
menatetrenone 244, 252
mepenzolate 48
mepivacaine 404
mequitazine 543
meropenem 309, 461
Merseburgの三徴 179
mesalazine 159
metabolism 15, 18
metallo β-lactamase（MBL） 441

Met-enk 372
metformin 223
methacholine 38
methadone 434
methamphetamine 67
methicillin-resistant Staphylococcus aureus（MRSA） 441
methicillin-sensitive Staphylococcus aureus（MSSA） 458
methotrexate 262, 496, 548
methylcysteine 128
methylphenidate 427
methylprednisolone 141
methylxanthine 430
metoclopramide 140, 151
metoprolol 78, 120
metronidazole 156, 472, 482
metyrapone 174
mexiletine 109
MGUS（monoclonal gammopathy of undetermined significance） 322
mianserin 425
MIC（minimum inhibitory concentration） 441
miconazole 479
microscopic polyangiitis 318
midazolam 401, 412
milnacipran 425
mineralocorticoid 202
minimal change nephritic syndrome（MCNS） 297
minimum alveolar concentration（MAC） 397
minimum inhibitory concentration（MIC） 441
minocycline 462
minodronate 245
mirabegron 69, 308
mirtazapine 425
misoprostol 156
mitomycin C 491
mitotane 174
mitoxantrone 502
mizoribine 289, 549
MMF（mycophenolate mofetil） 289, 316, 549
mofezolac 259
mogamulizumab 518
mometasone 131
monoamine oxidase（MAO） 64〜66
monoamine oxidase-B（MAO-B） 386
monoclonal gammopathy of undetermined significance（MGUS） 322
monosodium urate cristal（MSU結晶） 238
montelukast 133, 544
monteplase 360
MOP受容体 433
morphine 147, 431, 433
mosapride 141, 144, 147, 151
MPGN（membranoproliferative glomerulonephritis） 294
MPO（myeloperoxidase）-ANCA 318
MRA（magnetic resonance angiography）検査 302
MRSA（methicillin-resistant Staphylococcus aureus） 441
MSSA（methicillin-sensitive Staphylococcus aureus） 458
MSU結晶（monosodium urate cristal） 238
mTOR（mammalian target of rapamycin） 327
mTOR阻害薬 327, 523
mulit-acting receptor targeted antipsychotics（MARTA） 423
multidrug resistance（MDR） 20, 487
multiple endocrine neoplasia（MEN） 194
muscarinic acetylcholine receptor（mAChR） 34
mycophenolate mofetil（MMF） 289, 316, 549
myeloperoxidase（MPO）-ANCA 318

N

NA（neuraminidase） 449
Na^+/Ca^{2+} exchanger（NCX） 84, 89
Na^+/Ca^{2+}交換体（NCX） 84, 89
Na^+/Cl^-共輸送体（NCC1） 93, 119, 273
Na^+/K^+ ATPアーゼ 89, 94, 274
$Na^+/K^+/2Cl^-$共輸送体（NKCC2） 93, 272
Na^+チャネル 274
nabumetone 259
nAChR（nicotinic acetylcholine receptor） 34
nafamostat mesilate 361
naftopidil 307, 335
naloxone 435
nandrolone 246
naproxen 259
narcolepsy 368, 427
natural killer（NK）細胞 545
nausea 139
NCC1 93, 119
NCX（Na^+/Ca^{2+} exchanger） 84, 89
nedaplatin 494
neostigmine 43, 393
NERD（non-erosive reflux disease） 149
neuraminidase（NA） 449
neuromuscular blocking drug 53
New York Heart Association（NYHA）分類 89
niacin 250
niacinamide 253
nicardipine 116
niceritol 234
nicorandil 88, 101
nicotinamide 250
nicotine 40, 430
nicotinic acetylcholine receptor（nAChR） 34
nicotinic acid 250
nicotinic receptor agonist 40
nifedipine 100, 116
nifekalant 110
nilotinib 523
nimustine 491
nitrazepam 412, 418
nitric oxide（NO） 36, 331
nitrogen mustard 489
nitroglycerin 88, 99
nitrous oxide 398
nivolumab 531

nizatidine 151
NK₁受容体 141
NK₁受容体拮抗薬 141
NKCC2 93
NK (natural killer) 細胞 545
N_M受容体 53
NNRTI (non-nucleic acid reverse transcriptase inhibitor) 453
N_N受容体 53
NO (nitric oxide) 36, 331
NOAC (novel oral anticoagulant) 358
nogitecan 501
non-competitive antagonist 9
non-erosive reflux disease (NERD) 149
non-nucleic acid reverse transcriptase inhibitor (NNRTI) 453
non-ST elevation myocardial infarction (NSTEMI) 98
non-steroidal anti-inflammatory drugs (NSAIDs) 153, 238, 256
noradrenaline 65
novel oral anticoagulant (NOAC) 358
NPY/AgRP ニューロン 143
NRTI (nucleic acid reverse transcriptase inhibitor) 453
NSAIDs (non-steroidal anti-inflammatory drugs) 153, 238, 256
NSTEMI (non-ST elevation myocardial infarction) 98
nucleic acid reverse transcriptase inhibitor (NRTI) 453
NUDT15 遺伝子多型 160
NYHA (New York Heart Association) 分類 89
nystatin 478

O

OAT (organic anion transporter) 20
OCT (organic cation transporter) 20
octoreotide 327
octreotide 510
octreotide acetate 173
ofatumumab 517
olanzapine 423
omalizumab 544
omarigliptin 221
omeprazole 141, 150
ondansetron 141
opioid 372
orexin 368
organic anion transporter (OAT) 20
organic cation transporter (OCT) 20
orphan 受容体 6
oseltamivir 449
osteoblast 241
osteocalcin 243
osteoclast 241
osteoporosis 241
overactive bladder 333
OX (oxytocin) 166
oxaliplatin 495
oxatomide 543

oxazolam 418
oxitropium 51
oxybutynin 52, 334
oxycodone 434
oxymetazolin 67
oxytocin (OX) 166
ozagrel 544

P

PAC (plasma aldosterone concentration) 121
paclitaxel 505
PAE (post-antibiotic effect) 442
palonosetron 141
PAM (pralidoxime) 45
pamidronate 245
pancuronium 56, 392
panitumumab 518
panobinostat 528
parathyroid hormone (PTH) 189, 193
Parkinson 病 385
paroxetine 425
partial agonist 9
pasireotide pamoate 173
pauci-immune 型半月体形成性糸球体腎炎 295
pazopanib 526
PBP (penicillin binding protein) 457
PCG (penicillin G) 458
PCSK9 阻害薬 232
PD-1 (programmedcell death-1) 530
PDE5 阻害薬 331, 336
pegvisomant 173
pembrolizumab 531
pemetrexed 497
pemirolast 544
penicillin binding protein (PBP) 457
penicillin G (PCG) 458
pentamidine 482
pentazocine 434
pentobarbital 419
pentostatin 500
peplomycin 492
peramivir 449
peroxisome proliferator activated receptor-α (PPARα) 234
peroxisome proliferator activated receptor-γ (PPARγ) 223
pertuzumab 519
PGE₁ (prostaglandin E₁) 332
P-glycoprotein 18
pharmacodynamics 3, 7, 11
pharmacokinetics 3, 11
pharmacokinetics-pharmacodynamics theory 441
pharmacology 3
phase II ブロック 391
phenobarbital 413
phenoxybenzamine 74
phentolamine 74
phenylephrine 68
phenytoin 262, 412

PHP (pseudohypoparathyroidism) 198
PHPT (primary hyperparathyroidism) 194
phylloquinone 249
physostigmine 42
phytonadione 252
PI (protease inhibitor) 453
pilocarpine 39
pindolol 79
pioglitazone 223
piperacillin 458
piperidolate 49
pirarubicin 502
pirenzepine 51, 156
pitavastatin 231
PKG (protein kinase G) 36
PK-PD 理論 441
placebo 23
plasma aldosterone concentration (PAC) 121
plasma renin activity (PRA) 121
p.o. 13
polycarbophil calcium 148
pomalidomide 533
POMC/CART ニューロン 143
post-antibiotic effect (PAE) 442
post-marketing surveillance 24
post-streptococcal acute glomerulonephritis (PSAGN) 292
PPARα (peroxisome proliferator activated receptor-α) 234
PPARγ (peroxisome proliferator activated receptor-γ) 223
PPI (proton pump inhibitor) 150, 153, 155
PRA (plasma renin activity) 121
pralidoxime (PAM) 45
pranlukast 544
pravastatin 231
prazosin 75, 120
prednisolone 160, 287
pregabalin 434
Prichard 分類 92
primary hyperparathyroidism (PHPT) 194
primidone 413
PRL (prolactin) 165
probenecid 313
probucol 233
procainamide 109
procaine 404
procarbazine 491
prochlorperazine 141
prodrug 18
profenamine 51
progesterone 212
progestin 213
programmedcell death-1 (PD-1) 530
prolactin (PRL) 165
pronase 128
propafenone 110
propantheline 48
propiverine 52, 334
propofol 400
propranolol 77, 120

prostaglandin E$_1$（PGE$_1$） 332
protamine sulfate 361
protease activated receptor 355
protease inhibitor（PI） 453
protein kinase G（PKG） 36
prothrombin time international normalized ratio（PT-INR） 359
proton pump inhibitor（PPI） 150, 153, 155
PSAGN（post-streptococcal acute glomerulonephritis） 292
pseudocholinesterase 40
pseudohypoparathyroidism（PHP） 198
PTH（parathyroid hormone） 189, 193
PTH-related peptide（PTHrP） 242
PTH-related protein（PTHrP） 191
PTHrP（PTH-related peptide） 242
PTHrP（PTH-related protein） 191
PTH 関連タンパク質（PTHrP） 191
PTH 関連ペプチド（PTHrP） 242
PT-INR（prothrombin time international normalized ratio） 359
pulmonary thromboembolism 355
pyelonephritis 305
pyrantel pamoate 482
pyridostigmine 43
pyridoxal 250
pyridoxamine 250
pyridoxine 250
P 糖タンパク質 18, 20

Q

quazepam 418
quetiapine 423
quinidine 109
quinine 481

R

RAA（renin-angiotensin-aldosterone）系 114
rabeprazole 141, 150
raloxifene 211, 245
ramatroban 544
ramosetron 148
ramucirumab 520
randomized controlled trial（RCT） 24
ranimustine 491
ranitidine 151
RANKL（receptor activator for nuclear factor κB ligand） 241, 242, 520
rapidly progressive glomerulonephritis（RPGN） 295, 318
RAS（renin-angiotensin system） 286
rasburicase 238
RAS 阻害薬 286
RCT（randomized controlled trial） 24
reabsorption 20
receptor activator for nuclear factor κB ligand（RANKL） 241, 242, 520
receptor tyrosine kinase 6
regorafenib 526
renal anemia 347
renin-angiotensin-aldosterone（RAA）系 114

renin-angiotensin system（RAS） 286
repaglinide 222
reserpine 73
retinal 248
retinoic acid 248
retinol 248
rheumatoid arthritis 320
ribavirin 451
riboflavin 250
riboflavin sodium phosphate 252
rifampicin 470
risedronate 245
risperidone 423
rituximab 289, 318, 516
rivaroxaban 359
rivastigmine 42, 382
rocuronium 56, 393
ropinirole 387
ropivacaine 405
rosuvastatin 231
roxatidine 151
RPGN（rapidly progressive glomerulonephritis） 295, 318
ruxolitinib 528
ryanodine receptor（RYR） 84
RYR（ryanodine receptor） 84

S

S1 498
SABA（short acting β$_2$ agonist） 130
salazosulfapyridine（SASP） 159
salbutamol 68, 131
salicylism 263
salmeterol 69, 131
SAP（sensor-augmented pump） 219
sarco/endoplasmic reticulum Ca^{2+} ATPase（SERCA） 84
sarin 44
SASP（salazosulfapyridine） 159
s.c. 13
schizophrenia 421
scopolamine 47, 141
secondary hyperparathyroidism（SHPT） 196
secondary hypertension 115
secretion 20
selective estrogen receptor downregulator（SERD） 508
selective estrogen receptor modulator（SERM） 211, 245, 508
selective serotonin reuptake inhibitor（SSRI） 154, 425
selegiline 386
sennoside 147
sensor-augmented pump（SAP） 219
seratrodast 544
SERCA（sarco/endoplasmic reticulum Ca^{2+} ATPase） 84
SERD（selective estrogen receptor downregulator） 508
SERM（selective estrogen receptor modulator） 211, 245, 508

serotonin noradrenaline reuptake inhibitor（SNRI） 425
sevoflurane 399
SGLT2（sodium glucose cotransporter2）阻害薬 224, 324
Shay と Sun の天秤説 153
Sheehan 症候群 166
short acting β$_2$ agonist（SABA） 130
short stature due to growth hormone deficiency/pituitary dwarfism 171
SHPT（secondary hyperparathyroidism） 196
SIADH（syndrome of inappropriate secretion of antidiuretic hormone） 172, 177
sildenafil 331
silodosin 307, 335
simvastatin 231
sitafloxacin 157
sitagliptin 221
SLE（systemic lupus erythematodes） 316
SNRI（serotonin noradrenaline reuptake inhibitor） 425
sodium 2-mercaptoethanesulfonate 289
sodium glucose cotransporter2（SGLT2）阻害薬 224, 324
solanezumab 379
solifenacin 308, 334
soman 44
somatropin 176
sorafenib 526
sotalol 110
SPACE 466
spinal anesthesia 403
spironolactone 93, 119, 209, 274
SREBP-1c（sterol regulatory element-binding protein-1c） 234
SSI（surgical site infection） 444
SSRI（selective serotonin reuptake inhibitor） 154, 425
ST elevation myocardial infarction（STEMI） 98
stable angina 97
STEMI（ST elevation myocardial infarction） 98
steroid 287
sterol regulatory element-binding protein-1c（SREBP-1c） 234
Stevens-Johnson 症候群 237
streptokinase 303, 361
streptomycin 465, 470
streptozocin 491
ST 合剤 471
ST 上昇型心筋梗塞（STEMI） 98
SU（sulfonylureas） 222
subacute thyroiditis 185
succinylcholine 57
sugammadex 57, 393
sulfamethoxazole 471
sulfonylureas（SU） 222
sulpiride 144, 422
sulpyrine 263
sunitinib 525

suplatast 544
suppository 14
surface anesthesia 403
surgical site infection（SSI）444
suxamethonium 57, 390
SU受容体 222
synapse 365
syndrome of inappropriate secretion of antidiuretic hormone（SIADH）172, 177
systemic lupus erythematodes（SLE）316
systemic sclerosis 320

T

T＞MIC 442
$t_{1/2}$ 11
T₃製剤 188
T₄製剤 188
tabun 44
tachyarrhythmias 104
tacrolimus 160, 288, 547
tadalafil 332
talipexole 387
tamibarotene 251, 534
tamoxifen 211, 508
tamsulosin 75, 307, 335
tandospirone 418
TBII（TSH binding inhibiting immunoglobulin）180
TC_{50} 9
TD_{50}（50% toxic dose）7
TDM（therapeutic drug monitoring）415, 443
teicoplanin 467
temozolomide 491
temsirolimus 524
tenofovir 453
terazosin 120, 335
terbutaline 131
teriparatide 245
teriparatide acetate 245
testosterone 213
testosterone enanthate 175
tetrodotoxin 54
TG（triglyceride）227
Th2サイトカイン阻害薬 544
Th2リンパ球 129
thalidomide 323, 533
theobromine 133
theophylline 133
therapeutic drug monitoring（TDM）415, 443
thiabendazole 482
thiamazole 182
thiamilal 400
thiamine 249
thiamine hydrochloride 252
thiazolidinedione（TZD）223
thiopental 400
thiotepa 491
thromboembolism 353
thyroid stimulating antibody（TSAb）180
thyroid stimulating hormone（TSH）165
tiapride 422

ticlopidine 102, 357
timolol 79
tiotropium 51, 136
tipiracil 534
tiquizium 48
TIVA（total intravenous anesthesia）400
t_{max} 11
tocilizumab 320
tocopherol 249
tocopherol nicotinate 252
tolterodine 334
tolvaptan 93, 275, 327
topiramate 414
topiroxostat 237, 313
TopoⅠ 501
TopoⅡ 502
torasemide 119, 272
toremifene 508
tosufloxacin 306
total intravenous anesthesia（TIVA）400
t-PA 102, 360
TRAb（TSH receptor antibody）180
trabectedin 534
tranexamic acid 361
tranilast 543
transporter 7, 16
trastuzumab 519
trastuzumab emtansine 506, 520
trazodone 425
tretinoin 251, 533
triamterene 93, 274
triazolam 418
triazole 479
trichlormethiazide 93, 119, 273
trifluridine 534
triggered activity 107
triglyceride（TG）227
trihexyphenidyl 51, 387
trilostane 174
trimethoprim 482
triptan 435
tropicamide 48
tropisetron 141
true cholinesterase 40
TSAb（thyroid stimulating antibody）180
TSH（thyroid stimulating hormone）165
TSH binding inhibiting immunoglobulin（TBII）180
TSH receptor antibody（TRAb）180
tubocurarine 55
tubulointerstitial nephritis 311
TXA₂合成酵素阻害薬 544
TXA₂受容体拮抗薬 544
tyramine 66
TZD（thiazolidinedione）223

U

UC（ulcerative colitis）159
UFT 498
ulcerative colitis（UC）159
unstable angina 98

urapidil 335
URAT（urate transporter）236
urate transporter（URAT）236
urokinase 102, 303, 360
ustekinumab 160

V

V₂受容体拮抗薬 93, 94, 275, 327
valaciclovir 447
valganciclovir 448
valproic acid 413, 427
valsartan 91, 119
vancomycin 467
vancomycin resistant enterococci（VRE）468
vandetanib 526
vardenafil 332
varenicline 40
variant angina 97
varicella-zoster virus（VZV）447
vascular endothelial growth factor（VEGF）520
vascular endothelial growth factor receptor（VEGFR）514
Vaughan Williamsの分類 109
VC（vomiting center）139
Vd（volume of distribution）16
vecuronium 56, 392
VEGF（vascular endothelial growth factor）520
VEGFR（vascular endothelial growth factor receptor）514
vemurafenib 528
verapamil 100, 111
very low density lipoprotein（VLDL）227
vesicoureteral reflux 329
vidarabine 447
vinblastine 504
vincristine 504
vindesine 504
vinorelbine 504
Virchowの三主徴 353
VLDL（very low density lipoprotein）227
voglibose 224
volume of distribution（Vd）16
vomiting 139
vomiting center（VC）139
vonoprazan 141, 151, 156
vorinostat 528
VRE（vancomycin resistant enterococci）468
VXガス 44
VZV（varicella-zoster virus）447

W

warfarin 102, 262, 291, 303, 359
Wolff-Chaikoff効果 183

X

xanthine oxidase（XO）236
xenobiotics 18
XO（xanthine oxidase）236

Y

yohimbine 76

Z

zafirlukast 133, 544
zanamivir 449
zidovudine 453
zoledronate 245
zolpidem 419
zonisamide 414
zopiclone 419

【監修者】
●石井　邦明（いしい・くにあき）
山形大学医学部薬理学講座 教授

●西山　成（にしやま・あきら）
香川大学医学部薬理学 教授

カラー
新しい薬理学

2018年5月15日　初版第1刷発行

監修者	石井邦明	
	西山　成	
発行人	西村正徳	
発行所	西村書店	
	東京出版編集部	
	〒102-0071 東京都千代田区富士見2-4-6	
	Tel.03-3239-7671　Fax.03-3239-7622	
	www.nishimurashoten.co.jp	
印　刷	三報社印刷株式会社	
製　本	株式会社難波製本	

Ⓒ 2018 西村書店
本書の内容を無断で複写・複製・転載すると，著作権および出版権の侵害となることがありますので，ご注意下さい。　ISBN978-4-89013-485-4